HANDBUCH DER INNEREN MEDIZIN

BEGRÜNDET VON

L. MOHR† UND R. STAEHELIN

ZWEITE AUFLAGE

BEARBEITET VON

W. ALWENS-FRANKFURT · G. v. BERGMANN-FRANKFURT · E. BILLIGHEIMER-FRANKFURT
R. BING-BASEL · K. BINGOLD-HAMBURG · O. BUMKE-MÜNCHEN · C. CHAGAS-RIO DE JANEIRO
M. CLOETTA-ZÜRICH · H. CURSCHMANN-ROSTOCK · G. DENECKE-MARBURG · R. DOERR-
BASEL · H. ELIAS-WIEN · H. EPPINGER-WIEN · W. FALTA-WIEN · E. ST. FAUST-BASEL
A. GIGON-BASEL · E. GLANZMANN-BERN · K. GOLDSTEIN-FRANKFURT · F. GÖPPERT-
GÖTTINGEN · C. HEGLER-HAMBURG · K. HENSCHEN-ST. GALLEN · E. HÜBENER-LUCKEN-
WALDE · G. KATSCH-FRANKFURT · M. KLOTZ-LÜBECK · F. KÜLBS-KÖLN · F. LEWANDOWSKY†-
BASEL · L. LICHTWITZ-ALTONA · W. LÖFFLER-ZÜRICH · F. LOMMEL-JENA · M. LÜDIN-BASEL
R. MASSINI-BASEL · EDMUND MEYER-BERLIN · ERICH MEYER-GÖTTINGEN · ERNST MEYER-
KÖNIGSBERG · P. MORAWITZ-WÜRZBURG · EDUARD MÜLLER-MARBURG · M. NADOLECZNY-
MÜNCHEN · Y. RODENHUIS-s'GRAVENHAGE · F. ROLLY-LEIPZIG · C. SCHILLING-BERLIN
A. SCHITTENHELM-KIEL · H. SCHOTTMÜLLER-HAMBURG · F. SEILER-BERN · R. STAEHELIN-
BASEL · E. STEINITZ-HANNOVER · G. A. STOPPANY-ZÜRICH · J. STRASBURGER-FRANKFURT
F. SUTER-BASEL · F. UMBER-BERLIN · R. VON DEN VELDEN-BERLIN · O. VERAGUTH-ZÜRICH
F. VOLHARD-HALLE · K. WITTMAACK-JENA · H. ZANGGER-ZÜRICH · F. ZSCHOKKE-BASEL

HERAUSGEGEBEN VON

G. v. BERGMANN UND R. STAEHELIN
FRANKFURT A. M.   BASEL

FÜNFTER BAND · ZWEITER TEIL
ERKRANKUNGEN DES NERVENSYSTEMS II

Springer-Verlag Berlin Heidelberg GmbH

1926

ERKRANKUNGEN DES NERVENSYSTEMS

BEARBEITET VON

G. v. BERGMANN · E. BILLIGHEIMER · R. BING · O. BUMKE
H. CURSCHMANN · K. GOLDSTEIN · ERNST MEYER
EDUARD MÜLLER · M. NADOLECZNY · O. VERAGUTH
K. WITTMAACK

ZWEITER TEIL

MIT 112 ABBILDUNGEN

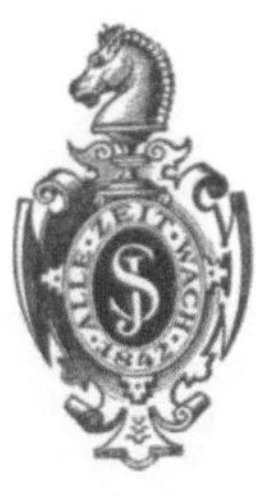

Springer-Verlag Berlin Heidelberg GmbH
1926

ISBN 978-3-662-01839-2   ISBN 978-3-662-02134-7 (eBook)
DOI 10.1007/978-3-662-02134-7

Inhaltsverzeichnis.

Zweiter Teil (S. 1075—1554).

Das vegetative Nervensystem und seine Störungen.

Von

Gustav v. Bergmann-Frankfurt a. M.
und **Ernst Billigheimer**-Frankfurt a. M.

Mit 13 Abbildungen.

Anatomie, Physiologie, Pharmakologie und organische Erkrankungen des vegetativen Nervensystems.

Von

Ernst Billigheimer-Frankfurt a. M.

Nomenklatur.

Wir unterscheiden zwei große Systeme innerhalb des gesamten nervösen Apparates. Das eine, zerebrospinale oder animale, dient gemeinhin den willkürlichen ins Bewußtsein dringenden Funktionen, das andere, vegetative, den sog. unwillkürlichen Funktionen.

Ganz so einfach liegen die Verhältnisse jedoch nicht; das mögen zwei Beispiele erhellen. Wir können willkürlich die Blase entleeren, obgleich deren glatter Schließmuskel durchaus vegetativen Nervenimpulsen unterliegt. Wir wissen ferner nach neueren Untersuchungen, daß das hauptsächlichste Organ willkürlicher Beeinflussung, der quergestreifte Muskel, auch unwillkürlicher Innervation unterworfen ist. Können wir deshalb auch in dem funktionellen Zusammenwirken eines Organes oft nicht streng zwischen willkürlicher und unwillkürlicher Nervenbeteiligung unterscheiden, so müssen wir doch aus systematischen Gründen an der Zweiteilung in zerebrospinales und vegetatives System festhalten, wozu uns Entwicklungsgeschichte, Anatomie und Physiologie auch berechtigen.

Ursprünglich gebrauchte Langley (1903) den Begriff autonom in demselben Sinn wie wir vegetativ. Dadurch, daß später einige Autoren (Eppinger, Heß, Fröhlich) die Bezeichnung autonom nur auf den kranial und sakral vom Grenzstrang gelegenen Teil des Systems bezogen, entstand eine ziemliche Verwirrung in der Nomenklatur. Später wurde von Langley für den kranial- und sakral-autonomen Teil die Bezeichnung parasympathisch eingeführt im Gegensatz zum Grenzstrang, dem Sympathikus im engeren Sinne. Diese Gegenüberstellung beruht vor allem auf einigen wesentlichen Unterschieden in der innervatorischen Einwirkung auf die Organe und in der verschiedenen pharmakologischen Beeinflussung derselben.

Wir werden später sehen, daß wir auch an dieser ursprünglich starren Zweiteilung der jeweiligen Gifte in ihrer Beziehung zu dem entsprechenden Systemanteil nicht festhalten können. Heubner und Pophal wollen aus toxikologischen Gründen die beiden erwähnten Systeme als eine gemeinsame Gruppe dem enteralen (Langley) bzw. intramuralen (L. R. Müller) gegenüberstellen.

Wir teilen das vegetative System in folgende Unterabteilungen ein, wobei wir uns im wesentlichen der vor allem durch Meyer-Gottlieb, Biedl, L. R. Müller vertretenen Bezeichnung anschließen, ohne allerdings dem enteralen System eine Sonderstellung einzuräumen:

1. Sympathisches System (Grenzstrang);
2. Parasympathisches System (erweiterter Vagus):
    a) okuläres System, ⎫
    b) bulbäres System, ⎬ kranialautonom,
    c) sakrales System,   sakralautonom;
3. Intramurales (enteric) System.

I. Anatomie.

Sympathisches System.

Seine Abstammung ist ektodermal. Über die Form der Entwicklung ist noch keine völlige Einigkeit erzielt. Nach den einen Autoren (Held, Marcus) bilden die noch undifferenzierten Zellen der Ganglienleiste, von der auch die Spinalganglien abstammen, den Ursprungsort des vegetativen Nervensystems. Andere Forscher (Froriep, Kuntz) verlegen dessen Entstehung in die Gegend der vorderen und hinteren Wurzeln, von wo aus die Zellen durch die Wurzeln hindurch zum Spinalnerven und von da zur Bildung des Grenzstranges vorrücken. Das Charakteristische und Hauptunterscheidungsmerkmal des vegetativen Nervensystems gegenüber dem zerebrospinalen sind die Ganglienknoten, in denen jede vegetative Nervenfaser auf ihrem Wege vom Rückenmark zum Erfolgsorgan unterbrochen wird. Im Rückenmark bilden die Ursprungszellen nicht eine ununterbrochene Reihe, sondern sie sind nur in bestimmten Abschnitten anzutreffen; so befinden sich z. B. im Halsmark keine sympathischen Zentren. Auf dem Rückenmarksquerschnitt gelten heute wohl allgemein die Zellen zwischen Vorder- und Hinterhorn, der sog. Intermediolateraltrakt (Clarke) als Ausgangspunkt für das erste Neuron. Dieses zieht — im Bereich des Grenzstranges nach kurzem Verlauf im Spinalnerven — als präganglionäre Faser zu dem Ganglion, in dem es aufgespalten wird; von hier aus zieht der sympathische Nerv als postganglionäre Faser zur Peripherie. Die Verbindungsfasern zwischen Seitenhorn und Grenzstrang heißen auch Rami communicantes albi, weil sie markhaltig sind und dadurch ein weißglänzendes Aussehen haben. Diese Fasern können erst ein oder sogar mehrere Ganglienknoten durchziehen, bis sie in Verbindung mit dem zweiten Neuron treten. Sehr gut wissen wir das z. B. von Brustmarkfasern, die das unterste und mittlere Halsganglion passieren und erst im obersten sich auffasern. Das zweite Neuron hat auch den Namen Ramus communicans griseus wegen seines grauen Aussehens, was von dem Fehlen der Markscheiden herrührt.

Der Grenzstrang wird von einer Anzahl segmental angeordneter Ganglienknoten, den vertebralen Ganglien und deren Verbindungsfasern gebildet und reicht von der Schädelbasis bis zum Steißbein, im Rückenmark vom 8. Zervikal- bis zum 3.—4. Lumbalsegment.

Einen besonders wichtigen Teil des Grenzstrangs bildet der Halssympathikus, weil sich in dessen peripherem Ausbreitungsgebiet die für uns sichtbaren Äußerungen der Affekte abspielen. Zu ihm gehört das große Ganglion cervicale supremum, von dem aus Fasern zu den Gefäßen, Schweißdrüsen, Pilomotoren des Kopfes, zu Tränen- und Speicheldrüsen, sowie zum Dilatator pupillae und dem Müllerschen Muskel, der den Bulbus bei seiner Kontraktion nach vorne drängt, ziehen. Das Ganglion cervicale medium ist in seinem Vorhandensein unbeständig. Das Ganglion cervicale infimum verschmilzt meist mit einem oder zwei Brustmarkganglien zum Ganglion stellatum, das vor allem Fasern zum Herzen, den Bronchien und den Lungen sendet.

Der weitere Grenzstrang versorgt die Gefäße der Haut, die Pilomotoren und die Schweißdrüsen. Die entsprechenden Rami communicantes laufen mit den spinalen Nerven zur Peripherie, die der Schweißdrüsen und Gefäße zusammen mit den sensiblen Nervenfasern.

Neben den Grenzstrangganglien, die wir auch als vertebrale Ganglien bezeichnen, gibt es noch sog. prävertebrale Ganglien, die gegen die Peripherie vorgeschoben sind, sich aber prinzipiell nicht von den ersteren unterscheiden; sie versorgen ausschließlich die Eingeweide. Hier spielen vor allem zwei große Gangliengruppen eine Rolle, der Plexus solaris und das Ganglion mesentericum inferius; der Plexus hypogastricus gehört bereits zum parasympathischen System. Der Plexus solaris, am Ausgangspunkt der Arteria coeliaca und mesenterica superior gelegen, setzt sich zusammen aus dem rechten und linken Plexus coeliacus, deren wichtigste Ganglienknoten das Ganglion coeliacum und mesentericum superius sind. Der Hauptnerv dieser Gangliengruppe ist der Nervus splanchnicus, der aus markhaltigen Fasern besteht. Der eine Teil, N. splanchnicus major, entspringt dem 6.—9., der andere N. splanchnicus minor, dem 10.—12. Brustsegment. Der Plexus versorgt mit seinen Fasern den Magen, den Darm bis zum Colon descendens, die Leber, Gallenblase, Milz, Nieren, Nebennieren und das Pankreas.

Das Ganglion mesentericum inferius liegt an der Abgangsstelle der Arteria inferior; zusammen mit dem auf der Aorta gelegenen Plexus aorticus entspringt dieses dem oberen Lumbalmark und versorgt als Nervus hypogastricus den unteren Darmabschnitt vom Colon descendens abwärts, ferner Blase und die Genitalorgane.

Parasympathisches System.

Der okuläre Teil dieses Systems entspringt aus dem medialen Okulomotoriuskern in den vorderen Vierhügeln und zieht als präganglionäre Bahn mit dem Nervus oculomotorius zum Ganglion ciliare. Dort werden diese Bahnen unterbrochen; die postganglionären Fasern innervieren den Sphincter pupillae und den Musculus ciliaris. Den Hauptanteil des bulbären Abschnittes liefert der Vagus. Er versorgt die Drüsen und glatte Muskulatur des Magen-Darmkanals bis zum Colon descendens, ferner Schlundröhre, Kehlkopf, Herz und Lungen.

Als Unterbrechungsstation für die Drüsen und vielleicht auch für einen Teil der Gefäßerweiterer des Kopfes kennen wir drei Ganglien: In dem Ganglion sphenopalatinum werden die aus der Gegend des Fazialiskernes entspringenden Fasern des Nervus petrosus superficialis major umgeschaltet und ziehen von hier weiter mit dem Nervus lacrimalis zur Tränendrüse; andere Fasern gehen von da zur Nasenschleimhaut. Das Ganglion oticum innerviert in der Hauptsache die Ohrspeicheldrüse. Die präganglionären Fasern stammen aus dem Nucleus salivatorius inferior (Cohnstamm) und ziehen als Nervus petrosus superficialis minor zum Ganglion, um von dort aus mit dem Nervus auriculotemporalis in der Drüse zu endigen. Der Nucleus salivatorius superior im Gebiete des Facialis gelegen liefert Fasern, die zum Teil in der Bahn des Facialis verlaufen, und als Chorda tympani zum Ganglion submaxillare ziehen; weiterhin verlaufen sie zusammen mit dem Nervus lingualis und versorgen die Unterkieferspeicheldrüse.

Der Nervus vagus hat entsprechend seinen dreierlei Funktionen auch drei Kerne, deren Lagerung analog den Fasern im Rückenmark angeordnet sind: Der ventralwärts gelegene motorische Nucleus ambiguus, und die beiden dorsal gelegenen N. visceralis und solitarius (sive sensibilis). Die Fasern durchbrechen das Trigeminuskerngebiet, treten hinter der Olive aus und bilden kurz danach das kleinere Ganglion jugulare und das längliche Ganglion nodosum.

Zum parasympathischen System rechnen wir im allgemeinen noch die Gefäßerweiterer. Diese sollen mit den hinteren Wurzeln aus dem Dorsal- und Lumbalmark austreten. Bezüglich der Gefäßerweiterer des Gesichts herrscht noch weniger Einigkeit. Asher, Jonesco, Dastre und Morat fanden im Sympathikus neben Konstriktoren auch Vasodilatatoren, die zum Kopfe ziehen. Aus diesem einen Beispiel sehen wir, wie schwierig es häufig sein kann, sympathische von parasympathischer Innervation zu trennen. Auch für die Schweißdrüsen müssen wir mit großer Wahrscheinlichkeit neben der anatomisch nur sympathisch nachgewiesenen Innervierung auch eine parasympathische annehmen.

Intramurales System.

Die Ganglien dieses Systems, die vor allem in Herz, Magen, Darm und Blase eingelagert sind, garantieren diesen Organen auch losgelöst von den übrigen Nervenfasern, eine große Selbständigkeit. Letztere üben auf diese Ganglienzellen lediglich einen fördernden und hemmenden Einfluß aus. Im Herzen befinden sich die meisten Ganglienzellen, die also gleichsam ein peripheres Zentrum darstellen, im Bereich des muskulären Reizleitungssystems (Sinusknoten, Hißsches Bündel). Zwischen diesem und dem Gangliengeflecht bestehen durch zahlreiche Nervenfasern enge Beziehungen (L. R. Müller). Der Zusammenhang zwischen intra- und extramuralem Apparat ist im ganzen noch wenig aufgeklärt. Daß Reflexe innerhalb dieses Systems möglich sind, wird von den Herzphysiologen neuerdings fast allgemein angenommen.

Am Darm unterscheiden wir ein in der Submukosa gelegenes Nervengeflecht, den sog. Meißnerschen Plexus, von einem zweiten zwischen Längs- und Ringmuskulatur gelegenen, dem Auerbachschen Plexus. Letzterer hat vor allem Beziehungen zur Motilität des Darmtraktus (Klee).

Schließlich möchten wir die zum vegetativen System gehörigen sog. Blutdrüsen noch erwähnen, deren Zellen sich aus der Sympathikusanlage entwickeln und sich wie die sympathischen Zellen durch eine große Affinität zum Chrom auszeichnen. Sie liegen meist zu größeren Haufen als Paraganglien zusammen. Die bekanntesten sind: 1. Paraganglion caroticum („Glandula" carotica); 2. Paraganglion coccygeum (Steiß„drüse"); 3. Paraganglion aorticum; 4. Paraganglion suprarenale (chromaffine Zellen, die die Marksubstanz der Nebennieren bilden und das Adrenalin liefern). Zum Studium der Histologie des vegetativen Nervensystems verweisen wir auf die ausführlihen Untersuchungen L. R. Müllers.

II. Physiologie des vegetativen Nervensystems.

Aus der Besprechung der Anatomie ersahen wir bereits, daß die Verhältnisse am vegetativen System viel verwickelter liegen als am animalen. Bedenken wir, daß zudem die vegetativen Organe noch eine zentrale Vertretung im Rückenmark, in subkortikalen und vielleicht auch in kortikalen Gegenden haben, so scheint eine klare Einsicht in das physiologische Verhalten sämtlicher Gebiete fast aussichtslos.

Je peripherer, vom Kortex aus gerechnet, eine Läsion stattfindet, desto gefährdeter scheint die Funktion des einzelnen Organes zu sein. Wir wissen, daß der Herzmuskel, der Darm, die Gefäße auch außerhalb des Körpers dank ihrer in ihnen gelegenen Zentren sich zwar noch kontrahieren; Darm, Blase, Uterus können bei Tieren, denen Großhirn und Teile des Rückenmarkes entfernt worden sind, noch automatisch weiter funktionieren; sitzt aber eine Läsion in den periphersten Zentren selbst, so kommt es zu schwersten funktionellen Schädigungen des betreffenden Organes; wir erinnern an die schweren Überleitungsstörungen am Herzen. Je zentraler vegetative Nerventeile betroffen sind, desto mehr bezieht sich die Störung auf die koordinierte Zusammenarbeit der verschiedensten Erfolgsorgane. Wir kennen das ungeordnete Zusammenspiel von Herz, Gefäßen, Schweißdrüsen, Pupille usw. bei Neurosen; werden aber z. B. vasomotorische Zentren oder Bahnen von einer Schädigung getroffen, so tritt zwar zunächst eine Lähmung der Konstriktoren ein, bald aber übernimmt die Peripherie selbst die Funktion, so daß es sogar zu einer Überkompensation bzw. Übererregbarkeit der Gefäßmuskeln kommen kann.

Großhirn. Die nächste Frage, die noch die meisten Beziehungen zur Anatomie hat, ist die, ob es überhaupt vegetative Zentren in der Hirnrinde und die dazu gehörigen langen Bahnen zum Rückenmark und innerhalb desselben gibt. Die Bedeutung dieser Frage, vor allem für den psychophysischen Zusammenhang, ist klar. Gibt es nämlich Hirnregionen, die für bestimmte körperliche Affektäußerungen, z. B. das Weinen beim Schmerz, das Erblassen beim Schreck, das Erröten, den rascheren Herzschlag bei der Freude, das Speicheln beim Appetit, den Schweißausbruch bei der Angst usw. verantwortlich zu machen sind, so ist es naheliegend, daß auch die Affekte selbst an bestimmte Großhirngebiete gebunden sind; denn wenn auch in ihrer Intensität, sind in ihrer Qualität die vegetativen Erscheinungen nicht von ihrem spezifischen psychischen Äquivalent zu trennen. Aber nicht nur der Affekt führt zu dem körperlichen Phänomen, auch das Umgekehrte kann der Fall sein. So ist uns geläufig, daß krampfhaftes Zusammenziehen der Koronargefäße hochgradiges Angstgefühl auslösen kann. Die Meinungen über vegetative Hirnrindenzentren sind geteilt; zwei diametral verschiedene Ansichten stehen sich schroff gegenüber. Die eine dieser Richtungen ist — und das ist die größere Zahl der Autoren — in Bechterew, Lewandowsky, die andere in Pawlow und L. R. Müller vertreten. Müller setzt an Stelle der Bahnen und Zentren den Begriff des Biotonus. Stimmungsschwankungen, Änderungen im sympathisch - parasympathischen wie auf psychomotorischem Gebiet sind verursacht durch Änderungen des Biotonus. Bei verschiedenen Stimmungen, wie Trauer, Freude, werden jeweils entsprechende Ganglienzellen, sowohl vegetative als auch zerebrospinale, bioelektrisch in Erregung versetzt. Freude führt zur Rötung der Wangen, steigert die Psychomotilität und wirkt somit auch auf das zerebrospinale System, Kummer wirkt in entgegengesetztem Sinne usw. Müller ist der Meinung, daß man 'ür sämtliche Organe Bahnen und Rindenzentren annehmen müßte, wenn man diese auch nur für eine vegetative Funktion gelten lassen würde. Da aber die Bahnen für sämtliche Zu- und Fortleitungen aller vegetativen Funktionen im Rückenmark einen zu beträchtlichen Raum einnehmen müßten, glaubt er, das Bestehen derselben verneinen zu können. Dieser Grund kann aber meines Erachtens solange nicht stichhaltig sein, als es noch auf dem Rückenmarksquerschnitt Regionen gibt, deren Bedeutung wir nicht kennen. Als weitere Folge seiner Anschauung stellt Müller eine willkürliche Beeinflussung glatter Muskulatur in Abrede. So schreibt er: „Wenn manche Funktionen innerer Organe, wie die Entleerung des Enddarmes oder die Adaption der Linse für das Sehen in der Nähe oder die peristaltische Bewegung des Ösophagus bis zu einem gewissen Grad willkürlich auszulösen sind, so erfolgt die dazu notwendige Innervation der glatten Muskulatur sicherlich nicht primär von einem Zentrum in der Hirnrinde, vielmehr werden die dazu notwendigen Reflexvorgänge wohl immer erst durch Bewegungen der willkürlich zu innervierenden quergestreiften Muskulatur angeregt." Er vermutet, daß die Anspannung der Bauchpresse und das dadurch bedingte Vortreiben der Kotsäule nach dem Sphinkter zu den Reflex auslösen kann, welcher der Stuhlentleerung zugrunde liegt; daß durch die willkürliche Verbringung des Bissens in den Anfangsteil des Ösophagus in der glatten Muskulatur der Schlundröhre die peristaltische Bewegung ausgelöst wird, die diesen in den Magen befördert; daß durch willkürliche Innervierung der am Blasenboden gelegenen quergestreiften Muskulatur und durch den Nachlaß des Tonus des quergestreiften Compressor urethrae der Reflex im vegetativen Nervensystem ausgelöst wird, welcher der Harnausstoßung zugrunde liegt; daß der Verschluß der Blase am Ende der Harnentleerung durch die willkürliche Innervation des Ischio- und Bulbocavernosus und des quergestreiften Compressor urethrae erfolgt." Wir möchten uns eher der Auffassung Spiegels anschließen, der dazu kritisch äußert, daß es unmöglich ist, überhaupt eine scharfe Grenze zwischen willkürlicher und unwillkürlicher Muskulatur aufzustellen. Wir können vom Kortex nur Intentionen zu Bewegungskombinationen abgeben, haben aber die Kontraktion des einzelnen quergestreiften „willkürlichen" Muskels in der Regel ebensowenig in unserer Gewalt wie die Kontraktion der Pupille.

Stellen wir uns mit Sherrington vor, daß auch bei dem vegetativen System die jeweilige reflexogene Zone über den ganzen Körper ausgebreitet ist und jeder efferente Weg durch die Großhirnrinde mit jedem afferenten in Verbindung steht, die Ordnung in dem Spiel der Reflexe nur durch Synapsenwiderstände und Hemmungen aufrechterhalten wird; daß ferner bei dem vegetativen System, das auf einer primitiveren Stufe steht als das animale, diese Mechanismen in der differenzierten Weise wie bei dem letzteren fehlen, so wäre die ausgedehnte reflexogene Zone für fast alle vegetativen Funktionen hinreichend erklärt; gleichzeitig aber auch, daß für die vegetativen Bahnen im Rückenmark kein größerer Raum notwendig sein wird als für zerebrospinale Bahnen (Billigheimer).

Welche Beweise können wir für das tatsächliche Vorhandensein kortikaler Zentren anführen? Es gibt wahrscheinlich kein seelisches Erlebnis, das nicht irgendwie das vegetative Nervensystem in Mitschwingung versetzt. Es mögen dies wohl im allgemeinen reflektorische Beziehungen sein. Daß diese auch da vorhanden sind, wo sie dem unmittelbaren Anblick entgehen, haben die Beobachtungen des psychischen Pupillenspieles durch Sommer, Bumke u. a., die psychisch bedingten Blutverschiebungen mit Hilfe des Plethysmographen, vor allem durch E. Weber, geringsten psychischen Reizen entsprechende feine Blutdruckschwankungen (Knauer, Bickel), auch das psychogalvanische Reflexphänomen (Veraguth, Knauer), das feinste Reaktionen der Schweißdrüsen auf seelische Vorgänge anzeigt, bewiesen. Die von E. Weber beobachtete Vasodilatation einer einzelnen Extremität durch bloße Richtung der Aufmerksamkeit auf das betreffende Glied, ein Patient, der ausschließlich an der Hand schwitzte, auf die seine Aufmerksamkeit durch eine erlittene Verwundung gelenkt war (Knauer und Billigheimer), spricht für den außerordentlich innigen Zusammenhang zwischen körperlichem und seelischem Geschehen. Wir möchten ferner noch die Beeinflussung fast sämtlicher vegetativer Funktionen in abnormen Bewußtseinszuständen, wie in der Hypnose, erwähnen. Aus diesen Zusammenhängen läßt sich zwar nicht unbedingt der Beweis isolierter vegetativer Großhirnzentren liefern, „noch weniger aber läßt sich aus der Tatsache, daß die Rinde der bewußten Wahrnehmung und Handlung dient, ableiten, daß sie keine Zentren für die vegetativen Funktionen enthält" (Spiegel).

Scheint man beim Menschen über die „willkürliche" Beeinflussung glattmuskeliger Organe im Zweifel zu sein, so können Beobachtungen aus der Tierreihe vielleicht ein helleres Licht auf diese Vorgänge beim Menschen werfen. So können niedere Tiere ihre drüsigen Organe willkürlich in Tätigkeit versetzen, z. B. als Schutz gegen plötzliche Gefahren (Tintenfisch, Kröte); andere, wie der Igel, können in ähnlichen Lagen ihre Stacheln, Vögel ihre Federn sträuben. Weber und Lieben konnten beim Igel und einigen anderen Tieren durch Reizung gewisser Stellen der Hirnrinde eine Kontraktion der Stachel- und Haarmuskeln erzielen. Wir nehmen an, daß diese Zentren, wenn auch nicht als ausgebildete funktionsfähige Anlagen, so doch in rudimentärer Form als phylogenetisch überkommener Besitz vorhanden sind. Auf die Bedeutung ihrer Neubelebung in der Neurose kommen wir später zu sprechen. Beobachtungen aus der menschlichen Pathologie scheinen ebenfalls das Vorhandensein vegetativer Rindenzentren nahezulegen. Am beweisendsten scheinen uns die Fälle von Jackson-Epilepsie mit lokalisierten vasomotorischen Phänomenen (Oppenheim, Mayer) oder mit umschriebener Hyperhidrosis (Senator, Pandi, Billigheimer). Hyperhidrosis einerseits, Temperaturerniedrigung auf der gelähmten Seite von Hemiplegikern andererseits (Bechterew, Goldstein) sprechen dafür, daß die motorische Region Ausgangspunkt für die Innervation der Schweißdrüsen und Gefäße ist. Es entspricht dies auch experimentellen Befunden, nach denen am häufigsten durch Reizungen von der Gegend der motorischen Zentren vasomotorische Phänomene beobachtet werden konnten. Für die Lokalisation kortikaler Pupillenzentren weiß die klinische Pathologie keinen Beitrag zu liefern, denn wenn wir auf Grund experimenteller Erfahrungen auch zwei Zentren, ein frontales und ein parietookzipitales für die Pupillentätigkeit annehmen müssen (Spiegel), so sind doch die Pupillen von so divergenten Punkten des Gehirnes aus reizbar, daß wir keinen sicheren Anhaltspunkt in der Klinik für ein umschriebenes Zentrum gewinnen können. Ebenso-

wenig haben wir im Gegensatz zum Experiment in der Pathologie Anhaltspunkte für kortikale Zentren des Magendarm- und Geschlechtsapparates.
Kleist verlegt auf Grund von Blasenstörungen, die mit Innervationsstörungen
beider Beine zusammenfielen, das Blasenzentrum in die Nähe des Beinzentrums,
andere Autoren (Czylharz und Marburg) in die Nähe des Hüftzentrums.
A. Adler findet den Widerspruch nur scheinbar und glaubt, daß Läsion des
ersten Zentrums zur Retention, Läsion des zweiten Zentrums zur Inkontinenz
führt.

Corpus striatum. Bei dem Wege von der Hirnrinde nach abwärts stoßen
wir auf das Corpus striatum als nächsthöheres vegetatives Zentrum. Dieses
beansprucht besonders in jüngster Zeit durch Forschungen, die mit dem Muskeltonus, der Körperhaltung zusammenhängen, erhöhtes Interesse. Auch hat uns
die große Enzephalitisepidemie wichtige Aufschlüsse über die Bedeutung dieses
Zentrums gegeben. Die Forschungen gehen vor allem auf E. Frank, F. H. Lewy,
ferner Economo, Strümpell, Förster u. a. zurück. Nach diesen Autoren
sind Hypertonie der Muskulatur, die sog. Haltungsrigidität, Hauptsymptome
einer Läsion des Linsenkernes. Die typische Erkrankung dieses Kerngebietes
ist die Paralysis agitans, deren Tremor durch vagotrope Mittel verstärkt (Physostigmin) bzw. vermindert (Hyoszin) wird. Da gleichzeitig bei dieser Erkrankung noch andere vagische Symptome, wie Schweiß, Speichelfluß, Pulsverlangsamung beobachtet werden, glaubt E. Frank in dem Corpus striatum vor
allem eine parasympathische Zentrale annehmen zu müssen. Da die Skelett-
muskulatur in erster Linie an der Wärmeproduktion im Körper beteiligt und
mit dieser untrennbar verknüpft ist, scheint es kaum mehr wunderbar, daß in
dem Corpus striatum von Richet und im weiteren Ausbau von Aronsohn
und Sachs ein Zentrum für die Wärmebildung gefunden wurde. Gegenüber
der Betrachtung E. Franks, den Linsenkern als einseitig parasympathisches
Zentrum aufzufassen, vertritt vor allem Dresel die Meinung, daß eine Trennung
zwischen parasympathisch und sympathisch in diesen hochgelegenen Zentren
nicht angängig sei. Dieses möchte er auch für das jetzt zu besprechende,
nächst tiefer gelegene Zentrum im Zwischenhirn annehmen. Auch hier ein
vegetatives Zentrum, das zur Regulation von Reizen, die von oben her oder von
tiefer gelegenen Bahnen und Zentren kommen, dient. Im Zwischenhirn sehen
wir denn auch auf Grund dieser Forschungen ein Zentrum, das so ziemlich
sämtliche vegetative Funktionen überwacht. Der Ansicht Dresels und
L. R. Müllers gegenüber von der einheitlichen Auffassung dieses Zwischen-
hirnzentrums steht vor allem die von H. H. Meyer, der z. B. gerade für die
Wärmeregulation in diesem Gebiet eine parasympathische Zentrale (Kühl-
zentrum) und eine sympathische Zentrale (Wärmezentrum) annimmt. Einen
großen Schritt vorwärts in der Erkenntnis des Zwischenhirnes (Boden des
3. Ventrikels) brachten vor allem die Untersuchungen von Karplus und
Kreidl. Diese Forscher erzielten durch Reizung nahe dem Infundibulum bei
Hunden und Katzen Pupillenerweiterung, Erweiterung der Lidspalte, Vasokonstriktion, Schweiß- und Tränensekretion; Lichtenstern beobachtete außerdem noch Blasenkontraktion. L. R. Müller entthront die Medulla oblongata
als oberste Gefäßzentrale (Ludwig) und verlegt auch diese in das Zwischenhirn. Eingehende Untersuchungen von Isenschmid und Krehl lassen keinen
Zweifel, daß auch die Körperwärme vom Zwischenhirn aus reguliert wird.
Untersuchungen von Brugsch, Dresel und Lewy führten zu der berechtigten
Annahme, daß auch der Kohlehydratstoffwechsel von diesem Zentrum aus
reguliert wird. Sie konnten dort auf Zerstörung des dorsalen Vaguskernes hin
retrograde Degeneration nachweisen in einem bestimmten Kerngebiet, den
Lewy als Nucleus periventricularis bezeichnet. Diesem gleichgestellt seien

mit großer Wahrscheinlichkeit das Corpus luysi, die Substantia nigra und das Tuber cinereum (Dresel). Auch Aschner konnte vom Boden des 3. Ventrikels aus Glykosurie erzeugen. Leschke rief durch Reizung an derselben Stelle Polyurie hervor, worauf sich seine Anschauungen gründen, daß der Diabetes insipidus nicht eine Erkrankung der Hypophyse, sondern des Zwischenhirns sei. Auch Eckhard konnte durch Verletzung des Corpus mammillare Hydrurie hervorrufen, so daß jetzt allgemein auch für den Wasserhaushalt ein Regulationszentrum in dieser Gegend angenommen wird. Leschke und Schneider stellten nach Verletzung des Zwischenhirnes Hemmung des Eiweißumsatzes fest. Auch für den Fettstoffwechsel ist L. R. Müller geneigt, ein Zwischenhirnzentrum anzunehmen. Die Störungen im Fettansatz, die öfters halbseitig (Bartolotti) oder paraplegisch (Simonssche Lipodystrophie) auftreten, legen eine neurologische Ursache nahe. Daß auch die Augenmuskeln sowie Herz- und Gefäßsystem (Vasokonstriktion) vom Zwischenhirn aus reguliert werden, beweisen die schon erwähnten Versuche von Karplus und Kreidl.

Wir wollen nicht verschweigen, daß ein so guter Kenner des Gehirnes wie Spiegel darauf aufmerksam macht, daß die Natur eines Zentrums für alle diese vegetativen Funktionen im Zwischenhirn noch nicht unbedingt gesichert sei; die Möglichkeit, daß es sich um durchziehende Bahnen handelt, die in den Experimenten getroffen sind, sei besonders für die nierensekretorischen Effekte nicht auszuschließen.

Medulla oblongata. Nach unten zu fortschreitend gelangen wir als nächste größere Zentralstelle zu der Medulla oblongata, die ursprünglich (Claude Bernard, Ludwig) als höchstgelegenes vegetatives Zentrum galt. Hier ist es, wo Claude Bernard seinen berühmten Zuckerstich ausführte und im Gefolge dieses auch oft Polyurie feststellen konnte. Jungmann und Meyer stellten durch Verletzungen in dieser Gegend eine Vergrößerung der Kochsalzausfuhr im Urin unabhängig von Polyurie fest, sog. Salzstich. Brugsch, Dresel und Lewy konnten im vordersten Teil des vegetativen Oblongatakernes Zellen finden, deren Zerstörung eine Hemmung der Zuckerausschüttung aus der Leber bewirkt. Ob dieser zur Hypoglykämie führende Effekt auf dem Wege über parasympathische Bahnen und vor allem des Pankreas vor sich geht, analog der Piqûre, die auf dem Wege über den Splanchnikus und die Nebennieren erst zur Zuckerausschwemmung aus der Leber führt, ist nicht sichergestellt. Eppinger, Falta und Rudinger konnten durch Verletzung der Medulla oblongata eine Steigerung des Eiweißumsatzes hervorrufen. Auf Veranlassung von Brugsch untersuchte Michaelis bei Kaninchen die Allantoinausschwemmung und konnte nach der Piqûre eine Vermehrung des Allantoin feststellen. Ebenso wie Splanchnikusdurchschneidung die Wirkung des Zuckerstiches (Jarisch, Kahn und Starkenstein) sowie die Koffeinglykosurie (Pollak, Nishi) verhindert, wird durch dieselben Experimente auch die Allantoinausschwemmung zunichte gemacht (Dresel). Für die Wärmeregulation liegen keine größere Beobachtungen nach Medullaverletzungen vor; trotzdem müssen wir mit Dresel annehmen, daß die Bahnen für die Wärmeregulation von der Medulla oblongata aus im Vagus und Sympathikus verlaufen. Um so zahlreicher sind die Untersuchungen, die vor allem von Freund und seinen Mitarbeitern ausgingen, über die Verhältnisse der Wärmeregulation nach Durchschneiduung des Rückenmarkes in tieferen Abschnitten. So stellten Freund und Straßmann fest, daß der Organismus nach Brustmarkdurchschneidung die Wärmebildung noch reguliert, während nach Halsmarkdurchschneidung ebenso wie nach doppelseitiger Vagotomie die Tiere poikilotherm werden. Vieles spricht dafür, vor allem auch pharmakologische Experimente (H. H. Meyer), daß der Sympathikus sowohl auf physikalischem (Konstriktion der Hautgefäße) wie auf chemischem

Wege (Steigerung der Stoffwechselprodukte) der Wärmebildung dient, während der Vagus die Hemmung derselben veranlaßt und die Wärmeabgabe steigert (Schweißbildung, Gefäßerweiterung der Haut). Als völlig sichergestellt können wir betrachten, daß auch Herz und Gefäße von der Medulla oblongata aus reguliert werden, und zwar veranlaßt Reizung des dorsalen Vaguskernes die bekannte Pulsverlangsamung und Blutdrucksenkung. Besonders die neueren Untersuchungen von Klee machen wahrscheinlich, daß auch für die Magen-Darmfunktionen ein Zentrum in der Medulla oblongata vorhanden ist, und zwar wahrscheinlich ein sympathisches und parasympathisches. Vor allem gilt dies auch für den Brechreflex, der durch Reizung des Vagus ausgelöst wird, der aber nur bei Intaktheit auch der sympathischen Bahnen zustande kommt. Auch Blasenkontraktionen sind nach Reizungen des verlängerten Markes von Budge beobachtet worden. Über Zentren in der Medulla oblongata, die die Funktionen der Geschlechtsorgane beherrschen, liegen keine Angaben vor.

Rückenmark. Wir kommen zum Rückenmark, das wiederum mehrere Zentren in sich birgt. Eines der wichtigsten ist hier das Centrum ciliospinale (Budge). Dieses ist über das unterste Hals- und oberste Brustmark ausgedehnt und beherrscht vor allem die Pupillenweite. Bei Zerstörung der betreffenden Ganglienzellen kommt es zum sog. Hornerschen Symptomenkomplex, der gekennzeichnet ist durch Engerwerden der Lidspalte und der Pupille und Zurücksinken des Bulbus. Von jeder Halsmarkseite werden Impulse zur gleichen Seite gesendet, während vom Zwischenhirn aus im Experiment Impulse zu beiden Seiten nachgewiesen sind (Karplus und Kreidl). Luchsinger hat sich besonders mit dem Studium der Schweißzentren im Rückenmark beschäftigt und nachgewiesen, daß auch nach Durchtrennung unterhalb der Medulla oblongata noch Schweißsekretion durch Sauerstoffmangel auftrat. Schlesinger, der sich ebenfalls eingehend mit der Schweißinnervation beschäftigt hat, unterscheidet vier Schweißterritorien im Rückenmark, das erste fürs Gesicht, das zweite für oberen Rumpf, Nacken und Kopf, das dritte für die obere, das vierte für die untere Extremität. Das gleiche gilt in derselben Anordnung für die Vasomotoren, deren Funktion unabhängig von der der Schweißdrüsen erfolgt.

Über die Existenz von langen Bahnen sprachen wir schon, zu der Besprechung der Innervationsart der einzelnen Organe kommen wir später.

Vegetative Reflexe. Wir haben uns jetzt zu fragen, auf welchem Wege es überhaupt zu den Innervationsimpulsen kommt. Es handelt sich dabei um Reflexe, die auf den verschiedensten Wegen ausgelöst werden können. Die sinnfälligsten Reflexe sind diejenigen, bei denen auf dem Wege zentripetaler, sensibler oder sensorischer Bahnen der Reiz bis zur Hirnrinde vordringt, wo er uns zum Bewußtsein kommt und im Anschluß daran zu einem vegetativen Effekt führt. Wir hören eine ergreifende Musik, es kommt zu einer Pilomotorenerregbarkeit; wir hören von dem Tode eines Nahestehenden, es kommt zur Erregung der Tränendrüsen. In diesen Fällen wird vom Großhirn aus über Corpus striatum, Zwischenhirn, Rückenmark der Reiz ausgelöst. Der Reiz der Klitoris, des Penis gelangt zur Großhirnrinde und löst über die Erregung der tiefer liegenden Zentren, besonders im Lumbal- und Sakralmark, Orgasmus und Ejakulation aus. Weitere Beispiele für Reflexe, die durch sensible Reize ausgelöst werden und die zum Bewußtsein gelangen, wären folgende: Reizung der Nasenschleimhaut oder Augen (Trigeminus) führt auf dem Wege des Nervus petrosus superficialis major und des Ganglion sphenopalatinum zur Tränensekretion. Ein ähnlicher Reflex kommt zustande durch Druck auf die Bulbi (Aschner), durch den es zu einer Pulsverlangsamung kommt. Nicht immer aber braucht der Reiz bis zur Großhirnrinde vorzudringen, sondern der Reflexbogen kann auch im Thalamus oder im Rückenmark oder sogar außerhalb des

Rückenmarkes geschlossen werden. Als Beispiel für den letzten Typus erwähnen wir folgendes: Das überlebende Herz kontrahiert sich auf mechanische Reize hin, der Darm zeigt noch peristaltische Wellen. Wir müssen hier einen Reflexbogen annehmen, der in den betreffenden Organen selbst geschlossen wird. Langley nimmt einen sog. Axonreflex an, der präganglionär entsteht und mit Umgehung eines Ganglion zustande kommen kann. Die Natur dieses Reflexes wird von verschiedenen Seiten angezweifelt. Die meisten Reflexe kommen wohl durch Beteiligung des Rückenmarkes zustande und ohne bis zum Bewußtsein vorzudringen: sei es, daß die Reize das Ektoderm betreffen (Grad der Helligkeit, der Außentemperatur) und so Pupillenweite, Wärmeproduktion und -abgabe bestimmen, sei es, daß diese Reize auf viszerale Organe wirken, z. B. erhöhte Darmperistaltik durch Kältewirkung, sei es, daß die Funktion eines viszeralen Organes die Tätigkeit eines anderen reflektorisch beeinflußt (s. später).

Unabhängig von besonderen Irradiationen viszeraler Schmerzen (s. später), können alle heftigen Schmerzen zu einer Erregung jeglicher vegetativer Bahnen führen. So kann es zur Irritabilität pupillodilatorischer Fasern kommen, des Vagus (Pulsverlangsamung), zum Sistieren von Darmbewegungen durch Splanchnikusreizung, zu Schweißausbruch, Blässe, Pilomotorenerregung usw., zu Blutverschiebungen, die E. Weber plethysmographisch nachweisen konnte. Auch die reaktive Rötung (Dermographia reflexiva, s. inflammatoria), die auf der Haut in der Umgebung eines Schmerzreizes auftritt, müssen wir hierher rechnen. Daß dieser Reflex über das Rückenmark geht, wird dadurch erwiesen, daß die Rötung ausbleibt, wenn der Reflexbogen z. B. bei einer Tabes unterbrochen ist (L. R. Müller). Auch durch direkte Erregung zentraler und peripherer vegetativer Nervenapparate (Kohlensäureanhäufung im Blut, innere Sekrete, zugeführte Gifte) kommt es zu Reflexwirkungen in vegetativen Organen. Wir fügen hier die Besprechung der sog. Dermographie an, deren genauere Kenntnis wir vor allem L. R. Müller und Ebbecke verdanken. Die Dermographie ist eine lokale Reaktion der Hautgefäße auf mehr oder weniger starke Hautreize hin; sie ist fast bei jedem Menschen zu erzeugen, am deutlichsten ist sie an Brust und Rücken, weniger am Leib, am wenigsten an den Extremitäten hervorzurufen. Wir unterscheiden folgende Arten: 1. Dermographia alba; sie erfolgt fast bei jedem Menschen auf ganz leises Bestreichen; selten ist sie die einzige Reaktionsart auch auf stärkere Hautreize hin. Wahrscheinlich kommt sie zustande durch Erregung vasokonstriktorischer Elemente in den kleinsten Gefäßen. 2. Dermographia rubra; bei ihr handelt es sich um einen vasodilatorischen Reiz. 3. Dermographia mixta; es kommt hier zu einem roten Streifen, der auf beiden Seiten von einem weißen begleitet wird. 4. Urticaria factitia; hier kommt es zu einer richtigen Exsudation, zu einem leichten Ödem in dem Gebiet der gereizten Hautstelle. 5. Dermographia irritativa, reflexiva, inflammatoria, die nach Müller auf einem echten Reflex beruht, der über das Rückenmark geht und dessen afferenten Schenkel sensible Nervenendigungen bilden. Wir führten als Beispiel für die Läsionen dieses Reflexbogens die Tabes an. Vielleicht handelt es sich bei der Meningitis um das Entgegengesetzte, da mit der erhöhten Empfindlichkeit der Schmerznerven auch ein gesteigerter Dermographismus einhergeht. Es wird diese Tatsache von verschiedener Seite gleichzeitig auch als Beweis dafür verwandt, daß Schmerz- und vasomotorische Bahnen gemeinsam verlaufen. Einen interessanten Fall veröffentlichte vor kurzem Kauffmann aus der v. Bergmannschen Klinik. Es handelte sich um einen Patienten, bei dem es in dem hypästhetischen Ausbreitungsgebiet des erkrankten Ischiadikus zu starken vasomotorischen Reizerscheinungen auf innerliche und lokale Applikation von Jod kam. Kauffmann nimmt dabei eine direkte Reizung des peripheren Gefäßapparates an.

Ist die Dermographie auf geringes Streichen hin schon stark ausgesprochen, so benutzt man sie mit als Merkmal erhöhter Vasolabilität, wie sie z. B. bei Neurotikern und Hypertonikern beobachtet wird; ob sie als Symptom der „Vagotonie" im Eppinger-Heßschen Sinne zu verwerten ist, erscheint fraglich und soll später erörtert werden.

Eine Eigentümlichkeit vegetativer Reflexe im Bereiche der Haut und der Augen ist ihre häufige Beschränkung auf eine Körperhälfte. So beobachteten Mackenzie, Sobotka, Billigheimer ein Haltmachen des Gänsehautreflexes an der Mittellinie bei Hautreizen. Pupillendifferenzen, Schweißstörung, seltener vasomotorische Anomalien werden, abgesehen von organischen Schädigungen, häufig bei neurotischen Individuen beobachtet. Knauer und Billigheimer haben über eine Anzahl halbseitiger Störungen bei Schreckneurosen berichtet und eine Erklärung zu geben versucht: Das sympathische und parasympathische System besteht ursprünglich aus einer rechts- und linksseitigen Anlage. Auf einer tieferen Entwicklungsstufe, z. B. bei Fischen, kann sich die sympathische Innervation beider Körperhälften physiologischerweise noch in weiten Grenzen unabhängig voneinander vollziehen. Man muß annehmen, daß im Laufe der Entwicklung sich auf die doppelseitige Uranlage sekundär eine übergeordnete Einrichtung aufgesetzt hat, die automatisch einen Ausgleich im jeweiligen Tonus der links- und rechtsseitigen vegetativen Zentralorgane schafft. Ist dieser Reflexmechanismus gelockert, so kommt es zu einer differenten Innervation. Bei neuropathischen Individuen sind vielleicht die funktionellen Ausgleichsmöglichkeiten der vegetativen Apparate der linken und rechten Körperhälfte unvollkommen ausgebildet. V. Tschermak hat zur Lösung dieses Problems schöne Experimente ausgeführt. Er meint, daß die Nerven aller paarig angelegten vegetativen Organe hemmende Fasern enthalten, die von der anderen Körperseite her reflektorisch über die vegetativen Zentren im Tonus gehalten werden und automatisch den Tonus der fördernden Fasern herabsetzen oder steigern, sobald dieser von Tonus der kontralateralen Fasern abweicht.

Von physiologischen Eigentümlichkeiten vegetativer Organe möchte ich noch erwähnen, daß wir eine Degeneration der glatten Muskeln im Gegensatz zu den willkürlichen nicht kennen. Die enorme periphere Selbständigkeit der vegetativen Organe, die damit wohl in Zusammenhang steht, haben wir schon erwähnt. Diese Selbständigkeit geht soweit, daß es sogar oft zu einer Übererregbarkeit des betreffenden Organes kommt, besonders wenn postganglionäre Fasern geschädigt sind. Eine weitere Besonderheit des glatten Muskels gegenüber dem quergestreiften ist seine träge, langsame Kontraktion.

In innervatorischer Beziehung stehen sich Vagus und Sympathikus vielfach antagonistisch gegenüber. Normalerweise herrscht zwischen den beiden Systemen ein Gleichgewichtszustand. Während so z. B. am Auge die Innervation des Vagus eine Verengerung zur Folge hat (Musculus Sphincter pupillae), bewirkt der Sympathikus (Dilatator pupillae) eine Erweiterung derselben; die Gefäße werden durch den Sympathikus kontrahiert, durch parasympathische Bahnen dilatiert. Eine weitere Besonderheit der vegetativen Innervation ist die, daß Erregung eines Nerven zu einer Funktionshemmung führen kann, also zu einer Verhinderung einer Aktion; z. B. wird der Darm gebremst bei Sympathikusreiz, bei Vagusreizung schlägt das Herz langsamer.

Vagus und Sympathikus beeinflussen sich aber absolut nicht immer in antagonistischem, sondern auch sehr oft in ergänzendem Sinne (Synergismus), wofür die Speicheldrüsen ein gutes Beispiel liefern. Beide Nerven liefern Bestandteile des Speichelsekretes, der erstere mehr die flüssigen, der letztere mehr die festen. Bei den Schweißdrüsen scheint es ähnlich zu sein (Meyer-Gottlieb). Den Anschauungen von Eppinger und Heß, daß der Antagonismus zwischen den beiden Systemen ein unbedingter sei, wurde schon von verschiedenen Seiten gegenüber getreten, so vor allem durch v. Bergmann, Bauer, Petrén und Thorling, R. Schmidt usw. Wir werden auf diese Verhältnisse noch später zurückkommen und erkennen lernen, daß ein erhöhter Erregungszustand im einen System auch einen solchen in dem anderen nach sich ziehen kann, so daß es, wie wir es auch am häufigsten sowohl normalerweise wie in der Klinik beobachten, zu Symptomen kommt, die durch erhöhte Irritabilität beider Systeme hervorgerufen werden.

Vieles spricht dafür, daß die Innervation der vegetativen Organe nicht nur eine zweifache, sondern sogar eine drei- und vierfache sein kann, und zwar meint Biedl, daß sowohl im Vagus wie im Sympathikus hemmende und fördernde Fasern für jedes Organ verlaufen müßten. Für die Schweißsekretion glaubte Billigheimer nachweisen zu können, daß trotz der anatomisch nur sympathisch nachgewiesenen Innervation die Schweißförderung auch auf vagischem und sympathischem Wege zustande kommen kann, während für die Schweißhemmung nur eine Innervationsart anzunehmen sei.

III. Pharmakologie.

Durch die Pharmakologie kam man einen erheblichen Schritt weiter in der Erkenntnis vegetativer Funktionen und Innervationen. Da die pharmakologischen Prüfungen nicht nur Kenntnisse über die Innervationsarten einzelner Organe schuf, sondern vor allem auch als Funktionsprüfungen herangezogen wurden, hat die Klinik diesem Forschungszweig besonders viel zu danken.

Der Forschung günstig war vor allem, daß bestimmte Gifte Affinitäten sowohl zu dem gesamten vegetativen System wie zu seinen Teilsystemen besitzen. So fand Langley eine der feststehendsten Tatsachen in der Pharmakologie des vegetativen Nervensystemes, nämlich, daß das Nikotin eine elektive Wirkung auf dasselbe besitzt; es lähmt dieses Gift sämtliche Synapsen, d. h. die Umschaltungsstellen der prä- auf die postganglionären Fasern. Bei intravenöser Injektion sowie bei lokaler Aufpinselung des Nikotins auf die Ganglien ist die präzelluläre elektrische Reizung unwirksam, während für die postzelluläre Erregung Nervenfaser und Nervenendigung erregbar bleiben. Auf Grund dieser Entdeckung gelang es Langley in jedem Falle zu entscheiden, ob eine Nervenfaser in einem Ganglion unterbrochen wurde, oder ob sie dieses ohne Unterbrechung durchzog. Diese spezifische Wirkung übt das Nikotin in gleicher Weise auf sympathische und parasympathische Ganglien aus. Wir verfügen nun auch über Gifte, die in halbwegs spezifischer Weise auf jeweils eines der beiden Systeme wirken. Das bekannteste unter diesen Pharmaka ist das Adrenalin, das wirksame Prinzip der Nebenniere, das bis jetzt als einziges der inneren Sekrete synthetisch hergestellt werden konnte. Das Adrenalin ist ein Abbauprodukt der Aminosäuren und besteht aus Brenzkatechin in Verbindung mit einem Aminoalkohol. Es wirkt in demselben Sinne wie die elektrische Reizung sämtlicher Sympathikusfasern, und zwar sowohl auf die, die eine Förderung als auch auf die, die eine Hemmung der Aktion auslösen. So kommt es durch Adrenalin ebenfalls zu einer Akzeleranzreizung, zu einer Konstriktorenreizung der Hautgefäße und Splanchnikusgefäße (Blutdruckerhöhung), ferner zu Pupillenerweiterung wie zu Sistieren der Magen-, Darm- und Blasenbewegungen. Der Angriffspunkt des Adrenalins ist in der Hauptsache rein peripher, und zwar wird dieser nicht an den Nervenendigungen selbst angenommen, sondern an einer Zwischensubstanz zwischen diesen und dem Organ (sog. Myoneuraljunktion).

Wie Adrenalin die sympathischen Endigungen, so reizt die Muskaringruppe, zu der wir das Cholin, das Pilokarpin und Physostigmin rechnen, die parasympathi- schen Nervenendigungen. Dabei werden allerdings nur diejenigen, die Förderung einer Aktion bewirken, in Erregung versetzt. Wir sehen so vor allem nach Applikation dieser Gifte reichliche Schweißsekretion, Gefäßerweiterung der Haut, öfters Erbrechen und Harndrang, manchmal auch Pulsverlangsamung. Die Wirkungen sind jedoch nicht so sicher wie die nach Adrenalin. An denselben Nervenendigungen wie diese Gifte greift auch das Atropin an, lähmt aber dieselben Funktionen, die das Pilokarpin steigert. Wir müssen hier noch hinzufügen, daß die Wirkung, besonders des Physostigmins, weniger eine erregende ist als vielmehr eine sensibilisierende, erregbarkeitssteigernde. In demselben Sinne wirkt Kokain auf das sympathische System; es verstärkt durch seine sensibilisierenden Eigenschaften die Wirkungen des Adrenalins. Es ist dies besonders gut am Auge zu beobachten, wo in Dosen, in denen Kokain und Adrenalin allein unwirksam auf den Dilitator pupillae sind, beide Gifte zusammen stark mydriatisch wirken. Ein dem Atropin entsprechendes lähmendes Sympathikusgift kennen wir nicht. Das Alkaloid Ergotoxin sowie Histamin (b-Imidazolyläthylamin) lähmt nach Dale diejenigen Sympathikusendigungen, die die Förderung einer Funktion bewirken; so sinkt bei großen Dosen der Blutdruck, die Gefäße erweitern sich. Nach neueren Untersuchungen Kauff- manns allerdings besitzt das Ergotoxin auch sympathikuserregende Eigen- schaften. Dale konnte weiter nachweisen, daß eine Umkehrung der Adrenalin- wirkung (Gefäßerweiterung) eintritt, wenn vorher Ergotoxin appliziert wird. Histamin unterdrückt, abgesehen von der Zuckerbildung in der Leber, sämt- liche Adrenalinwirkungen.

Das aus den Kokkelskörnern gewonnene Pikrotoxin (Ergotoxin) erregt lediglich parasympathische Zentren. Dementsprechend wirkt Tetrahydro- naphthylamin auf die sympathischen Zentralapparate, wenn auch nicht streng elektiv, erregend.

Da man, wie gesagt, verschiedene der pharmakodynamischen Mittel zur Funktionsprüfung des vegetativen Nervensystems herangezogen hat, möchten wir nicht versäumen, die pharmakologischen Wirkungen und ihre Bedeutung für die Klinik etwas eingehender zu erörtern. Wenden wir uns zunächst zu dem Adrenalin.

Adrenalin. Man verwendet es als Suprareninum hydrochloricum Höchst in 1⁰/₀₀iger Lösung. Wenn auch neuerdings Stimmen laut werden, die nur die intravenöse Injektion als einwandfrei zu Vergleichszwecken wegen verschieden- artiger Resorptionsverhältnisse gelten lassen wollen, so möchten wir doch, ganz abgesehen von der damit verbundenen Gefahr, uns weiter auf den Standpunkt stellen, daß für Zwecke der Klinik die subkutane Injektion die brauchbarste ist. Denn wir wollen ja gerade individuelle Verschiedenheiten herausfinden, was bei der intravenösen Applikation und deren starken Ausschlägen oft unmög- lich ist. Sind ja schließlich auch die Aufsaugungsvorgänge im subkutanen Bindegewebe vegetativer Natur und können so für Verschiedenartigkeit der Reaktion mit herangezogen werden. Schließlich hat Csépai dieselben Typen mit der intravenösen Applikation herausgefunden, wie ich selbst mit der sub- kutanen. Bei der Adrenalinreaktion richten wir unser Augenmerk zunächst ein- mal auf die Stärke der Allgemeinreaktion und subjektiven Symptome, die in Herzklopfen, Zittern, Kopfschmerzen, Übelkeit, Temperaturerhöhung, Atem- beschleunigung bestehen können. Wir beobachten ferner die Veränderungen am Herz- und Gefäßapparat (Puls, Blutdruck, Blässe) und schließlich Ver- änderungen im Blut und Urin (Blutzucker und Zuckerausscheidung, Kon- zentration, Blutbild), Kalkspiegel (Billigheimer) und Säurebildung im

Blut (Elias). Wessely, Langley und Elliot waren die ersten, die den Angriffspunkt des Adrenalins wegen der Gleichartigkeit seiner Wirkung mit der Sympathikusreizung in die Endigungen dieser Nerven verlegt haben. Beweisend für diese Auffassung waren die Ausnahmen von der Regel. Wie Adrenalin alle Gefäße kontrahiert und nur die Gehirn- und Koronargefäße erweitert (Langendorff), so wirkt auch die Sympathikusreizung. Auch diese führt zu einer Kontraktion der Gefäße bis auf die beiden Ausnahmen. Maaß konnte auch tatsächlich nachweisen, daß die Vasodilatatoren für die Koronargefäße im Sympathikus verlaufen, während die Konstriktoren mit dem Vagus ziehen. Da Adrenalin auch noch nach der Degeneration der Sympathikusfasern seine spezifische Wirkung ausübt, nimmt Langley eine „rezeptive Zwischensubstanz" zwischen Nerv und Muskel als eigentlichen Angriffspunkt des Adrenalins an. Es fällt dies zusammen mit dem, was Biedl als Myoneuraljunktion bezeichnet. In der Tat stimmen nun auch beim Menschen die Adrenalineffekte im großen und ganzen mit einer Sympathikusreizung überein; wo dies nicht der Fall ist, wie z. B. bei der initialen Pulsverlangsamung, müssen wir dies wohl als indirekte Vagusreizung auffassen, die aus kompensatorischen Gründen zustande kommt. Wir lernen gleich hier eines der wichtigsten Grundprinzipien in dem Wirkungsmechanismus des vegetativen Nervensystems kennen. Nicht Antagonismus, sondern Zusammenarbeit ist das Grundlegende in der Beziehung der beiden Systeme zueinander. Innerhalb physiologischer Grenzen sorgt ein Regulationsmechanismus, daß bei Reizung oder auch erhöhtem Tonus des einen Teilsystems auch das andere in Mitschwingung gerät. Dies kann unter Umständen soweit gehen, daß z. B. in unserem speziellen Fall der Adrenalinwirkung diese wenigstens zu Beginn teilweise ganz überdeckt wird. So beobachten wir, gerade bei stärkster Blutdruckwirkung, die auf besonders starke sympathische Reizung hinweist, die initiale Pulsverlangsamung. Die blutdrucksteigernde Wirkung des Adrenalins, schon 1895 von Olliver und Schäfer, Czybulski und Szymonovicz entdeckt, wurde beim Menschen als eine der regelmäßigsten Reaktionen erkannt (Falta, Newburgh und Nobel, Geisböck, Bauer, Dresel, Billigheimer). Eigene größere Blutdruckreihen zeigen Anstiege um $100^0/_0$ und darüber; Blutdrucksenkungen, wie sie besonders im Anfang von Schlesinger, Dresel, Billigheimer beobachtet wurden, kommen im allgemeinen seltener zur Beobachtung und sind wahrscheinlich auf Dilatatorenreizung zurückzuführen, die sonst durch die sofort auftretende gefäßverengernde Wirkung verdeckt ist. Dafür sprechen auch Versuche von Dale, Pearce, Bauer und Fröhlich, Chiari und Fröhlich. Die auf die Vasokonstriktorenerregung meist folgende vermehrte Gefäßerweiterung, die sich in einer reaktiven Blutdrucksenkung kundgibt, vergleichen Bauer und Fröhlich damit, daß auch bei elektrischer Reizung die Dilatatoren erst viel später reagieren als die Konstriktoren. Geklärt sind diese Verhältnisse keineswegs, besonders da wir nach den neueren Untersuchungen von Pick zu der Annahme gezwungen sind, daß Adrenalin tatsächlich auch an Vagusendigungen direkt angreifen kann. Auch Stricker, Biedl und Bayliss nehmen an, daß die Gefäßerweiterer nicht sympathischen Ursprunges sind. Immerhin könnten wir uns vorstellen, daß, ebenso wie die initiale Pulsverlangsamung in anderen Fällen die Gefäßerweiterung ein sekundärer, auf Regulationsmechanismen beruhender Reflexvorgang ist.

Um die Aufstellung verschiedener Reaktionstypen an Hand von Blutdruckkurven bemühten sich Dresel und Billigheimer. Letzterer stellte drei Grundtypen auf. Bei der ersten Form der Kurve steigt unter gleichzeitiger Erhöhung des diastolischen Druckes der systolische steil und rasch an (schon nach 2 und 5 Minuten); bei diesem Typus wird am häufigsten initiale Puls-

verlangsamung beobachtet. Bei der zweiten extremen Kurve sinkt systolischer
und diastolischer Blutdruck gleichzeitig. Dabei ist von Anbeginn an Pulsbeschleunigung vorhanden. Als dritter Typus steht in der Mitte die Kurve mit
allmählichem Anstieg und Abfall des systolischen Druckes bei gleichbleibendem
oder etwas absinkendem diastolischem Druck. Die Befunde wurden von
Clough bestätigt. Wir bezeichneten den ersten als sympathischen, den zweiten
als parasympathischen und den dritten als Mischtypus. Die erste und dritte
Kurvenform beobachtete auch Dresel; bei der letzteren legt er besonderes
Gewicht auf ein anfängliches Sinken des Blutdruckes und erklärt dies damit,
daß sich das Adrenalin nicht von Anfang an auswirken könne, weil in diesen
Fällen eine sekundäre zentrale Vagusreizung die Sympathikuswirkung paralysiere
und es so zu einem anfänglichen Sinken und allmählichen Anstieg der Kurve
komme. Dresel glaubte, diese Auffassung dadurch beweisen zu können, daß
er in diesen Fällen mittels Atropin den Vagus zu lähmen suchte, um so einen

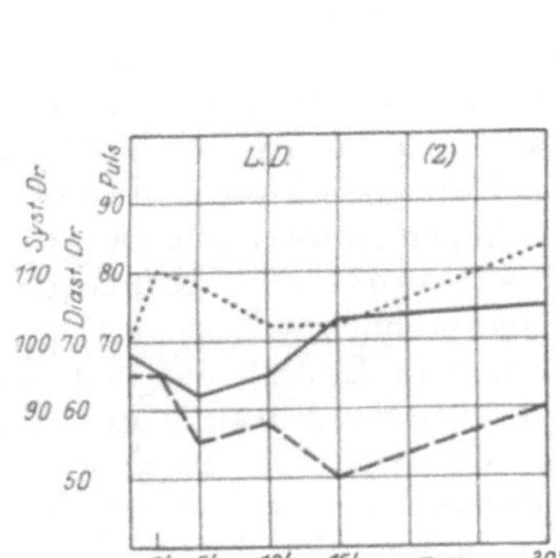

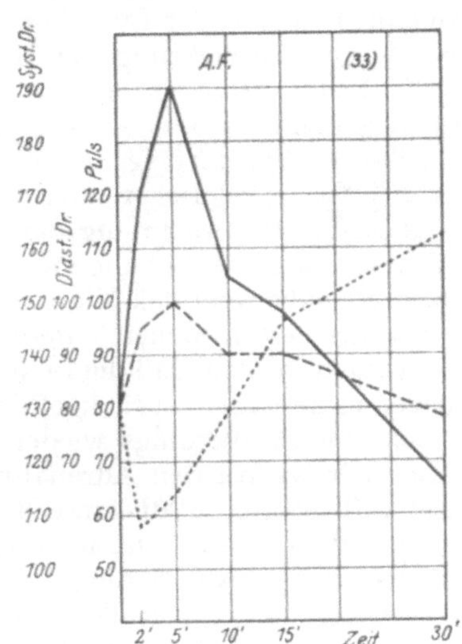

Abb. 1 und 2. Blutdruck- und Pulskurven nach Adrenalin.
———— systol. Druck, --------- diastol. Druck, ... Puls.

raschen und hohen Anstieg zu erreichen. Dem stehen jedoch Untersuchungen
von Schiff und Balint sowie Hildebrandt entgegen, nach denen die Adrenalinwirkung durch Atropin nicht nur nicht verstärkt, sondern sogar herabgedrückt
wird. Wir müssen deshalb und aus anderen Gründen auch den Standpunkt
Dresels, daß die Kurve mit dem raschen und hohen Anstieg für Sympathikotoniker, die andere für Vagotoniker charakteristisch sei, ablehnen, wie das
auch von Bauer bereits geschehen ist. Wir sind der Meinung, daß die verschiedenen Kurventypen nichts mit Krankheitszuständen zu tun haben, die als
Neurosen im Eppinger-Heßschen Sinne zu deuten sind. Sie sind abhängig
von der Herzgefäßreaktion des betreffenden Individuums und fallen nach
unseren Beobachtungen nicht mit dem zusammen, was als Vagotonie oder
Sympathikotonie bezeichnet wird. Auch möchten wir mit Falta, Newburgh
und Nobel betonen, daß das Adrenalin ganz dissoziierte Wirkungen entfalten
kann, d. h. starke Herzgefäßwirkungen können neben schwachen Stoffwechsel-
wirkungen auftreten usw. und umgekehrt. Es spielen hier konstitutionelle und
konditionelle Eigenschaften des betreffenden Organes eine Rolle. Schließlich

kann man aus der Reizbarkeit eines Organes nicht auf die Tonie eines ganzen Nervensystems schließen.

Die Veränderungen der Blutkonzentration nach Adrenalin möchten wir nur kurz erwähnen. Die meisten Autoren (Cohnheim, Heß, Erb jr., Bertelli, Falta und Schweeger, Boveri, Full, Billigheimer) fanden mit dem Anstieg des Blutdruckes auch meist eine geringe Konzentrationserhöhung des Blutes, gemessen an Erythrozyten, Hämoglobin und Serumeiweiß. Wahrscheinlich kommt es durch den hohen Blutdruck zu einem Auspressen von Flüssigkeit aus dem Blut in die Gewebe. In seltenen Fällen sinkt die Konzentration des Blutes von Anfang an ab. Die Erklärungen dafür sind nicht einheitlich.

Die Wirkungen auf das Blutbild haben wieder mehr praktisches Interesse und gehen vor allem auf die Untersuchungen von Bertelli, Falta und Schweeger, Skorczewski und Wasserberg, Loeper und Crouzon, dann neuerdings auf Frey, Boehme zurück. Frey fand zwei Stadien der Leukozytenvermehrung; im ersten Stadium innerhalb der ersten 45 Minuten kommt es zu einem Anstieg der Lymphozyten, danach auf Kosten der Lymphozyten zu einer starken Vermehrung der polymorphkernigen Zellen. In der Annahme, daß die Leukozytose durch Kontraktion der glatten Muskulatur in der Milz zustande kommt, verwendet Frey das Adrenalin zur funktionellen Milzdiagnostik. So bleibe bei Fibroadenie der Milz und bei Banti der Leukozytenanstieg fast ganz aus, bei myeloischer oder lymphatischer Umwandlung des Milzgewebes kam es zur Ausschwemmung der entsprechenden Zellform. Oehme führt die Leukozytose auf die Beteiligung des gesamten lymphatischen Systems zurück. Er benutzt außerdem das Kleinerwerden der Milz gelegentlich zur Differentialdiagnose der verschiedenen Tumoren des linken Hypochondriums. Es soll nicht verschwiegen werden, daß die Leukozytose von einigen Autoren auch auf direkte Knochenmarkreizung zurückgeführt wird. Die Naegelische Klinik (Kägi) hat sich zuletzt allerdings wieder dagegen ausgesprochen.

Eine der wichtigsten Adrenalinwirkungen ist sein Einfluß auf den Kohlehydratstoffwechsel. 1901 fand Blum die glykosurische Wirkung des Nebennierenextraktes; bald danach erkannte Zülzer deren Ursache in einer Hyperglykämie. Bislang wurde die Adrenalinglykosurie als Funktionsprüfung benutzt und man glaubte sie vor allem bei Menschen zu finden, die sehr labil und reizbar in ihrem vegetativen System seien. Billigheimer beschäftigte sich mit dieser Frage und konnte nachweisen, daß bei Injektion im nüchternen Zustand nur $2,7\%$ Glykosurie aufwiesen. Auch stieg in einer Anzahl von Fällen der Blutzucker sehr hoch an, ohne daß es zur Glykosurie kam und umgekehrt. Es kann also die Höhe des Blutzuckeranstieges nicht als Maß der Glykosurie verwandt werden und die Adrenalinglykosurie kein Urteil über den Zustand des sympathischen Nervensystems gestatten. Dagegen konnten ebenso wie bei den Blutdruckkurven auch bei den Blutzuckerkurven bestimmte Reaktionstypen aufgestellt werden. 1. Eine unternormale Reizbarkeit entsprach einem flachen Kurvenverlauf mit sanftem Anstieg und Abfall (z. B. beim Addison, bei dem das Nebennierenmark, über das der Reiz zur Zuckerausschüttung in der Leber geht, erschöpft ist). 2. Die normale Reizbarkeit bedingt eine Kurve mit allmählichem mittleren Anstieg etwa bis 180 mg-$\%$ und Abfall, wobei der Höchstwert, wie auch bei dem ersten Typus, nach einer Stunde erreicht ist. 3. Eine übernormale Reizbarkeit ist gekennzeichnet durch eine Kurve, die nicht nur einen Gipfel, sondern auch ein gestrecktes Plateau aufweisen kann. Der Maximalwert ist hierbei schon nach 10 oder 30 Minuten erreicht. Die Befunde wurden von Eisner und von Veil bestätigt. Wir lehnen es natürlich auch hier ab, die verschiedenen Kurventypen für die Diagnose der Vagotonie oder der Sympathikotonie zu verwenden und möchten nur noch hinzufügen, daß der letzte Kurventypus besonders bei Hypertonien und vegetativ Stigmatisierten im Sinne v. Bergmanns beobachtet werden konnte. Auch haben Versuche, in denen einige Tage vor der Adrenalininjektion verschiedenartige Nahrung (einmal Eiweiß, einmal Kohlehydrate) verabreicht wurde, ergeben, daß die Kurven sich zwar in quantitativer Beziehung stark verändern, in qualitativer Hinsicht aber im wesentlichen gleich bleiben. Es sei noch erwähnt, daß das Adrenalin weniger direkt in der Leber angreift, sondern wahrscheinlich erst in den Nebennieren eine Adrenalinausschüttung bewirkt, die ihrerseits die peripheren sympathischen Nervenendigungen in der Leber reizt und so zur Zuckermobilisation führt.

Es kommt dabei zu vermehrter Säurebildung im Blut (Elias) wie auch zu einer Vermehrung der H-Ionen, die nach neueren Untersuchungen für die Zuckerbildung verantwortlich gemacht wird (Gottschalk und Pohle).

Eine Senkung des Kalkspiegels im Blut (Billigheimer) nach Adrenalin, die parallel geht mit dem Grad der Erregbarkeit, interessiert uns insofern, als Zondek neuerdings die Sympathikusreizung in direkte Abhängigkeit von den Kalziumionen bringt und Beziehungen dieser zur Konstitution zu bestehen scheinen (Kraus, Hausten). Konzentrationssteigerung der Kalziumionen in der Zelle ist gleichbedeutend mit sympathischer Erregung.

Wie der Kohlehydratstoffwechsel wird auch der Eiweißstoffwechsel durch Adrenalin beeinflußt. Es kommt zu einer Steigerung der Stoffwechselvorgänge, zu erhöhtem Umsatz; gleichzeitig auch zu vermehrter Atmung und, wenn auch nicht in allen Fällen, zu erhöhter Temperatur. Ob die beiden letzten Phänomene durch direkte Einwirkung auf die entsprechenden Zentren oder durch indirekte Beeinflussung derselben als Ausdruck einer Regulation infolge erhöhter Verbrennung in der Peripherie zustande kommen, ist nicht

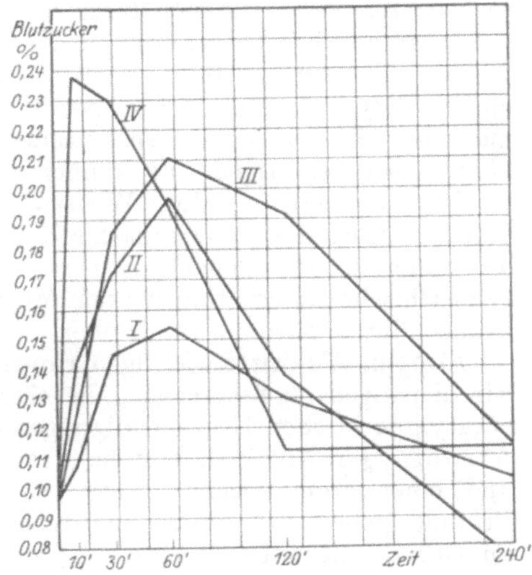

Abb. 3. Typische Blutzuckerkurven nach Adrenalin.

geklärt. Von besonderem Interesse dürften noch die Beobachtungen Billigheimers sein, daß die Adrenalinblutdruckkurven von der jeweiligen Nahrung des betreffenden Individuums beeinflußt werden.

Zum Schlusse wollen wir wegen der vielleicht einzigen Ausnahme noch die Wirkung des Adrenalins auf die Schweißdrüsen kurz erwähnen; obwohl diese sympathisch innerviert sind, führt Adrenalin nur in seltenen Fällen zur Schweißsekretion, oft dagegen zur Hemmung derselben (Billigheimer). Da aber nach den Untersuchungen Diedens Adrenalin zur Schweißsekretion führt, sobald im Ischiadikus der Katze die anscheinend hemmenden Bahnen durchschnitten sind, wäre auch dieser Widerspruch geklärt, zumal von den meisten Autoren bis dahin auf Grund pharmakologischer Tatsachen eine rein parasympathische Schweißdrüseninnervation angenommen worden war. Langley konnte neuerdings die Versuche Diedens nicht bestätigen. Die Frage bedarf noch weiterer Klärung. Knauer und Billigheimer traten auf Grund von Untersuchungen beim Menschen zum ersten Mal dafür ein, daß die Schweißdrüsen sowohl sympathisch als auch parasympathisch innerviert werden.

Pilokarpin. Als nächstes wichtiges pharmakodynamisches Mittel haben wir das Pilokarpin, ein aus den Jaborandiblättern gewonnenes Alkaloid, zu betrachten. Wir injizieren zu Prüfungszwecken 0,75—1,0 cg des salzsauren Salzes subkutan. Dieses Gift wirkt mit einigen Ausnahmen wie parasympathische Reizung. Es kommt zu starker Schweiß- und Speichelsekretion, und zwar bezeichnen wir die letztere als stark, wenn sie mehr als 75 ccm beträgt. Wir beobachten ferner, entsprechend der parasympathischen Innervation der Gefäß-erweiterer, Rötung der Haut. Die einer Vagusreizung entsprechende Puls-verlangsamung kommt selten zum Ausdruck, meist beobachten wir eine para-doxe Pulsbeschleunigung (Bauer, Wentges, Lehmann, Friedberg u. a.). Die Versuche Luchsingers, nach denen auch die spinalen Schweißzentren durch Pilokarpin erregt werden können, beweisen, daß dieses Pharmakon nicht nur peripher angreift. Es wirkt ferner auf die glatte Muskulatur der kleinen Bronchien und kann dadurch bei besonders disponierten Individuen schwere Asthmaanfälle auslösen. Durch seine krampferzeugende Wirkung kann es auch zum Erbrechen und Harndrang kommen. Auch auf den Darm wirkt es er-regend (Katsch), ist aber durch die „unkoordinierte krampfartige Steigerung der Darmmotilität" (dyskinetische Darmbewegung) als Abführmittel ungeeignet. Die neuerdings durch Bornstein studierte Wirkung des Pilokarpins auf Hämo-globin-, Erythrozyten-, Serumeiweiß und Blutzuckergehalt im Sinne einer Ver-mehrung, die auf einer Wasserverschiebung innerhalb der Körpers beruht, können wir bestätigen. Es können alle diese Veränderungen durch Atropin prompt aufgehoben werden. Wir erwähnen noch, daß nach den Untersuchungen von E. Frank die parasympathisch erregenden Mittel steigernd auf den Tonus des quergestreiften Muskels wirken, was diesen Autor veranlaßte, eine para-sympathische Innervation für den Muskel anzunehmen. Auch diese Wirkungen werden durch Atropin aufgehoben.

Atropin. Als dritte wichtige Gruppe der pharmakodynamischen Mittel haben wir diejenigen zu besprechen, die eine lähmende Wirkung auf die fördernden parasympathischen Nervenendigungen ausüben. An erster Stelle steht hier das Atropin, ein Alkaloid, bestehend aus einem basischen Alkohol, dem Tropin und einer aromatischen Säure, der Tropasäure. Zur pharmakologischen Prüfung geben wir davon meistens 1 mg subkutan. Die Wirkungen sind im Grunde die entgegengesetzten des Pilokarpins, wie wir schon angedeutet haben. In erster Linie kommt es zu einer Hemmung der Drüsensekretion, Schweiß und Speichel wird unterdrückt. Ferner kommt es zur Pupillen-erweiterung, worauf seine Hauptanwendung in der Augenheilkunde beruht. Nicht in das Schema paßt das Atropin auf die Gefäßerweiterer der Haut; es kommt zur Gesichtsrötung. Am Herzen kommt es zu einer der Vagus-lähmung entsprechenden Pulsbeschleunigung, der öfters eine initiale Puls-verlangsamung vorausgeht. Die Atropinwirkung am Magen ist sehr kompliziert; sie hat durch die Untersuchungen Klees an dezerebrierten Katzen in vieler Hinsicht Klärung erfahren. Vor allem scheint sie abhängig zu sein von dem Sympathikustonus; ist ein solcher vorhanden, so hemmt Atropin die Magen-peristaltik und den Tonus, spastische Erscheinungen werden gemildert. Auf diesen Erscheinungen beruht die v. Bergmann besonders betonte Therapie des Atropins beim Ulkus, wie bei den Tenesmen der Gallenblase. Fehlen die sympathischen Impulse, so kommt es zu den gegenteiligen Effekten. Lasch konnte an der v. Bergmannschen Klinik nachweisen, daß auch der eigent-lichen tonusherabsetzenden Wirkung des Atropins ein kurzer Augenblick von verstärkter Peristaltik und erhöhtem Tonus vorausgeht. Am Darm verdanken wir Katsch gute Kenntnisse über die Atropinwirkung; es kommt hier, be-sonders wenn der Tonus vorher gesteigert war, zu einer Erschlaffung. Die

Wirkung des Atropins ist nach den Untersuchungen von le Heux abhängig von dem Vorhandensein des Cholins.

Betrachten wir die Wirkungen der drei besprochenen hauptsächlichsten pharmakodynamischen Mittel, so müssen wir zugeben, daß keines von diesen streng elektiv wirkt, sondern daß bei jedem Ausnahmen, sog. paradoxe Wirkungen zu beobachten sind. Deshalb machte auch schon Lewandowsky darauf aufmerksam, daß man die pharmakologische Prüfung nur mit großer Kritik zur Erkennung von Innervationsarten heranziehen dürfte.

Wer sich für die spezielle Anatomie und Physiologie vegetativer Innervation an den Erfolgsorganen und deren spezielle Pathologie interessiert, sei, da das bisher und auch im folgenden gebrachte Tatsachenmaterial nicht ausreicht, auf die speziellen Lehrbücher verwiesen. Besonders findet sich in der Monographie von L. R. Müller und seinen Mitarbeitern für jedes einzelne Organ die normale und, soweit lückenhaftes Wissen hier reicht, die pathologische Funktion geschildert. Wichtig ist auch die Zusammenfassung von E. Spiegel und Higier.

Außer den besprochenen Pharmaka gibt es natürlich noch eine große Zahl, die neben ihren anderen Wirkungen auch noch besondere auf vegetative Apparate haben, wir müssen aber auf deren Besprechung verzichten und auf die einschlägigen pharmokologischen Bücher verweisen. Nur einige kurze Andeutungen mögen genügen. So wissen wir von dem Morphin, daß es zu einer Steigerung des zentralen Vagustonus durch Herabsetzung der diesen dämpfenden Hemmungen führt. Es kommt dadurch zu Pulsverlangsamung, Erbrechen, gelegentlich schmerzhaften Magenspasmen, Verengerung der Lidspalte und der Pupille; am Darm allerdings kommt es zu einer Beruhigung der Peristaltik, die Katsch auf eine Reizung der splanchnischen Apparate zurückführt. Am Atemzentrum kommt es zu einer Lähmung, weshalb wir das Mittel bei Pneumonien scheuen. Wir erwähnen ferner das Skopolamin, das eine ähnlich Wirkung wie Atropin entfaltet, und das wir neuerdings besonders bei Krankheiten, die mit einer Tonussteigerung der quergestreiften Muskulatur verbunden sind, geben (Enzephalitis, Paralysis agitans).

Auch die Digitalis möchten wir erwähnen, deren Beziehungen zum Vaguszentrum (Pongs) bekannt sind.

Im Zusammenhange damit sei besonders des Kalziums gedacht, das neuerdings eine immer größere Rolle für das Problem vegetativer Erregung spielt. Billigheimer hat die Wirkung intravenöser Kalziumgaben auf das Herzgefäßsystem einer systematischen Untersuchung unterzogen. Von den Resultaten sei hier nur einiges ganz kurz erwähnt. Kalzium reizt in erster Linie den Vagus, kenntlich an der Pulsverlangsamung. Seine Wirkungen sind gleichsam eine Momentaufnahme der Digitaliswirkung, und zwar in jeder Beziehung, auch was die Irregularitäten anlangt. Diese wird besonders in ihrem ersten Stadium durch Kalzium so regelmäßig verstärkt, daß die längere Dauer der Pulsverlangsamung als Test für die Wirksamkeit des Digitalispräparates verwandt werden kann. Von Interesse dürfte ferner sein, daß auf der Höhe einer reinen Sympathikustachykardie (durch Adrenalin) die Pulsverlangasmung durch Kalzium, d. h. die Vaguserregbarkeit, ganz enorm gesteigert war. Damit soll nur ein charakteristisches Beispiel dafür gegeben sein, daß entgegen den antagonistischen Theorien Sympathikuserregung erhöhte Vaguserregbarkeit bedingt und umgekehrt. Diese kann aber, wie schon R. Schmidt betonte, gerade bei niederem Tonus vorhanden sein. Hüten wir uns also endlich aus starken Ausschlägen bei pharmakologischen Prüfungen Diagnosen wie Sympathikotonie und Vagotonie zu stellen!

Schließlich müssen wir noch der endokrinen Produkte gedenken, die in ihrer Gesamtwirkung einerseits ausschlaggebend für die Verfassung des vegetativen Systems sind und deren Produktion andererseits von der geregelten Funktion dieses Systems abhängig ist. Wie nahe die Beziehungen zwischen vegetativen Erscheinungen und der Wirkung eines inneren Drüsenproduktes sein können, zeigt am deutlichsten das Adrenalin und der Vergleich seiner Wirkungen mit denen des Schreckes. Auch bei diesem Affekt sehen wir Kontraktion der Gefäße, Pilomotorenerregung, Tremor, Hyperglykämie, bei Tieren Sträuben der Haare usw. Von der Schilddrüse wissen wir, daß sie ein Sekret liefert, das ebenfalls zu einer Erhöhung der Stoffwechselprozesse, vielleicht auf dem Wege über sympathische Apparate führt. Vagotonische und sympathikotonische Symptome beim Basedow (Tachykardie, Tremor, Schwitzen, Exophthalmus usw.) sind ja bekannt. Neuerdings wissen wir von dem Pankreassekret, daß es gerade diese Stoffwechselvorgänge dämpft, die durch Schilddrüsensekret gesteigert werden (L. Adler). H. H. Meyer nimmt an, daß dies über parasympathische Apparate vor sich geht. Hypophysin, aus der Hypophyse stammend, hat ähnliche Wirkungen wie Adrenalin sowohl auf den Blutdruck wie auf den Uterus. Wir erinnern uns ferner an die den Vagustonus steigernden Wirkungen des Ovariums, womit Erscheinungen der Osteomalazie in Zusammenhang gebracht werden.

Aus den mannigfachen Wirkungen und Gegenwirkungen der inneren Drüsenprodukte hat Falta als erster ein Schema aufgestellt, aus dem hervorgehen sollte, welche Drüsen in gleichem Sinne, welche in antagonistischem Sinne wirken sollen. Man kam dabei zu der allzu mechanistischen Vorstellung, nach der bei dem Überwiegen einer Drüse, z. B. der Nebenniere, eine andere in ihrer Funktion, z. B. das Pankreas, unterliegen soll. Es liegt hier im Grunde derselbe Fehler vor wie bei der ursprünglichen Fassung der Eppinger-Heßschen Lehre. Wir möchten auch für das Zusammenarbeiten der inneren Drüsen dasselbe geltend machen wie bei dem vegetativen System. Wird eine Drüse in erhöhte Funktion geraten, so wird es innerhalb der Grenzen der Möglichkeit auch zu einer Mehrleistung der entsprechenden antagonistischen kommen. Als ein experimentelles Beispiel möchten wir anführen, daß nicht, wie ursprünglich Eppinger, Falta und Rudinger glaubten, Pilokarpin als Vagusreizmittel die durch Adrenalin hervorgerufene Hyperglykämie herabdrückt, sondern im Gegenteil, wie Frank und Isaak und Billigheimer nachweisen konnten, sie sogar steigert. Auch möchten wir darauf hinweisen, daß z. B. kleinste Dosen dieser Gifte ganz andere Wirkungen entfalten können, wie größere und so überhaupt eine Beurteilung aus den immerhin groben pharmakologischen Experimenten über Wirkung und Gegenwirkung der inneren Drüsen eine sehr schwierige sein dürfte.

Die Abhängigkeit des Stoffwechsels vom vegetativem Nervensystem, sowohl des normalen wie des pathologischen (Diabetes, Gicht, Fieber usw.) wird von uns ausdrücklich nicht erörtert, weil diese Krankheiten und ihre physiologischen Grundlagen in den entsprechenden Bänden ausführlich behandelt werden.

IV. Pathologie.

A. Die organischen Erkrankungen des vegetativen Nervensystems.

Wer sich für die spezielle Anatomie und Physiologie vegetativer Innervationen an den Erfolgsorganen und deren spezielle Pathologie interessiert, sei, da das bisher und im Teil II Gebrachte nicht ausreichen dürfte, auf die speziellen Lehrbücher bzw. Zusammenfassungen verwiesen, besonders bei L. R. Müller, E. Spiegel und Higior.

Schädigungen vegetativer Zentren oder Fasern, soweit sie Mitbeteiligung einer allgemeineren Erkrankung des Gehirns oder Rückenmarks sind, werden wiederum bei diesen entsprechenden Krankheiten beschrieben werden, weshalb hier nicht auf sie eingegangen zu werden braucht; so z. B. Schweißstörungen bei der multiplen Sklerose, Störungen der Dermographie bei Erkrankungen der Hinterstränge, Ausfalls- bzw. Reizerscheinungen der Schweiß- und Tränenzentren bei der chronischen Encephalitis epidemica, vasomotorische Störungen bei Läsionen vasomotorischer Zentren oder Bahnen im Gefolge einer Apoplexie, die reflektorische Pupillenstarre bei der Tabes dorsalis usw.

Eine der wichtigsten und uns am bekanntesten selbständigen Erkrankungen des vegetativen Nervensystems spielt sich am Auge ab. Ich meine den sog. Hornerschen Symptomenkomplex, Ophthalmoplegia sympathica. Es handelt sich dabei um eine Lähmung des Halssympathikus, sei es in dessen Zentrum, sei es in dessen weiterem Verlauf. Um die entsprechenden Ausfallssymptome zu verstehen, machen wir uns kurz den anatomischen Verlauf klar: Der Halssympathikus entsteht in dem sog. Budgeschen Centrum ciliospinale (1. bis 3. Brustsegment); von da verlaufen die Fasern zur Umschaltstelle in das Ganglion cervicale supremum. Von hier wiederum gehen die Nervi ciliares longi, die sich mit dem ersten Trigeminusast verbinden, zu folgenden Muskeln ab:

1. Musculus dilatator pupillae, 2. Müllerscher Orbitalmuskel, 3. Levator palpebrae superioris (Musculus tarsi), 4. Schweißdrüsen (glatte Muskulatur), 5. Gefäßverengerer, 6. Tränendrüsen.

Es ergeben sich aus dieser Zusammenstellung ohne weiteres die Folgen einer Lähmung, nämlich

1. Miosis, 2. Enophthalmus, 3. Heruntersinken des Oberlides und Hinaufsteigen des unteren Lides (enge Lidspalte), 4. Anidrosis der erkrankten Seite, 5. Hyperämie und Hyperthermie; 6. über den Ausfall der Tränensekretion hierbei wissen wir nichts Sicheres.

Im Gegensatz dazu kennen wir die Ophthalmoplegia interna. Es handelt sich hierbei um absolute Pupillenstarre infolge der Zerstörung des gesamten vegetativen Anteils des Okulomotorius, besonders in seinem Ursprungskern. Der Okulomotorius verengert ja bekanntlich die Pupille, so daß diese Verengerung nunmehr auf Lichteinfall sowie bei Konvergenz bzw. Akkommodation nicht mehr zustande kommt.

Über das Zustandekommen der reflektorischen Pupillenstarre, d. h. Fehlen der Pupillenreaktion auf Lichteinfall bei erhaltener Konvergenzreaktion wissen wir immer noch nichts Sicheres. Man lese hierüber das Kapitel bei der Tabes dorsalis nach.

Eines Symptomes bei Lähmung bzw. Reizung des Halssympathikus, das vom Tierexperiment her schon längere Zeit bekannt ist, müssen wir noch Erwähnung tun. Es handelt sich um die zum erstenmal von Kauffmann beim Menschen beschriebene Heterochromie der Iris. Es kommt dabei meistens im Gefolge von zur Schrumpfung führenden Lungenspitzenprozessen zu Läsionen des Halssympathikus und dadurch zu einer Depigmentierung der Iris auf der betreffenden Seite. Zu solchen Läsionen des Halssympathikus kann es natürlich auch durch andere Prozesse kommen, so z. B. durch einen Tumor, durch Struma, durch Schußverletzungen, Aortenaneurysma, Halsrippen.

Zu erwähnen ist kurz noch die sog. Klumpkésche Lähmung, die auch im Kapitel der peripheren Nervenerkrankungen nochmals erörtert ist. Es handelt sich hierbei um eine untere Plexuslähmung, bei der die kleinen Handmuskeln und die Sensibilität der Ulnarseite der oberen Extremitäten betroffen sind. Gleichzeitig damit sind auch die okulopupillären Fasern des Sympathikus geschädigt. Infolgedessen besteht Anisokorie, Zurücksinken des Bulbus, eventuell Ptosis der gleichen Seite, falls der Ursprungsnerv D I mitbetroffen ist. Außerdem kann es zu vasomotorischen Störungen der betreffenden Seite kommen.

Über isolierte, anatomisch faßbare Erkrankungen der Innervation der Tränendrüsen, Speicheldrüsen usw. ist uns nichts bekannt, soweit sie nicht in das Kapitel z. B. der Enzephalitis fallen.

Isolierte Schweißanomalien dagegen sind uns schon geläufiger, jedoch auch hier ist man über Sitz und Art der Läsion noch recht im unklaren. Abnorme regionäre Schweißdrüsensekretion im Verlauf epileptischer Anfälle z. B. sind uns bekannt. Möglicherweise handelt es sich dabei um mitbeteiligte Schädigungen von Schweißzentren im Großhirn (Billigheimer).

Isolierte Schädigungen des Grenzstranges bzw. des Vagus, soweit sie Organe im Brustraum betreffen, sind schwer faßbar. Immerhin können wir die Tachykardien im Gefolge von Lungenschrumpfungen, Herzverdrängungen usw. als grobe mechanische Läsion eines der beiden Nerven auffassen. Nach den Untersuchungen Billigheimers, der den Einfluß intravenöser Calciumgaben als Funktionsprüfung für den Vagus in solchen Fällen verwandte, handelt es sich dabei wahrscheinlich weniger um eine Akzelerans-(Sympathikus-)reizung als vielmehr um eine Vagusschädigung. Von einer Vagusneuritis durch Bleischädigung berichtete Neußer, ferner fand Kraus im Falle eines Kardiospasmus mit Ösophagusdilatation eine Degeneration des Nervus vagus. Weitere analoge Feststellungen sind spärlich.

Mit einem Wort haben wir zu gedenken der halbseitigen vegetativen Störungen, bei denen es zu Pupillenanomalien, vasomotorischen Veränderungen, Schweißstörungen, pilomotorischen Störungen auf einer Seite kommen kann, Fälle, wie sie von Mendel, Depisch und in einer größeren Zahl von Knauer und Billigheimer beschrieben wurden. Für unsere heutigen Begriffe sind diese Störungen zumeist funktioneller Natur, jedoch ist bei einem weiteren Fortschreiten der Forschung anzunehmen, daß in entsprechenden Fällen auch hierfür organische Veränderungen im Nerven gefunden werden.

Von Interesse für uns ist weiterhin der Herpes zoster. Bei diesem handelt es sich nach neueren Forschungen nicht nur um eine Erkrankung des Spinalganglions, sondern nach den Untersuchungen Bielschowskys auch um Schädigungen von sympathischen Ganglien des Grenzstranges oder deren Rami communicantes; es fand sich bei der mikroskopischen Untersuchung in einem derart befallenen Ganglion das Bild einer schweren hämorrhagischen Entzündung.

Wir müssen ferner erwähnen die Geschwülste des vegetativen Nervensystems. Es ist dieses Gebiet fast durchweg nur von pathologisch-anatomischer Seite her bearbeitet worden, da die betreffenden Tumoren klinisch keine erkennbaren Symptome im allgemeinen machen. Es handelt sich dabei um Ganglioneurome. Sie sind meistens in Verbindung mit der Recklinghausenschen Krankheit beobachtet worden.

Im weiteren würde hierher auch gehören die Schädigung bzw. Geschwulstbildung des Nebennierenmarkes, das ja bekanntlich in engster Beziehung zum Sympathikus steht. Als Äußerung dieser Schädigungen kennen wir den Morbus Addison, der wiederum an anderer Stelle behandelt wird.

Es bleiben nur noch übrig Schädigungen der vegetativen Nerven, deren Äußerungen sich im Abdomen abspielen. Jedoch tasten wir hier vollends im Dunkeln.

Öfters wurde darauf hingewiesen, daß Veränderungen in den Bauchganglien, z. B. im Plexus solaris, zu finden seien; jedoch sind hierüber die Akten nicht abgeschlossen, besonders wichtig wären Untersuchungen an Bleikranken. Ulkusähnliche Magensymptome soll auch nach Singer die Einpackung des Vagus in Drüsenpakete des Bronchialbaumes machen, was als mechanische Schädigung zu deuten wäre. Auch hierin ist nicht das letzte Wort gesprochen.

Zum Schlusse sei noch kurz das Urogenitalsystem erwähnt. Kortikale Zentren sind für die betreffenden Organe besonders von L. R. Müller sehr in Frage gestellt. Für Hirnrindenzentren der Blase setzen sich vor allem Kleist und A. Adler ein. Letzterer nimmt ein Zentrum für den Sphincter externus in der Gegend des Hüftzentrums zwischen Arm- und Beinzentrum für das willkürliche Hintanhalten der Miktion oder ihre Unterbrechung, ein zweites für den Muskulus Sphincter internus in der Gegend des Bein- bzw. Fußzentrums für die ausdrücklich gewollte Urinentleerung an. Ein drittes Zentrum für das Bewußtwerden des Harndranges soll im Gyrus fornicatus, ein viertes, den anderen übergeordnet, im Stirnhirn gelegen sein. Kleist sah im Zusammenhang mit doppelseitigen Bein- bzw. Fußlähmungen auch Blasenstörungen auftreten. Vom Sakralmark aus ziehen Nervi pelvici, dem parasympathischen System angehörend, und vom Lumbalmark aus der Plexus hypogastricus zur Blase. Reizung der ersteren bewirkt Erschlaffung des Sphincter vesicae und Zusammenziehung des Detrusors und sodann Ausstoßung des Harns, während Reizung des letzteren Zunahme des Spinktertonus und Nachlaß des Detrusortonus und somit Harnverhaltung verursacht (R. L. Müller). Schädigungen dieser Anteile des vegetativen Systems kennen wir, wenn auch meist nicht isoliert, ebenfalls im Verlaufe von Rückenmarkserkrankungen, wie besonders bei der multiplen Sklerose, der Tabes dorsalis und bei Querschnittläsionen. Besonders bei der ersterwähnten Erkrankung kann es anscheinend zu isolierten Kernläsionen der Spinalursprungszellen des Plexus hypogastricus kommen. Es kann dabei der Sphinktertonus nicht verstärkt und der Detrusortonus nicht gehemmt werden, wodurch es zu einem zwingenden Harndrang kommt, der nicht überwunden werden kann. Durch Erkrankung der Zentren im Sakralmark kommt es ebenso wie bei Kaudaläsion oder Querschnittserkrankungen im übrigen Rückenmark zur Ischuria paradoxa, d. h. der Sphinkter hat die Fähigkeit zum Erschlaffen, der Detrusor die des Zusammenziehens verloren.

Über die Zentren des Genitale sind wir noch weniger unterrichtet wie über die der Blase; Störungen in diesen Organen sind auf Grund isolierter organischer Schädigungen im vegetativen Nervensystem nicht bekannt. Es sei nur kurz erwähnt, daß Reizung der hypogastrischen Nerven anscheinend Vasokonstriktion, Reizung der Nervi pelvici Vasodilatation hervorruft.

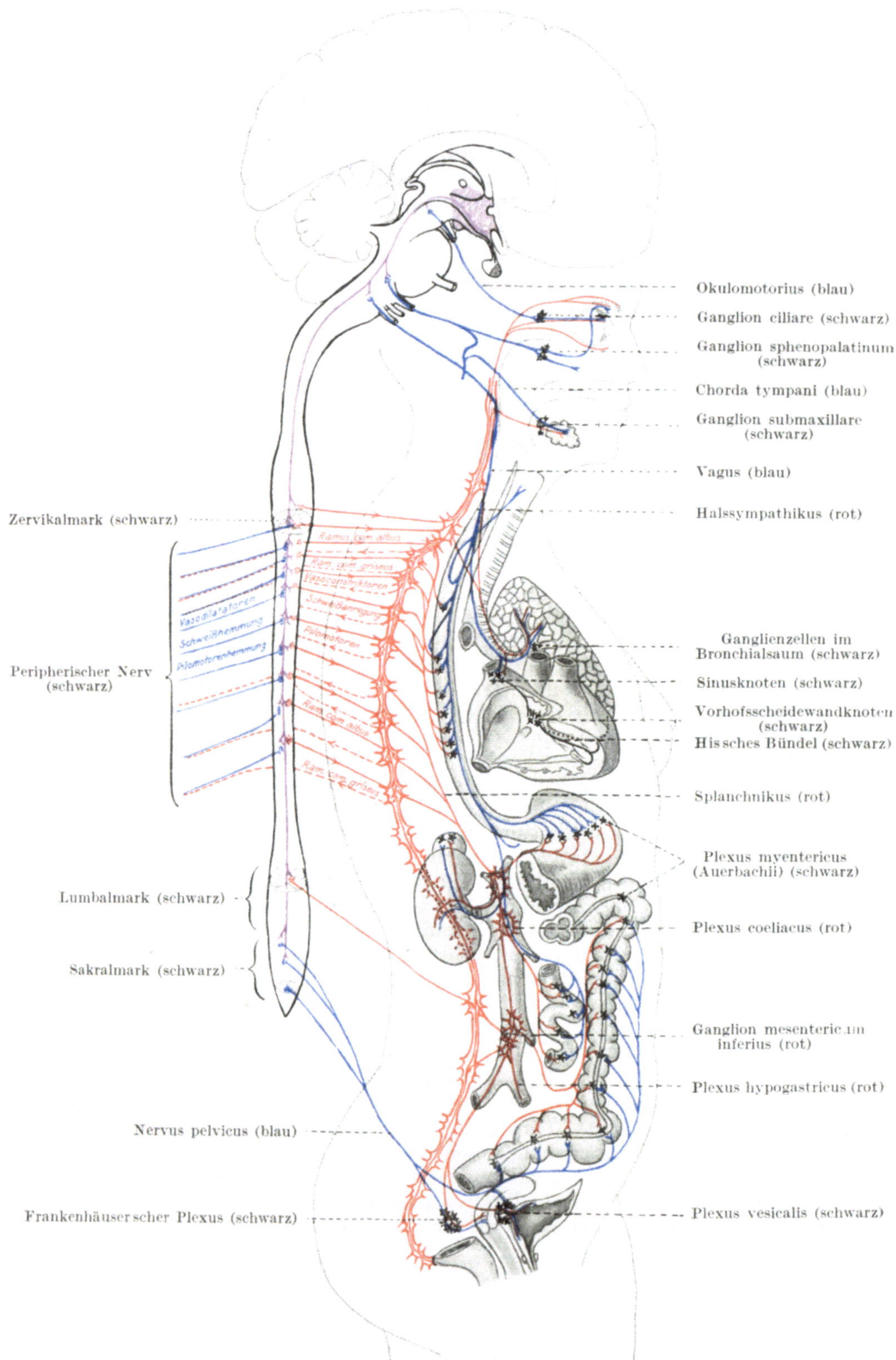

Abb. 4. Schematische Darstellung der antagonistischen Innervation der inneren Organe.
(Entwurf von Prof. Hasselwander-Erlangen.)
(Rot: sympathisches System. Blau: parasympathisches System. Schwarz: murales Nervensystem.
Violett: vegetative Zentren im Zwischenhirn und dessen Bahnen im Rückenmark.)

B. Funktionelle Pathologie des vegetativen Nervensystems.

Von

Gustav. v. Bergmann-Frankfurt a. M.

1. Das vegetative Nervensystem als Teil des „vegetativen Systems",
zugleich die Exposition des Themas.

Das vegetative Nervensystem innerviert, wie wir sahen, alle Organe, schon seine Bezeichnung als „viszerales" Nervensystem bringt das zum Ausdruck und dokumentiert dadurch die herrschende Rolle, die es für die Organfunktion, ja für alle Organsysteme und deren Korrelationen besitzt. Es ließe sich ein Zeitpunkt denken, zu dem die spezielle Pathologie und Therapie darstellbar wäre vorwiegend vom Gesichtspunkt des Einflusses aus, den das viszerale Nervensystem mit den zugeordneten Zellkomplexen (glatte Muskulatur, Drüsenzellen, Organparenchymen usw.) ausübt. Aber noch weit über das Gebiet der Klinik hinausgreifend läßt sich, wie vor allen Dingen Friedrich Kraus es in den letzten Jahren versucht hat, das vegetative Nervensystem auffassen als ein Teil des „vegetativen Systems" überhaupt, und dieses ist maß- und richtunggebend für das Leben der Einzelligen und der einzelnen Zellen bis zur Kompliziertheit höchster Säugetierorganisation, an der die moderne Klinik mit Vorliebe heute das Individuelle studiert, um so die Physiologie und namentlich die Pathologie der „Person" zu erschließen. So erhofft man Verständnis für das Problem der Konstitution des einzelnen Menschen, des einzelnen Kranken, ja sieht im einzelnen nur die Erscheinungsform, den Phänotypus, des aus Generationen in ihrer unendlichen Kreuzung hervorgegangenen Individuums. Man will Rückschlüsse ziehen auf den Genotypus, die Erbmasse und so ontogenetisch wie phylogenetisch das, was wir Ärzte am einzelnen Menschen beobachten, einbeziehen in die Probleme und Ergebnisse nicht nur der Konstitutionslehre, sondern auch der Vererbungsforschung.

„Schon am Beginn — ich zitiere hier Kraus wörtlich — der Individuation, dieser Grundlage aller vitalen Lenkungen, sehen wir die Aktivität jenes Teilsystems im Organismus, das Kraus und Zondek gegenüber dem animalischen das vegetative Betriebsstück genannt haben. Es ist das sehr ausgedehnte und wohl auch reichlich vorhandene Überbleibsel des während der Ontogenese nicht organspezifisch differenzierten Plasmas, also im Phänotypus noch Repräsentant des originären Ganzen. Glieder dieses vegetativen Systems (im weiteren Sinne) sind: Grenzflächen (Membranen) der Plasmastruktur, dem Kolloidelektrolyt zugehörig, das Salzelektrolyt, eine Kombination antagonistisch wirkender Kationen, ferner Puffer, Hormone, bestimmte endo- und exogene Reizstoffe und Gifte, sowie ein Triebwerk von Katalysatoren. Zusammengefaßt, aber nur im regulatorischen Sinne, wird alles dies durch den vegetativen Nerven. Die Bewegungserscheinungen in diesem vegetativen Betriebsstück werden gelenkt durch (vor allem elektrische) Grenzflächenpotentiale."

Wenn ich dieses Zitat von Kraus aus einem Vortrag über „Vegetatives System und Individualität" hierher setze, so geschieht es, um den innigen Zusammenhang jenes regulatorischen Nervensystems mit den wichtigsten biologischen Abläufen überhaupt zu betonen, betitelt doch L. R. Müller die zweite Auflage seiner ausführlichen Monographie über das vegetative Nervensystem mit: „Die Lebensnerven". Im Sinne der richtigen

Einordnung dieses Teilkapitels unseres Handbuchs, das den funktionellen Gesichtspunkt in den Mittelpunkt der Darstellung rücken soll, sei als Exposition unseres Themas gerade einleitend die innige Verknüpfung und wechselseitige Abhängigkeit alles dessen betont, was zum vegetativen System gehört, so daß die isolierte Betrachtung des Nervensystems allein, auf die wir uns beschränken müssen, die Unvollkommenheit in sich schließen wird.

Von den antagonistisch wirkenden Kationen sind die wichtigsten das Kalium einerseits, das Kalzium andererseits. S. G. Zondek meint auf Grund seiner Versuche, daß nicht, wie man wohl bisher glaubte, das Kalium den Vagus reizt und das Kalzium den Sympathikus, sondern umgekehrt, der Vagus dirigiert die Kaliumverteilung um und in den Zellen, der Sympathikus die des Kalziums. Der Antagonismus der Kationen Kalium-Kalzium sei in mancher Beziehung gleichzusetzen mit dem Antagonismus Vagus-Sympathikus, in dem Sinne, daß der Nerveneinfluß die Kationen dirigiert. Bei fehlendem Kalzium bleibe im Experiment Sympathikusreizung erfolglos. Als Ursache für das Ausbleiben der Reizung dachte man bisher, daß die Synapse, also die Schaltung zwischen den prä- und postganglionären Fasern aufgehoben sei. Man hat in diesem Sinne das Kalzium als eine Art Kittsubstanz bezeichnet. Dagegen konnte Zondek zeigen, daß bei Fehlen von Kalzium der Darm auch unempfindlich wird gegenüber Natrium und Kalium, gerade wie gegenüber der Vagusreizung. Bei Fehlen des einen Bausteines in derselben Zelle, nämlich des Kalziums, versagt auch die Kaliumwirkung, beide Ionen sind aufeinander angewiesen. „Die Zelle bedarf der Nerven nicht, wenn eine bestimmte Ionenwirkung eintreten soll, sie bedarf aber der Ionen, wenn eine bestimmte Nervenwirkung erfolgen soll." Wir müssen somit annehmen, daß Vagus und Sympathikus sich in die Aufgabe, die Konzentrationsänderung der Elektrolyte hervorzubringen, teilen. Der Vagus ruft die Konzentrationsänderung in dem Sinne hervor, daß das Kalium im Vordergrunde steht, der Sympathikus dagegen in dem Sinne, daß das Kalzium das Übergewicht erhält. So ruft die Verschiebung des Elektrolytgleichgewichts die Funktionsänderung hervor und leitet die Prozesse ein, die wir als Wirkung der vegetativen Nerven aufzufassen gewohnt waren.

E. Frank führt aus, daß Kalziumverringerung eine Erregbarkeitssteigerung des Herzvagus bedeutet, aber geringste Kalkmengen sind notwendig, damit der Vagus überhaupt anspricht. Die Funktion der beiden Kationen (Kalium-Kalzium) tritt sofort hervor, wenn ihr Gleichgewicht verschoben wird, sei es durch Hinzufügen der einen Ionenart, absolute Vermehrung, oder durch Verminderung der anderen, relative Vermehrung. Unter dieser Bedingung zeigt sich, daß Kalziumanreicherung an der glatten Muskulatur wie Erregung des Sympathikus, Kaliumanreicherung wie Erregung des Parasympathikus wirkt. So stellt sich auch Frank mit S. G. Zondek auf den Standpunkt, daß relative Kalziumvermehrung Adrenalin und Sympathikuswirkung einerseits, relative Kaliumvermehrung, Azetylcholin und Parasympathikus andererseits, identische Funktionsäußerungen der Erfolgsorgane herbeiführen. — „Das Wesen der funktionellen Organstörungen, die wohl immer auf eine abnorme Erregbarkeit des Vagus oder Sympathikus zurückgeführt werden können, ist also letzten Endes in einer Störung der physiologischen Elektrolytkombination zu suchen." Untersuchungen von O. Loewi am Frosch haben gezeigt, daß nach schwacher Vorbehandlung mit Kalzium eine stärkere Zufuhr von Kalium eine Nervenreaktion auslöst, die der üblichen entgegengesetzt ist. Diese paradoxe Vaguswirkung ist auf die Kalziumvorbehandlung zurückzuführen und veranlaßt die Umkehr der Kaliumwirkung.

Diese wichtigsten zum Teil hypothetischen Anschauungen S. G. Zondeks, die hier nur ganz unvollkommen und andeutend zitiert wurden, dienen uns hier nur dazu, den Effekt eines vegetativen Nerven nicht nur in seinem eigenen normalen oder pathologischen Verhalten zu suchen, sondern gleich eingangs klar zu machen, daß wenigstens eine seiner Wirkungsarten abhängig ist vom elektrolytischen Milieu, in dem er wirkt, von der Salzkonzentration in und um die Zelle, für die schließlich Kalium einerseits, Kalzium andererseits nur die Paradigmata sind, und bei denen auch die anderen Salze, also sämtliche anorganischen Elektrolyte, mitspielen müssen. Diese wieder sind abhängig vom Säure-Basengleichgewicht in der Zelle und um die Zelle herum, also die H- und OH-Ionenkonzentration ist auch maßgebend für die Wirkung jener Kationen, für den Zustand der Grenzmembranen, und der Nerveneinfluß selbst — mag er sonst noch beschaffen sein, wie auch immer — ändert dieses Milieu, und damit ändern sich die Auswirkungen am Erfolgsorgan. Als Loewi am isolierten Froschherzen den Vagus reizte, so daß der Herzmuskel nach Art der bekannten Vagusreizung schlug, erhielt die Nährlösung des Herzens Fähigkeiten, die auf ein anderes Herz übertragen, dieses schlagen ließen, als wäre es vom Vagus aus erregt. Das gleiche gelang nach Sympathikusreizung im Sinne der bekannten Akzeleranswirkung am Herzen. Loewi bezeichnet die so entstehenden Stoffe als Parasympathikus- und Sympathikusstoffe und denkt beim Vagusstoff an einen cholinartigen Körper, wie ihn Magnus als Erreger für die Darmperistaltik nachgewiesen hat. Loewi hält für die wahrscheinlichste Erklärung die folgende: unter dem Einfluß der Nervenreizung bilden sich Stoffe, die ihrerseits die spezifische Reaktion des Herzens auf den Nervenreiz ausüben. Man wird diese Phänomene, die, anfangs bestritten, jetzt vollauf bestätigt wurden, auf hormonartig wirkende Stoffe zurückführen müssen und kaum mit Zondek so zu erklären versuchen, daß unter dem Einfluß der vegetativen Nerven auch hier nur irgend welche Elektrolytverschiebungen stattfinden, jedenfalls zeigen sie uns, daß durch den Nerveneinfluß Stoffe entstehen, die cholinartig wirken, also als Erreger des parasympathischen Apparates, und andererseits Stoffe, die wie Erreger des sympathischen Apparates wirken, also adrenalinartig. Mit diesem letzteren Hinweis sind schon die nahen Beziehungen gestreift, die das vegetative Nervensystem zu den Stoffen der inneren Sekretion hat, ist doch der spezifische Erreger des Sympathikus das Adrenalin, das Inkret der Nebenniere, und damit der bestbekannte Stoff unter den Hormonen ausführlicher oben gewürdigt. Auch bezüglich der Hormone bricht sich immer mehr die Vorstellung Bahn, daß sie in engem Zusammenhange mit und durch die Elektrolyte wirken, gerade wie die Regulatoren, nämlich die viszeralen Nerven, welche andererseits die Produktion der Hormone fördern und hemmen, aber auch durch die Hormone erregt und gedämpft werden.

So läßt sich eine scharfe Trennung zwischen der regulierenden Funktion des vegetativen Nerven einerseits und der Wirkung der Salzelektrolyte, der Kationen andererseits, ebensowenig denken, wie eine scharfe Scheidung zwischen hormonaler und Nervenwirkung: „zu dem vegetativen System, in welchem der Elektrolyt eine besonders bedeutende Stellung einnimmt, gehören auch die endokrinen Organe“ (Kraus).

Diese Andeutungen sind nichts wie wesentliche Striche einer Skizzierung, die Rolle des Wassers, die Plasmastruktur, die Probleme der Quellung, Membrandichtung, z. B. durch Adrenalin, die Rolle des Cholesterins und Lezithins für die Membranen u. v. a. m., endlich das Triebwerk der Katalysatoren, der Fermente blieb fast unerörtert. Das scheint mir im Rahmen dieses Handbuches berechtigt, das die physiko-chemischen und anderen großen Fragen der pathologischen Physiologie nur heranzuziehen hat, soweit sie für die Klärung spezieller Pathologie und Therapie Bedeutung haben, muß doch kritisch betont werden, daß am Ausmaß der weitreichenden Gedanken gemessen, heute noch das experimentelle Tatsachenmaterial recht klein ist. Es genüge uns, auf ungeheuer wichtige Zusammenhänge hinzuweisen, hüten wir uns aber, unter dem Argument heuristischen Wertes allzu begrenzten, aus Gründen der Denkökonomie meist antagonistisch angeordneten Hypothesen zu streng zu folgen. Im gegenwärtigen Zeitpunkte ahnen wir, daß für die Klinik Zusammenhänge einmal erschlossen sein werden, die uns einen viel tieferen Einblick geben werden als bisher, aber noch ist es mehr ein Ahnen, noch stehen sich widerstreitende Anschauungen gegenüber. Welch riesiges Tatsachenmaterial ist beispielsweise zusammengetragen in bezug auf die innere Sekretion, man denke nur an Biedls klassisches Werk, und wie dürftig sind unsere diagnostischen Möglichkeiten, wenn wir am Einzelfall die sog. inkretorische Drüsenformel erschließen sollen, oder, einfacher ausgedrückt, feststellen möchten, wieviel oder wiewenig von jedem Hormon dem Individuum im Einzelfalle zufließt. Im Vergleich zur Lehre von der inneren Sekretion ist das, was wir vom Säure-Basengleichgewicht, von der Kationenwanderung und den Membrandichtungen beim Menschen wissen, noch Neuland, und die quantitative Bestimmung eines einzelnen Bestandteils im Plasma, wie etwa die viel geübte des Kalziumspiegels, oft als gar nicht eindeutig zu bezeichnen, wenn nicht durch Beobachtung anderer Abläufe uns Einblick verschafft wird (s. Billigheimers Ausführungen auf S. 1093). Wissen wir doch mit Straub, daß das Plasma des Arterienblutes sich in der Regel durch Isotonie, Isoionie und Isohydrie auszeichnet und dennoch die Zusammensetzung auch nur der anorganischen Umwelt der Zellen weitgehend vom Zustande des Blutplasmas abweichen kann, ja ein niedriger Kalziumspiegel an sich könnte geradezu ein Hinweis sein, daß viel Kalzium die Zelle umgibt, weil das Kalzium vom Blut zu den Geweben abgewandert ist, ebensogut wie aber auch das Blut gleichzeitig mit den Geweben an Kalzium verarmt sein könnte. Im einen Falle würde die Auswirkung sympathischer Innervation völlig anders sein wie im andern und die $H-OH$-Ionenkonzentration kann wiederum selbst bei gleicher Kalziummmenge verändernd die Zellmembranen beeinflussen und schon so den Kalkaustausch zwischen der Zelle und ihrer Umwelt verändern. Endlich wird ja das Gesamtkalzium bestimmt und nicht das wirkende ionisierte. Daß diese kritische Einstellung Befunde wie den niedrigen Kalziumspiegel bei der Tetanie gelten läßt und vieles andere mehr, sei, obwohl selbstverständlich, noch besonders betont.

All diese Erörterungen haben neben dem Zweck, das vegetative Nervensystem nur als einen Teil des „vegetativen Systems“ erscheinen zu lassen, den anderen, auf die ungeheuere Bedingtheit und Kompliziertheit hinzuweisen. Damit verbindet sich für unsere Zwecke die Vereinfachung, daß es zur Zeit überflüssig erscheint, viele pathologisch-physiologische und klinische Arbeiten im einzelnen zu zitieren oder zu würdigen, die, wie es mir scheinen will aus dem Neuland, das mühselig umgebrochen zu werden beginnt, jetzt schon reife Früchte ziehen wollen für ärztliche Fragen am Krankenbett. Kaum eine Wochenschrift, die nichts brächte, was nicht in Beziehung zum Thema

stände; daraus allein erhellt schon die Notwendigkeit, hier auf eine Gesamt-
übersicht zu verzichten und nur zu dem berichtend und kritisch Stellung zu
nehmen, was für die spezielle Pathologie im Sinne dieses Handbuches wichtig
erscheint. Aber auch an sich wird diese Darstellung sowohl lückenhaft wie
einseitig sein und nur zu einigem sich äußern, was in der funktionellen Pathologie
des vegetativen Nervensystems uns näher berührt:

Vagotonie und Sympathikotonie sind immer noch reichlich gebrauchte
Schlagworte der Gegenwart. Wie soll der Arzt sich ihnen gegenüber verhalten?
Hier stehen wir weniger vor dem Problem der Neurosen des vegetativen
Nervensystems, die man als Begriff im folgenden kaum verwendet finden
wird, sondern vor einem Problem der Konstitution, oder im Sinne von
J. Bauers ausgezeichnetem Werk vor einem Problem der konstitutionellen Disposition zu inneren Krankheiten. Der Leser wird es bei
den Konstitutionsanomalien dieses Handbuches kaum abgehandelt finden, es
gehört mit demselben Recht hierher und hat mit dem Ausdruck der „vegetativ Stigmatisierten", den ich geprägt habe, in der funktionellen Pathologie des vegetativen Nervensystems einen berechtigten Platz. Wie innig es
mit der inneren Sekretion verknüpft ist, zeigt wieder die Unteilbarkeit des
vegetativen Systems als Ganzen an. Da ja jenes Konstitutionsproblem auch
Beziehungen zu den vegetativen Zentren und zur Psyche hat, soll der
Versuch gemacht werden, jene Verknüpfung mit psychophysischen Unter-
suchungsmethoden, die die Brüder Jaensch vorgenommen haben, hier zu
schildern. Die Grundlage für die Feststellung einer vegetativen Stigmatisierung
hat der Status des vegetativen Nervensystems zu bieten, mögen wir
auch noch so sehr in der diesbezüglichen Untersuchungsmethodik vorläufig
beschränkt sein. Dieser Status gibt aber Hinweise auch für das Verständnis
der einzelnen Krankheiten, die zum vegetativen Nervensystem in
Beziehung stehen, und reiht sie, auch wenn es sich nicht um funktionelle
Organerkrankungen handelt, in das größere Ganze ein. Weiter sind eine Reihe
von Phänomenen, die vom erkrankten Organ als Reflexbeziehung ausgehen,
von diagnostisch so hohem Werte bei der Erhebung der Anamnese und der
Krankenuntersuchung, daß ihnen, die in einem engen Zusammenhange mit dem
Schmerzproblem der Organe stehen, ein besonderer Abschnitt eingeräumt
wurde, und endlich haben die letzten Jahre den Versuch gebracht, bei gewissen
Krankheiten, die Beziehungen zum vegetativen Nervensystem haben, operativ
vorzugehen.

So sind es, anders vielleicht wie bei den meisten Kapiteln dieses Handbuches,
weniger die einzelnen Krankheiten, die hier Besprechung zu finden haben,
sondern die Rolle des viszeralen Nervensystems bei ungemein vielen Organ-
und Allgemeinkrankheiten, noch mehr aber ein konstitutionelles und disposi-
tionelles Moment, das mit dem vegetativen Nervensystem in Verbindung steht.
Läßt es sich auch eigentlich nur erfassen, wenn man einmal das erweiterte
vegetative System als Ganzes darstellen kann und jenes Nervensystem nur als
einen innig mit ihm verflochtenen Teil, so konnten doch hier weniger Krankheitsbilder unter dem Gesichtspunkt der pathologischen Physiologie beschrieben
werden, als einiges Wichtige herausgegriffen werden, das als funktionelle Pathologie des vegetativen Nervensystems Bedeutung für Krankheitsbereitschaft und
Krankheit hat.

Im Sinne einer Exposition unseres Themas sei als Schluß dieses einleitenden
Abschnittes die aus ihm sich ergebende Gliederung des Stoffes gebracht.

1. Das vegetative Nervensystem als Teil des vegetativen Systems.
2. Die vegetativ Stigmatisierten.
3. Der Status des vegetativen Nervensystems.

4. Die Rolle des vegetativen Nervensystems bei einzelnen Krankheiten.
5. Die Reflexphänomene und Organschmerzen.
6. Die Chirurgie des vegetativen Nervensystems.

2. Die „vegetativ Stigmatisierten“.

Die Bezeichnung „Sympathikotonie“ und namentlich „Vagotonie“ hat sich so sehr im Sprachgebrauch der Ärzte eingebürgert, daß man allein schon daraus schließen möchte, sie habe trotz aller Einwendungen, die dagegen erhoben worden sind, ihre Existenzberechtigung erwiesen (Dresel), jedenfalls aber zwingt uns die Tatsache, daß mit diesem Begriffe in so ausgiebigem Maße fast von jedem praktischen Arzte gearbeitet wird, zu ihr eingehender Stellung zu nehmen, zumal es sich dabei um mehr als eingebürgerte Schlagworte handelt, sondern, wenn auch nur vereinzelt in der wissenschaftlichen Literatur der Gegenwart, die Vago- und Sympathikotonie verwendet wird, um gewisse auch klinisch wichtige Verhältnisse zu umschreiben. Übersehen wir die Entwicklung der klinischen Probleme, die sich in den letzten 15 Jahren an diese Bezeichnung knüpfen, so stellt sie unseres Erachtens ein prägnantes Beispiel dafür dar, wie eine in ihrer ursprünglichen Fassung heute ganz unhaltbare Hypothese in hervorragendem Maße befruchtend gewirkt hat, wie unter diesem Zeichen eine so ungeheuere Menge von wertvollen Feststellungen und anregenden Gedankengängen entwickelt worden sind, daß die klinische Medizin jene Monographie von Eppinger und Heß über die „Vagotonie“ des Jahres 1910 dankbar als einen Markstein in der Entwicklung der Frage für alle Zeiten wird anerkennen müssen, auf dem Wege, der von großen Physiologen, in erster Linie den englischen (Langley, Starling, Gaskel, Bayliß, Elliot) und von deutschen Pharmakologen, vor allem Hans Horst Meyer und seinen Schülern, gebaut wurde, um die gewonnenen Ergebnisse über das vegetative Nervensystem im ärztlichen Denken zu bewegen. „Wenn man bedenkt, wie weit bereits die Pathologie des peripheren Nervensystems ausgebaut ist, muß es für den Arzt, der Krankheiten innerer Organe behandelt, fast beschämend wirken, wenn er sich sagen muß, daß es eine Pathologie des Nervensystems der inneren Organe kaum dem Namen nach gibt.“ Diese Worte der Eppinger-Heßschen „Vagotonie“ weisen auf den Versuch hin, die Neurologie der viszeralen Organe anzubahnen, aber auch heute noch liegt die Möglichkeit des Erkennens so unglaublich viel schwieriger wie dort angenommen wurde, daß alles jetzt mehr denn je — im vorigen Abschnitt wurde schon darauf hingewiesen — in auf- und niedergehenden Wellen erscheint, die die Strömungsrichtung des Flusses oft nicht leicht erkennen lassen. 1879 spricht Ottomar Rosenbach zuerst von einer Vagusneurose, 1891 nimmt v. Noorden namentlich durch die Dissertation von Buchholz den Gedanken wieder auf, 1908 bringt Zülzer in einer ganzen Reihe von Krankenbeobachtungen ein Tatsachenmaterial zusammen, das er unter dem Gesichtspunkt der chronischen Vagusneurose zusammenzufassen vermag. Hier liegen die Anfänge, die nun ausgebaut werden, speziell unter dem Einfluß der Wiener Pharmakologenschule, zur Hypothese von Eppinger und Heß. Selbst wenn ich mich heute, ebensosehr wie von Anfang an, der Prägung Vagotonie und Sympathikotonie entgegenstelle und geradezu die Fortführung dieser Schlagworte als unglücklich und irreleitend für ein vorurteilsloses Forschen bezeichnen muß, sei abgesehen vom historischen Wert darauf hingewiesen, daß in jener Monographie klinisch noch ein anderes, ganz großes Verdienst steckt, nämlich der Hinweis und die Zusammenfassung von all den Krankheitszuständen, die mit der Funktion des vegetativen Nervensystems in einen Zusammenhang gebracht werden können. So kann man auch heute noch jene Schrift als eine Fundgrube bezeichnen, aus der eine Menge klinischer Probleme zu weiterer, wertvoller Arbeit zu gewinnen ist. Vom strengen, namentlich pharmakologisch gestützten Antagonismus zwischen Sympathikus und Parasympathikus ausgehend stellte Eppinger Krankheitsbilder und Konstitutionstypen auf, die nur im einen oder anderen System einen erhöhten „Tonus" zeigen sollten und sich deshalb, wenn man sie in bezug auf die Innervation ihrer Organe untersuchte und vor allem die Funktion ihrer antagonistisch innervierten Organe durch die Pharmaka des vegetativen Nervensystems prüfte, sich in allen Teilen diametral entgegengesetzt verhalten sollten. Es ist zu beklagen, daß nicht schon damals zahlreiche Feststellungen an Kranken mit der Rubrizierung aller Einzelergebnisse veröffentlicht worden sind, denn wer sich seither die Mühe genommen hat, solche reinen Vagotonie- und Sympathikotonie-Patienten klinisch vorurteilsfrei zu untersuchen, hat nicht einen einzigen Fall reiner Vagotonie oder Sympathikotonie publiziert [1]. Das, was sich gegen die Prägung „Tonus" einwenden läßt, hat auch seither niemand besser auseinandergesetzt wie Rudolf Schmidt im Jahre 1918 in seinem Artikel „Tonusprobleme und Vagotonie" (Zeitschr. f. klin. Med. Bd. 86). Es bleibt danach unmöglich, das etwa, was der Physiologe als „Vagotonus" bezeichnet, in Analogie zu setzen mit dem, was klinisch gemeint ist, ja auch die „erhöhte Erregbarkeit", die Dresel gesetzt wissen will, bringt uns nicht weiter, selbst sein Argument, daß unter schiefen, ja falschen Bezeichnungen so manches in der Klinik eingebürgerte Wort seinen Wert behält, wenn man nur weiß, was es bedeuten solle, könnte nur dann Geltung besitzen, wenn die klinische Feststellung des durchgreifenden Antagonismus aufrecht zu erhalten wäre.

So mußte ich, als wir uns gleich anfangs der kritischen Prüfung der Vagotonie-Hypothese unterzogen, schon im Jahre 1912 zu dem Schlusse kommen: „daß weit häufiger Individuen gefunden werden, die sowohl auf Sympathikus- wie auf Vagusmittel stärker reagieren als in der Norm, während Fälle von annähernd reiner Vagotonie und Sympathikotonie weit seltener sind, ja im strengen Sinne des Wortes kaum vorkommen." Z. B. wurde der Vagotoniker mit weiter Pupille geschildert, in einem Referat des Jahres 1912 in Hamburg schilderte ihn aber Hans Horst Meyer theoretisch völlig konsequent mit enger Pupille, aber praktisch — davon überzeugen wir uns immer wieder, sind die weiten Pupillen die Regel. — „Der Kliniker also sieht kaum je reine Formen, sieht die Mischformen unendlich häufig und vor allem auch solche, bei denen die Schwäche des Nervensystems durchaus nicht auf das vegetative System beschränkt bleibt, sondern sich mit dem zerebrospinalen vergesellschaftet. Aufgabe nicht nur der Neurologie, sondern gerade der inneren Medizin wird es sein, durch ausgedehnte Untersuchungen am Krankenbett das Verständnis der Neurosen im weitesten Wortsinne, namentlich auch der Organneurosen zu vertiefen (1912)." — Solche Widersprüche, wenn man den Antagonismus aufrecht erhalten wollte, finden sich fast bei allen Organen, der Widerspruch in bezug auf die weiten Pupillen mag das erste gewesen sein, was auffiel. J. Bauer, der hier kritisch und klinisch gründlich vorgegangen ist, kam zu ganz analoger ablehnender Stellungnahme, wie gerade in bezug auf Dresels Versuch ein „allen widersprechenden Forderungen gerechtwerdendes System" zu konstruieren, betont sei. Über die Schwierigkeit, daß die Schweißdrüsen anatomisch vom Sympathikus innerviert sind, aber gerade auf Pilokarpin und für gewöhnlich nicht auf Adrenalin reagieren, mag man noch auf verschiedene Weise hinwegkommen, das ist oben (S. 1087 u. 1092) besprochen. Am Herzen mag Bradykardie häufiger sein als Tachykardie, aber wie vieldeutig eine Pulsverlangsamung ist, so daß sie als vagisches Zeichen durchaus nicht ohne weiteres angesprochen werden kann, das hat gerade Wenckebach mit Nachdruck betont. Sie verstärkt sich kaum durch Pilokarpin, Atropin in größeren Dosen kann sie erst hervorrufen, und wenn durch größere Atropindosen es zur Tachykardie kommt, ist auch das noch nicht ein Beweis für einen Vagustonus oder eine reizbare Schwäche im Vagusgebiet. Sog. Vagotoniker mit Tachykardie sind nichts Seltenes, und gingen wir auf noch schwerer übersehbare Funktionen am Herzen ein als die der einfachen Frequenz,

---

[1] Die Autorenreihe siehe bei Bauer: Konstitutionelle Disposition zu inneren Krankheiten. 3. Aufl. S. 188. Berlin: Julius Springer.

würden die Vaguszeichen ganz unsicher, immer spielt das Erfolgsorgan eine wesent-lichste Rolle und mit ihm das intramurale Nervensystem. Der Vagusdruck-versuch z. B. ist ganz vorwiegend in seinem Ausfall bestimmt vom Zustand des Erfolgs-organs (Wenckebach).

Solange man den Pylorusschluß vom Vagus abhängig dachte, galt der Pylorospasmus als Vagotoniesymptom. Als Klee seine Abhängigkeit gerade vom Sympathikus zeigte, wurde er nicht mehr dafür verwendet und man begnügte sich, auf den Spasmus der präpylo-rischen Region hinzuweisen. weil dessen Abhängigkeit vom Vagus erwiesen war (Dresel).

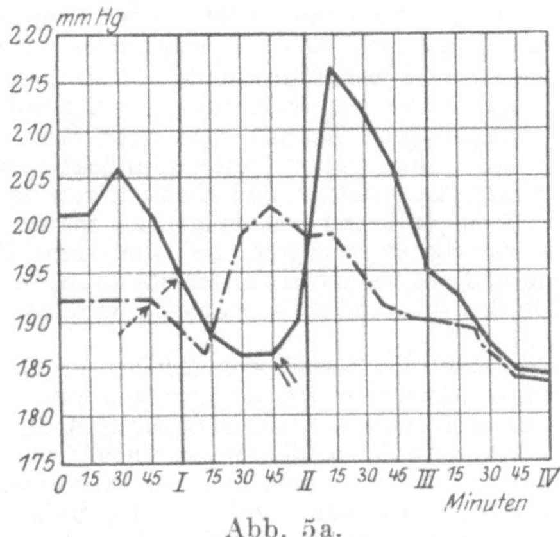

Abb. 5a.

— Einstich und Injektion getrennt (ausgezogene Linie). —.—.— Einstich und Injektion gleichzeitig (punktierte Kurve).

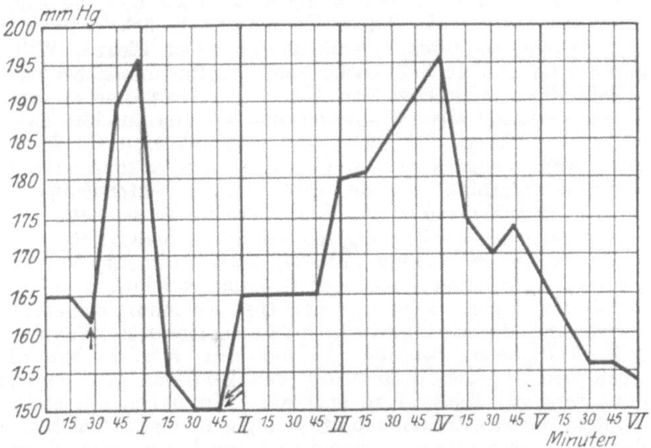

Abb. 5b.

Abb. 5a und 5b. Intravenöse Adrenalin-Injektion bei zwei Hypertonikern ($^{1}/_{2}$ u. 1 mg). Abb. 5b zeigt eine psychische Schmerzreaktion.

↑ Einstich. ↓↓ Injektion.

Wir mögen an diesen wenigen Beispielen sehen, daß es sich für die, die die Vagotonie aufrecht erhalten wollen, natürlich unbewußt um eine Dialektik handelt, hinter der eine petitio principii steckt. Weil die Hypothese vagotonischer Individuen aufrecht erhalten werden soll, wird eine Menschengruppe konstruiert, die nur die Zeichen vermehrter Erreg-barkeit im vagischen Gebiet hat und keine im sympathischen. Solange eine Organfunktion auf vagische Innervation zurückgeführt werden kann, gilt sie als Symptom, und damit als diagnostische Stütze, wenn durch neue Tatsachen das Symptom nicht mehr verwendet werden kann, so hat der postulierte Vagotoniker z. B. keinen Pylorospasmus mehr. Es handelt sich also um eine konstruierte Menschengruppe von Kranken oder Gesunden, aber nicht darum, daß die vorurteilsfreie Untersuchung zahlreicher Menschen wirklich nur Erregbarkeitszeichen im einen oder im antagonistischen Nervengebiet ergibt. Dresel, der bei allen Reserven, die er macht, wohl als letzter noch am Vorkommen von reinen Vagotonikern und Sympathikotonikern festhält, erklärt für das wichtigste in der Entscheidung die Blutdruckkurve nach subkutaner Adrenalininjektion. Dr. Billigheimer, der sich mit den Adrenalinblutdruckkurven eingehend beschäftigt hat, hat aus seiner Erfahrung dazu oben Stellung genommen (S. 1088); auf seine und J. Bauers, wie mir scheint, berechtigten Einwände, neben denen anderer Autoren, kann hier nicht eingegangen werden. Daß die Vieldeutigkeit des Resultates jenes Kriterium für Vagotonie wie für Sympathikotonie durchaus nicht besser erscheinen läßt als ein anderes, möchte ich aber betonen.

Wie sehr übrigens bei intravenösen Injektionen, die Dresel nicht vornimmt, schon als psychisches Ereignis, und durch den Schmerz die Blutdruckkurve beeinflußt wird, zeigen die beigegebenen Abbildungen. Nimmt man, ohne diese Fehlerquellen zu berücksichtigen, den Blutdruck nach intravenösen Adrenalininjektionen, so sind die Resultate stark davon beeinflußt. Wenn man zeitlich den Einstich von der Einspritzung so trennt, daß man die Nadel in der Vene läßt und erst einige Zeit später injiziert, lassen sich ganz erhebliche Änderungen in der Kurve erzeugen. Das sind keine Einwände gegen das Vorgehen Dresels, das ja ein anderes ist, trotzdem scheint es mir nötig, da, wenn auch nicht viele, Autoren gelegentlich das intravenöse Vorgehen anwenden, auf solche Fehlerquellen hinzuweisen.

Es steht noch heute so, „daß höchstens viele Zeichen erhöhter Vagusansprechbarkeit mit wenigen aus dem Sympathikusgebiet sich kombinieren oder auch Sympathikuszeichen überwiegen." Zwischen diesen Formen alle nur denkbaren Modifikationen und Übergänge. Wir fanden schon 1912, „daß Individuen, die nur in einem Gebiet Stigmata boten, streng genommen kaum vorkommen." — Aus diesen hier nur skizzierten Gründen habe ich vorgeschlagen, analog den Stigmata der Hysterie die Stigmata des vegetativen Nervensystems unvoreingenommen am Kranken festzustellen und nur in diesem Sinne einen Status des vegetativen Nervensystems zu erheben. „Man vergesse aber nicht, daß nicht nur die Einheit dieser Systeme zum Teil eine Abstraktion ist, die manchen Tatsachen Gewalt antut, sondern daß vor allem noch komplizierte Nervensysteme der Organe vorhanden sind. Wie wenig wüßten wir beispielsweise von der Herzfunktion, wenn wir nur die extrakardialen Herznerven berücksichtigen wollten. Kaum anders steht es gerade mit dem Intestinaltraktus und seinen Plexus. Will man die Klinik nicht allzu lange an zum Teil noch hypothetischen Auffassungen festlegen, so resigniere man sich zu dem schon hier skizzierten Vorschlage, nur Symptome zu verzeichnen." „Am Magen zeigte ich die Variation aller Symptome und wies darauf hin, daß durchaus nicht allein Vagussymptome vorliegen. Ist schon die Abhängigkeit des Schwitzens, der Vasomotoren überhaupt, vom Vagus strittiges Gebet, so sind Exophthalmus, Tremor nach unserem Wissen zum Sympathikus gehörig. Sehr viele der untersuchten Patienten waren auch im älteren, diffuseren Wortsinne als Neurotiker zu bezeichnen."

„Selbst die pharmakologische Prüfung, so wenig sie berechtigt sein mag, der Anatomie oder Physiologie eine Scheidung antagonistisch wirkender Nervensysteme vorzuschreiben, wies uns sehr bald darauf hin, daß Gegenüberstellungen im Sinne jener Lehre von Hans Horst Meyer, wie sie Eppinger und Heß der Klinik zu geben versucht haben, ganz undurchführbar und einfach falsch sind. Die Schlagworte „Vagotonie" und „Sympathikotonie" sollten ausgemerzt werden. So weit man versucht hat, die Neurosen des vegetativen Nervensystems gegenüberzustellen den zentralen oder Psycho-Neurosen, ist auch hier die Sonderung als Fehlgriff zu erklären. Wir haben mit anderen betont, daß im vegetativen System reizbare Individuen oft genug ganz deutlich sich als Neurastheniker im Sinne von Psychoneurasthenikern erwiesen und gerade sowohl z. B. in der Steigerung der Reflexe quer gestreifter Muskulatur übererregbar sind. Eigentlich würden die vegetativ Stigmatisierten in die Nähe der Menschen mit Organneurosen einzureihen sein, wenigstens derjenigen, die an mehreren Viszera die Zeichen leichter Erregbarkeit bieten, aber auch die Scheidung der Psychoneurosen und der Organneurosen, wie mancher Neurologe sie gelten läßt, ist ja keine durchgreifende, sind es doch die Neurastheniker, die oft genug Organneurosen zeigen." „Zusammenfassend läßt sich sagen: wir sind weit davon entfernt, aus einer pharmakologischen oder sonstigen Prüfung bestimmte Aussagen über eine Erregbarkeit im vegetativen Nervensystem zu machen, wir können meist nicht einmal sagen, ob eine vermehrte Reaktion auf dem Wegfall von Hemmungen oder auf einer vermehrten Erregung beruht. Wir können oft noch weniger sagen, ob im Hemmungs- oder im Förderungsapparat vom Zentrum her vermehrte Impulse verlaufen, oder ob das Organ selbst im neuro-muskulären Apparat sich übererregbar zeigt, und doch wird die Häufung von sog. Stigmata im vegetativen Nervensystem, meist verbunden mit anderen nervösen Erscheinungen am zerebrospinalen Nervenapparat, uns einen besseren Schluß gestatten, ob ein Individuum von der Norm abweichend reagiert, als nur der ärztlich intuitiv gewonnene Eindruck von nervös“. Diese Zitate aus weit zurückliegenden Arbeiten bedürfen auch heute noch keiner wesentlichen Korrektur, und der Vorschlag statt von Vagotonie und Sympathikotonie zu sprechen, sich zu begnügen mit dem Terminus „stigmatisiert im vegetativen Nervensystem“, den ich m. E. eingeführt habe, und dem viele gefolgt sind, ist wohl heute noch, für die Praxis gedacht, eine geeignete Formulierung, ja im Ausdruck der „vegetativ Stigmatisierten“, der seinerzeit nur eine Kürzung darstellte, könnten wir heute eine Verbesserung finden, indem er sich den Vorstellungen vom erweiterten vegetativen System von Kraus aufs beste anpaßt.

Eppinger und Heß haben für jene Erkrankung, bei der das Zusammenwirken vegetativer Erregbarkeit mit einer Hormonsteigerung besonders deutlich ist, beim Morbus Basedow, bereits die Mischung vagischer und sympathischer Zeichen wahrgenommen, weil hier die Sympathikuserregbarkeit so besonders deutlich in die Augen springt, und sie mit der Basedowpsyche in Zusammenhang gebracht, gerade weil auch bei Geisteskranken die Mischung der Zeichen ihnen besonders auffiel. Zu einer Zeit, in der die Lehre der vegetativen Zentren im Gehirn noch in den ersten Anfängen war, wurde so, für diese Fälle wenigstens, die Aufmerksamkeit auf die zentrale Regulierung gerichtet, und auch Dresel erklärt jüngst im Zusammenhange mit seinen und seiner Mitarbeiter so wichtigen Feststellungen, die Gruppe der im gesamten vegetativen Nervensystem Übererregbaren mit zentralen Störungen, die hormonal beeinflußt sein sollen. Wenn ich, wie aus den alten Zitaten hervorgeht, im Grunde nur die in beiden vegetativen Nervensystemen Übererregbaren anerkenne und jetzt wieder darauf hinweise, daß sie meist auch Zeichen psychischer Erregbarkeit bieten, so nähern sich viele dieser Menschen den basedowähnlichen Individuen. In der Tat läßt sich, wenn wir uns von der Wippe des Vagus-Sympathikus-Wagebalkens fortbegeben, die ungeeignet ist, die Dinge klar zu sehen, unter den Stigmatisierten eine Gruppe herausschälen, die man beschreiben kann als Menschen mit Glanzauge bis zum Exophthalmus hin, mit reichlicher Tränensekretion, oft Blähhals, vaskularisierter, auch hypertrophischer Thyreoidea, disponiert zum Schwitzen, mit Neigung zur Tachykardie, meist mit kalten und nassen Händen, Dermographismus, vermehrter Neigung zum Erröten und Erblassen, Neigung zum Tremor, Neigung zu erhöhter Magen- und Darmtätigkeit, bezüglich Magensekretion und Magenperistole, am Darm, nicht nur Durchfallsneigung, sondern auch spastischer Obstipation, dabei mit affektbetonter Psyche, und wenn man sie im Sinne von R. E. Jaensch auf ihre eidetischen Anlagen untersucht, auch in dieser Richtung oft stigmatisiert. Die Aufzählung dieser wenigen Stigmata — von pharmakologischen Prüfungen ist dabei zunächst abgesehen — zeigt schon, daß, gesteigert gedacht, bei Hochgradigkeit dieser Symptome, es die Symptome des Morbus Basedow sind; wie bei diesem sind nicht stets alle Symptome vorhanden, auch dort Analoga zum „Vollbasedow“ wie zu „Formes frustes“. Wenn nur geringgradige Andeutungen vorhanden sind, befinden sich die so Stigmatisierten noch in den Grenzen des Normalen, meist werden sie auf Pilokarpin mit besonders starker Schweißsekretion, aber auch auf Adrenalin mit vermehrter Ansprechbarkeit reagieren. Es ist verständlich, wenn diese Konstitutionsgruppe in Anlehnung an unsere alten Feststellungen jetzt von W. Jaensch als B-Typ (dem Basedow verwandter Typus) bezeichnet wird. Will man diese Stigmata nach ihrer vagischen und sympathischen Auswirkung rubrizieren, so zeigt sich für die Zeichen, bei denen es nach dem Stande unserer Kenntnis überhaupt möglich ist, daß in buntem Wechsel beide nebeneinander bestehen. Ein klinisch fruchtbarer Einteilungsversuch hat sich deshalb ganz zu lösen von jenem Dualismus Vagus und Sympathikus, so wichtig er zum Verständnis isolierter Betrachtung einer einzelnen Organfunktion ist. Ich werde später auseinanderzusetzen haben, daß auch ein anderer Typus auf der Basis klinischer Empirie aufgestellt werden kann, der, im ähnlichen Sinne wie der B-Typus Beziehung zum Basedow hat, einen solchen zur Tetanie bietet. Peritz hat analoges bei seinen erwachsenen Spasmophilen ausgesagt, und auch dort findet sich der Hinweis, daß diese Individuen im animalen Nervensystem die von der Tetanie bekannten Zeichen elektrischer Übererregbarkeit bieten. Sobald man nach zwei Gesichtspunkten scheiden will, ist die Unvollkommenheit jedes ordnenden Prinzips selbstverständlich, und es ist unvermeidlich, daß neben halbwegs reinen B- und T-Typen sich Kombinationsformen nur allzu reichlich finden. Auch von diesen, den sog. B-T-Typen wird zu handeln sein. Und wenn uns gerade das psychische Verhalten und die Mitbeteiligung des animalen Nervensystems zwingt, den Zentren besonderes Interesse zu schenken, andererseits in Basedow und Tetanie schon der Hinweis auf das Hormonale gegeben ist, so darf doch gerade — schon das Spasmophile der Tetanie weist darauf hin — die Peripherie nicht vergessen werden, hat doch die Tetanie Beziehungen zum Kalkstoffwechsel, zeigt regelmäßig den niedrigen Kalziumspiegel und das Nachlassen der Übererregbarkeit bei Kalziumzufuhr, die sicher nicht nur die Zentren beeinflußt.

Hier ist des neuesten Versuches zu gedenken, das Schwergewicht der Erklärung verschiedenster Reaktionsarten auf die Peripherie zu verlegen. Ganter aus der Klinik Morawitz unterscheidet nach dem Tonus der glatten Muskulatur die „Anatoniker“ mit

erhöhtem, die „Apotoniker" mit erniedrigtem Tonus. Er meint alle Krankheiten, die
Eppinger und Heß als „vagisch" bezeichnen, in seine Gruppe der Anatoniker aufnehmen
zu können; so verlegt er den Unterschied in die Peripherie. Der Grundzug jedes einzelnen
Menschen wäre mitbestimmt, je nachdem bei ihm Stoffe der Morphium- oder der Digitalis-
gruppe überwiegen. Hat schon das Interesse für die Kationen die Aufmerksamkeit in
die Peripherie verlegt — wenn auch der Kalium-Kalziumantagonismus nicht allein dort
zu suchen ist —, so liegt hier als Bedenken vor, daß die Einseitigkeit dieser Hypothese —
wenn auch Ganter zentrale Einflüsse nicht ausschließen will — nun wieder einen strengen
Dualismus auch für die Eingliederung vieler Krankheiten erwachen läßt. Wenn zu den
„Anatonikern" das Asthma, gleichgültig ob kardial, bronchial oder renal, die Obstipatio
spastica, schließlich die großen Krankheitsgruppen der Nephritiden und der Herzinsuffizienz, nicht der Herzschwäche, und zu den „Apotonikern" die meisten fieberhaften Erkrankungen, insbesondere der größte Teil der Infektionskrankheiten, in erster Linie die
Tuberkulose, in gewissen Stadien die Lues, der Diabetes mellitus sowie insipidus, der
Basedow, die Nephrosen, der Arthritismus, die Anämie, alle Kachexien, die Herzschwäche
gerechnet werden und zum wichtigsten Kriterium die Durchblutung der Haut genommen
wird, wobei die Ausnahme der „roten Anatoniker" als „Anatoniker II" und der „roten
Apotoniker" als „Apotoniker II" bezeichnet werden, so ist jedenfalls eines klar, daß wir
uns vom Versuch, im Konstitutionsproblem weiter zu kommen, hier völlig entfernen. Hier
sollen Krankheiten und Krankheitsgruppen dualistisch gesondert werden, während in
Eppingers Hypothese geradeso wie bei Dresel und seinen Mitarbeitern, vor allen Dingen
aber bei Kraus selbst, der große Gesichtspunkt gewonnen ist, in dem wir — mag die
vorgebrachte Kritik uns in einigen Punkten auch trennen — doch nach einem Ziele
streben, konstitutionelle Menschengruppen zu unterscheiden mit Krankheitsbereitschaft,
und Krankheiten, welche sich auswirken auf dem Boden einer Krankheitsbereitschaft.
So ist in keinem Falle die Apo- und Anatoniker-Hypothese Ganters eine auf die Peripherie projizierte Wandlung der Lehre von Eppinger und Heß, die geeignet sein könnte,
an ihre Stelle zu treten. Geht man von nur einem unterscheidenden Merkmal aus, in
diesem Falle Hyper- und Hypotonus der glatten Muskulatur, kann die Auflösung durch
ein Plus- und Minuszeichen gefunden werden, gerade als wenn man Vagotonie und Sympathikotonie nur von einer Adrenalinblutdruckkurve abhängig machen würde, was übrigens
in dieser Schärfe Dresel nicht getan hat. Die Aufgabe, die wir lösen sollen, liegt weit
komplizierter.

Der Versuch von W. Jaensch, auf der Basis seiner Gliederung in B- und T-Typen
die Funktion der Zentren mit zu erfassen, scheint mir im Zusammenhange mit dem vegetativen System Bedeutung genug für das Konstitutionsproblem zu haben, um es an dieser
Stelle, in Anlehnung an ein mir zur Verfügung gestelltes Manuskript meines Mitarbeiters
W. Jaensch zu bringen. Auch hier wie bei Eppinger und Heß oder Ganter ist vieles
durchaus Hypothese und sicher in Zukunft vieles des Umbaues bedürftig, aber gegenüber
der allzu großen Einseitigkeit Ganterscher Einteilung versucht er wenigstens, viele Zusammenhänge zu sehen und nicht durch bloße Vereinfachung der Schwierigkeiten Herr
zu werden. Da dieser Gedankenkomplex neben anderen Wurzeln auch aus dem hervor-
gewachsen ist, was ich mit meinen Mitarbeitern Westphal und Katsch unter „den vegetativ Stigmatisierten" früher zu erfassen versucht habe, komme der hypothetische Versuch, weit darüber hinaus zu bauen, hier zu Worte:

W. Jaensch benutzte die experimentell-psychologische von seinem Bruder E. R.
Jaensch geschaffene Untersuchungstechnik [1]) der sog. „subjektiven, optischen Anschauungs-

---

[1]) **Einiges Wichtige über die Untersuchungsmethode zur Prüfung auf
eidetische Veranlagung.**

1. Zwangloses Betrachten (nicht Fixieren!) eines roten Quadrates von 5 cm Seitenlänge, das auf einen 50 cm vom Auge des Untersuchten entfernten grauen Schirm aufgelegt
ist. Nach 15—20 Sekunden Wegnahme des roten Quadrates. Auf dem grauen Untergrund
erscheint dann ein Nachbild oder ein Anschauungsbild in Urbildfarbe oder Komplementär-
farbe. Das Anschauungsbild unterscheidet sich vom Nachbild z. B. dadurch, daß es schärfere
Ränder aufweist und dem Emmertschen Gesetz nicht gehorcht.

2. Erzeugung eines Nach- oder Anschauungsbildes auf dem eben beschriebenen Wege.
Messung der Seitenlänge des erzeugten Quadrates mit dem Zirkel in Ausgangsstellung.
Verschiebung des Schirmes in eine Entfernung von 100 und dann 150 cm vom Auge des
Untersuchten. In jeder Stellung wieder Messung der Seitenlänge des erzeugten Quadrates
mit dem Zirkel. Das Nachbild wächst proportional mit der Entfernung, die Seitenlänge
des Bildes ist also bei 100 cm Entfernung 10 cm, bei 150 cm 15 cm groß. Das Anschauungs-
bild gehorcht diesem Gesetz nicht. Es wächst zwar ebenfalls mit zunehmender
Schirmentfernung, aber meist viel weniger stark als das Nachbild.

3. Man legt der Untersuchungsperson auf dem grauen Schirm ein Bild, am besten in
Schwarz-Weiß z. B. aus einem Münchner Bilderbogen vor und läßt das Bild ungezwungen

bilder“, die eidetischen Erscheinungen, die in der Regel bei Jugendlichen besonders ausgesprochen sind. Diese Erscheinungen der optischen Sphäre sind mit den physiologischen Nachbildern vergleichbar, ohne mit ihnen identisch zu sein. Es handelt sich um Phänomene, die neben Eigenschaften der Nachbilder mit Vorstellungen, sog. Vorstellungsbildern, in Zusammenhang stehen und wirklich gesehen werden. Ein Eidetiker kann also z. B. ein früher dargebotenes Bild nach der Wegnahme mit allen Einzelheiten und Farben sich nicht nur wieder lebhaft vorstellen, sondern, wie vorher das wirkliche Bild, im vollsten Sinne des Wortes wieder sehen und auf diese Weise sogar vorher nicht besonders bemerkte Einzelheiten nachträglich feststellen, die er vielleicht in der Vorlage, wenigstens nicht bewußt, mit dem Auge erfaßt hatte. Trotz dieses, dem Gesichtsempfinden nahestehenden Charakters dieser sog. „Anschauungsbilder“ war es möglich, bei gleich hochgradiger Ausprägung der Phänomene zwei verschiedenartige Typen zu unterscheiden, nämlich solche, in denen die nachbilderartigen Elemente relativ überwiegen, und solche, in denen die vorstellungsbilderartigen Eigenschaften vorherrschen. Je nach dem überwiegenden Typus werden unterschieden: ein B- und ein T-Typus, da festgestellt wurde, daß die optischen Erscheinungen des Nachbildtypus im somatischen einem Funktionskomplex klinisch tetanoider Natur entsprechen, und daß unter experimenteller Abwandlung der Versuchsbedingungen immer der gleiche psycho-physische einheitliche Funktionskomplex hervorgerufen, bezüglich unterdrückt werden kann. So kann beispielsweise durch Kaliumphosphat eine Steigerung des psychophysischen T-Komplexes erzeugt werden, ebenso durch Atmungstetanie wie durch starke Beanspruchung der motorischen Funktionen. Umgekehrt wird er durch Kalzium unterdrückt. Es erweist sich, daß solche Individuen mit bestimmten grundsätzlichen Vorstellungsweisen, die experimentell nachweisbar sind, reagieren.

Ein anderer entgegengesetzter Funktionskomplex trat bei Individuen hervor, welche optische Anschauungsbilder besaßen, die vorstellungsnahe sind. Diese Anschauungsbilder mit überwiegendem Nachbildcharakter sind, ähnlich wie die physiologischen Nachbilder, ohne mit ihnen identisch zu sein, von höheren psychischen Einwirkungen unabhängig und zugleich persönlichkeitsfremd. Sie erscheinen dem Individuum wie von außen aufgedrängt. Diese Phänomene sind weniger beeinflußbar durch Kalzium wie Kaliumphosphat. Es konnte nun nachgewiesen werden, daß optische Erscheinungen von überwiegendem Vorstellungscharakter eine somatische Parallele besitzen in einem in den Vordergrundtreten gewisser vegetativer Reaktionen, wobei diese Typen in hervorragendem Grade auf psychische und vorstellungsmäßige Reize ansprechen. Wegen der Verwandtschaft dieses letzteren Typus mit in klinischem Sinne basedowoiden Erscheinungen wurde für diese Individuen die Prägung des B-Typus gewählt. Sie zeigen parallel mit ihrem optischen Verhalten in bezug auf die Anschauungsbilder nicht nur eine erhöhte psychogene Reaktionsfähigkeit, sondern sind in ihren somatischen Erscheinungen gerade auf psychogene Reize stark ansprechend, sind „vegetativ stigmatisiert“. Beide Funktionskomplexe, der B- und T-Komplex, sind in jedem Organismus angelegt, der dominierende aber beherrscht die gesamte Erscheinung der Persönlichkeit. Mischungsverhältnisse, die die Dominanz weniger deutlich zeigen, sind dann als B-T-Typen zu bezeichnen. Die Annahme einer solchen Kombination ist nötig, da namentlich jugendliche Individuen gekennzeichnet sind durch gesteigerte optische, sog. „eidetische“ Erscheinungen und somatisch durch tetanoide Stigmata, beispielsweise höhere galvanische und mechanische Erregbarkeitsstufen der peripheren Nervenstämme, andererseits durch vegetative Stigmatisierung im oben auseinandergesetzten Sinne. Es wiederholt sich also etwas Analoges beim Versuch der Scheidung wie beim Problem Vagotonie, Sympathikotonie und Mischformen, nur daß reinere B- und T-Typen vorzukommen scheinen und diese in keiner Weise etwa mit dem Begriff vagotonisch oder sympathikotonisch in Deckung zu bringen sind. Der reinere T-Typ

---

betrachten. Nach 20—30 Sekunden Wegnahme des Bildes. Der Eidektiker sieht auf der Unterlage auch nach Wegnahme des Bildes das Bild selbst noch als Anschauungsbild in allen Einzelheiten und Farben und kann an dem Anschauungsbild vorher nicht besonders bemerkte Einzelheiten noch nachträglich feststellen, die er an der Vorlage nicht bewußt mit dem Auge erfaßt hatte.

Die Anschauungsbilder des reinen T-Typus sind starr und meist, nicht immer, komplementär zum Urbild gefärbt, die des reinen B-Typus sind durch äußere und innere Einwirkungen, besonders auch durch Vorstellungen leicht beeinflußbar und veränderlich und meist urbildmäßig gefärbt. Der innere Zusammenhang von somatischem T-Komplex und Anschauungsbild verrät sich außer durch die Parallelität der Erscheinungen in ihrer spezifischen Reaktion auf Kalk. Kalkdarreichung nämlich beeinflußt den Merkmalskomplex des T-Typus einschließlich des optischen Stigmas in verschieden starkem Maße — oft durchgreifend und dauernd — und bringt somit in unvergleichlich kürzerer Zeit das gleiche hervor, was sonst die physiologische Entwicklung durch den Altersfortschritt entstehen läßt. Den Merkmalskomplex des B-Typus läßt die Kalkzuführung dagegen, sowohl somatisch wie psychisch, völlig unbeeinflußt.

besitzt vor allen Dingen an den Augen erkennbare Zeichen, ein verhältnismäßig kleines, nicht auffallend glänzendes, manchmal ausgesprochen mattes Auge von nüchternem, kalten Ausdruck. Mitunter zeigt er einen physiognomischen Ausdruck, der mehr oder weniger ausgesprochen die Züge des sog. Uffenheimerschen Tetaniegesichts aufweisen kann, nämlich eine gewisse Verkniffenheit des Gesichtsausdrucks, eine mißmutige, manchmal sogar ängstliche Physiognomie. Mitunter jedoch fällt an dem Gesichtsausdruck und den Augen einfach nur das vollständige Fehlen dessen auf, was gerade die Physiognomie des B-Typus auszeichnet, nämlich vor allem jenes große, strahlende Auge, dessen Ausdruck meist lebhaft ist, stets von starken seelischen Schwingungen belebt scheint, dessen Pupillen auf die innere Vorstellungswelt hin reagieren im Sinne eines lebhaften Spiels mit Tendenz zur weiten Pupille, so sehr, daß auf den Lichtreiz hin die Pupille sich nur anfänglich verkleinert und unmittelbar darauf gleich wieder weit wird. — Alle Symptome des Tetanoiden, bezüglich die zugehörigen Latenzzustände, kommen im Bereich des Normalen vor, wie die erhöhte galvanische und mechanische Erregbarkeit sowohl auf motorischem wie auch sensiblem Gebiete im peripheren Nerven nachweisbar. Dachte man früher nur an eine anatomische oder funktionelle Insuffizienz des Epithelkörperhormons, so richtet sich die Aufmerksamkeit der Gegenwart mehr auf eine Ionenkonstellation zuungunsten des Kalziums gegenüber dem Kalium. Dagegen kann auch ein sonst scheinbar reiner T-Typus auf pharmakologische Prüfungsmittel die Übererregbarkeit des gesamten vegetativen Nervensystems dokumentieren. Auch in bezug auf das Studium des Hautwiderstandes im Sinne der Gildemeisterschen Untersuchungen scheinen Unterschiede zwischen B- und T-Typus zu bestehen. So möchte W. H. Jaensch unterscheiden ein psycho-vegetatives und ein physio-vegetatives System, ersteres zum B- und B-T-Typus in Beziehung setzend, letzteres zum reineren T-Typ. Der physio-vegetative Reflexbogen soll überwiegend Beziehungen zum vagischen, der psycho-vegetative Reflexbogen Beziehungen zum vagischen und sympathischen Nervensystem haben. Ihre Beziehungen zu den endokrinen Funktionen und bestimmten Ionenkonstellationen wurden schon angedeutet, einerseits die Epithelkörperchen, andererseits die Schilddrüse. Wenn diese Teilung, deren generelle Durchführbarkeit gewiß auf ähnliche Schwierigkeiten stößt, wie bei allen Versuchen, im wesentlichen das Beobachtete nach zwei Seiten hin zu ordnen, Schwächen haben mag, so liegt in ihr doch als wertvoll jedenfalls der Versuch im Sinne des in der Einleitung angedeuteten, das „vegetative System" als Ganzes in seiner Zusammenwirkung heranzuziehen und namentlich durch die Verwendung experimentell-psychologischer Methodik, bei der auf naturwissenschaftlicher Basis positive Befunde zu erheben sind, sich nicht auf rein Physisches allein zu stützen, sondern das Psychophysische einheitlich zu erfassen. Drängt sich doch bei der Beobachtung der vegetativ Stigmatisierten immer wieder auch ihr gezeichnetes psychisches Verhalten auf. In dieser Verknüpfung somatisch-funktioneller Erscheinungen und funktionell-psychischer Erscheinungen liegt für mich der Hauptwert des Versuches jener Gliederung von Jaensch. Auch da, wo eidetische Anlagen nicht so stark hervortreten wie oft bei den Jugendlichen, sind analoge Gesichtspunkte verwendbar, also gewissermaßen für alle Individuen. Es besitzt die Gliederung Wert für gewisse Grundverhaltungsweisen der Wahrnehmungs- und Vorstellungswelt bei Nichteidetikern, die sich ebenfalls experimentell prüfen lassen. So konnten die Brüder Jaensch zeigen, daß die B- und T-Komplexe als psycho-physisch einheitliche Funktionskomplexe im Sinne psychophysischer Reaktionstypen aufzufassen sind, die bis zu einem gewissen Grade in jedem Organismus angelegt sein müssen. Ihre jeweiligen Mischungsverhältnisse bestimmen gewisse Grundverhaltungsweisen aller Reaktionen der verschiedensten psycho-physischen Reaktionsgebiete eines Individuums. Der dominierende psycho-physische Komplex kann dabei der Gesamtheit aller Reaktionen einer Persönlichkeit den Stempel aufdrücken und damit meist auch ihrem Äußeren. Es ist aber nicht unbedenklich, die Konstitutionen nur nach dem äußeren Habitus gliedern zu wollen. Die Vereinfachung, die verführerisch ist, bedeutet hier in jedem Sinne eine Veräußerlichung. Damit wird mancher Versuch der Gegenwart charakterisiert. Auch hier gilt wieder, daß häufig der B- und T-Komplex in einem Individuum in ungefähr gleichem Mischungsverhältnis aufweisbar ist. Es kommt selbst vor, so meint W. Jaensch, daß sich der eine Typus mehr nach der einen Seite hin, z. B. im Äußeren, nach allen anderen Richtungen hin aber der andere Komplex durchsetzt, und so kommt er analog dem, was von den „vegetativ Stigmatisierten" von mir gesagt wird, auch zu dem Schluß, daß die Mischfälle die häufigsten sind, die ganz reinen Typen verhältnismäßig selten. Es wäre der T-Komplex unmittelbar an den Reiz gebunden und daher relativ starr und eindeutig sich auswirkend, somatogen und zugleich relativ unabhängig von höheren psychischen Einflüssen. Der B-Typus verläuft in den Reaktionen weniger isoliert innerhalb einzelner Reizfelder, also diffuser, mehr unter Beteiligung der Gesamtpersönlichkeit, zugleich höherer psychischer Faktoren. Er ist weniger eindeutig vom Reiz selbst bestimmt, weniger starr. So ließen sich biologische Linien erkennen, die bis zu einem gewissen Grade entwicklungsgeschichtlich begründet sind.

L. Edinger bezeichnet den Funktionstypus des Palaeencephalon als einheitlich reflexmäßig eindeutig „an den Reiz geknüpft“. Höhere seelische Begleiterscheinungen, insbesondere Affekte, begleiten diese Hirnteile und ihre Funktion noch nicht. Das Palaeencephalon ist nach Edinger der Träger aller Reflexempfindungen und aller dumpfer instinktmäßiger seelisch-primitiver Regungen. Erst vom Auftreten eines Neencephalon in der Tierreihe, von den Reptilien an, macht sich das Auftreten von Affekten im eigentlichen Sinne bemerkbar. Zugleich bezeichnet Edinger die Reaktionsart dieser höheren Hirnorganisation, unter der wir im wesentlichen die Hirnrinde des Menschen zu subsummieren haben, als eine solche, die zeitlich nicht mehr streng an den Reiz geknüpft verläuft, nicht mehr eindeutig, sondern mehrdeutig ist und zugleich höhere psychische Begleiterscheinungen zeigt. Wir können in diesem Sinne von einem palaeencephalen und von einem neencephalen Funktionstypus sprechen. Es sei hier verwiesen auf die ausführliche Arbeit von F. H. Lewy, in der er die Beziehungen von vegetativem System, Tonus und Bewegungsvorgängen, aber namentlich den Einfluß der vegetativen Zentren, auf diese Erscheinungen untersucht und sie für Funktionszusammenhänge im menschlichen Organismus wertet. Er betont das synergetische Wirken der Zentren so sehr, daß er im Zentralorgan von einem sympathischen Vaguskern, dem er die Bezeichnung „vegetativer Oblongatakern“ zulegt, spricht. Es ist das vagische System nach Levy ein wirklich aus der Zerebrospinalachse ausgewanderter, vorgeschobener Teil eines Hirnnervenkernes, dessen genetischen Zusammenhang mit dem Hirnstamm wir als primär dem des Sympathikus gegenüberstellen müssen, der erst sekundär die zentrale Verbindung aufnimmt. So mag der Vagus unmittelbarer subkortikal und der ontogenetisch frühere sein. F. H. Lewy hat die entwicklungsgeschichtliche Stellung der von ihm betonten subkortikalen vegetativen Zentren und ihrer nach seiner Auffassung obersten Stationen im Corpus striatum zu Palaeencephalon und Neencephalon verhältnismäßig kurz behandelt. Er betont aber, daß beim Menschen primär und immer die Funktionsverknüpfung der striären Bewegungskombinationen ihrer vegetativen Begleiterscheinungen und Bewirkungen mit den Affekten eng ist; später schränkt er dies ein: „Fassen wir die Aufgabe des Streifenhügels: Corpus striatum plus Globus pallidus kurz zusammen, so kommt in ihm, weit über die Einzelhandlung hinaus, die Zuordnung der vegetativen Begleiterscheinungen affektauslösender oder richtiger instinktiver Kollektivhandlungen zustande. — Wir haben im Zusammenwirken der entwicklungsgeschichtlich älteren palaeencephalen und jüngeren neencephalen Hirnorganisationen im menschlichen Zentralorgan wie in der Peripherie des Organismus wesentlich das Zusammenspiel dessen vor uns, was wir als das Zusammenwirken kortikaler bzw. subkortikaler Aktionsbereitschaften im psycho-physischen Organismus bezeichnen könnten, ähnlich etwa wie Kraus von der kortikalen und der subkortikalen oder Tiefenperson spricht. W. Jaensch will also in dem Sinne den Begriff des vegetativen Systems (Kraus) erweitern, daß er die menschliche Persönlichkeit nach ihrer vegetativen Seite im weitesten Sinne zentralwärts wie peripher in ihrer jeweiligen Funktionsfärbung als eine Resultante auffaßt aus den vegetativen Funktionenkomplexen subkortikaler bzw. kortikaler Art. Er spricht von der vegetativen Struktur des menschlichen Organismus als „konzentrischer Schichtenstruktur“ der psycho-physischen Person. Er meint nun, daß der T-Typus eine engere Beziehung zum Subkortex im Zentralorgan zu besitzen scheine bzw. zu dessen reflexmäßiger Auswirkung in der Peripherie des Organismus. Der T-Typus würde somit der „subkortiforme“ (palaeencephale) — Biotypus — zu nennen sein, im Sinne der Edingerschen Formulierung. Der B-Typus würde dementsprechend im Zentralorgan und in der Peripherie, der andere große entwicklungsgeschichtlich bestimmte Biotypus „kortiformer“ bzw. neencephaler Struktur sein müssen. So stellt, sicher wenigstens von heuristischem Wert, W. Jaensch die Hypothese auf, daß der T-Typus, der die Gesamtpersönlichkeit beherrschen kann, in seinem Charakter bestimmt wird von funktionellen Reaktionsformen, die schon phylogenetisch dem Palaeencephalon zukommen. Die menschliche Zentralorganisation setzt sich aus beiden gewordenen Anteilen zusammen, die im wesentlichen identisch sind mit dem, was man als Kortex und als Subkortex bezeichnet. So würde es verständlich sein, daß es einerseits Menschen geben könnte, bei denen sowohl in der Peripherie des Organismus wie im Zentralorgan der funktionelle Anteil palaeencephaler Struktur, zugleich auch der ganze Reflexapparat, durchaus überwiegt gegenüber den entsprechenden Verhältnissen neencephaler Struktur und umgekehrt (B-Typus). Eine solche Annahme würde zugleich damit in Einklang stehen, daß die Mehrzahl der Individuen beide Anteile etwa in gleichen, aber stets wechselnden Mischungsverhältnissen enthalten. So will W. Jaensch den Begriff von Fr. Kraus des „vegetativen Systems“ in dem Sinne verwenden, daß T- und B-Komplex zwei große psychophysische, vegetative Systeme repräsentieren. Da diese an den eidetischen Erscheinungen experimentell nachweisbare Typen aus entwicklungsgeschichtlichen Gründen auch die Grundzüge der Wahrnehmungs- und Vorstellungswelt eines Individuums grundsätzlich beeinflussen, so müssen wir in diesen Feststellungen eine Bestätigung der Vermutungen von Fr. Kraus sehen, der in seiner „Pathologie der Person“ es aussprach, daß sich der jeweilige Typus, der in

einem Einzelindividuum die Art des funktionellen Zusammenschlusses aller Teilorgan-
systeme repräsentiert, am deutlichsten und schärfsten vielleicht in der Art des Vorstellungslebens und gewisser anderer zentraler Funktionen äußern könnte, die den Vorstellungen
und ähnlichen Funktionen nahestehen, oder deren innerer Zusammenhang mit diesen
höchsten Funktionen des Organismus sich erweisen läßt. Der Status des vegetativen
Nervensystems läßt sich nur erheben, wenn man für diese entwicklungsgeschichtlich verschieden hochstehenden Funktionselemente reizadäquate Reize verwendet und darum über
den somatischen Reizen auch die psychischen nicht vergißt. Innerhalb solcher Frage-
stellungen spielt die Frage Vagus oder Sympathikus eine untergeordnete Rolle. Es ist
deshalb zu studieren für konstitutionelle Krankheitsdispositionen und Krankheiten, wieweit
diese Tatsachen und Gedankengänge sich auf psycho-vegetative und physio-vegetative
Zusammenhänge erstrecken. Wenn der Vagus auch aus entwicklungsgeschichtlichen
Gründen zum T-Komplex eine engere Beziehung besitzt, so dürfen ja nicht beide miteinander identifiziert werden, höchstens darf man sagen, daß die Beziehung des Vagus
zum Subkortex etwas enger ist als die des Sympathikus. So erhoffe ich mit W. Jaensch,
daß auf der Grundlage experimentell-psychologischer Analyse uns die Zukunft klinisch
brauchbare Tests verschiedenster Art an die Hand gibt, um durch funktionell-diagnostische
Methoden das zu ergänzen, was bisher mit der hier so oft bemängelten pharmakologischen
und anderen Prüfungen am vegetativen Nervensystem nur unbefriedigend gelöst werden
konnte. Diese psycho-physiologischen Untersuchungen sind rein empirisch zu gewinnen,
registrierend. Sie werden exakt durchgeführt, wie wir es an meiner Klinik seit längerer
Zeit unternehmen, in jedem Falle als Tatsachenmaterial von Nutzen sein, auch wenn, wie
ich anfangs betonte, der Weg zu einer Erfassung der Gesamtkonstitution des Individuums
zu kommen, noch länger und mühseliger sein wird, als es schon nach den Ausführungen
von W. Jaensch erscheint, ja auch wenn auf ganz anderem Wege ein besserer und weniger
problematischer Zugang gefunden werden sollte.

Daß ich den Gedankengängen von W. Jaensch hier einen vielleicht manchem Leser
zu breit erscheinenden Exkurs gewidmet habe, mag seine Rechtfertigung darin finden, daß
sie zum Teil aus dem Arbeitsgebiet unserer Klinik, mit ihrem Interesse für das vegetative
Nervensystem, hervorgegangen sind und so sich als eine Erweiterung dessen darstellen,
was wir mit den „vegetativ Stigmatisierten" vor 11 Jahren zu erfassen versuchten. Freilich
greift das Angedeutete weit darüber hinaus. Die Verknüpfung mit der Arbeitsrichtung
des Psychologen E. R. Jaensch und die Möglichkeit, mit der in der Klinik bisher nicht
eingeführten experimentell-psychologischen Methodik weiter zu kommen, gibt ihr in jedem
Falle einen originellen Wert für klinische Arbeit. Im Versuch, Phylogenetisches und die
Lehre von den vegetativen Zentren, die durch Fr. Kraus und seine Mitarbeiter in den
Mittelpunkt des Interesses gerückt ist, zu verbinden mit dem, was wir am vegetativen
Nervensystem studieren, scheint mir eine Umfassung gegeben, die manches Verwandte
mit jenen Vorstellungen vom erweiterten vegetativen System hat, auf das Fr. Kraus
und seine Mitarbeiter die Aufmerksamkeit richteten. Daß ich diese so wertvollen und
anregenden Ergebnisse hier weniger berücksichtigen konnte, mag der entschuldigen, der
weiß, wie in jedem Arbeitskreise eine Gedankenrichtung prävaliert und uns so andere
Gedankenkomplexe nicht leicht nahe bringt. Da den Mitarbeitern dieses Handbuches
das Recht eingeräumt ist, namentlich in bezug auf Hypothesen individuell zu sein, schien
es mir berechtigt, trotz des Bewußtseins einer Einseitigkeit der Darstellung, die Anschauungen meines Assistenten W. Jaensch, ohne mich mit ihm zu identifizieren, zur Darstellung zu bringen. Er wird sie in einer ausführlichen Monographie demnächst nieder-
legen.

Ich sehe in diesen konstitutionellen Eigentümlichkeiten durchaus noch keine Krankheiten, aber es soll nicht geleugnet werden, daß von diesen durchaus im Bereich des Normalen liegenden Stigmatisierten fließende Übergänge bestehen bis zu solchen Individuen,
bei denen die vorhandenen Eigenschaften Beschwerden hervorrufen und damit die Grenze
konstitutioneller und dispositioneller Eigenschaften überschritten ist und die Krankheit
beginnt. Daß diese sich in der Regel mehr als Beschwerden eines Organs oder weniger
Organe äußert, obwohl sich vielerorts Abweichungen von der Norm nachweisen lassen,
macht es noch unmöglicher, scharfe Grenzen zu ziehen, die doch nur zu ordnenden Zwecken
vorgenommen würden, während in Wirklichkeit solche Grenzen nicht bestehen. Hat sich
ursprünglich die Begriffsbildung der Vagotonie aus den Vagusneurosen entwickelt, so
sollte man lieber jetzt den Ausdruck „Neurose" für solche Zustände möglichst vermeiden —
für Organneurosen möge er beibehalten werden — und sich deskriptiv an das zu Beobachtende halten. In dem Sinne liegt auch hier keineswegs der Versuch vor, alles Beobachtete
wieder nach zwei Extremen, etwa dem B- und T-Typus und ihren Mischformen, sauber
zu scheiden, sondern nur unter zahlreichen Stigmatisierten solche herauszugreifen, bei
denen der eine oder der andere Typus deutlich wird. Das läßt dann zu, daß in Zukunft
auch noch nach ganz anderen Gesichtspunkten weitere Gruppen von Stigmatisierten zusammengefaßt werden, und damit nähme die Wahrscheinlichkeit, sich dem Tatsächlichen

zu nähern, zu, von dem ja a priori nicht angenommen werden kann, daß alles in ein Entweder—Oder zerfällt. Hemmung und Förderung, Sympathikus, Parasympathikus, Kalium — Kalzium, Apotoniker und Anatoniker, B-Typ und T-Typ erscheinen mir dualistische Teilungen, die nur zum Teil aus den beobachteten Tatsachen entwickelt sind, dann aber aus dem Bedürfnis eines lückenlosen Ordnens heraus überwertet werden, während in Wirklichkeit sich eine ganze Reihe von tatsächlichen Beobachtungen nicht in ein Plus-Minus-System eingliedern lassen, auch nicht durch Mischformen. Der Synergismus von Vagus und Sympathikus, auf den wir schon so oft hinwiesen, ist ein gutes Beispiel dafür. Je näher wir klinischer Beobachtung stehen und nicht allein tierexperimentell geschult denken, um so einleuchtender muß es sein, wie komplex diese Fragen liegen, so daß weder ein Wagebalken noch ein Tau, das hin- und hergezogen wird, oder andere einfache Gleichnisse uns hier wesentlich nützen. Auch mit drei Gruppen, wie sie Kretschmer aufstellt, ist nicht gedient. Wenn wir eines Gleichnisses bedürfen, erscheint es mir richtiger, etwa daran zu denken, daß mit 25 Buchstaben die meisten Sprachen und alle Gedanken eine Ausdrucksform finden können. Die Stigmata wären die Buchstaben und der resultierenden Personen ist Legion, die wir von verschiedensten Gesichtspunkten in viele und wenige Gruppen ordnen mögen, bei denen aber stets neue Gruppierungen erlaubt und unter anderen Gesichtspunkten gleichberechtigt sind. An dieser Betonung liegt mir, weil ich nicht in bezug auf die Aufstellung der B- und T-Typen, wenn ich sie auch im Vorhergehenden breiter behandelte, in dem Sinne mich gebunden halte, als wenn nicht andere Gruppenordnungen wünschenswert und erfolgversprechend sein könnten.

3. Der Status des vegetativen Nervensystems.

Von der Idealforderung, einen Status des vegetativen Nervensystems aufzustellen, so wie man etwa einen solchen des zerebro-spinalen aufstellen kann, sind wir immer noch weit entfernt. Bei der Komplexität des Gegenstandes, wie sie aus unsern bisherigen Ausführungen hervorgeht, ist es wohl auch klar, daß er uns nur in begrenztem Umfange Schlüsse erlaubt, aber schließlich gilt das von jedem klinischen Status; ist es doch selten so, daß aus der Feststellung der anatomischen und funktionellen Abweichung der Einzeluntersuchung die Diagnose hervorgeht. Fast stets liegt zwischen Status und der richtigen Krankheitsauffassung des Einzelfalles eine Fülle von Analogieschlüssen, bewußten und halbbewußten Niederschlägen der Erfahrung an anderen Kranken, ja die Gesamtheit unserer Kenntnisse über ähnliche Krankheitsbilder. Das Abwägen der Möglichkeiten wird um so unsicherer werden, je lückenhafter das Wissen über die vorliegenden Krankheitszustände ist, und grade bei den uns beschäftigenden Konstitutionen und Krankheiten erscheint es noch besonders groß, aber zur Basis für ein Fortschreiten müssen die Feststellungen auch dann gemacht werden, wenn die Deutung der Einzelfeststellung unsicher ist. In dem Sinne beschränke ich mich hier darauf, aufzuzählen, was wir beachten können, ohne in der Regel die Vieldeutigkeit der Erklärungsmöglichkeiten zu geben. Die Vieldeutigkeit einer vorhandenen oder nach Einspritzung eines Pharmakons entstandenen Bradykardie wurde schon oben erwähnt. Oder eine besonders ausgesprochene respiratorische Arrhythmie soll festgestellt und im Status notiert werden; wir wissen aber damit noch keineswegs, ob bei diesen reflektorischen Vorgängen die Peripherie, von der der Reflex ausgeht, Endigungen des Lungenvagus, oder die Lunge selbst, Zentren in denen die afferenten Impulse in die efferenten umgewandelt werden, Stamm des Herz-Vagus, Endigungen des Vagus im Herzen, und endlich nicht zum mindesten der Zustand des Erfolgsorgans die Bradykardie bedingt. Ich führe dieses Beispiel an, weil mein verstorbener Mitarbeiter Pongs die respiratorische Arrhythmie in bestimmter Prüfungsart zum Gegenstande einer größeren Monographie gemacht hat und bei aller Vertiefung, die für die Klinik von der Digitaliswirkung des Herzens dabei gewonnen wurde, bei allen interessanten Ergebnissen, die Tierexperiment wie Krankenbeobachtung gebracht haben, weder von den verschiedenen Typen, die er bei der Tiefenatmungsprüfung entdeckt hat, noch von der „bradykardischen

Disposition", die er ermittelt hat, sich für den Einzelfall mit Sicherheit aussagen ließ, welchen Anteil an der respiratorischen Arrhythmie Zentrum oder Peripherie hatten, ja was davon auch nur innerhalb des rein nervösen Gebietes liegt, was am Zustande des Erfolgsorgans. Mit mehr oder minder Recht wiederholt sich Ähnliches fast für alle jetzt aufzuführenden Prüfungen, so daß die Aussage, was die Stigmata bedeuten, meist mit Unsicherheit verknüpft ist. Da, wo wir dennoch Hinweise geben, bezeichnen sie nur die z. Z. übliche Annahme, die Unsicherheit in sich schließen mag und mancher Korrektur bedürfen wird.

Mechanische Prüfung des vegetativen Nervensystems.

1. Der Bulbusdruck nach Aschner: Bradykardie durch einen Druck auf den Bulbus oculi ausgeübt, reflektorisch bedingt auf dem Wege über den Trigeminus zum Vaguszentrum. Es gibt einen so hochgradigen Ausfall der Prüfung, daß Herzstillstand von 10—12 Sekunden beobachtet wurde, auch Brechreiz und Erbrechen. Verstärkung während eines Pilokarpin- und auch während eines Adrenalinversuches. Die umstrittene Erklärung bei L. R. Müller: „Die Lebensnerven."

2. Der Vagusdruckversuch nach Tschermak. Man versucht hinter der Karotis den Vagusstamm zu drücken, als Folge ebenfalls Bradykardie, bei Jugendlichen von stärkerer Reaktion, bei Alten oft fehlend. Wenckebach wies speziell auf den Zustand des Erfolgsorganes hin, von dem im wesentlichen der Vagusdruck abhängen soll (s. auch Pongs: „Die respiratorische Arrhythmie). Ein gleichzeitiger Druck auf den Halssympathikus ist schwer vermeidbar, vielleicht oft ein Grund bei paradoxem Verhalten.

3. Der Hockversuch nach Erben. Durch Niederhocken, ebenfalls durch starkes Vorwärtsbeugen des Rumpfes, oder durch Rückwärtsbeugen des Kopfes entsteht eine Pulsverlangsamung, bis nach wenigen Schlägen wieder die alte Frequenz erreicht wird. Wie die Wirkung zustande kommt, ist vieldeutig (Blutzirkulation im Gehirn, Druckunterschiede im Liquor, ungewöhnliche sensible Reize und andere Möglichkeiten).

4. Respiratorische Arrhythmie ist bei tiefer Atmung in der Regel Langsamerwerden des Pulses, verschwindet bei Durchschneidung des Vagus oder großen Atropindosen. Seit Hering wissen wir, daß Spannungsänderungen der Lunge bei der tiefen Atmung hier der Anlaß sind für die afferenten Reize zum Vaguszentrum. Auch hier geben jugendliche Individuen viel stärkere Ausschläge. Pongs hat den Versuch ausgebaut, durch die Tiefenatmungsprüfung und dabei 2 Frequenzausschlagformen erhalten, wie sie die Abbildung S. 11 und seiner Monographie veranschaulichen. Die Hoffnung, daraus ein zuverlässiges vegetatives Stigma zu gewinnen, hat sich nicht erfüllt (s. seine ausführliche Monographie).

Mosler und Wehrlich haben an der Goldscheiderschen Klinik diese physikalischen Vagusprüfungen durchgeführt und kommen zum Ergebnis: daß ein starker positiver Ausfall einer oder mehrer physikalischer Vagusprüfungen mit anderen vegetativen Stigmata kombiniert nur mit Vorsicht für „vagotonische Zustände" zu verwerten ist, geradeso wie der starke Ausfall einiger pharmakodynamischer Funktionsprüfungen. Eine weitgehende differentialdiagnostische Bedeutung können sie den physikalischen Vagusprüfungen nicht zusprechen, ähnlich wie sich andere klinische Untersucher gegen die pharmakodynamische Prüfungsmethode des vegetativen Nervensystems ablehnend verhalten.

Pharmakologische Prüfung und klinische Stigmata[1].

In bezug auf die pharmakologische Prüfung will man heute wegen der Unzuverlässigkeit der Resorption, auch teilweiser Zerstörung des Pharmakon im Unterhautzellgewebe nur die intravenöse Injektion gelten lassen, wohl nicht mit Recht, wie ich in Übereinstimmung mit J. Bauer betonen möchte (s. o. bei Pharmakologie des V. N-S.). Eine Festlegung der Dosierungshöhe ist bei Anwendung dieser Prüfung dringend notwendig, ja es müßten mehrere Untersuchungen mit denselben Giften vorgenommen werden. Bauer hat besondere systematische Untersuchungen vorgenommen. Er benutzt für Pilokarpin in der Regel 0,007 gr, für Atropin 0,0005 gr, für Adrenalin 0,0007. Die entsprechenden Dosen für Kinder sind von Friedberg in den „Ergebnissen der inneren Medizin und Kinderheilkunde, Bd. 20", niedergelegt. Friedberg gibt sehr anschaulich einen Fall, bei dem neben den physikalischen Vagusprüfungen eine allgemeine Erregbarkeitssteigerung pharmakologisch für Vagus wie Sympathikus am Herzen nachzuweisen und der Grund für alle Ausfallssteigerungen von ihm in einem durch Grippeinfektion geschädigten Herzen zu suchen war. Dieses Einzelbeispiel für viele beleuchtet am besten wieder die Unsicherheit in der Deutung und damit das Problematische der Feststellung eines sog. Stigmas, wie seine Abhängigkeit vom Zustand des Erfolgsorgans.

Adrenalin: Loewische Reaktion. Nach Einträufelung von 1—3 Tropfen der 1:1000 Suprareninlösung in den Konjunktivalsack erweitert sich die Pupille. Die Funktionstüchtigkeit der sympathischen Hemmung entscheidet den Eintritt oder Nichteintritt der Mydriasis. Bei positivem Ausfall der Reaktion soll ein geringer Tonus im Vagus oder eine Übererregbarkeit im Sympathikus im Gebiete der für die Pupillenerweiterung in Betracht kommenden Innervation vorhanden sein. Es wäre danach ein Zeichen, das als Sympathikusstigma aufgefaßt werden könnte; Loewi fand es nach totaler Pankreasexstirpation bei Hunden und Katzen, bei einigen Diabetikern und Basedowkranken.

Bei intravenöser Injektion (Vorsicht wegen der oft sehr schweren Erscheinungen!) handelt es sich um Steigerung der auch am Normalen eintretenden Wirkung. Adrenalintremor, Blässe, Angstgefühl bis zum Kollaps, große Unruhe, eventuell Extrasystolen, Neigung zur stärkeren Glykosurie namentlich bei Zufuhr von Dextrose.

Die Veränderung des Blutbildes nach Adrenalininjektion beruht z. T. wohl auf der Kontraktion der glatten Muskulatur in der Milz mit Auspressung von bestimmten Blutelementen und ist nicht als Stigma verwendbar. Die Adrenalinblutdruckkurven wurden schon oben besprochen, sie sind unseres Erachtens nicht eindeutig als Vagus- oder Sympathikusstigma verwendbar, ebenso sind Frequenzänderungen vieldeutig. Die anfängliche Pulsverlangsamung soll auf Einwirkung des Adrenalin auf den Parasympathikus beruhen, sie läßt sich durch Atropin aufheben. Die Sympathikuswirkung des Adrenalin wäre die Pulsbeschleunigung. (Näheres siehe unter Pharmakologie des veg. N-S.)

Atropin: Trockenheit im Munde und Rachen, Hitzegefühl im Kopf und leichter Kopfdruck, Herzklopfen. An der Pupille ebenfalls Mydriasis, die Pulsfrequenz steigt, anfänglich kann eine Pulsverlangsamung vorhanden sein, Vieldeutigkeit auch hier der beobachteten Reaktion. Solange das Wagebalkengleichnis von Eppinger und Heß Bedeutung hatte, war die Ähnlichkeit von Atropin- und Adrenalinwirkung besonders anschaulich in dem Sinne, daß Erregung des Agonisten analog war der Lähmung des Antagonisten. Davon trifft

---

[1] Ausführlicher sind die Wirkungen der Pharmaka oben gebracht, weshalb wir sie hier nur streifen.

manches zu, es bleibt das Atropin gerade für Versuchsergebnisse gelegentlich ein wichtiges Pharmakon zur Herabsetzung, ja Aufhebung einer Vaguswirkung.

Pilokarpin: Hitzegefühl, Rötung des Gesichts, vermehrte Darmperistaltik, eventuell Schwindelgefühl. Auf den Puls wirkt es nicht im Sinne einer Verlangsamung, wie es nach der Theorie geschehen müßte, im Gegenteil eher Beschleunigung. Diese Beschleunigung ist nach Friedberg eine „zentral erregende sympathische". Die Hautrötung beruht auf parasympathischer Erregung der Vasodilatatoren. Auf die sakral-autonomen Gefäßnerven hat es keine Wirkung. Speichelsekretion vermehrt, dünnflüssiger, parasympatischer Speichel. Hochgradige Schweißsekretion (strittiges Problem in bezug auf Vagus- oder Sympathikuswirkung s. oben), Tränensekretion und Sekretion der Nase, Harndrang und Blasentenesmen.

Wir sehen — es sei nochmals betont — wie sämtliche physikalischen wie pharmakologischen Prüfungsmittel fast in jeder ihrer Wirkungen einer vieldeutigen Interpretation bedürfen. Immerhin will diese Kritik nicht soweit gehen, daß es nicht erlaubt sei, bei auffallend starken Adrenalinreaktionen nicht auf eine besondere Erregbarkeit im sympathischen Apparat zu schließen oder bei einer an den verschiedensten Organen sich äußernden starken Pilokarpin- oder Atropinreaktion nicht auf eine Erregbarkeit des parasympathischen Apparates Rückschlüsse zu ziehen. Man hüte sich aber durch falsche Exaktheit vor Fehlschlüssen. Es darf nicht gesagt werden: Wenn nach Atropin die Pulsfrequenz über 20 steigt, ist eine vorhandene Vagotonie aufgehoben worden. Gerade das Herausgreifen einer Einzelreaktion und ihre quantitative Bestimmung ist das Irreleitende. Das ist für Bradykardie und Tachykardie hier von mir schon oft angedeutet. Nur das Zustandekommen möglichst vieler Reaktionen auf das Pharmakon hin und das Zusammenpassen zu allen anderen Stigmata kann uns berechtigen, von vegetativ Stigmatisierten zu sprechen mit einer Domination parasympathischer oder sympathischer Zeichen. Das ist das weitgehendste, was über die Scheidung in beide Gruppen gesagt werden kann. Aus diesem Grunde erscheint mir heute die physikalische und pharmakologische Funktionsprüfung fast weniger wichtig wie die ohne besondere Maßnahmen zu erhebenden Stigmata. Auch diese sind weniger vorzunehmen unter dem Gesichtspunkte, ob sie sympathikomimetisch oder parasympathikomimetisch sind. Wenn man die Prägung von Berger und Dale, die zunächst nur für Amine gedacht war und auf die vegetativen Pharmaka erweitert wurde, auf alle Sympathikuswirkung und Parasympathikuswirkung darstellende Erscheinungen ausdehnen will.

Eine lückenlose Aufzählung dessen, was hier zu beachten ist, erscheint mir nicht geboten. Wichtig wohl 1. am Auge die Weite der Lidspalte, die Weite der Pupille, die Reaktion und Reaktionsart der Pupille, das Vortreten des Bulbus oder der Enophthalmus, vor allem auch die geringsten noch in der Breite des Normalen liegenden Grade der Protrusio bulbi, die reichliche Benetzung des Bulbus durch die Sekretion der Tränendrüsen. 2. An der Haut Röte oder Blässe, der leichte affektive Wandel im Erröten und Erblassen, der Dermographismus und seine verschiedenen Arten, wie Ebbeke ihn analysiert hat, roter, blasser Dermographismus usw. (s. oben), eventuell die Entzündungsbereitschaft der Haut, das Studium der Kapillaren mit dem Kapillarmikroskop im Sinne der sog. vasoneurotischen Konstitution von Otfried Müller und seiner Schule, im Sinne der Kapillarbeobachtungen von W. Jaensch und der Kapillarformen, die Westphal in letzter Zeit besonders studiert, durch die Beachtung der kleinen Telangieektasien, namentlich auch in Form der kleinen, bisher als Hämangiome aufgefaßten Bildungen, die Neigung zur Urtikaria und ähnlichen Quaddelbildungen nicht nur bei mechanischer Irritation der Haut, sondern auch in bezug auf Arzneimittel, die Resorptionsgeschwindigkeit künstlich gesetzter Quaddeln, wie Kauffmann sie beschrieben hat, die Wärme der Haut, das Schwitzen, kalte nasse Hände und Füße oder warme und feuchte Hände und Füße, die Hautpigmentierung auch in bezug auf die Pigmentierungsfunktion bei Besonnung, hier Unterschiede in der Pigmentierung und im Kapillarverhalten bei Brünetten, Blonden und besonders Rothaarigen. Ähnlich 3. bei der Schleimhaut pathologische Kapillarbildung, wie sie am Lippenrande von Otfried Müller beschrieben wird, vermehrte Schleimhautsekretionen wie beim Asthma, Heuschnupfen, Neigung zu wässeriger Nasensekretion bis zum echten Schnupfen hin, Neigung zu Bronchitiden und Pneumonien als Infektionsbereitschaft der Luftwege, Neigung zur Schleimproduktion des Dickdarmes bis zur Colica mucosa, vermehrte Sekretion der Speicheldrüsen am Magen-Darmtrakt, Schleimsekretion des Magens, Magensaftsekretion, am besten zu studieren durch die fraktionierte Aushebe rung, wie sie nach amerikanischem Vorgehen in Deutschland zuerst Katsch auf breiter Basis an meiner Klinik durchgeführt hat, 4. Beurteilung des Magen-Darmtraktus, soweit sie mit aller Kritik einen Schluß auf den Magen-Darmtonus und seine Innervationsart zuläßt. Wichtig ist hierfür der Magentonus, Magenperistaltik, das Spiel der Sphinkteren, weniger an der Kardia als am Pylorus, die Anlage zu leichtem oder fast unmöglichem Erbrechen (siehe Klees schöne Untersuchungen über den Brechvorgang), das Verhalten des Darmes, insbesondere des Dickdarmes, weniger beurteilt nach der Art der Stühle wie nach dem Dickdarmbilde bei Röntgenuntersuchungen, der sog. Pilokarpindarm ohne Pilokarpin, d. h. die starke Haustrierung, die vielleicht besser als Cholindarm zu bezeichnen wäre, die dyskinetische Bewegungsform am Darm mit Studium der Haustrierung und des Haustrenfließens, als Gegensatz der atonische Darm, mit der durch Relaxation der Längsmuskelstreifen, Tänien, gegebenen Kolongirlande. Durch die grundlegenden Untersuchungen von Katsch, die sich gerade streng an die pharmakologische Prüfung anschließen (Adrenalindarm, Atropindarm, Pilokarpindarm), erscheint dieser geeigneter wie die Beobachtung vieler anderer Organe, ein Urteil über die Innervationstendenz bei vielen Individuen zu geben.

5. Endlich die Beurteilung des Herzens selber, wie der Gefäße, Bradykardie, Tachykardie, „bradykardische und tachykardische Disposition" (Pongs), hier schon in ihrer Deutung schwer erfaßbar, noch mehr alle Arten der Rhythmusstörungen, für die jedenfalls das Erfolgsorgan mit seiner Automatie eine weit größere Rolle spielt wie der Einfluß der regulatorischen Herznerven. Weder Extrasystolen noch Block, noch weniger andere Rhythmusstörungen können häufiger Aufschluß über das geben, was hier besonders interessiert. Auf die Form des Herzens, spitzes oder stumpfes Herz, auf die Zeitverhältnisse im Elektrokardiogrammablauf (Blumenfeld und Brugsch) ist Bedeutung gelegt worden, ja Kraus vertritt die Meinung, daß das Aortenherz im Sinne eines Vagotonus, das Mitralstenosenherz im Sinne eines Sympathikotonus arbeitet, offenbar erworbene Verschiebungen in der Gleichgewichtslage der Regulatoren durch Kationen, während der „Aktionstypus" nach von Cyon durch vermehrte Impulse von seiten beider Regulatoren (Synergismus?) zustande kommen soll. Auch der Blutdruck, wenigstens in seinen geringeren Abweichungen von der Norm als Hypo- und Hypertonus, kann als Zeichen verwandt werden zentraler vasomotorischer Einstellung im Sinne eines veränderten Vasotonus. Über die Blutdruckzentren und die Art ihrer Einstellung hat Dresel beachtenswerte Vorstellungen in Gemeinschaft mit Brugsch und Levi geäußert. Daß für den Blutdruckwert eine ganze Reihe anderer Faktoren noch mitbestimmend sind, bleibt natürlich zu beachten. 6. Daß auch der Stoffwechsel in seiner

Gesamtlage, speziell der Kohlehydratstoffwechsel und der Wasserhaushalt durch
regulierende Zentren beherrscht, von den Hormonen wie Elektrolyten beeinflußt, auch mit den regulierenden Nerven des vegetativen Systems in enger
Wechselbeziehung steht, sei hier nur betont, die Einzelheiten gehören in das
Kapitel der Stoffwechselkrankheiten, aber gewisse Funktionsstörungen, speziell
des Kohlehydratstoffwechsels, können uns ebenfalls einen wichtigen Hinweis
auf Disharmonien im vegetativen Nervensystem, „Dyshormonien im vegetativen System" geben.

Mit diesen Feststellungen, die vieler Erweiterungen noch fähig sind, auf
„Stigmata", die sich ergeben z. T. aus einfacher Beobachtung des Kranken,
z. T. unter Beobachtung vom Funktionsablauf, unbeeinflußt oder durch irgendwelche physikalische oder pharmakologische Agentien beeinflußt (letztere Prüfung ist heute mehr in den Hintergrund getreten), läßt sich eine freilich recht
unvollständige Orientierung gewinnen über das Verhalten der Organsysteme,
die Beziehungen zum vegetativen Nervensystem haben. Welche Organe hätten
es übrigens nicht? Nierenleistung, Blasenfunktionen, die Genitalreflexe, Leber,
Funktion und Tätigkeit der extrahepatischen Gallenwege, die Funktion des
retikulo-endothelialen Apparates und manches andere wurde gar nicht erwähnt.
Gründlichere Beachtung aller Stigmata könnte zur Basis werden, um Kon-
stitutionsgruppen, ja Krankheiten zusammenzufassen, ein Schema aber
eines solchen Status des vegetativen Nervensystems aufzustellen, wie
ich es seinerzeit unternehmen wollte, dazu habe ich auch heute nicht den Mut.
Nicht nur weil die Deutung vieler einzelner Stigmata strittig ist, sondern weil
wir eingesehen haben — das ist der Gedanke, der immer wiederholt werden
muß —, daß das vegetative Nervensystem nur ein Teil eines größeren Ganzen
ist, und selbst wenn wir das automatische Nervensystem der Organe restlos
miteinbegriffen, sagen uns die Stigmata kaum aus, wieweit sie von den Zentren,
wie weit sie von der Peripherie beeinflußt sind. Ist schon die Peripherie von
vielen Faktoren beherrscht, den Elektrolyten, dem Säure-Basengleichgewicht,
den Hormonen, der Art, wie die Nervenendigungen angreifen und manche
Zwischenglieder zwischen der sog. Nervenendigung und der glatten Muskelzelle
oder der Sekretzelle funktionieren, so erscheint das Verhältnis der Zentren
zueinander heute noch fast unentwirrbar. Die Degeneration gewisser Ganglienzellen, wie sie nach Entfernung von Pankreas, Niere und Nebenniere von
Brugsch, Dresel und Levi beschrieben ist, wird von einem so guten Kenner
jener Verhältnisse wie Spiegel (Wien) noch stark in Zweifel gezogen. Das Verhältnis vom Striatum zum Pallidum, auch dessen Beeinflussung von Hormonen
und Kationen, beginnt erst studiert zu werden, und wie die kortikalen Einflüsse
auf diese vegetativen Zentren zu beurteilen sind, wie gar die Affekte in das
vegetative Nervensystem ausstrahlen, „als ob" sie wirkend dieses beeinflußten,
und wie sie in ihrem psycho-physischen Wesen zu deuten sind (Metzner), das
alles ist dermaßen umstritten und im Flusse, daß ein so einfaches und objektiv
so leicht und exakt feststellbares Phänomen wie auch nur eine ausgelöste Tachykardie oder Bradykardie, eine Legion von Fragen aufkommen läßt, die eine
klare, naturwissenschaftliche Antwort zur Zeit noch unmöglich machen. Gewiß
können wir uns vieles relativ plausibel deuten, eine Tachykardie aus Angst
z. B. wird den Affekt bei der Erklärung berücksichtigen müssen, ebenso auch
ein Ansprechen des Adrenalinsystems und eine Sympathikuserregung, die zur
Akzeleranswirkung führt. Kalzium wird von den Zentren wie von der Peripherie
aus Wirkungen entfalten können und sich am Herzen mit der Digitaliswirkung
zu besonderer Bradykardie kombinieren, wie Billigheimer an meiner Klinik
jüngst gezeigt hat, und doch bleibt selbst für diese beiden noch relativ einfachen
Beispiele sehr vieles nicht leicht verständlich.

So ist die Forderung eines Status des vegetativen Nervensystems eine Idealforderung, der unsere wirkliche Beobachtung am Krankenbett nur näher kommen kann, die sie aber kaum je erreichen wird. Mit Resignation werden wir aber doch schon jetzt genug Menschen finden, die „stigmatisiert" sind; ob wir sie als gesund oder krank zu bezeichnen haben, hängt mit der Definition des Begriffes Krankheit eng zusammen, ist aber im Einzelfalle meist leichter als die theoretische Definition des Krankseins.

4. Die Rolle des vegetativen Nervensystems bei einzelnen Krankheiten.

Auch hier werde ich mich im Sinne des Problematischen mit kurzen Hinweisen begnügen müssen. Während beim Konstitutionsproblem die weitgehende Verbreitung in bezug auf Humoral- und Organverfassung, aber der geringe Intensitätsgrad gerade wesentlich ist, handelt es sich hier um Krankheiten, die aus dieser Konstitution erwachsen oder im Sinne von Organneurosen anscheinend nur ganz isolierte Funktionsstörungen eines einzelnen Organgebietes zur Grundlage haben, eventuell auch ohne eine konstitutionelle Grundlage. Das beste Beispiel für die Isoliertheit solcher Krankheiten stellt das Asthma bronchiale dar, aber auch gleicherweise ein Beispiel für die Vielheit der bedingenden Faktoren.

Die experimentelle Analogie mit der spastischen Bronchostenose und akuter Lungenerweiterung beim anaphylaktischen Schok des Meerschweinchens rückt das Zustandekommen des Asthma bronchiale in die Reaktionen der Überempfindlichkeit. Die amerikanische Auffassung der jüngsten Zeit beachtet fast nur dieses Moment, dazu passen der Heuschnupfen, wie die schon altbekannten Überempfindlichkeitsmomente, die ein Asthma auslösen, Pferdegeruch, Ipekakuanhastaub und vieles andere mehr[1]). Das bronchotetanische Moment in der Überventilationstetanie mit niedrigem Ca-Spiegel weist auf noch andere Zusammenhänge hin. Daneben Auslösung des Asthmas auf reflektorischem Wege, Myom, Nasenpolyp usw. Die Asthmaauslösung durch Reizung des Vagusstammes, Hilusdrüsen, Aneurysma usw., die psychogenen Asthmafälle, die rein psychotherapeutisch dauernd geheilt werden können, endlich die klimatischen Faktoren, asthmaerzeugende und asthmabeseitigende, und doch trotz der Vielheit dieser Auslösungen ein identisches Krankheitsbild, erhöhter Tonus der Bronchialmuskulatur, spezifische Schleimsekretion, Eosinophilie. Für viele Fälle von Asthma steht die Konstitution, ja die Erbmassenanlage außer Zweifel, durchaus nicht für alle. Die therapeutischen Erfolge von Atropin und Adrenalin, die hier wirklich oft fast gleichsinnig wirken, von Hypophysin (Asthmolysin) und Kalzium, ebenso wie von Wach- und Schlafsuggestion, lassen an keinem Krankheitsbeispiel so klar das parasympathische Moment und doch die Komplexität von Krankheitsbereitschaft, Krankheitsauslösung und Krankheitsbeseitigung erkennen. Es gibt Asthmafälle, bei denen kein anderes Stigma irgendwie nachweisbar ist, und solche von hochgradig vegetativ Stigmatisierten.

Ähnlich ist der Kardiospasmus mit wohl stets zugeordneter Ösophagusdilatation gelegentlich anscheinend isolierte gestörte Funktion vom Nerven aus, nicht nur, wenn der Vagus, wie im Falle von Kraus, sich sogar organisch als krank erweist.

Die Colica mucosa wird nicht mit Unrecht als „Asthma bronchiale" des Dickdarmes bezeichnet, weil sich dort selbst bis zur Eosinophilie hin fast alles

---

[1]) Storm van Leuwens Arbeiten erschienen nach Abschluß des Manuskripts.

wiederholen ließe, was in bezug auf das Asthma gesagt ist, bis zum Muskelkrampf und zur Schleimsekretion hin.

Beim Herzen sog. isolierte Herzneurosen, ein Terminus gerade dort unbehaglich in seiner Definition, weil er zur Unexaktheit verführt. Der große Fortschritt wurde angebahnt, als rein deskriptiv Wenckebach „die Unregelmäßigkeiten des Herzschlages" beschrieb und sie ganz vom diffusen Neurosebegriff löste, und doch eine Menge anderer Erscheinungen am Herzen und an den Gefäßen, die sicherlich als Krankheiten mit dem vegetativen Nervensystem in Verbindung zu bringen sind.

Beim Ulcus ventriculi und duodeni habe ich jene Beziehungen an anderer Stelle abzuhandeln. Von den Magenneurosen bleibt, wie ich in meinem Kongreßreferat in Kissingen ausgeführt habe, wenig übrig, wenn man die Psychoneurosen und andererseits das Ulkus ausschließt. Funktionsabweichungen am Magen im Verlauf endokriner Erkrankungen oder Funktionsabweichungen bei der Tabes gehören nicht hierher, aber reine „Magenneurosen" ohne die erwähnten mit einem klaren abgegrenzten Symptomenkomplex fehlen fast ganz und können kaum mehr als Krankheitsbilder aufgestellt werden. Das gilt vom Morbus Reichmann, gilt von isolierten Pyloro- und Gastrospasmen, jedenfalls in weit höherem Maße wie etwa vom Kardiospasmus.

Die Erkrankungen der Gallenblase sind, wie Westphal an meiner Klinik gezeigt hat, in hohem Maße abhängig von der motorischen Funktion an der Gallenblase und den großen Gallenwegen. Wie auch hier Sympathikus- und Vaguswirkung ineinandergreifen und eine Störung in ihrem Zusammenspiel eine Stauung in den Gallenwegen bedingt, das ist ausführlich in seiner Habilitationsschrift niedergelegt. Auch hier erscheint die Disharmonie in beiden Systemen wichtiger für die sog. „Neurose der Gallenwege" als eine isolierte Funktionsstörung im Sympathikus oder Parasympathikus. Als disponierender Faktor für viele aszendierenden Infektionen auf der Basis von Stauung der Gallenwege und für infektiöse wie sterile Steinbildung erscheint uns die Rolle des vegetativen Nervensystems bei einer großen Zahl der Erkrankungen der Gallenblase, gerade auch der organischen Erkrankungen, nicht gering (Internationale ärztliche Fortbildungskurse, Karlsbad 1924).

Selbst bei der Pankreatitis, sofern der Schluß der Papilla Vateri mitbedingend ist für infektiöse und nichtinfektiöse autodigestive Pankreaserkrankungen, spielt das vegetative Nervensystem eine Rolle, die Häufigkeit leichterer Pankreaserkrankungen wird von uns behauptet (Katsch).

Beim Dickdarm ist außer der schon erwähnten Colica mucosa zu gedenken der kleinen Ulzerationen, namentlich im Rektum, die Westphal auf angiospastische funktionelle Zustände zurückführen will. Vor allem aber ist vielleicht kein Organ so geeignet, die sympathischen und parasympathischen Einflüsse zu demonstrieren, die dort die Form des Dickdarmes bestimmen. Katsch konnte zeigen, daß die Haustren nicht wie die Anatomen meinten, etwas Präformiertes sind, sondern daß sie nach ihrer Anzahl, Größe und Form restlos abhängig sind von der Art der Innervation der glatten Muskulatur, ebenso wie die Guirlandenform und andere Lagerungsverhältnisse des Dickdarmes vom Tonus der Längsmuskulatur abhängen. Indem er nun die Form und Bewegung des Dickdarmes verfolgte, wenn er durch die Pharmaka des vegetativen Nervensystems beeinflußt war, ließ sich ein Pilokarpin- oder Physostigmindarm von einem Atropin- oder Adrenalindarm unterscheiden. Die grundlegende Feststellungen wurden durch seine Methode der Bauchfensterbeobachtung am Kaninchen gewonnen, sie sind dann durch Röntgenstudien auch auf den Menschen übertragen worden. Es würde hier viel zu weit führen, seine Diskussion zu wiederholen, wieweit die einzelnen Pharmaka die intramuralen Plexus (enteric system) beeinflussen, wieweit durch Hemmung des Sympathikus Förderung des Parasympathikus (Vagus und Nervus pelvicus) hervorgerufen sind. Wichtig ist hier nur, daß jene experimentellen Ergebnisse das Problem der Obstipation aufklären, das für uns lediglich eine Abweichung in der motorischen Funktion des Dickdarmes ist: Dyskinetische Form der Obstipation, spastische Obstipation, atonische Obstipation und psychische Obstipation durch Peristaltikhemmung, Obstipationsdiarrhöen, um nur die Schlagworte zu nennen, die die Beziehungen aufdecken zwischen den Funktionsstörungen des Dickdarmes, die mit der Innervationsart seiner glatten Muskulatur in unmittelbarer Beziehung stehen. Der sog. Pilokarpindarm ohne Pilokarpin, vielleicht heute besser als Cholindarm bezeichnet, gehört hierher. Wichtig zum Verständnis auch die im Tierexperiment gezeigten Beziehungen von Lust- und Unlustempfindungen auf jenes funktionelle Verhalten des Darmes, z. B. auch die emotionellen Diarrhöen. So werden wir zu den Krankheiten, bei denen das vegetative Nervensystem eine wesentliche Rolle spielt, fast alle Obstipationsformen zählen dürfen, aber nur vereinzelte diarrhoische Erkrankungen, weiter die Colica mucosa und kleine Ulzerationen im distalen Kolon. Daß auch bei Dickdarmerkrankungen anderer Pathogenese die Erregbarkeit des Erfolgsorganes und das vasomotorische Verhalten der Schleimhaut, ebenso wie die Schleimsekretion abhängig sind vom vegetativen Nervensystem, mag als Hinweis im Sinne von einer Krankheitsbereitschaft genügen. Wieder wird nicht geschieden zwischen einer funktionellen Bereitschaft des Erfolgsorganes und einer allgemeinen konstitutionellen Bereitschaft der Person.

Unter den Krankheiten und pathologischen Zuständen der Gefäße wären neben dem intermittierenden Hinken als Angiospasmus in den Beingefäßen, der Angina abdominis, deren Existenz mir zweifelhaft ist, die Angioneurosen und trophischen Störungen der Extremitäten, die bei den Sympathikusoperationen nochmals anzuführen sind (s. diese), vor allem der Spasmus der Koronargefäße zu nennen. Ich glaube, daß er nicht nur für die vasomotorische Angina pectoris eine Rolle spielt, sondern daß auch das sklerotische Koronargefäß sich im Anfall noch spastisch verengt, soll man verstehen, warum Ruheperioden mit Anfallsfreiheit von Angina-pectoris-Schmerzen unterbrochen werden. Dabei bleibe nicht verschwiegen, daß nicht jede Angina pectoris, erst recht nicht jeder Herzschmerz, auf mangelnde Durchblutung des Koronargefäßes zurückgeführt werden darf (s. später). Diese funktionelle Lumenverengerung der Koronargefäße bei sonstiger normaler vasomotorischer Einstellung kommt selbst bei Hypotonus vor. Der Hypertonus schafft hierfür aber besondere Bereitschaft, sowie für Angiospasmen an anderer Stelle (s. Pals „Gefäßkrisen"). Auch in den Hirngefäßen werden Angiospasmen angenommen als Grundlage für „angiospastische Insulte", sie gehen nach Westphal auch der Haemorrhagia cerebri voraus, die seit Rosenblatts Feststellungen nicht mehr als einfaches Gefäßbersten aufgefaßt werden kann, sondern der nach Westphal funktionelle Gefäßzustände vorausgehen müssen. Daß funktionelle Gefäßzustände speziell in dem präkapillaren Anteile der Arteriolen, Beziehung zur Nephritis haben, betont vor allem Volhard. Gleiches soll sich extrarenal begeben beim Zustandekommen des Nephritishydrops, auch anderen Hydropsien.

Damit sind nichts weniger als alle Krankheiten aufgeführt, bei denen das vegetative Nervensystem eine Rolle spielt, ja mit vertiefter Einsicht sind nicht leicht viele Krankheiten denkbar, bei denen es überhaupt keine Rolle spielen sollte, namentlich unter dem erweiterten Begriff des vegetativen Systems. Ich habe vornehmlich hier die Krankheiten aufgeführt, zu deren Verständnis gerade in funktioneller Beziehung mein Mitarbeiterkreis und ich uns bemüht haben, gewisse Zusammenhänge mit dem vegetativen Nervensystem aufzudecken.

Die Tuberkulose und die chronische Arthritis, um noch zwei große, durch ihre weite Verbreitung bedeutende Krankheiten zu nennen, sind schon von Eppinger und Heß, und seitdem oft, in analoge Betrachtungen hineingezogen worden. Den Anteil, den hier die Konstitution nach Gesichtspunkten von Vererbung, endokrinen Einflüssen und Umstimmungen des vegetativen Nervensystems hat, erscheint noch wenig entwirrt.

Auch die Gynäkologie findet bei der Pathologie der Menstruation wie beim Ablauf normaler Gravidität und deren Störungen manche Beziehungen zum vegetativen Nervensystem, so daß gerade nach dieser Seite das Bedürfnis nach einem Status des vegetativen Nervensystems besteht. In bezug auf enge Zusammenhänge mit anderen Krankheiten findet sich schon in der „Vagotonie" von Eppinger und Heß noch vieles aufgeführt, ebenso bei Dresel und L. R. Müller.

Ohne Frage wäre hier außer den Einzelerkrankungen, auf die nur ganz kurz hingewiesen ist, zu sprechen von allgemeinen Krankheitsbereitschaften. Es gibt Individuen mit einer Spasmusbereitschaft, die sich das eine Mal an der Kardia, dann am Pylorus oder am Darm als spastische Obstipation, auch als Colica mucosa äußert, Individuen, die man im ganzen Verdauungsrohr als spasmophil bezeichnen könnte, auch solche, bei denen die Neigung zu Spasmen sich nicht auf ein funktionelles System allein beschränkt; z. B. kann ein Asthma bronchiale zu einer Colica mucosa hinzukommen oder auch Neigung zu Angiospasmen, wie andererseits Menschen mit einem erhöhten Tonus in den Gefäßen, etwa die essentiellen Hypertoniker, noch eine besondere Kontraktionsbereitschaft in einzelnen Gefäßprovinzen haben, so an den Koronargefäßen (angiospastische Angina pectoris), an den Hirngefäßen, und auch ihre Schmerzen in den Extremitäten oder im Kreuz auf solche spastische Bereitschaft zurückzuführen sind. Daß hierfür die Bezeichnung „Spasmus" schief ist, und daß nicht nur der Hypertoniker, sondern auch Menschen mit normalem und selbst niedrigem Blutdruck solche Gefäßzusammenziehungen haben können, ist klinisch evident (s. die Habilitationsschrift meines Schülers Dr. Kauffmann, auch Pals Gefäßkrisen).

Bei diesen Disponierten zu solchen und anderen funktionellen Störungen, aus denen, wie ich immer wieder betone, selbst organische Veränderungen hervorgehen können, sind wir im Gebiete von Krankheitsbereitschaften, ja auch Krankheiten auf dem Boden der Konstitution und nehmen damit den Konstitutionsbegriff im Sinne von Lubarsch nicht nur als Keimanlage, also durch die Erbmasse bedingt, sondern denken auch an erworbene konstitutionelle Eigenschaften. Ob man hier zweckmäßig von Neurosen spricht, bleibe dahingestellt. Es ist in dieser funktionellen Pathologie des vegetativen Nervensystems fast überall der vage Ausdruck „Neurosen" vermieden und die Grenzen zwischen Konstitution und Disposition einerseits und Krankheiten (Neurosen des vegetativen Nervensystems) andererseits nicht scharf gezogen. Es sei auf das Voraufgehende verwiesen, das nicht die Rolle des vegetativen Nervensystems bei einzelnen Krankheiten, sondern im wesentlichen den Versuch, konstitutionelle Gruppen zu erfassen, bezweckt.

5. Die Reflexphänomene und Organschmerzen.

Da es sich um eine Reihe von Feststellungen handelt, die vor allen Dingen für die Diagnose, auch für unser therapeutisches Handeln, selbst das chirurgische, große Bedeutung haben, da aber außerdem Probleme vorliegen, die zum

Verstehen der Beschwerden bei Krankheiten nicht nur praktisch, sondern gerade auch theoretisch das größte Interesse haben, scheint es mir berechtigt, den Reflexphänomenen und Organschmerzen einen besonderen Abschnitt zu widmen. Gehen wir von Feststellungen eigener Erfahrung aus:

Aorteninsuffizienz mit Angina pectoris. Die Abb. 6 zeigt „hyperalgetische" und „hyperästhetische Zonen" von scharfer Begrenzung im Bereich der schwarz angelegten Stellen der Skizze. Es handelte sich um eine Aorteninsuffizienz im Stadium der Dekompensation mit starken Angina-pectoris-Anfällen, dabei gleichzeitig ein positiver Chvostek und Trousseau. Starke Dilatation des Herzens besonders nach links, auch großer linker Vorhof, Rekurrenslähmung. Auf der Scheitelzone subjektives Hitzegefühl, das auch objektiv nachweisbar war (s. später). Arrhythmia perpetua. Die Nervenstämme am linken Arm, namentlich der Ulnaris, stark druckempfindlich. Plexusdruck: links starke Empfindlichkeit im Vergleich zu rechts. Auf Kalzium intravenös verschwinden die tetanoiden Zeichen. Das Herz zeigt starke Digitalisempfindlichkeit (Kalziumwirkung), eine Regularisierung

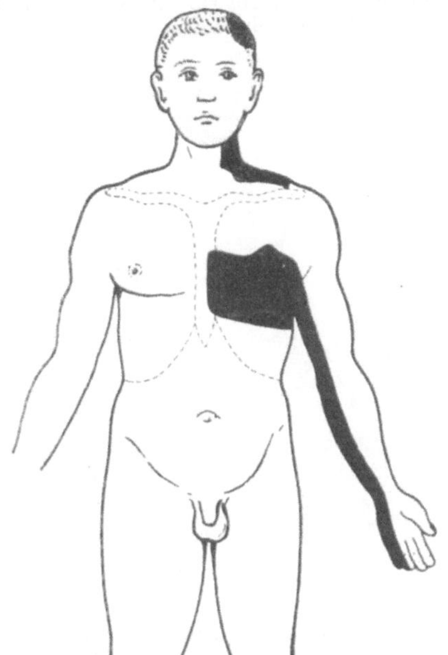
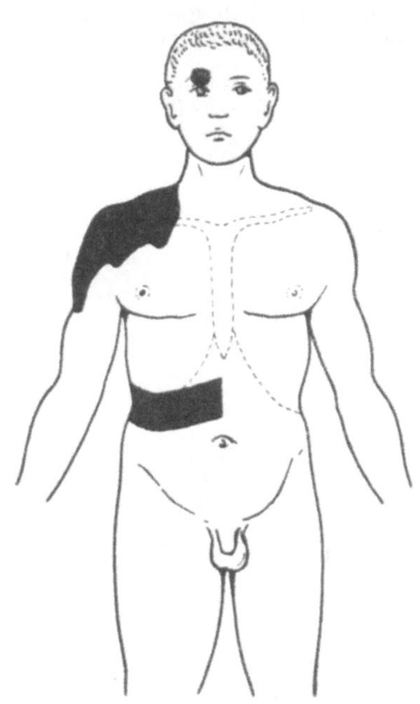

<table>
<tr><td>Abb. 6. Anfall von Angina pectoris bei Aorteninsuffizienz.</td><td>Abb. 7. Hyperalgetische Zonen kurz nach einem Gallensteinanfall. Operation: Zwei Steine.</td></tr>
</table>

durch Conchinin (Chinidin) gelingt nicht. Die Sensibilitätsstörungen bleiben bestehen, wenn auch in geringerem Maße, außerhalb der Angina-pectoris-Beschwerden. Subjektiv wird die Zone am Scheitel am meisten dauernd als lästig empfunden, namentlich wegen des Hitzegefühls.

Cholezystitis mit Cholelithiasis (Abb. 7). Die Zonen am Rumpf scharf gürtelförmig abgegrenzt, am Rücken gerade wie an der Bauchseite. An der Schulter durch den Phrenikus (?) vermittelte Hyperalgesie, an der Stirnzone zum ersten Trigeminusast gehörig. Die Rumpfzone entspricht dem Dorsalsegment 6—11. Während der Anwendung von Kataplasmen gibt der Kranke an, daß die Schmerzhaftigkeit der Kopfzone zunimmt, die am Rumpf und an der Schulter nachläßt. Als außerhalb des Anfalles die subjektiven Schmerzen verschwunden sind, ergibt sich, daß die Zone nur noch von Dorsalis 6—8 besteht, fast nur noch beim Kneifen der Haut zwischen zwei Fingern nachweisbar. Die Zone um das Zervikalsegment 4 herum und über der Orbita ist verschwunden. Nach 8 Tagen hat die Intensität der Sensibilitätsstörung sehr nachgelassen. Dann häufen sich wieder schwere Gallensteinanfälle, die Zone dehnt sich vom 6.—10. D.-Segment aus. Eine paravertebrale Anästhesie neben dem Processus spinosus des 10. Brustwirbels wird vorgenommen, wahrscheinlich also das 11. Dorsalsegment erreicht. Bei Berührung des Nerven mit der Nadel heftigste Schmerzäußerung vorne am Leib, „als wenn in dieGallenblase gestochen würde". Injektion von 8 ccm 1 %iger Novokainlösung. 30 Minuten später sind alle Schmerzen verschwunden. Wieder $^{1}/_{2}$ Stunde später treten von neuem heftige Schulterschmerzen rechts auf mit hyperalgetischen Zonen, während die anderen Zonen verschwunden sind. Die Beschwerdefreiheit hält bis zum nächsten Morgen an, dann Schmerzen von geringer Intensität, aber ohne Auftreten von Rumpfzonen. Erst Tage darauf ist die hyperalgetische Zone wieder in alter Stärke und Form ausgebildet. Der Operationsbefund ergibt zwei haselnußgroße Steine im Halse der Gallenblase, Ductus choledochus frei.

Schmerzrezidiv nach Cholezystektomie (Abb. 8a u. b). Februar 1921 wegen Gallenblasenempyem operiert. Ende Juli von neuem Schmerzanfälle unter dem rechten Rippenbogen, die Schmerzen ziehen heftig nach der rechten Schulter. Im November und Dezember Wiederholung des Zustandes. Glanzauge, seltener Lidschlag, Graefe positiv, Struma, feuchte Haut, lebhafte Reflexe, starke Druckempfindlichkeit in der Gegend des Gallenblasenbetts. Bei Druck in der Lebergegend Ausstrahlung in den Rücken, in die Gegend des 9.—11. Thorakalsegments. Dort überempfindlicher Hautbezirk. Ausgesprochen vegetativ stigmatisiert im Sinne der B-Typus. Keine sichere Feststellung, worauf

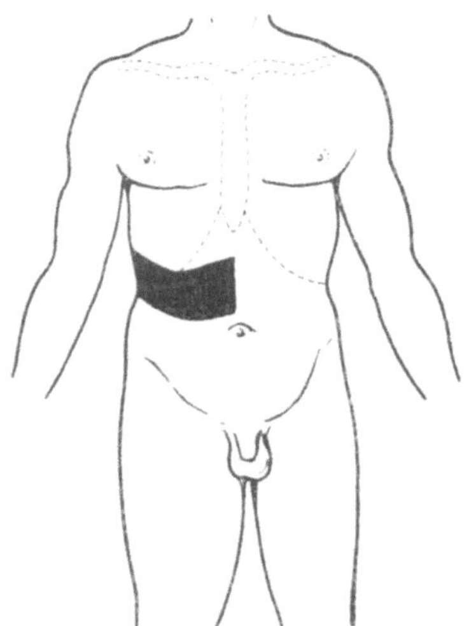 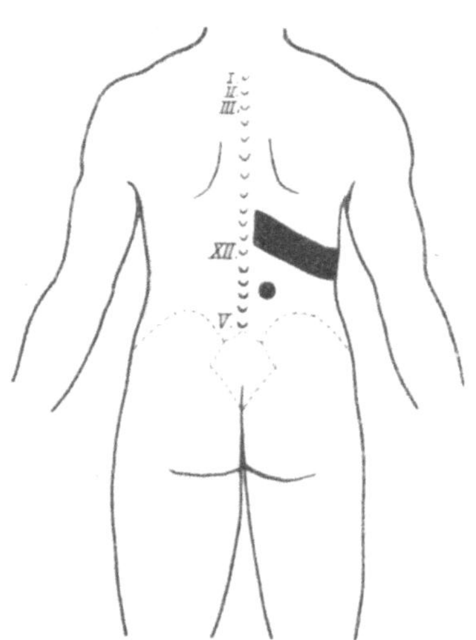

Abb. 8a. Schmerzrezidiv nach Entfernung der Gallenblase.

Abb. 8b. Choledochusstein mit tiefem Schmerzpunkt (?).

das Schmerzrezidiv beruht. Subfebrile Temperaturen. Choledochusstein (?), wofür am Rücken der isolierte Schmerzpunkt (maximal point) sprechen würde.

Abb. 9. (Die schraffierten Teile sind schwächere Hyperalgesie, die schwarzen intensivere.) Diagnose: **Ulcus jejuni pepticum,** August 1920. 1914 war wegen Dilatatio ventriculi und Gastroptosis fixata eine Gastroenterostomia retrocolica posterior angelegt worden. Beschwerdefrei 1 Jahr. Hyperalgetische Zone vorne, entsprechend um Dorsalis 9, nicht ganz bis zur Medianlinie, etwa 9 cm breit, 4 cm hoch. Keine zirkuläre Zone, wohl aber am Rücken, Dorsalis 8, handbreite hyperalgetische Zone. Kleinere hyperalgetische Zone auf der rechten Seite in gleicher Höhe wie links. Von diesen beiden Stellen der Vorderseite aus ist der Bauchdeckenreflex schon bei leisester Berührung mit einem Pinselhaar auszulösen. In einem Schmerzanfall werden die Zonen der Vorderfläche größer (s. Abb. 9) auch die am Rücken. Gelegentlich breitet sich die Rückenzone von Dorsalis 11 bis Lumbalis 1 aus. Häufiges Erbrechen. Operation wird abgelehnt. Durch eine Ulkuskur Verringerung der Beschwerden, Zonen kaum mehr nachweisbar.

Gastroenterostomiebeschwerden (Abb. 10). Mai 1918 operiert wegen Ulkusperforation, Gastroenterostomie. März 1920 neue Schmerzen, ausgesprochene hyperalgetische Zone rechts neben der Hautnarbe, die allmählich während einer Ulkuskur zurückgeht, ein Ulkus wurde jetzt nicht nachgewiesen.

Achyliebeschwerden (Abb. 11a u. b). Beschwerden etwa $^{1}/_{2}$ Stunde nach Tisch, z. T. als heftige Schmerzanfälle, auch nächtlicher Schmerz, Hungergefühl. Die Kranke zittert leicht, das Blut steigt ihr zu Kopfe. Es besteht völlige Anazidität. Boasscher Druckpunkt („maximal point") neben dem 12. Processus spinosus, genau entsprechend auch vorn. Nach regelmäßiger Darreichung von Salzsäure Veischwinden der Beschwerden und der Maximalpunkte.

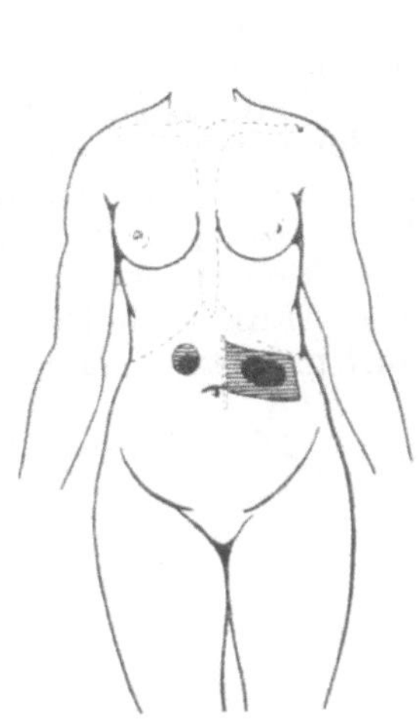

Abb. 9. Ulcus jejuni pepticum. (1914 wegen „Dilatatio ventriculi, Gastroptosis fixata" operiert: Gastroenterostomia retrocolica post. Beschwerden seit 1919.)

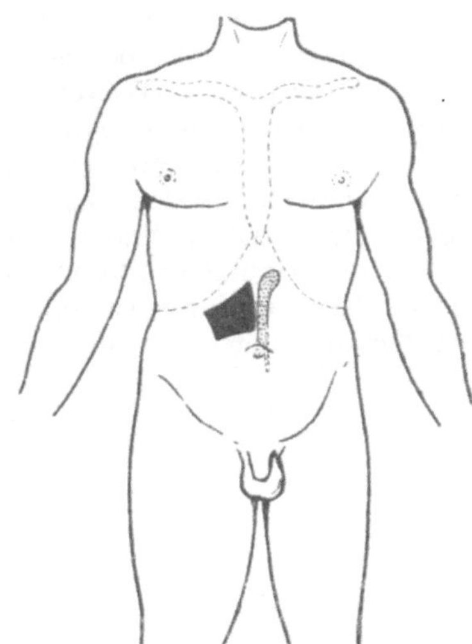

Abb. 10. Beschwerden nach Gastroenterostomie. Hyperalgetische Hautzone; von hier aus Bauchdeckenreflex mit Pinselhaar auslösbar.

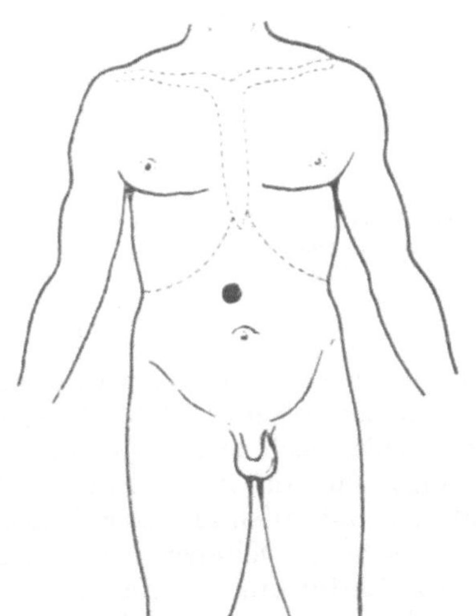

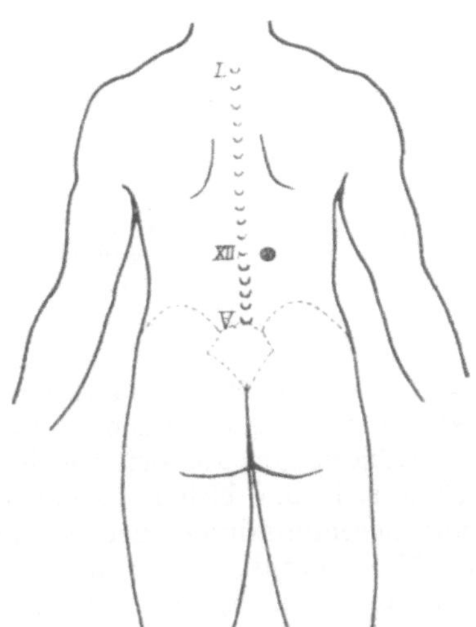

Abb. 11a u. 11b. Hyperalgetische Zone bei Anaziditätsbeschwerden. Verschwinden nach Darreichung von Salzsäure.

Abb. 12a u. b. Klinische Diagnose: **Chronische Pankreatitis.** Die Diastase im Urin vermehrt, zeitweise Fettstühle, vor allen Dingen aber 2 Stunden nach dem Essen auftretende starke Schmerzen im Oberbauch mit ausgesprochenen Ausstrahlungen nach der linken Seite. Die Zone zeigt eine deutliche Vermehrung der sensorischen Symptome links nahe der Mittellinie, geht als streng halbseitiger segmentaler Gürtel um den Rumpf herum. Auch in einer tieferen Zone findet sich links eine geringe Hyperästhesie. Letzteres ist kein häufiger Befund bei Pankreatitis, hat aber vielleicht Beziehungen zu den ischiasartigen Symptomen, die linkerseits bei Pankreatitis nichts ganz Seltenes sind.

Dem Folgenden vorwegnehmend, möchte ich hier nur auf die Wichtigkeit der Beobachtungen der Sensibilitätsstörungen auch am Kopf hinweisen, als Beweis, daß die Ausstrahlungen auch vom Parasympathikus vermittelt werden können, sowohl bei Schmerzen, die von der Brusthöhle als von der Bauchhöhle ausgehen. Weiter erscheint mir wichtig, daß nicht die viszeralen Organe allein eine Veränderung der Sensibilität hervorrufen; auch bei der Pleura, deren Schmerzen durch reine zerebrospinale Fasern vermittelt werden, können sich Headsche Zonen, wenn auch meist weniger ausgesprochen, finden und von zahnärztlicher Seite ist auf eine Veränderung der Hautsensibilität der Gesichtshaut im Bereiche des Trigeminus bei Zahnschmerzen hingewiesen, gerade wie bei einer Otitis auch Hautzonen, namentlich über dem Parietale, gefunden werden. Auch hier liegen Irradiierungen

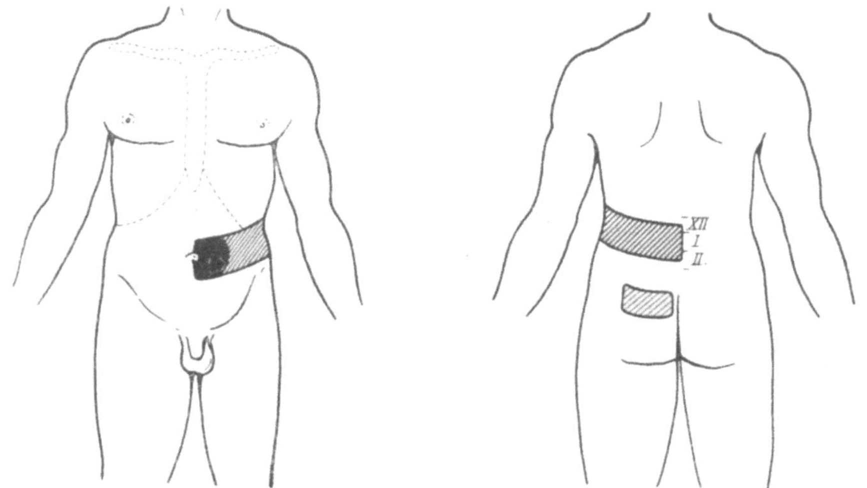

Abb. 12a u. 12b. Chronische Pankreatitis. Beschwerden seit 5 Monaten. Starke, 2 Stunden nach dem Essen auftretende Schmerzen am Oberbauch, die nach links unter den Rippenbogen ziehen. Diastase im Urin vermehrt. Zeitweise Fettstühle, geringe Hyperästhesie.

in das betreffende Rückenmarksegment vor, nur daß sie nicht von den viszeralen Nerven aus erfolgen, sondern auf dem gewöhnlichen Wege. Solche Beispiele von Irradiierungen aus den sensiblen Gebieten ließen sich leicht häufen. Erstrecken sich die bisher üblichen Beobachtungen nur auf Abweichungen der Berührungsempfindung, der Schmerzempfindung und allenfalls der Wärme- und Kälteempfindung, die nicht nur gesteigert, sondern seltener auch herabgesetzt sein können, so verlohnt es auch, einer Änderung in der Tiefensensibilität (nachweisbar durch ataktische Phänomene) und der vasomotorischen Verhältnisse nachzugehen. Die Steigerung der Reflexauslösbarkeit, so daß Pinselhaarreizung (Abb. 9 und 10) genügt, erscheint im Hinblick auf Weizsäckers Feststellungen wichtig. Untersuchungen, die Vertiefung all dieser Prüfungen betreffend, sind an meiner Klinik im Gange.

Was die Klopfempfindlichkeit nach Mendel betrifft, die in die Figuren nicht eingezeichnet ist, so entsteht sie offenbar auf Grund verschiedener Bedingungen. Nur zu einem Teil dürfte sie durch die Erschütterung des empfindlich gewordenen Organes hervorgerufen sein. Da das parietale Peritoneum von gewöhnlichen sensiblen Nerven versorgt wird, unterliegt es auch dem viszerosensorischen Reflex. Seine Segmentzuordnung ist den Grenzen nach etwas anders lokalisiert wie die der Haut. Die kraniale Verschiebung der Klopfempfindlichkeit, verglichen mit den Sensibilitätszonen der Haut ist wohl beweisend dafür, daß wir durch jene Perkussionsmethode die Möglichkeit einer Prüfung viszerosensorisch veränderter Sensibilität des parietalen Peritoneum vor uns haben, eine Theorie meines Assistenten Kalk, die hier nur erwähnt sein mag. Sie würde, sehr im Gegensatz zu später zu erörternden, meiner Ansicht nach unrichtigen Anschauungen einiger Chirurgen, geeignet sein, die Wichtigkeit der Sensibilität des Peritoneum parietale in ein ganz anderes Licht zu rücken. Endlich sei auf den ganz besonderen diagnostischen Wert der linksseitigen Zonen des Oberbauches gerade auch für leichtere Fälle von Pankreatitis mit und ohne Kombination mit Gallenblasenerkrankungen hingewiesen. Ich halte mit Katsch die leichteren Pankreaserkrankungen im Gegensatz zur seltenen akuten Pankreasautodigestion (akute Pankreasnekrose) für ungemein häufig und sehe in den linksseitigen viszerosensorischen Phänomenen, die Katsch besonders studiert hat, als er die leichtere Pankreatitis zu einer wichtigen Krankheitsgruppe erhob, vorläufig den wichtigsten diagnostischen Hinweis zu ihrer Erkennung (s. Referat Katsch auf der Tagung für Verdauungs- und Stoffwechselkrankheiten, Berlin 1924, und Klin. Wochenschr. 1925).

Die bisher gebrachte Kasuistik beschränkt sich auf Feststellungen, die durch Prüfung auf hyperalgetische, auch hyperästhetische Schmerzzustände an der Haut zu erbringen sind. Wir sahen sie streng abgegrenzt. Die Angaben sich ruhig beobachtender Kranker sind so zuverlässig und exakt, wie wir sie nur bei den Sensibilitätsstörungen auf der Grundlage etwa organischer Rückenmarkserkrankungen finden können. Es ist regelmäßig zu ermitteln, daß eine segmentale Anordnung der hyperalgetischen Zonen vorhanden ist. Wenn immer wieder, auch jetzt noch, gesagt wird, es handle sich um auch durch Suggestionen hervorgebrachte Sensibilitätsveränderungen, nach Analogie der psychogenen Sensibilitätsstörungen bei der Hysterie, so spricht schon die Anordnung der Störung ohne weiteres dagegen! Hier Feststellung der Sensibilität, wie sie in Übereinstimmung steht mit der Ausbreitung der segmentalen Sensibilitätsordnungen des Rückenmarks, dort bei den psychogenen Sensibilitätsausfällen gerade das Ungesetzmäßige, sich an keinerlei anatomischen Bauplan Haltende. Innerhalb jener segmental angeordneten Bezirke von Sensibilitätsveränderung der Haut finden sich häufig sog. „Maximalpunkte", vorwiegend am Rücken gelegen, etwa in der Skapularwinkellinie. Warum dort manchmal auch ganz isoliert solche Störungen nachweisbar sind — an ihrer häufigen Feststellbarkeit ist kein Zweifel —, das ist noch nicht genügend aufgeklärt, wir werden sie wohl auf die Anordnung der für die Sensibilität zugeordneten Ganglienzellen im Spinalganglion zurückzuführen haben. Es hat mein Assistent Fr. Kauffmann 1921 die Objektivität der von den Kranken zu erhebenden Angaben bewiesen und damit eine Art Schlußstein gesetzt für die Lehre jener durch viszerale Erkrankungen bedingten Funktionsveränderungen der Haut. Wenn man als Maß der Empfindlichkeit einer Hautstelle die Latenzzeit der Schmerzempfindung bei Anwendung von Wärmereizen prüft, so daß genau abgestufte Reizstärken durch verschiedene Temperaturgrade bewirkt werden, und verglichen mit der Latenzzeit normaler Hautstellen die Zeiten in eine Kurve einträgt, so ergibt sich, weil die Latenzzeit der Schmerzempfindung im Bereiche einer hyperalgetischen Zone kürzer ist durch Herabsetzung des Schwellwertes der Schmerzempfindung, eine streng gesetzmäßig verlaufende hyperbelähnliche Kurve. Es empfehlen sich zur

Prüfung schwächere, also submaximale Wärmereize, durch die sich die Unterschiede der Empfindlichkeit in der Differenz der Latenzzeit deutlicher äußert. Man kann auf diese Weise die Empfindlichkeit zweier Hautstellen quantitativ genau prüfen. Bei hysterischen Sensibilitätsstörungen gelingt es, wie Kauffmann nachweisen konnte, in keiner Weise eine regelmäßig verlaufende Kurve für die Latenzzeit der Schmerzempfindung zu gewinnen.

Keineswegs erstrecken sich aber die zu beobachtenden Phänomene nur auf die Sensibilität, bezüglich Schmerzempfindung der Haut. Kauffmann hat später (1923) zusammen mit Kalk Untersuchungen über Form und Ausbreitung der lokalen Gefäßreaktionen und ihre Beziehungen zu den spinalen Hautbezirken angestellt und dabei auf Unterschiede in der Intensität und dem zeitlichen Verlauf der Hyperämie im Gebiete dieser Zonen geachtet. Während die Autoren bisher von einer lebhafteren Reaktion berichtet haben, konnte gezeigt werden, daß die lokale Gefäßreaktion im hyperalgetischen Gebiet weniger intensiv, weniger ausgedehnt und von kürzerer Dauer ist als die Rötung in der Umgebung einer Kontrollquaddel. Auch wenn im Bereich einer solchen Zone ein Herpes zoster auftritt, verläuft die lokale Gefäßreaktion weniger ausgedehnt und kürzerdauernd als auf der gesunden Seite, ein Ergebnis, welches den Beobachtungen von Hecht entspricht. Offenbar besteht ein erhöhter Tonus der kleinen Gefäße im Bereich der Zone, ein veränderter Gleichgewichtszustand, welcher nur durch stärkere oder längerdauernde Reize gestört werden kann. Damit soll nicht bestritten werden, daß außerdem auch einmal eine gesteigerte vasomotorische Erregbarkeit mit Neigung zu Erweiterung der kleinen Gefäße im Gebiet der Zone vorkommen kann. Es wurde ein Kranker mit Aorteninsuffizienz beobachtet (s. Abb. 6), welcher neben heftigen Schmerzen im linken Arm häufig über starkes Hitzegefühl auf dem linken Scheitel klagte. Durch Auflegen der Hand konnte man sich leicht von der Richtigkeit seiner Aussage überzeugen. Es kommen also auch lokal vermehrte Hautdurchblutungen im Bereich der Zone vor, andererseits bestätigen Beobachtungen von H. Curschmann, daß wir in der Regel vermehrte Neigung zu spastischen Gefäßzuständen zu erwarten haben. Hyperalgesie, Hyperästhesie, verändertes Verhalten der Vasomotoren, Temperaturstörungen, auch Störungen der Innervation der Pilomotoren, leichtere Reflexauslösungen (s. Abb. 9 u. 10) lassen sich beobachten, nicht zuletzt auch trophische Störungen. Im Bereich eines Herpes zoster, den wir ja häufig als organische Erkrankung eines Spinalganglions auffassen dürfen, finden sich ganz analoge Erscheinungen, und die Studien von Head, in denen er den Unterschied zwischen segmentaler Innervation und radikulärer Innervation nachweisen wollte, stützen sich ja gerade auf umfangreiche Beobachtungen am Herpes zoster. Aber auch rein funktionell können die Irritationen im Spinalganglion durch viszerale Erkrankungen bedingt sein, und nicht anders wie die verschiedenen Funktionsabweichungen entsteht, wenn auch selten, ein Herpes zoster als Folge einer viszeralen Erkrankung. So sah ich einen Herpes zoster nach Ablauf einer besonders heftigen Angina pectoris im Bereich des Ulnarisgebietes des linken Unterarmes, ein paarmal auch einen Herpes zoster im entsprechenden Hautbezirk der Gallenblase oder Leber. Dieser Zusammenhang ist so wichtig, daß man beim Auftreten eines Herpes zoster genau wie bei der sog. Interkostalneuralgie diagnostisch sich jedesmal gründlich zu überlegen hat, ob sie nicht hervorgebracht sind durch eine viszerale Erkrankung.

Im Zusammenhang mit diesen Vorstellungen habe ich, um dem Schmerzproblem bei Eingeweideerkrankungen näher zu kommen, bei viszeralen

Schmerzanfällen die paravertebrale Anästhesie in den zugehörigen Segmenten ausgeführt und in einigen Fällen in Marburg auch Prof. Läwen gebeten, sie auszuführen. Es hörten Schmerzen bei sechs Fällen von Gallenkoliken auch bei Angina pectoris prompt auf, wenn die entsprechenden Segmente in Anästhesie versetzt waren. Läwen (später Kappis) hat dann, angeregt durch mein Vorgehen, versucht, die Methode diagnostisch und zum Teil auch therapeutisch auszubauen. Ich glaube nicht, daß sie therapeutisch eine größere Bedeutung hat, wenn es auch beachtenswert ist, daß bei Rückenschmerzen nach Operationen, die unerträglich sein können und sicher auf Reizungen beruhen, die in Haut und Muskulatur übertragen werden, die Schmerzen prompt beseitigt werden können. Wichtiger schon ist von Gazas Vorgehen in gewissen Fällen nach Art der Försterschen Operation bei gastrischen Krisen, die spinalen Wurzeln zu durchtrennen. Aber gerade dort, wo die paravertebrale Anästhesie differentialdiagnostisch besonders wichtig wäre, bei den Zonen am Oberbauch der rechten Seite, liegen die bei Ulkus und bei Gallenblasenerkrankungen zugeordneten Zonen so nahe beisammen, ja, überdecken sich, daß ich die Anwendung dieser Methode zu diagnostischen Zwecken für ungeeignet halte. Es zeigen die oben gebrachten wenigen Beispiele, wie selbst bei Achylie, fehlender Gallenblase usw. Zonen entstehen.

Es ist oft zu beobachten, daß bei Intensität der Schmerzen die Zonen breiter werden, d. h. mehr Rückenmarksegmente befallen sind, bei Nachlaß der Schmerzen die Irradiation sich auf einen engeren Bezirk zusammenzieht. Dies gilt auch von den Kopfzonen. Während eintretender Morphiumwirkung ist so eine präzise Lokalisation des am stärksten befallenen Segmentes möglich, wie auch der Spontanschmerz lokalisierbar wird.

Ich bin deshalb der Meinung, daß die paravertebrale Anästhesie zu diagnostischen Zwecken eine grobe und meist unbrauchbare Methode ist, die nicht selten diagnostische Irrtümer zur Folge haben kann, und daß jedenfalls der diagnostische Wert, die Zonen selber genauestens zu beobachten nach Art einer exakten Sensibilitätsprüfung, noch subtiler wie bei einem organischen Nervenleiden, präzisere Resultate gibt und feinere diagnostische Schlüsse zuläßt, weshalb ich die paravertebrale Anästhesie ganz mit Absicht für diagnostische Zwecke nicht ausgebaut habe. Das möchte ich hier betonen, gerade weil die Anregung, die paravertebrale Anästhesie bei den Schmerzen der Eingeweide vorzunehmen, wie Läwen auch selbst aussagt, von mir ausgegangen ist. Sie hatte für mich den theoretischen Wert, im Problem des Entstehens der Eingeweideschmerzen weiterzukommen. Aber auch hier ist zu berücksichtigen, daß man mit der Infiltrationsanästhesie wahrscheinlich nicht nur den spinalen Nerven ausschaltet, sondern auch die sympathischen Rami communicantes trifft, und man sich damit der Wirkung der Splanchnikusanästhesie von Kappis im Prinzip nähert.

Ein Schema, das seinerzeit Prof. Walthard in der Frankfurter Frauenklinik verwendete, das sich streng an Heads Ergebnisse anlehnt, sei als für den klinischen Status gut verwendbar mit eigenen Änderungen hier gebracht; ich habe das Pankreas hinzugefügt, für dessen leichtere Erkrankungen uns das Studium der Sensibilitätsverhältnisse besonders bedeutungsvoll scheint (Katsch). Die Angaben anderer Autoren weichen in den Segmentangaben etwas ab (Läwen, Kappis usw.).

Ich glaube, wie gesagt, daß für diagnostische Feststellungen die einfache Beobachtung ohne paravertebrale Anästhesie wertvoller, weil subtiler ist. Es ist sehr wichtig, daß auch zu Zeiten, wo der Kranke keine Schmerzen

Beziehungen der Hautzonen zu den inneren Organen und der Muskulatur. (Modifiziertes Schema nach Head.)

Muskulatur	Nackenmuskeln	Diaphragma	Deltoideus, Bizeps, Brachialis, Brachioradialis, Supinator (Erb)	Trizeps, Pronatoren, Extensoren, Flexoren. Kleine Handmuskeln. Glatte Augenmuskeln (Horner)	Rücken- und Bauch-Muskeln	Iliopsoas	Quadriceps, Adduktoren	Glutaei, Bizeps, Fußflexoren und -extensoren, Peronaei	Damm, Blase u. Mastdarm
Brustdrüsen					+ +				
Uterus (Muttermund)								?	+ + +
Uterus (Kontraktion)					+ + +	+	?		
Adnexe					+ +	+	?		
Nebenhoden					+ +	?			
Ovarium / Hoden					+				
Prostata					+ + +		?		+ + +
Harnblase (Detrusor)					+ +	+	?		
Harnblase (Schleimhaut und Hals)									+ +
Niere und Ureter					+ + +	+	?		
Pankreas links					+ + +				
Gallenblase Sphinkter Oddi					? + + ?	?			
Leber rechts	+	+			? + + + +				
Rektum									+ + +
Darm					+ + + +				
Magen	?	+			? + + + ?				
Lungen	+	+			? + + + + + + +				
Herz links	+	+			? + + + + + + + ?				
Zonen	Cerv. 3	Cerv. 4	Cerv. 5, 6	Cerv. 7, 8	Dors. 1–12	Lumb. 1	Lumb. 2, 3, 4	Lumb. 5, Sacr. 1	Sacr. 2, 3, 4

Zonen: Cerv. 3, Cerv. 4, Cerv. 5, Cerv. 6, Cerv. 7, Cerv. 8, Dors. 1, Dors. 2, Dors. 3, Dors. 4, Dors. 5, Dors. 6, Dors. 7, Dors. 8, Dors. 9, Dors. 10, Dors. 11, Dors. 12, Lumb. 1, Lumb. 2, Lumb. 3, Lumb. 4, Lumb. 5, Sacr. 1, Sacr. 2, Sacr. 3, Sacr. 4.

empfindet, sich Zonen nachweisen lassen, daß also für Spontanschmerzen unterschwellige Irradiationen noch dem Nachweis zugänglich sind, indem geringe hyperästhetische, hyperalgetische, selten einmal hypalgetische, anästhetische oder hypästhetische Bezirke sich nachweisen lassen. Man achte besonders auch auf die Stellen der Maximalpunkte, achte auf die Kopfzonen und vor allem auch auf Nervendruckpunkte. Rudold Schmidt hat auf die Überempfindlichkeit

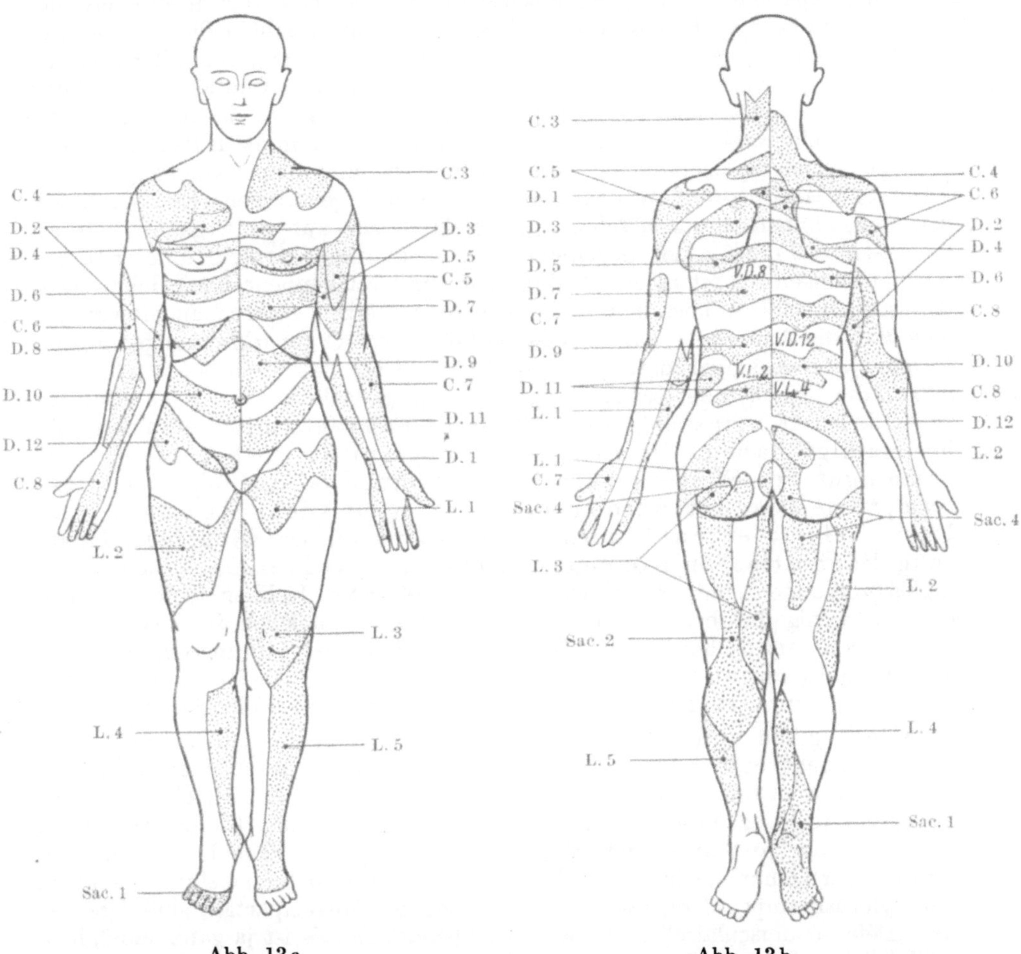

Abb. 13a.   Abb. 13b.

Abb. 13a und 13b. Schema zur Prüfung der Head-Mackenzieschen Hautzonen.
(Die Kopfzonen sind als parasympathisch vermittelt nicht berücksichtigt.)

des Plexusdruckpunktes unter der Klavikel vor dem Humeruskopf linkerseits bei Menschen mit Angina-pectoris-Neigung („Aortalgie") auch ganz außerhalb eines Schmerzanfalles hingewiesen, ich selbst auf den analogen Druckpunkt rechterseits bei Leber- und Gallenblasenaffektionen, Westphal auf einen Druckpunkt rechts am Halse, den er mit einer Phrenikusirradiation in Beziehung bringt, auch auf eine Art Lassèque der Halsmuskulatur, d. h. Biegung des Halses nach links ist schmerzhaft bei Leber- und Gallenblasenaffektionen. Ähnlich kann man den Ulnarisstamm links bei Herzkranken, rechts bei Gallenblasenpatienten, häufig empfindlich finden. Auch die Irradiationen im Sinne von Neuralgien gehören hierher. Es kann ein Schmerz in der rechten Schulter bis zu dem Grade der wirklichen Bewegungsbehinderung vorhanden sein, es kann ein Schmerz am rechten Ellbogen auf eine Gallenblasenaffektion hinweisen [1]. Bekannt sind die ganz isolierten Schmerzen im Arm, gelegentlich nur im linken kleinen Finger, bei Herzaffektionen, ausstrahlende Schmerzen im Nacken linkerseits bei Herzkranken, rechterseits wohl auch durch Phrenikusvermittlung bei Gallenblasenpatienten, kurz, ich möchte für die Diagnose das größte Gewicht legen auf ein genaues Beobachten all dieser nicht nur sensiblen Phänomene, die durchaus nichts Seltenes sind, wie noch viele, z. B. Brüning, irrtümlich meinen. Man muß nur genau untersuchen, um latente Schmerzempfindlichkeit, schlummernde Hyperalgesie als Beweise unterschmerzlicher Reize zu entdecken: So „ermüdet" ein Kranker, der leicht Herzschmerzen bekommt, früher im linken Bein bei einem Spaziergang, die linke Hand ermüdet beim Klavierspiel usw. Ähnliche Klagen, soweit sie von dem Kranken wahrgenommene Erscheinungen betreffen, können geradezu schon bei der Anamnese auf die Organerkrankung hinweisen, während in der Gegenwart noch meist das Umgekehrte der Fall ist. Ich habe ungemein oft es erlebt, daß Arm- und Nackenneuralgien, lokalisierte Kopfschmerzen, Interkostalneuralgien, Gelenkschmerzen, lokal behandelt wurden, ohne daß der Arzt ahnte, daß es Ausstrahlungen von Organerkrankungen waren. In den Rheumatismusbädern wird eine Fülle solcher Patienten behandelt, ohne daß an die Ursachen der Erkrankung überhaupt gedacht wird. Es ist höchste Zeit, daß mit Erfassung dieser Zusammenhänge, mit denen wir uns beschäftigt haben, die aber keineswegs nicht vorher schon Allgemeingut des Wissens hätten sein können (s. das folgende), diese Symptome bekannt werden und durch gründliche Anamnese und Untersuchung erkannt werden und so zu einem wichtigen Rüstzeug diagnostischen Könnens werden. Daß die Phänomene nicht regelmäßig vorhanden sind, ja daß sie auch bei heftigsten Koliken fehlen können, daß wir wenig darüber wissen, warum scheinbar willkürlich die Ausstrahlung gelegentlich ganz isoliert in der Peripherie einer kleinen zirkumskripten Stelle auftritt und dann wieder als breiter Gürtel am Rumpf sich fast unverkennbar ausbreitet, verringert nicht den Wert dieser diagnostisch so wichtigen Symptome.

Ebenso gehen von den Eingeweiden Einflüsse aus, die den Tonus der quergestreiften Muskulatur beeinflussen. Auch hier spielt die segmentale Anordnung die entscheidende Rolle. Das obere Drittel des Rectus abdominis rechts zieht sich tonisch zusammen während eines Gallensteinanfalls, die Spannung kann aber auch bleiben, wenn der Anfall abgeklungen ist, und selbst einen Tumor vortäuschen. Ähnliches gilt von Bauchmuskelkontraktionen bei Pyloruskrampf. Kontraktionen auch anderer Muskelpartien sind Ursache der „Défense musculaire" etwa bei der Appendizitis. Es ist ja ganz unmöglich, willkürlich z. B. einen Rectus abdominis nur in seinem obersten Drittel zu kontrahieren, ja kortikal gelingt nur die Kontraktion zugeordneter Muskelgruppen (Agonisten oder Antagonisten). Analoge Phänomene können an der Rückenmuskulatur beobachtet werden, bei denen auch nur Muskelteile hart werden und lange nachdauernde Schmerzhaftigkeit auslösen, wie bei jedem angestrengten Muskel (Rückenschmerzen nach Laparotomien). Ich fühlte im Beginn eines Typhus abdominalis einen isolierten walnußgroßen Kontraktionsknoten im Supraspinatus, wenige Tage darauf trat im gleichen Segment ein Herpes zoster an der Schulter auf, wahrscheinlich infektiöse Erkrankung des

---

[1] Siehe meine Ausführungen in Sarasons Jahreskursen f. ärztl. Fortbild. Jg. 1922 (Märzheft).

Spinalganglions, aber ganz Analoges kann auch durch eine Eingeweideerkrankung hervorgerufen werden (s. Dissertation Edith Reuter-Marburg). Manche von den Knoten, von denen die Masseure immer wieder Feststellungen erheben, sind solche isolierte Tonusänderungen in einem Abschnitt durch segmentale „Spinalirritation", wie wir sie willkürlich in einem Muskel nicht hervorbringen können.

Außer den sensorischen und motorischen Irradiationen sind noch andere Arten der Austrahlung von Bedeutung. Als ältestes bekanntes Phänomen erscheint hier der „Vertigo e stomacho laeso", ein umgekehrtes Reflexphänomen, wie etwa bei der Seekrankheit. Dort die Erregung des Vestibularapparates durch das Schwanken des Schiffes, Übergang vom Vestibulariskern in der Oblongata zum viszeralen Vaguskern und von dorther auf dem Wege des Magenvagus Auslösung des Brechvorganges, hier eine Magenstörung, afferente Impulse zum viszeralen Vaguskern und von dort efferente zum Vestibularapparat, anscheinend also ein echter Reflexvorgang (Kohnstamm-Curschmann). Ich spreche im selben Sinne vom Vertigo e vesica fellea laesa, denn ein ausgesprochener Schwindel bei Gallenblasenerkrankungen ist nichts besonders Seltenes. Ich sah jüngst wieder einen Fall, wo ausgesprochener Vestibularschwindel mit einem ohnmachtähnlichen Zustand endigte, nach dem Erwachen aus der Ohnmacht heftige Gallenblasenkoliken. Dieser Vorgang wiederholte sich mehrmals. Die schönen Beobachtungen über den Brechreflex von Klee gehören hierher. Nach ihm irradiiert ein Zustand im Magen afferent im Vagus, efferent durch Rückenmark und Splanchnicus superior. Klees neueste Äußerung über die motorischen Magenreflexe (Klin. Wochenschr. Nr. 19, 1924) zeigt die Komplexität dieser Vorgänge nur für ein einzelnes Organ, im dritten Band dieses Handbuches von Katsch ausführlich behandelt.

Die Beobachtungen, daß von der Gallenblase aus es zum Brechen kommt, durchaus nicht nur als ein peritoneales Reizzeichen, sind zuzuordnen unseren Beobachtungen (Westphal, auch denen von Smidt), daß es bei Gallenblasenerkrankungen nicht selten nur zu Pylorus- oder Antrumspasmen kommt, oft richtig vom Kranken als „Magenkrampf" lokalisiert und empfunden. Ich möchte raten, hier von viszero-viszeralen Reflexen zu sprechen, ohne daß wir nachweisen konnten, wie der Reflex verläuft, und ob es sich um einen echten Reflex im Sinne der Physiologie handelt. Man kann an unmittelbare Beziehungen der Nervengeflechte untereinander denken, etwa nach Art der Axonreflexe, man kann kürzere Wege über das Rückenmark annehmen oder auch hoch bis zu den Zentren hinaufreichende Reflexwege. Wenn Zeiten von schweren funktionellen Magenstörungen, krisenartigen Störungen am Magen mit oder ohne Ulkus, abgelöst werden von einem Asthma bronchiale oder einer Colica mucosa (eigene Beobachtungen), so läßt sich auch das unter den oben gegebenen Einschränkungen als „viszero-viszeraler Reflex" bezeichnen. So kann bei einem Angina-pectoris-Anfall es zum richtigen Bronchiospasmus kommen, der sich von echten Asthma-bronchiale-Symptomen durch nichts unterscheidet. Full hat an meiner Klinik einen Reflex beobachtet, der von der Blase ausgeht und bei entsprechend starker Füllung derselben zu einer plötzlichen Blutdruckerhöhung führt. Liegt eine Läsion dieses Reflexbogens vor, z. B. eine Querschnittsmyelitis, so bleibt die Steigerung des Blutdruckes durch Blasenfüllung aus, nicht aber dann, wenn nur die Schmerzhaftigkeit etwa durch Morphium aufgehoben ist. Den Tiefenatmungsversuch von Pongs, den er monographisch eingehend auf Grund von langjährigen Studien an meiner Klinik beschrieben hat, und der in enger Beziehung steht zum Heringschen Lungen-Vagusreflex des Pulsus respiratorius, kann man hier anführen. Bei der Einatmung kommt es zu der bekannten Pulsbeschleunigung, hält man den Atem längere Zeit an (etwa 18 Sekunden), so reagiert eine Gruppe von Menschen mit starker Pulsverlangsamung, bei einer anderen tritt Pulsbeschleunigung auf, die nach Atropin wegfällt. Es ließe sich von der Klinik her eine ganze Menge von solchen **viszeroviszeralen Reflexen** beschreiben, namentlich wenn man den Begriff des Reflexes nicht exakt faßt, sondern nicht viel mehr darunter versteht, als daß ein Organ auf dem Nervenwege von einem anderen funktionell beeinflußt wird. **Quincke** hat schon 1890 in seinem Aufsatz über „Mitempfindungen und verwandte Vorgänge" eine ganze Reihe von Reflexbewegungen, Mitempfindungen u. ähnl. beschrieben, die zum Teil in dieses Gebiet gehören. Wenn **Pal** auf den Schmerz als auf einen ganz wichtigen ätiologischen Faktor für die plötzliche Blutdrucksteigerung hinweist, so gehört auch das in die Nähe dieser Phänomene. Übrigens ist die Blutdruckkrise durchaus nicht immer vom Schmerz ausgelöst und der Schmerz gelegentlich wohl die Folge. **Billigheimer** bespricht (oben S. 1084) noch eine Reihe von solchen Reflexbeziehungen, namentlich die des Dermographismus, die uns hier zu weit vom eigentlichen Thema abführen würden. **Nur die Generalisation der Irradiationen auf das gesamte Gebiet des vegetativen Nervensystems** muß hier noch betont werden. Der Name des „Sympathikus" ist ja besonders einleuchtend durch das „$\sigma\nu\mu\pi\alpha\vartheta\varepsilon\iota\nu$", das allerorts hervorgerufen wird, in der Tat versetzen starke Impulse, die von den Eingeweiden ausgehen, das gesamte vegetative Nervensystem, nicht nur den Sympathikus, der ja früher als Ausdruck für alles gebraucht wurde, was wir jetzt unter Sympathikus und Parasympathikus verstehen, ganz anders in Aufruhr wie die Schmerzreize, die von den gewöhnlichen zerebrospinalen Bahnen zugeführt werden. Bei einer Gallenkolik ist die Neigung zum Schwitzen, Erröten, Erblassen bis zum Kollaps, zum Tremor, zum Erbrechen, pathologischen Darmbewegungen, weiter Pupille usw. meist viel ausgesprochener wie bei einem Schmerz an den Extremitäten, bei dem vielleicht erst durch die Vermittlung der Affekte Erscheinungen im vegetativen System meist schwächerer Art auftauchen. **L. R. Müller** hat besonders hierauf gewiesen, wobei das schon oben gestreifte Problem, Affekterregung der Zentren und Erregungserscheinungen im vegetativen Nervensystem, das Grenzgebiet der Philosophie streift (Theorie von **James** und **Lange**, widerlegt durch Versuche von **Sherrington**), nicht hier diskutiert werden soll (s. diesbezüglich **Metzner**: Sympathisches Nervensystem. Fischer, Jena 1913, und meine Akademische Rede 1922, Seele und Körper in der inneren Medizin).

Für alle erörterten Phänomene sprechen wir, mit der Einschränkung, die für die Bezeichnung „Reflex" vorgenommen wurde, von **viszero-sensorischen, viszero-motorischen** und **viszero-viszeralen Reflexen.** **Mackenzie** hat diese Bezeichnungen besonders verwendet, auch **Langley** bedient sich ihrer. Beachtenswert für den Arzt ist ganz besonders die **Mackenzie**sche Darstellung „Krankheitszeichen und ihre Auslegung", die in deutscher Übersetzung vorliegend (Würzburg bei Kabitzsch, 3. Aufl. 1917) dazu dienen sollte, mit den Phänomenen vertraut zu machen, selbst wenn der Standpunkt **Mackenzies** nicht in allem hier geteilt werden kann.

Von der **historischen Entwicklung,** ganz besonders in bezug auf den viszero-sensorischen Reflex, der praktisch der wichtigste ist, nur soviel, daß der dänische Kliniker **Lange** zuerst systematisch die Phänomene untersuchte, wenn auch vielen älteren Autoren die Erscheinungen nicht ganz entgehen konnten. Die Irradiationen bei Angina pectoris schilderte schon **Bamberger** im Lehrbuch der Krankheiten des Herzens, Wien 1857, und in dem Morrisonvortrag von **Gibson**: „Über den Herzschmerz" findet sich gerade in bezug auf das Herz für die historische Entwicklung der Frage viel Wichtiges zum Gegenstande. Unabhängig von **Lange** hat **Head,** vom Studium des Herpes zoster aus-

gehend, die segmentale Sensibilitätsveränderung studiert. Daß er nur hyperalgetische Zonen anerkennt, ist nach dem oben Gegebenen nicht richtig, wie
Kast nachwies, ebenso läßt sich die Unterscheidung in segmentale, also Rückenmarkssegmente, und radikuläre Zonen kaum aufrecht erhalten. Dabei bleibt
das Headsche Werk mit seinem reichen klinischen Beobachtungsinhalt doch
das maßgebendste. Die Erklärung für die Kopfzonen bleibt er ausdrücklich
schuldig, während er den Beweis führt, daß die segmental angeordneten Zonen
am Rumpf und den Extremitäten, die den Herpeszonen entsprechen, durch
Irritierung der Rückenmarkssegmente entstehen, dadurch, daß afferente Impulse vom Sympathikus aus durch die Rami communicantes in das Rückenmark ausstrahlen. Die Kopfzonen lassen sich meines Erachtens nicht anders
erklären, als daß hier, gerade wie beim Brechakt und beim Schwindel (s. oben)
auch im Parasympathikus afferente Impulse verlaufen und so vom viszeralen
Vaguskern Beziehungen zu dem sensorischen Trigeminuskern finden, so daß
die dem Trigeminus zugeordneten Hautpartien als hyperalgetisch empfunden
werden. Die Meinung, die Brustorgane bedienten sich des Vagus, die Bauch-
eingeweide des Sympathikus zur Schmerzleitung (Kappis u. a.) ist falsch,
das gesamte vegetative Nervensystem kann zentripetale Impulse schmerzlicher Art leiten. Auch im Phrenikus werden afferente Impulse geleitet, die
seine Ursprungsstellen im Rückenmark in Irritation versetzen und dadurch in
den Hautbezirken, die in Beziehung zu den entsprechenden Spinalganglien
stehen, als Schmerz empfunden werden, im Sinne von Armschmerzen, Plexus-
schmerzen oder schmerzhafter Hals- und Schultermuskulatur. Daß hierbei die
Leitungen bis zum Kortex sich fortsetzen, da der Schmerz bis zum Bewußtsein
gelangt, ist selbstverständlich. Wir projizieren, wenn die afferenten Schmerzreize zu den kortikalen Ganglienzellen gelangen, den Schmerz dorthin, von wo
er der Regel nach kommt, d. h. auf die Oberfläche. So geht Mackenzie, der
den klinischen Ausbau der Lehre besonders intensiv vorgenommen hat, soweit,
zu meinen, daß die Organschmerzen nur an der Körperbedeckung, nicht nur
der Haut, sondern auch den tiefen Schichten, Muskeln, Periost usw. empfunden
werden. In der Tat ist bei der Angina pectoris der Pectoralis major meist auf
Kneifen sehr schmerzhaft, die Bauchhaut bei einem Ulkusschmerz gelegentlich
so empfindlich, daß nicht der Druck der Bettdecke ertragen werden kann usw.
Aber wir möchten mit Bestimmtheit daran festhalten, daß außer jenen Schmerzen
der Körperdecke bis in ihre Tiefen hinein, die eine große Rolle spielen (auch
der Lumbagoschmerz beim Nierenstein oder die schmerzende Haut und die
schmerzenden Muskeln in der Tiefe, etwa bei einer Gallenkolik, gehören hierher, die Kreuzschmerzen bei einer Wehe), daß außerdem noch eine eigentliche
lokalisierte Organempfindung existiert. Brüning hält auch jetzt noch an der
Vorstellung fest, daß Eingeweideschmerzen nur in der Mittellinie empfunden
werden, nicht am Krankheitssitz, sondern in den nächsten, höher gelegenen
Ganglien, meist an der „Schmerzzentrale" des Ganglion coeliacum. Richtig
scheint uns daran nur die oft unexakte Lokalisation eines Eingeweideschmerzes,
aber schon der Herzschmerz sollte die Chirurgen, obwohl ihnen dieses Gebiet
nicht so alltäglich ist, darüber belehren, daß er so deutlich linksseitig, oft ganz
präzis in der Herzgegend empfunden wird, daß an der Häufigkeit richtiger
Organlokalisation nicht zu zweifeln ist. Von gewisser chirurgischer Seite wird
gemeint, daß nur bei Berührung des mit gewöhnlichen Spinalnerven versorgten
Peritoneum parietale die Lokalisation eines Ulkus- oder Gallenblasenschmerzes
präzis möglich sei. Das ist entschieden zu bestreiten, auch ein Ulkus an der
Hinterwand (Röntgenkontrolle) kann gelegentlich sehr gut scharf lokalisiert
werden. Im folgenden wird sich zeigen, daß in dieser Richtung wir uns mit
ganz gegenstandslosen Deutungsschwierigkeiten befassen.

Damit stehen wir mitten im **Schmerzproblem der Eingeweide** überhaupt. Die Schwierigkeiten der Deutung scheinen mir fast historisch. Die Theorien von Lenander und Wilms, daß Lymphangitis, daß Zug an den Mesenterien allein die Eingeweideschmerzen hervorrufen, weil dort zerebrospinale, sensible Fasern vorhanden sind, während auf Brennen, Kneifen und Schneiden ein Darm Schmerzempfindungen nicht hat, hat großen Eindruck hervorgerufen und lange Zeit, ja bei einzelnen Chirurgen bis in die Gegenwart, das Verständnis für das Zustandekommen des Schmerzes erschwert. Unmöglich kann die ganze, in der Literatur breit aufgerollte Diskussion hier entwickelt werden. Ich nenne nur einige chirurgische Autoren, die sich mit dem Problem befaßt haben, so Kulenkampff, Brüning, Kappis, Nägeli, Viktor Hoffmann und Proping, letzterer dem hier vertretenen Standpunkt am nächsten stehend, die beiden ersten am fernsten, und verweise auf eine Dissertation meiner Klinik von Edith Reuter, Marburg 1918. Die jüngste, wesentlichste Arbeit stammt von H. H. Meyer und Fröhlich. Nach den Feststellungen von L. R. Müller sind im Mesenterium sensible zerebrospinale Nerven überhaupt nicht zu finden, er hat niemals von dort her Nerven nachweisen können, die zu Magen und Darm ziehen, aus der Spärlichkeit sensibler Nerven die relative Unempfindlichlichkeit der Organe verständlich zu machen, ist ein mißglückter Versuch (Hoffmann, Kappis). Es gibt genug Beispiele von Schmerzen im Magen-Darmkanal, bei denen weder Entzündungen bestehen im Sinne von Lenander, noch ein Zug an den Mesenterien wahrscheinlich gemacht werden kann. Es gibt genug physiologische Aktionen im Magen-Darmkanal, so die einfachen Pendelbewegungen des Dünndarmes, bei denen ein Zug am Mesenterium ausgeübt wird und keine Schmerzen auftreten. Es darf die einseitige Betrachtung nach dem Zug am Mesenterium oder der Mitbeteiligung des parietalen Peritoneums, das sensible zerebrospinale Fasern enthält, nicht dazu führen, die Analogie mit denjenigen Eingeweideschmerzen zu vergessen, die nichts mit Peritoneum und Mesenterium direkt zu tun haben, wie die Schmerzen vom Uterus, der Harnblase, dem Nierenbecken her und vor allem die Herzschmerzen, die unter keinen Umständen als Schmerzen des parietalen Perikards aufzufassen sind (schwerste Perikarditiden verlaufen oft schmerzlos und Angina pectoris besteht ohne irgendeinen Zug am Mediastinum!). Wenn das, was an der Haut Schmerzen auslöst, wie Brennen, Kneifen und Schneiden am Magen-Darmkanal schmerzlos ist, so folgt daraus nur, daß die Art der Schmerzorganisation für die Oberfläche, die die Schutzwehr gegen Angriffe der Außenwelt ist (man denke an den Panzer vieler Tiere), ganz anders organisiert sein muß, wie an muskulären Hohlorganen, bei denen nicht Oberflächenabwehr, sondern andere Ereignisse als Notsignale der Natur, um Aufmerksamkeit zu erregen oder Schaden zu verhüten, von der Organisation vorgesehen sind, zumal eine Sensibilität der Organe nach Art der der Haut eine Unmöglichkeit wäre: Spüren jeder Magen-Darmbewegung, jedes Herzschlages usw. liegt unmöglich im Organisationsplan. „Adäquate Reize" (Thunberg) zur Schmerzauslösung sind vorwiegend krampfhafte tonische Kontraktionen, ferner auch Dehnung, also ganz vorwiegend an abnorme Zustände glatter Muskulatur gebunden. Ist beim Dehnungsschmerz, auf den Nothnagel besonders hingewiesen hat, bei einigen Organen der mesenteriale Zug wohl zur Not denkbar, so kommt er beim Konstriktionsschmerz kaum in Frage. Der Tenesmus der Blase, die Wehen des Uterus, die Kontraktion der Gallenblase, der zirkuläre Gastrospasmus, auf den ich (1913) lange vor L. R. Müller schon als Schmerz erzeugend hingewiesen habe, der Pylorospasmus, wahrscheinlich auch der Spasmus an der Papilla Vateri oder der Pars ima des Choledochus (Westphal) sind gleichartige Vorgänge mit gleichartiger Schmerzauslösung. Nach H. H. Meyer und Fröhlich lassen sich sowohl vom Dünndarm als auch vom Dickdarm aus durch Aufblähen, bezüglich Erzeugung spastischer Kontraktur Schmerzen auslösen: „Die adäquaten, schmerzauslösenden Reize für die viszeralen Hohlorgane sind Dehnung und aktive krampfhafte Kontraktion, nicht aber Anämie." Die Schmerzreize der viszeralen Organe verlaufen durch die Fasern des vegetativen Nervensystems, sowohl durch die sympathischen wie parasympathischen Nerven, das beweist gerade auch die Splanchnikusanästhesie nach Kappis. Sie werden aber nicht an den Zentralen der Ganglien nun in andere Arten von Fasern übergeleitet, sondern sie verlaufen, soweit sympathische Fasern benutzt werden, durch die Rami communicantes ausschließlich durch die Fasern des vegetativen Nervensystems zum Rückenmark und treten dort ausschließlich durch die hinteren spinalen Wurzeln ein. Die vorderen Rückenmarkswurzeln sind an der Schmerzleitung nicht beteiligt. Die abweichende Auffassung von Lehmann, daß ein Eintritt in die Vorderhörner erfolgt, ist durch die Katzenversuche von A. W. Meyer widerlegt. Die Annahme besonderer schmerzleitender Fasern, wie der Physiologe von Frey sie auch für die gewöhnlichen zerebrospinalen Nerven annimmt, ist von Goldscheider, wie mir scheint ganz mit Recht, in Zweifel gezogen. Für Goldscheider sind es dieselben Nerven, die die Berührungsempfindungen vermitteln, die bei anderer Reizart durch Summation der Reize die Schmerzen vermittelnd wirken. So brauchen wir auch für die Eingeweide keine spezifischen Schmerzleitungsfasern anzunehmen. Auch die Annahme, daß in den Nerven des vegetativen Systems sensible zerebrospinale Fasern eingelagert sind, ist weder anatomisch noch physiologisch aufrecht zu erhalten. Man darf wohl ruhig in Übereinstimmung mit L. R. Müller sagen, daß das Gegenteil bewiesen ist. Bleibt von den strittigen Problemen nur offen, ob die (für gewöhnlich efferente Reize vermittelnden) Bahnen beider vegetativer Nervensysteme auch im umgekehrten Sinne zur Reizleitung benutzt werden können, d. h. ob es eine „antidrome" Nervenleitung (Bailyss) gibt, oder ob, wie im spinalen Nervenstamm, gemischte efferente und afferente Fasern vorhanden sind. Versuche Sherringtons finden ihre natürlichste Erklärung in der Annahme, daß auch afferente Fasern existieren und die antidrome Leitung ist nur Hypothese, die ein so großer Kenner des vegetativen Nervensystems, wie Langley, nicht akzeptiert. Wir tun den Tatsachen wohl am wenigsten Gewalt an, wenn wir, genau wie bei den spinalen Nerven der Haut, auch in den Nerven des vegetativen Systems zentripetale Bahnen annehmen, die wie die sensiblen Bahnen der Körperoberfläche Impulse von den Organen zum Rückenmark senden, wenn sie adäquat gereizt werden. Ob von dort, wie Billigheimer meint (s. oben), sensorische, nun die Organschmerzen vermittelnde Bahnen getrennt bis zu den vegetativen Zentren und dem Kortex verlaufen, oder ob vom Spinalganglion an die gewöhnlichen afferenten sensorischen Leitungsbahnen benutzt werden, ist für unser Problem weniger wichtig. Der viszero-sensorische wie der viszero-motorische Reflex spricht dafür, daß jedenfalls in jedem Rückenmarkssegment innige Verbindungen mit den Rückenmarkszentren für die Hautsensibilität, ja auch mit der Motorik der Vorderhörner eingegangen werden, ebenso mit den Ganglienzellgruppen, die für Pilomotoren, Vasomotoren, Schweißsekretion usw. bestehen. Man kann davon sprechen, daß vom Sympathikus her afferent ein Tonus in den Rückenmarkssegmenten aufrecht erhalten wird, der auch in Beziehung steht zu der Innervation der quergestreiften Muskulatur durch das vegetative Nervensystem. Ob man nun die Auffassung von Frank oder von Lewi, die schon oben gestreift sind, gelten läßt, ist für unsere Frage gleichgültig. Einer der wichtigsten Beweise, daß die adäquaten Schmerzreize von den Eingeweiden her durch die

Bahnen vegetativer Nerven unmittelbar zum Rückenmark laufen, ist gerade der viszero-sensorische und der viszero-motorische Reflex. So erhalten diese Phänomene, abgesehen von ihrer wichtigen diagnostischen Bedeutung, die oben gewürdigt wurde, auch einen großen theoretischen Wert für die Erklärung der Schmerzphänomene. Haben wir uns aber an diese Gedankenrichtung gewöhnt, so ist kein prinzipieller Unterschied zwischen der Sensibilität der Organe und der Sensibilität etwa von Haut und Muskeln aufzustellen. Genau wie bei diesen, wenn durch die afferenten Bahnen vermittelt, die Reize so beschaffen sind, daß im Kortex Schmerzempfindung zu unserem Bewußtsein kommt und wir diese Schmerzen in der Peripherie empfinden, so projizieren wir auch den Schmerz, der durch den Sympathikus zum Rückenmark geleitet wird, in das schmerzende Organ. Es sind lediglich qualitative Unterschiede. Während manche Stelle der Haut die strikte Lokalisation für Berührung und Schmerz zuläßt, z. B. die Fingerkuppe, zeigen andere Hautstellen ein unscharfes Lokalisationsvermögen, wie man es mit dem Weberschen Tasterzirkel nachweisen kann. Noch weniger präzis ist oft die Lokalisation eines Schmerzes in Muskeln und Knochen. Sind schon die adäquaten Reize im Organ und die Reizschwellen dort anders, so daß eine Einzelempfindung nach Art der Berührungsempfindung der Haut nicht existiert, so erscheint der Organschmerz diffuser, meist schwerer lokalisierbar, und ein großer Teil der zum Kortex dringenden Reize äußert sich, zum Teil hat Mackenzie da sicher recht, als Schmerz an der Körperoberfläche. Das braucht man nicht als einen Irrtum in der Projektion zu bezeichnen. Der Irritierung spinaler Ganglienzellen sind gewisse Provinzen zugeordnet, und so werden je nach der Schmerzirradiation die Schmerzen dorthin projiziert, wohin sie nach der Irritierung der entsprechenden Segmente gehören. Die Werturteile „falsch" und „richtig" sind hier zu vermeiden, denn sonst wäre schließlich auch ein Herpes, der durch eine viszerale Erkrankung entsteht, als ein Irrtum unserer kortikalen Projektion aufzufassen. Gerade der Herpes und andere trophische Erscheinungen machen übrigens die Annahme gewisser antidromer Leitungen fast unvermeidlich (Bailyss).

Im Grunde hat Head selbst alles Wesentliche des Problems erkannt, wenn er ausführt, daß ein von den Eingeweiden ausgehender Schmerzreiz wegen der Unempfindlichkeit jener, und da infolge dieses Empfindungsmangels unser Lokalisationsvermögen in bezug auf die viszeralen Erregungen nicht ausgebildet ist, nicht dort empfunden wird, wo er wirklich einwirkt und zustande kommt, sondern als „referred pains", bei denen die sensiblen Nerven der Eingeweide zu bestimmten Segmenten des Rückenmarks ziehen und dort mit den schmerzleitenden spinalen Nerven, welche von der Haut kommen, in Beziehung treten. Nur möchten wir den inneren Organen nicht vollen Empfindungsmangel, Unempfindlichkeit, zuschreiben, aber eine qualitativ andere und in der Intensität herabgesetzte Erregbarkeit für Schmerzen. Nur so erklärt es sich, daß auch in Zeiten, wo kein Eingeweideschmerz empfunden wird und der Kranke selbst von Beschwerden nichts weiß, wir im Intervall die beschriebenen sensorischen Störungen an Haut und Muskeln nachweisen können. Kast fand die Veränderung auch in bezug auf die Berührungsempfindung, die Goldscheider bestätigt und wir auch wiederholt nachweisen konnten. Goldscheider nimmt eine „Umformung" unterschmerzlicher Erregung der Eingeweide in schmerzhafte Erregung der Hautnerven an, in den Fällen, in denen der viszerale Schmerz, den also auch er anerkennt, fehlt. So kann ohne viszeralen Schmerz ein subjektiv gefühlter reflektierter Schmerz mit gleichzeitiger Hyperalgesie bestehen, oder es kann ohne viszeralen Schmerz eine reflektierte Hyperalgesie, jedoch ohne subjektiv gefühlten Schmerz vorhanden sein. Es gibt Reflexneuralgien, während in den primär befallenen Organen keine Schmerzempfindung, und zwar entweder überhaupt keine Empfindung oder nur ein unterschmerzliches Mißgefühl zustande kommt. So kommt es, daß eine gesteigerte Empfindlichkeit der Haut dauernd bestehen kann, dem Kranken bewußt oder spontan von ihm nicht empfunden, darin gerade liegt ja der Wert des Nachweises jener sensorischen Hautstörungen im Schmerzintervall. Die Unlustempfindungen der Organe, Unbehagen, Spannung, Druck, Völle, Übelkeitsgefühl usw., für den Arzt von größter Bedeutung, sind uns mit Goldscheider nur geringere Grade von afferent geleiteten Viszeralerregungen. Die quantitative Steigerung führt zur Wandlung unterschmerzlicher Erregungen in schmerzhafte, bei denen durch die Erkrankung, speziell durch entzündliche Hyperämie, eine Überempfindlichkeit das leichtere Eintreten des Schmerzzustandes erklären kann: „Umstimmungen", auf die Goldscheider bekanntlich großes Gewicht legt, eine erhöhte Bereitschaft zu schmerzhaften Reaktionen. So fanden Melchior und Kast eine Steigerung an entzündlichen Bauchorganen. — Alfred Neumann hat sich um die Aufdeckung der sympathischen Bahnen für die Schmerzleitung ein wesentliches Verdienst erworben.

So trage ich keine Bedenken, von den sensiblen sympathischen und parasympathischen Nerven der Eingeweide zu sprechen, die ihre eigenen Gesetze für Reizbarkeit, Reizausbreitung, Reizauslösung und Schmerzlokalisation haben, aber genau so sensible Nerven sind wie die der Haut der Knochen und Gelenke und der Muskeln.

Angesichts aller Tatsachen sollte man von seiten gewisser Chirurgen es aufgeben, für die Schmerzerklärung an das parietale Peritoneum und die zweifelhaften spinalen Nerven im Mesenterium zu denken, oder auch Rückenschmerzen bei viszeralen Erkrankungen gerade als solche mesenterialer Art aufzufassen, wie Kulenkampff es getan hat, wenn auch speziell die sensiblen Bahnen in den Blutgefäßen sicher auch Schmerzempfindungen vermitteln können. Die Verbreitung von Fasern des vegetativen Nervensystems im Mesenterium selbst, vor allen Dingen aber in den Wandschichten des Magen-Darmkanales und allen anderen schmerzenden Organen, ist so ungemein dicht, daß sie, nachdem der Beweis ihrer Schmerzleitung geführt ist, ungleich mehr in Betracht kommen als irgendwelche zerebrospinalen Nerven. Die Einheitlichkeit der Schmerzvermittlung für alle Organe, sowohl die innerhalb des Peritonealsackes wie die außerhalb gelegenen, so Blase, Ureter, Uterus, Herz, spricht schon von vorneherein für die Richtigkeit dieser Deutung. Hoffmann, Propping, Kappis und manche andere Chirurgen haben auch durchaus erkannt, daß die Bahnen vegetativer Nerven die Schmerzleitung vermitteln, ich selbst habe auf dem Chirurgenkongreß 1922 ähnliches auseinandergesetzt.

Nicht nur für die chirurgische Therapie in Gestalt der Operationen am vegetativen Nervensystem versprechen uns diese Auffassungen Nutzen zu bringen — worauf im folgenden Kapitel zurückzukommen sein wird —, sondern auch für internistische Behandlungsmethoden. Jene Umstimmungen in der Schmerzempfindung, auf die Goldscheider hingewiesen hat, werden in manchen alten Methoden ableitender Behandlung auf die Haut eine Rolle spielen. Das muß uns meiner Ansicht nach veranlassen, die schmerzlindernde Wirkung der Kälte durch die hervorgerufene Hypästhesie der Haut, den günstigen Einfluß von Kataplasmen und anderen Hitzeprozeduren im Sinne vasomotorischer Reaktionen, als Projektionen vasomotorischer oder auch anderer Reflexe auf die Eingeweide zu erforschen und so auch etwa für die Senfreize, Glühlichtbestrahlung, Höhensonne, hydrotherapeutische Prozeduren bis zu den Blutegeln und points de feux hin in dem Sinne neue Erklärungsmöglichkeiten zu gewinnen. Ob nicht Einwirkungen von der Oberfläche auf die segmental zugeordnete

Tiefe denkbar sind, also statt der viszero-sensorischen ein sensorisch-viszeraler Reflexvorgang, so daß auf dem Wege der zerebrospinalen Nerven irradiirend zum Rückenmark durch die Rami communicantes weiter als efferente sympathische Bahnen Einwirkungen an den Organen hervorgerufen werden, ein Weg, ohne antidrome Leitungen verständlich? Für eine parallel gehende vasomotorische Reaktion zwischen Oberfläche und Organ in der Tiefe sind bereits Unterlagen da, aber auch die Spasmenbereitschaft der Organe läßt sich so als herabsetzbar denken, oder die Schmerzempfindlichkeit von Organen, übrigens nicht nur auf vasomotorischen Wegen, darauf wies Alfred Neumann schon besonders hin. Ich wiederhole hier gerne zusammenfassend diese in einigen Arbeiten meiner Mitarbeiter gegebenen Andeutungen, die nur als erste Anfänge einer auf diesem Gebiete wichtigen und praktisch erprobten physikalischen Therapie eine rationelle Erklärung in der Zukunft bringen könnten.

Wenn die Probleme der Schmerzen der Eingeweide und der reflektorischen Phänomene ausführlicher hier abgehandelt wurden, so ist neben der Aktualität des Themas dieses deshalb berechtigt, weil Fragen großer diagnostischer und, wie wir zuletzt sahen, auch therapeutischer Bedeutung, sich untrennbar verknüpfen mit wichtigsten Fragen der Erkenntnis, die die Physiologie fast ebenso sehr angehen wie die klinische Pathologie. Ja ich glaube, daß es fruchtbarer ist, im Verstehen weiter zu kommen, als wenn man nur registrierend alles verzeichnet, was etwa an Bauchschmerzen vorkommen kann. Die Frage des „Warum" hat wissenschaftlichem Denken höher zu stehen als eine noch so erschöpfende Darstellung des Vorkommenden und Beobachteten, wenn die gedankliche Verknüpfung fehlt.

6. Die Chirurgie des vegetativen Nervensystems.

Wenn auch in den achtziger Jahren schon gewisse Operationen, namentlich am Halssympathikus, so zur Behandlung der Epilepsie, ausgeführt worden sind, so konnte doch bis vor kurzem von einem eigentlichen Kapitel der Chirurgie des vegetativen Nervensystems keine Rede sein. Wir haben sie in unserem Handbuch nicht abzuhandeln, soweit es sich um die Behandlung chirurgischer Krankheiten handelt, wie die periarterielle Sympathektomie als Behandlungsmethode bei Granulationswunden, Narbengeschwüren, bei Gelenktuberkulosen, bei Amputationsstümpfen, traumatischen Nervenschmerzen und noch einigen, nur den Chirurgen interessierenden Störungen. Wohl aber sind es, abgesehen von einer Reihe mehr oder weniger mit der Trophik der Gewebe, vasomotorischen, ja auch arteriosklerotischen Störungen zusammenhängenden Erkrankungen, einige bisher ganz in das Gebiet internistischer Therapie gehörige Krankheiten, bei denen die Chirurgen sich das Recht auf Behandlung in der Gegenwart erkämpfen, und diesen Bestrebungen gegenüber ist auch hier Stellung zu nehmen nötig. Unvermeidlich bei der Jugend dieser Richtung ist, daß sie stürmisch verläuft, über das Ziel hinausschießend, schnell fertig mit der Tat, daß Kritiklosigkeit und Enttäuschungen nicht fehlen. Aber es wäre ganz falsch, wenn man wegen dieser nicht zu leugnenden Auswüchse nun von seiten der inneren Medizin in den Fehler des Alters verfallen wollte, das vor lauter Kritik langer Erfahrung das Neue nur mit Widerstreben aufkommen ließe. So ist denn auch in dem Bewußtsein, wie oft die internistische Therapie beim Asthma wie bei der Angina pectoris, erst recht bei Störungen der Gefäßfunktion an den Extremitäten, ungenügende Resultate zeitigt, die Mitwirkung chirurgischer Leistungen nur zu begrüßen, wenn auch gleich anfangs gesagt werden muß, daß wir den meisten dieser Krankheiten gegenüber in bezug auf die chirurgische Behandlung noch im Stadium des Versuches uns befinden, und daß manches

Vorgehen, das zur Stunde Mode ist, wieder aufgegeben werden wird, — wenn nicht bessere und zuverlässigere Methoden gefunden werden —, sobald eine längere Beobachtungszeit uns belehrt haben wird, daß es mit den Dauererfolgen schlechter steht als mit dem, was sich unmittelbar nach der Operation ergibt. Wirkliche Fortschritte von dauerndem Wert werden wir namentlich dort erwarten, wo wir uns vom rein Empirischen entfernen können und für die Wirkungsweise dessen, was wir unternehmen, eine klarere Einsicht erhalten. Gerade für die Probleme, die sich dort auftun, sollte das Wissen pathologischer Physiologie und innerer Medizin seitens der Chirurgen noch mehr herangezogen werden und andererseits die innere Medizin sich bemühen, auch epikritisch sich mit der Erklärungsmöglichkeit gewonnener Resultate mit besonderer Intensität zu beschäftigen. Dann wird daraus auch neue Einsicht gewonnen werden für die Probleme am vegetativen Nervensystem, die bisher nur im Tierexperiment den sympathischen und parasympathischen Apparat am Stamm, an den Ästen oder durch Ganglienexstirpation prüfen konnten, während das Vorgehen der Chirurgen uns nun zum Teil nolens volens in den Stand setzt, ganz wichtige Fragen am Menschen zu studieren, nicht zuletzt in bezug auf das Schmerzproblem, das tierexperimenteller Forschung so gut wie unzugänglich ist.

Vom Standpunkt der inneren Klinik sind für uns die wichtigsten chirurgischen Eingriffe diejenigen, die sich mit der Behandlung der Angina pectoris, mit der Behandlung des Asthmas und mit der Beeinflussung der Gefäßstörungen an den Extremitäten beschäftigen, während wir die übrigen Versuche, die, soweit es die Gebiete der inneren Medizin angeht, noch kaum als therapeutische Methoden bezeichnet werden können, hier vernachlässigen dürfen.

Wer sich genauer informieren will, sei auf die gründliche Abhandlung von Kappis in den „Ergebnissen der inneren Medizin" von 1924 hingewiesen, der ich vieles entnommen habe, und in der ein kritischer Standpunkt glücklich vertreten wird.

Die chirurgische Behandlung der Angina pectoris.

1899 hat François Frank den Gedanken der Resektion des Halssympathikus und seiner Ganglien bei Angina pectoris in Vorschlag gebracht, Jonnescu hat 1916 die Resektion linkerseits mit vollem Dauererfolg ausgeführt, auch Tuffier hat schon 1911 bei einem diffusen Aortenaneurysma eine Art periarterieller Sympathektomie an der Aorta vorgenommen, ebenso wie Leriche im Jahre 1913. Von diesen historischen Anfängen erfuhr man in Deutschland wohl genaueres erst durch Kappis auf dem deutschen Chirurgenkongreß 1922. Brüning hat diese Eingriffe zuerst in Deutschland ausgeführt, gleichzeitig auch bei anderen Krankheiten, die die Hypertension herabsetzen sollten, die aber bisher keine wesentlichen Erfolge gaben. Neben anderen deutschen Autoren, so Kümmell, sind von amerikanischer Seite (Plate, Coffey und Brown) ähnliche Operationen ausgeführt worden, Durchschneidung des Sympathikusstammes unter dem oberen Halsganglion und aller Rami cardiaci, die zum oberen Ganglion führen. Die Schmerzen verschwanden vollkommen, obwohl durchaus nicht alle sympathischen Zuleitungen unterbrochen wurden. Am Sympathikus ist das Vorgehen der verschiedenen Chirurgen bis zur Gegenwart hin noch nicht zur einheitlichen Methodik ausgearbeitet. Es wurden entfernt: 1. linksseitig die beiden unteren Halsganglien und das obere Brustganglion des Sympathikus, 2. nur das obere Halsganglion des Sympathikus linkerseits, 3. das obere Brust- und alle Halsganglien des Sympathikus links und 4. nur das obere und mittlere Halsganglion linkerseits in Kombination mit der Depressordurchschneidung.

1923 auf dem Internistenkongreß in Wien berichteten Eppinger und Hofer von Durschschneidungen des Nervus depressor vagi. Sie resezierten oder durchtrennten den Nerven im Winkel zwischen Vagus und Laryngeus superior, von denen beiden aus er mit je einem Ast entspringt, um sich bald zu vereinigen und zum Herzen zu ziehen (faßt man ihn nur als afferente Bahn auf, muß seine Verlaufsart eigentlich entgegengesetzt geschildert werden). Auch diese Depressorunterbrechungen, die zweizeitig vorgenommen werden müssen, erst links, dann rechts (bei gleichzeitiger Durchschneidung ein Todesfall) haben zum Ziele geführt, namentlich zur Schmerzbeseitigung, ebenso wie die Kombination von Sympathektomie und Depressordurchschneidung auf einer Seite.

Die Resultate, von denen berichtet wird, sind zum Teil geradezu überraschend. Patienten, die von ungemein häufigen Anfällen schwerster Art fast vernichtet wurden, werden völlig schmerzfrei, auch wieder arbeitsfähig, und bleiben dauernd in diesem günstigen Zustande; ja Eppinger deutete an, daß nicht nur die Befreiung von Beschwerden erreicht würde, sondern möglicherweise im Reflexvorgang der Angina pectoris selbst auch das Geschick des Sekunden-Herztodes bei Angina pectoris liege, und daß mit Durchtrennung des Reflexbogens mehr wie Schmerzbeseitigung, Befreiung von der Todesgefahr gegeben sein könne.

Wir haben damit die Möglichkeit eines therapeutischen Mittels von ungeheurer Tragweite. Die Grenzen liegen einmal darin, daß man bei schwer organisch verändertem Herzen Bedenken haben wird, die Operation auszuführen und hier sicher sich noch eine klarere Indikationsstellung auf Grund der Erfahrung ausbilden muß. Auch der Satz, daß da, wo die innere Therapie versagt, die Indikation gegeben sei, scheint mehr einleuchtend, als er es wirklich ist. Wir kennen Fälle von Angina pectoris schwerster Art, die 15 Jahre und länger zurückliegen und bei denen gelegentlich ohne allzu häufige Wiederholungen durchaus ein arbeitsreiches Leben durchführbar bleibt, durchaus nicht nur sog. „psychogene Anfälle" oder sichere Anfälle rein vasomotorischer Störungen an den Koronargefäßen. Das ganze Problem, wie es zu Angina-pectoris-Zuständen kommt, kann an dieser Stelle nicht aufgeworfen werden. Es ist wichtig zu wissen, daß gerade Eppinger mit Wenckebach, Rudolf Schmidt, folgend von „Aortalgien" sprechen und wohl Spannungsverhältnisse im Windkessel der Aorta zu den wichtigsten auslösenden Reizen rechnen, die auf die Aortengeflechte übertragen, durch den Depressor auf den oben besprochenen Wegen der Schmerzleitung irradiieren. Ob der Depressor als Ast des Vagus hier wirklich, wie schon Cyon meinte, sensibler Herznerv ist, scheint mir nicht entschieden, verlaufen doch die meisten viszeralen Schmerzen durch die sympathischen Fasern. Die Verflechtung sympathischer mit parasympathischen Bahnen ist so innig, daß sich sympathische Fasern im Depressor nicht ausschließen lassen. Wenn viele Chirurgen statt der einfachen Depressordurchschneidung, die zum Ziele führen kann, die radikalere Entfernung von mehreren Sympathikusganglien mit ihren Ästen vorziehen, so liegt das zum Teil an Gründen größerer Einfachheit des Vorgehens, denn die Verlaufsart der Fasern ist keineswegs anatomisch konstant und deshalb in ihrer Erkennung für den Operateur nicht so einfach, als schematische Zeichnungen das anzeigen. Schon die Art des Depressorverlaufs und seiner Zusammensetzung oder Auffaserung in einzelne Äste variiert beim Menschen erheblich, kaum so sehr indessen, daß er nicht im Winkel zwischen dem Vagusstamm und dem Laryngeus superior am Hals schließlich aufzufinden wäre. Die Art, wie die Rami cardiaci aus den Sympathikusgeflechten entspringen, ist noch in viel höherem Maße anatomischen Variationen unterworden. Wenn es wundernimmt, daß Schmerzen beseitigt wurden, auch ohne daß alle Bahnen unterbrochen wurden, so ist zweierlei zu bedenken. Auf die eine Möglichkeit weist **Kappis** hin, wenn er daran denkt, daß mit der Depressordurchschneidung die efferente Bahn eines Reflexbogens durchtrennt sein könnte, die zur Angina pectoris führt. Die andere Erklärungsmöglichkeit, daß hier so viele Wege zum Ziele zu führen scheinen, liegt, wie mir scheint, in dem begründet, was wir vom Wesen des Schmerzes bei inneren Organen oben kennen gelernt haben. Damit afferente Reize zur Schmerzperzeption kommen, muß eine Summation solcher Reize vorhanden sein, erst dadurch geht der unterschwellige Reiz über in den überschwelligen, der in die Rückenmarkssegmente irradiierend, die Schmerzperzeption kortikal auslöst. Ist die Anzahl der Leitungen verringert, so ist es sehr wohl denkbar, daß sie nicht mehr genügen, in einer Zeiteinheit genügende Mengen von Reizen zuzuführen, die Reize bleiben unterschwellig, d. h. nichts anderes, als es entsteht kein Schmerz, die Sensation der Angina pectoris kommt nicht zustande. Dieser Erklärungsmodus sollte bei all den Problemen künftig berücksichtigt werden, die durch die Operationen am vegetativen Nervensystem aufgeworfen werden, übrigens nicht nur bei den Schmerzproblemen, sondern auch bei anderen Reaktionen, die reflektorisch zu pathologischer Dauerverkürzung glatter Muskulatur oder pathologischer Sekretproduktion führen. Ich denke dabei vor allem an die Verhinderung der Vorgänge beim Asthma bronchiale. Mit dieser hier von mir mit Nachdruck betonten Hypothese scheint mir jedenfalls die Möglichkeit gegeben, das Paradoxe so verschiedenartiger Eingriffe, die nur das gemeinsam haben, daß eine Reihe von Leitungsbahnen unterbrochen werden, zu erklären. Demgegenüber treten Erklärungen, daß nur psychische Einwirkungen vorliegen, oder daß die Resorption von Wundprodukten eine Art Proteinkörpertherapie darstelle, in den Hintergrund. Sie mögen in der Regel nur für kurzfristige Erfolge mit in Betracht zu ziehen sein. Ich glaube, daß sich so auch die Rezidive erklären lassen, d. h., vielleicht etwas zu populär ausgedrückt, kann man sagen, daß die Reize oft nach einiger Zeit den Weg durch die übrig gebliebenen Bahnen wieder leichter finden, so daß schließlich eine genügende Summation zustande kommt, um wieder den Schmerz auszulösen. Etwa so wie nach einer Unterbrechung eines arteriellen oder venösen Gefäßes die Kollateralen, ohne sich neu zu bilden, die Beförderung der gesamten zu transportierenden Blutmenge wieder übernehmen. Natürlich ist dieser Vergleich nicht wörtlich zu nehmen. Ich denke nicht an Vermehrung der leitenden Nervensubstanz, sondern eine Anpassung zu besserem Leitungsvermögen. In ähnlichem Sinne wird es verständlich, daß bei einer linksseitigen Sympathektomie die Schmerzen in der Schulter und im linken Arm zwar völlig aufhören, benachbarte oder gleiche Rückenmarkssegmente trotzdem vom Herzen oder der Aorta aus in Irritation versetzt werden, und nunmehr so sehr in Irritation geraten, daß die rechte Seite stärker als vorher von Schmerzen befallen wird, oder die Herzgegend selbst, oder die bekannte Schmerzempfindung hinten links am Rücken mit besonderer Stärke auftritt. Ich erinnere mich eines Falles in Marburg — ich habe auf dem Chirurgenkongreß 1922 auf ihn Bezug genommen —, bei dem ich lange vor dem Eppingerschen Vorschlage die paravertebrale Anästhesie wegen Herzschmerzen auf der linken Seite an zahlreichen Segmenten ausführen ließ und die Patientin beim unmittelbar folgenden Angina-pectoris-Anfall auf der rechten Seite die heftigsten Schmerzen bekam, auf der früher niemals Schmerzen aufgetreten waren. Auch linkerseits strahlten nun die Schmerzen hoch in den Nacken bis zum Kopf hinauf, während in den den Segmenten zugeordneten Partien links keinerlei Schmerzen auftraten. Die Angst aber und das quälende Vernichtungsgefühl blieben unverändert. Die Depressordurchschneidung zusammen mit Sympathektomie links, die ich 1924 vornehmen ließ bei einem Manne mit einer luetischen Aorteninsuffizienz mit schwersten Anfällen von Angina pectoris, schafften 14 Tage

Schmerzfreiheit, dann kamen die Anfälle wieder, aber sie waren in der linken Schulter und im Arm wesentlich schwächer wie früher, dafür in der Herzgegend um so qualvoller. Die Irradiierungsmöglichkeiten gerade vom Herzen aus sind so mannigfach, daß sie ähnliche Erfahrungen, die sicher weit zahlreicher gemacht sind, als sie sich literarisch feststellen lassen, verständlich machen, und die Erfahrungen über Dauererfolge noch zu kurz, so ungemein wichtig es ist, in Anbetracht der günstigen Erfolge von denen berichtet wird, auf diesem Gebiete weiterzuarbeiten, ohne das, was internistische Therapie leisten kann, zu unterschätzen. Trotzdem kann ich es mir doch nicht versagen zum Schluß, nicht nur um der historischen Gerechtigkeit willen, sondern im Sinne einer Mahnung zur Vorsicht — aber nicht etwa zur Unterlassung der operativen Versuche — mit einem Zitat von Cyon des Jahres 1906 zu schließen, der ja mit Carl Ludwig den Nervus depressor entdeckt hat, und diesen im übrigen unter ausführlicher Begründung, nicht wie Kappis meint, ohne eine solche, als den wichtigsten sensiblen Nerven des Herzens bezeichnet. „Zu einer Zeit, wo manche Chirurgen nicht zögern, die Durchschneidung des Halssympathikus und sogar die Exstirpation der Halsganglien vorzunehmen, und dies auf Grund mehr als problematischer Funktionen dieser so wichtigen Teile des Nervensystems, ist es durchaus notwendig, sie darüber zu belehren, daß wenn sie den Sympathikus des Halses durchschneiden, sie mit großer Wahrscheinlichkeit auch den Nervus depressor zerstören, d. h. daß sie das Herz seiner Hauptschutzvorrichtung und den übrigen Körper eines sehr wichtigen Regulators für den Blutkreislauf berauben.“

Die chirurgische Behandlung des Asthma bronchiale.

Kümmell hat die Sympathektomie beim Asthma bronchiale vor kurzem eingeführt. Von zahlreichen Erfolgen wird berichtet. Die wenigen Fälle, bei denen ich die Operation vornehmen ließ, zeigten nach wenigen Wochen ein Rezidivieren. Damit sollen keineswegs die Erfolge anderer Autoren diskreditiert werden, aber es müssten regelmäßig weitere Angaben über Dauererfolge gemacht werden. Die psychische Komponente beim Zustandekommen des Asthmas ist noch größer wie bei der Angina pectoris, und der erfahrene Arzt kennt wenige eindrucksvolle therapeutische Maßnahmen, die nicht eine Zeitlang, ja längere Zeit, selbst dauernd bei Asthma helfen, wenn sie mit starkem suggestivem Eindruck verbunden sind. Welche Suggestion kann stärker gedacht werden als die eines überzeugten Chirurgen? Gerade für die meisten hartnäckigen Asthmafälle bewährt sich mir kaum eine Behandlungsart zuverlässiger wie die einer guten Psychotherapie (ich stimme da ganz mit F. Mohr überein). Damit ist keineswegs etwa gesagt, daß die einzige ätiologische Wurzel des Asthmas psychischer Art sei. Wir dürfen nicht trennen, wie oben ausgeführt wurde, in restlos zu scheidende Fälle mit einer einzigen Ätiologie, etwa dem Überempfindlichkeitsasthma und seiner Verwandtschaft zur Anaphylaxie, dem endokrin bedingten, spasmophilen im Sinne der Bronchotetanie nach Atmungsüberventilation, im Sinne des Reflexasthmas etwa vom Nasenpolypen oder dem Myom her, im Sinne des Asthmas durch Vagusdruck, hervorgerufen durch Hilusdrüsen und ähnliches, und endlich einer Gruppe des rein psychogenen Asthmas. Ich bin überzeugt, daß ähnlich, wie Staehelin in diesem Handbuch auseinandergesetzt hat, eine Reihe von Verkettungen vorliegt, so daß verschiedenste ätiologische Momente zusammenhängend wirken und die Ausschaltung eines Gliedes die Kette der Bedingungen unterbricht. So nur verstehen wir den häufigen günstigen Einfluß psychotherapeutischer Art. Im selben Sinne denke ich nicht daran, bei wirklichen Dauererfolgen das suggestive

Moment allein in den Vordergrund der Erklärungsmöglichkeit zu rücken. Auch durch die Entfernung von Halssympathikusgeflechten und Ganglien kann eine Unterbrechung gegeben sein in kompliziert laufenden reflektorischen Beziehungen, die zum Asthma führen. Kümmell selbst weist auf eine so innige Verflechtung zwischen Sympathikus und Vagusfasern hin, daß auch durch eine reine Sympathikusoperation parasympathische Unterbrechungen stattfinden könnten, denn das ja bietet bei den Erfolgen der Asthmaoperation die theoretische Schwierigkeit, daß gerade das Asthma (s. oben) uns als relativ reine Vaguserkrankung erschien. Glaubt man noch an den strengen Antagonismus Vagus-Sympathikus, wie offenbar die meisten Chirurgen, die deshalb den Erfolgen beim Asthma gegenüber in einer deutlichen Verlegenheit sich befinden, leuchtet die Kümmellsche Erklärung noch am meisten ein. Glaubt man aber, daß häufig gerade synergistisch Sympathikus und Parasympathikus Impulse zu allen Organen schicken, so braucht die partielle Unterbrechung im einen Gebiet nicht Vermehrung der Intention des „Tonus" im anderen Gebiet zu sein, wie wir in diesem Kapitel des vegetativen Nervensystems schon so oft sahen. Die regulierende Tendenz vielleicht gerade der Zentren (auch der Peripherie?) kann dazu führen, daß die Herabsetzung im einen Gebiet auch durch Herabsetzung der Reizbarkeit im anderen Nervengebiet ausgeglichen wird und so eine Sympathikusdurchschneidung zur Verringerung der Reizbarkeit im Parasympathikus führt. Die Summation der Reize, von der wir bei der Angina-pectoris-Behandlung sprachen, macht es auch am besten erklärbar, daß die Einseitigkeit der Operation doch für beide Seiten das Asthma beseitigen kann. Verwandte Gesichtspunkte wie bei der Diskussion zur Erklärung der Angina pectoris kommen hinzu. Die Durchblutung der Bronchialschleimhaut und der Lunge überhaupt ist nicht unabhängig vom Sympathikus. Auf viele dieser Möglichkeiten weist Kappis schon hin. So verspricht gerade der Erfolg der Asthmaoperation eine Aufklärung in dem Problem, wie synergistisch die beiden Regulatorsysteme der vegetativen Nerven wirken. Vorauszugehen hat dem, daß wirklich die Asthmaoperation über das Stadium des Versuches herauskommt und zum sicheren Behandlungsbesitz wird, was sie heute noch nicht ist. Schwerer wie bei der Angina pectoris wird sich der Internist zum Rat der Asthmaoperation entschließen, denn weder ist die Erkrankung prognostisch auch nur annähernd so ungünstig wie bei manchen Herzfällen, noch meist die Intensität des Zustandes so qualvoll wie dort oft. Man sollte ein operatives Vorgehen nur dann vorschlagen, wenn die internistischen Maßnahmen wirklich erschöpft sind, zu denen neben altbewährten Methoden eine energische Reizkörpertherapie hinzugekommen ist, vor allem die Schwefeltherapie, auch diese freilich nicht ohne Rezidive, und ganz besonders das psychische Behandeln, wenn es von besten Spezialisten mit Maß und Ziel und doch gründlich durchgeführt wird.

Von anderen Erkrankungen, bei denen Operationen am Halssympathikus empfohlen worden sind, seien Epilepsie, Migräne, Trigeminusneuralgien erwähnt. Man kann nicht davon sprechen, daß die Wirkungen, die als Hyperämie erzeugend in der Peripherie gedacht sind, irgendwie so beschaffen wären, daß sich diese Eingriffe empfehlen ließen, von denen der bei Epilepsie nur die historische Bedeutung hat, wohl der älteste Eingriff am Sympathikus zu sein. Beachtenswert ist, daß für den Morbus Raynaud und die Sklerodermie auch die Sympathikusoperationen am Halse empfohlen sind; es kommen aber meist eher die periarteriellen Sympathektomien hierfür in Frage. Wichtig scheint noch, daß Lagophthalmus bei schwerer Fazialisparese durch Sympathikusoperation beseitigt worden ist (Leriche, Patel und Santy).

Über die Technik all dieser Halsoperationen, deren Gefährlichkeit an sich als gering angesehen werden muß, ist in diesem Handbuche nicht zu handeln, nur ist wichtig, daß der Hornersche Symptomenkomplex (s. diesen) danach eintritt.

Die Operationen am Brust- und Bauchsympathikus sind zwar versucht worden, haben aber praktisch keine Bedeutung, wohl auch kaum eine Zukunft. Die Vorschläge, selbst bei Lungentuberkulose oder beim Magenulkus mit Sympathikusdurchschneidung vorzugehen, sollten keine Gefolgschaft haben, ja sind nicht einmal unbedenklich.

Über die Durchschneidung der hinteren Wurzeln und die Modifikation dieser Operation bei tabischen Krisen, die sog. Förstersche Operation, hört man in den letzten Jahren weniger (s. Kapitel Tabes). v. Gaza hat versucht bei unklaren abdominellen Schmerzzuständen die zugehörigen hinteren Wurzeln mit gutem Erfolg zu durchschneiden, wie oben (II, 4) erwähnt wurde.

Endlich ist noch die Operation beim Basedow zu erwähnen. Sie wird gelegentlich ohne, besser mit der Strumaoperation kombiniert und läßt sich theoretisch rechtfertigen, besonders unter dem Gesichtspunkte, daß der Morbus Basedow nicht als einfache Hypothyreose aufgefaßt werden kann, so daß die Sympathikusdurchschneidung bez. Resektion wohl geeignet scheint z. B. den Exophthalmus, auch andere Sympathikussymptome des Basedow, zurückzubringen. Trotzdem bleibt vorläufig die Resektion der Struma die Methode der Wahl, und das Vorgehen am Sympathikus ist noch im Stadium des Versuches, den relativ wenige Autoren ausführen und empfehlen.

Die periarterielle Sympathektomie.

Außer den vorerwähnten, ganz vorwiegend am Halssympathikus ausgeführten Operationen interessiert hier noch die periarterielle Sympathektomie, die von Leriche 1913 vorgeschlagen, 1914 zuerst ausgeführt, vorwiegend an den großen Gefäßen der Extremitäten, Brachialis und Femoralis, vorgenommen wird. Nach Freilegung der Gefäße und Trennung von Vene und peripherem Nervenstamm wird die Adventitia der Arterie in 6—10 cm Entfernung abpräpariert, so daß die äußere Schicht der Gefäßwand direkt entfernt wird. In dieser Form — es gibt auch einige abweichend vorgehende Autoren — kann die Operation schon heute als feststehende typische Operation angesehen werden, der gegenüber ältere Versuche der „Denudation" des Nerven aus verwandten Gedankengängen zwar entstanden, durchaus aber nicht als gleichartig angesehen werden können. Brüning hat das Verdienst in Deutschland, sich intensiv für dieses Vorgehen eingesetzt und es in Wort und Tat bei uns zu dem wichtigen Eingriff gestaltet zu haben. Die technischen Einzelheiten übergehen wir. Die Deutung des Erfolges ist nicht leicht, da in bezug auf die Art der Nervenversorgung und die Art, wie die Gefäßweiten verändert sind, sehr entgegengesetzte Anschauungen von den Autoren vertreten werden. Besonderes Interesse für die pathologische Physiologie verdient der örtliche Tonuszustand der Gefäße, die von den meisten Operateuren (infolge des Eingriffs?) als tonisch verengt angetroffen werden, während nach der Operation die einen eine zunächst noch stärkere Konstriktion von mehrstündiger Dauer beschreiben, die zu Anämie und Kälte der Extremität führt, während andere Autoren sofort Gefäßerweiterung sehen. Darin stimmen aber alle überein, daß spätestens nach einigen Stunden eine bessere Durchblutung der Extremität einsetzt mit Rötung der Haut, ja daß auch die Sensibilität, wenn sie vorher verändert war, sich der Norm nähert in dem Sinne, daß Schmerzen verschwinden, Hyperästhesie wie Hyperalgesie herabgesetzt werden, andererseits Anästhesie und Hypästhesie zu normaler Sensibilität zurückkehren. Die wichtigste Wirkung aber ist jedenfalls die, daß in einer großen Zahl von Fällen trophische Störungen verschwinden. Zu entscheiden, ob das nur Folge der besseren Durchblutung ist, hieße das ganze Problem der Trophik hier aufrollen, über das die Neurologie noch nicht definitiv entschieden hat.

Ebenso steht allen Deutungen im Wege, daß über die Art der Innervation von Vasodilatatoren und Vasokonstriktoren noch nicht die Akten geschlossen sind. Ob in der Adventitia der Gefäße in Gestalt der die Gefäße umgebenden Plexus lange vasokonstriktorische Fasern laufen und deren Unterbrechung den Vasodilatatoren, die in den zerebrospinalen Nervenstämmen entlang gehen, das Übergewicht in der Peripherie der Extremität verschaffen, erscheint weder anatomisch noch physiologisch gesichert und der tierexperimentelle Nachweis stößt auf große Schwierigkeiten.

Die meisten Autoren versuchen eigene Erklärungen, wobei die Anschauungen der fruchtbarsten Autoren Leriche und Brüning einerseits durchaus verschieden sind von denen von Kappis andererseits. Es würde zu weit führen, diese Diskussionen hier zur Darstellung zu bringen (wir verweisen auf die oben erwähnte eingehende Studie von Kappis). Ohne Frage kommt durch die Operation eine periphere Hyperämie zustande, die manchmal wenige Tage, manchmal 2—3 Wochen und selbst auch monatelang anhält, und die in vielen Fällen ausreicht, vorhandene Störungen — namentlich solche trophischer Art — zur Heilung zu bringen. Das Studium der hier beobachteten Phänomene, so die Verengerung beim Kneifen der Arterie, die perlschnurartigen Bildungen am Gefäß durch mechanische Irritation, ebenso wie das Problem der Vasodilatatoren und der noch immer strittigen Vasokonstriktoren, endlich gerade das Problem der Trophik, können, wenn hier gründliche physiologisch-pathologische Forschung einsetzt, gerade durch das operative Vorgehen am Menschen alte wichtige Probleme der Entscheidung näher führen.

Praktisch interessiert die innere Medizin weniger, was vom Chirurgen an den Folgen von Nervenverletzungen erreicht wird, namentlich soweit sie durch Entstehung von Neuromen bedingt sind. Wichtiger schon, daß ein Malum perforans dieser Behandlung gelegentlich zugänglich ist, daß bei sog. „trophischen Ödemen" Erfolge verzeichnet werden. Von Eingriffen bei Erfrierung, selbst im akuten Stadium der Erfrierungsgangrän, wie bei den Spätfolgen der Erfrierung (Geschwüre, Ernährungsstörungen, rot-blaue, kalte Extremitäten mit Parästhesien) wird gelegentlich Günstiges gesehen, ähnlich bei trophischen Veränderungen der Haut bei Poliomyelitis. Auf analoger Grundlage sind sowohl bei der Raynaudschen Krankheit wie bei der Erythromelalgie und Sklerodermie, auch bei Akroparästhesien günstige Erfolge verzeichnet.

Bei den eigentlichen Erkrankungen der Arterien wird man sich besonders dann, wenn nur angiospastische Zustände vorliegen, manches versprechen können. In dem Sinne berichten Cassierer und andere über gute Erfolge bei intermittierendem Hinken. Soweit sich aber auch mit Arteriosklerose und Endarteriitis obliterans angiospastische Zustände kombinieren, ja selbst ohne diese, sind gewisse Erfolge nicht nur denkbar, sondern beobachtet, weniger günstig offenbar bei der Endarteriitis obliterans wie bei arteriosklerotischen Störungen. Unstimmigkeiten erklären sich wohl am meisten daraus, daß die differentielle Diagnose der funktionellen und anatomischen Prozesse an den Arterien im Einzelfalle oft unmöglich zu stellen ist, ja ihre Kombination häufig zum Teil selbst in pathogenetischem Zusammenhange steht, in dem Sinne, daß unserer Überzeugung nach aus häufigen angiospastischen Zuständen auch anatomische Veränderungen hervorgehen, ähnlich etwa dem Standpunkt von Jorres bei der Arteriolosklerose. Immerhin darf ruhig bei beginnender Gangrän ein Versuch unternommen werden, ehe eine Amputation für indiziert gehalten wird.

Das Ulcus cruris scheint für die Operation nicht undankbar, ebenso das Röntgengeschwür der Extremitäten. Unmöglich ist es, alles aufzuzählen, was zum Anwendungsgebiet dieser jungen Operation gelegentlich schon von Chirurgen gerechnet worden ist, nur erwähnt seien chronischer Gelenkrheumatismus und selbst Gelenk-, Haut- und andere Tuberkulosen. Je mehr man die Operation einer Art Hyperämiebehandlung gleichsetzt, wird jenes Anwendungsgebiet breiter, aber wohl auch allzu diffus. Einwirkungen namentlich trophischer Art an der anderen nicht operativ behandelten Extremität sind theoretisch nicht uninteressant, ebenso ist die erwähnte günstige Beeinflussung der Sensibilität nicht leicht nur auf Grund der erzeugten Hyperämie verständlich.

Kappis betont am Schluß seiner so eingehenden, die gesamte vorliegende Literatur berücksichtigenden Darstellung, daß die Erfolge noch unregelmäßig und unberechenbar sind, daß die Wirkungsweise noch ungeklärt ist. Andererseits sollte nicht durch Kritik der Kranke schlechter behandelt werden als es möglich ist; und die teilweise recht guten Erfolge der Operationen ermutigen gewiß, sie weiter anzuwenden, zumal der Eingriff ein leichter ist und Schädigungen kaum vorkommen. Er glaubt, daß sie nicht wieder aus dem Schatze chirurgischer operativer Therapie verschwinden werden.

Das wird für die periarterielle Sympathektomie zutreffen, über die praktische Bedeutung der chirurgischen Asthma- und Angina-pectoris-Therapie werden wir in absehbarer Zeit ein Werturteil — hoffen wir kein völlig negatives — haben.

Literatur[1]).

Größere Zusammenstellungen und Übersichtswerke.

Bumke: Die Störungen des sympathischen Systems. Im Handb. d. Neurol. von Lewandowsky. 1910. I, S. 1094. — Dresel: Erkrankungen des vegetativen Nervensystems, spezielle Pathologie und Therapie innerer Krankheiten; herausgeg. von Kraus und Brugsch. — Dresel: Die Neurosen des vegetativen Nervensystems. Vagotonie und Sympathikotonie. Ergebn. d. ges. Med. 1921. — Higier: Vegetative oder viszerale Neurologie. Ergebn. d. Neurol. u. Psychiatrie. Bd. 2. 1917. — Langley: Das autonome Nervensystem. Berlin: Julius Springer 1922. — Müller, L. R.: Die Lebensnerven. Berlin: Julius Springer 1924. — Pophal: Das vegetative Nervensystem und seine klinische Bedeutung. Ergebn. d. inn. Med. u. Kinderheilk. Bd. 19. — Spiegel, E.: Die zentrale Lokalisation autonomer Funktionen. Zeitschr. f. d. ges. Neurol. u. Psychiatrie. Ref. Kiß. Bd. 442. 1920.

Nomenklatur.

Eppinger und Heß: Vagotonie. Samml. klin. Abh. über Pathol. u. Therapie d. Stoffwechsel- u. Ernährungsstör. H. 9 u. 10. — Fröhlich: Med. Klinik. 1911. Nr. 8. — Heubner: Zentralbl. f. Physiol. Bd. 17, S. 653. 1913. — Langley: The nomenclature of the Sympathetic and of the related systems of nerves. Zentralbl. f. Physiol. 1913. VII, S. 149. — Müller, L. R.: Das vegetative Nervensystem. Berlin: Julius Springer 1920. — Meyer-Gottlieb: Experimentelle Pharmakologie. Urban u. Schwarzenberg 1920. — Pophal: Das vegetative Nervensystem und seine klinische Bedeutung. Ergebn. d. inn. Med. u. Kinderheilk. Bd. 19.

I. Anatomie.

Asher: Die Innervation der Gefäße. Ergebn. d. Physiol., herausgeg. v. Asher u. Spiro. Jg. 1, 2. Abt. 1902. — Cohnstamm: Vom Zentrum der Speichelsekretion. Ver-

---

[1]) Literatur und Manuskript wurden Ende 1924 abgeschlossen.

handl. d. Kongr. f. inn. Med. Wiesbaden 1902. — Cohnstamm und Wolfstein: Journ. f. Psychol. u. Neurol. Bd. 8. 1907. — Dastre et Morat: Recherches experimentales sur le système nerveaux vasomoteur. Paris 1884. — Froriep: Über Entwicklung und Bau des autonomen Nervensystems. Med.-Naturwissenschaftl. Arch. Bd. 1. H. 2. — Jonnesco: zit. ncch Oppenheim. — Kuntz: Journ. of comp. neurol. a. psychol. Vol. 20, Nr. 3, 4; Vol. 21, Nr. 2, 3, 4. — Marcus: Über den Sympathikus. Münch. med. Wochenschr. 1909.

II. Physiologie.

Adler, A.: Neurol. Zentralbl. 1919. Nr. 19. Dtsch. Zeitschr. f. Nervenheilk. 1920. S. 73. — Aronson und Sachs: Ein Wärmezentrum im Großhirn. Dtscb. med. Wochenschr. 1884. Pflügers Arch. f. d. ges. Physiol. Bd. 37, S. 625. — Aschner: Über einen noch nicht beschriebenen Reflex vom Auge auf Kreislauf und Atmung. Wien. klin. Wochenschr. 1908. Nr. 44. — Bauer, J.: Zur Funktionsprüfung des vegetativen Nervensystems. Dtsch. Arch. f. klin. Med. Bd. 107. 1912. — Bechterew: Die Funktionen der Nervenzentren. Jena 1909. — v. Bergmann: Diskussion z. Ref.: Stand der Lehre vom Sympathikus. Dtsch. Zeitschr. f. Nervenheilk. Bd. 45, S. 346. 1912. — Derselbe: Über Beziehungen des Nervensystems zur motorischen Funktion des Magens. Münch. med. Wochenschr. 1913. Nr. 44. — Derselbe: Ulcus duodeni und vegetatives System. Berlin. klin. Wochenschr. 1913. Nr. 51, S. 2374. — Bernard, Cl.: Vorlesungen über Diabetes. Berlin 1878. — Bickel: Die wechselseitigen Beziehungen zwischen psychischem Geschehen und Blutkreislauf mit besonderer Berücksichtigung der Psychosen. Leipzig 1916. — Billigheimer: Über einen Antagonismus zwischen Pilokarpin und Adrenalin, Beitrag zur Innervation der Schweißdrüsen. Arch. f. exp. Pathol. u. Pharmakol. Bd. 88, H. 3 u. 4, S. 172. 1920. — Derselbe: Das Problem der Schweißdrüseninnervation und seine Bedeutung für die Klinik. Münch. med. Wochenschr. 1921. Nr. 11, S. 325. — Derselbe: Über die Wirkungsweise der probatorischen Adrenalininjektion. Dtsch. Arch. f. klin. Med. Bd. 136, H. 1 u. 2, S. 1. 1921. — Derselbe: Einfluß der Ernährung auf Funktionen des vegetativen Nervensystems. Verhandl. d. 34. Kongr. d. dtsch. Ges. f. inn. Med. Wiesbaden 1922. — Derselbe: Der Kalziumspiegel im Blute und seine Beeinflussung durch verschiedene Gifte. Klin. Wochenschr. 1922. Nr. 6, S. 256. — Derselbe: Über die Bedeutung des Kalkes im Blut. Klin. Wochenschr. 1923. Nr. 22 u. 23, S. 1033. — Derselbe: Vergleichende Untersuchungen über die Wirkung und Wirkungsweise des Kalciums und der Digitalis. Zeitschr. f. klin. Med. Bd. 100, H. 5. S. 411. — Billigheimer und Knauer: Über organische und funktionelle Störungen des vegetativen Nervensystems unter besonderer Berücksichtigung der Schreckneurosen. Zeitschr. f. d. ges. Neurol. u. Psychiatrie. Bd. 50, H. 1—5, S. 199. 1919. — Brugsch, Dresel, Levy: Beiträge zur Stoffwechselneurologie. Zur Stoffwechselneurologie der Medulla oblongata. Zeitschr. f. exp. Pathol. u. Therap. 1920. Bd. 21, S. 358. Zeitschr. f. d. ges. exp. Med. Bd. 25, S. 262. 1921. — Bumke: S. obige Angabe. — Cohnstamm: S. obige Angabe. — Curschmann: Diskussionen zum Ref.: Stand der Lehre vom Sympathikus. Dtsch. Zeitschr. f. Nervenheilk. 1912. Nr. 45. — Derselbe: Zur Pathogenese des Magenschwindels. Dtsch. Arch. f. klin. Med. Bd. 123. 1917. — Czyllharz und Marburg: Über zerebrale Blasenstörungen. Jahrb. f. Psychiatrie u. Neurol. Bd. 20. 1901. — Dresel: s. Literaurangabe Abschn. I. Ferner: Der Einfluß des vegetativen Nervensystems auf die Adrenalinblutdruckkurve. Zeitschr. f. exp. Pathol. u. Therapie. Bd. 22, S. 34. 1921. — Economo: Wilsons Krankheit und das Syndron des Corps strié. Zeitschr. f. d. ges. Neurol. u. Psychiatrie. Bd. 43. 1918. — Ebbecke: Die lokale vasomotorische Reaktion der Haut. Arch. f. d. ges. Physiol. Pflügers Bd. 169. 1917. — Eckhard: Zur Deutung und Entstehung des vom 4. Ventrikel aus erzeugbaren Hydrarin. Zeitschr. f. Biol. Bd. 44, S. 407. 1903. — Eppinger, Falta, Rudinger: Über die Wechselwirkungen der Drüsen mit innerer Sekretion. Zeitschr. f. klin. Med. Bd. 66. 1908. — Förster: Kriegsverletzungen der peripheren Nerven. Verhandl. d. Ges. d. Nervenärzte, 9. Jahresvers. Bonn 1917. — Frank, E.: Die parasympathische Innervation der quergestreiften Muskulatur und ihre klinische Bedeutung. Berlin. klin. Wochenschr. 1920. Nr. 31. S. 725. — Freund, H.: Über die Bedeutung der Vagi für die Wärmeregulation. Arch. f. exp. Pathol. u. Pharmakol. Bd. 72, S. 295 u. 304. 1913. — Freund, H., und Straßmann: Zur Kenntnis des nervösen Mechanismus der Wärmeregulation. Arch. f. exp. Pathol. u. Pharmakol. Bd. 69, S. 12. 1919. — Fröhlich und Meyer: Zur Frage der viszeralen Sensibilität. Klin.-therapeut. Wochenschr. 1922. Nr. 27. — Goldscheider: Das Schmerzproblem. Berlin: Julius Springer 1920. — Goldstein: Über körperliche Störungen bei Hirnverletzten. 2. Mitt.: Über Störungen der Vasomotilität des Pulses, des Blutbi des, des Blutdruckes, der Temperatur bei Hirnverletzten. Münch. med. Wochenschr. 1918. Nr. 3 u. 4. — Isenschmidt und Krehl: Über den Einfluß des Gehirns auf die Wärmeregulation. Arch. f. exp. Pathol. u. Pharmakol. Bd. 70. 1912. — Jarisch: Nebenniere und Zuckerstich. Zeitschr. f. exp. Pathol. u. Therapie. Bd. 13, S. 520. 1913. — Jungmann und Meyer: Experimentelle Untersuchungen über die Abhängigkeit der Nierenfunktion vom Nervensystem. Arch. f.

exp. Pathol. u. Pharmakol. Bd. 73, S. 49. 1913. — Kahn: Über die nach zentraler Reizung zur Störung des Kohlehydratstoffwechsels führenden Vorgänge. Eine kritische Studie zur Frage: Zuckerstich und Nebennieren. Pflügers Arch. f. d. ges. Physiol. Bd. 169, S. 326. 1917. — Kahn und Starkenstein: Über das Verhalten des Glykogens nach Nebennierenexstirpation. Pflügers Arch. f. d. ges. Physiol. Bd. 139, S. 181. 1911. — Karplus und Kreidl: Gehirn und Sympathikus. Pflügers Arch. f. d. ges. Physiol. Bd. 129, S. 138. 1909; Bd. 135, S. 401. 1910; Bd. 143, S. 109. 1911; Bd. 171, S. 192. 1918. — Kauffmann und Winkel: Entzündung und Nervensystem. Klin. Wochenschr. 1922. Nr. 1. — Kleist: Die Hirnverletzungen und ihre Bedeutung für die Lokalisation. Allg. Zeitschr. f. Psychiatrie u. psych.-gerichtl. Med. Bd. 74, S. 544. — Knauer und Billigheimer: S. bei Billigheimer. — Leschke: Zur klinischen Pathologie des Zwischenhirns. Dtsch. med. Wochenschr. 1920. Nr. 35 u. 36. — Leschke und Schneider: Über den Einfluß des Zwischenhirns auf den Stoffwechsel. Zeitschr. f. exp. Pathol. u. Pharmakol. Bd. 19, S. 58. 1918. — Lewandowsky: Stand und Aufgaben der allgemeinen Physiologie und Pathologie des sympathischen Systems. Zeitschr. f. d. ges. Neurol. u. Psychiatrie. Bd. 14, S. 281. 1913. — Lewy, F. H.: Die Lehre vom Tonus und der Bewegung. Berlin: Julius Springer 1923. — Lichtenstern: Zentrale Blaseninnervation. Wien. klin. Wochenschr. 1912. S. 1248. — Luchsinger: Die Schweißabsonderung und einige verwandte Sekretionen bei Tieren. Herrmanns Handb. d. Physiol. Bd 5, 1 Teil, S 421. — Mayer: Zur pathologischen Physiologie der menschlichen Körperwärme. Dtsch. med. Wochenschr. 1919. Nr. 50. — Michaelis: Zur Frage des intermediären Purinstoffwechsels. Zeitschr. f. exp. Pathol. u. Therapie. Bd. 14, S. 255. 1913. — Müller, L. R.: s. vorherg. Abschnitt. — Nishi: Über den Mechanismus der Diuretinglykosurie. Arch. f. exp. Pathol. u. Pharmakol. Bd. 61, S. 401. 1909. — Oppenheim: Lehrbuch d. Nervenkrankh. Berlin: S. Karger 1913. — Pandi: Halbseitiges Gesichtsschwitzen bei zentraler Fazialislähmung. Wien. klin. Wochenschr. 1896. S. 32. — Pawlow: Die bedingten Reflexe bei Zerstörung verschiedener Bezirke der Großhirnhemisphären beim Hund. Verhandl. d. Ges. russ. Ärzte 1907. — Derselbe: Die äußere Arbeit der Verdauungsdrüsen. Nagels Handb. d. Physiol. Bd. 2, S. 737. — Petren und Thorlin: Untersuchungen über das Vorkommen von Vagotonus und Sympathikustonus. Zeitschr. f. klin. Med. Bd. 73, S. 27. 1911. — Pollak: Über Blutzuckerregulation und ihre Bedeutung für die Pathogenese des Diabetes mellitus. Med. Klinik. Nr. 31, S. 925. — Schlesinger und Arnstein: Ungewöhnliche Wirkungen des Adrenalins im höheren Lebensalter. Wien. klin. Wochenschr. 1919. Nr. 49. — Sherrington: The integrative action of the nervous system. London 1906. — Sobotka: Zur Physiologie der pilomotorischen und der ihnen verwandten Erscheinungen beim Menschen. Arch. f. Dermatol. u. Syphilis. Bd. 105, H. 1 u. 2. — Simons: Zeitschr. f. d. ges. Neurol. u. Psychiatrie. Bd. 5. — Spiegel, s. vorherg. Abschnitt. — Strümpell: Zur Kenntnis der sog. Pseudosklerose. Dtsch. Zeitschr. f. Nervenheilk. Bd. 54. — v. Tschermak: Über das Vikariieren der beiden Herzvagi. Monatsschr. f. Psychiatrie u. Neurol. Bd. 26. 1909. — Veraguth: Das psychogalvanische Reflexphänomen. Berlin 1909. — Weber: Der Einfluß psychischer Vorgänge auf den Körper. Berlin 1910. — Derselbe: Über willkürliche verschiedene Gefäßinnervation beider Körperhälften. Arch. f. Anat. u. Physiol. Bd. 4, 5, 6. 1909. — Zondek: Ionengleichgewicht und Giftwirkung. Dtsch. med. Wochenschr. 1921. Nr. 30. — Derselbe: Untersuchungen über das Wesen der Vagus- und Sympathikuswirkung. Dtsch. med. Wochenschr. 1921. Nr. 50. — Derselbe: Das Ionengleichgewicht der Zellen. Biochem. Zeitschr. Bd. 121, H. 1—4, S. 87. 1921.

III. Pharmakologie.

Bauer und Fröhlich: Die Wirkung von Gefäßmitteln nach Adrenalinvergiftung. Arch. f. exp. Pathol. u. Pharmakol. Bd. 84. 1919. — Bertelli, Falta und Schweeger: Über die Wechselwirkung von Drüsen mit innerer Sekretion. 3. Mitt. über Chemotaxis. Zeitschr. f. klin. Med. Bd. 71, S. 23. 1910. — Biedl, Innere Sekretion. Urban u. Schwarzenberg. 1916. — Billigheimer: s. vorherg. Abschnitt. — Blum: Über Nebennierendiabetes. Dtsch. Arch. f. klin. Med. Bd. 71, S. 146. 1901. — Boveri: Sui rapporti fra pressione arteriosa e numero dei globuli rossi del sangui. Ref. Biophysik. Zentralbl. 1918. H. 15/16. — Dale: Physiological action of chryotoxin. Proc. Pharm. Soc. 20. Mai. Journ. of physiol. Vol. 32. 1905. Zit. nach Biedl. — Dieden: Klinische und experimentelle Studien über die Innervation der Schweißdrüsen. Dtsch. Arch. f. klin. Med. Bd. 117, S. 180. 1915. — Derselbe: Über die Einwirkung des Adrenalins auf die Schweißsekretionen. Zeitschr. f. Biol. Bd. 66. 1916. — Derselbe: Die Innervation der Schweißdrüsen. Dtsch. med. Wochenschr. 1918. Nr. 38. — Elias: Säure als Ursache für Nervenüberreregbarkeit, ein Beitrag zur Lehre von der Azidose. Zeitschr. f. d. ges. exp. Med. Bd. 7, H. 1/2, S. 1. 1918. — Elliot: The Action of Adrenalin. Journ. of physiol. Vol. 32. 1905. — Erb jr.: Über den Einfluß von Blutdruckschwankungen auf die Konzentration des arteriellen und venösen Blutes. Dtsch. Arch. f. klin. Med. Bd. 88. 1907. — Falta: Die Erkrankungen der Blutdrüsen mit innerer

Sekretion. Berlin 1913. — Falta, Newburgh und Nobel: Über die Wechselbeziehungen der Drüsen mit innerer Sekretion. 4. Mitt.: Über Funktion und Konstitution. Zeitschr. f. klin. Med. Bd. 72, S. 97. 1911. — Frank, E.: s. vorherg. Abschnitt. — Frank und Isaak: Die Bedeutung des Adrenalins und des Cholins für die Erforschung des Zuckerstoffwechsels. Zeitschr. f. exp. Pathol. u. Therapie. Bd. 7. 1909. — Frey: Der Einfluß des vegetativen Nervensystems auf das Blutbild. Zeitschr. f. d. ges. exp. Med. Bd. 2. 1914. — Friedberg: Die pharmakologische Funktionsprüfung des vegetativen Nervensystems. Ergebn. d. inn. Med. u. Kinderheilk. Bd. 20, S. 173. 1921. — Full: s. vorherg. Abschnitt. — Heß: Über die Beeinflussung des Flüssigkeitsaustausches zwischen Blut und Gewebe durch Schwankungen des Blutdruckes. Dtsch. Arch. f. klin. Med. Bd. 79, S. 128. — Hildebrandt: Über einen Antagonismus zwischen Atropin und Adrenalin am Gefäßapparat des Frosches. Arch. f. exp. Pathol. u. Pharmakol. Bd. 86, H. 3/4, S. 225. 1920. — Katsch: Zeitschr. f. exp. Pathol. u. Therapie. Bd. 12. 1913. — Derselbe: Fortschr. a. d. Geb. d. Röntgenstr. Bd. 21. 1914. — Klee: Beiträge zur pathologischen Physiologie der Mageninnervation. Dtsch. Arch. f. klin. Med. Bd. 128, S. 204. 1919. Bd. 129, S. 275. Bd. 133, S. 265. — Langley: Journ. of physiol. Vol. 56, p. 110 u. 206. 1922. — Langendorff: Zentralbl. f. Physiol. Bd. 21, Nr. 17. 1908. — Le Heux: Cholin als Hormon der Darmbewegung. Pflügers Arch. f. d. ges. Physiol. Bd. 173, S. 8. Bd. 179, S. 177. 1918. — Loeper et Crouzon: L'action et des extraits sur rénaux sur le sang. Compt. rend. de la Soc. de biol. T. 55. 1903. — Oehme: Die diagnostische Verwendung von Adrenalin, besonders bei Milztumoren. Dtsch. Arch. f. klin. Med. Bd. 122. 1917. — Oliver und Schäfer: The physiological effects of extracts of the suprarenal. Journ. of physiol. Vol. 18, p. 230. 1895. — Pearce: Studien über antagonistische Nerven. 8. Mitt.: Untersuchungen zur Dynamik der Gefäßverengerung und Erweiterung und über die Umkehr peripherer Erregung in Hemmung. Zeitschr. f. Biol. Bd. 62. 1913. — Pongs: s. vorherg. Abschnitt. — Schlesinger: Spinale Schweißbahnen und Schweißzentren beim Menschen. Arch. f. Dermatol. u. Syphilis. Festschr. Kaposi. — Skorczewski und Wasserberg: Besteht ein Zusammenhang zwischen der Reizung des Nervus vagus und des Nervus sympathicus einerseits und der unter der Wirkung spezifischer Gifte veränderten Zusammensetzung des Blutes andererseits? Zeitschr. f. exp. Pathol. u. Therapie. Bd. 10, S. 330. 1912. — Schiff und Ballint: Über den Einfluß des Atropins auf die blutdrucksteigernde Wirkung des Adrenalins bei Kindern. Jahrb. f. Kinderheilk. Bd. 94, H. 1, S. 1. — Veil und Reisert: Über die popatorische Adrenalinwirkung beim Diabetiker. Dtsch. Arch. f. klin. Med. Bd. 139, H. 3—4, S. 235. 1922. — Westphal und Katsch: Das neurotische Ulcus duodeni. Mitt. a. d. Grenzgeb. d. Med. u. Chirurg. Bd. 26, H. 3, S. 391. 1913. — Zülzer: Zur Frage des Nebennierendiabetes. Berlin. klin. Wochenschr. 1901. Nr. 48, S. 1209.

IV. Pathologie.

A. Die organischen Erkrankungen des vegetativen Nervensystems.

Adler, A.: Über kortikale und funktionelle nervöse Blasenstörungen. Dtsch. Zeitschr. f. Nervenheilk. Bd. 65, H. 1/2, S. 72. 1920. — Bielschowsky: Herpes zoster. Lewandowskys Handb. d. Neurol. Bd. 5. 1914. — Billigheimer: Vergleichende Untersuchungen über die Wirkung und Wirkungsweise des Kalziums und der Digitalis. Zeitschr. f. klin. Med. Bd. 100, H. 5, S. 411. 1924. — Higier: Vegetative und viszerale Neurologie. Ergebn. d. Neurol. u. Psychiatrie. Bd. 2. 1917. — Kauffmann: Neurogene Heterochromie der Iris, ein Symptom innerer Krankheiten. Klin. Wochenschr. 1922. Nr. 39, S. 1935. — Kleist: Gehirnverletzungen und ihre Bedeutung für die Lokalisation. Allg. Zeitschr. f. Psychiatrie u. psych.-gerichtl. Med. Bd. 74, S. 544. — Knauer und Billigheimer: Über organische und funktionelle Störungen des vegetativen Nervensystems unter besonderer Berücksichtigung der Schreckneurosen. Zeitschr. f. d. ges. Neurol. u. Psychiatrie. Bd. 50, S. 199. 1919. — Mendel: Beitrag zur Pathologie des Halssympathikus. Beitr. z. Augenheilk. Festschrift Jul. Hirschberg. — Müller, L. R.: Die Lebensnerven. Berlin: Julius Springer 1924. — Spiegel, E.: Die zentrale Lokalisation autonomer Funktionen. Zeitschr. f. d. ges. Neurol. u. Psychiatrie. Ref. Bd. 142. 1920.

B. Funktionelle Pathologie des vegetativen Nervensystems.

1. Das vegetative Nervensystem als Teil des vegetativen Systems.

Billigheimer: Zeitschr. f. klin. Med. Bd. 100, H. 5. — Dresel: Erkrankungen des vegetativen Nervensystems. Kraus-Brugsch. 1922. — Derselbe: Die Neurosen des vegetativen Nervensystems. Ergebn. d. ges. Med. Urban u. Schwarzenberg 1921. — Derselbe: Zeitschr. f. d. ges. exp. Med. Bd. 37, H. 3—6. — Frank, E.; Nothmann, Guthmann: Pflügers Arch. f. d. ges. Physiol. 1923. Bd. 199. Dtsch. med. Wochenschr. 1921. S. 159 u. 190. — Kraus: Vegetatives System und Individualität. Med. Klinik. 1922.

Nr. 48. — Derselbe: Syzygiologie (Pathologie der Person). — Derselbe: Dtsch. med. Wochenschr. 1920. Nr. 8. — Kraus und Zondeck: Klin. Wochenschr. 1924. S. 707 u. 755. Dtsch. med. Wochenschr. 1921. Nr. 50. — Loewi, O.: Arch. f. exp. Pathol. u. Pharmakol. Bd. 82. — Müller, L. R.: Die Lebensnerven. Berlin: Julius Springer 1924. — Straub: Verhandl. d. dtsch. Ges. f. inn. Med. 1924.

2. Die vegetativ Stigmatisierten.

Behrend und Francke: Klin. Wochenschr. 1923. Nr. 24. — v. Bergmann: Dtsch. Zeitschr. f. Nervenheilk. 1912. Bd. 45. — Derselbe: Münch. med. Wochenschr. 1913. S. 169. — Derselbe: Berlin. klin. Wochenschr. 1913. Nr. 51. — Derselbe: Berlin. klin. Wochenschr. 1918. Nr. 22. — Derselbe: Verhandl. d. dtsch. Kongr. f. inn. Med. 1924. — Derselbe: Internat. ärztl. Fortb.-Kurse. Karlsbad. 1924. — Biedl: Innere Sekretion. 3. Aufl. Urban u. Schwarzenberg 1916. — Dresel: Zeitschr. f. exp. Pathol. u. Therapie. Bd. 22. 1921. — Edinger: Bau und Entwicklung der nervösen Zentralorgane. — Eppinger und Heß: Die Vagotonie. Hirschwald 1910. — Förster: Zeitschr. f. d. ges. Neurol. u. Psychiatrie. Bd. 73. 1921. — Frank, E.: Klin. Wochenschr. 1923. — Ganter: Münch. med. Wochenschr. 1924. Nr. 7. — Gildemeister: Pflügers Arch. f. d. ges. Physiol. 1923. — Grewing, R.: Zeitschr. f. d. ges. Anat., Abt. 3: Ergebn. d. Anat. u. Entwicklungsgesch. Bd. 24. 1922. — Jaensch, E. R.: Pädagogische Warte. 1924. — Derselbe: Zeitschr. f. d. ges. Neurol. u. Psychiatrie. Bd. 84. ab 1920. — Derselbe: 8. Kongr. f. exp. Psychiatrie. Leipzig 1923. — Jaensch, W.: Münch. med. Wochenschr. 1921. Nr. 35. — Derselbe: Münch. med. Wochenschr. 1922. Nr. 26. — Derselbe: Über psycho-physische Konstitutionsuntersuchungen, demnächst herauskommende Monographie. Berlin: Julius Springer. — Katsch: Zeitschr. f. exp. Pathol. u. Therapie. Bd. 12. 1913. — Klee: Pflügers Arch. f. d. ges. Physiol. Bd. 145. 1912. Bd. 154. 1913. — Derselbe: Dtsch. Arch. f. klin. Med. Bd. 128. 1919. Bd. 129. 1919. Bd. 133. 1920. — Derselbe: Klin. Wochenschr. 1924. Nr. 19. — Kraus: Klin. Wochenschr. 1924. — Lewy, F. H.: Die Lehre vom Tonus und der Bewegung. Berlin: Julius Springer 1923. — Meyer, Hans Horst: Dtsch. Zeitschr. f. Nervenheilk. Bd. 45. 1912. — v. Noorden: Charitéannalen. Bd. 18. 1891. — Peritz: Einführung in die Klinik der inneren Sekretion. Karger 1923. — Schmidt, Rudolf: Zeitschr. f. klin. Med. Bd. 86. — Spiegel: Klin. Wochenschr. 1923. Nr. 7 u. 8. — Derselbe: Zeitschr. f. d. ges. Neurol. u. Psychiatrie. Bd. 81. 1923. — Wenckebach: Die unregelmäßige Herztätigkeit. Leipzig: Engelmann 1914. — Westphal: Dtsch. Arch. f. klin. Med. Bd. 114. — Westphal und Katsch: Mitt. a. d. Grenzgeb. d. Med. u. Chirurg. Bd. 26, H. 3. 1913. — Zondek und Reiter: Klin. Wochenschr. 1923. Nr. 29.

3. Der Status des vegetativen Nervensystems, und 4. Die Rolle des vegetativen Nervensystems bei einzelnen Krankheiten.

Bauer, J.: Die konstitutionelle Disposition zu inneren Krankheiten. Berlin: Julius Springer 1924. 3. Aufl. — Barger und Dale: Journ. of physiol. 1910. — Brugsch und Blumenfeld: Berlin. klin. Wochenschr. 1919. Nr. 40 u. 50. 1920. Nr. 11. — Brugsch, Dresel, Levi: Zeitschr. f. exp. Pathol. u. Therapie. Bd. 21. H. 3. — Friedberg: Ergebn. d. inn. Med. u. Kinderheilk. Bd. 20. 1921. — Kauffmann und Kalk: Zeitschr. f. klin. Med. Bd. 96. 1923. — Katsch: s. u. IV, 2, und Ref. a. d. Tagung f. Verdauungs- u. Stoffwechselkrankheiten. 1924. Boas Arch. u. Klin. Wochenschr. 1925. — Klee: s. u. IV, 2. — Kraus: s. u. IV, 1, u. IV, 2. — Kraus und Ridder: Erkrankungen der Speiseröhre. Nothnagels Handb. 2. Aufl. 1913. — Metzner: Von Bau und Leistungen des sympathischen Nervensystems. Jena: Fischer 1913. — Mosler und Werlich: Münch. med. Wochenschr. 1920. H. 41. Zeitschr. f. klin. Med. Bd. 91. — Müller, Otfr.: Die Kapillaren des menschlichen Körpers. Stuttgart: Encke 1920. — Pal: Gefäßkrisen. Leipzig: Hirzel 1905. — Pongs: Der Einfluß tiefer Atmung auf den Herzrhythmus. Berlin: Julius Springer 1923. — Rosenblatt: Zeitschr. f. Nervenheilk. Bd. 61. 1918. — Spiegel: s. u. IV, 2. — Volhard: s. dieses Handbuch. — Westphal: s. u. IV, 2, u. Zeitschr. f. klin. Med. Bd. 96, H. 1—3. 1923.

5. Die Reflexphänomene und Organschmerzen.

Bamberger: Lehrbuch d. Krankh. d. Herzens. Wien 1857. — v. Bergmann: s. u. IV, 2 u. Seele und Körper in der inneren Medizin. Frankfurt. Univ.-Rede 1922. Frankfurt a. M.: Blazek u. Bergmann. — Derselbe: Arch. f. klin. Chirurg. Bd. 121. Kongreßber. — Derselbe: Münch. med. Wochenschr. 1918. Nr. 19. — Curschmann: Dtsch. Zeitschr. f. Nervenheilk. Bd. 38. 1910. — Faber, Knud: Dtsch. Arch. f. klin. Med. 1900. — Frank: s. u. IV, 2. — Frey: Beiträge zur Sinnesphysiologe der Haut. 1894 u. 1895. — Full: Berlin. klin. Wochenschr. Bd. 17. 1890. — Gibson: Die nervösen Erkrankungen des Herzens; herausgeg. v. Volhard; übers. v. Heller. Wiesbaden: Bergmann 1910. — Goldscheider: Das Schmerzproblem. Berlin: Julius Springer 1920. — Derselbe: Zeitschr. f. physiol. u. diätet.

Therapie. Bd. 22. 1918. — Head: Sensibilitätsstörungen der Haut bei viszeralen Erkrankungen, deutsch von Seiffer. Berlin 1898. — Hecht: Wien. klin. Wochenschr. 1920. H. 39. — Hoffmann, Viktor: Mitt. a. d. Grenzgeb. d. Med. u. Chirurg. Bd. 32. 1920. — Derselbe: Dtsch. med. Wochenschr. 1920. H. 27. — Kappis: Mitt. a. d. Grenzgeb. d. Med. u. Chirurg. Bd. 26. 1913. — Kast: Berlin. klin. Wochenschr. 1906. Nr. 31 u. 32. — Kauffmann: Münch. med. Wochenschr. 1921. Nr. 37. — Kauffmann und Kalk: s. u. IV, 3—4. — Kulenkampff: Dtsch. med. Wochenschr. 1921. Nr. 35 u. 36. — Lange: Vorlesungen über die allgemeine Pathologie des Rückenmarks. Kopenhagen 1871—1876. — Langley: Das autonome Nervensystem. Berlin: Julius Springer 1922. — Läwen: Münch. med. Wochenschr. 1922. Nr. 40. — Lehmann: Zeitschr. f. d. ges. exp. Med. Bd. 12. 1921. — Derselbe: Dtsch. Zeitschr. f. Nervenheilk. Bd. 70. — Lennander: Mitt. a. d. Grenzgeb. d. Med. u. Chirurg. Bd. 10, 15, 16 u. 24. — Lewy, F. H.: s. u. IV, 2. — Mackenzie: Krankheitszeichen und ihre Auslegung; herausgeg. v. Müller u. Kabitzsch, Würzburg. 3. Aufl. 1917. — Mendel: Münch. med. Wochenschr. 1903. Nr. 13. — Meyer, A. W.: Zentralbl. f. Chirurg. 1921. Nr. 49. — Meyer, H. H., und Fröhlich: Zeitschr. f. d. ges. exp. Med. Bd. 29. 1922. — Neumann, Alfred: Wien. med. Wochenschr. 1916, Nr. 12. 1919. Nr. 29. — Derselbe: Zentralbl. f. Physiol. Bd. 24, Nr. 26; Bd. 25, Nr. 2. — Pongs: s. u. II, 3. — Propping: Bruns' Beitr. z. klin. Chirurg. Bd. 63. 1909. — Quincke: Zeitschr. f. klin. Med. Bd. 17. 1890. — Reuter, Edith: Dissert. Marburg 1918. — Schmidt, R.: Zeitschr. f. klin. Med. Bd. 86. 1919. — Smidt: Langenbecks Arch. 1921. H. 4. — Wilms: Münch. med. Wochenschr. 1904. Nr. 31. — Derselbe: Mitt. a. d. Grenzgeb. d. Med. u. Chirurg. Bd. 16. — Derselbe: Med. Klinik. 1911. — Derselbe: Zentralbl. f. Chirurg. 1909.

6. Die Chirurgie des vegetativen Nervensystems.

Kappis: Die Chirurgie des Sympathikus. Ergebn. d. inn. Med. u. Kinderheilk. Bd. 25, S. 563—580. 1924. Enthält ein so vollständiges Literaturverzeichnis zur Frage, daß weitere Literaturzitate sich hier erübrigen.

Kongenitale, heredofamiliäre und neuromuskuläre Erkrankungen.

Von

Robert Bing-Basel.

Mit 87 Abbildungen.

A. Angeborene pathologische Zustände.

1. Die pränatalen Cerebrallähmungen.

Wenn wir mit B. Sachs diese Gruppe aus dem großen Gebiete der sog. „cerebralen Kinderlähmung" zu gesonderter Betrachtung herausgreifen, so müssen wir uns von vornherein über folgende zwei Punkte klar sein:

1. Wo wir uns nicht auf klare und eindeutige Anamnestika stützen können, kann die Differenzierung dieser Zustände von den postnatalen Abarten der zerebralen Kinderlähmung geradezu unmöglich sein — namentlich bei fehlender autoptischer Kontrolle, zuweilen aber sogar auch dann, wenn letztere stattfinden konnte. Noch schwieriger gestaltet sich die Unterscheidung von den Gowersschen „Birth-palsies", den nur bei ungenauer Begriffsbestimmung als kongenital zu bezeichnenden, tatsächlich aber im Verlaufe der Geburt akquirierten Formen der Cerebrallähmungen.

2. Die speziellere pathogenetische und pathologisch-anatomische Grundlage der „pränatalen Cerebrallähmungen" ist nichts weniger als einheitlich, so daß wir auch nach deren Abgrenzung von der natalen und postnatalen Gruppe nur vor einem nosologischen Sammelbegriff stehen. Als gemeinsames Kriterium können wir nur die das klinische Bild beherrschende, durch intrauterine Noxen verursachte Alteration der corticospinalen Systeme im Bereiche des Cerebrums bezeichnen.

Pathologische Anatomie. Als den pränatalen Cerebrallähmungen zugrunde liegende Läsionen kommen in Betracht:

a) Die Porencephalien.

Unter diesem von Heschl (1859) eingeführten Namen waren ursprünglich nur solche Fälle verstanden, bei denen von einer Stelle der Gehirnoberfläche aus ein kraterförmiger „Porus" in die Tiefe gegen den Ventrikelraum sich senkt, um mit letzterem zu kommunizieren. Da aber mit der Zeit eine Verallgemeinerung jener Bezeichnung stattgefunden hat, wie wir gleich sehen werden, müssen wir heute jene Anomalie mit Bourneville und Sollier als die „echte Porencephalie", oder mit Ed. Kaufmann als die „primäre Porencephalie" bezeichnen. Letzterer Autor gibt als Entstehungsweise die abnorme Vertiefung bzw. Einfaltung der Totalfurchen und der Rindenfurchen in früher Embryonalzeit an; Heschl hatte an eine fötale Encephalitis und Meningitis gedacht. Der häufige Befund anderweitiger morphologischer Abnormitäten des Gehirns spricht für erstere Annahme; wo letztere freilich in sog. Mikrogyrie bestehen (eigenartige Fältelung des Großhirnrindengraus nach Art des Cortex cerebelli), läßt sich die Auffassung dieser Anomalie als das Resultat fötaler Meningealerkrankungen (Oppenheim u. a.) nicht ohne weiteres ablehnen. Mögen nun diese echten Porencephalien als Mißbildungen aufgefaßt werden oder als Endstadien embryonaler Krankheitsprozesse, sie sind jedenfalls samt und sonders pränatal entstanden.

Die sekundären oder Pseudo-Porencephalien (Bourneville-Sollier) können dagegen sowohl im intra- als im extrauterinen Leben zustande kommen. Es handelt sich um Pseudocysten infolge einer ausgedehnten, die Hirnkonvexität berührenden Zerstörung von Cerebralsubstanz, um den höchsten Grad der an den Hemisphären zu beobachtenden Narbenschrumpfung. Ätiologisch kommen Geburts- und sonstige Schädeltraumen, encephalitische und meningoencephalitische Prozesse, embolische Vorgänge, Hämorrhagien usw. in Betracht.

Bourneville und Sollier haben folgende differentiellen Merkmale für echte und falsche Porencephalie aufgestellt, die auch diejenigen Fälle ins richtige Licht rücken sollen, bei denen evtl. eine destruktive Pseudocyste bis zum Ventrikel vordringen könnte. Bei der Porencephalia vera sollen die Windungen radiär um den Porus liegen und in diesen herabtauchen; bei der Porencephalia spuria seien dagegen die benachbarten Gyri durch die Peripherie des Loches unregelmäßig abgeschnitten, in ihren übrigen Teilen aber von normaler Konfiguration. Dort ein Infundibulum oder eine Spalte, deren Wandungen aus grauer Substanz und Pia bestehen, und die von Arachnoidea überbrückt werden; hier eine klaffende Höhlung, deren Wandungen die mit einer gliosklerösen Randschicht überdeckte Marksubstanz liefert. — Was die Art und Weise der Windungsanordnung anbelangt, so ist vor einer Verallgemeinerung von Bourneville-Solliers Schlüssen zu warnen; extrauterin durch Traumen oder Embolie entstandene Fälle können auch radiär verlaufende und steil in den Porus sich senkende Nachbarwindungen aufweisen (v. Monakow, v. Kahlden, Heubner). Ein sichereres Kriterium für die pränatale Natur einer Porencephalie liefert nach O. Ranke der Nachweis des sog. „Status corticis verrucosus deformis" in den dem Porus zugewandten Rindengebieten.

Pathogenetisch wichtig ist Kundrats Hinweis, daß echte wie falsche Porencephalien immer deutliche Beziehungen zu bestimmten Arteriengebieten erkennen lassen; meistens handelt es sich um das Gebiet der Arteria fossae Sylvii = Art. cerebri media. Für die erworbenen Fälle ist das ja, seien sie nun durch Hämorrhagie oder nekrobiotische Erweichung akquiriert, fast selbstverständlich. Bei den echten, regelmäßig pränatalen Porencephalien ist man dagegen mit Brissaud u. a. zum Schlusse berechtigt, daß die Entwicklungshemmung mangels Vorhandensein bzw. Durchgängigkeit des Vas nutriens für die betreffende Gehirnpartie zustande kommt.

Porencephalien können unilateralen oder bilateral-symmetrischen Sitz haben.

b) Die lobäre Sklerose.

Diese Läsion, die einen für sehr junge Gehirne im allgemeinen charakteristischen pathologischen Reaktionsmodus darstellt, kann schon intrauterin sich entwickeln („Encephalitis congenitalis" Virchows). Es handelt sich um gliotische Schrumpfung und Induration der Totalität oder des größten Teiles einer oder sogar beider Hemisphären. Wernicke erblickt darin einen dem fötalen und kindlichen Gehirne eigentümlichen Parallelvorgang zur Encephalomalacie älterer Individuen. Beim Fötus und Kinde bleibe nach ischämisierenden Prozessen das Gliagewebe leichter erhalten, so daß nur das Nervenparenchym zugrunde gehe; bei Erwachsenen würden dagegen fast stets beide Gewebe nekrotisch. Dieser Krankheitsprozeß, den schon Cruveilhier als „Induration cartilagineuse" kannte, ist von Jendrássik, Richardière, Marie, Cotard u. a. eingehend studiert worden. Marie hat besonders darauf hingewiesen, daß die sklerotischen Partien enge Beziehungen zu den arteriellen Verzweigungsgebieten haben; wieder, wie bei den Porencephalien scheint vornehmlich das Revier der Arteria cerebri media prädisponiert zu sein. Marie hat auch Gefäßalterationen direkt nachweisen können, Verengerung des Lumens, Verdickung der Wandung, Erweiterung der perivaskulären Räume nebst Ausfüllung derselben durch neugebildetes Bindegewebe, zuweilen Verwachsung von Gefäßwand und Scheide. Pathogenetisch dürften somit die diffusen fötalen Sklerosen den pränatalen Pseudoporencephalien sehr nahe stehen; wahrscheinlich sind jene das Korrelat leichterer, letztere dasjenige schwererer intrauteriner Beeinträchtigung der Blutzufuhr (Freud und Rie).

Auch lobäre Sklerosen können nur eine oder aber beide Hirnhälften betreffen; in diesem Falle sind sie fast ausnahmslos symmetrisch.

c) Die tuberöse Sklerose.

Diese eigenartige, zuerst von Bourneville (1880) beschriebene Veränderung, die seitdem von Hartdegen, Thibal, Jules Simon, Brissaud, Brückner, Buchholz, Geitlin, Perusini, H. Vogt, Bonfigli, Homowski-Rudzki, Kufs, Volland u. a. eingehend studiert worden ist, wurde ursprünglich einfach als das „hypertrophische" Seitenstück zur „atrophischen" (= lobären) Hirnsklerose angesehen, somit gleichfalls als das Resultat einer reaktiven interstitiellen Wucherung. Fürstner und Stühlinger, Chaslin, Vogt, Kufs u. a. zeigten jedoch, daß es sich um eine Gliomatose handle, um eine nichtentzündliche, der Geschwulstbildung verwandte Neoplasie, um eine Mißbildung, die den Tumoren nahesteht. Man findet in der Corticalsubstanz (namentlich im Bereiche der sensomotorischen Rindenzone) multiple, deutlich abgegrenzte, an der Oberfläche oft leicht eingesunkene, knollige Prominenzen, die dem Gehirn ein blumenkohlartiges Aussehen verleihen und Nußgröße erreichen können. Sie bestehen aus einem Filz exzessiv gewucherter Neuroglia, deren Faserverlauf atypische Gestaltungen, z. B. die Figuren „zerzauster Haare" darbietet. Man findet auch in Teilung begriffene sehr große Gliazellen, zu Konglomeraten und Bändern angeordnet. Auch im Marke der Hemisphären können Inseln von Gliose in Gestalt grauer Heterotopien sich finden, ebenso gliotische Knötchen von Linsen- bis Erbsengröße in der Wand des Seitenventrikels, meist entlang der Arteria terminalis. Vogt und Kufs haben auch auf den häufigen Befund angeborener Herz- und Nierentumoren (Rhabdomyome, Hypernephrome, Liposarkome), sowie des kongenitalen Adenoma sebaceum der Haut bei Patienten mit tuberöser Sklerose hingewiesen. Schuster fand diese Anomalie des Integuments (wie überhaupt die Neigung der Haut zur Erzeugung nävusartiger Bildungen) nicht nur bei seinen Patienten, sondern auch bei deren Blutsverwandten, und betrachtet die tuberöse Sklerose als eine endogen bedingte heredofamiliäre Krankheit.

d) Cysten und Erweichungsherde.

Diese bei den extrauterinen akquirierten Formen der infantilen Cerebrallähmung häufigen Befunde können, wie Freud hervorhebt, ebensowohl, wenn auch seltener, von fötalen Initialläsionen herrühren.

Ätiologie. Auf die ätiologische Rolle der Lues congenita haben namentlich Erlenmeyer, Fournier, Osler, Box großes Gewicht gelegt. Die soeben skizzierten pathologisch-anatomischen Bilder konnten schon sämtlich autoptisch mit bestehender Heredosyphilis in Zusammenhang gebracht werden, was bei der bekannten teratogenen Aktion des luetischen Virus und bei dessen gefäßschädigender Tendenz (Endarteriitis syphilitica) nichts Erstaunliches hat. Daß luetische Eltern nicht viel häufiger, als es tatsächlich geschieht, cerebralgelähmte Kinder in die Welt setzen, erklärt Sachs mit der Häufigkeit der Fehlgeburt in solchen Familien; übrigens findet man genug Fälle, wo zunächst eine Reihe von Aborten stattfand, das schließlich ausgetragene Kind aber eine der obenerwähnten Gehirnläsionen darbot. Box hat auf den häufigen positiven Ausfall der „vier Reaktionen" bei solchen Kindern hingewiesen („Wassermann" im Blut und im Liquor, Globulinvermehrung und Lymphocytose im Liquor). — Auch Phthise der Erzeuger ist nicht selten vermerkt. Saturnismus und Alkoholismus der Aszendenz, erschöpfende Krankheiten der Mutter während der Gravidität können in manchen Fällen bezichtigt werden. Von Traumen (körperlichen oder psychischen), welche die Schwangere erlitten, wird sehr oft berichtet; am meisten Wert wird man auf diese anamnestische Angabe legen, wo nachweislich ein grobes Trauma den Uterus betroffen hatte (Gaudard, Cotard). Urämie der Mutter erwähnt Sachs.

Ganghofner und Freud haben ferner hervorgehoben, daß intrauterine Noxen häufig die letzten Geschwister aus einer großen Kinderreihe betreffen. Die Erschöpfung des mütterlichen Organismus durch übermäßige generative Inanspruchnahme kann sehr wohl ein „blastophthorisches Moment" darstellen. — Dieser Faktor tritt in Gegensatz zur Prädisposition der Erstgeborenen für Geburtsschädigungen und Littlesche Krankheit.

Symptomatologie und Diagnose. Die klinische Erscheinungsweise der pränatalen Cerebrallähmungen unterscheidet sich, wie namentlich aus der trefflichen Monographie S. Freuds zur Evidenz hervorgeht, von derjenigen der postnatalen und der durch Geburtsschädigungen entstandenen Fälle in keiner Weise — mit dem Vorbehalte freilich, daß die von Freud-Rie als „choreatische Hemiparese" isolierte Unterart nicht angeboren vorzukommen scheint.

Die anderen, von **Freud** befürworteten klinischen Gruppierungen sind:

a) Die hemiplegische Form.

Spastische Halbseitenparese (meist mit Einbeziehung des Facialis) mit Reflexsteigerung und Kontraktur einhergehend, das Bein gewöhnlich weniger beeinträchtigend als den Arm. — Aphasie selten (**Grasset**: „le malade, privé dès l'enfance de son cerveau gauche, devient gaucher par nécessité et parle, comme il agit, avec son cerveau droit"). — Gewöhnlich mit Intelligenzstörung und Epilepsie vergesellschaftet.

b) Die „allgemeine Starre".

Alle vier Extremitäten betroffen, aber hauptsächlich die Beine. Hypertonie, die paretischen Phänomene beträchtlich überwiegend, im Vordergrunde des klinischen Bildes. Fast stets Sprach- und Intelligenzstörung; Ausfallsymptome von seiten verschiedener Hirnnerven, namentlich Strabismus. — Diese „allgemeine Starre" stellt vor allem das Syndrom der „cerebralen Fälle Littlescher Krankheit" dar. Die Haltungsanomalien der Extremitäten entsprechen den bei Besprechung jener Krankheit geschilderten.

c) Der paraplegische Typus.

Es kann sich sowohl um „paraplegische Starre" (Abb. 1) als um „paraplegische Lähmung" handeln, je nachdem Hypertonie oder Parese prädominiert. Im Gegensatze zum vorhergehenden Typus sind die Arme frei oder nur andeutungsweise befallen, Strabismus und Schwachsinn jedoch vorhanden. Aus letzterem Grunde legt darum **Freud** Verwahrung dagegen ein, daß solche Fälle als spinale Fälle Littlescher Krankheit geführt werden[1].

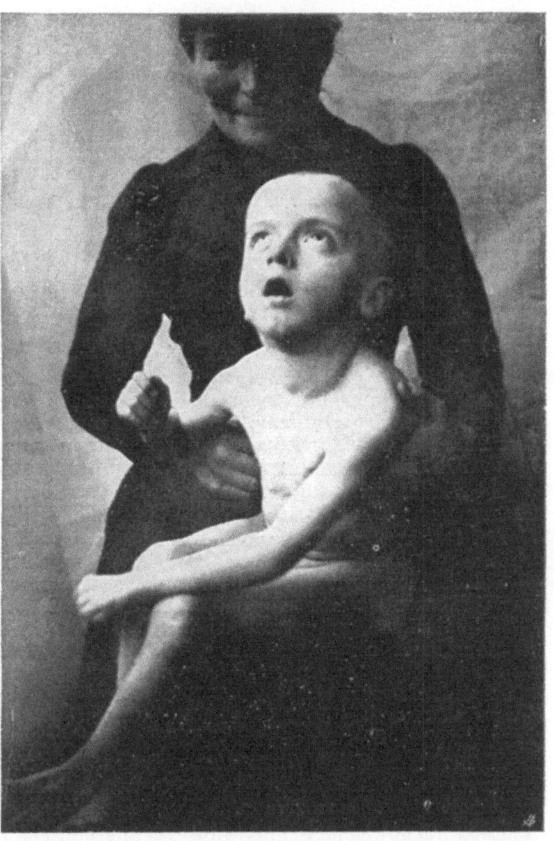

Abb. 1. Diplegia spastica infantilis.
(„Paraplegische Starre", Schwachsinn, Sprachstörung.)
(Aus dem Kinderspital Basel.)

---

[1] An dieser Stelle sei erwähnt, daß es auch seltene Fälle spastischer kongenitaler Paraplegien gibt, welche als pränatale Spinallähmungen aufzufassen sind. Klinisch ist in solchen Fällen außer der spastischen Paraplegie keine Anomalie zu konstatieren, namentlich vermißt man Intelligenzstörungen, Strabismus, choreatisch-athetotische Erscheinungen, Epilepsie usw. (**Erb, Souques, Van Gehuchten, Spiller** u. a.). **Dejerine** hat in zwei derartigen Fällen spinale Herderkrankungen, wahrscheinlich auf Grund fötaler Lues entstanden, anatomisch festgestellt, die einer sekundären absteigenden Pyramiden-

d) Die bilateral-hemiplegische Form.

Dieser schwerste Typus der infantilen Cerebraldiplegien entspricht der Verdoppelung des hemiplegischen Symptomenkomplexes, wobei jedoch Intensitätsunterschiede zwischen rechts und links zu bestehen pflegen. Auch bilateral-innervierte Hirnnerven können gelähmt sein. Die Arme sind schwerer betroffen als die Beine, die Psyche intensiv geschädigt.

e) Die „choreatischen Diplegien“.

In diesen merkwürdigen Fällen, bei denen die Psyche meist intakt ist, handelt es sich um „infantile Cerebrallähmungen ohne Lähmung“ (Freud). Das heißt: Die klinischen Elemente der Hypertonie und Parese sind durch Spontanbewegungen substituiert, was mit Verschiedenheiten in der Lokalisation des pathologisch-anatomischen Substrates zusammenhängt: Es ist die Läsion des Neostriatums (Putamen nuclei lentiformis und Nucleus caudatus), vielleicht auch diejenige von Teilen des Sehhügels (siehe den Abschnitt „Allgemeine Symptomatologie der Gehirnkrankheiten“), welche hyperkinetische Phänomene nach sich zieht. Diese können choreatischer oder athetotischer Natur sein (Athétose double von Audry, Oulmont, Richardière u. a.) und erst sekundär sich an ein Lähmungsstadium anschließen.

Diese etwas zu schematische Rubrizierung korrigiert S. Freud selbst durch den Hinweis auf die sehr zahlreichen Übergangsformen und Kombinationen, wovon die Vergesellschaftung der bilateral-hemiplegischen Form mit Athetose weitaus am häufigsten ist (siehe Abb. 2). Als Orientierungspunkte im weiten und schwierigen Gebiete der infantilen Cerebrallähmungen haben sich aber die von ihm aufgestellten „Typen“ durchaus bewährt.

Im Hinblick auf die pränatal entstandenen Formen können wir, in Übereinstimmung mit Freud, folgendes feststellen.

Auf intrauterin entstandene Krankheitsprozesse zurückzuführende Cerebrallähmungen gehören nur ausnahmsweise dem hemiplegischen Typus an, der im allgemeinen auf postnatale Kausalmomente zurückgeht; dasselbe gilt von der bilateral-hemiplegischen Form. Ebenso ist nur die kleine Minderzahl der Fälle allgemeiner Starre oder paraplegischer Starre pränatalen Ursprungs; hier spielen die dystokischen Momente (die „Littlesche Ätiologie“) die Hauptrolle. Paraplegische Lähmung ist dagegen (im Gegensatze zur paraplegischen Starre s. o.) häufig echt kongenitalen Ursprungs. Ferner treten nach Freud die pränatalen Momente besonders in der Ätiologie der choreatischen Formen hervor (in 16,6% der Fälle gegen 5,5% bei der allgemeinen und 4,6% bei der paraplegischen Starre).

Eine nähere Schilderung der in Betracht kommenden Symptomenkomplexe erübrigt sich an dieser Stelle; der Leser wird sie bei den Gehirnkrankheiten und bei der Littleschen Krankheit beschrieben finden. Hier müssen wir jedoch noch die Frage erörtern, ob sich klinisch irgendwelche Schlüsse auf das anatomische Substrat der intrauterinen Erkrankung folgern lassen.

Für die Porencephalie ergibt sich aus der Konfrontierung der mitgeteilten Fälle die Unmöglichkeit, ein klinisches Signalement zu entwerfen (Bourges, Audry, v. Kahlden). Man kann höchstens feststellen, daß die porencephalischen Diplegien im allgemeinen die häufigsten und schwersten Kombinationen mit Idiotie aufweisen. Es darf aber nicht vergessen werden, daß „latente“, symptomlose Porencephalien nicht selten zur Autopsie kommen. Neben dem gewöhnlichen Bilde der Diplegie kommt ferner auch gelegentlich hemiplegischer Lähmungstypus zustande, ja ganz zirkumskripte Porencephalien können sich auch nur durch Monoplegien kundgeben, einen bei cerebralen Lähmungen des Kindesalters durchaus exzeptionellen Befund; es handelt sich dann gewöhnlich um Monoplegia cruralis (v. Kahlden). Bemerkenswert ist, daß auch doppelseitige Porencephalien eine bloß unilaterale Lähmung hervorbringen können. Unter den angeborenen Hemiplegien beruhen offenbar eine relativ große Anzahl auf Porencephalie (Henoch, Jensen, Hügel, Weber usw.); wie die häufigeren porencephalischen Diplegien sind sie meistens mit Idiotie

***

degeneration zum Ausgangspunkte gedient hatten. Nach Van Gehuchten und Brissaud soll eine verzögerte Entwicklung der kortikospinalen Neurone das Substrat solcher Fälle sein (sie betreffen oft Frühgeburten, die sich später auffallend bessern; nachträgliches Auswachsen jener Bahnen?).

verbunden. Choreatisch-athetotische Bewegungsstörungen sind bei Porencephalischen, entsprechend der fast regelmäßigen Integrität der Stammganglien, äußerst selten. — Mikrocephalie (s. u.) kommt bei Porencephalien kaum häufiger vor als bei den anderen intrauterinen Cerebralerkrankungen. Schädelasymmetrie kann auch bei starker einseitiger Erkrankung fehlen, und wo sie vorhanden ist, sowohl in einer Vorwölbung, als in einer Depression über der defekten Hemisphäre bestehen (v. Kahlden).

Noch schlechter steht es um die klinische Diagnostizierbarkeit der lobären Sklerose, trotz der diesbezüglichen Versuche Bischoffs, Wuillamiers, Maries, Richardières,

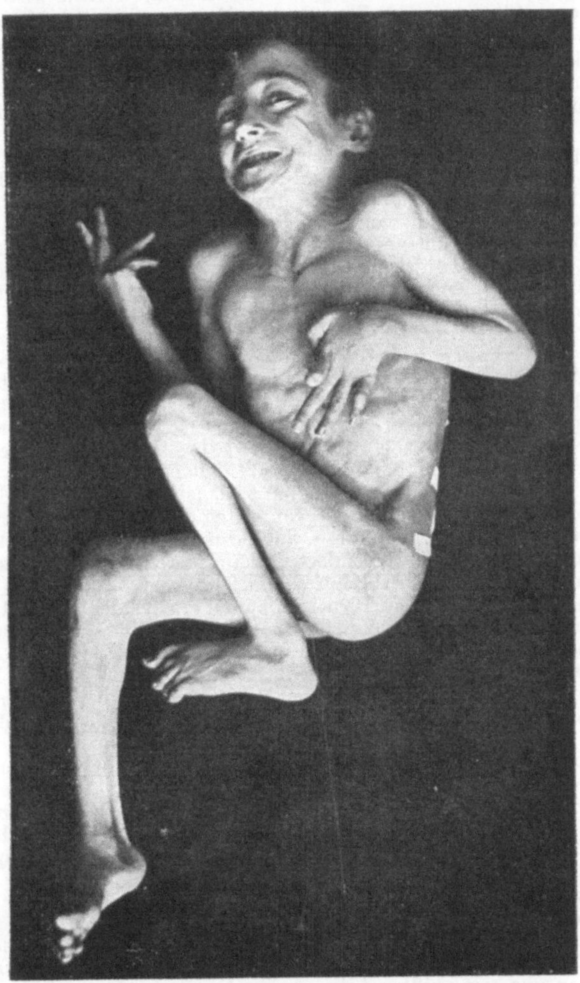

Abb. 2. Diplegia spastica infantilis („bilateral-hemiplegischer Typus", Idiotie, Athetose). (Aus dem Kinderspital Basel.)

Bourges' und Grassets. Die Charakterisierung, welche letztere Autoren geben, berücksichtigt überhaupt nur die postnatalen Formen und tut übrigens auch dort den Tatsachen Gewalt an, wie Freud überzeugend dargetan hat. — Ebenso unzutreffend sind die schematisierenden Schilderungen, die Bourges und Grasset von der tuberösen Sklerose entwerfen, während deren Entdecker Bourneville in dieser Hinsicht stets einen vorsichtigen Standpunkt eingenommen hat. Heute sind wir durch H. Vogts und Kufs' Untersuchungen weiter und der Befund von Adenoma sebaceum des Integuments oder von intra vitam diagnostizierbaren kongenitalen Tumoren innerer Organe kann, im Verein mit der begleitenden Idiotie und mit dem progressiven Verlauf, der wohl in den meisten Fällen vor dem

10. Lebensjahre zum Tode führt, die richtige Diagnosestellung gewährleisten. Mit Ausnahme von zwei Fällen (Bourneville, Vogt) wiesen alle bisher publizierten Beobachtungen Kombination mit Epilepsie auf; geistige Defekte sind fast ausnahmslos vorhanden und meist von beträchtlicher Intensität; einen Fall mit normaler Intelligenz beschrieb jedoch Kirpiczik.

Pathologische Physiologie. Da es sich beim Versuche, die klinischen Symptome der pränatalen Cerebrallähmungen aus der Funktion der anatomisch geschädigten Teile zu erklären, um Dinge handelt, die mit den Verhältnissen bei den erworbenen Cerebrallähmungen des Kindesalters im wesentlichen identisch sind, werden wir uns (in teilweiser Anlehnung an die Ausführungen der Freudschen Monographie) sehr kurz fassen können.

Die spastisch-hemiplegischen Formen stimmen in ihren Hauptcharakteren mit dem Bilde überein, das einseitige Aufhebung der kortiko-spinalen Innervation überhaupt, auch beim Erwachsenen, hervorbringt. Doch erhält das Syndrom dadurch vielfach ein besonderes Gepräge, daß der Krankheitsprozeß ein anatomisch und physiologisch unfertiges Gehirn betroffen hat. So erklärt man z. B., wie schon oben angedeutet, die Seltenheit der Aphasie bei linksseitigen Hirnherden, ferner die Tendenz zu Wachstumshemmung und Atrophie an den gelähmten Gliedmaßen. Die bilateralen Hemiplegien sind klinisch nicht einfach eine Addition zweier unilateraler Halbseitenläsionen, sondern betreffen auch Muskeln, die nicht nur von der gleichseitigen, sondern auch von der gegenüberliegenden Hemisphäre in Aktion gesetzt werden. In analoger Weise kann es auch zum Bilde der infantilen Pseudobulbärparalyse kommen. Den bekanntesten Fall dieser Art hat Oppenheim veröffentlicht. Die Sektion deckte an der linken Hemisphäre eine Kombination von Mikrogyrie und echter Porencephalie auf, rechts nur Mikrogyrie. Die Mikrogyrie betraf die ganze Umgebung der Fossa Sylvii, der Defekt lag im mittleren Teile des Sulcus centralis. Klinisch hatte außer der Pseudobulbärparalyse eine rechtsseitige Hemiplegie und Atrophie und eine Athetose aller vier Extremitäten bestanden. — Athetotisch-choreatische Bewegungen, mögen sie nun den klinischen Typus bestimmen (Freuds „choreatische Diplegie"), oder aber nur als Begleiterscheinungen der anderen Formen auftreten, wurden bis vor kurzem als „Reizsymptome" aufgefaßt, durch Läsionen ausgelöst, die in nächster Nähe des kapsulären Pyramidenkomplexes säßen und diesen nur tangierten, nicht aber unterbrächen; heute besteht jedoch kein Zweifel mehr darüber, daß es sich umgekehrt um Herdsymptome von seiten der Stammganglien handelt, die gelegentlich — namentlich im Kindesalter — auch durch Nachbarschaftswirkung von Läsionen der inneren Kapsel (besonders des hintersten Drittels ihres Crus posterius) zustande kommen können. — In bezug auf die mit starkem Zurücktreten der paretischen Phänomene hinter einer exquisiten Hypertonie einhergehenden Krankheitsbilder („allgemeine und paraplegische Starre") vertritt Freud mit guter Beweisführung die Ansicht, daß die Lähmungsphänomene um so ausgesprochener seien, je tiefer subkortikal, die Spannungserscheinungen um so stärker, je oberflächlicher kortikal die Pyramidenläsion liege. Mit dieser Anschauung steht die Seltenheit jener Syndrome bei der pränatalen Cerebrallähmung ebensogut im Einklang, als ihre Häufigkeit bei den Littleschen Geburtslähmungen, wo sie meist das Korrelat von Meningealblutungen zu sein scheinen. — Die Pyramidenbahnen sind in den meisten histologisch untersuchten Fällen pränataler Cerebrallähmungen fehlend, oder sklerosiert, oder faserarm, oder abnorm myelinarm gefunden worden — es gibt aber auch einzelne Fälle (Ganghofner, Binswanger), wo eine anatomisch nachweisbare Veränderung nicht zu konstatieren war. Heute, wo wir durch Spielmeyers Untersuchungen über die „intrakortikalen" Hemiplegien und Diplegien bei Erwachsenen unterrichtet sind (wobei die Pyramidenbahnen in ihrem ganzen Verlaufe intakt, jedoch durch Erkrankung der ihnen übergeordneten Neurone aus ihrem kortikalen Verbande isoliert sind), wo wir ferner auch das Vorhandensein einer „extrapyramidalen Rigidität kennen gelernt haben (S. K. Wilson, Ramsay Hunt, Stertz u. a. — siehe im Abschnitt „Allgemeine Symptomatologie des Gehirns"), erscheinen uns solche Fälle nicht mehr paradox und wir müßten bei neueren derartigen Beobachtungen eine speziell nach diesen Richtungen orientierte Untersuchung postulieren.

Prognose. Die Prognose der kongenitalen Fälle infantiler Cerebrallähmung ist besonders trüb. Quoad vitam kann sie erst nach den ersten Lebensmonaten gestellt werden, binnen welcher Zeit die auf schwereren Defekten beruhenden Fälle größtenteils zugrunde gehen. Der Rest verfällt in überwiegender Majorität der Idiotie oder Epilepsie. Nach B. Sachs sind in dieser Hinsicht am wenigsten die — seltenen — hemiplegischen Fälle gefährdet. Konvulsionen und Kontrakturen fallen erschwerend in die Wagschale. Wo letztere ausbleiben, kann eine Besserung der motorischen Fähigkeiten vorausgesagt werden. Ich habe wiederholt Kinder mit kongenitalen Cerebrallähmungen, später (Pubertätszeit) an schweren organischen Nervenleiden erkranken bzw. zugrunde gehen sehen (z. B. durales Fibrosarkom am Lendenmark, eiterige Konvexitätsmeningitis unklarer Pathogenese).

Therapie. Die Behandlung deckt sich vollständig mit derjenigen, die bei den Folgezuständen der erworbenen cerebralen Kinderlähmungen und der Littleschen Krankheit in Frage kommt. Wir verweisen auf die betreffenden Abschnitte dieses Handbuches.

2. Angeborene encephalopathische Idiotien.

Wir haben im vorhergehenden Abschnitte bereits betont, daß kongenitale Idiotie eine der häufigsten Begleiterscheinungen der pränatalen Cerebrallähmungen darstellt. Sie kann aber auch, auf Grund pränataler Gehirnanomalien entstanden, ohne, oder aber mit nur so geringen Lähmungserscheinungen vorkommen, daß sie das Krankheitsbild vollkommen beherrscht.

Die genaue Darstellung der Idiotie in ihren semiologischen Einzelheiten gehört ins psychiatrische Gebiet; hier sei nur in groben Zügen das allen Idiotieformen gemeinsame psychische Verhalten skizziert. Unter Idiotie im weiteren Sinne faßt man die durch Mangel oder Mangelhaftigkeit der intellektuellen Funktionen gekennzeichneten psychischen Entwicklungshemmungen zusammen. Die Bezeichnung Idiotie im engeren Sinne reserviert man für die schweren Formen, bei denen das Individuum zum selbständigen Leben innerhalb des Gesellschaftsverbandes nicht befähigt ist. In den höchstgradigen Fällen dieser Art fehlt überhaupt jede Fähigkeit, Eindrücke aufzunehmen und Begriffe zu bilden, es

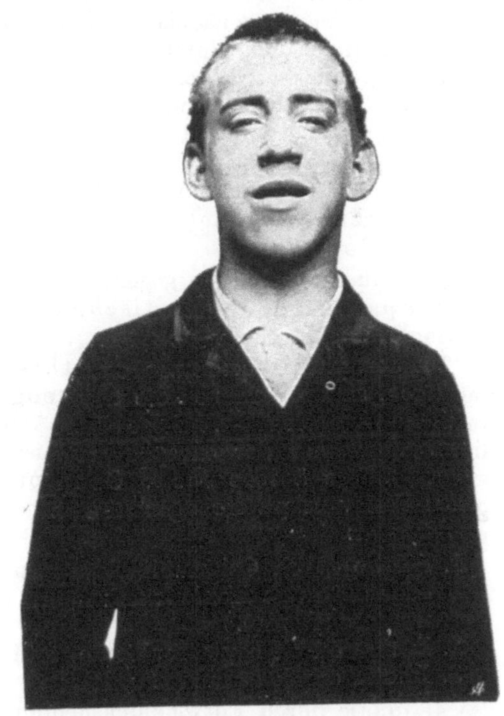

Abb. 3. Pithekoider Idiot.
(Nervenambulatorium der Univ.-Poliklinik Basel.)

besteht „Seelenblindheit" und „Seelentaubheit", die Sprache gelangt auch nicht zu rudimentärer Ausbildung, kurz das geistige Niveau steht beträchtlich unter demjenigen der höheren Säugetiere. Andererseits können aber auch geringere Defektzustände vorliegen, so daß eine kleinere oder größere Menge von Begriffen zur Entwicklung gelangt, auf dem Wege einer rationellen Erziehung ein gewisses Bildungsmaß zu erzielen hat, die Sprachfähigkeit mehr oder minder weit sich entfaltet usw. Es kommen hier die mannigfaltigsten Abstufungen vor bis zu den leichten Graden, die man als Imbezillität bezeichnet (wobei der geistige Bestand im Gegensatz zur Idiotie die Ausübung eines Berufes noch gestattet, das Individuum also noch als „intrasozial" bezeichnet werden kann), und zu den allerleichtesten, der Debilität oder

Geistesschwäche, deren Abgrenzung gegen die physiologische „Dummheit“ eine ganz unscharfe ist. Bei Kindern (bis zu 12 Jahren) empfiehlt sich, zur praktischen Orientierung über den Grad der geistigen Rückständigkeit, die Feststellung des Intelligenzquotienten (= Intelligenzalter : Lebensalter) mit Hilfe der „Echelle métrique de l’intelligence“ von Binet und Simon, bzw. ihrer deutschen Adaptation, der Bobertagschen „Stufenleiter“, mit ihren bequem anwendbaren Testsystemen. Idioten haben einen Intelligenzquotienten unter 0,6, Imbezille einen solchen zwischen 0,6 und 0,7, Debile einen solchen von 0,7—0,8; über 0,8 kommen dann die „zweifelhaft Debilen“ (die „einfach zurückgebliebenen“ Kinder), die zu den Normalbegabten überleiten.

Häufige Begleiterscheinungen der Idiotie sind: Epilepsie (in ca. $^1/_3$ der Fälle); genitaler Infantilismus; physische Stigmata degenerationis (ogivaler Gaumen, Schädelasymmetrie [Schiefschädel, Plagiocephalie], Zahnanomalien [nach den Untersuchungen von Faesch doppelt so häufig als bei Normalen], Hasenscharte, Palatoschisis, Prognathie, Hyperdaktylie, Syndaktylie, Ohrmuschelmißbildungen, pithekoïde [affenartige] Gesichtsbildung, s. Abb. 3, usw.); Ambidextrie (in ca. $^1/_6$ der Fälle); Rückständigkeit im Körperwachstum; Bewegungsautomatismen (Zähneblecken, Einbohren der Faust in den Mund, Grimassenschneiden, Rumpfwiegen usw.); Herabsetzung von Schmerz-, Temperatur- und namentlich Muskelsinn (J. Voisin).

Nach ihrem Verhalten gegenüber der Außenwelt teilt man die Idioten ein in: 1. apathische, anergetische oder torpide und 2. erethische, energetische, agile oder versatile.

Von den primär encephalopathischen Idioten, die uns allein hier beschäftigen, sind zu trennen die thyreogenen Formen, bei denen die Gehirnfunktionen nur sekundär, infolge einer Anomalie der inneren Sekretion, daniederliegen. Innerhalb der encephalopathischen Formen hat nun Bourneville eine speziellere ätiologische Gruppierung vorgeschlagen, die im großen ganzen den vom pathologisch-anatomischen Studium gelieferten Daten gerecht wird:

1. Idiotie durch Gehirnmißbildungen (echte Porencephalie, Balkenmangel) oder pränatale Herderkrankungen (Pseudoporencephalie, Cysten und Erweichungsherde).
2. Idiotie durch hypertrophische, tuberöse Sklerose.
3. Idiotie durch atrophische, lobäre Sklerose.
4. Idiotie durch Entwicklungshemmung der Gehirnrinde.
5. Mikrocephale Idiotie.
6. Hydrocephale Idiotie.

Über die unter 1, 2 und 3 namhaft gemachten Zustände haben wir bereits im vorhergehenden Abschnitte gesprochen. Dort wurde auch auf die Möglichkeit intravitaler Diagnostizierbarkeit der tuberösen Sklerose (die nach H. Vogt bei 5 $^0/_{00}$ der Idioten vorliegt) hingewiesen und auf die spärlichen und unsicheren klinischen Kriterien, welche einen Hinweis auf bestehende Porencephalie darstellen können.

Was die Entwicklungshemmung der Gehirnrinde anbelangt, so kann es sich sowohl um Mikrogyrie handeln (deren eventueller Zusammenhang mit fötalen Meningealerkrankungen ebenfalls im vorhergehenden Abschnitt berührt wurde) oder um die Sachssche Agenesia corticalis, bei der die Rinde makroskopisch normal aussehen kann, die kortikalen Ganglienzellen sich jedoch mikroskopisch als deformiert, rudimentär, ungranuliert, kernanomal erweisen. Auch Kaes, Collier, Massalongo haben mikroskopische Alterationen an grob morphologisch unveränderten Windungen festgestellt und studiert.

Ein besonders auffälliges Gepräge weisen die **mikrocephalen Idiotieformen** auf. Früher galt allgemein Virchows Hypothese, welche die prämature Synostose der Schädelwülste für die Wachstumshemmung des Cerebrums verantwortlich machte. Der praktische Niederschlag dieser Theorie ist die zum Glück verlassene Lane-Lannelonguesche Operation gewesen, bei der in das Schädeldach gelegte Breschen oder gar die „Kraniamphitomie" (zirkuläre Abtrennung der Schädelkalotte) dem am Wachsen verhinderten Gehirn Luft schaffen sollten. Das Fehlschlagen dieser Methode bestätigte die auch durch andere Erfahrungen gestützte Auffassung, daß bei der Mikrocephalie die Schädelanomalie das sekundäre Korrelat eines abnormen Zustandes des Gehirns darstellt, in gewissen Fällen aber vielleicht auch eine dem letzteren koordinierte Hemmungsbildung (z. B. infolge „Hypoangie", d. h. primärer Aplasie oder Erkrankung arterieller Kopfgefäße — Klebs). Wir müssen jedoch mit Giacomini und Marchand die echte Mikrocephalie (einfache, reine Mikrocephalie, Mikrencephalie) von der Pseudomikrocephalie trennen. Ersterer liegt eine genuine Cerebralhypoplasie zugrunde, bei der zweiten ist die Wachstums- und Bildungshemmung des Gehirns durch gröbere intrauterine Gehirnerkrankungen verursacht.

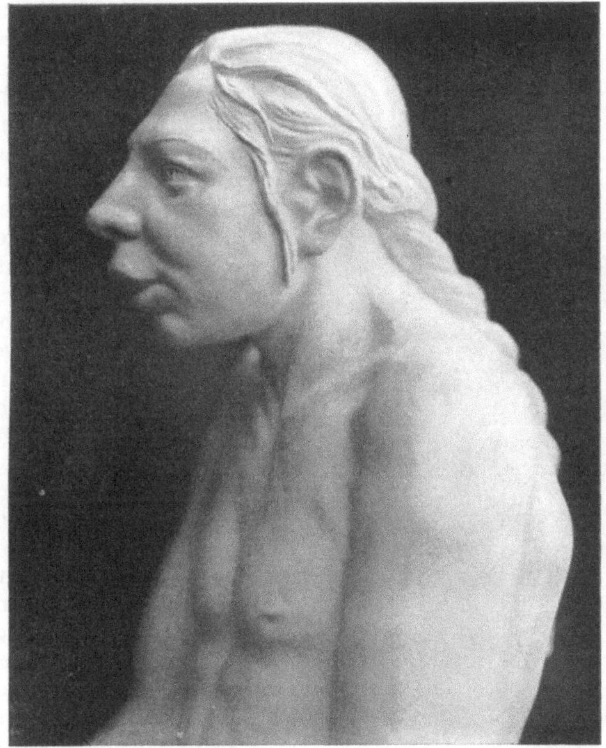

Abb. 4. Mikrocephalia vera. (Nach Knoblauch.)

Einen der berühmtesten Fälle echter Mikrocephalie stellt die in Abb. 4 reproduzierte Büste dar. Es handelt sich um familiäre Mikrencephalie; die Gehirne der beiden zur Obduktion gelangten Geschwister dieser Patientin (von v. Bischoff und Flesch untersucht) zeichneten sich, außer durch ihre Miniaturdimensionen, durch Spärlichkeit und Plumpheit der Rindenfurchung, embryonale Reliefverhältnisse aus. Als das kleinste Gehirngewicht, das bei echt mikrocephalen Kindern konstatiert wurde, gibt Anton 69 g an (Fall Calori, einen neunmonatigen Knaben betreffend); bei komplizierten Fällen können noch viel kleinere Werte erhoben werden (Barlow: 15,9 g bei 7 Wochen altem Knaben). Neugeborene Knaben haben nach Thurnam ein mittleres Normalhirngewicht von 331 g! Beim Erwachsenen (42jährige Frau) scheint das leichteste bisher beobachtete Hirngewicht 283 g betragen zu haben (Gore-Marshall). — Was die Schädelgröße betrifft, so sollen nach Broca beim Adulten eine Kapazität unter 1150 ccm und ein Kopfumfang unter 48 cm die oberen Grenzwerte darstellen; das mag anthropologisch Geltung haben, in pathologischer Beziehung halte man sich an die von Anton akzeptierten oberen Grenzwerte: Kapazität 600—700 ccm, Schädelumfang 42 cm. — Die eigenartige Schädel- und Gesichtsformation, die Abb. 4 zeigt, hat zur Bezeichnung „Vogelkopf" oder „Aztekentypus" (Langdon Down) geführt. — Die Mikrocephalie darf mit der bei sehr kleinen Individuen vorkommenden „Nanocephalie" nicht verwechselt werden.

In bezug auf die **hydrocephalische Idiotie** verweisen wir auf den folgenden, dem Hydrocephalus congenitus gewidmeten Abschnitt.

Anhangsweise sei einer äußerst charakteristischen Idiotieform gedacht, die nach Vogt mit einer Hemmung der letzten Entwicklungsstadien des Gehirns zusammenhängt, nach Buschan, Weygandt, Frey u. a. jedoch primär auf Störungen der inneren Sekretion (Thymus??) zurückzuführen sein könnte — und der wir darum (obwohl wir uns der ersteren Ansicht anschließen und neuerdings von Klose und Vogt als „Idiotia thymica" eine ganz andersartige, mit Weichheit und Brüchigkeit der Knochen verbundene Schwachsinnform beschrieben wurde) das volle Bürgerrecht unter den primär encephalopathischen Idiotieformen einzuräumen nicht berechtigt sind. Es ist die sog. **mongoloide Idiotie** (1866 von Down entdeckt, später von Kassowitz, Neumann, Siegert, Degenkolb u. a. studiert). Das Gehirn fand sich mehrfach etwas verkleinert, worauf schon die Mikrocephalie mancher Fälle hinwies; gelegentlich waren Bildungsmängel (z. B. partieller Balkendefekt) vorhanden; der Windungstyp ist oft von abnorm einfachem Habitus, mit sehr plumpen und breiten Zirkumvolutionen; mikroskopisch fallen nach Weygandt die zahlreichen Gefäße auf, während irgend welche entzündliche Anzeichen (Zellvermehrung, Plasmazellen usw.) nicht zu konstatieren sind. Biach fand mangelhaft differenzierte Rindenzellen mit abnormen Kernen. Als wesentliche klinische Eigentümlichkeiten sind folgende Symptomgruppen hervorzuheben (s. Abb. 5 u. 6):

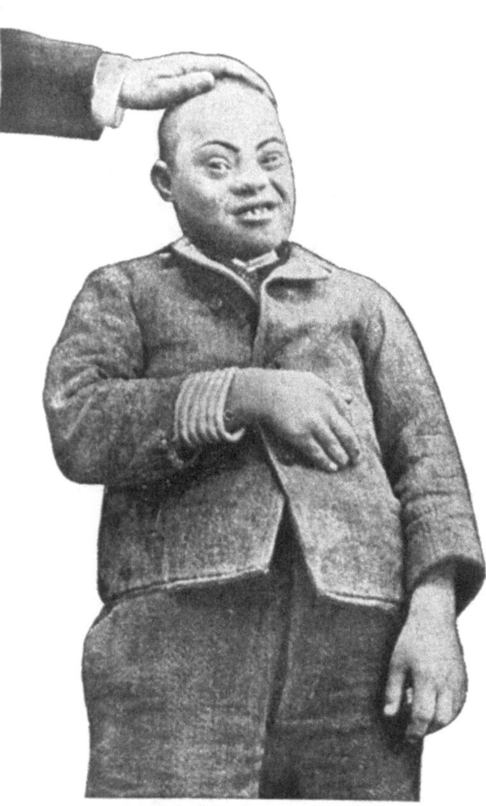

Abb. 5.   Mongoloider Idiot.
(Aus der Idiotenanstalt Biberstein (Aargau).)

Zunächst die eigenartige Physiognomie, die der Krankheit zu ihrem Namen verholfen hat (man spricht auch vom „Tataren"- oder „Kalmückentypus"): Plattgedrücktes Gesicht, Nasenrücken breit, vorspringende Jochbeine, schiefe Schlitzaugen (oft mit Epikanthus) mit gerötetem Lidrande und ohne Wimpern, graubräunlicher Teint mit roten, den Eindruck clownartiger Schminkung hervorrufenden Backen, runder Schädel, flaches Hinterhaupt. Dann die Zungenhypertrophie mit Vergrößerung der Papillae circumvallatae und merkwürdiger Runzelung der Oberfläche (Langue scrotale). Abnorme Schlaffheit und Weichheit der Muskulatur, Möglichkeit, die Gelenke in „schlangenmenschenartige" abnorme Stellungen zu bringen (Kassowitz, Fenell). Oft finden sich angeborene Anomalien innerer Organe (Atresien, Nabelbrüche, kongenitale Herzfehler), Entwicklungshemmungen der Zähne, Andeutung von Zwergwuchs bei röntgenologisch festzustellender normaler Ossifikation, dagegen mit Atrophie der End- und Verkürzung der Mittelphalanx des kleinen Fingers, seltener Tendenz zu partiellem Riesenwuchs. Neuerdings haben Pearce-Rankine-

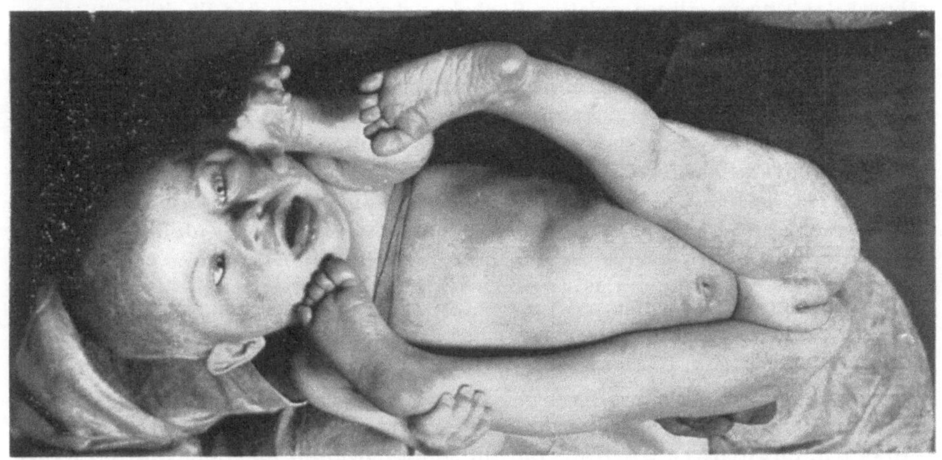

Abb. 6. „Mongoloid." (Nach Pfaundler.)

Ormond, van der Scheer und F. E. Koby eine bei mongoloiden Idioten relativ häufig vorkommende Kataraktform beschrieben, die bei Spaltlampenmikroskopie eine auffällige strukturelle Ähnlichkeit mit dem Star bei Tetanie und demjenigen bei atrophischer Myotonie darbietet, was auf endokrine Störungen hinzuweisen scheint. Eine oberflächliche Ähnlichkeit mit dem infantilen Myxödem (s. Abb. 7) kann nicht geleugnet werden, doch ist Schilddrüsentherapie entweder absolut unwirksam, oder sie hat nur geringe und vorübergehende Besserung einzelner Symptome zur Folge, ferner ist der Haarwuchs nicht beeinträchtigt (die Augenbrauen sind sogar meistens auffallend stark entwickelt) und der Intelligenzdefekt ist mit ziemlich erheblicher Aufmerksamkeit und Reagibilität bei heiterer Stimmung und starkem Nachahmungstrieb gepaart (agile, versatile Idiotie). — Langdon Down hatte bei der Namengebung an dunkle ancestrale Einflüsse ethnologischer Art gedacht; können wir dies nicht zugeben, so ist doch zu betonen, daß in Ländern mit starkem mongolischen Einschlag diese Form der Idiotie besonders häufig ist. Nach Kowalewsky betrifft sie im Gouvernement Petersburg

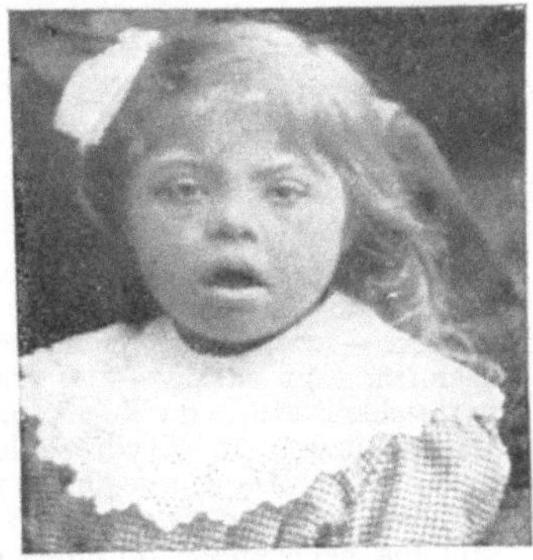

Abb. 7, Thyreogene Idiotie. („Infantiles Myxödem"). (Aus dem Nervenambulatorium der Universitätspoliklinik Basel.)

10%, im Gouvernement Kasan 25% der Anstaltsinsassen. (In England und Skandinavien trifft man 5, in Deutschland bloß 2%; in der schweizerischen Idiotenanstalt Biberstein fand Konr. Frey unter 60 Insassen 3 Mongoloide.)

Für die Ätiologie des kongenitalen Idiotismus kommen in Betracht: Lues der Eltern (unter 121 Kindern der Anstalt Dalldorf fand Lippmann objektive Luessymptome

— Wassermannreaktion oder Stigmata — in 33,8%. Kröber unter 262 Idioten in München-Gladbach die Komplementablenkung in 21,4% der Fälle usw.); Alkoholismus derselben (bei manchen Fällen konnte die Zeugung im Rauschzustand beschuldigt werden); traumatische Einflüsse auf den schwangeren Uterus oder Druck von Uterustumoren auf den Fötus; Konsanguinität der Erzeuger; disproportioniertes oder vorgerücktes Alter derselben; Infektionskrankheiten der graviden Mutter; Elend, Kummer und Sorgen, die sie während des Tragens erlitten (relative Häufigkeit der Idioten unter Illegitimen!); ferner scheinen Frühgeburten (also mit unentwickeltem Gehirn zur Welt Gekommene) für Idiotie prädisponiert zu sein.

Die **Therapie** der psychischen Defektzustände ist nur bei der schwersten Form ganz aussichtslos und zeitigt wohl in der Mehrzahl der Fälle, wie u. a. aus Bournevilles eingehenden Veröffentlichungen hervorgeht, erfreuliche und ermutigende Resultate. Der Idiotenunterricht ist zu einem wissenschaftlich gut fundierten Spezialfache geworden. Man beginnt gewöhnlich damit, das Muskelgefühl der Zöglinge auszubilden, ihnen (unter Zuhilfenahme des Nachahmungstriebes) den Gebrauch ihrer Extremitäten für alle Verrichtungen des täglichen Lebens (auch das Essen usw.) beizubringen. Bei 4—5 Jahren setzt dann die eigentliche Erziehung ein, die sich diejenigen Fähigkeiten zunächst nutzbar zu machen hat, die am wenigsten rudimentär geblieben sind. Auch die vorhandenen Triebe, z. B. die Sucht nach Leckerbissen, werden zur Erzielung edukatorischer Erfolge, zur Fixierung der Aufmerksamkeit usw. herangezogen. Dies alles kann nur innerhalb einer Anstalt in erfolgversprechender Weise durchgeführt werden, darum sollten Idioten mit dem fünften Jahre in allen Fällen dem Elternhause entzogen werden. Bei unermüdlicher, sachgemäßer Behandlung lernt ein großer Teil mit der Zeit sogar Lesen und Schreiben, und viele können jedenfalls die Befähigung zur Mitarbeit in gesunden körperlichen Berufsarten (Landwirtschaft, Gärtnerei usw.) erlangen. Abgeschlossen ist die geistige Entwicklung eines Idioten erst bei ca. 20 Jahren.

3. Hydrocephalus congenitus.

Die angeborene Hydrocephalie stellt die überwiegend häufigste Form des „Wasserkopfes" dar (d. h. der durch eine beträchtliche Flüssigkeitsansammlung innerhalb des Kraniums charakterisierten Krankheitszustände). Freilich läßt sich die Trennung von den frühzeitig erworbenen Formen nicht immer scharf durchführen.

Nur sehr selten handelt es sich dabei um einen Hydrocephalus meningeus = externus. Ob derselbe ein primärer sein kann, wie Huguenin, Bókay, d'Astros meinen — wobei die Gehirnentwicklung durch das intrameningeale Hygrom sekundär beeinträchtigt würde — ist fraglich. In der Regel ist jedenfalls jenes Hygrom deuteropathischer Natur, eine Folge von Mißbildungen des Gehirns (Mikrocephalie, porencephalische Defekte usw.), ein „Hydrocephalus ex vacuo". Schultze weist auch auf die Möglichkeit hin, daß ein Hydrocephalus ventricularis = internus dadurch zu einem Hydrocephalus externus wird, daß sein Flüssigkeitsinhalt nach Usurierung von Gehirnmantel und Pia nach außen durchbricht. Klinisch dürfte die Differenzierung des Hydrocephalus congenitus externus vom Hydrocephalus congenitus internus kaum möglich sein; höchstens läßt sich sagen, daß jener im Durchschnitt geringere Grade erreicht als letzterer und mit geringerer Vorwölbung von Stirn und Occiput einherzugehen pflegt (Sachs). — Im folgenden werden wir lediglich die ventrikuläre angeborene Hydrocephalie ins Auge fassen.

Pathogenese und Ätiologie. Es kann als feststehend betrachtet werden, daß der Modus, nach welchem der ventrikuläre Erguß zustande kommt, kein einheitlicher ist, und daß bald fötale Entwicklungshemmungen, bald intrauterin verlaufende Entzündungsvorgänge, bald Stauungsphänomene verantwortlich zu machen sind.

1. Die erstere dieser drei Eventualitäten liegt für diejenigen Fälle am nächsten, die mit anderen Mißbildungen des Gehirns und seiner Hüllen einhergehen (Encephalocelen, Meningocelen, Balkendefekt (Anton), Teratom (Hulst), Cyklopie usw.). Der Hydro-

cephalus internus kann in diesen Fällen als ein Stillstand der Gehirnentwicklung aufgefaßt werden, welche ja alle Stadien von der häutigen Flüssigkeitsblase bis zum kompakten Organe zu durchlaufen hat. Für einige Fälle nimmt Huguenin als das Primäre eine abnorme Nachgiebigkeit der Schädelwandungen an („Dehnungshydrocephalus"), doch zählt diese Hypothese wenig Anhänger.

2. Entzündungsvorgänge, die eine irritative Supersekretion von Liquor cerebrospinalis in die Hirnventrikel nach sich ziehen, müssen ihren Angriffspunkt an den Plexus chorioidei haben, den hauptsächlichen, vielleicht sogar ausschließlichen Produktionsstätten des normalen Ventrikelinhaltes. Denkbar ist aber auch, daß unter pathologischen Verhältnissen dem die Hirnhöhlen tapezierenden Ependym die Exsudation größerer Flüssigkeitsmengen zukommen kann. Für letztere Annahme könnte man nun bei sehr vielen der autoptisch kontrollierten Fälle den Befund einer „Ependymitis granulosa" mit beträchtlicher Hyperämie der subependymären Schichten ins Feld führen — wenn es sich dabei nicht um einen bei den mannigfachsten akuten und chronischen Encephalopathien häufig zu erhebenden Befund handelte. Mehr Bedeutung ist dem zuweilen erbrachten Nachweis hyperplastisch-entzündlicher Alterationen der Adergeflechte zuzusprechen. Da diese nun sich morphologisch als Einstülpungen der weichen Hirnhäute darstellen, da wir ferner wissen, daß sich die im extrauterinen Leben akquirierten Leptomeningitiden nicht selten mit erworbenem Hydrocephalus internus kombinieren, da endlich bei einigen (allerdings spärlichen!) Sektionen angeborener Wasserköpfe auch am Piaüberzuge des Gehirns entzündliche Residuen vorgefunden wurden — hat man von einer fötalen Meningitis als Primum movens der ventrikulären Hydrocephalie gesprochen. Schultze analogisiert diese sogar der fötalen Endocarditis, die bei der Entstehung kongenitaler Klappenfehler eine Rolle spielen kann. Die Ependymitis granulosa aber kann als einfache Begleiterscheinung jener Meningitis aufgefaßt werden.

3. Eine Transsudation großer Liquormengen in die Seitenventrikel infolge Verlegung der nervösen Abflußwege aus den Adergeflechten und Ventrikelwandungen ist zwar nicht nur eine theoretische Möglichkeit, sondern auch schon tatsächlich beobachtet worden (z. B. Newman: Thrombose der Vena magna Galeni). Bei angeborenen Hydrocephalien wurde jedoch eine derartige Obliteration bis jetzt nicht nachgewiesen. — Es bleibt darum nur noch die Möglichkeit zu erörtern übrig, ob es sich nicht um Verschlüsse innerhalb des Hohlraumsystems selbst handeln könnte, in dem die Cerebrospinalflüssigkeit zirkuliert. Wissen wir doch, daß der erworbene Hydrops ventriculorum auftreten kann, wenn der Druck eines Brücken- oder Cerebellartumors den Aquaeductus Sylvii komprimiert, oder wenn meningitische Verklebungen der Foramina stattgefunden haben, durch welche die intracerebralen Kavitäten mit dem Subarachnoidealraum kommunizieren (Foramen Magendii, Aperturae laterales fossae rhomboideae). Ja, bei Verlegung des einen Foramen Monroï erfolgt Stauungsdilatation des entsprechenden Seitenventrikels. — Hier und da sind nun bei Hydrocephalus congenitus einzelne jener Kommunikationen verschlossen gefunden worden (Bourneville-Noir, Luschka, Neurath); aber, da die Wahrscheinlichkeit besteht, daß jene Obliterationen Korrelate fötal-meningitischer Prozesse darstellten, geht es kaum an, ihnen allein die Schuld zuzuschieben. Es wird wohl auch als „Vis a tergo" eine irritativ vermehrte Exsudation vorgelegen haben. Zwischen letzterer und der Verlegung der lymphatischen Abflußwege können nun — wie aus den interessanten Ausführungen von Bönninghaus hervorgeht — auch noch andere Wechselbeziehungen bestehen. Hat es doch dieser Autor wahrscheinlich gemacht, daß rasches Zunehmen des Ventrikelinhaltes einen Ventilverschluß, einen „aktiven automatischen Abschluß" sowohl des Aquädukts, als auch der Aperturen der Rautengrube nach sich ziehen kann (s. die analogen Verhältnisse bei der Hydronephrose). Kein Wunder, daß in solchen Fällen die Ventrikelpunktion gewaltig erhöhten, die Lumbalpunktion normalen hydrostatischen Druck ergibt. — Daß in sehr vielen Fällen der angeborene Hydrocephalus nach der Geburt noch zunimmt, ist am besten mit einer nach Verschluß der Abläufe fortdauernden Ausschwitzung von Exsudat in Einklang zu bringen.

Resümierend können wir sagen, daß, bei aller Unklarheit, welche die Pathogenese der kongenitalen Hydrocephalie noch darbietet, neben teratologischen Momenten fötal-meningitischen Prozessen eine wesentliche Rolle zuzukommen scheint. Nach diesen beiden Richtungen aber vermag bekanntlich die Heredosyphilis ihre verderbliche Wirkung zu entfalten und sie treffen wir denn auch in erster Linie unter den ätiologischen Faktoren. v. Bärensprung fand unter 99 hereditär Luetischen vier angeborene Wasserköpfe, Elsner unter 18 Hydrocephalen drei mit manifester Syphilis behaftet, Dean erhielt bei 14 Hydrocephalen viermal positive Wassermann-Reaktion; Fournier, Sandoz, d'Astros, Hutchinson, Audéoud u. a. wiesen eindringlich auf diesen Kausalzusammenhang hin. — An zweiter Stelle muß der elterliche Alkoholismus aufgezählt werden (Gölis, Bourneville), während traumatische und kachektisierende Einflüsse auf die schwangere Mutter weniger oft in Frage kommen dürften. Noch problematischer ist der von älteren Autoren behauptete Zusammenhang mit seelischen Erschütterungen der

Gravida. — Hereditäres und familiäres Auftreten wurde gelegentlich beschrieben (Gölis, Bourneville, Heinicke, Marie-Sainton); in den beiden letzterwähnten Mitteilungen wird Lues ausdrücklich in Abrede gestellt.

Pathologische Anatomie. Einige histopathologische Besonderheiten wurden schon im vorhergehenden namhaft gemacht; die Schädeldeformität wird gemeinsam mit dem klinischen Bilde besprochen werden. Hier sei nur das hydrocephalische Gehirn in seinen makroskopischen Verhältnissen geschildert (nach Kaufmann). Die Substanz der Hemisphären, welche meist blaß ist, kann bis auf wenige Millimeter oder sogar so stark verdünnt sein (Druckatrophie), daß eigentlich nur die Meningen mit einer ihnen anhaftenden papierdünnen Hirnschicht die sackartige Hülle des zu einer schwappenden Blase ausgedehnten Gehirns darstellen. Zuerst geschieht die Ausdehnung auf Kosten der Marksubstanz. Die Ventrikel, vor allem die seitlichen, dann auch der dritte, weniger dagegen der vierte Ventrikel enthalten eine klare seröse oder eine trübe, eiweißreiche Flüssigkeit. Kleinhirnteile, ferner Pons und Medulla oblongata können nach dem Wirbelkanal zu oder in denselben hinabgedrängt werden. Die Flüssigkeitsmenge schwankt zwischen 50—100 ccm und mehreren Litern. — Nach Oppenheim wäre ein Flüssigkeitsgehalt von 1 l als Durchschnitt zu bezeichnen. — Bei den höchsten Graden können aber sogar 10 l Inhalt vorgefunden werden, wie z. B. in dem monströsen Falle Cruikshanks (13$^1/_2$ kg!).

Symptomatologie. Die augenfälligsten Veränderungen betreffen den Schädel, der in exzessiver Weise vergrößert sein kann (s. Abb. 8 u. 9). Während

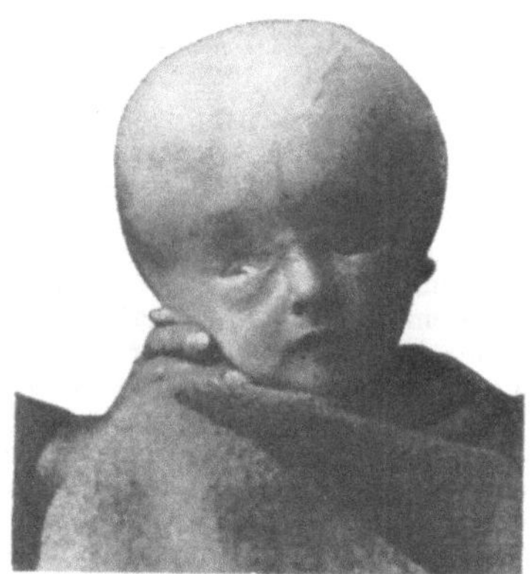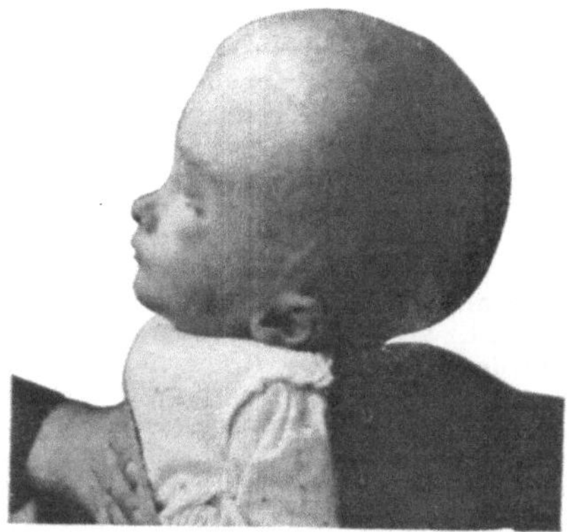

Abb. 8 u. 9. [Hydrocephalus congenitus. (Beobachtung aus dem Basler Kinderspital.)

der Kopfumfang normaler Neugeborener, um Glabella und Protuberantia occipitalis externa gemessen, im Durchschnitt 34 cm beträgt, um im Verlaufe des ersten Jahres 45 cm zu erreichen, sind bei Wasserköpfen Zahlen von 60 und 70 cm nichts Ungewöhnliches. Bei einem 16 monatigen Patienten (Normzahl = ca. 46 cm) fand Frank sogar eine Zirkumferenz von 154 cm! Bei Oppenheim findet sich 167 cm als Höchstwert verzeichnet. — Diese Volumzunahme ist nun ausschließlich auf Rechnung der Gehirnkapsel zu setzen, das Gesicht behält dagegen normale Dimensionen bei, so daß es sich als schmächtiges dreieckiges Anhängsel des gewaltigen kugeligen Schädeldaches darstellt. So erhält der ganze Kopf eine charakteristische Birnform. Seitlich, vorn und hinten laden Parietalia, Frontale und Occipitale konsolartig über die Schädelbasis aus; die normale Konkavität der Schläfenhöhlen hat einer Verflachung, oft sogar einem Prominieren dieser Partien Platz gemacht. Die Schädelknochen sind verdünnt, in exzessiven Fällen bis zu pergamentartiger Beschaffenheit; sie können auch fluktuieren. Nähte und Fontanellen klaffen weit. Selbst bei Patienten mit langer Lebensdauer bleiben deshalb gewöhnlich Lücken im Kranium bestehen, während andererseits vielfach durch neugebildete Schaltknochen und Knochenspangen (d'Astros) diese Defekte überbrückt werden;

in solchen Fällen können auch die früher verdünnten Knochen der Sitz kompensatorischer Hyperostose werden. — Auch die Haut über den dilatierten Bezirken ist gespannt, oft atrophisch, zuweilen das Bild der „glossy skin" darbietend. Ihre Behaarung ist karg. Gestaute, ektasierte Venenstämme schimmern durch und springen namentlich beim Pressen oder Schreien gewaltig vor. — Gelegentlich ist bei Auskultation des Schädels ein Gefäßgeräusch wahrgenommen worden. — Bei Durchleuchtung des Schädels in der Dunkelkammer mit Hilfe einer starken Lichtquelle konstatiert man eine abnorme Transparenz (Straßburger). Sie erreicht im Bereiche der Augenhöhlen, der Supraorbitalzone und der Ohrgegend den höchsten Grad und kann zuweilen, der stärker affizierten Hemisphäre entsprechend, einseitig überwiegen (v. Bókay). — Bei jungen Kindern vermag die Halsmuskulatur das mannskopfgroße Haupt nicht zu tragen, bei Lagewechsel sinkt es nach vorne oder hintenüber oder rollt hilflos auf Schultern oder Unterlage herum.

Die Schädeldifformität hat eigenartige morphologische Rückwirkungen auf Auge und Ohr. Das Orbitaldach ist so stark in die Augenhöhle herabgedrückt, daß man es zuweilen palpieren kann; es drängt den Bulbus nach unten und vorne. Das Oberlid kann letzteren infolgedessen nur unvollständig decken, ein großes Stück Sklera liegt hier beständig zutage. Dafür reicht die Palpebra inferior zu weit herauf, oft bis über den Äquator des Augapfels, und die über den Unterlidsaum emportauchende obere Hornhautpartie ergibt das Bild der „aufgehenden Sonne". Ob, wie Henoch meint, auch Lähmungen der Musculi recti superiores im Spiele sind, ist fraglich. — Der äußere Gehörgang ist zu einer wagerechten Spalte geworden und die Ohrmuscheln sitzen auffallend weit hinten und unten, und überdies dem horizontalen Aste der Mandibula mehr oder weniger parallel, am Kopfe an; sie sind oft schwer verbildet.

Die weitere Untersuchung läßt nun mannigfache Anomalien der Gehirnfunktionen erkennen.

Zunächst in psychischer Beziehung. Hier sind mehr oder weniger grobe Defekte die Regel, wenngleich bei ausgeheilten Fällen geringer Intensität sich normale intellektuelle Fähigkeiten entwickeln können, ja sogar hervorragende (letzteres traf bekanntlich für Helmholtz und Cuvier zu!). Hydrocephalus congenitus nimmt unter den Ursachen angeborener Idiotie eine hervorragende Stelle ein; viele dieser „makrocephalen Idioten" lernen niemals oder nur höchst unvollkommen reden. Im übrigen ist ihre psychische Symptomatologie (die u. a. Bourneville und seine Schüler genau studiert haben) von derjenigen der übrigen (mikrocephalen, myxödematösen, meningo-encephalitischen usw.) Idioten nicht verschieden (cf. den vorhergehenden Abschnitt und, für nähere Details, die psychiatrischen Handbücher). — Neben der Idiotie sind die geringeren Grade des Schwachsinns (Imbezillität und Debilität) reichlich vertreten; von 41 Hydrocephalen brachten es nach Wyß nur fünf zum Besuche einer Schule.

Dauernder genitaler Infantilismus kann vorkommen; doch tritt in vielen Fällen die Pubertät in normaler Weise ein, hier und da sogar Sexualitas praecox (Anton, Bourneville-Noir, Young).

Gehirnnervenstörungen sind nicht selten. Die Pupillen sind wohl meistens erweitert und lichtstarr, doch kommen auch Verengerung und normale Reaktion vor; Anisokorie ist dagegen ein außergewöhnliches Symptom. — Der Opticus ist zuweilen, aber viel seltener, als man es a priori erwarten sollte, der Sitz einer Stauungspapille bzw. konsekutiver Atrophie. — Nystagmus ist häufig, in der Regel langsam und horizontal; halbseitigen Nystagmus sah Ibrahim. Auch Strabismus (meistens convergens) ist oft zu konstatieren. — Nur selten ist im Facialisgebiet eine Paralyse oder Parese vorhanden; das gelegentliche auffällige Grimassieren ist vielleicht als ein Reizsymptom von seiten dieses Nerven aufzufassen. — Von Anosmie und Ageusie wird hier und da berichtet; das Gehör pflegt dagegen selbst in schweren Fällen erhalten zu sein.

Die Phänomene von seiten der Rumpf- und Extremitätenmuskulatur tragen vor allem den Stempel des Spastischen: Hypertonie, Reflexsteigerung, Tendenz zur Adduktorenkontraktur mit Überkreuzen der Beine (vgl. Littlesche Krankheit), krampfhaftes Beugen der Ellbogen und Schließen der Fäuste, Steifigkeit des Rückens usw. Ibrahim sah mehrmals stereotypes Emporstrecken des extendierten Armes bei eingeschlagenen Fingern nach Art der katatonischen Attitüden. Regt sich das Kind auf, schreit es, so treten förmliche Spasmen in allen Extremitäten auf, häufig auch Opisthotonus („Pseudotetanus" von d'Espine). — Wo allgemeine Krämpfe epileptiformen Charakters auftreten, scheint es sich um den Ausdruck plötzlicher Zunahme des Hirndruckes zu handeln.

In der gleichen Weise ist wohl das anfallsweise Erbrechen zu erklären, sowie das gelegentliche Auftreten starker Kopfschmerzen. Bei jungen Kindern läßt das Wimmern und Nach-dem-Kopf-greifen auf solche schließen; bei älteren Hydrocephalen spielen sie gleichfalls zuweilen eine große Rolle. Manchmal werden diese Schmerzen auch in die Extremitäten projiziert.

Koordinationsstörungen, generalisierter Tremor und Lähmungen gehören zu den außergewöhnlichen Erscheinungen auf motorischem Gebiete. Letztere weisen in der Regel paraplegischen, hier und da aber auch hemiplegischen Verteilungstypus auf.

Die Sensibilität scheint, soweit das Alter und der Bewußtseinszustand der Patienten eine Prüfung zulassen, fast nie nennenswert beeinträchtigt zu sein. Hyperästhesie des Integuments ist sogar ein relativ häufiges Vorkommnis.

Oft besteht Incontinentia urinae et alvi, ferner eine ausgesprochene Tendenz zu Dekubitalgeschwüren (letztere kommen zuweilen auch am Schädel — Scheitelhöcker, Hinterhaupt — zur Entwicklung). Die Nahrungsaufnahme kann selbst in den schwersten Fällen ohne wesentliche Störung vor sich gehen, da die Schluckmechanismen und die beim Saugen in Aktion tretenden Reflexe gewöhnlich erst im Stadium des Komas lahmgelegt werden. — Eine eigenartige Atemstörung beschreibt Ibrahim: Ein inspiratorisches Schnarchen und Gurgeln, das er mechanisch durch den Opisthotonus oder Veränderungen der Schädelbasis zu erklären sucht.

Die durch Punktion des lumbalen Duralsackes oder der Hirnventrikel gewonnene hydrocephalische Flüssigkeit ist der Gegenstand ziemlich zahlreicher Untersuchungen gewesen. Sie ist in der Regel wasserhell bis leicht bernsteinfarben und ohne Trübungen, nur selten sind spärliche Flocken darin suspendiert. Der Eiweißgehalt ist gleich Null oder sehr gering (gewöhnlich nicht über 1 $^0/_{00}$, was nach Hoppe den oberen Normalwert darstellt) und beruht auf Albuminen und Globulinen. Bei rasch aufeinanderfolgenden Entnahmen pflegt das Punktat immer eiweißreicher zu werden (Finkelstein); dabei findet der Ersatz des entleerten Liquors oft auffallend rasch statt, in wenigen Tagen ist die kollabierte Schädelkapsel wieder prall gefüllt. Das spezifische Gewicht liegt zwischen 1001 (Hoppe) und 1009 (d'Astros). Der cytologische Befund beschränkt sich auf das gelegentliche Vorkommen spärlicher Leukocyten. Der hohe Kaligehalt, auf den C. Schmidt und Hilger hingewiesen hatten, konnte von Langstein nicht bestätigt werden. Der Liquor enthält ferner reduzierende Substanzen (Trauben- oder Milchzucker), wahrscheinlich auch diastatische und glykolytische Fermente (Grober, Nawratzki).

Vorkommen, Verlauf und Prognose. Von der Häufigkeit dieses Krankheitszustandes mag Runges Feststellung Zeugnis ablegen, wonach auf 3000 Geburten einmal ein Wasserkopf von solcher Größe vorkommt, daß die Geburt behindert wird. Dabei ist zu bedenken, daß sehr viele unter den angeborenen Hydrocephalien beim Partus selbst noch von zu geringer Intensität sind, um störend wirken zu können und erst in den ersten Lebenswochen und Monaten zu gewaltiger Größe anschwellen. In solchen Fällen, wie überhaupt beim außerordentlich häufigen Vorkommnis des postnatalen Wachstums kongenitaler Hydrocephalien (es kann bis zu 1 cm pro Woche betragen!) müssen wir an ein Fortdauern der Krankheitsprozesse denken, die wir bei der Betrachtung der Pathogenese gewürdigt haben. In der großen Mehrzahl der Fälle erfolgt der Tod entweder unter der Geburt (Punktion, Perforation, Kranioklasie zur Verhütung der Uterusruptur — evtl. auch spontanes Platzen des Kopfes) oder aber während der ersten Tage, Wochen oder Monate des extrauterinen Lebens. Der Rest der schwerern Fälle wird größtenteils noch vor dem dritten Lebensjahre hinweggerafft; nur leichtere Fälle können geheilt werden (meistens ist es eine „Defektheilung") und das Mannesalter erreichen. Nach Oppenheim soll ein Patient 70 Jahre alt geworden sein. Auch dort, wo scheinbar das Leiden zum Stillstand gekommen, droht während des ganzen Kindesalters die Gefahr erneuter progressiver Schübe. Causae proximae mortis sind: Zunehmender Hirndruck und Koma, Decubitus und Infektion, Status epilepticus, Spasmus glottidis, Versuche operativer Heilung, meistens aber interkurrierende Krankheiten (Gastroenteritis, Bronchopneumonie). Ein Platzen des Kopfes als Todesursache beschrieb Veninger. — „Spontanheilungen" infolge Entleerungen des Liquor cerebrospinalis nach außen sind äußerste Raritäten: Durch Usur seiner Umhüllung bricht er sich in die Nase Bahn (Hydrorrhoea nasalis), oder durch die Orbita, oder die Kranz- oder die Sagittalnaht (Sedwick, Huguenin, Wollenberg, Nothnagel, Thomson u. a.). Perforierende Kopfverletzungen sollen in etlichen Fällen derartige Heilungen in die Wege geleitet haben (Höfling, Greatwood).

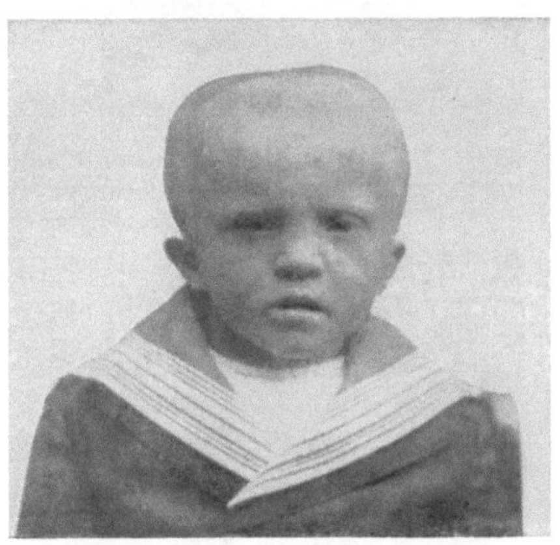

Abb. 10. Rachitischer Kastenschädel. (Universitätspoliklinik Basel, Nervenambulatorium.)

Differentialdiagnose. Bei nicht ganz klarer Anamnese kommt man nicht selten in die Lage, zu entscheiden, ob die Schädelvergrößerung, die ein junges Kind darbietet, hydrocephalischer oder rachitischer Natur ist. Dies um so mehr, als die Patienten mit Hydrocephalus congenitus in großem Prozentsatze, sofern sie lange genug am Leben bleiben, später rachitisch werden, „Rosenkranz", Epiphysendeformation, krumme Extremitätenknochen usw. aufweisen. Ferner sei hier daran erinnert, daß nach Stölzner die Schädelrachitis auch zu einem akquirierten Hydrocephalus führen kann, indem sich periostitische Verdickungen um die Foramina der Schädelbasis ausbilden und so zu intrakranialer Lymphstauung führen. — Die Gestaltsveränderung des rachitischen Kraniums ist nun von derjenigen bei angeborener Hydrocephalie wesentlich verschieden: Der große Schädel der Rachitischen ist nicht kugelig bzw. birnförmig aufgetrieben, sondern eckig (Kastenschädel, „tête carrée"); offene Fontanellen sind nicht konvex vorgetrieben; die hydrocephalische Anomalie der Augenstellung fehlt. In den Rahmen der Rachitis passen zwar Spasmophilie und Konvulsionen, keineswegs aber Rigidität und Kontrakturen; die Intelligenz ist wohl meistens nicht oder nicht nennenswert im Rückstande.

Noch weniger dürfte die als Turmschädel (Caput turritum, Pyrgocephalie) bekannte angeborene Kopfanomalie zu Verwechselungen Anlaß geben

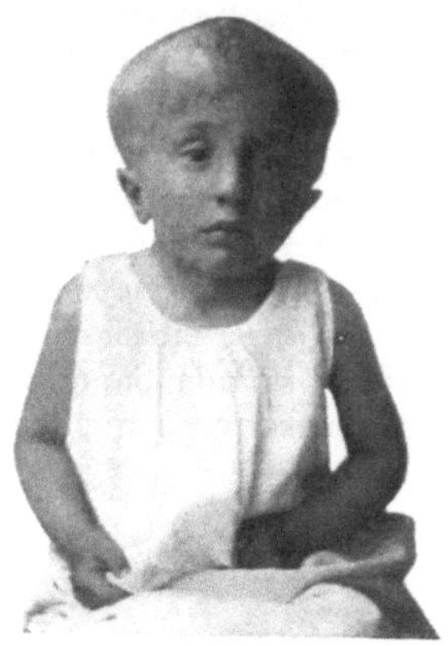

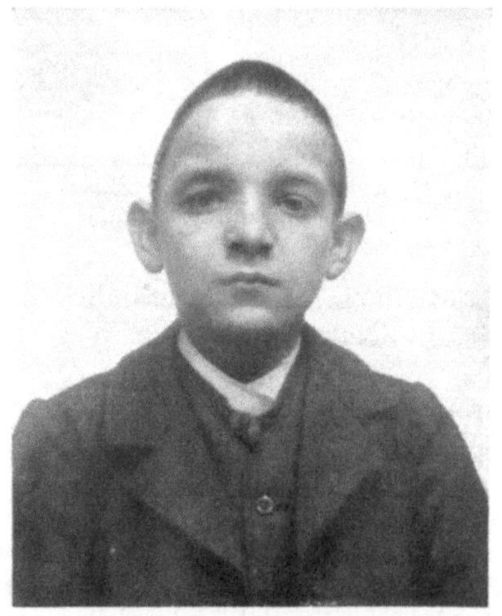

Abb. 11.   Rachitischer Kastenschädel.   Abb. 12.   Turmschädel.
(Beobachtungen aus dem Basler Kinderspital.)

(Abb. 12—15), welche mit der Akrocephalie von Lucae, der Oxycephalie von Virchow und dem „Thersiteskopf" von Hamy identisch ist. Sie kombiniert sich fast nie mit Idiotie, dagegen oft mit Erblindung durch Opticus-

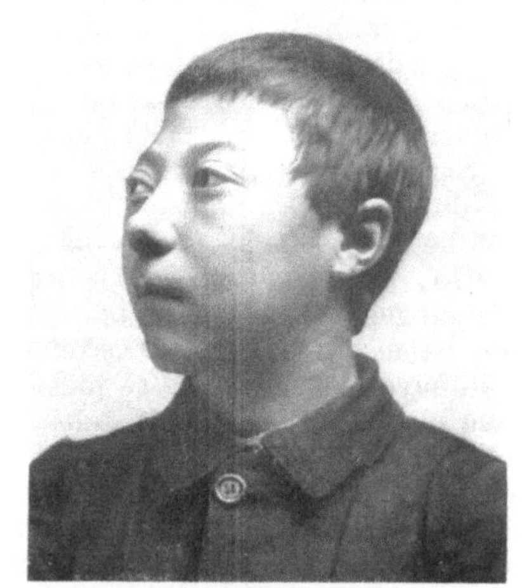

Abb. 13.   Asymmetrischer Turmschädel   Abb. 14. Turmschädel mit Exophthalmus.
(Oxy-Plagiocephalie).   „Kaninchenprofil".
(Aus dem Nervenambulatorium der Universitätspoliklinik Basel.)

atrophie (Hirschberg-Grunmach u. a.), welche eine Folge von Verengerung des Foramen opticum durch Hyperostose der basalen Schädelknochen sein soll; freilich soll dieser Opticusatrophie durch die sog. „Kanaloperation" nach Schloffer vorgebeugt werden können (Entfernung des Daches des knöchernen

Canalis opticus). Neuerdings wird übrigens ein Zusammenhang zwischen Hydrocephalus und Turmschädel von Meltzer und Bertolotti verfochten; nach ihnen wäre die Schädelformität die Reaktion rachitiskranker Schädelknochen auf einen mäßigen hydrocephalischen Druck. Demgegenüber konnte Oppenheim in einem Falle den Turmschädel sicher auf Geburtstrauma bei Beckenenge zurückführen. Im Röntgenbild ist der Turmschädel durch die außerordentlich starke Ausprägung der Impressiones digitatae auf der Innenseite des Schädeldaches, besonders im Bereiche der Stirn, ausgezeichnet. Auf die fast regelmäßige Kombination mit adenoiden Vegetationen hat Bertolotti aufmerksam gemacht. Mehr als die Hälfte der Individuen mit Caput turritum

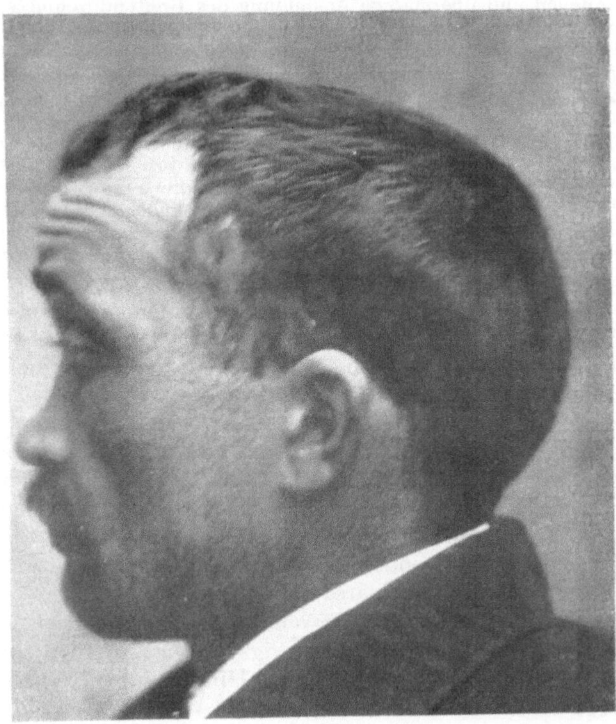

Abb. 15. Turmschädel mit Mißbildungen des Gesichts.
(Aus dem Nervenambulatorium der Universitätspoliklinik Basel.)

zeigen eine starke Protrusion der Augäpfel nebst Vorspringen von Nase und Oberkiefer, was ihrem Profil etwas Kaninchenartiges verleiht (s. Abb. 14); selten dagegen ist die Konkavität der Nasenwurzelgegend (s. Abb. 15), häufig wiederum Verbindung der Oxycephalie mit Plagiocephalie (Schiefstand des Schädeldachs, s. Abb. 13). — Wir erwähnen weiter die eigenartige Schädelform, die, bei heredosyphilitischen Kindern häufig, wegen der abnorm hohen und gewölbten Stirn von Fournier als „Front olympien" bezeichnet worden ist. Dann gibt es angeborene Idioten mit gewaltigen Köpfen, aber ohne Hydrocephalus; sie rangieren unter die von Virchow als „Kephalones" rubrizierten Abnormitäten, können spastische Phänomene und Konvulsionen darbieten, lassen aber das charakteristische Hydrocephalenauge vermissen, die Kopfform ist der rachitischen ähnlicher und das Lumbalpunktat ist immer spärlich. Es kann sklerotische Gehirnhyperplasie vorliegen (Virchow, Brouardel, Obersteiner).   Es gibt übrigens auch intelligente Kephalones.

Bei der „Dysostose cranio-faciale" von Crouzon und Châtelin handelt es sich um eine hereditäre Schädelkrankheit, deren erste Zeichen einige Monate nach der Geburt einsetzen, und die zu einer charakteristischen Verbildung von Schädeldach und Gesicht führt: Höckerartige Prominenz der vorderen Fontanellenregion, Brachycephalie, Prognathie, Verbreiterung der Nasenwurzel, „Papageiennase", Exophthalmus, Strabismus divergens und Opticusläsionen, die gelegentlich zu Erblindung führen können. Das Röntgenbild zeigt unter anderem Knochenverdünnung, kammförmige Unregelmäßigkeiten der Tabula interna, prämature Synostosen, Kyphose der Schädelbasis, Verflachung der hinteren Schädelgrube.

Endlich erwähnen wir noch die sog. „kleidokraniale Dysostose". Bei dieser 1897 zuerst von Marie und Sainton beschriebenen Bildungsanomalie handelt es sich um Persistenz der Fontanellen und übermäßige Ausbildung des Breitendurchmessers am Schädel, vergesellschaftet mit kongenitalem Defekt der Schlüsselbeine (Abb. 16). Das Leiden tritt gewöhnlich in exquisit familiärer Weise auf, doch kommen auch erratische Fälle vor (Abram). Kombination mit anderen Mißbildungen (Zwergwuchs, Coxa vara, genitaler Infantilismus, Zurückbleiben in der Dentition) wird gelegentlich beobachtet, die Intelligenz ist meist intakt. Die kleidokraniale Dysostose wird als ein Seitenstück der Achondroplasie (Chondrodystrophia foetalis) aufgefaßt. Wie diese aus einer mangelhaften endochondralen Ossifikation resultiert, so soll jene eine Anomalie in der Entwicklung der Deck- oder Integumentknochen darstellen. Freilich ist die Frage, ob das Schlüsselbein ebenso wie die Knochen des Schädeldaches als reiner Hautknochen aufzufassen ist (Bruch), noch kontrovers; Gegenbaur nahm gemischten, Kölliker endochondralen Ossifikationstypus an. Nach der Zusammenstellung von Fitzwilliams sind bis 1910 60 Fälle von kleidokranialer Dysostose bekannt gegeben worden.

Therapie. Die Behandlung, bei der von vornherein ein reiches Maß Pessimismus am Platze ist, sollte in jedem Falle mit antiluetischer Medikation beginnen — besonders auch deshalb, weil gelegentlich selbst nicht syphilogene Fälle von Jodalkalien und Quecksilber günstig beeinflußt zu werden scheinen. Man versuche es von vornherein mit hohen Dosen, etwa 0,15—0,2 JK pro die bei Kindern im ersten, 0,2—0,25 bei solchen im zweiten Lebensjahre, und verwende zur Schmierkur 1,0 Ungt. cinereum pro die. Wegen der großen Tendenz der Hydrocephalus-Kinder zu schweren Diarrhöen ist die interne Merkurialbehandlung kaum zu empfehlen, gegen Sublimatbäder (1,0 $HgCl_2$ pro Bad) jedoch nichts einzuwenden als ihre geringe Aktivität. — Bei luetischem Hydrocephalus hat Bar mit Salvarsan Erfolg gehabt.

Von der früher gebräuchlichen Anwendung von Laxantien, Diuretica und Diaphoretica ist man wegen ihrer Nutzlosigkeit abgekommen; die evtl. Wirksamkeit ableitender Maßnahmen (am Hinterhaupt oder an der Galea) läßt sich dagegen nicht in ebenso entschiedener Weise in Abrede stellen. Doch wird man sich kaum mehr zur Autenriethschen Pustelsalbe (Ungt. tartari stibiati) oder zum Haarseil entschließen, sondern sich vielmehr auf Jodtinkturpinselungen oder auf die von Somma empfohlene Besonnung des Hinterhaupts (15—20 Minuten pro die) beschränken.

Wichtiger ist die häufig zu wiederholende therapeutische Lumbalpunktion mit jedesmaliger Entnahme von 25—50 ccm Liquor. Sie wird am besten in dreiwöchentlichen Intervallen vorgenommen. Knöpfelmacher unterwarf einen seiner Patienten einer Serie von 66 Punktionen. Die Punktionskur ist womöglich mit gleichzeitiger JK- und Hg-Medikation zu kombinieren (Slavik). Die von Quincke empfohlene Schlitzung des lumbalen Duralsackes zu Zwecken einer Dauerdrainage scheint nicht viel Erfolg zu versprechen.

Die bisher aufgezählten Methoden sind als ungefährlich zu bezeichnen. Das trifft nun für die Ventrikelpunktion nicht mehr zu, denn sie hat schon wiederholt zu tödlichem Kollaps und zur Auslösung eines Status epilepticus geführt; man verspare sie darum für diejenigen Fälle, wo zunehmende Hirndrucksymptome oder Stauungspapille eine Entlastung indiziert erscheinen

lassen, diese letztere aber wegen mangelnder Kommunikation zwischen Ventrikeln und spinalem Duralsack durch die Lumbalpunktion nicht zu erzielen ist. Kautelen: Langsames Abfließenlassen unter Kontrolle von Puls und Respiration; Einstich 3—4 cm seitlich von der großen Fontanelle zur Vermeidung einer Sinus longitudinalis-Verletzung; Entnahme von höchstens 100 ccm auf einmal (Huguenin); strengste Asepsis. Der Eingriff kann serienweise wiederholt werden, wofür neuerdings Kausch unter genauer Betonung von Indikationen und Kautelen sehr energisch eintritt,
und wird mit oder ohne Trepanation vorgenommen. Bei eintretendem Kollaps wird partieller Wiederersatz des Punktates durch physiologische Kochsalzlösung empfohlen. Die von Trousseau empfohlene Heftpflasterkompression des Schädels im Anschluß an die Ventrikelpunktion ist nicht unbedenklich und kann schwere Hirndrucksymptome oder Dekubitalnekrose von Hautpartien nach sich ziehen; eine elastische, genügend nachgiebige Binde ist jedenfalls vorzuziehen. Die wiederholt zur Anwendung gekommene Injektion dreifach verdünnter Jodtinktur in das punktierte Gehirn sei nur als Kuriosum angeführt; diese Maßnahme, die bei einem Schleimbeutel von Nutzen sein mag, kommt, auf das empfindlichste Organ des Menschen übertragen, einer Malträtierung desselben gleich!

Auf die Indikationen und die Technik der verschiedenen chirurgischen Eingriffe, die man als „Dauerdrainage der Ventrikel" subsumieren kann, wird im letzten Bande dieses Handbuches von fachmännischer Seite eingegangen werden. Hier sei bloß erwähnt, daß es sich um folgende Methoden handelt: Drainage in den Subduralraum (Kocher u. a.), unter die Kopfschwarte (Mikulicz), in den Sinus longitudinalis (Payr) und endlich sog. „Balkenstich" (Anton-Bramann).

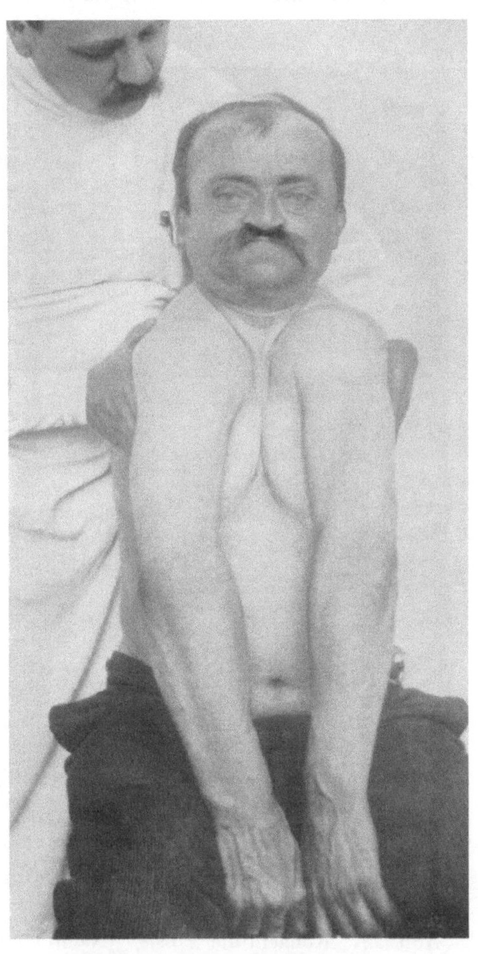

Abb. 16. Kleidokraniale Dysostose.
(Aus dem Diakonissenspital Riehen-Basel.)

Bei allen Behandlungsmethoden halte man sich vor Augen, daß auch bei einer Sistierung des Krankheitsprozesses die bereits bestehenden Defekte, namentlich aber diejenigen auf psychischem Gebiete, zum größten Teile bestehen bleiben, und daß es menschlicher sein kann, ein zum Idioten und Krüppel prädestiniertes Kind dem Tode nicht zu entringen, als ihm durch therapeutische Eingriffe ein weiteres Vegetieren zu ermöglichen.

4. Die angeborenen Nuklearlähmungen der Hirnnerven.

Bei den Fällen, für deren Zusammenfassung unter der Bezeichnung „infantiler Kernschwund" Möbius 1892 eingetreten ist, sind, wie bald darauf Kunn gezeigt hat, zwei Gruppen zu unterscheiden: 1. Agenesien der Ursprungskerne von Gehirnnerven; 2. frühzeitige Atrophie dieser letzteren. Die erste Kategorie erheischt natürlich in erster Linie Besprechung in diesem Zusammenhang; doch ist auch für die zweite ein entwicklungsgeschichtliches, kongenitales Manko mit größter Wahrscheinlichkeit anzunehmen (Marina, Oppenheim), auf dessen Basis im Sinne der Edingerschen Aufbrauchstheorie (s. unten S. 1218) ein nachträglicher Untergang der hypoplastischen Gebilde zustande kommt. Einige Fälle der letzteren Art sind bei Geschwistern aufgetreten und könnten auch unter die heredo familiären Leiden eingereiht werden (Dutil, Homén).

Die kongenitalen Agenesien betreffen weitaus am häufigsten äußere Augenmuskelnerven, namentlich den Levator palpebrae superioris. Das Krankheitsbild der „kongenitalen Ptosis" (ein- oder doppelseitig) kommt besonders oft zur Beobachtung (s. Abb. 17, 18). Es kann auch durch Defekt der pontinen Blickzentren eine angeborene Aufhebung der Seitwärtsbewegungen der Augen bedingt sein, „kongenitale Pleuroplegie" (Schapringer). Ferner kommen vor: Totale Ophthalmoplegia externa, Abducenslähmung, Rectus superior - Lähmung, Facialislähmung (Abb. 19), Kaumuskellähmung, Zungenlähmung — einzeln oder kombiniert, unilateral oder bilateral, symmetrisch oder unsymmetrisch (B. Sachs, Remak, Bernhardt, Schultze, Schmidt, Steinheim u. a.), auch Entwicklungshemmungen des bulbären Artikulationszentrums, sog. „kongenitale Bulbärparalyse"

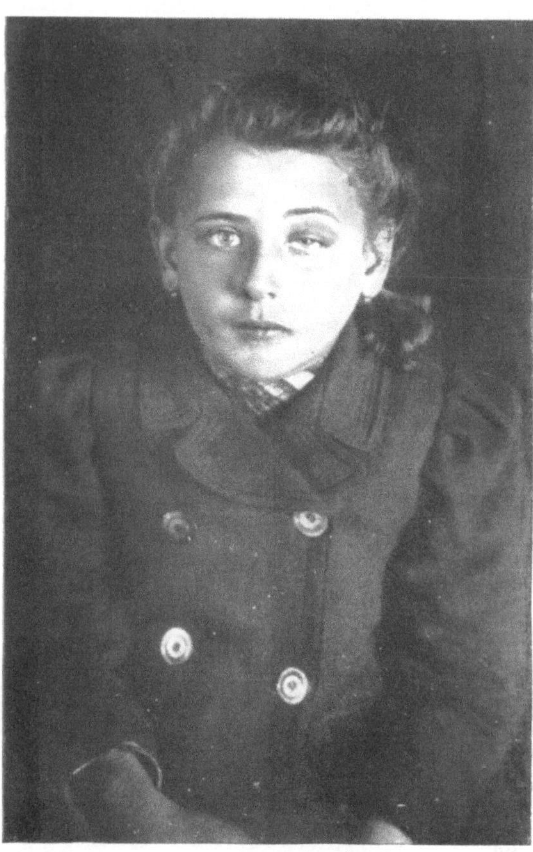

Abb. 17. Kongenitale Ptosis. (Nach Ibrahim.)

(Berger, Hoppe-Seyler). — An den gelähmten Muskeln ist die elektrische Erregbarkeit herabgesetzt bis erloschen, doch vermißt man bei angeborenen Defekten die EAR.

Anatomische Untersuchungen von Heubner, Siemerling, Dejerine, Gauckler, Roussy u. a. haben die totale und partielle Agenesie der in Betracht kommenden motorischen Kerngebiete nachzuweisen vermocht. Doch können auch bei normal angelegten Kernen kongenitale Muskeldefekte (s. unten S. 1186) in Krankheitsbildern zum Ausdrucke kommen, die sich klinisch von denjenigen der Kerndefekte nicht trennen lassen (Neurath); ferner kann angeborene Prosopoplegie auch durch eine Mißbildung des Canalis Fallopii bedingt sein (Marfan-Delille). Bartels hat darauf hingewiesen, daß Blutungen in die Augenmuskelkerne infolge von Geburtstraumen angeborene Defekte vortäuschen können.

Die sehr häufige Kombination mit Astigmatismus, Amblyopie, Mikrophthalmus, Epikanthus, Uvula bifida, abnormer Finger- und Phalangenbildung, Trichterbrust, angeborenen Herzfehlern, Pectoralisdefekten usw. entspricht der Auffassung der kongenitalen Kernlähmungen als Vitia primae formationis. In dem auf Abb. 18 wiedergegebenen Falle meiner Beobachtung waren eine ganze Reihe kongenitaler Begleitanomalien vorhanden (Naevi vasculosi, dreifache Zahnreihe, ogivaler Gaumen, Ohrläppchenverwachsung, exzentrische und entrundete Pupillen), ferner war der Patient ein hochgradiger Stotterer. Beim Kinde von Abb. 19 ist die schwere Verbildung von Hand und Ohr zu beachten!

Zuweilen mögen Lues und Alkoholismus der Erzeuger eine Rolle gespielt haben (Gierlich, Wilbrand-Sänger), meistens aber ist ätiologisch nichts zu erinnern.

In therapeutischer Hinsicht kommen nur plastische Operationen in Betracht, z. B. die Transplantation des Frontalis auf den Levator palpebrae superioris. Die Prognose ist durch den stationären Zustand des Leidens gegeben. Auf die im allgemeinen auffallend geringen Funktionsstörungen bei Augenmuskelkerndefekten ist besonders hinzuweisen: Doppelsehen kommt kaum vor; bei kongenitalen Abducenslähmungen stellt sich, im Gegensatze zu den erworbenen, gewöhnlich keine Antagonistenkontraktur ein (Fuchs): Solange der Blick nicht nach der Seite des gelähmten Muskels gewendet wird, stehen darum beide Augen ganz richtig. Bei der kongenitalen Ptosis lernen es die Patienten zuweilen, durch dauernde Kontraktur der Frontales eine kleine Lidspalte offen zu halten (s. Abb. 17, 18).

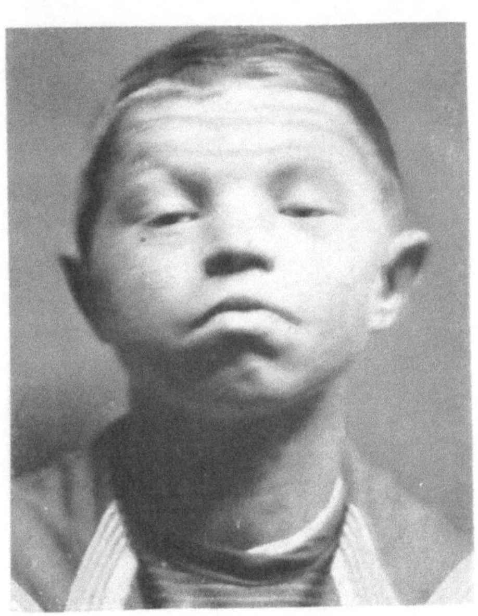

Abb. 18. Kongenitale Ptosis.
Andauernde Kontraktion des Frontalis zur Offenhaltung der Lidspalten.
(Nervenambulatorium
der Universitätspoliklinik Basel.)

5. Angeborene Mißbildungen des Gehirns und seiner Hüllen.

Die klinisch bedeutungsvollsten Mißbildungen des Gehirns (Porencephalia vera, Hydrocephalus congenitus, Mikrocephalia usw.) sind bereits in früheren Abschnitten behandelt worden; andere Malformationen haben, da sie ein Absterben vor, während oder bald nach der Geburt bedingen, nur teratologisches Interesse und wir begnügen uns darum mit deren bloßer Aufzählung: Anencephalie, Akranie, Kranioschisis, Synophthalmie = Cyclopie, Hemicephalie, Exencephalie — Bezeichnungen, welche die morphologische Eigenart der betreffenden Zustände in zutreffender Weise zum Ausdruck bringen, die bemerkenswerterweise stets mit Mißbildungen der Nebennieren (Aplasie oder Hypoplasie ihrer Rinde) verbunden sind.

Angeborene Agenesien des Kleinhirns kommen nur selten ohne anderweitige Bildungshemmungen am Gehirne vor (namentlich Idiotie). Beiderseitiger totaler Kleinhirnmangel macht sich zwar gewöhnlich durch das reine Bild der cerebellaren Ataxie klinisch bemerkbar, kann aber auch latent bleiben. Einseitiger Kleinhirndefekt bleibt wohl meistens latent. Es handelt sich dabei jedenfalls um eine organische Anpassung anderer Gehirnpartien, welche während der intrauterinen Periode die Entwicklungshemmung des Cerebellums wettmachen kann.

Etwas näher müssen wir dagegen auf die **angeborenen Ektopien des Schädelinhaltes** auf Grund präformierter Defekte des Kraniums eingehen. Besteht die Ausstülpung nur aus den Hirnhäuten (wobei meist die Dura fehlt), so liegt

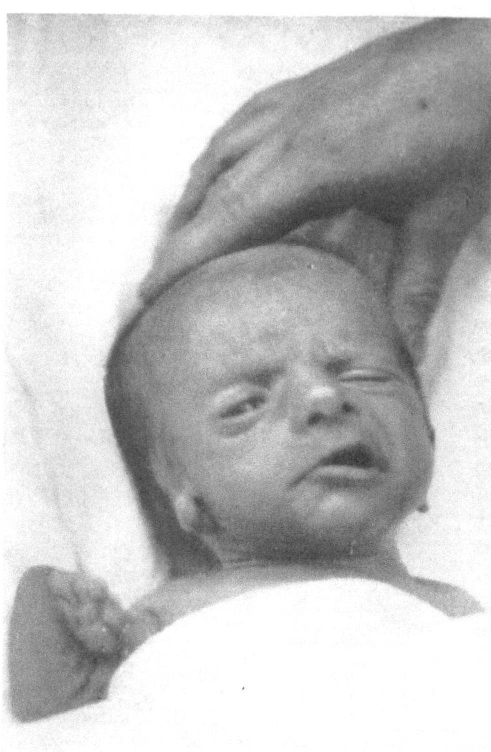

eine Meningocele cranialis vor, hat sich der hydropische Ventrikel mit ausgebuchtet, eine Hydrencephalocele; betrifft die Ektopie dagegen Hirnteile von solider, nicht cystischer (d. h. ventrikelhaltiger) Beschaffenheit, so spricht man von einer Encephalocele.

Am häufigsten finden sich diese Ektopien am Hinterhaupt (Cephalocele occipitalis); sie können unterhalb oder oberhalb der Hinterhauptschuppe zum Vorschein kommen (C. o. inferior. siehe Abb. 20, und C. o. superior. siehe Abb. 21 u. 22). Die angeborenen Hirn- und Hirnhautbrüche der vorderen Schädelpartie (Cephalocele syncipitalis) werden unterschieden in naso-orbitale (Abb. 23) und naso-frontale (Abb. 24). Seltener sind Ektopien nach der Nasenhöhle (C. naso-ethmoidalis), nach der Mundhöhle (C. palatina), nach den Schläfen hin (C. lateralis) usw. Die Größe schwankt von Haselnuß- bis Kindskopfdimensionen. Postnatales Wachstum kommt bei zystischen Ektopien, namentlich der Hydrencephalocele, oft

Abb. 19. Angeborene rechtsseitige Facialislähmung (mit Verbildung des Ohrs und der Oberextremität). (Aus dem Kinderspital Basel.)

vor. Gestielt sind besonders die einfachen Meningocelen, die vorzugsweise am Hinterhaupte sitzen.

Bei einfachen Meningocelen kann das Gehirn normal sein, oft aber findet sich die Kombination mit Hydrocephalus (Abb. 24) oder mit Mikrocephalie. Bei hirnsubstanzhaltigen Ektopien sind dagegen jene oder andere Entwicklungshemmungen fast regelmäßige Begleiterscheinungen. Bei wachsenden Hydrencephalocelen treten bald Hirndrucksymptome hinzu, die spätestens nach einigen Monaten zum Tode führen. Überhaupt geben die Hydrencephalocelen von den drei Unterarten der angeborenen Hirnbrüche die weitaus ungünstigste Prognose; eine Gesamtlebensdauer von $2^1/_2$ Jahren gehört zu den größten Seltenheiten (Heineke). Prognostisch besser sind die reinen Hirnhautbrüche, solange sie keine Tendenz zum Weiterwachsen haben, in welch letzterem Falle Tod durch Hirndruck oder durch Platzen und Leptomeningitis zu gewärtigen

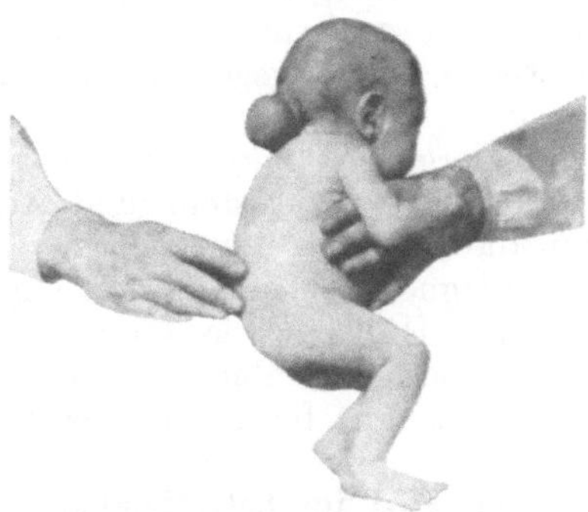

Abb. 20. Cephalocele occipitalis inferior (Meningocele).

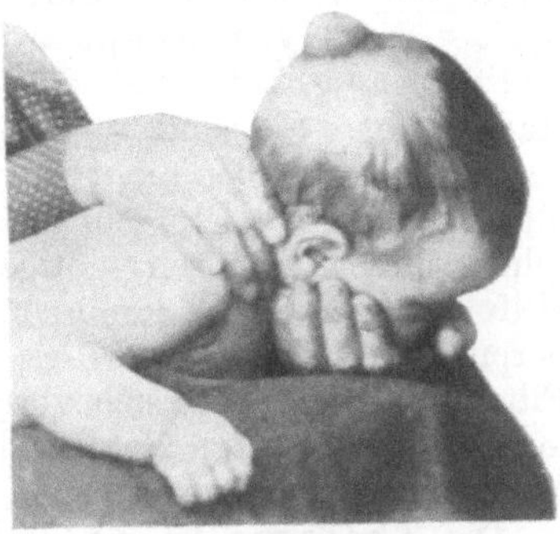

Abb. 21. Cephalocele occipitalis superior (Hydrencephalocele).

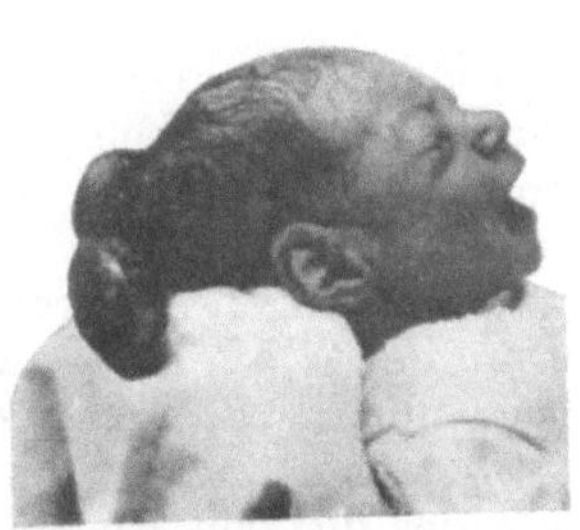

Abb. 22. Cephalocele occipitalis superior (Encephalocele).

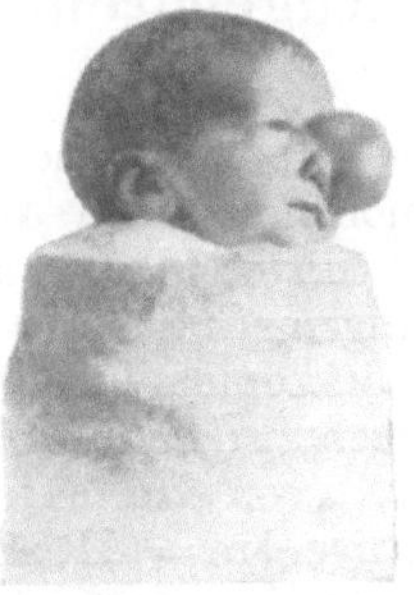

Abb. 23. Cephalocele syncipitalis (Hydrencephalocele naso-orbitalis).

(Beobachtungen aus dem Basler Kinderspital.)

ist. Unter den Encephalocelen sind nach Heineke die occipitalen von infauster Prognose, sowohl hinsichtlich der Lebensdauer (das Pubertätsalter wird nie erreicht) als des Umstandes, daß die betreffenden Kinder Idioten sind; mit syncipitalen Encephalocelen ist dagegen ein längeres Überleben und eine annähernd normale Intelligenz möglich. Spontanheilungen sind nur äußerst selten bei Meningocelen und Encephalocelen beobachtet worden (Barkley, Mitchell).

Pathogenetisch kommen jedenfalls mannigfache Faktoren in Betracht, z. B. mangelhafter oder fehlerhafter Verschluß der mesodermatischen Umhüllung der Hirnblasen, zirkumskripte Ossifikations-

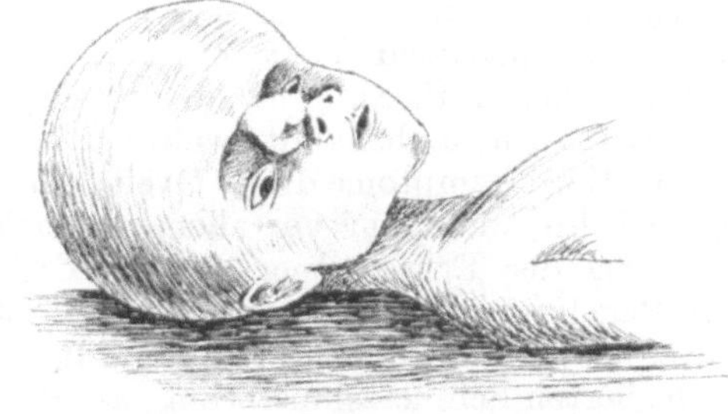

Abb. 24. Meningocele syncipitalis (naso-frontalis) mit Hydrocephalus congenitus. (Beobachtung aus dem Basler Kinderspital.)

defekte (Siegenbeek van Heukelom), bei den Encephalocelen auch neoplastische Vorgänge (Berger), ferner amniotische Verwachsungen usw.

Die Differentialdiagnose hat vor allem die Unterscheidung der mehrfach erwähnten drei Unterarten nach folgenden Prinzipien anzustreben. Die

Meningocelen fluktuieren immer, pulsieren fast nie, sind oft durchscheinend, meist gestielt und lassen sich durch Druck verkleinern oder sogar reponieren, wobei freilich wegen evtl. auftretender Hirndruckerscheinungen Vorsicht geboten ist. — Die Hydrencephalocelen sind meist sehr groß und nicht gestielt und pulsieren häufiger als die reinen Hirnhautbrüche, sind dagegen fast niemals transparent. Sie sind schwieriger und unter größeren Hirndrucksymptomen zu verkleinern, aber nicht zu reponieren; auch sie ergeben Fluktuation. — Die Encephalocelen fluktuieren jedoch nicht und haben Konsistenz und Aussehen solider Tumoren; nötigenfalls kann man die Röntgendurchleuchtung zu Hilfe nehmen. — Es kommen ferner differentialdiagnostisch in Betracht angeborene Tumorbildungen des Gehirns und seiner Hüllen, wie Cavernome, Fibrome, Lipome, die sich übrigens auch mit Cephalocelen kombinieren können; ferner seröse Cysten der Schädeldecke, welche z. T. aus fötal abgekapselten Meningocelen hervorgegangen sind.

Die Therapie ist eine rein chirurgische und wird im betreffenden Abschnitte dieses Handbuches zur Darstellung gelangen.

6. Angeborene Mißbildungen des Rückenmarkes und seiner Hüllen.

Wie beim Gehirne sind auch beim Rückenmarke gröbere Defektzustände und morphologische Abnormitäten mit einer Fortdauer des Lebens nach der Geburt unvereinbar und bieten somit trotz großer teratologischer und entwicklungsmechanischer Bedeutung kein klinisches Interesse. In der Mehrzahl der Fälle kommen sie übrigens mit gleichzeitigen hochgradigen cerebralen Mißbildungen zur Beobachtung. Dies gilt vor allem von der Amyelie = Agenesis spinalis, von der Diastematomyelie = Rückenmarkspaltung, von der Diplomyelie = Rückenmarksverdoppelung — in der Regel auch von der Atelomyelie, worunter man gewöhnlich Defekte der distalen Rückenmarkspartien versteht, die mit exzessiver Verkümmerung oder mit Mangel der unteren Extremitäten einherzugehen pflegen. Neuerdings vertritt allerdings Fuchs die Lehre, daß leichtere Defektzustände im untersten Rückenmarksabschnitte nicht nur eine Fortdauer des Lebens gestatten, sondern sich sogar klinisch nachweisen lassen. Nach ihm hat Scharncke mehr als die Hälfte der Fälle von Enuresis (bei Erwachsenen und Kindern) auf Spina bifida occulta beziehen wollen; doch hat er sicher die sehr häufigen Anomalien der Ossifikation in der Sakralgegend vielfach irrtümlich mit Spina bifida identifiziert. Zur Fuchsschen Auffassung haben sich auch Mattauschek, Jancke, Peritz, Cozzolino u. a. bekannt, während sie Lewandowsky bekämpft hat.

Als Einzelsymptome dieser **Myelodysplasie** sieht Fuchs an: 1. Sphinkterenschwäche, und zwar vor allem die meist als „Neurose" angesehene Enuresis nocturna der Erwachsenen; 2. Syndaktylie bzw. Schwimmhautbildung, in der Regel zwischen der zweiten und dritten, seltener zwischen anderen Zehen, meist beiderseitig; 3. Sensibilitätsstörungen (gewöhnlich vom Charakter der dissoziierten Schmerzsinnstörung) an den Füßen, speziell den Zehen; 4. Radiologische Hinweise auf mangelhaften Verschluß des Sakralkanals, Dehiscenzen der Wirbelbögen usw.; 5. Anomalien der Haut- und Sehnenreflexe am Abdomen und an den unteren Extremitäten; 6. in manchen Fällen Deformitäten des Fußgerüstes (Pes planus, varus, valgus usw.), auch mitunter in Verbindung mit Peroneusschwäche, sowie, als Seltenheit, mit trophischen und vasomotorischen Störungen an den Zehen.

Leichtere kongenitale Abnormitäten (Rückenmarksasymmetrie, Verdoppelung oder Ektasierung des Zentralkanals, Heterotopien grauer oder weißer Substanz) bedingen keine klinischen Erscheinungen, können aber wegen ihres relativ sehr häufigen Befundes bei verschiedenen organischen Rückenmarksleiden als Stigmen einer kongenitalen Minderwertigkeit des Organs aufgefaßt werden. Dasselbe gilt in noch höherem Maße von der Mikromyelie, auf die wir bei Besprechung der hereditären Ataxie (s. u. S. 1226) zurückkommen werden.

Die wichtigste angeborene Rückenmarksanomalie ist unstreitig die **Spina bifida**, d. h. der durch mangelhafte Schließung des Wirbelkanals und hernienartiges Vortreten der Meningen, evtl. auch des Rückenmarks charakterisierte pathologische Zustand. Nach Wernitz und Sachs käme

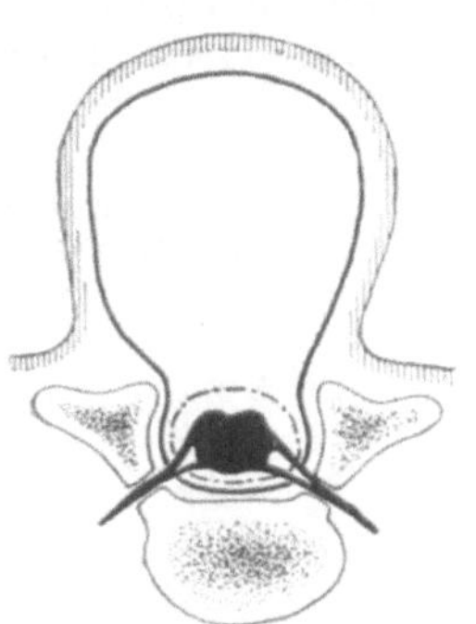

Abb. 25. Meningocele subduralis.

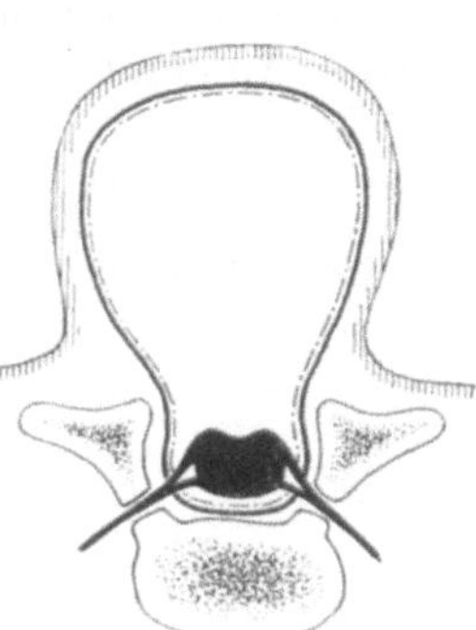

Abb. 26. Meningocele subrachnoidalis.

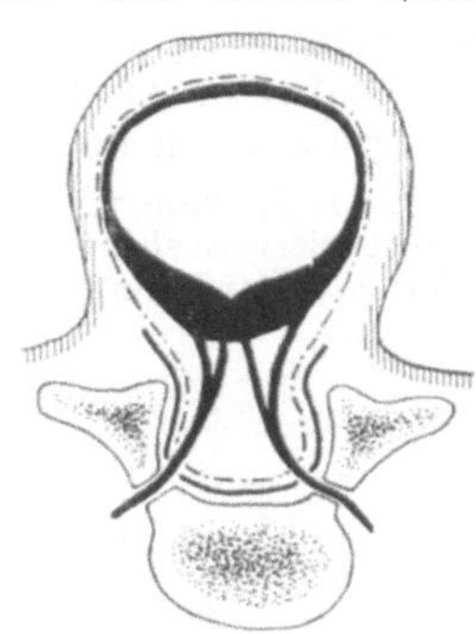

Abb. 27. Myelocystocele.

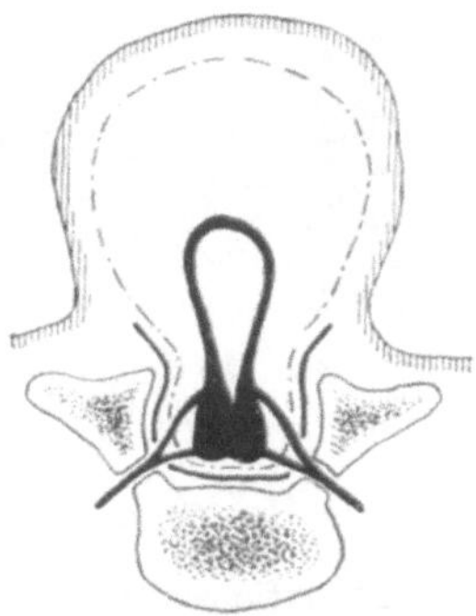

Abb. 28. Myelocysto-Meningocele.

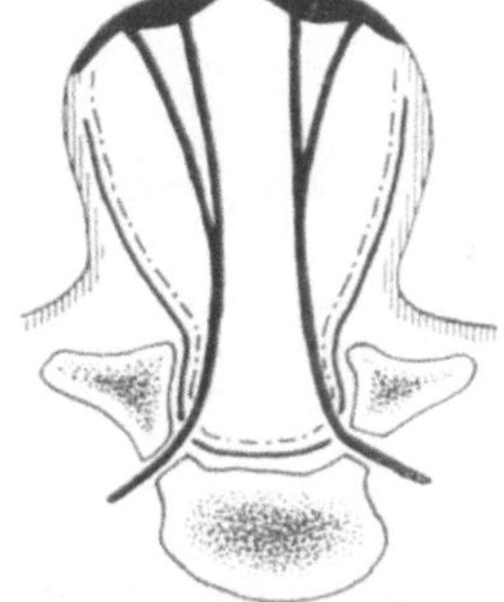

Abb. 29. Myelomeningocele.

Schematische Querschnitte durch die verschiedenen Formen der „Spina bifida".

diese Affektion bei jedem tausendsten Kinde vor, eine Zahl, die uns zu hoch gegriffen erscheint.

Ist über der Hernie die Haut normal (zuweilen freilich strahlig eingezogen oder hypertrichotisch), so spricht man von Spina bifida occulta, tritt aber der Tumor frei zutage, von Spina bifida aperta oder Rachischisis. Es kann nun die Geschwulst in verschiedener Weise aufgebaut sein, wie es unsere Abb. 25, 26, 27, 28, 29 schematisch zeigen. Im einfachsten Falle handelt es sich bloß um eine Meningocele, bei der das Rückenmark ohne Anomalie und in normaler Lage geblieben ist, und nur die Dura oder aber Dura + Arachnoidea sich durch die klaffende Lücke in den Wirbelbögen vorbuchten. Baucht sich aber durch exzessive Dilatation seines Zentralkanales (Hydromyelie) das Rückenmark an der Stelle der Spaltbildung derart aus, daß die Dorsalwand der so gebildeten „Myelocyste" der Arachnoidea anliegt und an der Hernienbildung partizipiert, so spricht man von Myelocystocele; dabei ist gewöhnlich auch die Dura dorsal gespalten. Ist die Hydromyelie nicht so beträchtlich, daß die Myelocyste bis an den Scheitelpunkt der Hernie vordringt, so liegen zwei getrennte Hohlräume vor, ein spinaler und ein meningealer, es handelt sich um die Myelocysto-Meningocele. Die schwerste derartige Anomalie ist aber die Myelomeningocele, bei der das Rückenmark mitgespalten und auseinandergezerrt nach außen freiliegt und die Kuppe des Meningocelensackes dorsal abschließt. Hier imponiert das dunkelrote granulierende Nervengewebe als „Zona medullovasculosa". — Da sich normalerweise der Spinalkanal von oben nach unten schließt, findet sich die Spina bifida am häufigsten im lumbosakralen Abschnitte; die Geschwulst kann Kindskopfgröße erreichen.

In pathogenetischer Beziehung ist die Frage, ob der Wirbelbogendefekt, ob die Flüssigkeitsvermehrung im Spinalkanale bzw. Zentralkanal das Primäre, nicht ganz entschieden. Immerhin scheint ersteres das weitaus Wahrscheinlichere zu sein. Die Myelo-

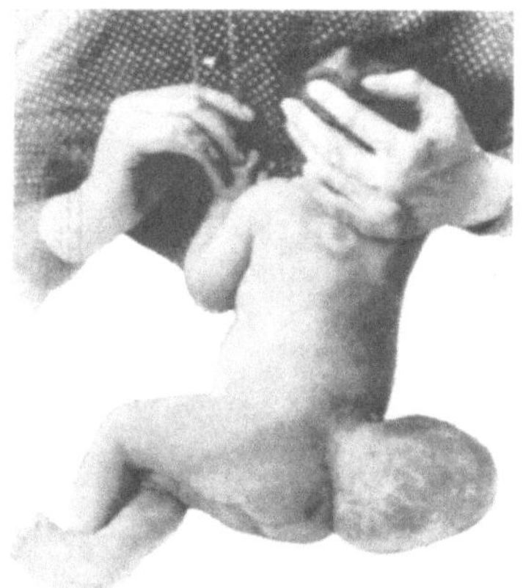

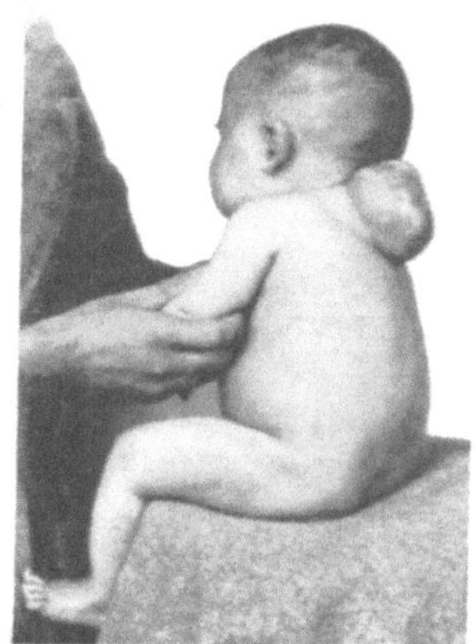

Abb. 30.   Myelomeningocele sacralis.   Abb. 31.   Meningocele cervicalis.
(Beobachtungen aus dem Basler Kinderspital.)

cystocele z. B. soll nach v. Recklinghausen durch eine Hemmung des longitudinalen Wirbelsäulenwachstums zustande kommen, wobei der Kanal für das weiterwachsende Rückenmark zu kurz würde, und infolgedessen es zu Zirkulationsstörungen und entzündlichen Vorgängen mit Dilatation des Canalis centralis käme. Von anderen Autoren, die sich um das pathologisch-anatomische Studium dieser Zustände verdient gemacht, seien Muscatello, Hildebrand, Bockenheimer und Kermauner genannt. — Sehr selten ist die Spina bifida anterior, bei der durch eine ventrale Wirbelsäulenspalte die Hernie ins Becken gelangt. — Von den Meningocelen zu trennen sind die (evtl. multiplen) Meningektasien, die sich ohne Spaltbildung durch die Foramina intervertebralia hervordrängen (Ehrich).

Klinisch springt, soweit es sich nicht um die Spina bifida occulta handelt, die Geschwulstbildung natürlich zunächst in die Augen. Sie zeichnet sich gewöhnlich durch deutliche Fluktuation und partielle Reponierbarkeit aus. Bei letzterer Prüfung (die vorsichtig gemacht werden soll, da sonst plötzlich Hirndrucksymptome, namentlich schwere Krämpfe entstehen können) sieht man oft die Fontanellen sich heben; preßt oder schreit das Kind, so macht sich eine prallere Füllung des Geschwulstsackes geltend. Durch Punktion ist ein wasserklarer Liquor zu gewinnen, der die bekannten chemischen Eigenschaften zeigt (Gehalt an reduzierenden Substanzen und kleinsten Mengen Eiweiß). Unsere nächste Aufgabe wird nun sein zu entscheiden, welcher Art die Hernie ist. Am leichtesten zu erkennen ist die Myelomeningocele mit ihrer typischen Area medullovasculosa; sie geht fast immer mit schweren Lähmungserscheinungen einher. Die Unterscheidung der anderen Typen ist schwieriger, oft sogar unmöglich. Immerhin läßt sich sagen, daß gestielte und transparente Tumoren ohne Lähmungssymptome für Meningocele sprechen. Die Myelocystocelen sitzen dagegen gewöhnlich breit auf und lassen Lähmungserscheinungen fast nie vermissen; das Erkennen einer Myelocysto-Meningocele wird kaum vor dem operativen Eingriffe zu erwarten sein, nur selten ist es möglich, röntgenologisch über den Inhalt des Tumors Aufschluß zu erhalten (Beck).

Von den Ausfallserscheinungen, welche die Spina bifida auf motorischem Gebiete hervorruft, sind zunächst symmetrische Lähmungen an den Beinen zu erwähnen. Sie betreffen am häufigsten nur die Füße und Unterschenkel, manchmal haben wir es aber mit einer vollständigen Paraplegie zu tun; so gut wie immer kommt es zur Bildung von Klumpfüßen. Hervorzuheben ist, daß oft ein einzelner Muskel der Paralyse entgeht (Tibialis anticus, Extensor digitorum pedis communis, Ileopsoas). Die Lähmung ist bei tiefem Sitze der Geschwulst eine schlaffe. Die elektrische Reaktion kann erloschen sein; Oppenheim fand bald Entartungsreaktion, bald bloße quantitative Herabsetzung — zuweilen auch normale Verhältnisse. Die Patellarreflexe sind meist stark herabgesetzt, die Achillesreflexe fehlen gewöhnlich. Bei Spina bifida cervicalis habe ich auch spastische Paraplegie gesehen, wie sie Reiner schilderte, eine offenbar eher seltene Erscheinung. Noch seltener sind wohl auch bei hohem Sitze des Prozesses Lähmungserscheinungen an den Armen. — Auch Blasen- und Mastdarmlähmungen gehören zum typischen Symptomenkomplex der Spina bifida; die schwersten Grade von Sphinktereninsuffizienz, bei denen es dann in der Regel zum Mastdarmprolaps kommt, sieht man natürlich bei den tiefsitzenden Rückenmarkshernien. Bei höherer, die unteren Thorakalsegmente des Rückenmarkes beeinträchtigender Lage kann man auch Bauchmuskellähmungen finden.

Sensible Ausfallserscheinungen sind gewöhnlich weniger ausgesprochen, es kann jedoch ausnahmsweise auch vollständige Anästhesie in den gelähmten Partien vorliegen. Von trophischen Störungen kommen, neben einer großen Tendenz zu Dekubitalgeschwüren (an den Genitalien, am prolabierten Anus, an der Rückenmarkshernie selbst, an den Fersen usw.), die hier und da verzeichneten Ulcera perforantia pedum in Betracht.

Eine Sonderstellung nehmen die Symptome der Spina bifida occulta dadurch ein, daß sie oft erst in der späteren Kindheit, selbst nach dem zehnten Jahre, zur Entwicklung gelangen. Es kommt dann bei bis dahin gesunden Individuen nach und nach entweder zu beiderseitigem paralytischen Pes equinovarus, oder es tritt Sphinkterenschwäche ein, die sich zur totalen Inkontinenz steigern kann, oder (und das ist das Gewöhnliche) die Ausbildung dieser beiden Krankheitszustände geht gleichzeitig vor sich, begleitet von mehr oder weniger lebhaften Schmerzerscheinungen in den Beinen (reißenden, neuralgiformen Charakters). Katzenstein hat es plausibel gemacht, daß der Eintritt dieses Symptomenkomplexes mit den Wachstumsverschiebungen zwischen der Wirbelsäule und deren Contentum zusammenhängt, wobei das an der Hernienstelle fixierte Rückenmark eine progressive Zerrung erleidet. Oft wird dann Hypertrichosis lumbosacralis (s. Abb. 32), oder eine leichte Vorwölbung an der unteren Rückenpartie, oder eine narbenartige Vertiefung der Haut auf die richtige Fährte leiten — auf alle Fälle aber die röntgenologische Untersuchung den Wirbelsäulenspalt offenbaren.

Komplikationen mit anderen Mißbildungen und pathologischen Zuständen sind sehr häufig, z. B. Bauchdeckenspalte, Blasenektopie, Meningocele cranialis, Arnoldsche Mißbildung (zapfenförmiges Hineinragen des Kleinhirns in den Wirbelkanal — Schwalbe und Gredig), Darmbrüche, Wasserkopf, sog. „Sakralgeschwülste" (Myolipome, Sarkome, Myxome, Fibrome, Teratome usw.) usw. Letztere, die auch ohne gleichzeitige Spina bifida sich bei Neugeborenen finden können, bilden natürlich auch einen Gegenstand differentialdiagnostischer Erwägungen. Dasselbe gilt von den vom subduralen Fettgewebe

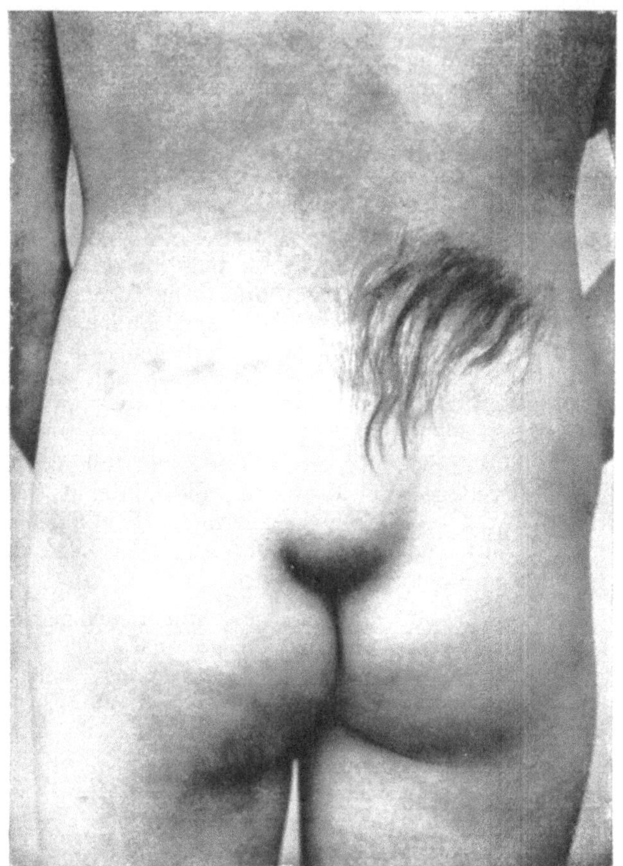

Abb. 32.   Spina bifida occulta mit lokaler Hypertrichose.
(Aus der Chirurgischen Poliklinik Basel.)

des Wirbelkanals ausgehenden Lipomen, die Virchow und Drachmann studierten.

Die **Prognose** hängt natürlich in erster Linie von der Art und Weise der Hernienbildung ab; je stärker die Beteiligung des Rückenmarkes, desto schlechter ist sie, auch bei operativem Eingreifen. Als Extreme stehen sich in dieser Beziehung die reinen Meningocelen und die Myelomeningocelen gegenüber. Ohne Operation ist die Prognose überaus trübe. Wernitz sah von 90 nicht operierten Kindern nur 20 über 5 Jahre alt werden, die Mehrzahl war schon während des ersten Lebensmonats gestorben; daß ein mittleres Alter erreicht wird, ist äußerst selten. Spontane Rückbildung der Geschwulst durch Schrumpfung (Bayer) ist so außergewöhnlich, daß man mit dieser Eventualität nicht rechnen darf; dasselbe gilt von der Spontanheilung durch Platzen der Cyste. Letzteres Ereignis ist vielmehr meistens von fataler Bedeutung: Steht die Hernie mit dem Subarachnoidealraum in breiter Kommunikation, so erfolgt rascher Tod durch Auslaufen der Hirnventrikel; ist die Kommunikation eng, so bildet die entstehende Fistel meist früher oder später die Eingangspforte für meningitische Infektion.

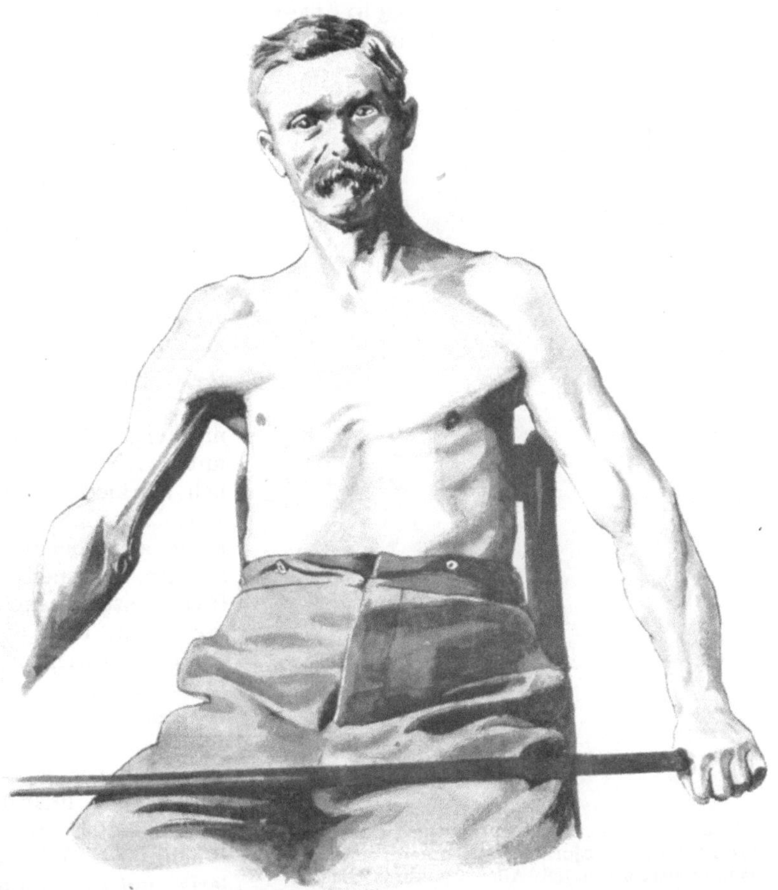

Abb. 33. Angeborener Defekt der Pars sternalis musculi pectoralis majoris. (Beobachtung aus dem Nervenambulatorium der Allgemeinen Poliklinik Basel.)

Platzte die Cyste schon intrauterin, so können die Kinder mit Fisteln zur Welt kommen. Feine Rupturen können verheilen und sich einige Male wiederholen. Im Anschluß an die Verheilung einer Fistel kann es zur Entwicklung eines hochgradigen Hydrocephalus kommen (Audéoud).

Die **Therapie** ist eine rein chirurgische; sie wird in Band VI dieses Handbuches besprochen werden. Man wird sie in allen Fällen anraten, wo nicht die Komplikationen (Ectopia vesicae, Hydrocephalus usw.) diesen Eingriff illusorisch erscheinen lassen.

7. Die angeborenen Muskeldefekte.

Klinisches Interesse beanspruchen diese Zustände weniger durch ihre Symptomatologie, als durch ihre Beziehungen zur Dystrophia musculorum progressiva (Erb, Damsch, Bing). Es fällt nämlich auf, daß die Muskeldefekte in erster Linie an solchen Muskeln zur Beobachtung gelangen, die häufig und frühzeitig bei Dystrophia musculorum progressiva zugrunde zu gehen pflegen. Weitaus am verbreitetsten ist der Pectoralisdefekt, den Schlesinger unter 54 000 Patienten der Schrötterschen Klinik fünfmal vorfand; ich habe im Verlaufe von 20 Jahren 15 Fälle zur Beobachtung bekommen;

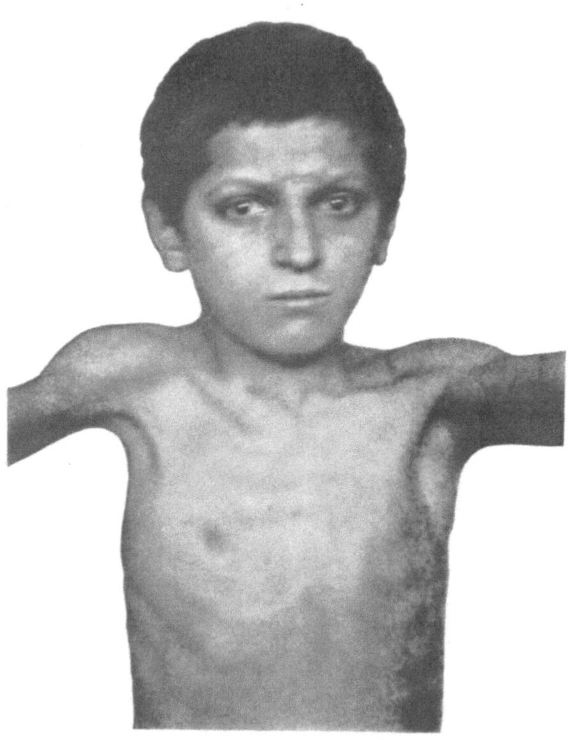

Abb. 34. Angeborener rechtsseitiger Defekt des Pectoralis major, Triceps brachii usw. (Nervenambulatorium der Allg. Poliklinik Basel.)

in der Literatur sind über 400 beschrieben. Bemerkenswert ist der Umstand, daß, wie beim scapulo-humeralen Typus der Dystrophie (s. u. S. 1198), die Portio clavicularis des Pectoralis major meistens sich erhalten findet; dies zeigt Abb. 33 aufs deutlichste, während Abb. 34 (bei der infolge totalen Mangels des großen Brustmuskels der Pectoralis minor unter der Haut sich deutlich markiert) das seltenere Bild darstellt. Obwohl seltener als isolierte Muskeldefekte, kommen auch Defekte ganzer Muskelgruppen vor, und auch diese betreffen vorwiegend solche Muskelkomplexe, die als typische Lokalisationen der Dystrophien bekannt sind. Beim Knaben auf Abb. 34 fehlten z. B. links der Pectoralis major, der Triceps brachii, ein Teil des Cucullaris und die Rhomboidei; Damsch beschreibt angeborenes Fehlen des Pectoralis major, Cucullaris, Latissimus, Geipel Defekte am Deltoideus, Supra- und Infraspinatus, Serratus maj., Pectoralis maj., Biceps, Triceps, Brachialis usw. usw. Ein Unikum repräsentiert der Fall Israels, wo Pectoralisdefekt mit Gesichtsmuskeldefekten in einer Weise einherging, bei der sich die Analogie mit Dejerine-Landouzys „type facio-scapulo-huméral" der progressiven Dystrophie aufdrängte. — Im Gegensatze zur Dystrophie stellt dagegen bei den angeborenen Muskeldefekten einseitiges Vorkommen die Regel, symmetrische Verteilung die Ausnahme dar.

Ohne so weit zu gehen wie Erb und namentlich Damsch, welche die Frage erwägen, ob die angeborenen Muskeldefekte nicht das Resultat einer intrauterinen rudimentären Abart der Dystrophia musculorum sein könnten, darf man doch sagen, daß zwischen der totalen Bildungshemmung einerseits und

der angeborenen Anlage zu späterem dystrophischen Untergang andererseits
vielleicht nur Intensitätsunterschiede bestehen. Nicht gerade selten ent-

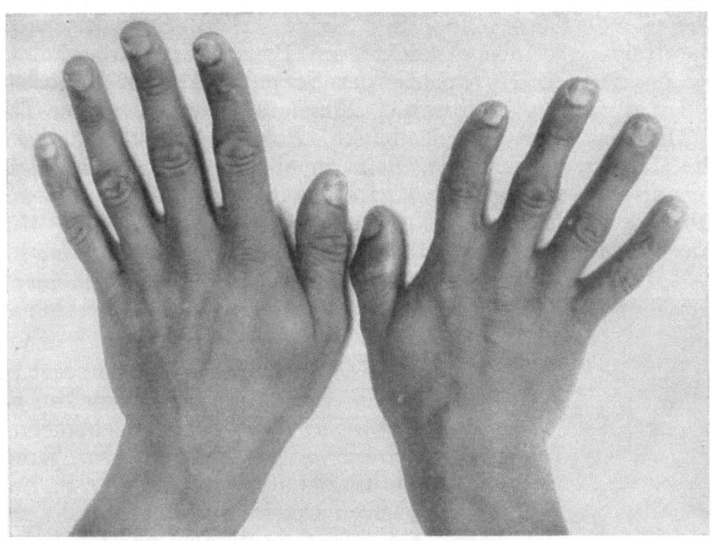

Abb. 35. Hypoplasie von Daumen und Zeigefinger nebst Schwimmhautbildung (rechts)
bei rechtsseitigem Pectoralisdefekt. (Aus der Medizinischen Klinik Basel.)

wickelt sich übrigens jene Myopathie bei solchen Individuen, die
von Geburt an Muskeldefekte zeigten (Fürstner, Oppenheim, van
der Weyde, Gowers, von Lim-
beck, Marinesco u. a.). Auch die
Thomsensche Krankheit wurde
schon wiederholt bei einem mit
Muskeldefekten von Geburt an be-
hafteten Individuum beobachtet
(Bethmann, Voß). Die Auf-
fassung solcher Defekte als Indi-
katoren einer minderwertigen Anlage des neuromuskulären Apparates ist schon an sich berechtigt.
Im Falle von kongenitalem Brustmuskeldefekt, den Abb. 34 darstellt, habe ich diese letztere sogar anatomisch feststellen können,
nämlich durch den Befund einer
abnormen, unter anderem durch
Faserhypoplasie gekennzeichneten
Textur in den nicht defekten Muskeln desselben Individuums. Dasselbe kann man bei Dystrophia musculorum progressiva konstatieren
(Finkelnburg)! Lückenbildung in
den anscheinend gesunden Muskeln
sahen Azam-Casteret, Greif,

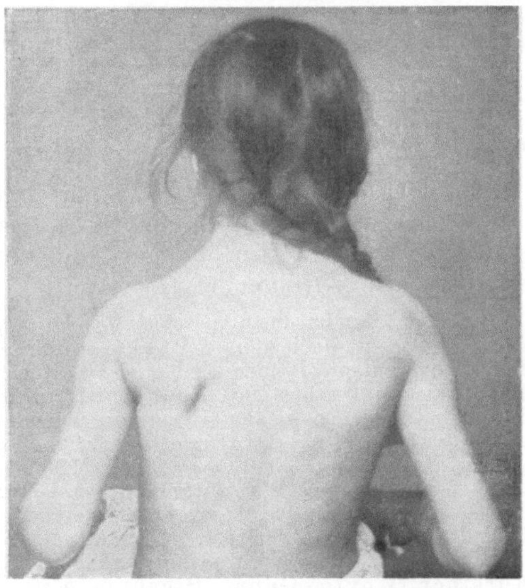

Abb. 36. Angeborener Defekt des linken
Cucullaris mit Hypoplasie der Scapula.
(Nervenambulatorium der Univ.-Poliklinik Basel.)

Schlesinger. Kongenitale allgemeine Muskelhypoplasie beschreibt Butz.

Hervorzuheben ist die außerordentlich häufige Vergesellschaftung der angeborenen Muskeldefekte mit sonstigen Mißbildungen aller Art, die bei Pectoralis-, Cucullaris-, Serratusdefekten usw. meistens gleichfalls am Schultergürtel, Thorax oder Arm ihren Sitz haben (z. B. Syndaktylie [Abb. 35], Schwimmhautbildung, Knochendefekte am Brustkorb, Wirbelsäuleanomalien, Verkürzung des Armes, Hypoplasie der Scapula [Abb. 36], Hochstand derselben = Sprengelsche Difformität, Flughautbildung zwischen Thorax und Oberarm, Mamma- bzw. Mamilladefekt, Polymastie, überzählige Muskeln, massenhafte Naevi vasculosi usw.). Beim angeborenen Brustmuskeldefekt findet man übrigens so gut wie regelmäßig folgenden Komplex trophischer Störungen an dem über der defekten Muskulatur gelegenen Integument: Haut dünn, gespannt, derb, fest mit der Faszie fixiert, Panniculus adiposus gering bis fehlend, spärliche Behaarung (Achselhöhlen!), Kleinheit, Blässe und Aufwärtsverschiebung der Brustwarze (Abb. 37).

Höchst auffallend ist das fast ausnahmslos zu konstatierende Fehlen von Funktionsstörungen bei den angeborenen Muskeldefekten. Ein Patient von Rieder, von Beruf Bereiter, tat sich z. B. trotz linksseitigen Defektes von Pectoralis min., Port. sternocost. pectoralis majoris, Serratus anticus maj. nebst Rippendefekt, Medianlagerung des Herzens, Lungenhernie und Flughaut, als vorzüglicher Reiter und Turner hervor; ein Student mit linksseitigem Brustmuskeldefekt war Linkshänder und schlug mit der linken Hand Mensuren (Stintzing). Es handelt sich gewiß um die Ausbildung vikariierender Synergien erhaltener Muskeln und Muskelportionen. Hier hat auch die Therapie, wenn eine solche überhaupt in Frage kommt, anzusetzen; durch kräftige Faradisation der erhaltenen Teile der Schultergürtelmuskulatur und entsprechende Übungen konnte ich z. B. den auf Abb. 34 abgebildeten Jungen dazu bringen, die ihm vorher unmögliche „Knickstütze" am Barren auszuführen.

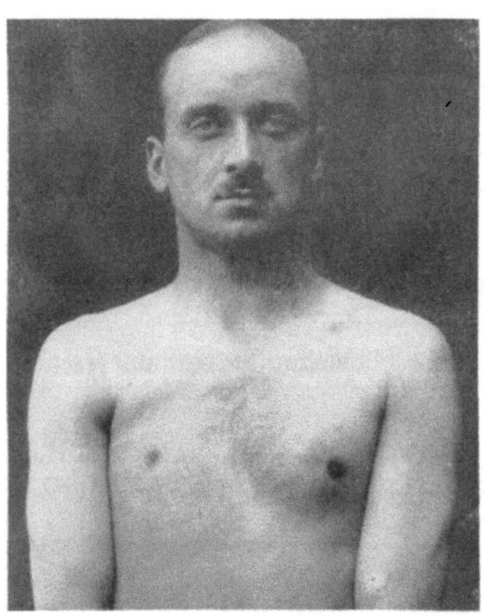

Abb. 37. Angeborener Defekt der Pars sternocostalis des rechten Pectoralis major (mit Hochstand der Brustwarze und fehlender Behaarung). (Aus der Medizin. Klinik Basel.)

Ätiologisch hat man an fehlende oder schlechte Gefäßversorgung der betreffenden Gebilde gedacht, doch konnte Rückert diese Annahme autoptisch widerlegen; auch ein Defekt der entsprechenden Zellkerne im Rückenmarke liegt nicht vor (Obersteiner, Bing); die motorischen Nerven für die fehlenden Muskeln fand Rückert normal angelegt. Die embryonale Entwicklungshemmung scheint demnach die peripheren Gebilde protopathisch zu betreffen; das stimmt gut zu v. Leonowas Untersuchungen, welche zeigten, daß bei Amyelie normale quergestreifte Muskulatur besteht, sie sich also unabhängig von ihren späteren trophischen Zentren anlegt. — Daß hier und da das „Versehen" der graviden Mutter angeschuldigt wird, ist selbstverständlich; bald soll der Anblick einer Mastitis. bald derjenige eines operativen Mammadefektes einen Pectoralismangel beim Kinde verursacht haben. — Hereditäres und familiäres Auftreten von Muskeldefekten sahen Greif, Fürstner, Whyte, Gantz, Steche u. a.

B. Die progressiven Muskelatrophien.

1. Allgemeines.

Den Ausdruck „progressive Muskelatrophien" verwenden wir heute
gewissermaßen als ein nosologisches Nomen propium; fassen wir doch unter
dieser Bezeichnung nicht mehr einfach die durch fortschreitenden Muskelschwund gekennzeichneten Krankheitszustände zusammen, wie es früher

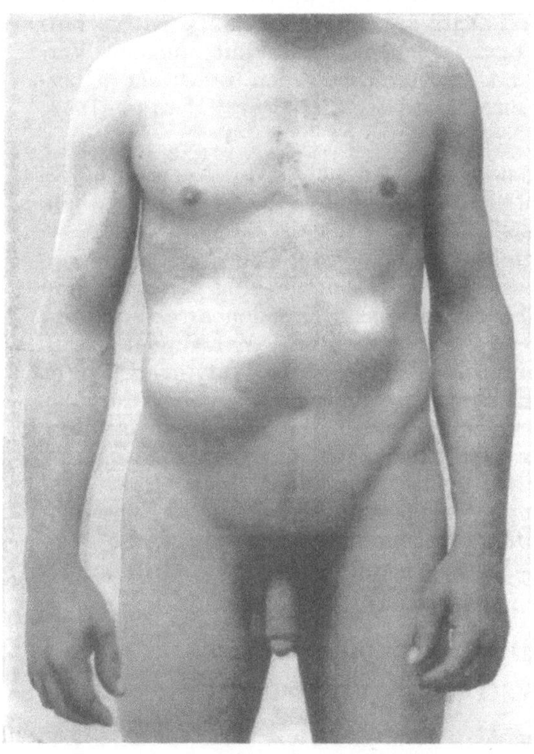

Abb. 38. Angeborener Bauchmuskeldefekt.
(Aus dem Kreisspital Oberengadin, Samaden.)

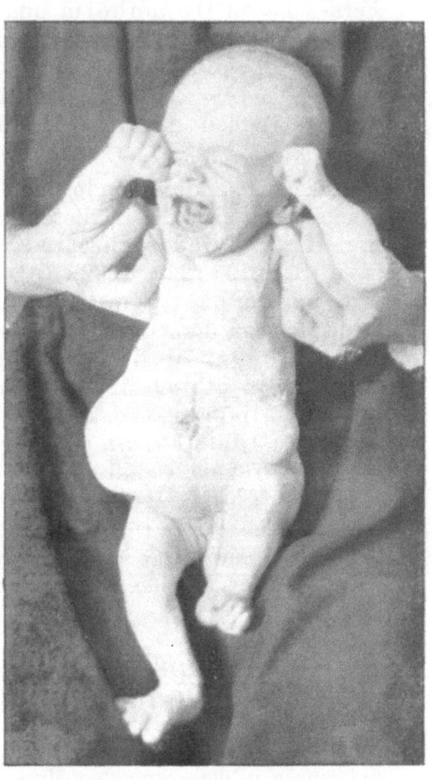

Abb. 39. Angeborener Bauchmuskeldefekt.
(Aus dem Basler Kinderspital.)

geschah, als noch Fälle von Rückenmarkslues, amyotrophischer Lateralsklerose
und Syringomyelie unter jener Flagge segelten. Vielmehr reservieren wir jene
Bezeichnung für die primären, systematischen, auf endogener Grund-
lage (angeborener Minderwertigkeit) basierenden, chronischen
Degenerationskrankheiten im Bereiche der peripheren motorischen
Neurone und ihrer muskulären Endapparate.

In allgemein üblicher Weise werden wir die gesonderte Besprechung einzelner klinisch-anatomisch voneinander mehr oder weniger autonomer Typen
progressiver Muskelatrophie vorzunehmen haben, und eine myopathische,
eine neurale und eine spinale Form unterscheiden. Erstere beiden sind
generell der heredofamiliären Krankheitsgruppe zuzurechnen, über welche
wir weiter unten (S. 1214) im Zusammenhange reden werden; bei letzterer

steht eine häufigere, nichtfamiliäre Abart einer selteneren familiären gegenüber. Es sei aber hier ausdrücklich bemerkt, daß viele Tatsachen dazu beitragen, die Grenze zwischen den einzelnen Formen der progressiven Muskelatrophien zu verwischen. Nach den Arbeiten von Erb, Frohmaier, Ballet und Laignel-Lavastine, Preisz, Kollarits, Holmes, v. Werdt u. a. gehört bei den sog. myopathischen Formen (= Dystrophia musculorum progressiva) das Vorkommen von Normwidrigkeiten in den Vorderhornzellen des Rückenmarkes keineswegs zu den Seltenheiten (numerische Reduktion, Verkleinerung und sogar leichte Degenerationserscheinungen). Ferner haben Oppenheim und Cassirer einen Fall untersucht, der klinisch als neurale Form verlief, pathologisch-anatomisch aber einer Myopathie entsprach. Überdies geht die neurale Form fast ausnahmslos mit spinalen Veränderungen einher (s. u. S. 1207) und klinisch bestehen zahlreiche Übergänge zwischen den drei Haupttypen (Mendel, Cassirer, Haushalter, Pick u. a.).

Auch mit anderen endogenen Degenerationskrankheiten des Nervensystems kombinieren sich die in diesem Kapitel abzuhandelnden Formen gelegentlich, so z. B. mit Friedreichscher Krankheit, familiärer spastischer Paraplegie usw. (s. u. S. 1219, 1220, 1232). Als Stigmata der endogen-degenerativen Grundlage, auf der die progressiven Muskelatrophien zur Entwicklung gelangen, sind ferner die bei derartigen Individuen häufig zu konstatierenden angeborenen Mißbildungen und Defektzustände zu betrachten. Man findet z. B. bei der myopathischen Form kongenitale Muskeldefekte (Fürstner, Oppenheim, Kalischer, s. o. S. 1187) oder überzählige Muskeln, wie einen Musculus sternalis (Oppenheim), oder Trichterbrust, Schädel- und Kieferdeformitäten, Knochenatrophie, Hemihyperplasie des Skeletts (Schultze, Guinon-Souques, Marie-Onanoff, Hallion, Kollarits, Lloyd, Claude, Noica usw.), bei der neuralen Form Daumenverkürzung (Westphal), symmetrische Exostosen (Stiefler) usw. Die Kombination mit Taubstummheit und Imbecillität habe ich bei myopathischer Dystrophie gesehen, ebenso diejenige mit Sklerodermie.

2. Die primäre oder myopathische progressive Muskelatrophie; Dystrophia musculorum.

Historisches. Da bei dieser Form neben den atrophischen Prozessen auch solche Veränderungen in der erkrankten Muskulatur vorkommen können, die eine Volumzunahme der befallenen Teile und augenfällige Abnormitäten der Körperform bedingen (Pseudohypertrophie), kann es nicht wundernehmen, daß schon seit langem derartige Fälle registriert worden sind — von Semmola 1834, von Coste und Gioja 1836, von Meryon und Béraud 1852. Eine eigentliche Krankheitsschilderung gab aber zum ersten Male im Jahre 1861 Duchenne (de Boulogne), der den Namen „Paraplégie hypertrophique de l'enfance" schuf, einen Namen, den er später (1868) durch die Bezeichnung „Paralysie pseudohypertrophique ou myosclérosique" ersetzte. Weitere Etappen in der Erforschung dieses Leidens stellten die Arbeiten von Griesinger und Eulenburg (1865) über „Muskelhypertrophie" und von Seidel (1867) über „Atrophia musculorum lipomatosa" dar. — Die ohne Pseudohypertrophie verlaufenden Formen sind dagegen erst spät als Myopathien erkannt und von den anderen Atrophieformen getrennt worden, mit welchen sie z. B. in den Arbeiten von Duchenne (1849) und Aran (1850) über „Atrophie musculaire graisseuse" und „Atrophie musculaire progressive" promiscue abgehandelt worden waren. Das Verdienst, hier Klarheit geschaffen zu haben, gebührt Landouzy und Dejerine, welche 1885 zeigten, daß es auch, abgesehen von den pseudohypertrophischen Fällen, eine myopathische progressive Muskelatrophie gibt, die von dem spinalen Aran-Duchenneschen Typus sich unterscheiden läßt. Diese Errungenschaft drang rasch durch, aber immer neue „Fälle" und „Formen" wurden beschrieben und unterschieden, bis (in verschiedenen Arbeiten aus den Jahren 1883—1891) Wilhelm Erb alle myopathischen Formen unter dem Namen „Dystrophia musculorum progressiva" zusammenzufassen und von den spinalen abzutrennen lehrte; Charcot zögerte nicht, sich ihm anzuschließen; der von ihm gebrauchte Sammelname „Myopathie primitive progressive" herrscht noch heute in Werken französischer Zunge vor.

Die Kriterien, die der Dystrophia musculorum progressiva im allgemeinen zukommen, sind folgende: Auftreten in der Regel heredo-familiär; Beginn der Muskelaffektion unmerklich, mit verschwindenden Ausnahmen in jugendlichem Alter, d. h. im Verlauf der beiden ersten Lebensjahrzehnte; Einsetzen an den Extremitätengürteln, am Rumpfe, seltener am Kopfe — aber so gut wie nie an den distalen Extremitätenabschnitten, die auch im Verlaufe der Erkrankung fast immer verschont bleiben; ziemlich gesetzmäßige Kombination von Pseudohypertrophie bestimmter Muskeln mit Atrophie der anderen; annähernd gleichartige histologische Strukturveränderungen der Muskulatur; fast niemals Entartungsreaktion, dagegen einfache quantitative Herabsetzung der elektrischen Erregbarkeit; keine fibrillären Zuckungen; Verteilung gewöhnlich symmetrisch.

Wir werden uns nun zunächst die charakteristischen, klinisch konstatierbaren Anomalien der Muskulatur vor Augen führen, wie sie uns vollentwickelte Fälle darbieten; erst dann sollen uns bestimmte Symptomgruppierungen beschäftigen, welche als besondere Unterarten der Dystrophie auch durch die zeitlichen Eigentümlichkeiten des Beginnes und Verlaufes gekennzeichnet sind.

Symptomatologie. Das klinische Verhalten der vom dystrophischen Prozesse ergriffenen Muskeln ist verschieden, je nachdem dessen atrophische oder pseudohypertrophische Form Platz gegriffen hat.

Im ersteren Falle hat man entweder eine gleichmäßige Abmagerung des Muskels vor sich, die so weit gehen kann, daß die betreffenden Extremitätenabschnitte wie skelettiert aussehen, und welche sich vom morphologischen Verhalten bei anderen Arten des Muskelschwundes nicht unterscheiden; oder aber man kann einen für Dystrophia musculorum progressiva geradezu pathognomonischen Befund erheben, auf den namentlich Dejerine und Roth aufmerksam gemacht haben. Im Ruhezustande, namentlich aber beim Kontrahieren der von Atrophie befallenen Muskeln bemerkt man nämlich an deren zentralen Partien rundliche Prominenzen, die manchmal als förmliche Kugeln imponieren und darauf zurückzuführen sind, daß der atrophische Prozeß an beiden Enden der Muskeln viel intensiver als in der Mitte ausgebildet ist, vielleicht auch darauf, daß in dieser wenigen atrophischen Partie die hypertrophischen Muskelfasern (siehe unten unter „Pathologische Anatomie") in einem größeren Prozentsatze vorhanden sind. Man kann dieses Verhalten deshalb auch als „partielle Pseudohypertrophie" bezeichnen und als Übergang zur eigentlichen pseudohypertrophischen Erscheinungsweise der Dystrophie auffassen.

Bei letzterer nehmen die erkrankten Muskeln, ohne in ihrer äußeren Gestaltung wesentliche Irregularitäten darzubieten, in toto an Umfang zu und können ein geradezu athletisches Aussehen darbieten. Bei der Palpation bemerken wir meist eine vermehrte Resistenz und Derbheit, in sehr vorgerückten Stadien zuweilen freilich auch eine im Gegenteile mehr oder weniger matsche Beschaffenheit. Oft nimmt man eine eigenartige, federnde, gummiartige Konsistenz wahr, die wir bis jetzt bei anderen Myopathien vergeblich suchten. Über pseudohypertrophischen Muskeln fanden wir gelegentlich strichförmige Hautatrophien nach Art der „Striae graviditatis".

Nun kann es auch vorkommen, daß in einem Muskel atrophische und pseudohypertrophische Prozesse sich derart diffus die Wage halten, daß die

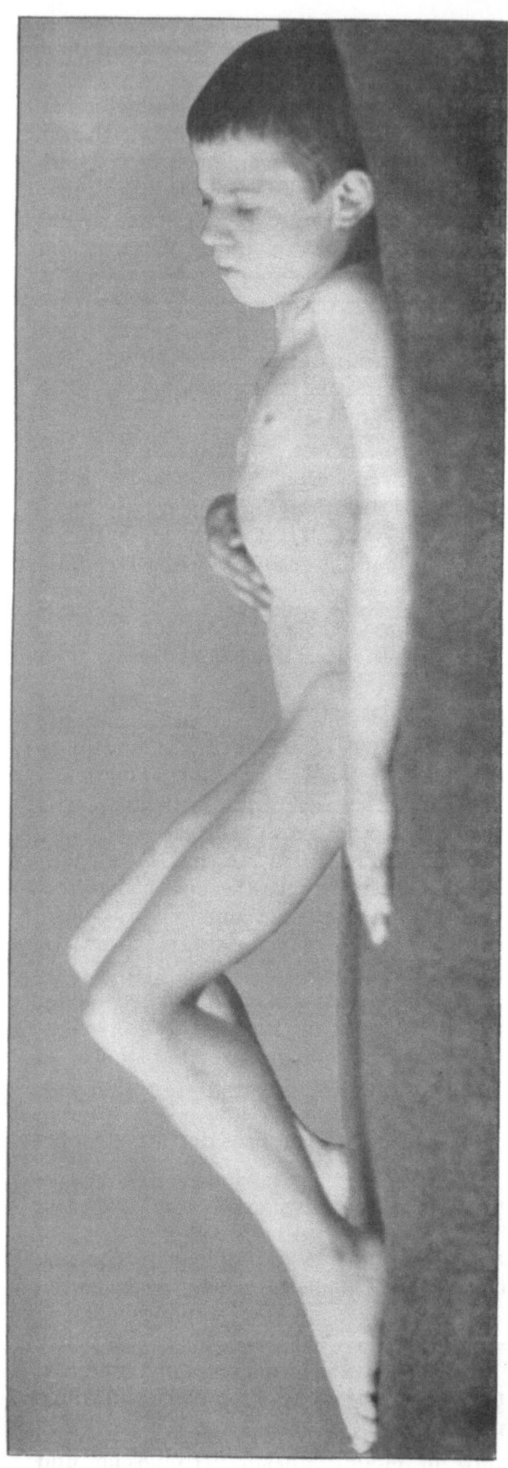

Abb. 40. Dystrophia musculorum progressiva. Kontraktur der Knie. (Beobachtung aus der Basler medizinischen Klinik.)

Reliefverhältnisse von der Norm kaum abweichen. Hier ist nun das funktionelle Verhalten maßgebend, das bei allen morphologischen Erscheinungsweisen der Dystrophie ein recht gleichartiges genannt werden kann. Die rohe Kraft hat in einer der Dauer des Leidens ziemlich proportionalen Weise abgenommen, die dynamometrisch zu erhaltenden Werte können selbst bei herkulisch vergrößerten Muskeln minimal sein, der Verkürzungskoeffizient des Muskels bei der willkürlichen oder provozierten Kontraktion wird geringer und geringer. Einen Parallelismus zwischen der Intensität der atrophischen oder pseudohypertrophischen Prozesse einerseits und der Abschwächung der Funktion andererseits wird man aber sehr oft vermissen; nicht dem Volumen der Muskeln kommt überhaupt bei der klinischen Würdigung der progressiven Dystrophie eine wesentliche Bedeutung zu, sondern, wie schon Duchenne hervorhob, nur ihrer Leistungsfähigkeit.

In nicht ganz seltenen Fällen sieht man in atrophischen oder pseudohypertrophischen Muskeln progressive Verkürzungen sich entwickeln, die schließlich zu eigentlichen Kontrakturen führen können; cf. unsere Abb. 40, 41 u. 46. Die hochgradige Kontraktur der beiden Knie auf Abb. 40 hatte sich im Verlaufe von kaum einem Jahre ausgebildet. — Von einer „Dystrophia progressiva retrahens" spricht Steinert. Durch große Intensität und Extensität der Kontrakturen zeichneten sich Fälle von Dejerine, Friedreich, Cestan-Lejonne u. a. aus.

Die elektrische und mechanische Erregbarkeit der erkrankten

Muskelsubstanz nimmt in einer mit dem Schwunde ihrer normalen Textur Schritt haltenden Weise ab, um schließlich zu erlöschen. Erb hatte dem Fehlen der Entartungsreaktion ursprünglich den Wert eines sicheren Kriteriums zur Unterscheidung von den nichtmyopathischen Formen progressiver Muskelatrophie zugesprochen; er hat allerdings später einmal an umschriebener Stelle EAR

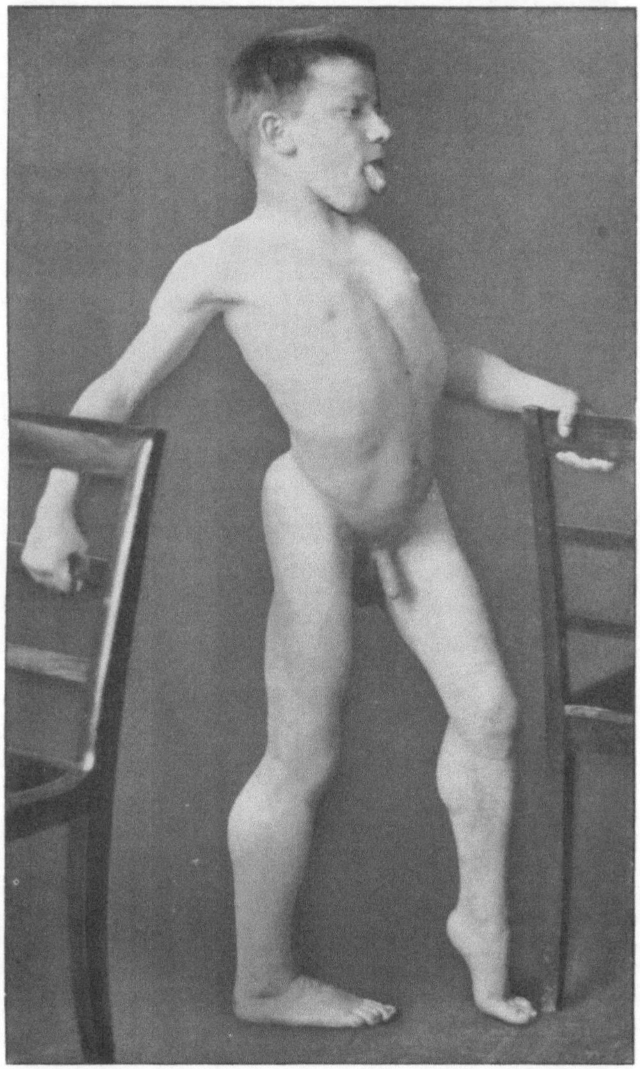

Abb. 41. Dystrophia musculorum progressiva, pseudohypertrophische Form.
(Bruder des Patienten von Abb. 40.) (Beobachtung aus der Basler medizin. Klinik.)

feststellen können, ähnliches sahen Abadie, K. Mendel, Eisenlohr — aber Oppenheim bezeichnet diese Fälle als ,,meistens unrein''. Trotz speziell darauf gerichteter Untersuchungen ist mir der Nachweis von EAR bei Dystrophien nie gelungen. Die Wärmeproduktion über den erkrankten Muskeln ist herabgesetzt (Versuche von Seidel, Ord, Eulenburg).

Auch die Sehnenreflexe nehmen bei Erkrankung des korrespondierenden Muskels ab und verschwinden schließlich vollständig.

Daß die Muskelerkrankung fast immer symmetrisch und unter Verschonung der distalen Extremitätenabschnitte sich ausbreitet, schickten wir schon voraus;

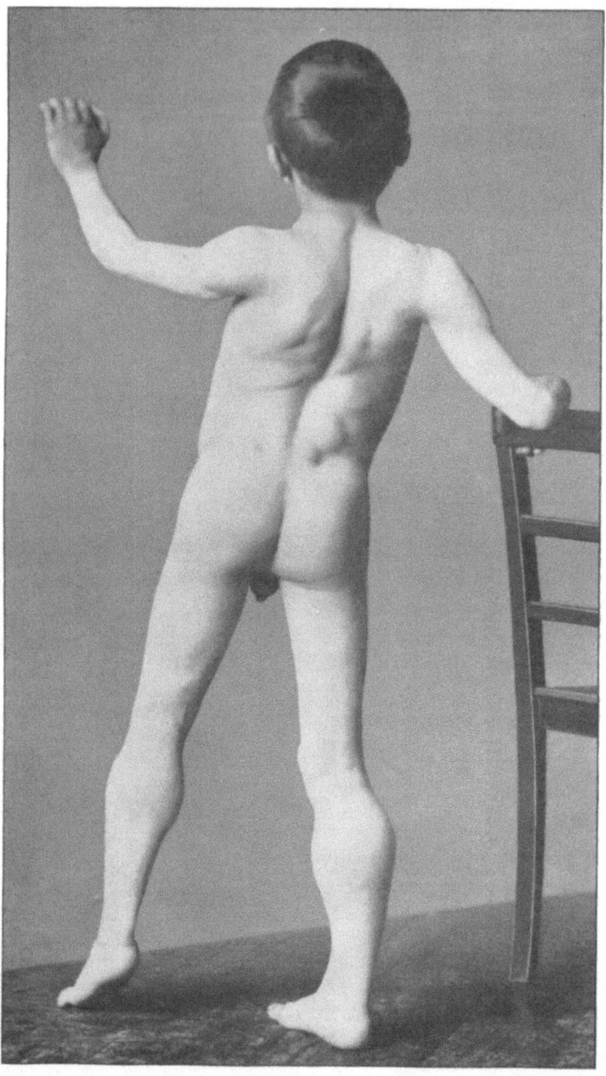

Abb. 42. Dystrophia musculorum progressiva, pseudohypertrophische Form (Bruder des Patienten von Abb. 40). (Beobachtung aus der Basler medizin. Klinik.)

ebenso, daß eine gewisse Regelmäßigkeit im Auftreten atrophischer bzw. pseudohypertrophischer Prozesse sich geltend macht.

Während man im allgemeinen sagen kann, daß die Dystrophie mit Vorliebe folgende Muskeln zugrunde richtet:

Pars sternalis musculi pectoralis majoris; Pectoralis minor; Latissimus dorsi; Serratus anticus major; Rhomboideus; Cucullaris (namentlich pars inferior); Erectores trunci; Deltoideus; Biceps brachii; Brachialis internus; Supinatur longus; Glutaei; Quadriceps; Adductores femoris; Peronei; Tibialis anticus; Gastrocnemius; Orbicularis oris; Orbicularis palpebrarum — und folgende Muskeln seltener befällt:

Sternocleidomastoideus; Longus colli; Infra- und Supraspinatus; Levator scapulae; Coracobrachialis; Triceps; Teres major und minor; Bauchmuskeln; Sartorius; Tensor fasciae latae —

so sind darunter für Pseudohypertrophie prädisponiert:

Glutaei; Gastrocnemius; Sartorius; Deltoideus; Triceps; Infraspinatus; Orbicularis oris.

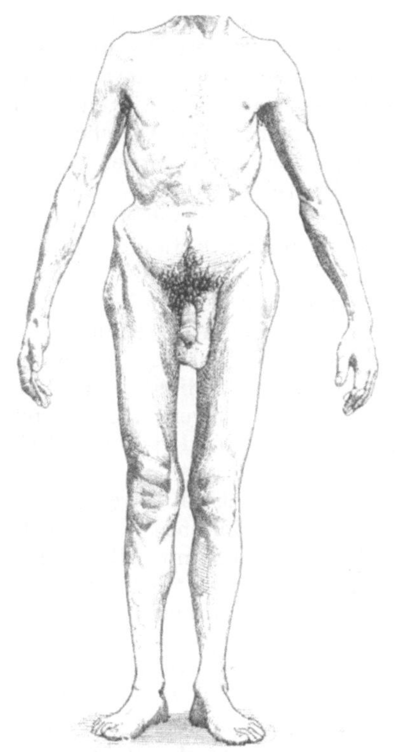

Abb. 43. „Wespentaille"
bei Dystrophia musculorum progressiva.
(Nach Raymond-Guillain.)

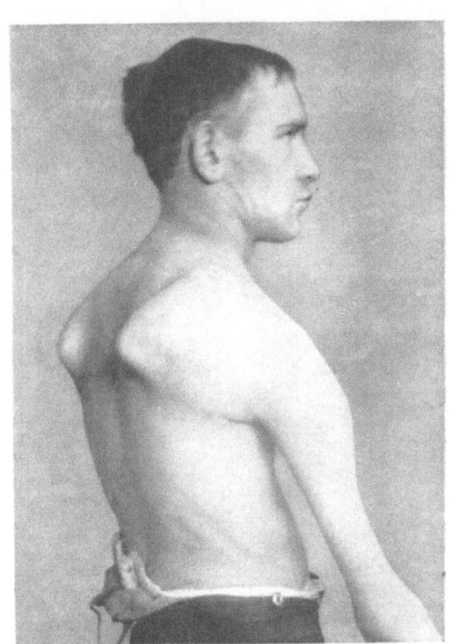

Abb. 44. „Scapulae alatae"
bei progressiver Muskeldystrophie.
(Nach Curschmann.)

Als Seltenheiten seien registriert: die Beteiligung des Diaphragmas (Erb, Sangalli), der Kaumuskeln (Marie, Sangalli, Kollarits, Sacara-Tulbure), der Augenmuskeln (Oppenheim, Jendrássik, Gowers, Lombroso), des Herzmuskels (Sangalli, Goetz, Bramwell, Stembo, Meerwein), der Zunge (Coste und Gioja, Gowers, Oppenheim, Chvostek, Hoette). Unser auf Abb. 41—42 abgebildeter Patient zeigte eine hochgradige Vergrößerung der Zunge, des Penis und des Drüsenkörpers der linken Brust und eine perkutorisch und orthodiagraphisch festgestellte Vergrößerung des Herzens. Letzteren Befund bot auch sein Bruder (Abb. 40) dar.

Wenn wir uns nun von der Betrachtung der einzelnen erkrankten Muskeln zu derjenigen der allgemeinen Erscheinung derartiger Patienten zuwenden, so fällt uns, sobald sich diese entkleidet haben, das Unharmonische in ihrem Körperbau auf, indem an wohlgebildete Gliedmaßenabschnitte sich unvermittelt die

tiefen Einsenkungen der atrophischen oder die mächtigen Wülste der pseudohypertrophischen Partien anschließen. Außerdem können wir eine Reihe
äußerst charakteristischer Konfigurations- und Haltungsanomalien, welche,
namentlich durch französische Autoren, genau geschildert und zum Teil originell
benannt worden sind, zu Gesicht bekommen.

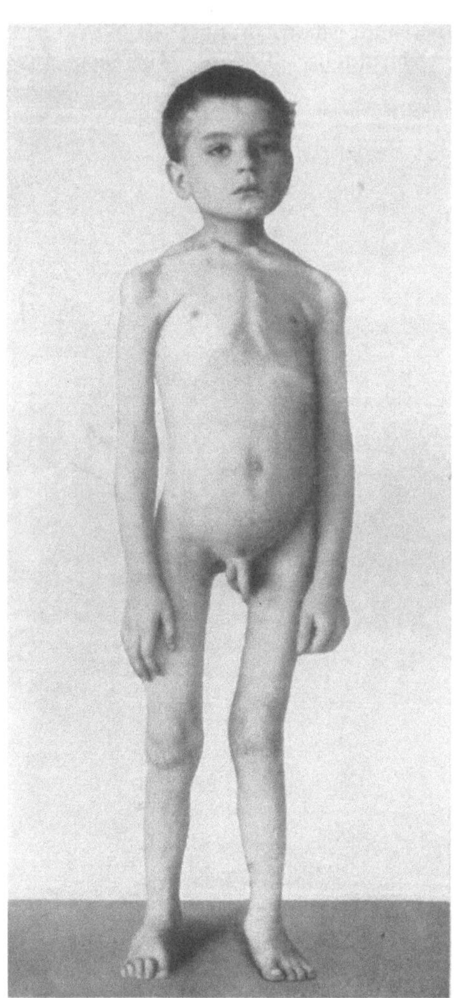

Abb. 45. „Facies myopathica"
bei progressiver Muskeldystrophie.
(Nach Curschmann.)

Die Lahmlegung von Pectoralis,
Cucullaris, Serratus major und Latissimus dorsi ruft das Bild der „losen
Schultern" hervor, wobei die Scapula mit dem ihr angegliederten Arme
mehr oder weniger zum bloßen Anhängsel des Brustkorbes degradiert
wird; wo nur der Serratus und evtl.
noch ein Teil des Cucullaris ausgeschaltet, beschränkt sich die Anomalie
auf das flügelförmige Abstehen der
Schulterblätter nach hinten (Scapulae alatae) (s. Abb. 44, 51, 54,
56). Durch das Verschwinden der
sternalen Pectoralisportionen geht die
normale Wölbung der Brust verloren
und das Sternum kann mit den Rip-
penknorpeln eine Art Rinne darstellen. Der Wegfall der Streckung
im Hüftgelenke bedingt eine Verschiebung des Schwerpunktes nach
vorne und eine lordotische Haltung der Wirbelsäule, die exzessive
Grade erreichen kann, wenn auch
noch eine Schwächung der Bauchmuskulatur dazukommt. Betrachtet
man solche lordotische Patienten von
hinten, so bemerkt man eine Reihe
von Querfalten zwischen Schulterblatt und Sacrum, durch das Zu-
sammenschieben der Haut und der
noch vorhandenen Muskulatur entstanden. Das groteske Prominieren
der pseudohypertrophischen Gastro-
cnemii schafft das Bild der „Gnomenwaden", die rüsselartige Volumzunahme der Oberlippe, die „Tapir-
schnauze". Die Schwäche der Orbi-
culares bedingt eine Mangelhaftigkeit
des Lid- und Lippenschlusses, die dem
Gesicht den als „Facies myopa-
thica" bezeichneten Ausdruck verleiht (s. Abb. 45); wegen der höchst mangelhaften Mimik hat G. Ballet von einem „Sphinxgesicht" gesprochen. Lacht
ein solcher Patient, so wird infolge fehlender Wirkung des Orbicularis oris der
Mund zum „transversalen Lachen" eigenartig in die Breite gezogen, und
zu beiden Seiten dieses Querspaltes bilden die Nasolabialfalten tiefe senkrechte Furchen (Landouzys „coups de hache"). Wo die Lippen der Sitz
pseudohypertrophischer Prozesse sind, nehmen sie beim Lachen die Gestalt an,

die durch Duchennes Bezeichnung „rire en cul-de-poule“ hinreichend charakterisiert ist. Am Rumpfe endlich kann der Schwund der Muskulatur die nach Marie als „Wespentaille“ bezeichnete Deformität hervorrufen (s. Abb. 43).

Die Sensibilität und die Sinnesfunktionen sind normal. Vasomotorische Störungen der Haut (Blässe oder Lividität oder cyanotische Marmorierung sind sehr häufig. Hautatrophie ist seltener als ein übermäßiger durch die jahrelange Inaktivität begünstigter Ansatz subkutanen Fettgewebes. Die Sphinkteren funktionieren ungestört. Hyperidrosis ist häufig.

Einzelformen. Wir unterscheiden bei typischer Ausbildung

1. **Formen mit initialer und vorwiegender Beteiligung der Beckengürtel- und Oberschenkelmuskulatur.**
   a) Atrophische Abart (Typus Leyden-Möbius),
   b) Pseudohypertrophische Abart (Typus Duchenne-Griesinger).

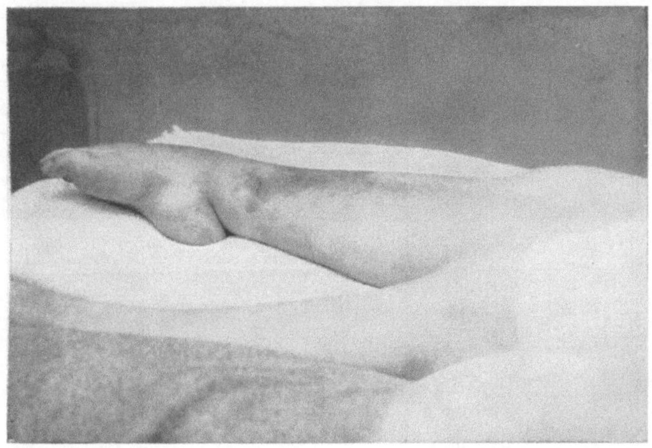

Abb. 46. Hochgradiger Spitzfuß durch Kontraktur des Gastrocnemius bei Dystrophia musculorum progressiva. (Aus der medizinischen Klinik Basel.)

Diese Formen beginnen in der Regel in der Kindheit, nachdem mehrere Jahre lang die betreffenden Individuen (meist Knaben) nichts Abnormes dargeboten, und zwar setzt gewöhnlich die pseudohypertrophische Abart früher (ca. im 3.—5. Lebensjahre, in einem meiner Fälle sogar schon mit $1\frac{1}{2}$ Jahren) ein als die atrophische (ca. im 8.—10. Lebensjahre). Die Eltern solcher Kinder bemerken zunächst, daß der Gang der Kleinen watschelnd wird („Entengang“), was auf die Abschwächung der Glutaei medii zu beziehen ist. Auch kommen diese Kinder leicht zu Fall und haben mehr und mehr Schwierigkeiten beim Treppensteigen. Durch einen einfachen Versuch können wir die Insuffizienz der Rücken-, Oberschenkel- und Unterschenkelstrecker ad oculos demonstrieren, indem wir nämlich das Kind auf den Rücken zu Boden legen und die Art und Weise des Aufstehens beobachten. Zunächst muß es sich auf die Seite wälzen (Abb. 47), um dann die quadrupede Stellung einzunehmen (Abb. 48) und endlich an seinen eigenen Unterextremitäten mit Hilfe beider Hände gleichsam emporzuklettern (Abb. 49 u. 50). Auch die Lordose gehört zu den Frühsymptomen dieser Formen, zuweilen auch ein stampfendes Herunterfallenlassen der Füße beim Gehakt (Schwäche des Quadriceps). Bei dem Duchenne-

Griesingerschen Typus imponiert schon früh die mächtige Volumzunahme der Waden und Hinterbacken. Es ist jedoch zu bemerken, daß, wenn im Laufe der Jahre der Übergang des Prozesses auf Schultergürtel- und Oberarmmuskulatur stattfindet, in letzterem Bereiche Pseudohypertrophie meistens ausbleibt. Die Gesichtsmuskeln werden bei der atrophischen Abart frühzeitiger und regelmäßiger ergriffen als bei der pseudohypertrophischen. Mit fortschreitender Erkrankung macht übrigens auch bei letzterer schließlich die Volumvermehrung einzelner Untergliedmaßenmuskeln einer Atrophie derselben Platz.

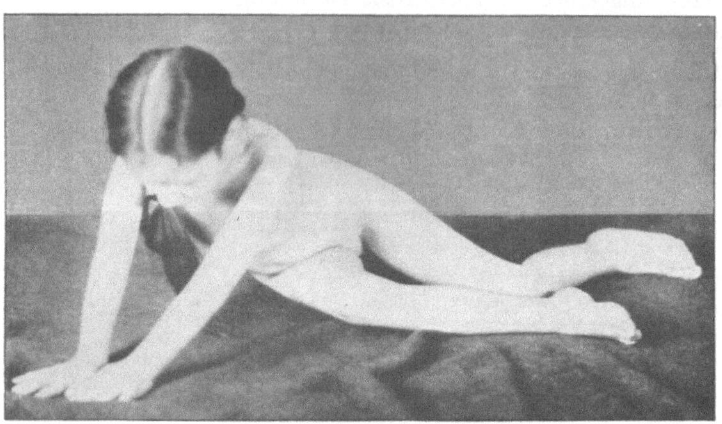

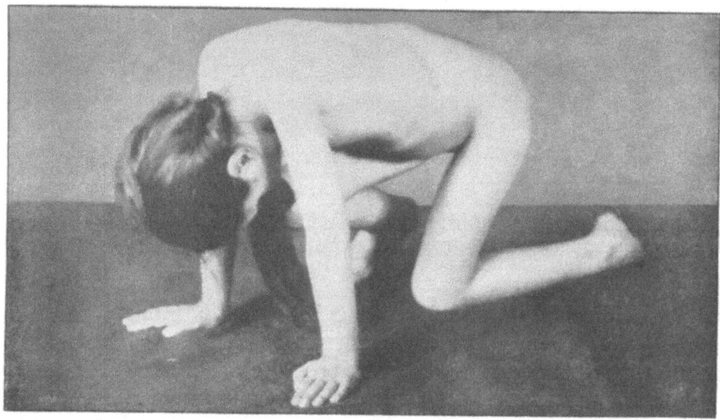

Abb. 47 und 48. Dystrophia musculorum progressiva (Typus Leyden-Möbius).
(Beobachtung aus der Basler medizinischen Klinik.)

2. Formen mit initialer und vorwiegender Beteiligung der Schultergürtel- und Oberarmmuskeln.

a) Juvenile, scapulo-humerale Abart (Typus Erb).

b) Infantile, facio-scapulo-humerale Abart (Typus Landouzy-Dejerine).

Erstere tritt im Jünglingsalter oder noch während des dritten Lebensdezenniums, meist in schleichender Weise in die Erscheinung, letztere schon im frühen Kindesalter und in etwas rascherer Entwicklung. Man bemerkt

eine zunehmende Atrophie und Schwäche der oben namhaft gemachten Schultergürtel und Oberarmmuskeln, beim infantilen Typus gleichzeitig auch der
Gesichtsmuskulatur. Letztere wird bei der juvenilen Form entweder gar nicht
oder erst spät ergriffen. Der Erbsche Typus weist häufig Pseudohypertrophien
auf (Deltoideus, Triceps, Infraspinatus, evtl. Orbicularis oris), dem Landouzy-
Dejerineschen sind solche fast immer durchaus fremd, doch hat Chaddock
als Vorstadium des Muskelschwundes eine holzartige Härte bei der Palpation
konstatiert. Erst wenn die infantile Form später auch die Unterextremitäten
ergreift, kann es an den Waden zu einer — gewöhnlich weichen, auf Lipo-

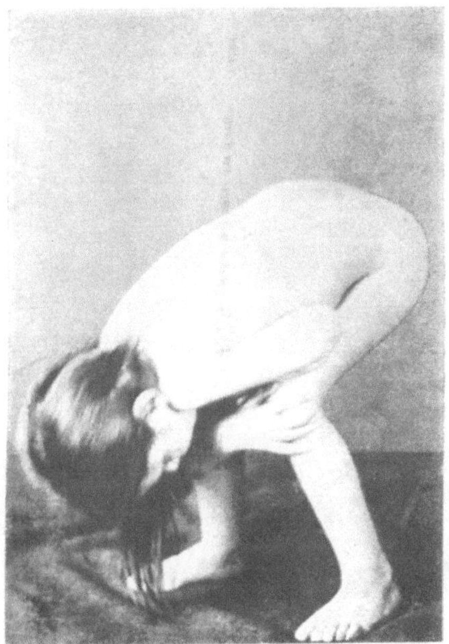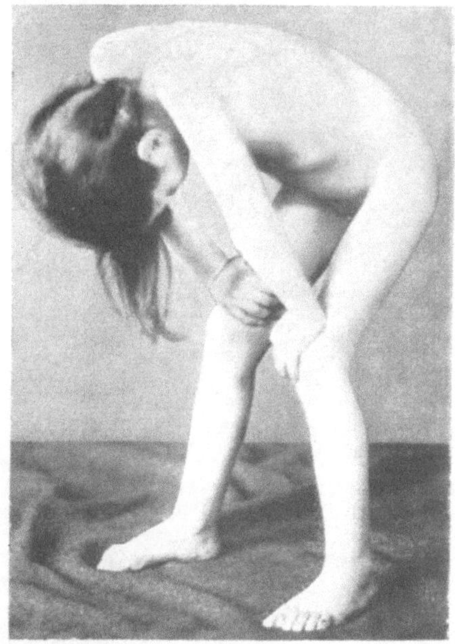

Abb. 49 und 50. Dystrophia musculorum progressiva (Typus Leyden-Möbius).
(Beobachtungen aus der Basler medizinischen Klinik.)

matosis luxurians beruhenden — Volumzunahme kommen; dasselbe gilt für
die juvenile Form.

Man wird wohl die meisten der zur Beobachtung gelangenden Dystrophie-
fälle einer der soeben aufgezählten Kategorien zuteilen können. Doch begegnet
man einer ansehnlichen Minorität von Fällen, bei denen diese Zuteilung auf
Schwierigkeiten stößt, weil etwa der zeitliche und der topographische Beginn
des Leidens nicht miteinander „stimmen" (so daß man z. B. einen Fall von
Brown bald als Spätform der Duchenne-Griesingerschen Pseudohypertrophie — das Leiden begann mit 26 Jahren —, bald als Becken-Oberschenkel-
form der juvenilen Dystrophie Erbs angesprochen findet), oder weil irgend
welche Atypien in der Konstellation oder der Reihenfolge der Atrophien und
Pseudohypertrophien vorliegen usw. Hier weitere „Typen" unterscheiden zu
wollen (wie den bulbärparalytischen Typus Hoffmann, den lumbopelvi-
femoralen Typus Raymond, den femorotibialen Typus Eichhorst usw.)
kann nur Verwirrung stiften, und wir sind mit Sachs der Ansicht, „daß es falsch

ist, bezüglich der wechselnden Verteilung von Atrophien oder Hypertrophien so viel Wesens zu machen".

Verlauf und Prognose. Der Verlauf ist fast immer ein langsam und allmählich progressiver, doch können langdauernde Stillstände (bis zu 10 und 15 Jahren) das Fortschreiten unterbrechen. Diese Stillstände sind zuweilen bloß scheinbar und die autoptische Untersuchung kann dann nachweisen, daß

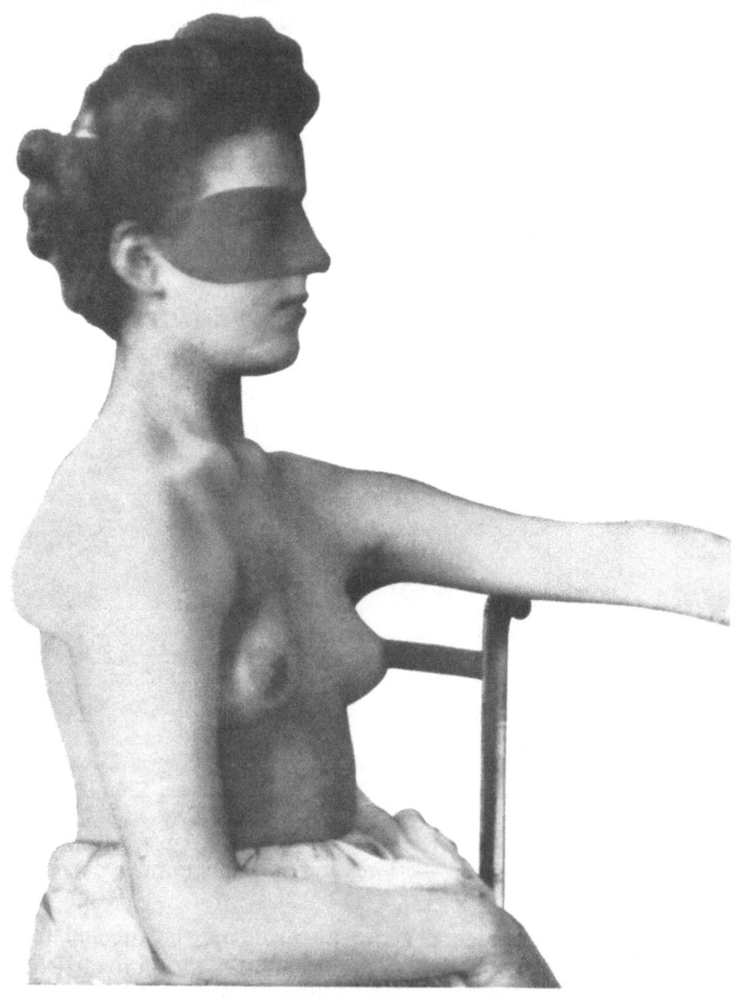

Abb. 51. Juvenile Muskeldystrophie (Typus Erb).
(Beobachtung aus der Basler medizinischen Klinik.)

mindestens anatomisch, wenn auch klinisch noch nicht erkennbar, die Erkrankung unterdessen weitergegriffen hat (Schultze). Je später das Leiden einsetzt, desto langsamer pflegt die Progression zu sein; auch verlaufen durchschnittlich die Beckenoberschenkelformen viel rascher als die Schulteroberarmfälle. Zur direkten Todesursache wird die Affektion nur in den sehr seltenen Fällen, wo sie Zwerchfell und Respirationsmuskeln angreift (Jendrássik, Braunwarth); da aber die Kranken gegen interkurrente Leiden äußerst

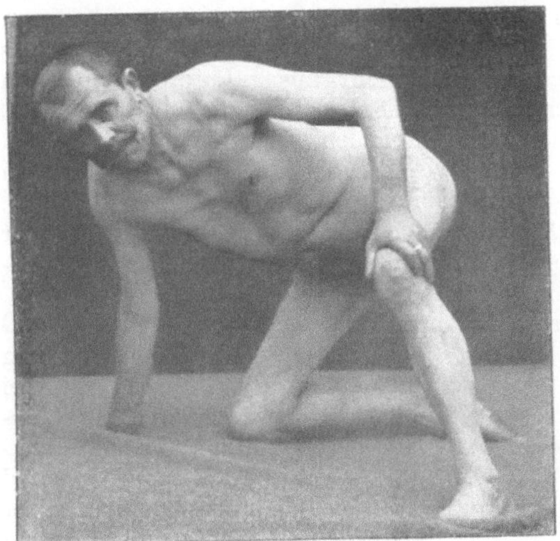

Abb. 52.

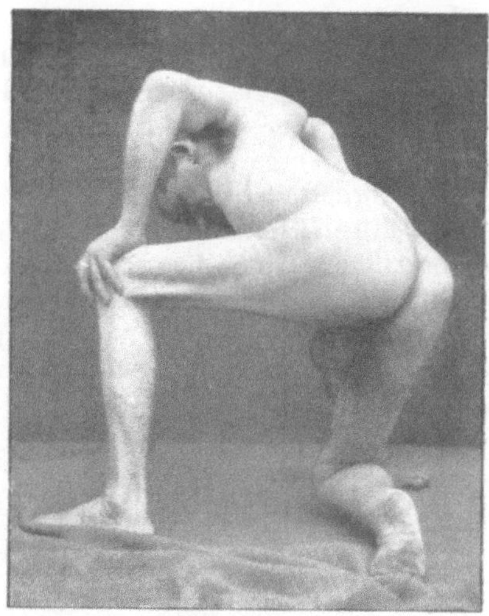

Abb. 53.

widerstandslos, namentlich aber für Tuberkulose und Bronchopneumonien disponiert zu sein pflegen, pflegen sie kein hohes Alter zu erreichen. Am besten steht es auch in dieser Beziehung um die juvenilen Formen, wozu vielleicht auch die Möglichkeit, sich bis in die Spätstadien hinein im Freien zu bewegen und die Lungen zu ventilieren, wesentlich beiträgt. Ich kenne Fälle, die zwischen 50 und 60 Jahre alt sind, Linsmayer sah einen Dystrophiker 71jährig werden. Besonders langes (z. B. 30jähriges!) anscheinend definitives Stationärwerden des Leidens kommt zuweilen vor, ja in seltenen Fällen hat man von einer „Heilung" der Dystrophie bei anfänglich typisch erkrankten Kindern sprechen können (Marina, Erb).

Ätiologie. Wir werden sie eingangs des nächsten Kapitels im Zusammenhang mit den heredofamiliären Nervenleiden im allgemeinen eingehend besprechen. Hier sei nur betont, daß Infektionskrankheiten, Traumen, Überanstrengungen nicht selten das Signal zum Ausbruche des Leidens geben, oder einen progressiven Schub nach eingetretenem Stillstande auslösen. Das eigentliche Kausalmoment

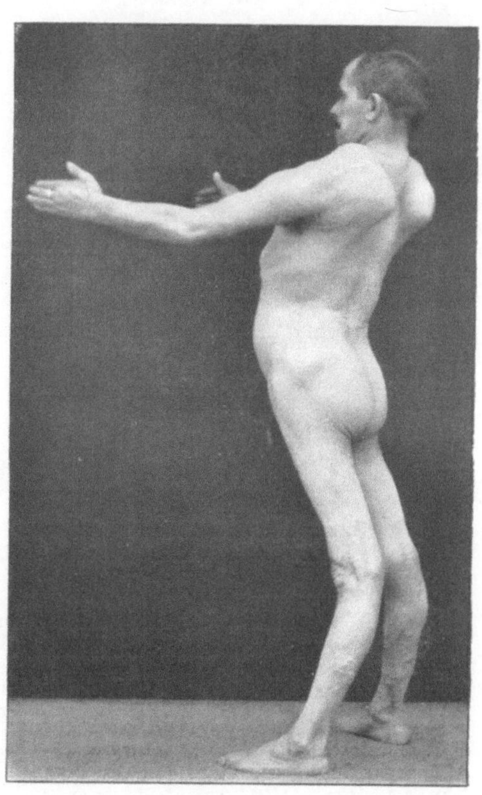

Abb. 54.

Abb. 52—54. Juvenile Dystrophia musculorum (Typus Erb); vorgerücktes Stadium, Genua recurvata.
(Aus der Basler medizinischen Klinik.)

aber liegt natürlich tiefer, ist in der Anlage des Organismus vorbedingt, worauf schon das überwiegend heredofamiliäre Auftreten hindeutet; es schließt aber natürlich „sporadische Fälle" nicht aus. Letztere sind am häufigsten bei der juvenilen, scapulohumeralen Form, dem Typus Erb. Über die Vergesellschaftung mit anderen endogenen Nervenkrankheiten und mit Stigmata degenerationis s. o. S. 1190, und über die pathogenetisch wichtigen Beziehungen zu den angeborenen Muskeldefekten S. 1187. Übertragen wird die Dystrophie hauptsächlich durch die Mütter, die aber selbst sehr oft der Affektion entgehen (sog. „materner metraphektischer Vererbungstypus" [Bing], von $\dot{a}\pi\acute{\epsilon}\chi\epsilon\sigma\vartheta\alpha\iota \ \tau\tilde{\eta}\varsigma \ \mu\eta\tau\varrho\acute{o}\varsigma$ = die Mutter verschonen, auslassen); von der pseudohypertrophischen Form behauptet Gowers, daß

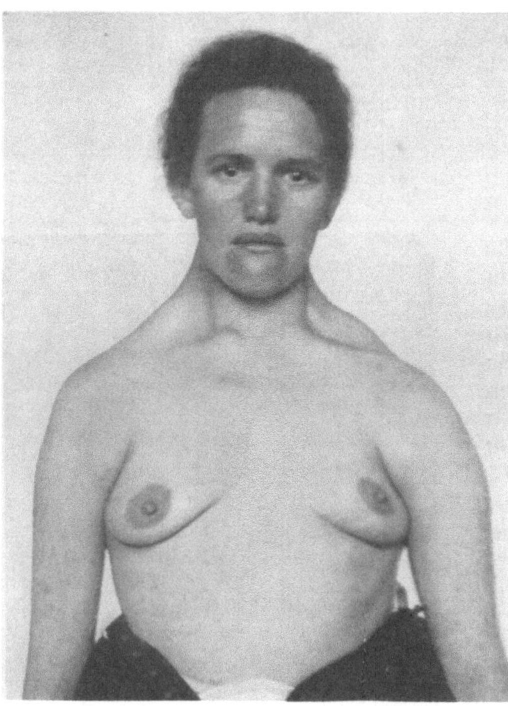

Abb. 55.   Juvenile Muskeldystrophie (Typus Erb).
(Chirurgische Poliklinik Basel.)

die mütterliche Übertragung ausnahmslos stattfinde; sie sei überhaupt für die früh einsetzenden heredofamiliären Leiden charakteristisch, während sich bei Beginn in späterem Lebensalter paterne und materne Übertragung die Wage halten. Weitz vertritt die Ansicht, daß die Anlage zur Muskeldystrophie wahrscheinlich bei beiden Geschlechtern gleich häufig durch „Mutation" entstehe, jedoch beim männlichen Geschlecht (ein gewisses Alter des Erkrankten vorausgesetzt) stets zur Krankheit gedeihe, während in manchen Familien die Frauen die Eigentümlichkeit aufweisen, trotz bestehender Anlage, die sie weiter vererben können, die Muskeldystrophie nicht zu akquirieren.

Pathologische Anatomie. Sind auch Rückenmarksveränderungen in nicht ganz seltenen Fällen gefunden worden (s. oben S. 1190), so werden sie doch in der Mehrzahl der Fälle vermißt. Durchaus regelmäßig findet man dagegen die muskulären Alterationen, die namentlich von Erb und Marinesco studiert worden sind. Makroskopisch fällt das „fleischartige" Aussehen der befallenen Muskeln auf, die sich von den gesunden, braunroten Muskeln deutlich, vom umgebenden Fettgewebe dagegen nur wenig im Kolorit abheben. Auf Schnitten bemerkt man zunächst die auffallende Ungleichheit im Kaliber der Muskelfasern. Während nach Erb die Extreme der normalen Faserdicke 20 bzw. 80 μ betragen und 90% der Fasern zwischen 20 und 60 μ messen, findet man bei Dystrophikern neben einem größeren oder kleineren Kontingent derartiger, normalkalibrierter Fasern massenhaft atrophische von 7—15 μ, dabei auch hypertrophische von 100, 125, sogar 200 μ und mehr! In der Beurteilung der Kaliberverhältnisse ist übrigens stets Berücksichtigung der Fixationsverhältnisse, der Totenstarre usw. am Platze. Die Faserhypertrophie scheint dem ersten Stadium ihrer Erkrankung zu entsprechen, die Faseratrophie dem späteren; sie geht schließlich in Faserschwund über, wobei nur noch leere Sarkolemmschläuche übrig bleiben. Man darf nun nicht meinen, daß in pseudohypertrophischen Muskeln die dicken, in makroskopisch atrophischen die dünnen Fasern auffällig vorherrschen; vielmehr muß man Marie und Guinon in ihrer Behauptung recht geben, daß nichts dem Parenchym eines atrophischen Muskels bei Dystrophie ähnlicher sehe als dasjenige eines hypertrophischen. Ausschlaggebend für das Gesamtvolumen ist nämlich die größere oder geringere Fett- und Bindegewebswucherung. Beide können sich in mäßigen Grenzen halten oder aber exzessive Grade erreichen. Die Muskelfibrillen zeigen fast sämtlich eine beträchtliche Vermehrung der randständigen und der Binnenkerne. Viele sind fragmentiert, zerklüftet oder weisen in ihrem zentralen Teile runde, wie mit dem Locheisen ausgeschnittene Vakuolen auf. Die Querstreifung ist (mag die Atrophie der Fibrille auch noch so beträchtlich sein) überall schön und deutlich erhalten. An den Stellen stärkster Erkrankung steigert sich die meist zutage tretende Längsstreifung zu eigentlicher Zerfaserung. Auf Längsschnitten sind die Muskelfibrillen zuweilen varicös verunstaltet. Die intramuskulären Gefäßchen unterliegen vielfach endoarteriitischen und mesoarteriitischen Veränderungen, die eine gewaltige Verdickung ihrer Wandung bedingen können. Im periarteriellen Bindegewebe und auch sonst im Perimysium internum findet man oft beträchtliche Kernvermehrung, die sich zu förmlichen Infiltrationsherden steigern kann (s. Abb. 57 u. 58).

Differentialdiagnose. Bei ausgebildeten Formen der Dystrophie ist die Verwechselung mit anderen Erkrankungen kaum möglich; auf die Unterscheidung von den spinalen und neuralen progressiven Muskelatrophien werden wir weiter unten eingehen. In den Frühstadien muß man dagegen vor diagnostischen Irrtümern auf der Hut sein: Der durch unsere Abb. 47—50 und Abb. 52 54 veranschaulichte abnorme Mechanismus des Aufrichtens kann bei beginnender Spondylitis infolge der Schmerzhaftigkeit der Rückenmuskelkontraktion sich ausbilden. Oppenheim sah dasselbe bei einer auf die Lendenmuskeln beschränkten akuten Poliomyelitis und bei einer abnorm lokalisierten postdiphtherischen Lähmung, E. Remak bei Rachitis, die auch, ebenso wie die Osteomalacie, den wackelnden „Entengang" verursachen kann. Die pseudohypertrophische Form bietet eine morphologische Ähnlichkeit mit der Myotonia congenita dar, bei der jedoch die charakteristischen Störungen bei der Ingebrauchnahme und die myotonische Reaktion die Differentialdiagnose sichern. „Gnomenwaden" als Folge dauernder

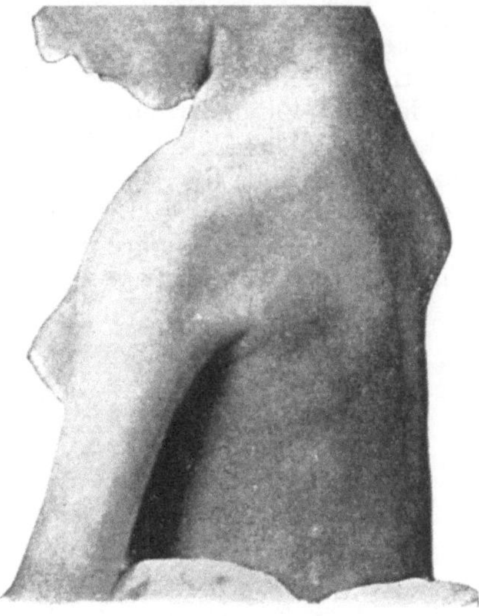

Abb. 56. Progressive Muskeldystrophie. Juvenile scapulo-humerale Form. („Typus Erb".)

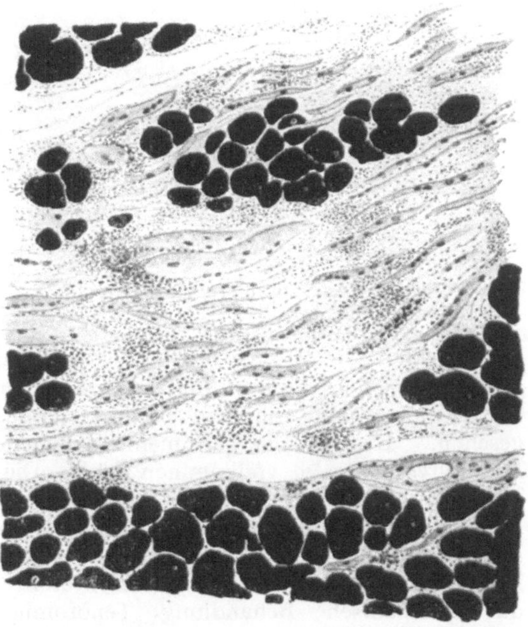

Abb. 57. Dystrophia musculorum progressiva. Gastrocnemius. Leitz Ok. 2. Obj. 7. Hämatox.-Eosin-Osmiumsäure. Eigenes Präparat.

Hypertonie können bei Littlescher Krankheit und spastischer Spinalparalyse vorkommen, auch bei Hydrocephalus (Ibrahim). Lokalisierte Muskelhypertrophie kommt bei Venenthrombose als Stauungsphänomen vor (Lorenz, Bechterew, Eulenburg). Adipositas nimia und genuine, angeborene Muskelhypertrophie können zuweilen eine morphologische Prima vista-Ähnlichkeit mit der pseudohypertrophischen Abart der Dystrophie bedingen, angeborene Muskeldefekte im Bereiche der Schultergürtelmuskulatur (die aber nur selten symmetrisch sind) eine solche mit dem Erbschen juvenilen Typus; über letzteren Punkt s. o. S. 1186.

Therapie. Im Vordergrunde steht die möglichste Hebung des Allgemeinbefindens durch gute Luft und kräftige Ernährung, bei der jedoch Oppenheim eine Einschränkung der Fettbildner empfiehlt. Jede, auch die scheinbar unbedeutendste interkurrente Erkrankung ist als ernst zu betrachten und dementsprechend nachdrücklich in Kur zu nehmen. Mäßige Bewegung und Übung ist erwünscht, zum Eintreten des Ermüdungsgefühls soll man es aber nie kommen lassen. Am Platze sind ferner milde Massage und Galvanisation; vor faradischer Reizung möchte ich dagegen mit Marie direkt warnen, höchstens in Form der „Massage mit der elektrischen Hand" können ganz schwache faradische Ströme gelegentlich versucht werden. Die seiner Zeit von Ladame gerühmte Faradogalvanisation nach Watteville ist wohl jetzt allgemein verlassen. Solbadkuren, mit ganz schwachen Konzentrationen beginnend und zu mittleren Konzentrationen aufsteigend, ergaben mir zuweilen merkliche Besserungen der Muskelfunktion; auch prolongierte laue indifferente Bäder bzw. entsprechende Thermalkuren sind zu empfehlen. Von medikamentöser Behandlung, namentlich von dem oft versuchten Strychnin habe ich nie Erfolg gesehen. Ebenso schlugen meine Versuche mit Thyreoid-Behandlung und Hypophysenextrakt vollkommen fehl. Die günstigen Erfolge (Hebung der Muskelkraft und Besserung der elektrischen Erregbarkeitsverhältnisse), die Allard und Tordeus mit Einspritzungen von Muskelsaft erzielt haben wollen, sind ebenso unbestätigt geblieben wie diejenigen der Thymustherapie, von der Macalister und Rossolymo berichteten. — Einen gewissen Spielraum hat die orthopädische Behandlung: Tenotomia achillea bei retrahierender Dystrophie der Wadenmuskeln, Sehnentransplantationen bei sehr langsam progredienten Formen von hierfür geeigneter topographischen Verteilung (Hoffa), Stützapparate für die losen Schultern oder zur Ausgleichung der Skoliose, Fixation der Scapula an den Thorax — Scapulopexie — (Pauchet, Quénu, Raymond), Aneinandernähen der Schulterblätter (v. Eiselsberg, Ehrhardt).

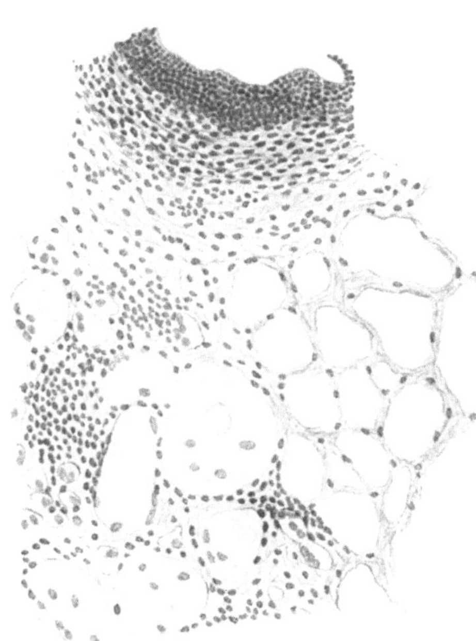

Abb. 58. Dystrophia musculorum progressiva. Gastrocnemius. Zeiß Ok. 2. Obj. E. Hämatoxylin-Eosin. Eigenes Präparat.

3. Die neurale progressive Muskelatrophie.

Die Krankheitsbilder, die wir heute unter dieser Bezeichnung verstehen, sind 1886 von Charcot und Marie als „type familial d'atrophie débutant par les pieds et les jambes" und gleichzeitig von Tooth als „peroneal type of progressive muscular atrophy" isoliert worden. Hoffmann führte 1889 den Terminus „progressive neurotische Muskelatrophie" ein, der später in „progressive neurale Muskelatrophie" korrigiert wurde. In der Tat hat das Leiden mit einer Neurose nicht das geringste zu tun und es ist merkwürdig, daß jene unzutreffende Bezeichnung noch heute vielfach im Gebrauche ist!

Symptomatologie und Verlauf. Das Leiden beginnt unmerklich, in der Regel zwischen dem sechsten Lebensjahr und der Pubertät, oft aber bereits in der ersten Hälfte der Kindheit, selbst schon Ende des ersten Lebensjahres (Gierlich), andererseits auch zuweilen erst nach der Pubertät und sogar im dritten, ja vierten Dezennium (Hoffmann). Homochrones Einsetzen bei den verschiedenen befallenen Geschwistern ist häufig (Dubreuilh, Reinhard, Gierlich u. a.).

Klinisch steht im Vordergrunde der langsam fortschreitende Muskelschwund, der symmetrisch an den Füßen auftritt, um später auf die Hände überzugehen, und auch Unterschenkel und Vorderarm ergreift. Doch kommt auch ein Beginn an den Händen vor (Eulenburg, Hoffmann) oder simultanes Einsetzen an Händen und Füßen (Reinhard, Warrington u. a.). Hand in Hand mit dem Schwunde der kleinen Fußmuskeln, der Peronei und des Extensor digitorum pedis communis geht die Ausbildung eines Klumpfußes mit Krallenstellung der Zehen vor sich; erst später kommen die Wadenmuskeln dran. An den oberen Extremitäten kommen zuerst die kleinen Handmuskeln zur Atrophie, so daß eine Krallenhand entsteht, später auch die Vorderarmmuskeln, namentlich der dorsalen Seite, wobei dann die Krallenstellung der

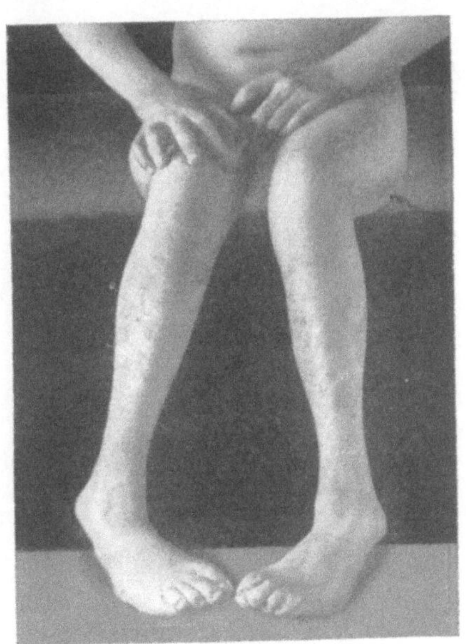

Abb. 59. Neurale Muskelatrophie. Fußhaltung. (Nach Jamin.)

Finger wieder aufhören kann. Die proximalen Extremitätenabschnitte werden fast immer verschont, und der abrupte Übergang von guter Muskelentwicklung und höchstgradiger Atrophie im Niveau der Knie und Ellbogen ergibt ein äußerst charakteristisches Bild. Die unteren Extremitäten können mit „Storchenbeinen" verglichen werden. In den Fällen, wo in vorgerückteren Stadien die Oberschenkel ergriffen werden, handelt es sich namentlich um den Vastus internus (s. Abb. 59).

Die Funktionsstörungen sind, jedenfalls infolge der äußerst langsamen Progression und der Möglichkeit allmählicher Anpassung der noch erhaltenen Muskelpartien, oft auffallend geringe. Einer meiner Patienten konnte noch im 45. Lebensjahre Blech schneiden, ein Kranker Guillains trotz starker Handverkrümmung schustern. Jedenfalls ist stets deutlich wahrzunehmen, daß die Atrophie das Primäre, die Parese nur ihr sekundäres Korrelat darstellt.

Pseudohypertrophien fehlen. Kontrakturen der Wadenmuskeln sind sehr selten (Gierlich, Kopczynski). Die Sehnenreflexe nehmen ab und verschwinden schließlich, während die Hautreflexe fast immer normal sind. Fibrilläres Zittern (s. u. bei der spinalen Muskelatrophie) ist häufig, wenn auch keineswegs konstant. Auch stärkere Zuckungen mit motorischem Effekt sind in den Initialstadien der Atrophie von Joffroy, Sainton u. a. konstatiert worden. Bei elektrischer Prüfung kann man nur selten ausgesprochene Entartungs-

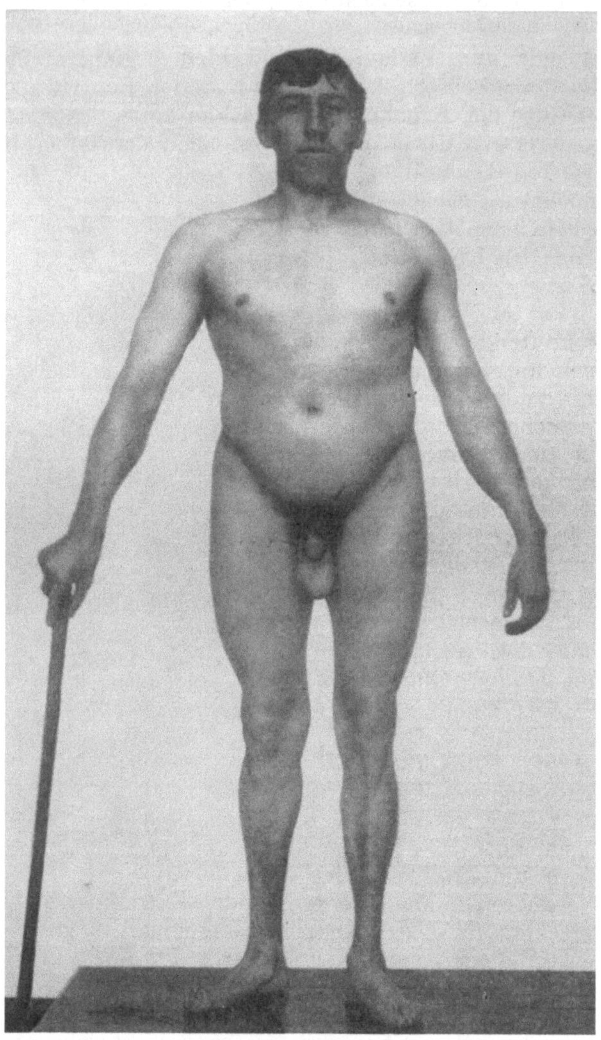

Abb. 60.   Neurale Muskelatrophie.   (Nach Schönborn und Krieger.)

reaktion konstatieren, meistens ist sie inkomplett; es sind eben den entartenden Muskelfasern lange Zeit hindurch normale Fibrillen in relativ reichlicher Menge beigemengt. Schließlich erlischt die elektrische Erregbarkeit völlig. Hervorzuheben ist der Umstand, daß auch in nicht gelähmten Nervengebieten Störungen der elektrischen Erregbarkeit vorkommen können, z. B. am Oberarm (Oppenheim, Ganghofner, Cassirer). Die mechanische Erregbarkeit der atrophierenden Muskeln nimmt gleichfalls ab.

Die Sensibilität bleibt, im Gegensatze zu den anderen Formen der progressiven Muskelatrophie, in vielen Fällen nicht intakt. Namentlich wird zuweilen über Schmerzen (lanzinierenden oder krampfartigen Charakters) und Parästhesien geklagt (Charcot-Marie, Tooth, Bernhardt, Vizioli, Sainton, Marinesco u. a.). Leichte Hypästhesie des Integuments an den peripheren Extremitätenabschnitten kommt gelegentlich vor, nur selten deutliche Anästhesie an den Füßen (Marinesco). Dagegen scheint Herabsetzung der Vibrationsempfindung bis zu stellenweiser totaler Aufhebung derselben nach Rydel ein häufiges Vorkommnis zu sein; ich habe das Symptom in zwei darauf untersuchten Fällen einmal vermißt, einmal gefunden. Die anderen Qualitäten der Tiefensensibilität sind viel seltener alteriert; Störungen des Lagesinns, ataktische Phänomene, Rombergsches Symptom sind nur vereinzelt vermerkt worden. Druckempfindlichkeit der Nervenstämme fand Sacki. Die mit intakter Sensibilität einhergehenden Formen als besonderen „Typus" abtrennen zu wollen, wie es Gowers und Spiller getan haben, halte ich nicht für gerechtfertigt.

Häufiger sind vasomotorische Störungen, z. B. Hypothermie, Cyanose, Marmorierung der Beine. Ulcus perforans plantae fand Oppenheim, Hyperidrosis pedum stellten Charcot-Marie und Sainton fest.

Die vegetativen Funktionen bleiben intakt.

Prognose. Sie ist nicht unbedingt ungünstig; ist zwar eine Heilung ausgeschlossen, so können doch jahrelange Stillstände eintreten, ja sogar das Leiden definitiv an Ellenbogen und Knien Halt machen. In Fällen, wo jahrzehntelang nur die Beine erkrankt

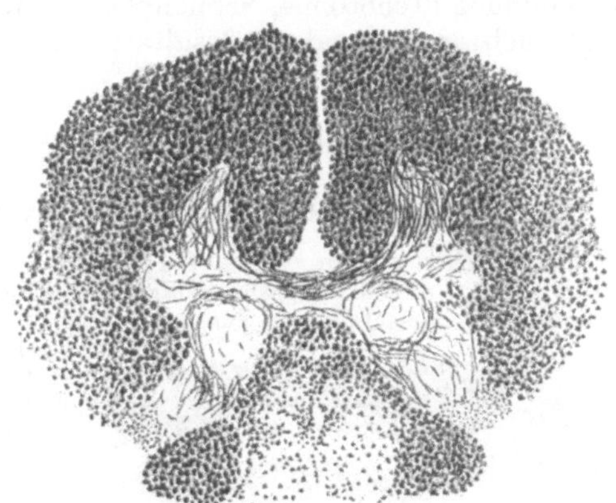

Abb. 61. Rückenmarksveränderungen bei „neuraler progressiver Muskelatrophie". (Nach Gierlich.)

waren, können allerdings im späteren Alter die Hände doch noch an die Reihe kommen (Duncan). Die Patienten können alt werden und, wie schon gesagt, lange arbeitsfähig bleiben. Der Tod erfolgt stets durch interkurrierende Leiden, namentlich Lungenaffektionen, welchen gegenüber eine offenkundige Hinfälligkeit besteht.

Ätiologie. Die neurale progressive Muskelatrophie ist exquisit heredofamiliär: Herringham z. B. fand in fünf Generationen 19, Dejerine-Sainton in sechs Generationen 30 Erkrankungen. Erratische Fälle sind relativ selten. Männer sind viel (ca. fünfmal) häufiger die Opfer des Leidens als Frauen: Im Herringhamschen Stammbaum wurden sogar alle Frauen ohne Ausnahme verschont. Von auslösenden Momenten werden namentlich Infektionskrankheiten und Überanstrengung angeschuldigt.

Pathologische Anatomie. Die Ansicht Hoffmanns, es handle sich um eine hereditäre Form der multiplen Neuritis, ist nach den heutigen histopathologischen Erfahrungen nicht mehr haltbar. Die Sektionsbefunde von Dubreuilh, Marinesco, Siemerling, Sainton, Dejerine-Armand-Delille, Gierlich haben gezeigt, daß auch im Rückenmarke Degenerationen zu finden sind (in den Hintersträngen, evtl. auch in den Seitensträngen, s. Abb. 61), ferner mehr oder weniger deutliche Atrophie der Vorderhornzellen und Clarkeschen Säulen; daneben konstatierte man zuweilen Entartungen der vorderen Wurzeln, hinteren Wurzeln, Spinalganglien und ausnahmslos solche der peripheren Nerven. Die Muskeln endlich werden im Zustande des degenerativen Schwundes befunden (s. u.

bei der spinalen Muskelatrophie). Manche Autoren heben hervor, daß die degenerativen Prozesse an der Peripherie ihr Maximum der Intensität aufweisen und zentralwärts nachlassen, so daß die spinalen Veränderungen als sekundärer Natur zu bezeichnen seien. Die klinischen Befunde mit diesen anatomischen in Einklang zu bringen, ist trotzdem nicht möglich, namentlich hinsichtlich der irrelevanten oder sogar fehlenden Sensibilitätsstörungen. Von einer pathologischen Physiologie des Leidens kann darum vorerst noch nicht die Rede sein, und wir müssen uns mit der bloßen Mitteilung des paradoxen Tatsachenmaterials begnügen. Nur in einem Falle von Cassirer und Maas war das Rückenmark so gut wie normal.

Differentialdiagnose. Sie ist im Zusammenhange mit derjenigen der spinalen progressiven Muskelatrophie im folgenden Abschnitte nachzuschlagen; ferner verweisen wir auf das bei der „névrite hypertrophique et progressive de l'enfance" von Dejerine-Sottas S. 1225 Ausgeführte, wo auch die Beziehungen zwischen beiden Affektionen besprochen sind.

Therapie. Sie deckt sich im großen ganzen mit derjenigen der spinalen progressiven Muskelatrophie (s. u.). — Doch wird man bei der relativen Gutartigkeit und der äußerst langsamen Progredienz des Leidens von chirurgischer Behandlung (Tenotomie, Sehnenplastik, Arthrodese) größeren Gebrauch machen und auch ermutigendere Resultate erzielen können.

4. Die spinale progressive Muskelatrophie.

a) Klassische Form (Typus Aran-Duchenne).

Historisches. Aran (1850), Duchenne (1854) haben zwar vom Leiden, das ihren Namen trägt, exakte klinische Schilderungen geliefert, sie hielten jedoch diese Form der progressiven Muskelatrophie für myopathischen Ursprungs. Doch wies schon 1853 Cruveilhier auf die bei solchen Fällen zu konstatierende Atrophie der vorderen Rückenmarkswurzeln hin und vermutete Läsionen der Vorderhörner. Erwiesen wurden die letzteren aber erst 1860 von Luys, dem somit die Feststellung der primär-spinalen Natur dieser Affektion zu verdanken ist. Eine Zeitlang wurde dann die Diagnose „spinale progressive Muskelatrophie" so exzessiv mißbraucht (namentlich durch irrtümliche Anwendung auf Fälle von Syringomyelie, amyotrophischer Lateralsklerose und Pachymeningitis cervicalis hypertrophica), daß als Reaktion dagegen das Bestreben zutage trat, das Krankheitsbild schlankweg zu negieren (P. Marie). Arbeiten von Charcot-Dutil und Dejerine haben ihm dann wieder zur allgemeinen Anerkennung verholfen; allerdings mußte man bei vorsichtigerer Diagnosestellung erkennen, daß es sich nicht, wie früher angenommen, um eine relativ häufige, sondern um eine recht seltene Krankheit handelt.

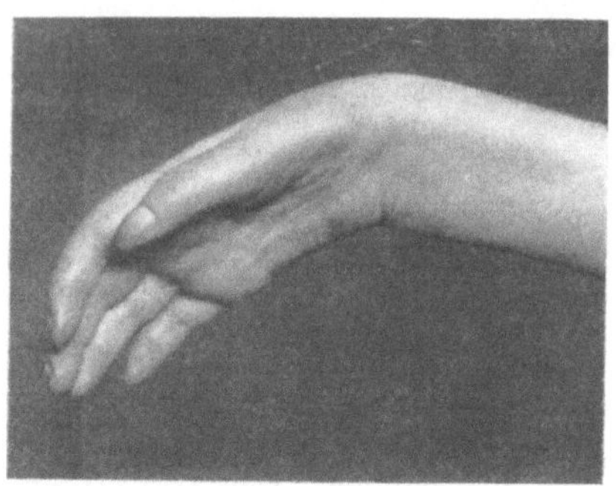

Abb. 62. Spinale progr. Muskelatrophie. „Affenhand". (Nach Jamin.)

Symptomatologie und Verlauf. Das Leiden befällt fast immer Erwachsene, und zwar meist zwischen dem 25. und dem 45. Lebensjahre; die überwiegende Mehrzahl der Fälle betrifft Männer. Der Beginn ist ein äußerst langsamer, unmerklich, schleichend. Es kann ein Jahr und mehr dauern, bis nennenswerte Störungen sich entwickelt haben.

Das erste Symptom ist ein fortschreitender Muskelschwund, der in der Regel an den kleinen Handmuskeln, speziell an denjenigen des Daumenballens beginnt. Aran hat darauf hingewiesen, daß diejenige Hand zuerst befallen werde und auch später noch lange vor der anderen „im Vorsprunge" bleibe, welche am stärksten in Anspruch genommen sei, also fast immer die rechte, bei Linkshändern dagegen die linke. Immerhin erfährt diese Regel nicht allzu seltene Ausnahmen! Nachdem Abductor pollicis brevis, Opponens, Flexor pollicis brevis und Adductor pollicis nacheinander („Atrophie individuelle")

der Atrophie verfallen sind, wird durch die überwiegende Aktion des Extensor-
pollicis longus der erste Metacarpusknochen dorsalwärts verschoben, so daß
der Daumen mit den übrigen Fingern in die gleiche Front zu liegen kommt:
„Affenhand" (Abb. 62, 64). Auch die Interossei schwinden; drei tiefe Furchen
senken sich zwischen den Mittelhandknochen ein, und bald fällt die Möglichkeit
dahin, die Finger zu spreizen und zu schließen. Da ferner die Interossei eine
Flexion der Grundphalangen bei Extension der beiden anderen Fingerglieder

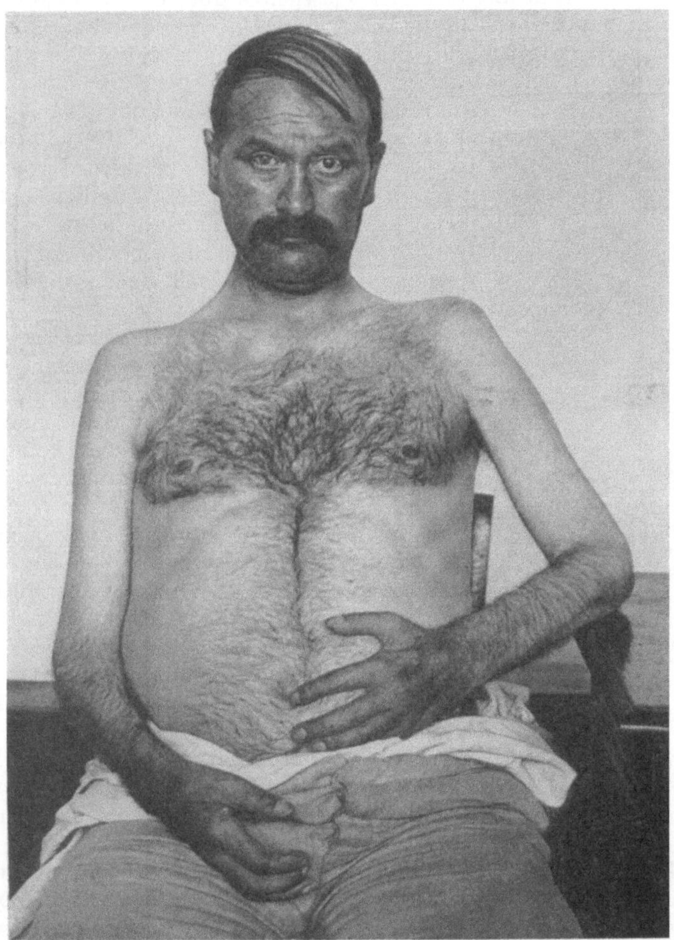

Abb. 63. Spinale progressive Muskelatrophie. (Nach Schönborn und Krieger.)

bewirken, sehen wir infolge ihrer Atrophie gewissermaßen das Negativbild dieser
Fingerhaltung auftreten, also Extension im Metacarpophalangealgelenk bei
starker Beugung in den Interphalangealgelenken („Krallenhand"). Wenn mit
fortschreitender Erkrankung auch die tiefen und oberflächlichen Flexoren sowie
die Extensoren dem Schwunde verfallen, pflegt allerdings die Krallenstellung
aufzuhören; die Hand wird dann (da gleichzeitig mit den Interossei auch die
Hypothenarmuskulatur atrophisch geworden) als „Skeletthand" bezeichnet und
sitzt an einem brettartig platten Vorderarm. Es ist nun für den ferneren

Verlauf der Affektion im allgemeinen typisch, daß die Atrophie nicht in topographischer Kontinuität, sondern „sprungweise" weitergreift. Es kommen nach (oft sogar schon vor) den Vorderarmen nicht etwa die Oberarme, sondern die Schultergürtelmuskeln an die Reihe, vor allem der Deltamuskel, dann auch die untere Cucullarispartie, die Rhomboidei, die Pectorales, der Latissimus dorsi, der Serratus anticus major. Die Schultern werden „lose", die Arme baumeln wie Dreschflegel an ihrem Ansatze. Nach und nach wird auch die Rumpfmuskulatur befallen, die physiologischen Krümmungen der Wirbelsäule müssen zur Erhaltung des Gleichgewichtes übertrieben werden. Auch die Oberarmmuskeln entgehen auf die Dauer dem Untergange nicht; hier erkranken gewöhnlich zuerst Biceps und Brachialis internus, erst später der Triceps. Es kann endlich zu einem, der ganzen oberen Körperhälfte ein skelettartiges Aussehen verleihenden Zustande ausgedehntesten Muskelschwundes kommen, der zu den intakten Untergliedmaßen einen merkwürdigen Gegensatz darstellt. Letztere werden nämlich entweder gar nicht oder erst in den allerletzten Stadien des Leidens atrophisch (wenn wir von verschwindenden Ausnahmen absehen, bei denen die Beine schon im Frühstadium ergriffen wurden — Raymond-Philippe, Hammond). Bemerkenswert ist noch die Tatsache, daß von den Muskeln der oberen Körperhälfte die Pars clavicularis des Trapezius in der Regel am längsten dem Schwunde widersteht („ultimum moriens"). Die Halsmuskeln werden nur selten in den Bereich der Erkrankung gezogen; in solchen Fällen sieht man den Kopf vornüberfallen, so daß Kinn und Manubrium sterni sich berühren. Die häufigste Atypie gegenüber dem soeben geschilderten ziemlich stereotypen Verlaufe ist durch den Beginn an der Schultermuskulatur repräsentiert.

Als terminale Symptomenkomplexe, die jedoch nur in einer Minderzahl der Fälle zur Entwicklung gelangen, sind zu erwähnen: 1. Das Befallenwerden der Respirationsmuskeln, speziell des Diaphragmas; 2. der Eintritt einer progressiven Bulbärparalyse, auf deren eingehende Besprechung an anderer Stelle dieses Handbuches hier verwiesen sei.

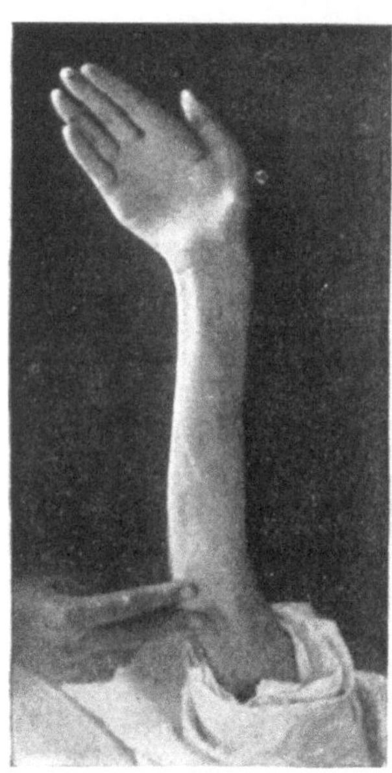

Abb. 64. „Affenhand".
Spinale progr. Muskelatrophie.
(Kant. Krankenanstalt Aarau.)

Die klinischen Charaktere der muskulären Störungen bei der Aran-Duchenneschen Krankheit sind im ganzen recht gleichartig. Vor allem ist hervorzuheben, daß stets die Atrophie das Primäre ist, die Lähmung aber als deren Folgezustand auftritt. Erst der vom Schwunde ergriffene Muskel wird funktionsuntüchtig, und auch dies nur in einer mit der sukzessiven Erkrankung immer zahlreicherer Muskelfasern Schritt haltenden Weise. Das früheste funktionelle Symptom ist stets eine leichte Ermüdbarkeit, die allmählich in Parese, dann erst in Paralyse übergeht. — Mit dem Muskelschwund, zuweilen schon als dessen Vorläufer, macht sich das Phänomen der fibrillären Zuckungen bemerkbar; am deutlichsten gewöhnlich am Deltoideus, wo man (bei ruhendem Muskel) unter der Haut ein beständiges, von einem Faserbündel zum anderen übergreifendes Spiel faszikulärer Kontraktionen wahrnehmen kann. Beklopfen, der elektrische Strom, Kälteeinwirkungen steigern diese eigenartige, wohl als Reizsymptom von seiten der Vorderhornapparate aufzufassende Erscheinung, die mit eingetretener Totalatrophie natürlich aufhört. Auch am Daumenballen ist das fibrilläre Zucken oft deutlich, hier zuweilen so stark, daß ein motorischer Effekt (Zuckungen des Daumens) zustande kommt. Leichtere Grade des fibrillären Zitterns kommen bekanntlich auch bei Neurasthenikern vor, und unter dem Einflusse der Kälte sogar bei Gesunden! — In den atrophischen Bezirken nehmen die Sehnenreflexe ab und erlöschen. — Im Verhältnisse zum Grade der Amyotrophie steht die quantitative Herabsetzung der elektrischen Erregbarkeit. Entartungsreaktion findet sich meistens nur inkomplett (träge Zuckung bei galvanischer Reizung, erhaltene faradische Erregbarkeit); auch ist es oft ziemlich mühsam, die Stellen zu finden, von denen aus sie zu erhalten ist, weil wohl fast überall ein beträchtliches Kontingent normaler Fasern bis in vorgerückte Stadien hinein den entarteten beigemischt ist und deren Zuckungsanomalien maskiert. Am ehesten kommt man am Thenar zum Ziel. Nach Erb kann man in späten Stadien mit sehr starken Strömen auch die komplette EAR zur Darstellung bringen.

Es ist noch beizufügen, daß, nachdem der „Vorsprung", den gewöhnlich eine Oberextremität eine Zeitlang vor der anderen hat, eingeholt ist, die weitere Ausbreitung in symmetrischer Weise geschieht; ferner, daß die schleichende Progression des Leidens den Patienten die Möglichkeit bietet, die noch erhaltenen Muskeln in instruktiver Weise den Verhältnissen anzupassen, neue Synergien auszubilden usw., so daß es ihnen oft in erstaunlichem Maße gelingt, einzelne Verrichtungen mit ihren Skelettarmen noch lange Zeit hindurch leidlich auszuführen.

Die Sensibilität ist meistens ohne Anomalie. Anästhesie und Hypästhesie werden am ganzen Körper stets vermißt, doch kann zuweilen eine gewisse Druckempfindlichkeit der atrophierenden Muskeln bestehen, können diese sogar gelegentlich der Sitz spontaner unangenehmer Sensationen sein. Kribbeln und andere Parästhesien in den Armen werden häufiger verzeichnet; vielleicht beruhen sie auf der Zerrung der Nervenstämme durch die als tote Masse am Plexus lastenden Extremitäten, vielleicht hängen sie auch mit vasomotorischen Störungen zusammen (sehr oft Kälte, Lividität, Marmorierung der Haut, selten hartes Ödem der Hand, „main succulente" [Marinesco, Dejerine]). Von trophischen Phänomenen sind zu erwähnen: Der Schwund des subkutanen Fettes und die Verdünnung der Haut über den atrophischen Partien, sowie die (sehr seltenen) Knochenatrophien und Arthropathien (Etienne). Ein direkter Zusammenhang dieser Erscheinungen mit dem destruktiven Prozeß in den Vorderhörnern ist wohl denkbar. Die Neigung zu profusen Schweißen finden wir häufig angegeben. Die Sphinkteren sind stets intakt, ebenso die Genitalinnervation. Der Gesamtstoffwechsel ist nach Joh. Müller nicht wesentlich alteriert, doch kann die vermehrte Schwefelsäurebildung als Folge des Eiweißzerfalls gedeutet werden.

Ätiologie. Im Gegensatze zur myopathischen und zur neuralen, sowie zur Werdnig-Hoffmannschen (infantilen) Varietät der spinalen progressiven Muskelatrophie (s. u. S. 1214) ist die Aran-Duchennesche Form nur äußerst selten familiärhereditär aufgetreten (Fälle von Naunyn, Eichhorst, Hervouet, Strümpell, Charcot, Méryon, Duchenne, Bernhardt, G. Wilse Robinson, Gowers). Scheint demnach die Rolle endogener Momente hier eine geringere zu sein, so hat es auch den Anschein, als spielten umgekehrt die exogenen Noxen eine bedeutendere. Der Umstand, daß die große Mehrzahl der Fälle Personen der arbeitenden Klasse betrifft, ist nach v. Leyden und Goldscheider nicht bloß durch das numerische Übergewicht der letzteren zu erklären, sondern durch die schädlichen Einflüsse physischer Überanstrengung. In dieser Weise kann ja auch der gewöhnliche Beginn an der rechten Hand bei Rechtshändern, an der linken bei Linkshändern (Aran) gedeutet werden. Hammond verzeichnete den atypischen Beginn an der Wade bei einem Ballettänzer; bei einem Bandweber, der beständig den rechten Arm emporheben mußte, fing das Leiden im rechten Deltoideus an (Raymond), bei einem Toten-

gräber in der Radialismuskulatur des Vorderarms (Etienne) usw. Schmiede und Weber
sind unter den Opfern des Leidens relativ zahlreich. — Traumen werden beschuldigt in
Fällen von Ziehen, Erb, Friedreich, Ladame, Hoffmann, de Buck, Infektionskrankheiten in solchen von Eulenburg, Benedikt, Mousson, Anstié u. a. Die auf
Syphilis beruhenden spinalen Muskelatrophien scheinen dagegen, wie wir bei der Differentialdiagnose hervorheben werden, eine Affektion für sich zu sein und (entgegen der Ansicht
von Lannois, Fournier, Dana, Hammond) von der Aran-Duchenneschen Affektion
zu trennen. — Wichtig ist die Tatsache, daß eine überstandene spinale Kinderlähmung,
die in den Vorderhörnern des Rückenmarkes einen Locus minoris resistentiae zu setzen
scheint, für den späteren Ausbruch einer spinalen progressiven Muskelatrophie prädispo-
nieren kann (Raymond, Carrier, Hayem, Seeligmüller, Oulmont-Neumann,
Jolly u. a.).

Differentialdiagnose. Es kommen in Betracht:

1. Die progressive Dystrophie. Diese beginnt aber in viel früherem
Alter, ist meist familiär, läßt die Hände frei, geht häufig mit Pseudohypertrophien, nie mit fibrillären Zuckungen einher usw. (s. o. S. 1190 ff.).

2. Die neurale progressive Muskelatrophie beginnt in der Kindheit
an den peripheren Enden der oberen sowohl als der unteren Extremitäten,
geht nicht auf die Extremitätenwurzeln über, ist familiär (s. S. 1205 ff.).

3. Die Werdnig-Hoffmannsche Abart der spinalen Muskelatrophie
(s. S. 1214) tritt im frühen Kindesalter familiär auf, setzt initial an den Muskeln
von Becken, Rumpf und Oberschenkel ein, greift rasch um sich, zeigt deutliche Entartungsreaktion usw.

4. Die chronische Poliomyelitis anterior beginnt meistens an den
Beinen, seltener an der Schultergürtelmuskulatur, lähmt größere Extremitätenabschnitte simultan, EAR und Parese oder Paralyse gehen der Atrophie voraus,
die Ausbreitung ist nicht sprungweise und weniger schleichend.

5. Die syphilitische spinale Amyotrophie (Nonne, Merle, Hoffmann, Léri, Raymond) kann sowohl an den Beinen als an den Armen bzw.
kleinen Handmuskeln debütieren, ergibt anamnestisch luetische Antezedentien,
läßt evtl. Wassermannsche Reaktion feststellen, hat im allgemeinen nicht
die Tendenz mehr als ein Extremitätenpaar zu befallen, kombiniert sich oft
mit Tabes (Wilson, Raymond-Huet, Raymond-Rendu usw.) oder progressiver Paralyse (Rendu, Vigouroux, Laignel-Lavastine usw.) — ist
durch energische antiluetische Behandlung zum Stillstand zu bringen (Nonne).

6. Die amyotrophische Lateralsklerose geht mit Steigerung der
Sehnenreflexe und sonstigen spastischen Phänomenen, später mit spastischer
Paraplegie der Beine einher und greift viel rascher um sich.

7. Die Syringomyelie bzw. Gliosis spinalis kann hinsichtlich der
Muskelsymptome Bilder hervorbringen, die denjenigen des Typus Aran-
Duchenne zum Verwechseln ähnlich sind; die typische dissoziierte Sensibilitätsstörung gibt aber den Ausschlag; auch sind die trophischen Störungen viel
schwerer als diejenigen, die evtl. bei spinaler Muskelatrophie zur Beobachtung
kommen.

8. Spondylitis bzw. Pachymeningitis hypertrophica cervicalis.
Beide Zustände können gleichfalls zunächst progressive Atrophien im Bereiche
beider Oberextremitäten verursachen, die den Aran-Duchenneschen in
ihrer Erscheinungsweise völlig entsprechen. Aber neuralgiforme „Wurzel-
schmerzen" und Sensibilitätsstörungen werden dabei schon in Frühstadien
nicht vermißt, evtl. finden sich auch Druckempfindlichkeit der Wirbelsäule und
Steifhalten des Halses und später werden dann Kompressionsphänomene in
Form spastischer Erscheinungen an den Beinen, Blasenstörungen usw. bemerkbar.

9. Die professionellen Paresen (Trommlerlähmungen, Zigarrenwickler-
lähmungen usw.) können zu einer „Atrophie individuelle" einzelner kleiner

Handmuskeln führen, die sich jedoch cessante causa in Bälde als nicht progressiver, vielmehr regressiver Natur herausstellen. Beim häufigen einseitigen Beginne der spinalen Muskelatrophie müssen diese Zustände bei der Differentialdiagnose immerhin im Auge behalten werden.

10. Gewisse seltenere Formen der Bleilähmung, bei denen vor den Radialismuskeln die kleinen Handmuskeln von Lähmung und Atrophie befallen werden, bieten ebenfalls eine gewisse Ähnlichkeit mit dem Typus Aran-Duchenne dar (Möbius, Remak, Mme. Dejerine), um so mehr als sie oft bilateral sind. Besonders zur Atrophie disponiert sind in solchen Fällen der Abductor pollicis brevis und der Interosseus dorsalis primus. Man achte auf die Antezedentien (Beruf, Bleikolik) und auf die objektiven Zeichen des Saturnismus (Bleisaum, Tremor, harter Puls, Anämie usw.).— Schwund der kleinen Handmuskeln kommt übrigens auch auf Grund anderer Intoxikationen vor (Arsen-, Alkohol-, Schwefelkohlenstofflähmungen).

Pathologische Anatomie. Das anatomische Substrat des Leidens besteht in einer progressiven sklerotisch-pigmentösen Atrophie der Vorderhornzellen in den den erkrankten Muskeln korrespondierenden Rückenmarksabschnitten. Mit dieser Atrophie, an die sich ein gewisses Maß reaktiver Gliose anschließt, geht natürlich ein Schwund der peripheren motorischen Neurone Hand in Hand und die Muskulatur zeigt das histologische Bild des sekundären Muskelschwundes (Reduktion des Fibrillenkalibers, körniger oder fettiger Zerfall des Sarkoplasmas, leere Sarkolemmschläuche mit vermehrten Kernen, Proliferation des septalen Bindegewebes, evtl. mäßige Fettinfiltration und einzelne hypertrophische Fasern). In der weißen Substanz des Rückenmarkes findet man zuweilen ebenfalls Degenerationen, und zwar entweder nur in den Vorderseitenstranggrundbündeln („endogene" aus dem Vorderhorne stammende Fasern), oder aber auch im Pyramidenareale. Letzterer Befund deutet auf Beziehungen zur amyotrophischen Lateralsklerose hin. Man nimmt an, daß in derartigen Fällen nur deshalb keine Spasmen in die Erscheinung getreten sind, weil die Pyramidenaffektion bei bereits zugrunde gegangenen Vorderhornzentren sich einstellte. Unsere Kenntnisse von der Histopathologie der Affektion sind namentlich durch die Studien von Clarke, Hayem, Charcot-Joffroy, Vulpian, Pierret, Troissier, Strümpell, Hoffmann, P. Marie und Raymond gefördert worden.

Prognose und Therapie. Die Prognose hinsichtlich einer Heilung oder auch nur eines definitiven Stillstandes ist durchaus schlecht. Immerhin ist die Progression des Leidens eine fast immer sehr langsame, seine Dauer kann Jahrzehnte betragen und direkte Bedrohung des Lebens (Atemlähmung, Bulbärparalyse) ist recht selten — dies alles in schroffem Gegensatze zur amyotrophischen Lateralsklerose. — Unter den Behandlungsmethoden, die geeignet erscheinen, den Prozeß zu verlangsamen und zeitweise aufzuhalten und die funktionelle Kompensation, von der oben die Rede war, zu unterstützen, verdient eine sehr mäßige und vorsichtige Übung und Massage der noch nicht ergriffenen Muskeln an erster Stelle angeführt zu werden. Auch labile Kathodengalvanisation mit schwachen Strömen kann an denselben Muskeln von günstigem Erfolge sein — doch hüte man sich, um nicht Schaden zu stiften, vor allen energischen Maßnahmen (auch Faradisation) und lasse vor allem die bereits erkrankten Muskeln vollkommen in Ruhe. In zweiter Linie kommt stabil galvanische Einwirkung auf das Rückenmark in Betracht, am besten nach den von Erb empfohlenen Prinzipien. Mit schwachen, stabilen Strömen, die allmählich „eingeschlichen" werden, durchströmt man die erkrankten Rückenmarkspartien mit Hilfe großer auf Rücken und Brust oder Bauch applizierten Elektroden sukzessive in dorsoventraler und in ventrodorsaler Richtung. Auch die Längsdurchströmung des Rückenmarkes (Elektroden am Nacken und am Kreuze) ist zu versuchen. Von inneren Medikamenten empfehlen Gowers und Brown angelegentlichst zunächst tägliche, später seltener werdende Strychnininjektionen ($\frac{1}{2}$—$1\frac{1}{2}$ mg pro dosi et die); andere Autoren haben dagegen davon nur Mißerfolge gesehen. Die früher viel angewandten Kuren mit Argentum nitric. und Secale cornutum sind sicher vollkommen zwecklos.

Badekuren und Hydrotherapie vermögen ebensowenig auszurichten. — Nach Oppenheim soll das Rauchen untersagt werden, während gegen mäßigen Alkoholgenuß nichts einzuwenden sei.

b) Infantile Abart (Typus Werdnig-Hoffmann).

Diese sehr seltene Form der spinalen progressiven Muskelatrophie (es sind seit den grundlegenden Arbeiten Werdnigs — 1891 — und J. Hoffmanns — 1893 — nur ca. 40 Fälle bekannt geworden) hat nach den Untersuchungen von Hoffmann, Bruce, Bruns und Armand-Delille ein anatomisches Substrat, das demjenigen des klassischen Typus durchaus konform ist, unterscheidet sich jedoch von letzterem durch folgende Kriterien:

1. Das überwiegend heredofamiliäre Vorkommen; erratische Fälle (Bruns, Bruce) stellen Ausnahmen dar.
2. Der Beginn im frühen Kindesalter (gewöhnlich gegen Ende des ersten Lebensjahres).
3. Topographie und Ausbreitung der Atrophien. Man bemerkt an solchen Kindern zunächst Schwäche und Atrophie (letztere kann durch überreichliches Unterhautfettpolster maskiert sein) an den Becken- und Rückenmuskeln, bald auch an der Ileopsoas- und Quadricepsmuskulatur. Später kommen die Muskeln des Schultergürtels und des Halses (mit Einschluß der vom Accessorius versorgten Gebilde!) an die Reihe und schließlich rückt von den Extremitätenwurzeln der Muskelschwund nach deren Peripherie vor. Die Atrophien sind stets symmetrisch. Nach Bruns ist dabei die Beweglichkeit von Händen und Füßen oft besser erhalten, als man es nach der zuweilen exzessiven Atrophie erwarten sollte. Bulbärparalytische Störungen können sich terminal anreihen (Werdnig), doch ist dies nur selten der Fall; noch seltener setzt die Krankheit bereits mit solchen ein (Fazio, Londe).
4. Die rasche Progression und die schlechte Prognose quoad vitam. Nach 1—6 Jahren sterben die Kinder, gewöhnlich an Bronchopneumonien. Nur ausnahmsweise (Bruns) wird ein Alter von 15 Jahren erreicht; die meisten Patienten überleben das vierte Lebensjahr nicht.
5. Das in den meisten Fällen vermerkte Fehlen von fibrillären Zuckungen und Vorkommen kompletter Entartungsreaktion.
6. Die gelegentliche Entstehung von Deformitäten (Kyphoskoliose, Pes equino-varus).

C. Weitere heredofamiliäre Organopathien des Nervensystems.

1. Allgemeines.

Die im vorhergehenden Kapitel besprochene Dystrophia musculorum progressiva ist eines der besten Paradigmen einer heredofamiliären Affektion; die isolierten, „erratischen" Fälle jenes Leidens imponieren als besondere Atypien. Heredofamiliär sind auch die progressive neurale Muskelatrophie und der Werdnig-Hoffmannsche Typus der spinalen Amyotrophie. In diesem Kapitel sollen nun die anderen organischen Affektionen des Gesamtnervensystems Besprechung finden, auf die jenes Epitheton paßt. Nun gibt es kaum eine Nervenkrankheit organischer oder funktioneller Natur, die nicht gelegentlich familiär auftritt. Wir dürfen aber nicht ohne weiteres von „familiären Abarten" all dieser Affektionen sprechen, wie es z. B. Massalongo tut. Es ist vielmehr unerläßlich, sich stets darüber Rechenschaft zu geben, daß der Begriff einer echt heredofamiliären Affektion noch andere Kriterien involviert. Und erst diese Kriterien (sie können einzeln oder vereint neben der Heredofamiliarität zu finden sein) stempeln jene Affektionen zu eigentlichen Stammbaumkrankheiten und Erbübeln, oder, besser gesagt, zu pathologischen, die Signatur der Degeneration tragenden Varietäten der Spezies.

Es lassen sich (nach **Londe, Jendrássik, Higier, Bing**) jene Gesetzmäßigkeiten in vier Sätzen formulieren:

1. Diese Krankheiten befallen in der Regel mehrere Mitglieder der gleichen Generation, und zwar vorwiegend mit übereinstimmendem Krankheitstypus (**homologe Heredität**).

2. Sie treten bei den Mitgliedern derselben Generation meist ungefähr im gleichen Alter auf (**homochrone Heredität**).

3. Sie sind nicht auf äußere Einwirkungen während des intra- oder extrauterinen Lebens zurückzuführen (Traumen, Intoxikationen, Infektionen), in derartigen Einwirkungen kann höchstens ein auslösendes Moment erblickt werden, die Schädigung betraf schon den Keim (**endogene Grundlage**).

4. Sie sind in der Regel, vom Momente des Einsetzens an, durch ein oft unaufhaltsames Fortschreiten ausgezeichnet (**Progressivität**).

Zu diesen vier Punkten erscheinen einige nähere Bemerkungen erforderlich.

Homologe Heredität. Diesem Vererbungstypus begegnet man zwar in der überwiegenden Majorität aller Beobachtungen heredofamiliärer Affektionen; es kommen aber auch Ausnahmen vor (**Higier, Gardner, v. Rad** usw.), bei denen

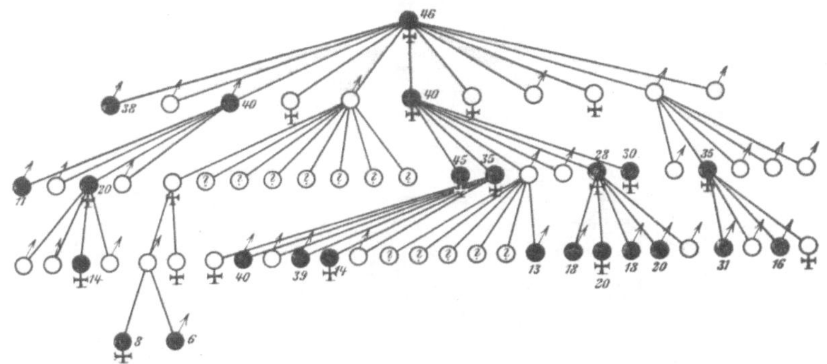

Abb. 65. Stammbaum einer Familie mit hereditärer Ataxie.

● erkrankt, ○ gesund, ♂ männlich, ♀ weiblich, ⑦ Geschlecht nicht angegeben.

in einer Familie mehrere Typen heredofamiliärer Nervenkrankheiten zusammentreffen (heteromorphe, heterologe Heredität, „hérédité dissimilaire"). Solche „panachierten Erkrankungsgruppen" (**Bing**) fallen neben anderen, später anzuführenden Argumenten für die **Auffassung der gesamten Gruppe der heredofamiliären Nervenkrankheiten als pathogenetische Einheit** schwer in die Wagschale. — „Erratische" Fälle haben nichts Verwunderliches. Isoliert muß ja die Affektion an der Wurzel eines jeden familienkranken Stammbaumes zunächst einmal aufgetreten sein; bei den „erratischen" Fällen tritt nun eine derartige erstmalige Erkrankung, die zum Ausgangspunkt familiärer Degeneration werden **kann**, vor unsere Augen. Die größten pathologischen Stammbäume liefern Nationen, wo im allgemeinen kinderreiche Ehen häufig sind; in Ländern mit durchschnittlich kleiner Kinderzahl (Frankreich) ist dagegen die Ausbeute an erratischen Fällen eine hohe.

Homochrone Heredität. Führen wir einige Beispiele an: **Hereditäre Ataxie:** Beobachtung von **Friedreich** — vier Geschwister bei 16, 14, 15 und 13 Jahren erkrankt; Beobachtung von **Rütimeyer** — drei Geschwister bei $6^1/_2$, $7^1/_2$ und 7; andere Beobachtung von **Friedreich** — drei Geschwister durchweg bei 13 Jahren; Beobachtung von **Holmes** — vier Geschwister zwischen 33 und 40. — „**Spastische Familien**": **Seeligmüller** — vier Geschwister zu $^3/_4$ Jahr erkrankt; Souques — zwei Geschwister bei 4 und 5; Bernhardt — fünf Geschwister Anfang der 30er Jahre; Koshewnikoff — zwei Geschwister bei 7 Jahren erkrankt usw. usw.

Ausnahmen sind aber nicht gerade selten, es sind jedoch hier und da plausible Erklärungen geliefert worden (Herunterrücken des Erkrankungsalters beim einen Geschwister durch den schwächenden Einfluß einer exogenen Schädigung, z. B. Infektionskrankheit — Tooth — oder durch eine sich auf größere Bezirke der Nervenzentren erstreckende, anatomisch nachweisbare, angeborene Minderwertigkeit, Hypoplasie — Nonne).

Bei Beobachtungen, die sich über mehrere Generationen erstrecken, bemerkt man ferner, daß von Homochronie fast nur in bezug auf einzelne Generationen bzw. einzelne Geschwistergruppen die Rede sein kann, im allgemeinen aber das Leiden sich von Generation zu Generation immer früher einstellt. Bei der Betrachtung des Stammbaumes einer Familie mit Heredoataxie (Brown) bemerken wir dies, wie Abb. 65 zeigt, in deutlichster Weise. Betrug bei der ersten Generation das Erkrankungsalter 46 Jahre, so rückt es bei der

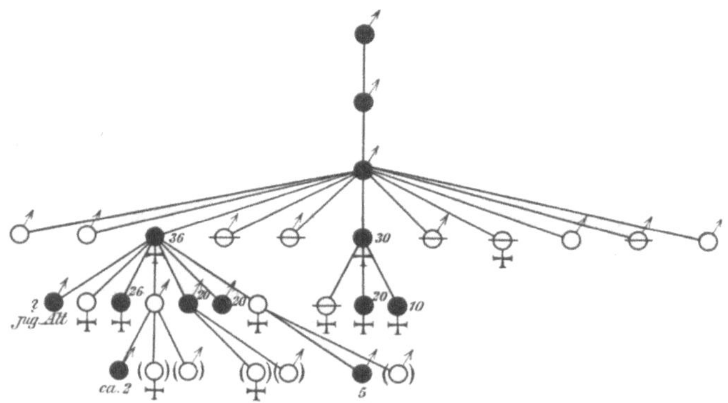

Abb. 66.   Stammbaum einer Familie mit progressiver Muskelatrophie.
● erkrankt, ○ gesund, ♂ männlich, ♀ weiblich, ⊖ in früher Kindheit gestorben,
(○) noch in früher Kindheit befindlich.

zweiten auf eine Mittelzahl von $39^1/_2$, bei der dritten auf eine solche von 29, dann auf 22 und endlich auf 7 Jahre herab. Daß ein Kind später erkrankt als der erkrankte Erzeuger, kommt nur sehr selten vor; hier unter 24 Fällen bloß dreimal. Typisch sind dagegen Reihen wie diese: 46—40—35—14 oder 46—40—28—18 usw. — Vgl. auch den nach einer Eichhorstschen Publikation konstruierten Stammbaum auf Abb. 66; er betrifft eine Familie mit progressiver Muskelatrophie. Ähnliches wurde bei einigen der im nächsten Kapitel zu besprechenden familiären Dyskinesien konstatiert: Chorea hereditaria (Heilbronner, Curschmann), Tremor essentialis heredofamiliaris (Liégey, Häbler, Raymond, La Roche u. a.). — Aus diesem Herunterrücken des Erkrankungsalters von Generation zu Generation schließen wir, daß die betreffenden Affektionen auch als Krankheit einer Deszendentenlinie (nicht nur als solche des einzelnen) einen progressiven und schwer degenerativen Charakter haben. Diese Auffassung wird oft bestätigt durch die Feststellung einer von Generation zu Generation zunehmenden Morbidität. Auf Abb. 65 findet man sie z. B. für die Kinder der ersterkrankten Stammutter = 27,2 %, die dritte Generation weist 30,4, die vierte 40,7 % auf. Beim einzigen mit Nachkommenschaft versehenen Mitgliede dieser Generation sind aber alle beiden

Kinder erkrankt. Vgl. auch Abb. 66. Oft begegnet man ferner als weiterer Parallele zum Herunterrücken des Erkrankungsalters der von Generation zu Generation zunehmenden Schwere der Symptome (Souques, Newmark, Gardner).

Endogene Grundlage. Krankheiten, die trotz des gehäuften Auftretens innerhalb derselben Familie auf exogene Momente zu beziehen sind (z. B. wiederholtes Auftreten Littlescher Krankheit bei den Kindern einer Mutter mit engem Becken und sehr schweren Geburten) gehören nicht in den Rahmen der heredofamiliären Leiden. Letzteres Prädikat gebührt vielmehr ausschließlich Zuständen, deren Vorbedingungen schon in der Ei- und Samenzelle der Erzeuger gegeben sein oder mindestens durch die Kopulation dieser Formelemente zustande kommen mußten, so daß sie die Teilungsprozesse im Sinne einer abweichenden Anlage bestimmter Teile beeinflußten. Aus experimentellen Arbeiten (Loeb, Fischer, Mathews, Féré) wissen wir, daß physikalisch-chemische Einwirkungen „variierend" auf die Ontogenese einwirken können; der letzterwähnte Autor hat namentlich eine teratogene Aktion hinsichtlich des entstehenden Nervensystems durch Einwirkung von ätherischen Ölen und Alkoholen auf Hühnereier erzielt. So erklärt sich möglicherweise der Einfluß des elterlichen Alkoholismus auf das erstmalige Auftreten einiger (von da an spontan weiter vererbbarer) heredofamiliärer Leiden. Andere derartige „blastophthorische" Momente sind: Elterliche Konsanguinität, höheres Alter der Erzeuger, große Altersunterschiede beim Elternpaar (Kollarits, Jendrássik); dagegen spielt die konstitutionelle Syphilis, deren teratogene Aktion im übrigen notorisch ist, eine nicht ganz zu leugnende, aber doch auffallend zurücktretende Rolle bei der Entstehungsgeschichte heredofamiliärer Degeneration, und ganz hypothetisch bleibt Massalongos' Hinweis auf den evtl. Einfluß von Infektionskrankheiten und Stoffwechselanomalien eines Ascendenten auf die vererbbaren Eigenschaften seines Keimplasmas. In einer gewaltigen Anzahl von Fällen können wir uns übrigens über die Art und Weise der initialen Schädigung auch nicht vermutungsweise äußern.

Man sollte nun meinen, die „Kontinuität des Keimplasmas" (Weismann) erheische eine gleichmäßige Affektion der ganzen Descendenz. Aber wir sehen ja zuweilen in ein und derselben Geschwistergruppe gesunde und kranke Glieder anscheinend regellos nebeneinander. Ja es kann sogar, nach mehreren durchaus normalen Generationen, das Leiden des Stammvaters bei einem fernen Descendenten sich durch atavistischen Rückschlag wieder offenbaren (latente Vererbung). Vgl. hierzu unsere Abb. 65 u. 66. Das bemerkenswerteste Beispiel „latenter" Vererbung dürfte der von Konrad Frey mitgeteilte Stammbaum einer großen Gruppe von Friedreich-Kranken aus einem schweizerischen Juradorfe darstellen. Aus den Kirchenbüchern usw. konnte der Autor deren gemeinsame Abstammung von einem Ahn aus dem 16. Jahrhundert nachweisen, bei dessen auf 6 Seitenlinien verteilten Nachkommen das Leiden erst in der 11. und 12. Generation sich eingestellt hatte, obwohl in den zwischenliegenden Geschlechtern konsanguine Ehen mit „Ahnenverlust" und Angaben über schweres Potatorium usw. vielfach verzeichnet sind. Zur Erklärung des abweichenden Verhaltens innerhalb einer Geschwistergruppe muß man nun zu derjenigen Überlegung greifen, die auch über die bei normalen Geschwistern stets vorhandenen Verschiedenheiten hinweghelfen muß: Es kann bald das väterliche, bald das mütterliche Keimplasma bei der Kopulation präponderieren; jene elterlichen „Erbmassen" enthalten aber selbst wieder die Eigenschaften ihrer beiderseitigen Ascendenten in einer Mischung, die in den verschiedenen Keimzellen desselben Individuums nicht dieselbe ist. Zahlenmäßige Proportionalitäten (entsprechend den vom Botaniker G. Mendel aufgestellten Gesetzen) hat man bei heredofamiliären Nervenkrankheiten bis jetzt kaum finden können. Freilich ist das vorliegende genealogische Material ungenügend; wir sollten, um feststellen zu können, ob für die erste Filialgeneration aus der Verbindung eines Myopathikers oder Hereditärataktischen und einer gesunden Frau die „Uniformitätsregel" und für die zweite Filialgeneration die „Alternanzregel" Geltung hat, nicht bloß Stammbäume, sondern vollständige Ahnentafeln haben (wobei für jedes Familienmitglied alle Ascendenten bis mindestens zu den 16 Ururgroßeltern zu finden wären, nebst zuverlässigen Notizen über deren Gesundheitszustand). Und dabei würden auch die kinderreichsten Familien viel zu kleine Zahlen liefern, als daß etwaige numerische Gesetzmäßigkeiten im Verhältnisse zwischen normalen und abnormen Mitgliedern sich geltend machen könnten, wie es bei der Nachkommenschaft einer Pflanze oder allenfalls noch eines rasch und massenhaft sich vermehrenden Tieres, z. B. der Maus, der Fall ist, wobei nach den Prinzipien der Wahrscheinlichkeitsrechnung der Faktor des Zufälligen mehr oder weniger in Wegfall kommt. Außerdem muß man aber hervorheben, daß das krankhafte familiäre Merkmal in jenen pathologischen Varietäten im Mendelschen Sinne als „dominant", der Normaltypus aber als „rezessiv" zu bezeichnen ist, daher auch der im Verlaufe der Descendenz sich offenbarende progressive, „degenerative" Charakter der Affektion. „Degeneration" ist ja nach Davenport auf Konvergieren rezessiver Erbeinheiten von väterlicher und mütterlicher Seite zurückzuführen. So erklärt sich auch der blastophthorische Einfluß der elterlichen Konsanguinität (s. o.).

Progressivität. Dieses Kriterium, das den „progressiven Muskelatrophien" ihren Namen gab, kommt auch allen Affektionen zu, welche wir in diesem Kapitel behandeln werden. Hier liegt ihm stets ein fortschreitender Untergang nervösen Parenchyms zugrunde, gewöhnlich kombiniert mit zunehmender Sklerose der ergriffenen Territorien. (Später werden wir der Progressivität noch bei der Huntingtonschen Chorea, der Unverrichtschen Myoklonie, der Wilsonschen Linsenkernentartung usw. begegnen.) Man nimmt seit Londes, Higiers und Jendrássiks Arbeiten an, daß ein Teil der Familienglieder eine „mangelhafte Lebenskraft", eine „von vornherein widerstandsschwache" Organisation bestimmter Gebiete des Nervensystems mit auf die Welt bringt, welche jene Gebilde zu allmählichem degenerativem Untergange prädisponiert („Abiotrophie" nach Gowers). Die Progredienz kann natürlich ein Ende erreichen, sobald die hereditäre Anlage erschöpft ist. „In manchen Familien", schreibt Jendrássik, „kommen auffallende Merkmale vor. Die einen verlieren vorzeitig ihre Haare, bei anderen degenerieren die Pyramidenbahnen"; Adler spricht von „angeborener Kurzlebigkeit einzelner Teile des Nervensystemes", Catòla und Raymond von „prämaturer Senescenz", Edinger von „Aufbrauch", Bing von „Abnützung" kongenital minderwertiger Systeme. Die beiden letzteren Autoren denken im Sinne von Edingers „Ersatztheorie" an eine ungenügende Ersatzmöglichkeit, welche abiotrophischen Gewebsteilen für die bei der Funktion verbrauchten Substanzen geboten ist.

Die pathogenetische Einheit der heredofamiliären Gruppe der Nervenkrankheiten, für die schon die oben angeführten „panachierten Erkrankungsgruppen" sprechen, geht noch aus zwei weiteren Eigentümlichkeiten hervor:

1. **Die bei allen Einzeltypen heredofamiliärer Organopathie des Gesamtnervensystems häufige Kombination mit angeborenen Defektzuständen und Mißbildungen.**

Bei der progressiven Muskelatrophie wurde diesem Faktor bereits die gebührende Berücksichtigung zuteil. Er hat aber auch für die in diesem Kapitel zu besprechenden Affektionen Geltung, sowie für die der heredofamiliären Krankheitsgruppe sich unterordnenden Dyskinesien. Man kann z. B. bei hereditären Ataxien Hypospadie finden (Cassirer), Asymmetria facialis (Nonne), „mongoloide“ Gesichtsbildung (s. o. S. 1164) bei fehlender Idiotie (Gianelli-Levi), Anomalien des spinalen Zentralkanals (Friedreich, Dejerine-Letulle, Ormerod, Pitt, Smith, Mirto), Ektopie der grauen Rückenmarksubstanz und Fehlen des Septum posticum (Perrero), Rachischisis (Bing); bei heredofamiliären spastischen Affektionen Knochenveränderungen (Merzbacher), auffallende Kürze der Hände und Füße (Jendrássik); bei Thomsenscher Krankheit ogivalen Gaumen, Gesichtsasymmetrie, Ohrläppchenverwachsung (Brissaud, Bauer, Gy) oder angeborene Muskeldefekte (Bethmann, Voß). Eine meiner Patientinnen war die Tochter eines Mannes mit beiderseitigem angeborenem Klumpfuß. Bei allen Formen kommt Syndaktylie (s. Abb. 67) nicht selten vor.

2. Die Tendenz aller heredodegenerativen Nervenkrankheitstypen zur Bildung von Misch-, Übergangs- und atypischen Formen.

Die Kombination von Muskeldystrophie mit hereditärer Ataxie stellten Jendrássik, Bäumlin, Jastrowitz, Ghilarducci, Kollarits und Bing fest (letztere beiden auch pathologisch-anatomisch). Bertolotti beschreibt die Vergesellschaftung von neuraler Muskelatrophie, Opticusatrophie, Idiotie und bulbären Störungen bei einer Geschwistergruppe. Ein Fall von Menzel stellt ein Mittelding zwischen spastischer Spinalparalyse und cerebellarer Heredoataxie dar. Higier schildert die Kombination von spastischer familiärer Paraplegie, Opticusatrophie und Ataxie; Kollarits diejenige von Friedreichscher Krankheit und Huntingtonscher Chorea, von Dystrophie und familiärer spastischer Spinalparalyse; Bielschowsky diejenige von cerebellarer Heredoataxie und amaurotischer Idiotie usw.

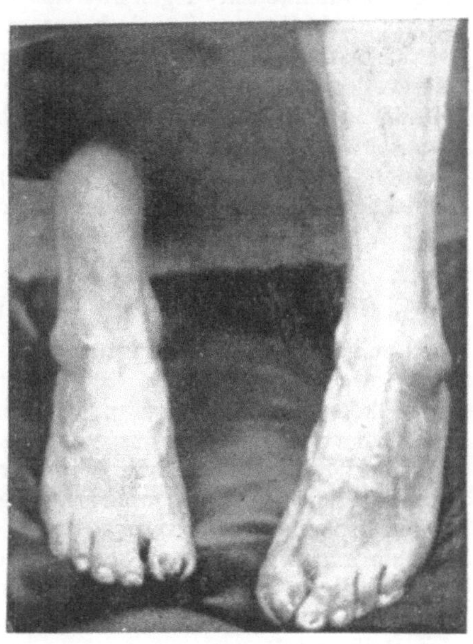

Abb. 67. Syndaktylie der Zehen II u. III. (Nervenambulator. der Univ.-Poliklinik Basel.)

Noch häufiger als diese eigentlichen Mischformen sind diejenigen Beobachtungen, bei welchen nur dieses oder jenes Symptom vom klassischen Bilde des betreffenden nosologischen Typus abweicht — etwa ein Dystrophiker leichte Sensibilitätsstörungen darbietet oder ein Friedreich-Kranker Augenmuskelparesen. Ja, man kann sagen, daß innerhalb der heredofamiliären Krankheitsgruppe reine Fälle („Schulfälle“) ziemlich selten sind. Durch derartige Übergangsformen werden die Grenzen zwischen den einzelnen Krankheitstypen in fast kontinuierlicher Weise überbrückt (Higier, Bing). Sind wir auch genötigt, an einzelnen, relativ wohlumschriebenen Typen als didaktischen Orientierungspunkten festzuhalten, so finden wir doch zwischen diesen einzelnen Typen fließende Übergänge, wie sie gewiß in keinem anderen Gebiete der Nosologie vorkommen.

2. Die hereditär-familiären Ataxien.

Seit den grundlegenden Arbeiten des Heidelberger Klinikers Friedreich (1861 und 1863) haben die hereditären und familiären Ataxien stets das ärztliche Interesse lebhaft in Anspruch genommen. Von ihrem Entdecker ursprünglich irrigerweise als Abart der Tabes, von anderen Forschern als der multiplen Sklerose nahestehend aufgefaßt, mußten sie schließlich doch allgemein als Zustände anerkannt werden, die von jener Affektion vollkommen zu trennen sind und das eigentliche Paradigma primärer familiärer Systemdegenerationen repräsentieren. Pathologisch-anatomisch hat das Studium der hereditären Ataxien für die Lehre der kombinierten Systemerkrankungen prinzipielle Bedeutung erlangt (Kahler und Pick); hereditätstheoretisch hat es uns die Eigentümlichkeiten degenerativer Stammbäume in klarster Weise offenbart (s. o. S. 1214 ff.); semiologisch hat es eine Reihe interessanter Fragen aufgerollt, physio-pathologisch zur Erforschung der Genese von Koordinationsstörungen wertvolles Material geliefert. In neuerer Zeit ist die Abtrennung mehr oder minder autonomer nosologischer Abarten vom typischen, klinisch und anatomisch wohlfundierten Bilde der „Friedreichschen Krankheit" postuliert worden (Marie, Dejerine-Sottas). Bevor wir jedoch auf jene näher eingehen, wollen wir uns mit der Symptomatologie und dem Verlaufe der „klassischen" Formen vertraut machen.

a) Friedreichsche Krankheit (spinale Heredoataxie).

Der Entdecker des Leidens hatte als dessen klinisches Kriterium die Störung der Bewegungsassoziation bezeichnet, die sich in sehr allmählichem Verlaufe entwickele, von der unteren auf die obere Körperhälfte übergreife, konstant auch zuletzt die Sprachorgane erfasse — dabei aber mit ungestörter Sensibilität, vollständiger Intaktheit der Sinnesorgane und cerbralen Funktionen und ohne Sphinkterenlähmungen und trophische Störungen verlaufe. Als gelegentliche Erscheinungen erwähnte er Verkrümmungen der Wirbelsäule, Schwindelgefühle und Nystagmus. — Trifft diese Charakteristik im großen ganzen auch heute noch zu, so sind doch unsere Kenntnisse von den Symptomen des Leidens wesentlich bereichert worden. Betrachten wir nun diese letzteren im einzelnen der Reihe nach.

α) Motilitätsstörungen.

Das fundamentale Symptom ist die statische und lokomotorische Inkoordination, die sich aus kaum merklichen Anfängen progressiv bis zu den höchsten Intensitätsgraden steigert und fast ausnahmslos zuerst die Beine, erst später die Arme ergreift. Die Eltern eines solchen Kindes, das gewöhnlich früh und gut gehen gelernt hat, aber mit der Zeit über Müdigkeit in den Untergliedmaßen zu klagen anfängt, bemerken, daß sein Gang nach und nach unsicher, breitbeinig, schlenkernd wird; es gesellt sich außerdem ein „Wackeln im Kreuz" dazu, wodurch das Bild von Charcots „démarche tabéto-cérébelleuse" zur vollen Ausbildung gedeiht. Mehr und mehr kommt es zur torkelnden Gangart des Schwerbetrunkenen, bis endlich der exzessive Grad der Ataxie die Fortbewegung überhaupt nicht mehr gestattet und den Patienten dauernd ins Bett bannt. Gleichzeitig mit der lokomotorischen hat sich die statische Inkoordination entwickelt: der Körper schwankt auch bei ruhigem Sitzen hin und her, jedes frei gehaltene Glied, auch der Kopf, gerät in unregelmäßige Oscillationen. Daß, wie P. Marie u. a. behaupten, das Rombergsche Symptom meistens fehle, widerspricht meinen Erfahrungen; ich habe es ausnahmslos gefunden (in ca. 35 Fällen); hier und da war die Steigerung des Schwankers freilich nicht so intensiv, wie ich es vermutet hätte. — Intentionsschütteln, nach Art desjenigen bei multipler Sklerose, ist eine nicht ganz gewöhnliche Erscheinung.

Überaus häufig sind dagegen die choreiformen Bewegungen, die jedoch an Intensität hinter den Phänomenen der infantilen, chronischen, postapoplektischen Chorea usw. fast immer zurücktreten. Bald handelt es sich um ein

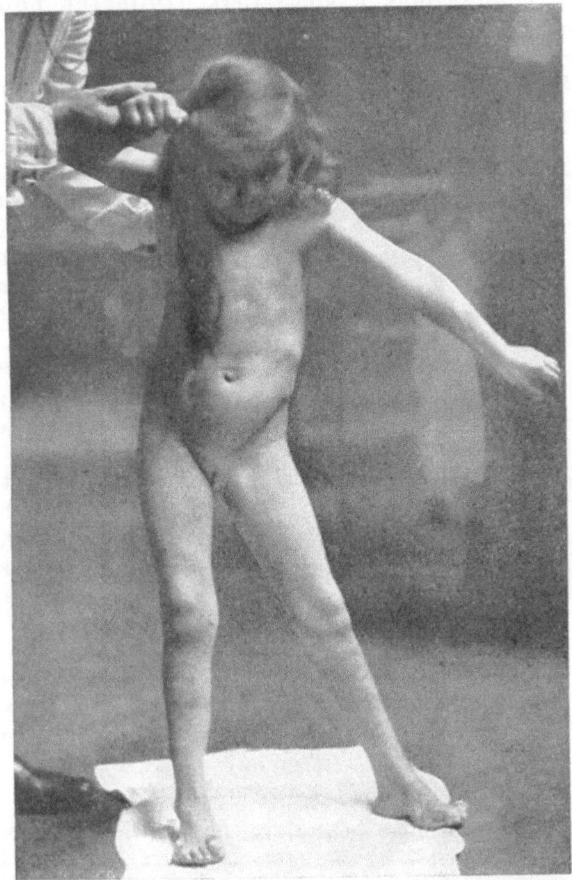

Abb. 68. Cerebellare Ataxie bei Friedreichscher Krankheit.
(Aus dem Nervenambulatorium der Universitätspoliklinik Basel.)

beständiges Spielen der Finger, bald um eine Muskelunruhe des Halses oder des Facialisgebietes. Ich konnte sie auch gelegentlich nur im oberen Augenlide konstatieren. Athetoide Bewegungen beschrieb Chauffard.

Muskellähmungen an den Extremitäten werden als Seltenheiten veröffentlicht (Soca, Dreschfeld, Musso, Hodge, Whyte, Besold, Griffith, Bramwell); ich möchte bezweifeln, daß es sich dabei immer um unkomplizierte Fälle Friedreichscher Krankheit handelte, da ich in einer eigenen derartigen Beobachtung der Kombination mit progressiver Muskelatrophie die Schuld geben konnte. Am ehesten scheinen einerseits die Interossei der Hände, andererseits die Peronealmuskulatur von atrophischer Lähmung ergriffen werden zu können. Die Möglichkeit, daß es sich um das Korrelat neuritischer Prozesse handelt, ist zuzugeben. Solche sind (namentlich im Ischiadicus von Friedreich-Kranken) zuweilen autoptisch konstatiert worden (Friedreich, Rütimeyer, Guizzetti, Mirto, Bonnus, Mackay usw.). —

Sprachstörungen fehlen in fortgeschrittenen Fällen fast nie. Die Worte werden langsam, schwerfällig, oft leicht skandierend und explosiv vorgebracht; zögernde, häsitierende Sprache. Zuweilen wurde ein häufiges Umschlagen in Fistelstimme („Bitonalität") konstatiert (Dejerine-Thomas, Bing). Artikulationsstörungen beim Aussprechen bestimmter Buchstaben (L, K, V, I) hebt Soca hervor.

Unter den okulären Symptomen nimmt der Nystagmus durch seine große Konstanz die erste Stelle ein. In den Frühstadien der Krankheit fehlt er allerdings meistens; gewöhnlich erscheint er nach 3—5jährigem Bestande, zuweilen erst später, nur sehr seltene Fälle lassen ihn ganz vermissen. Es handelt sich fast nie um einen statischen, also auch in der Ruhe vorhandenen, sondern in der Regel um einen dynamischen Nystagmus horizontalis, der durch das Seitwärtsblicken ausgelöst wird. Nach Rouffinet sollen die einzelnen Bulbusoscillationen ausgiebiger, aber weniger zahlreich sein als beim Nystagmus der Sclérose en plaques. — Augenmuskellähmungen sind äußerst selten (Erlenmeyer, Gowers, Mendel, Ormerod, Bäumlin).

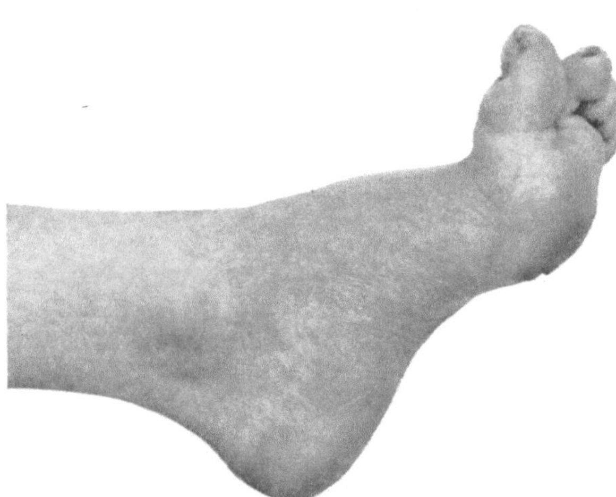

Abb. 69.   „Friedreichscher Fuß".
(Beobachtung aus der Basler medizinischen Klinik.)

β) Reflexanomalien.

Die Sehnenreflexe und Knochenreflexe sind in den frühen Stadien abgeschwächt, um bald vollständig zu verschwinden. Zuerst kommt es zur Areflexie der unteren Extremitäten, an den oberen erlöschen die Reflexe gewöhnlich erst einige Jahre später. In fast allen Fällen ist das Babinskische Fußsohlenphänomen typisch ausgesprochen, gelegentlich kann man eine träge Dorsalflexion des Hallux auch nach Oppenheim auslösen (Bestreichen der inneren Unterschenkelpartie). Im übrigen sind die Hautreflexe ebenso ungestört wie die Schleimhautreflexe. Dasselbe gilt von den Pupillenphänomenen.

γ) Difformitäten.

Bei der Friedreichschen Krankheit gelangt in der überwiegenden Mehrzahl der Fälle schon frühzeitig die eigenartige Verunstaltung des Fußes zur Entwicklung, die Abb. 69 demonstrieren soll. Der Fußrücken wölbt sich stark, so daß es zur Bildung eines kurzen und gedrungenen Hohlfußes kommt; die Zehen, namentlich aber die Großzehe, werden dauernd in ihren Metatarsophalangealgelenken flektiert gehalten, die Extensorensehnen des Hallux machen den Eindruck einer beträchtlichen Verkürzung und springen stark auf dem Dorsum vor; endlich nimmt der Fuß eine mehr oder minder starke Equinusstellung an. Neben diesem typischen Verhalten kommen auch weniger ausgeprägte Formen des „Friedreich-Fußes" vor, die von Soca einzeln beschrieben worden sind, deren Schilderung hier aber füglich übergangen werden kann. — Interessant ist die Frage nach der Entstehungsweise dieser Difformität, bei der verschiedene Faktoren mitzuwirken scheinen. Besold hat auf die „Balancement"-Wirkung hingewiesen, auf die fortwährende Kontraktion einerseits der Mm. tibialis anticus und posticus, andererseits der Waden- und Fußsohlenmuskulatur beim ataktischen Gange. Was die Dorsalkontraktur der Großzehe anbelangt, so kommt sie auch bei Hemiplegien, spastischer Paraplegie usw. zustande und wird von Cestan, Collier, Homburger dadurch erklärt, daß der durch ständige Fußsohlenreizung beim Gehen und Stehen immer wieder ausgelöste Babinski-Reflex nach und nach zu einer Dauerverkürzung geführt hat. Damit stimmt Schönborns Angabe gut überein, daß seine Friedreich-Patienten in der Regel beim Stehen und Gehen die Dorsalflexion in stärkerem Grade zeigten als bei ruhiger Rückenlage. Die Dorsalflexion kann sogar, nachdem der Patient dauernd bettlägerig geworden, wieder vollständig verschwinden (Bing); Hohlfuß und Spitzfuß bleiben dagegen auch dann bestehen, wobei nach Edinger der Bettdeckendruck mitwirken soll.

Außerdem kommt in den meisten Fällen mit der Zeit eine mehr oder weniger ausgeprägte Verkrümmung der Wirbelsäule zustande; es ist hauptsächlich eine Skoliose, die aber oft mit Kyphose, seltener mit Lordose einhergeht. Eine befriedigende Erklärung dieser Erscheinung ist bis jetzt nicht geliefert worden. Nach Hanhart handelt es sich wahrscheinlich um das Resultat von partiellen einseitigen Hypertonien der segmentären Muskulatur; van Bogaert hat gezeigt, daß in denselben Sippen, neben vollentwickelter Friedreichscher Krankheit auch „essentielle hereditäre Spätskoliose" auftreten kann. — Unklar ist auch der Entstehungsmodus einer Handdifformität, die als Seltenheit von Friedreich beschrieben worden ist und in einem unserer Fälle angedeutet war (dauernde Hyperextension und Dorsalflexion des Daumens).

δ) Sensibilitäts- und sensorische Störungen

Es handelt sich im Gegensatz zu den meisten der bisher namhaft gemachten Symptome um seltenere Züge im Bilde der Friedreichschen Krankheit; doch taxiert Singer die Fälle mit Sensibilitätsstörungen immerhin auf 35%. Abstumpfungen der Hautsensibilität kommen meistens erst in den spätesten Stadien vor; in einem Falle konnte ich ihr erstmaliges Auftreten nach 37 jährigem Bestande des Leidens verfolgen. Sie finden sich hauptsächlich an den Füßen und lassen keine so deutliche radikuläre Verteilung erkennen, wie die tabischen Anästhesien. Der Muskelsinn und die Vibrationsempfindung können schon früher leiden, bleiben aber in den meisten Fällen ebenso lange intakt. Bei dem oben erwähnten Patienten stellte sich erst mit der Oberflächenhypästhesie der Füße eine Herabsetzung der Stereoästhesie an der rechten Hand ein; Ähnliches sah Oppenheim. — Lanzinierende Schmerzen sind von Bonnus und Charcot als Rarissimum mitgeteilt worden, Parästhesien in den Armen von Friedreich, schmerzhafte Wadenkrämpfe von Bramwell und Bing, migräneartige Kopfschmerzen erwähnt Marie. — Das Sehen ist normal, der Augenhintergrund zeigt keine Veränderungen, Gehör, Geruch und Geschmack sind ungestört; dagegen klagen manche Patienten über Anfälle von Schwindel (echtem, systematischem Drehschwindel), oder dann über einen dauernden Status vertiginosus geringerer Intensität.

ε) Störungen vegetativer Funktionen.

Angaben über solche tauchen nur ganz episodisch in den Krankengeschichten Friedreichscher Ataxien auf. Schultze erwähnt profuse Salivation, Friedreich Polyurie und Hyperidrosis, Friedenreich Ödeme, Bert Diabetes, Fürstner Dyspnoe, Oppenheim sakkadiertes Atmen, Marie Schluckstörungen, Soca verspäteten Eintritt der Menses. Die Sphinkteren funktionieren so gut wie immer richtig, höchstens können leichtere Grade von Urininkontinenz (Marie, Oppenheim) vorliegen. Impotenz wird nach Soca stets vermißt.

ζ) Psychische Störungen.

Auch hier handelt es sich um seltene Vorkommnisse. Kombination mit Idiotie teilte Pick und Nolan mit; eine von uns studierte Patientin war hochgradig imbecill, dabei bösartig, impulsiv und koprolalisch. Ein leichtes Minus von intellektueller Entwicklung kommt häufiger vor, meistens aber kontrastiert die durchaus normale Intelligenz solcher Patienten mit dem schwachsinnigen Eindrucke, den sie a prima vista infolge ihrer lallenden Sprache und ihres oft äußerst stumpfen Gesichtsausdruckes hervorrufen.

In bezug auf **Verlauf und Prognose** bleibt uns noch zu erwähnen, daß der Beginn des Leidens in der großen Majorität der Fälle, entsprechend den Feststellungen von Blocq, zwischen das 6. und das 15. Lebensjahr fällt. Ein früherer Beginn (3, 4 Jahre) ist jedoch nicht gerade selten, ebensowenig Fälle, die zwischen 15 und 20 Jahren ihre ersten Erscheinungen machen. Ungewöhnlich sind dagegen die „Spätformen" des Leidens, die Bonnus monographisch bearbeitet hat und bei denen die initialen Symptome ins dritte Lebensjahrzehnt fallen. — Was die Reihenfolge der Krankheitserscheinungen anbelangt, so wird sie durch die Ataxie der Beine und die Halluxhyperextension eröffnet; bald pflegen dann die Patellarreflexe zu schwinden. Die Sprachstörung (die in einem Falle Ed. Müllers sogar das erste Krankheitssymptom darstellte) läßt gewöhnlich nicht lange auf sich warten, ebensowenig das Befallenwerden der Arme, während der Nystagmus etwas länger ausbleibt. Immerhin ist 5—6 Jahre nach dem Beginne das Krankheitsbild schon meistens in typischer Weise ausgeprägt. Die weitere Progression geschieht dann in der Regel viel langsamer, so daß die Patienten noch 3—4 Jahrzehnte leben können, bis ein interkurrierendes Leiden (gewöhnlich Bronchopneumonie) den Exitus herbeiführt; Sepsis infolge eines Decubitus kann ebenfalls Todesursache sein. Remissionen kommen selten vor; häufiger sprungweise Verschlimmerungen im Anschluß an interkurrierende akute Affektionen.

Im Jahre 1893 hatte Senator auf einige Fälle hereditärer Ataxie hingewiesen, bei denen, neben der spinalen Läsion, die wir weiter unten besprechen werden, auch Kleinhirnatrophie vorlag; Senator hielt darum die Rückenmarksveränderungen der Friedreichschen Krankheit für lediglich sekundärer Natur: Das Cerebellum sei der essentielle Angriffspunkt des Leidens. Schultze widerlegte die Allgemeingültigkeit dieses Satzes, indem er zeigte, daß die überwiegende Mehrzahl der Friedreich-Kranken unveränderte Kleinhirne aufweist; wo nicht, so habe man es nur mit Atypien zu tun. Im gleichen Jahre versuchte nun P. Marie aus diesen Atypien ein Krankheitsbild zu konstruieren, dem er den Namen „Hérédo-ataxie cérébelleuse" gab, und das sowohl anatomisch als klinisch von der Friedreichschen Krankheit abzutrennen sei. — Hier seien zunächst nur die klinischen Kriterien, die Marie für die cerebellare Heredoataxie vindiziert, wiedergegeben.

b) Cerebellare Heredoataxie (P. Marie).

Nach seiner Beschreibung handelt es sich in den ausgesprochenen Fällen um ein Leiden, das nach dem 20. Lebensjahre mit einer allmählich sich einstellenden und progressiv zunehmenden Unsicherheit im Gehen und Stehen einsetzt; zuweilen aber mit Schmerzen, manchmal lanzinierender Natur, im Kreuz oder den Unterextremitäten. Nach 1—3 Jahren ergreift die Ataxie auch die Arme, während ungefähr gleichzeitig Sprach- und Sehstörungen sich bemerkbar machen. Man konstatiert Opticusatrophie und Gesichtsfeldeinengung, oft auch reflektorische Pupillenstarre. Die Patellarreflexe sind gesteigert oder zumindest von normaler Lebhaftigkeit. Manchmal bestehen auch sonstige spastische Erscheinungen, z. B. Fußklonus. Oft beobachtet man eine gewisse geistige Schwäche. Nystagmus und Sprachstörung entwickeln sich wie bei der spinalen hereditären Ataxie, dagegen fehlen die für letztere so charakteristischen Deformitäten von Fuß und Wirbelsäule. Es finden sich ziemlich häufig Sensibilitätsstörungen, seltener Schluck- und Blasenstörungen; zuweilen besteht Hypertonie der Muskulatur, zuweilen choreiforme Bewegungen und Intentionstremor.

Es läge demnach ein allerdings von dem Friedreichschen in vielen wesentlichen Punkten differierender Symptomenkomplex vor, der eine scharfe Abtrennung der durch die Koordinationsstörungen und das familiäre Auftreten ähnlichen Affektionen gerechtfertigt erscheinen ließe. Aber es hat sich gezeigt, daß unbedingt stichhaltige Gründe einer konsequenten Sonderung dieser beiden Formen sich entgegenstellen. Über die anatomischen Gründe und die daraus zu ziehenden Konsequenzen reden wir weiter unten (S. 1227). In klinischer Hinsicht aber wissen wir jetzt, daß der Mariesche Typus der hereditären Ataxie ebenso häufig in der Kindheit auftreten kann, wie der Friedreichsche im Mannesalter (Variot, Bonniot u. a.), daß er intakte Sensibilität und intakte Sehnerven aufweisen kann, daß sich Skoliose und Hohlfuß mit Dorsalkontraktur des Hallux hier und da finden, daß das Argyll Robertsonsche Symptom sogar meistens fehlt usw. Die Steigerung der Reflexe hat sich noch am besten als klinisches Kriterium gehalten; aber mit der Beobachtung, daß die anfangs abnorm lebhaften Patellaren im Verlaufe der Affektion erlöschen können, mußte diese letzte Position fallen. Auch sind hereditärataktische Geschwisterpaare, die bei sonst identischem Bilde ein abweichendes Verhalten der Sehnenreflexe zeigen, gar nicht selten (Flatau, Bauer-Gy, Raymond, Ferrier-Chassin, Wutscher usw.). Man ist also nicht einmal mehr berechtigt, mit Freud die cerebellare Heredoataxie als das „spastische Gegenstück der Friedreichschen Krankheit" zu bezeichnen. — Indem wir unseren ferneren Ausführungen vorwegnehmen, daß auch anatomisch die Scheidung unmöglich ist, können wir die „cerebellare Heredoataxie" nur als eine relativ charakteristische und häufige Abart der Friedreichschen Krankheit anerkennen.

Viel weiter entfernt sich von beiden Formen die folgende, die man als neurale Heredoataxie bezeichnen könnte, für die wir aber den von den Entdeckern angewandten Namen beibehalten wollen.

c) Infantile progressiv-hypertrophische Neuritis (Dejerine-Sottas).

Als „eine besondere Form Friedreichscher Krankheit mit Muskelatrophie und Sensibilitätsstörungen" hatte 1890 Dejerine Fälle beschrieben, auf die jene Bezeichnung allerdings gut zu passen schien, und die überdies Berührungspunkte mit dem Bilde von Maries einige Jahre später aufgestellter Hérédo-ataxie cérébelleuse aufwiesen. Es handelte sich um zwei Geschwister, die, in der Kindheit erkrankt, beide ein Alter von 45 Jahren erreichten. Sie wiesen folgende Symptome auf: Starke Ataxie aller vier Gliedmaßen; Areflexie; Pes equinovarus excavatus; Kyphoskoliose; Nystagmus — soweit also Kriterien Friedreichscher Krankheit. Daneben aber: Reflektorische Pupillenstarre, psychische Abnormitäten, starke Sensibilitätsstörungen und starke Muskelatrophien an den peripheren Extremitätenabschnitten, lanzinierende Schmerzen. Als aber drei Jahre später Dejerine und sein Schüler Sottas eine palpatorisch festzustellende kolossale Hypertrophie der peripheren Nervenstämme an diesen Patienten wahrnahmen — wir werden weiter unten auf die autoptische Bestätigung dieses Befundes durch Dejerine und Thomas noch eingehen —, mußten sie auf Grund dieses bei heredofamiliären

Leiden ganz fremdartigen Phänomens die Trennung der Affektion von der **Friedreich**schen Krankheit vornehmen und bezeichneten sie als „**Névrite interstitielle hypertrophique et progressive de l'enfance**". — Seitdem sind nur wenig neue Fälle dieses Leidens mitgeteilt worden (**Rossolymo, Thomas, Brasch**). Nach v. **Strümpell** handle es sich um eine Kombination von **Friedreich**scher Krankheit und neuraler progressiver Muskelatrophie — eine Ansicht, die sich auf Grund des anatomischen Befundes (s. u.) als unhaltbar erweist. — Neuerdings sind auch von **Marie, Boveri** und **Hoffmann** Beobachtungen von hypertrophisch-progressiver Neuritis beschrieben worden, die nicht zu den familiären Ataxien gerechnet werden können, da Koordinationsstörungen entweder ganz fehlten oder jedenfalls in den Hintergrund traten. Sektionsbefunde von solchen Fällen (man hat sie als den „**Marie**schen Typus der hypertrophischen Neuritis bezeichnet) liegen bis jetzt noch nicht vor.

Pathologische Anatomie und Physiologie. **Friedreich** hatte an Hand seiner drei ersten Obduktionen lediglich eine degenerative Atrophie der Hinterstränge als die der hereditären Ataxie zugrunde liegende Läsion bezeichnet. **Schultze** wies dann nach, daß auch die **Clarke**schen Säulen, die Kleinhirnseitenstrangbahnen, die Pyramidenseitenstrangbahnen entarten. In den Hintersträngen ist die Sklerose der medialen Partien am intensivsten. Außerdem können zuweilen die **Gowers**schen Bahnen (Tractus spinocerebellares anteriores) ergriffen sein (**Mackay, Pitt, Rütimeyer, Mirto, Guizzetti, Bonnus, Bing**), evtl. auch die Pyramidenvorderstrangbahnen (**Friedreich-Schultze, Smith, Pitt, Bonnus, Mackay, Philippe-Oberthür**). Ein wichtiger Befund ist ferner die ganz eklatante Dünne und Schmächtigkeit des Rückenmarkes bei **Friedreich**-Kranken. Bei keiner sonstigen Rückenmarkskrankheit wird ähnliches beobachtet, auch die Dauer des Leidens spielt gar keine Rolle, es kann sich somit nicht um Atrophie, muß sich vielmehr um **Hypoplasie** handeln. Darum sind schon **Friedreich** und **Schultze** zur Überzeugung gekommen, die Strangdegenerationen der hereditären Ataxie möchten die Folge einer Entwicklungshemmung des Rückenmarkes sein. (Bestätigt wird diese Annahme durch den relativ häufigen Befund von sonstigen kongenitalen Rückenmarksanomalien, s. o. S. 1219). In einem Falle konnte ich durch genaue Messungen auf dem Querschnitte nachweisen, daß das „entwicklungsgeschichtliche Manko" so gut wie ausschließlich auf Rechnung der weißen Substanz fiel. — Im Sinne der **Edinger**schen Ersatztheorie ist, neben dem letzterwähnten Punkte, darauf hinzuweisen, daß die bei **Friedreich**scher Krankheit degenerierenden Bahnen gerade die längsten Systeme der Medulla spinalis sind, diejenigen also, deren Ursprungszellen die beträchtlichsten trophischen Aufgaben zu erfüllen haben. Ferner ist die Entartung der Pyramidenbahnen unten, diejenige der aufsteigenden Faserkomplexe oben am stärksten: Die Intensität des Zerfalles nimmt mit der Entfernung vom trophischen Zentrum zu. — Ausnahmsweise sieht man freilich die typischen kombinierten Strang-

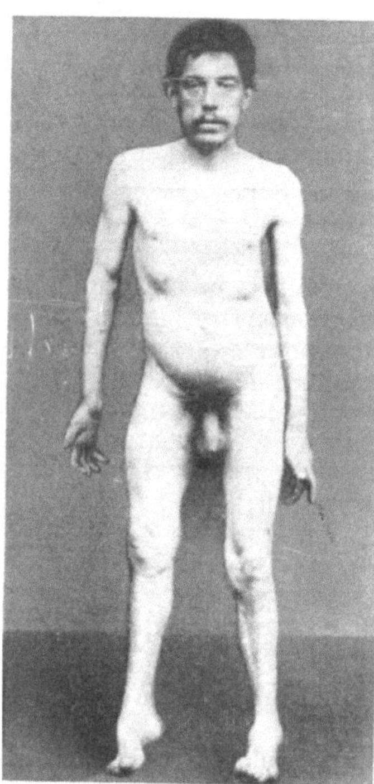

Abb. 70.   „Névrite interstitielle hypertrophique et progressive de l'enfance".
(Nach **Dejerine** und **Thomas**.)

sklerosen in einem wohlgebildeten, keineswegs hypoplastischen Rückenmarke sich entwickeln (**Ed. Müller**). — In den sklerotischen Hintersträngen stößt man auf ein eigenartiges Verhalten der Glia, eine gerade bei **Friedreich**scher Krankheit besonders ausgeprägte Form der reparatorischen Sklerose; es handelt sich um merkwürdige, in der Transversalebene des Rückenmarkes verlaufende Faserwirbel („Tourbillons") — **Dejerine-Letulle, Thomas, Ed. Müller, Mingazzini, Perusini, Bing** u. a.

Als das Substrat der „**Hérédo-ataxie cérébelleuse**" hatte **Marie** eine Hypoplasie und histologische Alteration des Kleinhirns bezeichnet, dabei sei das Rückenmark jedoch an Größe und Textur normal. So lagen die Dinge beim Falle **Frasers**, dessen Sektionsbefund **Marie** damals bekannt war; so auch in einem seither von **Holmes** veröffentlichten. Nun haben aber **Nonne** und **Miura** Fälle veröffentlicht, in denen Kleinhirn und Rückenmark hypoplastisch, sonst aber ohne Anomalien waren; bei einem zweiten Falle **Nonnes** (dem Bruder seines ersten Patienten) war das Rückenmark auch an Größe normal. Beide

Organe waren dagegen sowohl hypoplastisch, als auch histologisch abnorm in den Fällen
Menzels, Vincelet-Svitalskis, Barkers, Raymond-Lhermittes, Meyers. In
einem derjenigen Fälle, die Marie zu seinen „Observations fondamentales" rechnete, far den
Thomas und Roux sogar einen negativen Kleinhirnbefund mit Hypoplasie und
systematischer Degeneration des Rückenmarks; letztere hatte, abgesehen von der Intaktheit der Pyramidenbahnen, die für Friedreichsche Krankheit typische Verteilung,
zeichnete sich aber noch durch die relativ geringe Beteiligung der Hinterstränge aus! —
Als Gegenstück ist eine meiner Beobachtungen anzuführen: Klinisch kein einziges der
für den Marieschen Typus charakteristisch sein sollenden Symptome; anatomisch
die hochgradigsten Kleinhirnveränderungen, die jemals bei Hereditärataktischen konstatiert worden sind [Reduktion des Kleinhirngewichts von der Normzahl 145,2 g auf 43,2 g! [(s. Abb. 72 u. 73)]; daneben die typischen spinalen Friedreich-
Läsionen. Unter gleichmäßiger Berücksichtigung der klinischen und anatomischen Tatsachen habe ich jenen Fall als „spino-cerebellare Heredoataxie" bezeichnet; dasselbe
Epitheton kann auf Beobachtungen von Stelzner und Perrero angewandt werden, welche
mit der meinigen beweisen, daß nicht nur klinisch, sondern auch anatomisch der Übergang zwischen spinaler und cerebellarer Heredoataxie ein ganz unmerklicher,

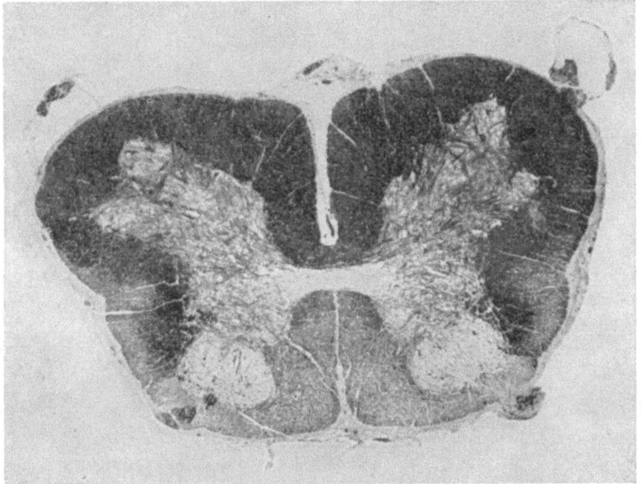

Abb. 71.   Rückenmarksveränderungen bei Friedreichscher Krankheit.
Färbung nach Weigert-Pál. (Eigenes Präparat.)

die strikte Abgrenzung unmöglich ist. Dieser Ansicht schließen sich auch Seiffer,
Mingazzini, Breton-Painblan, Holmes, Nonne, Higier u. a. an.
Auf sehr große Schwierigkeiten stoßen wir, sobald wir versuchen, die klinischen Erscheinungen der spinalen und cerebellaren Heredoataxien auf die vorgefundenen anatomischen Läsionen zurückzuführen, auch wenn wir von denjenigen Symptomen absehen,
für welche die bisherigen Autopsien ein in Betracht kommendes Substrat noch nicht aufgedeckt haben (Nystagmus, Sprachstörungen, choreatische Unruhe usw.). — Das Symptom
der cerebellaren Inkoordination läßt sich allerdings auch bei den Fällen mit anatomischer
Intaktheit des Kleinhirns aus dem Untergange der Tractus spino cerebellares durchaus
befriedigend erklären; ist es doch mir und anderen gelungen, im Tierversuche durch Zerstörung jener Bahnen eine typische Kleinhirnataxie hervorzurufen, wie im Abschnitt
„Allgemeine Symptomatologie der Gehirnkrankheiten" nachzulesen ist. Es ist ferner
nachgewiesen worden (Bing), daß man denselben ataktischen Symptomenkomplex
nach Belieben entweder durch Läsion der Kleinhirnbahnen im Rückenmarke oder
durch Zerstörung ihrer Endigungsstätte im Vermis cerebelli („spinocerebellare Endi-
gungszone") hervorzurufen vermag. Diese Erkenntnis überbrückt auch physiologisch
die klinisch wie anatomisch bereits verwischte Grenze zwischen Friedreichschem
und Marieschem Typus. Ein Teil der ataktischen Phänomene ist bei der spinalen
Heredoataxie gewiß auch auf die Alteration von Neuronen des Hinterwurzelsystems bzw.
der Hinterstränge zu beziehen. Dem Ausfalle von Hinterwurzelfasern scheint auch die

Hypo- bzw. Areflexie der Friedreich-Patienten zu entspringen. Bei „Hérédo-ataxie cérébelleuse" darf (wie unter anderen die obenerwähnte Beobachtung von Thomas und Roux beweist) das Vorhandensein oder sogar die Steigerung der Patellarreflexe nicht ohne weiteres als Zeichen der Intaktheit der spinalen Hinterwurzelsysteme aufgefaßt werden; ist es doch auch möglich, daß diese letzteren tatsächlich entartet sind — aber nur in mäßigem Grade, so daß die Reflexe nicht erlöschen, ja unter Umständen sogar die reflexsteigernde Wirkung eines gleichzeitigen Pyramidenausfalles die Oberhand gewinnt. -- Was aber

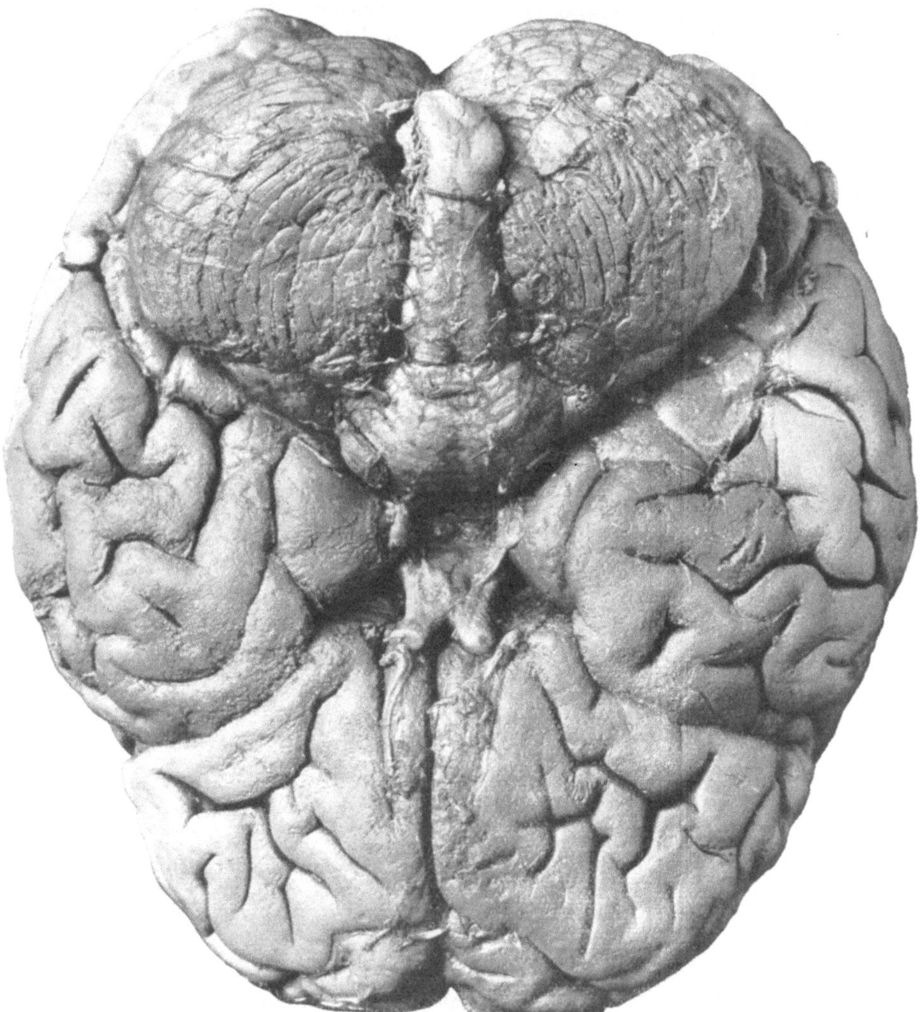

Abb. 72. Normalgehirn eines 40jährigen Mannes. (Eigenes Präparat.)

äußerst paradox erscheint, ist das fast stets vorhandene, oft sogar exzessive Mißverhältnis zwischen den Hinterstrangdegenerationen und den sensiblen Ausfallserscheinungen, die gleich Null oder jedenfalls sehr gering zu sein pflegen. Ed. Müller neigt zur Annahme, daß in den bei Markscheidenfärbungen schwer erkrankt erscheinenden Hinterstrangpartien sehr zahlreiche leitungsfähige nackte Achsenzylinder oder gar isolierte Fibrillen noch erhalten seien. Nun haben aber Dejerine und Thomas mit Hilfe der Ramón y Cajalschen Fibrillenfärbung die Haltlosigkeit dieser Hypothese erwiesen. Bei einer Patientin, die keine Sensibilitätsstörungen dargeboten, konstatierten sie auch mit elektiver Fibrillenfärbung einen Schwund der Achsenzylinder in den Hintersträngen, der im Funiculus gracilis so gut wie total war. Die in die Hinterhörner einstrahlenden hinteren Wurzelfasern zeigten dagegen zwar atrophische, aber größtenteils erhaltene Achsenzylinder. Es scheinen sich also bei Systemerkrankungen, welche den jugendlichen Organismus befallen, nervöse Leitungsbahnen zu organisieren, die auf dem Umwege durch die graue Substanz den Ausfall der Hinterstränge (speziell ihres Gollschen, aus dem Lumbalmarke stammenden Anteiles) zu kompensieren vermögen. — Die Pyramidenentartung aber gibt sich, auch wo sie durch die Sklerose der Hinterstränge „übertönt" ist

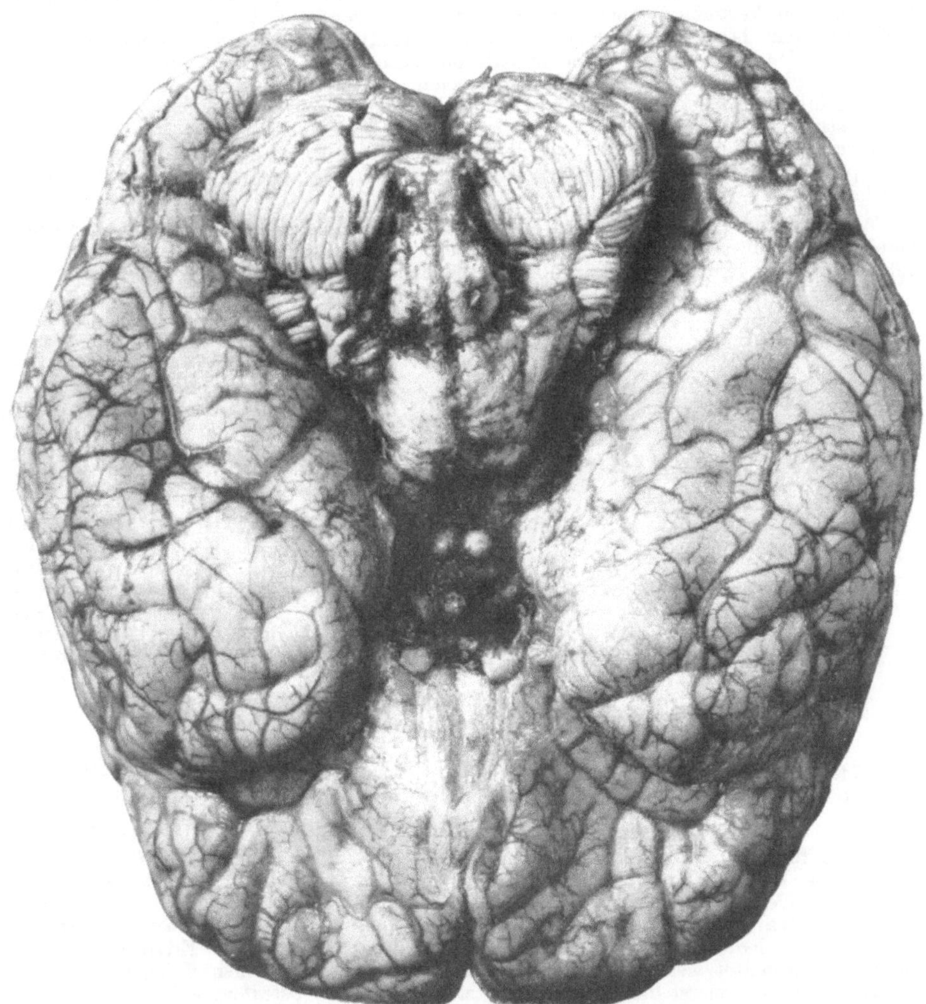

Abb. 73. Gehirn eines 40jährigen Mannes mit spino-cerebellarer Heredo-Ataxie.
(Eigenes Präparat.)

klinisch immerhin durch den Babinskischen, evtl. auch durch den Oppenheimschen Reflex kund; der Mangel an Paresen kann für die Richtigkeit der Rothmannschen Anschauungen von der Ersetzbarkeit der motorischen Pyramidenfunktionen durch andere Neurone (Monakowsche Bündel usw.) ins Feld geführt werden. — Über die Entstehungsweise des „Friedreichschen Fußes" wurde bereits oben (S. 1223) gesprochen.

Die pathologisch-anatomische Grundlage der Dejerine-Sottasschen Neuritis ist eine höchst eigenartige: Im Rückenmarke fand sich eine systematische Entartung der Hinterstränge vor, in einer sich den Verhältnissen bei Tabes durchaus annähernden Topographie (s. Abb. 74); die von Atrophie befallenen Muskeln boten die für sekundäre

Degeneration charakteristischen Veränderungen dar — die Veränderungen in den peripheren Nerven dagegen ein durchaus ungewöhnliches Bild. Neben der parenchymatösen Entartung eines großen Prozentsatzes ihrer Fasern fand sich eine gewaltige Vermehrung des feineren und gröberen Bindegewebes vor, das in mächtigen zirkulären Wucherungen die erhaltenen oder zugrunde gegangenen Neurone umhüllte. Makroskopisch waren die Nervenstämme infolgedessen bis auf das Doppelte des Normalen verdickt, was besonders der Cauda equina ein sehr eigenartiges Aussehen verlieh. Das Zurückführen der klinischen Eigentümlichkeiten dieser familiären Ataxieform (Muskelatrophien und Hautanästhesien von neuralem Verteilungstypus, lanzinierende Schmerzen) auf das anatomische Substrat stößt auf keine besonderen Schwierigkeiten. Dejerine und Thomas halten nach einer Diskussion der Frage, ob die parenchymatösen Läsionen an den Nervenstämmen oder die interstitiellen als das Primäre aufzufassen seien, eine Koordination beider Prozesse für wahrscheinlich. Da bei dem anatomisch nahestehenden „neuralen Typus der progressiven Muskelatrophie" (s. o. S. 1205) auch in den ältesten Fällen keine derartige Bindegewebswucherung vorgefunden wurde, möchte ich bei der Dejerine-Sottasschen Affektion eine spezielle angeborene Disposition des interstitiellen Gewebes zu perversem Wachstum annehmen.

Ätiologie und Pathogenese. Das Wichtigste ist im allgemeinen Teile dieses Kapitels bereits eingehend erörtert worden. Hier müssen nur noch wenige Punkte spezieller hervorgehoben werden. Zunächst die auffällig große Bedeutung, die gerade bei den hereditären Ataxien dem blastophthorischen Momente des elterlichen Alkoholismus zuzukommen scheint. Friedreich, Rütimeyer, Sainsbury, Bonnus, Ormerod, Fraser, Smith, Seiffer, Vizioli, Klippel-Durante, Clarke, Lunz, De strée, Griffith, Cohn, Bäumlin, Kollarits, Flatau, Bing und viele andere haben in ihren Fällen diese Ätiologie gefunden. In manchen derselben findet man die Angabe, daß die erkrankten Kinder vom Vater im Rausche gezeugt worden seien. In zweiter Linie muß die Konsanguinität von Vater und Mutter hervorgehoben werden (Jendrássik, Kollarits, Bing, Cassirer, Londe, Bäumlin).

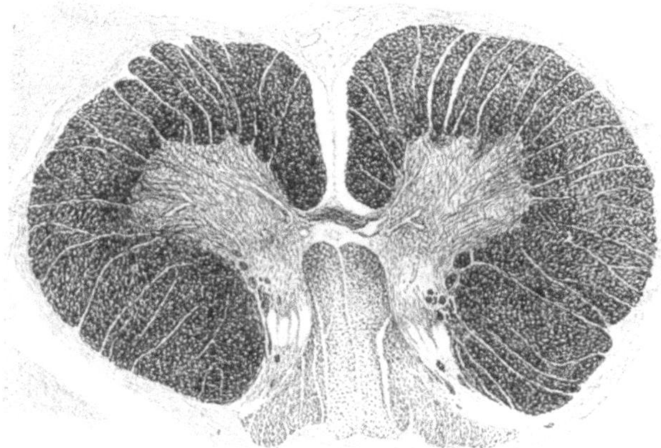

Abb. 74.   Infantile progressive hypertrophische Neuritis. Rückenmarksbefund. (Nach Dejerine u. Thomas.)

— Als veranlassendes Moment für den Ausbruch des Leidens finden wir außerordentlich häufig das Überstehen einer erschöpfenden Krankheit verzeichnet: Variola, Typhus, Scarlatina, Morbilli, Pneumonie, Pertussis, Meningitis, Influenza (Musso, Vizioli, Rütimeyer, Ormerod, Wagner, Starr, Friedreich, Whyte, Lunz, Besold, Rosenbaum, Hirschl, Cohn, Burr, Fornario u. a.). Dieser Faktor kann im Sinne der Edingerschen Ersatztheorie gedeutet werden; ebenso die Tatsache, daß die seltenen Fälle, in denen die hereditäre Ataxie zuerst die Arme ergriff, z. T. Patienten betrafen, welche durch vieles Schreiben die oberen Extremitäten mehr in Anspruch nahmen als die unteren (Besold).

Differentialdiagnose. Die Unterscheidung der einzelnen Formen hereditärer Ataxie voneinander ist aus den obigen Ausführungen ohne weiteres ersichtlich; erinnern wir nur nochmals daran, daß zwischen dem klinischen Bilde der spinalen und demjenigen der cerebellaren Form eine Menge Übergänge bestehen, deren Zuteilung zur einen oder zur anderen Geschmackssache sein kann.

Mit der cerebellaren Heredoataxie könnte ein merkwürdiges Krankheitsbild verwechselt werden, das allerdings nicht familiär oder erblich auftritt, aber symptomatologisch jener Affektion ähnelt und das Dejerine und Thomas als „Atrophie olivo-ponto-cérébelleuse" bezeichnet haben (1900), nachdem vorher schon (1894) Arndt einen einschlägigen Fall genau studiert, aber nosologisch noch nicht isoliert hatte. Seitdem sind (durch Loew, Sträußler, Lannois und Paviot u. a.) unsere Kenntnisse über dieses in vorgerücktem Alter auftretende Leiden bereichert worden. Klinisch steht die sich allmählich einstellende „démarche ébrieuse" im Vordergrunde, an den Armen können Koordinationsstörungen fehlen, es kann aber auch Intentionstremor vorhanden sein. Die Sprache entspricht derjenigen bei Heredoataxie, ebenso der Nystagmus; die Patellarreflexe sind vorhanden oder gesteigert. — Anatomisch ist die „Atrophie olivo-ponto-cérébelleuse" durch den Schwund der Kleinhirnrinde, der bulbären Oliven und der Brückenkerne gekennzeichnet, ferner durch die totale Entartung des mittleren Kleinhirnschenkels und die partielle des Corpus restiforme, während die zentralen Kerne des Cerebellums relativ intakt sind. Es ist eine primäre, systematisch-atrophische Erkrankung ohne entzündliche Grundlage und von ganz unklarer Ätiologie.

Nach Oppenheim können sich ferner auf dem Boden der hereditären Lues Krankheitszustände entwickeln, die der Friedreichschen Krankheit nahe verwandt sind; er habe Fälle dieser Art gesehen, in denen die Unterscheidung eine unsichere war. Doch sollen die akute oder schubweise Entstehung des Leidens, das ausgesprochene Remittieren der Symptome, die Häufigkeit der Opticus- und Augenmuskelaffektionen, die spastischen Störungen, die apoplektiformen und epileptiformen Anfälle gewöhnlich eine sichere Handhabe für die Unterscheidung der Lues cerebrospinalis von der hereditären Ataxie geben. Derselbe Autor führt ferner an, daß durch cerebellare Lokalisation von Prozessen, die denjenigen der cerebralen Kinderlähmung gleichzusetzen seien, in akuter Weise ein Symptomenkomplex zustande kommen könne, der sich mit dem der Friedreichschen Krankheit und mehr noch mit dem der „Hérédo-ataxie cérébelleuse" innig berührt. — Doch dürften solche Fälle zu den exquisiten Seltenheiten gehören.

Nach dem, was wir bei Besprechung der Symptomatologie anführten, können wir es uns hier wohl versagen, auf die Differentialdiagnose der spinalen und cerebellaren Heredoataxie gegenüber der Tabes und der multiplen Sklerose näher einzugehen. Dasselbe gilt auch von der Unterscheidung der Dejerine-Sottasschen hypertrophisch-neuritischen Ataxie von der Tabes und der Charcot-Marieschen Amyotrophie.

Therapie. Dem Krankheitsprozeß selbst irgendwie beizukommen, ist uns vollkommen versagt. Um die Progression zu einer möglichst langsamen zu gestalten, ist es angezeigt, die Patienten recht bald in möglichst gute hygienische Bedingungen und unter kontinuierliche ärztliche Beaufsichtigung zu versetzen (Asylversorgung). Für ein reiches Maß körperlicher Ruhe (tägliches Luftliegen) ist auf alle Fälle Sorge zu tragen, das Maß der täglichen Bewegung sorgfältig zu dosieren. Vorsichtige Massage wird die Kräftigung der gebrauchsfähig gebliebenen Muskulatur und eine gewisse Korrektur der Fußdifformitäten anstreben. Zur Besserung der Ataxie kann in jedem Falle die Frenkel-Leydensche Kompensationstherapie (siehe unter Tabes) versucht werden; ich habe allerdings nur einmal einen augenfälligen und eine Zeitlang anhaltenden Erfolg derselben erlebt. Eine auffällige Besserung bezieht in einem Falle Söderbergh auf die von ihm vorgenommene Röntgenbehandlung. Mit der Suspensionsbehandlung will Marie eine Besserung einzelner Symptome bei Friedreich-Patienten erzielt haben; heute wird man sich kaum mehr zu einem Versuche mit dieser nicht ungefährlichen Methode entschließen. Zeitweilige Strychninkuren (für Erwachsene täglich 0,002 — 0,005 g subkutan, oder viermal pro die 5—10 Tropfen Tinct. Nucis vomicae, oder täglich 0,1 g Extr. Strychni in Pillen, z. B. in Form von Erbs Pilula tonicae) sind dagegen zu empfehlen. Was die allgemeine Pflege, die Therapie der Komplikationen, Verhütung und Behandlung des Decubitus usw. anbelangt, so gelten hier dieselben Grundsätze wie überhaupt bei chronischen organischen Erkrankungen der Nervenzentren.

3. Hereditär-familiäre spastische Symptomenkomplexe.

Die hierher gehörigen Krankheitsbilder haben als gemeinsames Kriterium neben der Heredofamiliarität das im Vordergrunde des klinischen Aspektes stehende spastische Syndrom, also die dem Ausfalle der Pyramidenfunktion

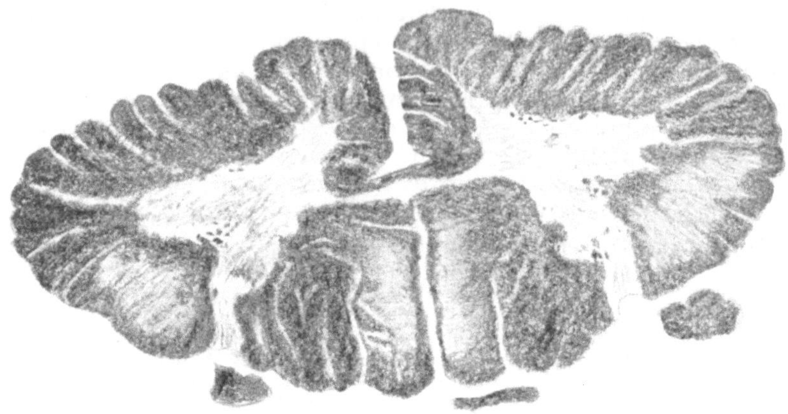

Abb. 75. Rückenmarksbefund bei familiärer spastischer Spinalparalyse. (Nach Kollarits.)

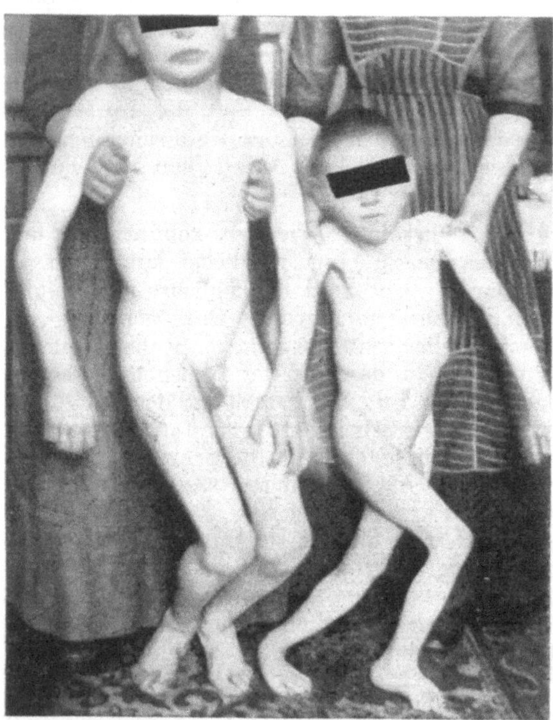

Abb. 76. Familiärer spastischer Symptomenkomplex.
(Univ.-Poliklinik Basel, Nervenambulatorium.)

entsprechende Symptomgruppierung, die an einer anderen Stelle dieses Handbuches eine eingehende Besprechung erfahren hat. Im übrigen aber herrscht eine außerordentlich große Mannigfaltigkeit hinsichtlich der weiteren pathologischen Phänomene.

Die klinisch einfachste Form derartiger Affektionen stellen die **reinen spastischen Spinalparalysen** dar. Hierher gehören die Beobachtungen von Strümpell, Jendrássik, Erb, Melotti-Cantalamessa, Lorrain, Souques, Hochhaus, Voß, Jones und Bischoff. Man darf jedoch nur vom klinischen Gesichtspunkte aus diese Formen als „rein" bezeichnen; denn anatomisch fand sich in den wenigen zur Autopsie gelangten Fällen stets ein Mitergriffensein der Gollschen Stränge, evtl. auch der Kleinhirnseitenstrangbahnen, vor (Sektionsbefunde von Kollarits, Strümpell, Bischoff, Newmark, Lorrain und Deléarde-Minet). Unsere Abb. 75 veranschaulicht diese Tatsache.

In Beobachtungen von Koshewnikoff, Krafft-Ebing, Bernhardt, Tooth, Přibram und Ballet-Rose gesellen sich der Paraplegie **einzelne cerebrale Symptome** hinzu, wie Sprachstörungen, Schlingstörungen, Augenmuskelinsuffizienzen, Nystagmus, Grimassieren, Sialorrhöe, Intelligenzdefekte. Ursprünglich wurden bei einigen dieser Fälle (Bernhardt, Krafft-Ebing) andere Diagnosen gestellt — z. B. multiple Sklerose, Hydromyelie, aber in bezug auf ihre Zugehörigkeit zu den heredofamiliären Systemerkrankungen besteht jetzt wohl völlige Übereinstimmung. Hierher gehört auch unser auf Abb. 76 wiedergegebenes Brüderpaar.

Als unzweifelhafte **cerebrale Diplegien** müssen jedoch die Fälle von Freud, Higier, Pelizaeus und Merzbacher bezeichnet werden, bei denen Gehirnsymptome (wie Opticusatrophie, Nystagmus, Strabismus, Bradylalie, Schwachsinn usw.) eine hervorragende Rolle spielen. Die von den beiden letztgenannten Autoren beschriebenen Fälle stellten sich in jüngster Zeit als von gemeinsamer Abstammung heraus (eine Überraschung, welche man bei heredofamiliären Leiden gelegentlich erleben kann!) und qualifizieren sich sowohl in klinischer als in pathologisch-anatomischer Hinsicht als eine relativ autonome und wohlcharakterisierte Erkrankung. Sie kam an sämtlichen 12 befallenen Familiengliedern in den ersten Lebensmonaten zur Entwicklung; zunächst handelte es sich um Kopftremor und Nystagmus, dann um Ataxie der Gliedmaßen (namentlich der unteren), schließlich um höchstgradige spastische Lähmungen der Beine und Kontrakturen. Dabei besteht Bradylalie. Bei einem Patienten, den Merzbacher zur autoptischen Untersuchung bekam, zeigte sich eine hochgradige Atrophie der weißen Substanz des Gehirns mit gewaltigem Markscheidenausfall in Groß- und Kleinhirn, kontrastierend mit der relativen Intaktheit der grauen Substanz. Mit dem Schwunde der Myelinscheide ging (im Gegensatze

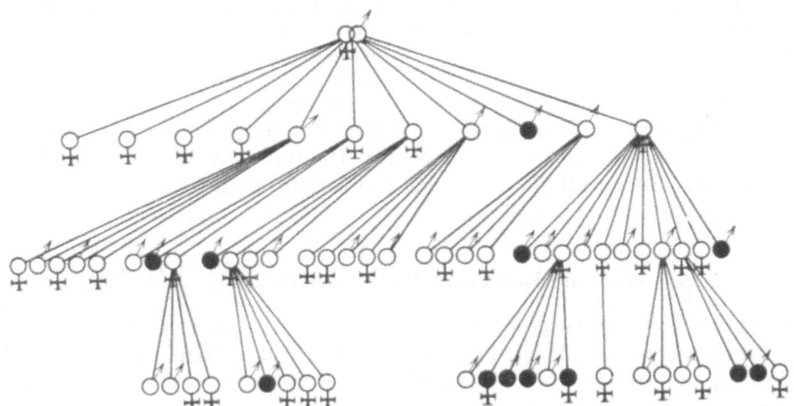

Abb. 77. Stammbaum der Familie mit cerebraler Diplegie.
(Typus Pelizaeus-Merzbacher.)

● erkrankt, ○ gesund, ♂ männlich, ♀ weiblich

zum Verhalten bei multipler Sklerose) stets ein solcher der Achsenzylinder Hand in Hand. Die Cytoarchitektonik der Rinde war unverändert, die Pyramidenbahnen zeigten sich anatomisch erhalten. Merzbacher denkt an eine Art von Mißbildung, an eine „Aplasia axialis extracorticalis congenita". Diese Krankheit bekundet aber auch in bestimmten Gesetzmäßigkeiten ihres Auftretens eine Ausnahmestellung innerhalb der heredodegenerativen organischen Nervenkrankheiten im allgemeinen. Abb. 77 gibt den Stammbaum jener Sippe wieder. Man erkennt sofort ein Vererbungsgesetz, das bei der erkrankten Familie die charakteristische Formulierung gefunden hatte, die Pelizaeus wiedergibt: „Die Krankheit geht durch die Mutter, tut dieser aber nichts." Analoge Vererbungsverhältnisse sind uns bereits bei Dystrophia musculorum progressiva begegnet; dieser „materne metraphektische Vererbungstypus" (Bing) gilt auch für die erbliche Sehnervenatrophie, die Hemeralopie, die Hämophilie und die Farbenblindheit; man hat ihn auch schon gelegentlich bei hereditärem Nystagmus (Clarke, Ed. Müller) konstatieren können. Ferner kann bei der Pelizaeus-Merzbacherschen Krankheit insofern von einer „geschlechtlichen Auslese" gesprochen werden, als von den 12 bekannt gewordenen Fällen 10 männliche Individuen betrafen. Andere spastische familiäre Affektionen, die im Kindesalter beginnen, befallen dagegen beide Geschlechter gewöhnlich paritätisch; tritt die Affektion erst im vorgerückten Alter auf, so sind jedoch ihre Opfer fast ausschließlich Männer. — Anschließend sei noch erwähnt, daß zwischen den cerebralen familiären Diplegien und der amaurotischen familiären Idiotie, die im nächsten Abschnitte behandelt wird, Beziehungen bestehen; sie sind so unverkennbar, daß man versucht hat, einige dieser Fälle mit nahestehenden Beobachtungen von Vogt, Spielmeyer u. a. als die Spätformen dieser Krankheit zusammenzufassen, was wir jedoch keineswegs für gerechtfertigt halten (s. u. S. 1236).

Eine äußerst seltene Form spastischer familiärer Affektion scheint die von Klippel und Weil beschriebene **familiäre Pseudobulbärparalyse** zu sein. Die krankhaften Erscheinungen bestanden in Dysarthrie mit Parese der Zunge, der Lippen, der Wangen, der Stimmbänder — dagegen waren Schluckstörungen nicht vorhanden. Degenerative Atrophie fehlte, ebenso Entartungsreaktion, wodurch der supranukleäre Sitz der Affektion bewiesen ist. Die regionären Reflexe waren erhalten. Von sonstigen cerebralen Störungen wird eine hochgradige geistige Rückständigkeit erwähnt.

Ferner vereinigen sich in einer Reihe von heredofamiliären Fällen **spastische Phänomene mit amyotrophischen**: Seeligmüller, Hoffmann, Higier, Holmes, Maas. Die Fälle des erstgenannten Autors, vier Geschwister, die zu $^3/_4$ Jahren mit spastischer Parese und allmählicher Kontraktur aller vier Extremitäten erkrankten — Erscheinungen, denen sich später eine verbreitete Muskelatrophie mit herabgesetzter elektrischer Erregbarkeit (z. T. auch mit fibrillären Zuckungen) und schließlich bulbäre Symptome hinzugesellten — wurden vom Autor geradezu als die familiäre Form der amyotrophischen Lateralsklerose angesprochen. In den Fällen Hoffmanns war auch Schwachsinn vorhanden, in denjenigen Higiers neben massenhaften Hirnsymptomen Ataxie.

Andere **spastisch-ataktische Kombinationen** mit Cerebralerscheinungen (wie: Verblödung, Nystagmus, choreiforme Bewegungen usw.) sind durch Haushalter, Bouchaud, Raymond-Rose u. a. mitgeteilt worden. In den Fällen des erstgenannten Autors spielt die Inkoordination noch eine relativ geringe Rolle, beim Geschwisterpaare Bouchauds eine sehr markante: Der Gang ist typisch tabeto-cerebellar; der Fall von Raymond und Rose wird von den Verfassern geradezu als Mittelding zwischen spastischer Paraplegie und Hérédoataxie cérébelleuse bezeichnet!

Die Therapie dieser Zustände deckt sich mit derjenigen der analogen nicht-familiären Krankheitsbilder; ebenso die Prognose, von der im allgemeinen gesagt werden kann, daß sie um so schlechter, je mehr cerebrale Komponenten im Symptomenkomplexe sich finden.

4. Die amaurotische familiäre Idiotie.

Im Jahre 1881 entdeckte der englische Ophthalmologe Warren Tay bei einem durch allgemeine Muskelschwäche auffallenden Kinde und in den folgenden Jahren bei dessen zwei Geschwistern den weiter unten zu schildernden eigenartigen Augenspiegelbefund. Er faßte denselben einfach als kongenitale Anomalie auf — obschon die drei Kinder unter demselben Krankheitsbilde von zunehmendem Stupor und Marasmus bald darauf zugrunde gingen. Andere Ophthalmologen (Magnus, Goldzieher, Hirschberg) erhoben in den folgenden Jahren analoge, auch von ihnen als Bildungsfehler aufgefaßte Befunde. Erst 1887 erkannte der Neuyorker Neurologe B. Sachs das Leiden, das von ihm den Namen „Amaurotic family idiocy" erhielt, in seiner Eigenart.

Verlauf und Symptomatologie. In einem typischen Falle verfällt im Alter von 3—6 Monaten ein Säugling, der gesund zur Welt gekommen und bis dahin nichts Abnormes dargeboten, einem zunehmenden Torpor. Auf die Reize der Umgebung reagiert er immer weniger und liegt bald meistenteils im Halbschlummer da. Spontane Bewegungen werden seltener und seltener, sind dabei auffallend träge, und zwar selbst dann, wenn man sie durch schmerzhafte Nadelstiche usw. zu provozieren trachtet. Immerhin ist die Kraft, mit der diese Bewegungen ausgeführt werden, nicht derart herabgesetzt, daß man von einer Parese sprechen könnte; es handelt sich vielmehr nur um eine hochgradige Schlaffheit, die sich auch darin äußert, daß Kinder, denen Sitzen und Geradehalten des Kopfes bereits möglich waren, nunmehr haltlos zurücksinken, wenn man sie aufsetzt, und ihren Schädel der Schwere folgend nach allen Seiten umkippen lassen. Schließlich liegt das Kind fast dauernd in völliger Apathie, Erschlaffung und Regungslosigkeit da. Immerhin sind die vegetativen Funktionen noch erhalten, Atmung, Herzschlag und Nahrungsaufnahme ungestört.

Nun mischen sich aber diesem Bilde hypotonischer Akinesie mehr und mehr spastische Phänomene bei, um endlich ganz und gar in den Vordergrund zu treten. Allgemeine tonische Streckkrämpfe befallen plötzlich das Kind, oft nach Art der Tetanuskonvulsionen von äußeren Reizen ausgelöst (Lärm, Erschütterung, Anfassen); immer häufiger werden diese Anfälle, immer länger ihre ursprünglich nur minutenlange Dauer. Zuletzt tritt ein kontinuierlicher spastischer Zustand an die Stelle der früheren Schlaffheit. Nun leidet auch durch Beeinträchtigung der Schluck- und Saugmechanismen die Ernährung und eine skelettartige Abmagerung und progressive Kachexie führt den Exitus herbei.

Von pathognomonischer Bedeutung sind aber die okulären Begleiterscheinungen. Schon in den Initialstadien des Leidens bemerkt man, daß der Säugling zwar durch Lichteinfall in seine Augen zu gewissen Reaktionen angeregt werden kann, seinen Blick jedoch der Lichtquelle nicht mehr exakt zuwendet; die Pupillenreflexe werden träge und erlöschen im Verlaufe des Leidens schließlich ganz. Die ophthalmoskopische Untersuchung deckt als Ursache dieser allmählichen Erblindung eine schon im Frühstadium äußerst deutliche Veränderung der Macula lutea auf: Es handelt sich um eine, an beiden Fundus symmetrisch ausgeprägte, hofartig den gelben Fleck umgebende, das Kaliber der Papilla nervi optici nur selten überschreitende Trübung der Retina. Sie ist von grauweißem, gelblichweißem, bläulichweißem, zuweilen auch porzellanweißem Kolorit und trägt in ihrem Zentrum einen kleinen kirschroten Punkt (s. Abb. 78). Im Verlaufe der Erkrankung kommt es dann noch zu einer zunehmenden Abblassung der Sehnerven, die schließlich in totale Opticusatrophie ausgeht. Beim erblindeten Kinde tritt dann häufig Nystagmus auf; auch Strabismus ist zuweilen beobachtet worden.

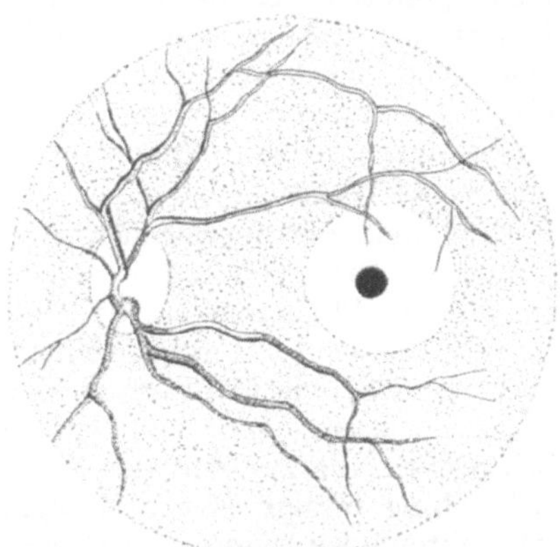

Abb. 78. Augenhintergrund bei amaurotischer familiärer Idiotie. (Nach B. Sachs.)

Prognose. Eine infaustere gibt es nicht. Es kann als Regel aufgestellt werden, daß der Tod vor Ablauf des zweiten Lebensjahres eintritt; als exzessive Seltenheit ist eine beinahe achtjährige Erkrankungsdauer von Koller konstatiert worden.

Vorkommen und Ätiologie. Es handelt sich um eine seltene Affektion. 1908 konnte Apert 106 einwandfreie Fälle zusammenstellen; seitdem dürfte sich diese Zahl höchstens um 60 vermehrt haben. Nur 33 von jenen 106 Fällen waren „erratisch" aufgetreten, die 73 anderen verteilten sich auf 25 Familien. Hereditäres Auftreten ist bei einer Krankheit, die unfehlbar in früher Kindheit tötet, natürlich ausgeschlossen; oft waren dagegen in der Verwandtschaft andere Neuropathien vorhanden. Letztere können der heredofamiliären Krankheitsgruppe angehören: So sah Higier von vier Kindern desselben Elternpaares zwei an reiner, idiopathischer familiärer Opticusatrophie erkranken, ein weiteres an Heredoataxie vom cerebellaren Typus, das vierte aber an Tay-Sachsscher Krankheit. Konsanguinität der Eltern ist nur selten vermerkt (Sachs, Higier, Falkenheim). Äußerst frappierend ist dagegen die fast ausschließliche Prädilektion des Leidens für eine engbegrenzte ethnologische Gruppe: Die aus Polen stammenden Juden. Nach Aperts Zusammenstellung machten von den 106 Fällen, die er als einwandfrei anerkennt, nur zwei eine Ausnahme von dieser Regel (Fälle Magnus und Pooley). Paradox ist aber, daß die überwiegende Mehrzahl der Fälle amaurotischer Idiotie nicht etwa in Polen zur Beobachtung gekommen ist, sondern unter polnisch-jüdischen Emigranten, und zwar größtenteils in Amerika, aber auch in England, Deutschland, Österreich, Frankreich, der Schweiz und sogar Australien. Vielleicht spielt die „Transplantation", die Versetzung in andere Lebensbedingungen eine ätiologische Rolle, wie Apert meint.

Differentialdiagnose. Der oben geschilderte Symptomenkomplex ist so außerordentlich charakteristisch, daß dessen Kenntnis vor Verwechselung mit anderen paretischen, spastischen und dementiellen Erkrankungen der ersten Kindheit bewahren wird.

Nun stoßen wir aber hier wie überall bei heredofamiliären Leiden auf Mischformen und Atypien. So gibt es zunächst Fälle, die symptomatologisch ähnlich und zum Teil sogar sehr nahestehend, nach Apert von der echten Tay-Sachsschen Affektion zu trennen sind. Am innigsten sind mit dieser letzteren jedenfalls diejenigen (übrigens recht seltenen) Fälle verwandt, die bei sonst ziemlich übereinstimmendem klinischen Bilde und Krankheitsverlauf, namentlich aber auch bei analogem Beginn in der frühesten Kindheit, die pathognomonische Maculaveränderung vermissen lassen. Nur $^1/_3$ dieser Fälle betrifft semitische Kinder; in einer derartigen Beobachtung Marinas war überdies der Vater nicht polnisch-, sondern levantisch-jüdischer Abstammung, die Mutter eine Italienerin. Eine meiner Beobachtungen, bei der die im Alter von ca. 1 Jahr einsetzende Verblödung und allgemeine Starre mit Erblindung durch infantiles Glaukom einherging, betraf dagegen zwei Geschwister polnisch-jüdischen Ursprungs. Die Krankheitsdauer ist bei diesen atypischen Fällen durchschnittlich etwas länger.

Viel weiter entfernen sich von der Tay-Sachsschen Krankheit diejenigen familiären Fälle von progressiver Verblödung und Erblindung, verbunden mit spastischen Phänomenen, die Spielmeyer und Vogt trotz des Protestes von Sachs als die Spätformen seiner Amaurotic family idiocy auffassen möchten, und die sich, wie Bielschowsky gezeigt hat, mit cerebellarer Heredoataxie verbinden kann. Eine von Spielmeyer mitgeteilte Beobachtung betrifft vier Schwestern, die zur Zeit des Zahnwechsels an rascher Intelligenzabnahme und Erblindung infolge Retinitis pigmentosa, zugleich mit epileptischen Anfällen erkrankten. Vogt sah drei Geschwistergruppen von 2—3 Mitgliedern im Alter von 4—8 Jahren progressiv verblöden und durch Sehnervenschwund erblinden, wobei überdies cerebraldiplegische Erscheinungen, Strabismus, Sprachstörungen und allgemeine Krämpfe sich entwickelten. Vogt selbst hat auf die Brücken hingewiesen, die sich von derartigen Formen zu den **familiären spastischen Diplegien mit progressiver Opticusatrophie** hinüberschlagen (Pelizaeus, Freud, Higier usw. s. o. S. 1233). Andere Analogien liefern die progressiven **familiären Verblödungen mit spastisch-paraplegischen,** evtl. auch epileptoiden Phänomenen, die aus Beobachtungen von Trénel, Jendrássik, Dinard-Fressan usw. bekannt sind.

Pathologische Anatomie. Die Tay-Sachssche Krankheit ist von Sachs selbst, ferner von Kingdon und Russell, Peterson, Schaffer, Spiller, Holmes, Mott, Mohr, Frey, Hancock-Coats u. a. in ihrer histologischen Eigentümlichkeit genau studiert worden. Während makroskopisch kein konstanter und erwähnenswerter Befund erhoben wird, zeigt die gesamte graue Substanz von Gehirn und Rückenmark hochgradige cytologische Alterationen. Die Ganglienzellen sind größtenteils geschwollen, enthalten keine oder nur spärliche Nißlsche Granula; ebenso sind die den Zellkörper durchziehenden Fibrillen teils nicht mehr zu konstatieren, teils schwer verändert. Auch Vakuolenbildung im Zellkörper kommt vor. Der Zellkern mit seinem Nucleolus ist dagegen erhalten, freilich meist abnorm gelagert, randständig. Die weiße Substanz von Gehirn und Rückenmark ist arm an Myelin; am wenigsten Veränderungen weisen regelmäßig das Kleinhirn und die mit ihm verbundenen Systeme auf (Clarkesche Säulen, spino-cerebellare Bahnen usw.). Auch die Retinazellen der Macula und ihrer Nachbarschaft zeigen Schwellung, Vakuolisierung, exzentrischen Kern und Schwund der chromatophilen Körnung. Ihre Erkrankung macht sie wohl undurchsichtig; daher der weißliche Kreis um die Fovea centralis; nur in letzterer selbst (die keine Ganglienzellen führt) scheint nach wie vor die Chorioidea durch und imponiert durch Kontrastwirkung als Tays „cherry-red spot". — Mott, der als chemisches Korrelat des Schwundes der Nißl-Substanz denjenigen der Nukleoproteide im Gesamtnervensystem festgestellt haben will, spricht darum von einer **konstitutionellen Stoffwechselkrankheit der Ganglienzellen.** — Neuerdings hat K. Schaffer nachweisen können, daß der Träger einer infantil-amaurotischen Idiotie bereits ein mikromorphologisch minderwertiges, für Degeneration prädestiniertes Zentralnervensystem auf die Welt bringt. Er konstatierte nämlich unter anderem eine primitive, affenartige Cytoarchitektonik der Großhirnrinde.

Therapie. Irgend ein Mittel, auch nur modifizierend auf den Krankheitsverlauf einzuwirken, besitzen wir nicht.

D. Familiäre und angeborene Dyskinesien.

1. Die hereditäre, progressive Chorea (degenerative Chorea, Huntingtonsche Krankheit).

Durch den amerikanischen Arzt Huntington auf Long Island ist im Jahre 1872 die Aufmerksamkeit auf eine ziemlich seltene Affektion gelenkt worden, die, im wesentlichen durch progressive choreatische Muskelunruhe und Verblödung charakterisiert, meist 30—45jährige Individuen befällt und sich durch exquisite Heredität auszuzeichnen pflegt. Erratische Fälle kommen freilich zuweilen vor, ebenso ein Beginn zwischen 25 und 30 und zwischen 45 und 55 Jahren, während nur ganz ausnahmsweise die Initialsymptome in die Pubertätszeit oder gar noch früher fallen.

Huntington meinte, daß beide Geschlechter ebenso häufig dem Leiden zum Opfer fallen, Huet und Wollenberg haben dagegen gezeigt, daß die Männer beträchtlich prävalieren. Latente Vererbung ist hier viel seltener als bei allen anderen Erbübeln; nach Huntington sollte die Nachkommenschaft intakt gebliebener Familienglieder nicht mehr erkranken können — es sind aber seitdem genug Ausnahmen von dieser Regel konstatiert worden. In vielen Stammbäumen hereditär-choreatischer Sippschaften macht sich der anteponierende Vererbungscharakter (s. o. S. 1216) sehr deutlich geltend, indem das Leiden die Neigung zeigt, in jeder folgenden Generation im Durchschnitte in früherem Alter anzufangen (Heilbronner, Curschmann). — In Amerika scheint die Huntingtonsche Chorea viel verbreiteter zu sein als in der alten Welt; dort bekundet sie eine Prädilektion für alte, von den ersten Kolonisten abstammende Familien der Weststaaten und wird oft, wie Gray zeigen konnte, entsprechend den Wanderungen von Familiengliedern von Ortschaft zu Ortschaft verschleppt; hier kommt sie am häufigsten in England und Deutschland vor. Sie zeichnet sich fast stets durch gewisse Affinitäten zur Epilepsie aus, indem viele der nichtchoreatischen Mitglieder der erkrankten Sippen Epileptiker sind. Von auslösenden Momenten werden hervorgehoben: Psychische Traumen, Erkältungen, Puerperium, Strapazen; Lues und akute Infektionskrankheiten scheinen dagegen gar keine Rolle zu spielen.

Symptomatologie und Verlauf. Die ersten choreatischen Bewegungen machen sich an den oberen Extremitäten oder im Gesichte bemerkbar, um sich allmählich auch über Rumpf und Beine auszubreiten. Nur ganz ausnahmsweise stellen letztere den Ausgangspunkt der Affektion dar, welche fast immer die Augenmuskeln frei läßt. Gewöhnlich ist ursprünglich eine Körperseite stärker befallen, doch gleicht sich mit der Zeit die Differenz aus, zuweilen kann auch die ursprünglich weniger zuckende Körperhälfte die andere überholen. Die motorischen Phänomene tragen den gleichen unkoordinierten Charakter wie diejenigen der Sydenhamschen Chorea, doch sind sie träger und langsamer. Der Habitus wird ein äußerst merkwürdiger: Das Gesicht schneidet fortgesetzt Fratzen, die Arme werden gestikulierend herumgeschleudert, der Rumpf verbeugt sich bald nach vorn, bald hintenüber, die Beine führen beim Gehen tanzartige Bewegungen aus, die Fortbewegung geschieht bald stockend, bald überstürzt; im ganzen erinnert das Gebaren dieser Kranken an das groteske Wesen eines Clowns (s. Abb. 79—82). Die choreatische Unruhe der Lippen, der

Zunge, der Kehlkopf- und Atemmuskeln beuingt ein häufiges Schnalzen und
Schmatzen und macht die Atmung und die Sprache sakkadiert, letztere wird
in späten Stadien lallend, ähnlich derjenigen bei Dementia paralytica. Die
Schrift wird ausfahrend.

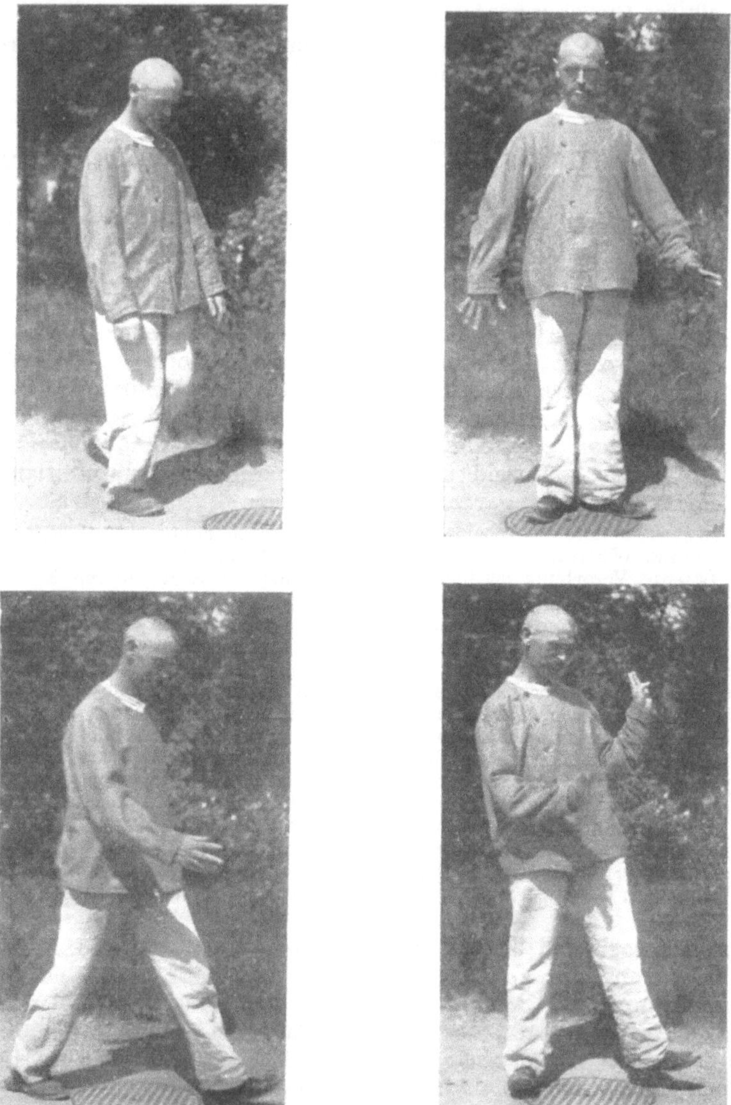

Abb. 79—82. Huntingtonsche Chorea. (Nach Pineles.)

Wie bei der Chorea minor steigert psychische Erregung (Zorn, Verlegenheit,
Gefühl des Beobachtetwerdens) die Gestikulation; im Gegensatz zu jener
Affektion vermögen aber die Huntington-Kranken, wenn sie sich in völliger
psychischer Ruhe und Abgeschlossenheit befinden, das Zappeln bei der Ausführung intendierter Bewegungen mehr oder weniger vollständig zu unterdrücken, so daß sie sich sogar beruflich betätigen können. Oft hat freilich die

willkürliche Beherrschung der Armmotilität ein stärkeres Hervortreten der ungewollten Bewegungen an den Beinen und am Kopf zur Folge. Im Schlafe tritt meist völlige Muskelruhe ein.

Die rohe Kraft wird erst in späten Stadien herabgesetzt gefunden, auch die elektrische Erregbarkeit ist fast immer normal. Sehr selten sind bei vorgerückten Leiden Lähmungen konstatiert worden, z. B. von hemiplegischer Verteilung (Liebers); es ist nicht ganz sicher zu entscheiden, ob es sich dabei nicht um Komplikationen gehandelt hat. Die Sehnenreflexe sind meist abnorm lebhaft, zuweilen normal; ausnahmsweise sah man Fußklonus. Völlig intakt bleibt die Sensibilität mit Einschluß der speziellen Sinne.

Psychisch macht sich zunächst eine Depression geltend, die ja nicht als unmotiviert bezeichnet werden kann, da die Patienten über die unheilbare Natur des über sie hereinbrechenden Familienfluches und über die ihnen bevorstehende geistige Umnachtung nur zu gut orientiert sind; in diesem Stadium sind Selbstmorde und Selbstmordversuche häufig. Später wird der Kranke apathisch, dazwischen setzen Erregungszustände ein, das Gedächtnis nimmt ab, zeitweilig tauchen Größen- und Verfolgungsideen oder Perioden halluzinatorischer Verwirrtheit auf, die Demenz nimmt immer zu und kann schließlich zu völligem Stumpfsinn nach Art der Dementia paralytica führen. Anfälle nach Art der paralytischen machen gelegentlich die Ähnlichkeit noch größer. In diesem Terminalstadium, wo Sondenfütterung notwendig wird, sieht man zuweilen die choreatischen Phänomene in auffallender Weise zurückgehen.

Ausnahmsweise kann die psychische Alteration den motorischen Phänomenen vorausgehen (Westphal). Andererseits gibt es eine hereditäre Chorea ohne Blödsinn, die gewöhnlich schon im Pubertätsalter einsetzt, die unteren Extremitäten verschont (B. Sachs) und nach einiger Zeit stationär zu werden pflegt. — Ferner gibt es Fälle mit relativ geringer Intelligenzstörung.

Verlauf und Prognose. Das Leiden kann sich über 20 und mehr Jahre erstrecken, so daß die Patienten nicht selten 60—70 Jahre alt werden: Der Tod erfolgt in Demenz und Marasmus oder an interkurrenten Leiden. Von der absolut infausten Prognose macht nur die soeben erwähnte Form eine Ausnahme, welche, obwohl unheilbar, doch benigner verläuft und die geistige Persönlichkeit verschont.

Differentialdiagnose. Gegenüber den seltenen Fällen, in denen eine Sydenhamsche Chorea in Chronizität übergeht, sind die Heredität, das unmerkliche Einsetzen, die stete Progredienz, die fast immer sich einstellende Verblödung und der träge Charakter der Zuckungen als Kriterien festzuhalten.

Die choreatisch-diplegischen Formen der cerebralen Kinderlähmungen sind kongenitalen oder infantilen Ursprungs und nicht progredient; letzteres gilt auch von den evtl. damit vergesellschafteten psychischen Störungen.

Die Chorea posthemiplegia wird bei sorgfältiger Aufnahme der Anamnese mit der Huntingtonschen Krankheit nicht verwechselt werden können.

Die „Maladie des tics" beschränkt sich meistens auf das Facialisgebiet. Aber auch bei Mitbeteiligung der Extremitäten bekunden die Zuckungen einen koordinierteren Charakter als bei der Chorea hereditaria, sind überdies stereotyp und von anfallartiger Plötzlichkeit. Die Psyche ist in anderer Weise alteriert (Obsessionen, Zwangshandlungen, Koprolalie, Echolalie usw.).

Pathologische Anatomie. Wenn wir von den ersten Untersuchungen von Osler, Huber, Charcot, Tissier u. a. absehen, welche inkonstante Befunde zutage förderten, deren Zusammenhang mit der Chorea hereditaria höchst problematisch war (Pachymeningitiden, Atrophien des Stirn- und Scheitellappens, Trübungen und Verwachsungen der weichen

Hirnhäute, multiple Erweichungsherdchen, Ventrikelhydrops usw.), so können wir die autoptisch festgestellten Läsionen in zwei Gruppen teilen: 1. Veränderungen in den motorischen Rindenschichten und in den subkortikalen Gebieten des Centrum semiovale, teils als disseminierte encephalitische Prozesse aufgefaßt (Greppin, Oppenheim, Hoppe, Facklam, Kronthal, Kalischer), teils als primäre gliöse Infiltration auf Grund teratologischer Zwischengewebsmißbildung (Lannois, Paviot, Boinet, Olmer), teils endlich als Resultat von Gefäßentartungen (Besta, Spiller). — 2. Veränderungen im Corpus striatum, speziell im Putamen nuclei lentiformis, sowie im Nucleus ruber (Alzheimer, Zingerle, Jelgersma, Winkler, Marie, Roussy, Lhermitte u. a.), zum Teil schwerster Art — Ganglienzellen dicht umlagert oder gar zerstört durch „amöboide" Gliazellen. — Nach unseren Ausführungen im Abschnitte „Allgemeine Symptomatologie der Hirnkrankheiten" ist die zweite Kategorie von Läsionen für die choreatische Hyperkinese der Huntington-Kranken verantwortlich zu machen, während die Großhirnläsionen den übrigen Symptomen zugrunde liegen dürften.

Therapie. Sie ist eine rein symptomatische und bietet auch als solche nur geringe Aussichten. Nur in sehr frühen Stadien scheinen Arsen und Skopolamin ($^1/_2$—2 mg pro dosi et die) Linderung verschaffen zu können. Durch beruhigende hydriatische Prozeduren, heilgymnastische Übungen usw. wird man die choreatische Unruhe etwas zu dämpfen suchen. Am besten ist möglichst frühzeitige Verbringung in die Abgeschlossenheit einer Anstalt, wo, abgesehen von der Fernhaltung aller Reize, die sachgemäße Pflege der gelegentlichen Erregungszustände (Bäder, Opium, Veronal, Bettruhe usw.) sich am besten durchführen läßt. In den späten Stadien ist die Pflege der unruhigen und blödsinnigen Kranken eine besonders schwierige.

2. Weitere familiäre Amyostasen.

a) Die Degeneratio lenticularis progressiva.

Das sehr seltene familiäre Leiden, das von seinem Entdecker, S. A. Kinnier Wilson obigen Namen erhalten hat, nimmt in pathologisch-anatomischer Hinsicht eine Sonderstellung ein, erstens deshalb, weil es sich um eine elektive Gliose der Linsenkerne, besonders des Putamens, handelt, die — ähnlich der Gliosis spinalis — starke Zerfallstendenz bekundet und schließlich zu einer Höhlenbildung führt, zweitens aber infolge der regelmäßigen Vergesellschaftung mit hypertrophisch-cirrhotischen Leberläsionen. Ob die Linsenkern- und die Lebererkrankung einander koordiniert sind, oder ob, wie Wilson meint, letztere das Primäre ist und zur Bildung einer spezifisch lentikulotoxischen Substanz führt, oder ob endlich, wofür Jelliffe und White eintreten, der Untergang des Nucleus lenticularis erst sekundär durch Zerstörung des zentralen vegetativen Apparats die Leber in Mitleidenschaft zieht, ist noch völlig unentschieden, und auch die offenkundigen Beziehungen zur Strümpell-Westphalschen „Pseudosklerose" (s. diese) mit ihren häufigen hepatischen Begleitläsionen haben bis jetzt noch keine Klärung dieser Frage zuwege gebracht. Kombination mit leichter Gliose des Nucleus caudatus wurde hier und da festgestellt; der Thalamus bleibt stets frei.

Das klinische Bild, das an anderer Stelle dieses Handbuches eingehender besprochen wird, zeigt, entsprechend dem Sitze der Läsion, manche Ähnlichkeit mit Parkinsonscher Krankheit, vor allem eine hochgradige allgemeine Muskelrigidität vom extrapyramidalen Typus ohne eigentliche Lähmung und einen fast immer rhythmischen und langsamen Tremor aller Gliedmaßen, oft auch noch des Kopfes und Rumpfes. Dazu kommen Dysarthrie, Dysphagie, Zwangslachen, Speichelfluß. Der Verlauf ist ausnahmslos progressiv, setzt im Kindesalter ein und führt, je nach dem akuteren oder chronischeren Tempo, binnen

$^1/_2$—5 Jahren zum Tode. Erkrankte Geschwistergruppen sind [die Regel, „erratische" Fälle die Ausnahme.

b) Die Dystonia lordotica progressiva.

Dieses Krankheitsbild, das zuerst von Ziehen als „Torsionsneurose" beschrieben worden war, geht heute, nachdem dessen organische Natur keinem Zweifel mehr unterliegt, noch unter verschiedenen Benennungen. Die von uns als die zweckmäßigste ausgewählte stammt von Maas; daneben findet man die Bezeichnungen „Dysbasia lordotica progressiva" und „Dystonia musculorum deformans" (beide von Oppenheim vorgeschlagen) und „progressiver Torsionsspasmus" (nach Flatau und Sterling). Das Leiden befällt Kinder zwischen 8 und 14 Jahren, meistens Ostjuden, wobei die erratischen Fälle über die Erkrankungsgruppen bei Geschwistern überwiegen, im Gegensatze zur Wilsonschen Krankheit. Mit dieser letzteren bekundet aber, wie Thomalla gezeigt hat, die Dystonia lordotica eine große pathologisch-anatomische Ähnlichkeit; bei dem an Aspirationspneumonie gestorbenen Patienten dieses Autors wurde parenchymatöse Entartung des Putamens mit partieller reparatorischer Gliawucherung bei Intaktheit der benachbarten Inselrinde und des Nucleus caudatus und nur leichteren Alterationen des Globus pallidus konstatiert; außerdem Leberveränderungen nach Art derjenigen bei der Wilsonschen und bei der Strümpell-Westphalschen Krankheit. Wimmer fand die für Pseudosklerose charakteristischen, im Striatum überwiegend ausgesprochenen Alterationen (gleichfalls mit Läsionen der Leber): Westphal: einen gliösen, mit entzündlich-infiltrativen Veränderungen einhergehenden Wucherungsprozeß im Putamen; Cassirer: nebst „Hirnschwellung" einen subakuten Zerfall der Ganglienzellen im ganzen Streifenkörper; Richter endlich (dessen Fall sich als die klinisch reinste der zur Autopsie gelangten Torsionsdystonien darstellt) einen ausgesprochenen, chronisch-progressiven Zellschwundprozeß mitSchrumpfung des Striatums, besonders aber des Putamens und (ebenso wie es bei den Patienten von Westphal und Cassirer der Fall war) ohne Leberveränderungen. — Die Affektion ist in typischen Fällen durch eine nur im Gehen und Stehen sich einstellende, im Liegen sich aber bald ausgleichende Lordoskoliose der unteren Wirbelsäulenhälfte, nebst übermäßiger Beugung und Einwärts- oder Auswärtsrotation der Beine, sowie unwillkürlichen Spreizungen und Extensionen der Zehen charakterisiert. Letztere Hyperkinesen erinnern stark an diejenigen der „Athétose double (s. o. S. 1158). In den Rotatoren der Oberschenkel, ebenso im Tibialis anticus und im Biceps können dabei, neben tonischer Anspannung, auch klonische Zuckungen auftreten. Die Muskulatur ist äußerst steif, solange sie sich in Tätigkeit befindet, in der Ruhe hört die Rigidität auf. Die Gangart erinnert an diejenige eines Dromedars, ermüdet die Patienten sehr, so daß sie in Schweiß geraten, stöhnen usw. — Die elektrischen Erregbarkeitsverhältnisse sind unverändert. Das Leiden ist fortschreitend, unheilbar, aber nicht so rasch zum Tode führend wie die Degeneratio lenticularis progressiva. Näheres darüber ist an anderer Stelle dieses Handbuches ausgeführt.

Eine von Hallervorden und Spatz beschriebene familiäre Erkrankung (zunehmende Versteifung der Beine, progressive Klumpfußbildung, Sprachstörungen, Verblödung usw.), bei der Läsionen im Globus pallidus und in der Substantia nigra gefunden wurden, wäre als weitere heredodegenerative extrapyramidale Affektion zu rubrizieren.

3. Familiäre und kongenitale Myoklonieformen.

Unter der pathogenetisch jedenfalls sehr heterogenen und nosologisch noch recht unklaren Gruppe der durch „myoklonische Reizsymptome charak-

terisierten Zustände beanspruchen zwei Formen eine Berücksichtigung an
dieser Stelle, da sie sich deutlich als heredodegenerativer Natur kundgeben. Soweit ihre Symptome dem Bilde der „Myoklonie" im allgemeinen
entsprechen, werden wir uns hier nicht näher darauf einlassen, wollen vielmehr
bloß diejenigen Kriterien hervorheben, denen sie ihre Dignität als eigene klinische
„Typen" verdanken.

a) Die Myoklonusepilepsie.

Dieses Leiden ist 1891 durch Unverricht erstmals beschrieben und seitdem auch von Weiß, Bresler, Krewer, Massaro, Sepilli, Mott, Lundborg, Faber, Clark u. a. studiert worden.

Symptomatologisch vor allem dadurch gekennzeichnet, daß (im Gegensatze zur Friedreichschen, gewöhnlichen Myoklonieform) die blitzartigen
Zuckungen auch die Zungen-, Schlund- und Zwerchfellmuskulatur ergreifen,
tritt die Affektion fast immer bei mehreren Geschwistern auf (5 in den grundlegenden Beobachtungen Unverrichts), nicht selten auch in mehreren succes-
siven Generationen. Bemerkenswert ist ferner die Vergesellschaftung mit
gelegentlichen, namentlich nachts auftretenden epileptiformen und tetani-
formen Anfällen, die zuweilen schon als Vorläufer der myoklonischen Erscheinungen (letztere setzen meist um das zehnte Lebensjahr herum ein) sich zeigen.
Daneben kommt es auch gelegentlich zu plötzlichem Hinstürzen bei vollem
Bewußtsein, nach Galant infolge eines „Erstarrens" der Gesamtmuskulatur.
Im Verlaufe der Krankheit werden diese Paroxysmen zunächst immer häufiger,
um aber in vorgerücktem Alter allmählich wieder aufzuhören. Die Myoklonie
hat dagegen progressive Tendenz; während anfangs „gute und „schlechte"
Tage miteinander abwechseln, nehmen die letzteren mehr und mehr überhand
und die Beweglichkeit wird schon dadurch, besonders aber auch durch eine
zunehmende Rigidität, beträchtlich eingeschränkt. Im Schlafe verschwinden
die Zuckungen, die andererseits durch psychische und sensible Reize verstärkt
werden können (Lundborgs „psychoklonische" und „sensoklonische" Reaktion), sowie unter dem Einflusse der Menstruation; nach epileptischen Entladungen pflegt dagegen ihre Intensität eine Zeitlang nachzulassen. Die Sehnenreflexe, ebenso die mechanische Nerven- und Muskelerregbarkeit, sind gesteigert.
Das Leben ist nur selten direkt bedroht (Schluckpneumonien im Anschluß
an myoklonische Schlundspasmen — Mott), die Patienten können bis 70 Jahre
alt werden. Dabei tritt allerdings meistens allmähliche Verblödung und Ausgang in „Dementia myoclonica" und Marasmus ein. — Der Myoklonusepilepsie
nahestehend ist die von Knud Krabbe beschriebene „familiäre Myo-
klonus-Schizophrenie".

Pathogenetisch hat Unverricht an einen Erregungszustand der Vorderhornzellen gedacht. Mott fand sie dagegen autoptisch weniger verändert als
die psychomotorischen Zellen der Großhirnrinde, die sich in einem Zustande
der „Pigmentdegeneration" befanden, der hinsichtlich seiner Spezifizität sehr
schwer zu würdigen ist. Daneben bestand sekundäre Gliawucherung. Auch
Jacquin und Marchand fanden die Großhirnrinde erkrankt, und zwar in
Form einer besonderen Art von Sklerose. Lafora-Glück und Westphal-
Sioli fanden fast überall im Hirngrau, besonders aber im Sehhügel, Nucleus
ruber und Nucleus dentatus amyloide Einschlüsse in den Ganglienzellen. —
Auf Grund der Befunde bei Encephalitis epidemica myoclonica und der
gelegentlichen Beimengung von myoklonischen Symptomen zu choreatischen
Krankheitsbildern, werden aber künftige Untersuchungen speziell das histo-
pathologische Studium des Linsenkerns, namentlich seines Putamens, ins

Auge fassen müssen. — Lundborgs Versuch, das Leiden mit einer Hypoparathyreoidose in Zusammenhang zu bringen, beruht auf rein hypothetischen Spekulationen. — In der Ätiologie scheint väterlicher Alkoholismus eine gewisse Rolle zu spielen.

Therapeutisch sind stabile Anodenbehandlung der Muskulatur, warme Bäder, Bromkali, Chloralhydrat mit etwelchem Nutzen zur Anwendung gekommen.

b) Die Nystagmusmyoklonie.

Dieser Krankheitstypus, der von Lenoble und Aubineau 1905 isoliert worden ist, scheint dadurch eine der amaurotischen familiären Idiotie analoge Sonderstellung einzunehmen, daß er nur die Angehörigen einer bestimmten Rasse befällt. Die Nystagmusmyoklonie kam nämlich bisher nur bei keltischen Familien aus der Bretagne (speziell dem Departement Finistère), nach Apert auch bei solchen Großbritanniens zur Beobachtung. Allerdings ist die Zahl der Fälle noch eine sehr kleine. Das Leiden ist kongenital, bevorzugt männliche Individuen (unter 58 Fällen 39 Männer!), tritt meist bei mehreren Geschwistern auf. Neben den myoklonischen Erscheinungen bestehen angeborener Nystagmus und Kopfschmerz, die Reflexe sind meist stark gesteigert, Fußklonus und Babinski-Phänomen können vorhanden sein, auch finden sich verschiedene trophische und vasomotorische Störungen (z. B. Zahndeformitäten, Gesichts- oder Körperasymmetrie, lokale Schweiße, zirkumskripte Ödeme, Dermographie, Lividität der Tegumente). Die Nystagmusmyoklonie ist unheilbar, aber nicht progredient, und geht nur in einem Teile der Fälle mit Schwachsinn einher. In einem autoptisch studierten Falle fanden Lenoble und Aubineau nur solche Läsionen im Nervensystem, die auf die schwere Nephritis bezogen werden konnten, an der das betreffende Individuum starb. Auch hier müssen besonders sorgfältige Untersuchungen der Stammganglien, sowie auch des Mittelhirns, für künftige zur Sektion gelangende Fälle postuliert werden. — In den Familien mit Nystagmusmyoklonie kommen auch „Formes frustes" des Leidens vor, bei denen evtl. von der ganzen Symptomatologie nur der kongenitale Nystagmus zu finden ist. In diesem Zusammenhange sei an den kongenitalen familiären Nystagmus erinnert, der, ohne irgend eine Rassenauslese erkennen zu lassen, wiederholt beschrieben worden ist (Clarke, Audéoud, Burton, Ed. Müller u. a.), von dessen Besprechung wir jedoch unter Hinweis auf die ophthalmologischen Handbücher hier absehen.

4. Der essentielle heredofamiliäre Tremor.

Dieses Leiden ist von Charcot und seiner Schule zuerst genauer studiert und beschrieben und seitdem als eine nicht gerade seltene Affektion erkannt worden.

Es handelt sich um ein rhythmisches Zittern von geringer Amplitüde, aber ohne charakteristisches Tempo (zwischen 3 und 10 Oscillationen pro Sekunde); im allgemeinen läßt sich immerhin sagen, daß es bei jüngeren Individuen rascher, bei älteren langsamer zu sein pflegt. Im Schlafe hört das Phänomen auf, zuweilen auch im Wachzustande bei absoluter körperlicher und geistiger Ruhe; jedenfalls nimmt es unter letzteren Bedingungen deutlich ab. Willkürliche Unterdrückung gelingt einigen Kranken, während bei anderen ein solcher Versuch im Gegenteil den Tremor steigert. Das Ausführen intendierter Bewegungen hat gewöhnlich denselben Effekt, wobei man von einem „Intentionszittern, gesprochen hat; in einer Minderzahl von Fällen vermag es jedoch den

Tremor zu sistieren (West, Häbler), so daß derartige Patienten z. B. gute Schützen sein können (wie es bei Parkinsonscher Krankheit auch schon beobachtet wurde). Einer meiner Patienten konnte durch intendierte Bewegungen der rechten Hand den Tremor beider Hände für einige Sekunden zum Stillstande bringen. Es können sämtliche willkürlichen Muskeln beteiligt sein; ausnahmslos sind es die Hände, in denen sich oft das Symptom ausschließlich kundgibt. Das Zittern der Beine kann zuweilen das Gehen beeinträchtigen (Nagy), dasjenige der Zunge die Artikulation (Graupner, Bing). Nystagmus beobachteten Rubens und Dana. — Häufige Komplikationen sind Epilepsie, Psychosen, Mißbildungen (die man oft auch bei den nicht zitternden Mitglieder der Familie findet); deshalb sprechen auch französische Autoren vom „Tremblement des dégénérés".

Ätiologisch kommt als blastophthorische Noxe vielleicht der Alkoholismus in Betracht (Liégey, Raymond, La Roche, Dana u. a.). Doch hebt andererseits Schmaltz die außerordentliche Nüchternheit und die geordnete Lebensweise der Ascendenten seiner „Zitterfamilie" hervor. Die Bemerkungen Regnaults und Danas über den Kaffee- und Tabakabusus von Vorfahren ihrer Patienten dürfen jedenfalls ins Revier der Zufälligkeiten verwiesen werden.

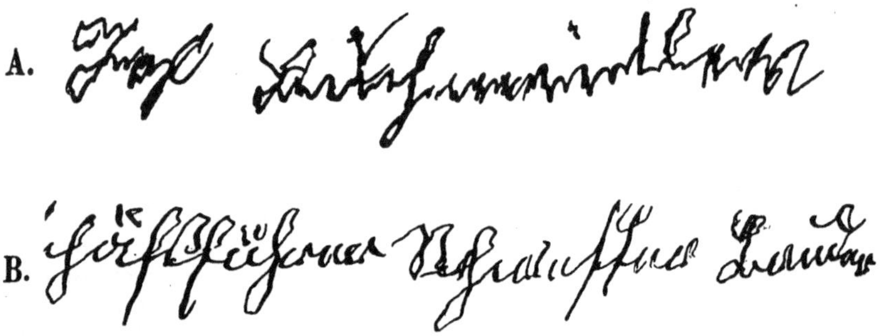

A.

B.

Abb. 83.   Familiärer Tremor, Schriftproben von 2 Geschwistern: A schwerer, B leichterer. (Beobachtung aus dem Nervenambulatorium der Allgemeinen Poliklinik Basel.)

Lues und chronische Infektionskrankheiten der Ascendenz spielen nach übereinstimmender Angabe der Autoren keine Rolle. — Das Leiden kann sich über vier, fünf und mehr Generationen erstrecken, läßt meistens eine Anzahl von Familienangehörigen frei, bevorzugt oft das eine oder andere Geschlecht, und wird zuweilen durch „latente Vererbung" übertragen (Fälle von Raymond-Hamaide, Dana u. a.). Als Gelegenheitsursachen findet man angegeben: Infektionskrankheiten, schwere Gemütsbewegungen, Überanstrengung.

Das Leiden ist bald kongenital, bald tritt es während der Kindheit auf (erste Schreibübungen!), bald zur Pubertätszeit, bald noch später — das 40. Lebensjahr stellt ungefähr die Grenze nach oben dar. Mehrfach wurde beobachtet, daß bei den Descendenten das Leiden früher auftrat als bei den Vorfahren (Liégey, Häbler, La Roche, Raymond, Rubens, Schmaltz, Kreiß). Es kann stationär, progressiv oder (selten) regressiv sein, heilt jedoch wohl nie vollständig. Die Therapie vermag wenig auszurichten. Regnault will durch Einschränkung des Alkoholgenusses Besserung erzielt haben, während in der von Nagy geschilderten „Zitterfamilie" gerade die stärker trinkenden Personen weniger Tremor hatten. In einem Falle meiner eigenen Beobachtung nahm nach Weingenuß das Zittern stark ab, nach Einnahme von Kaffee deutlich zu; Brompräparate, Veronal, Adalin, Scopolamin blieben ohne jeden Einfluß, dagegen reagierte der Patient auf „Pilulae hyoscyami compositae"

(Extr. Hyocs., Zinc. oxyd. āā 5,0 Extr. Valer. 10,0 auf 100 Pillen; 3—5 pro die) mit auffallendem Nachlassen des Zitterns, so daß die vorher nicht zu entziffernde Handschrift während des Gebrauchs dieser Pillen wieder leserlich wurde. Quoad vitam ist die Prognose durchaus gut.

5. Myotonia congenita.

Wenn man von isolierten Beobachtungen absieht, die Bell (1832), Benedikt (1864) und v. Leyden (1874) niederlegten, darf der Schleswiger Arzt Thomsen mit Fug und Recht als der Entdecker dieses Leidens bezeichnet werden, das nach ihm auch den Namen „Thomsensche Krankheit" führt. Seine Schilderung aus dem Jahre 1876 definierte die Affektion als „tonische Krämpfe in willkürlich beweglichen Muskeln infolge ererbter psychischer Disposition"; das Beobachtungsmaterial lieferte ihm die eigene Familie, die in fünf Generationen über 20 Krankheitsfälle aufwies. Der Ausdruck „Myotonia congenita" stammt von Strümpell; wichtig für Erkenntnis und Einbürgerung des Krankheitsbegriffes waren außerdem namentlich die Arbeiten von Erb und Ballet-Marie.

Verlauf und Symptomatologie. Das Leiden wird entweder schon in der frühesten Kindheit bemerkt, oder aber es treten die unten zu beschreibenden motorischen Störungen erst um die Pubertätszeit oder sogar noch später deutlich hervor, wobei gesteigerten Anforderungen an die Muskulatur die Rolle als auslösendes Moment für den bisher latenten pathologischen Zustand zuzukommen scheint. So entwickelte sich wiederholt die Myotonie erst infolge des Eintrittes ins Heer zu einem namhaften Intensitätsgrade. Das männliche Geschlecht überwiegt stark; nur ca. 10% der Fälle betreffen Frauen (Niedendarp). Im allgemeinen nehmen die Krankheitserscheinungen langsam und kontinuierlich während einer Reihe von Jahren zu, um dann stationär zu werden; letzteres kann schon mit 15 Jahren der Fall sein (Kron), gewöhnlich aber erst bei 25—30 Jahren. Später kann sogar die Intensität des Leidens wieder abnehmen; solche Remissionen sind freilich nicht sehr häufig; Heilungen sind dagegen ausgeschlossen.

Die für Thomsensche Krankheit pathognomonische Störung ist durch die zweckwidrige Persistenz des Kontraktionszustandes bei Ausführung willkürlicher Bewegungen charakterisiert. Will der Patient nach einer längeren Zeit der Ruhe irgend eine Bewegung ausführen, setzt er also irgend eine Muskelgruppe in Aktion, so erfolgt deren Zusammenziehung in promptester Weise, persistiert aber trotz aller Willensanstrengungen ca. 5—30 Sekunden lang, und erst dann vermag die Erschlaffung der kontrahierten Muskeln vor sich zu gehen. Am deutlichsten können wir dieses Phänomen zur Darstellung bringen, wenn wir den Patienten auffordern, uns die Hand zu drücken, die er dann längere Zeit hindurch nicht mehr loszulassen vermag. Nimmt nun aber der Kranke die Bewegung ein zweites, drittes, viertes Mal vor usw., so sehen wir die Hemmung der Dekontraktion jedesmal nach kürzerer Zeit schwinden, so daß schließlich die Bewegung ihren normalen Verlauf nehmen kann. Sollen diese Patienten marschieren, so bleiben sie zunächst wie angewurzelt stehen, dann folgen die ersten äußerst schwerfälligen, und durch die sich wiederholenden tonischen Kontrakturen unterbrochenen Schritte, nach und nach aber „kommt die Maschine in Gang" und schließlich können große Strecken anstandslos zurückgelegt, kann sogar getanzt werden usw.

Es können alle willkürlichen Muskeln der Sitz der myotonischen Bewegungsstörung sein, doch sind in der Regel die Respirationsmuskeln frei, die Rumpf- und Halsmuskulatur weniger betroffen als diejenige der Gliedmaßen, und von letzteren die oberen meist weniger als die unteren. Es können auch die Gesichts-, Kau-, äußeren Augenmuskeln, die Zunge und sogar Schlund- und Kehlkopfmuskeln affiziert sein; während die myotonische Dyskinesie beim

Grimassieren und beim Vorstrecken der Zunge sich in den meisten Fällen geltend macht, wird sie bei Blicken, Kauen, Schlucken, Phonieren nur selten konstatiert.

Bestimmte äußere Faktoren exacerbieren die tonischen Phänomene: So vor allem Kälte und Feuchtigkeit (während im Gegenteil mäßige Wärme und Trockenheit der Umgebung günstig wirken können). Es gibt ganz leichte Fälle, welche überhaupt nur bei kaltem Wetter motorische Störungen darbieten (Martius-Hansemann). Große Hitze und schwüles, feuchtwarmes Wetter verschlimmern zuweilen die Krankheitserscheinungen gleichfalls. Strümpell sah einen Fall, bei dem der Einfluß der Tageszeit deutlich war: Morgendliche Exacerbationen, abendliche Remissionen. Mäßiger Alkoholgenuß wirkt günstig. Psychisches Unbehagen jeder Art, evtl. schon das Gefühl des Beobachtetwerdens, steigert die Beschwerden beträchtlich. Besonders gilt dies für den Schreck, der sofortigen allgemeinen tonischen Krampf auslösen kann, so daß der Kranke z. B. beim bloßen Stolpern über einen Stein stocksteif zu Boden stürzt. Auch Reflexbewegungen lösen Kontrakturen aus; nach dem Nießen bleiben z. B. die Augen längere Zeit fest geschlossen, nach dem Gähnen der Mund weit geöffnet.

Fast immer besteht eine als „herkulisch“ imponierende Volumzunahme der Muskulatur (s. Abb. 84 u. 85); ihre Konsistenz ist eher vermehrt, bei passiver Bewegung von Hypertonie dagegen nichts zu konstatieren. Die rohe Kraft ist gewöhnlich etwas unternormal. Die Sehnenreflexe lösen entweder persistierende Kontraktionszustände aus, oder sie lassen keine Anomalie erkennen, oder endlich sie sind herabgesetzt, äußerst selten fehlend.

In äußerst charakteristischer Weise sind dagegen mechanische und elektrische Muskelerregbarkeit alteriert. Erb hat diese Verhältnisse in eingehendster Weise studiert.

Perkutiert man einen Muskelbauch oder die Zunge, so gerät der getroffene Teil in eine träge Kontraktion, die bis zu $^1/_2$ Minute andauern kann. Entweder gibt sie sich als Delle kund (eine solche kann man oft schon durch energisches Anpressen des Fingers hervorrufen) oder aber als Wulst. Die indirekte mechanische Erregbarkeit (durch Quetschen oder Beklopfen des Nervenstammes) ist dagegen nicht erhöht, sondern eher herabgesetzt.

Bei faradischer Reizung mittlerer Intensität von Nerven aus ist die Zuckung normal, durch starke Intensität und rasche Aufeinanderfolge der Induktionsoscillationen kann man dagegen einen nachdauernden Kontraktionszustand nach Sistieren des Reizes erzielen. Galvanische Einzelreize haben auch bei starker Intensität nur kurzdauernde Zuckungen zur Folge; dagegen kann man durch Reizsummation mit labilen Strömen zuweilen einen nachdauernden tonischen Effekt hervorrufen.

Direkte faradische Reizung des Muskels läßt eine erhöhte Erregbarkeit wahrnehmen. Bei schwachen Strömen ist der Zuckungsablauf normal, bei stärkeren tritt der persistierende Myotonus in die Erscheinung, bei starker kontinuierlicher Faradisation zuweilen ein deutliches „Muskelwogen“. Direkte galvanische Reizung offenbart die augenfälligsten Anomalien: trägen und persistierenden Charakter der Kontraktionen, abnorm niedrige Reizschwelle, Wegfall der Öffnungszuckungen, AnSZ = oder > KSZ; außerdem gelegentlich bei stabiler Anwendung starker Ströme rhythmische Undulationen von der Kathode zur Anode hin (zuweilen erst nach wiederholter Wendung des Stromkreises auftretend). Diese verschiedenen Anomalien faßt Erb unter der Bezeichnung: „Myotonische Reaktion“ zusammen (MyR.). Sie besteht nach Nearonoff auch in der Narkose.

Eulenburg hat auch das Verhalten der myotonischen Muskeln bei Franklinisation untersucht. Er konnte bei Verwendung von „dunklen“ Entladungen kleiner Funkenlänge ein bündelweises Vibrieren, bei größerer Funkenlänge ein rhythmisches Zittern und, nach einer gewissen Dauer, auch eine tonische Kontraktion des Gesamtmuskelbauches erzielen. Dagegen hat Oppenheim die Reaktion auf statische Elektrizität unverändert gefunden. Die Kontraktionsanomalie, die der Thomsenschen Krankheit zugrunde liegt, ist wiederholt mit Hilfe der myographischen Analyse durch Übertragung auf die rotierende

Trommel studiert worden, z. B. von Ballet und Marie, Jensen, Jaquet. Charakteristisch ist, bei nur unbeträchtlich verlangsamtem Aufstieg der Kurve, die sehr bedeutende Verlängerung des absteigenden Schenkels (entsprechend einer Zeitdauer von 6—9 Sekunden statt normaliter 0,2!). Aus dem Umstande, daß über dem Muskel während des myotonischen Kontraktionszustandes kein Muskelton zu hören ist, schließt Herz, daß es sich dabei nicht um einen „Tetanus" (im Sinne der Physiologen) handeln kann.

Ätiologie. Das Leiden ist in der überwiegenden Mehrzahl der Fälle hereditär-familiär zur Beobachtung gelangt und die allgemeinen Ausführungen,

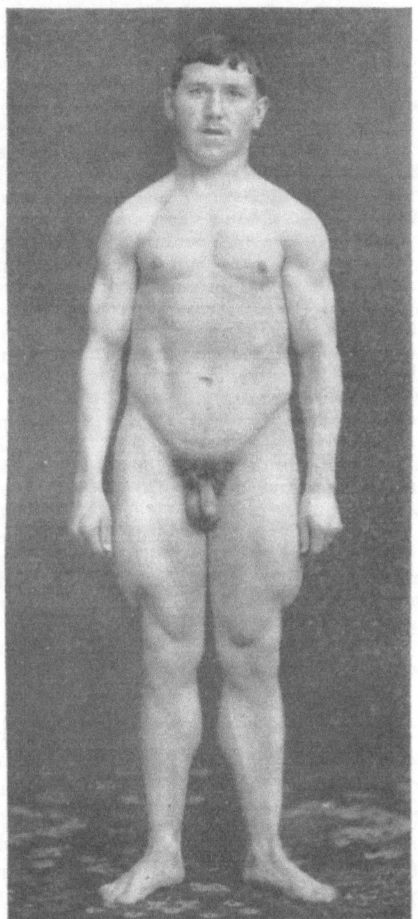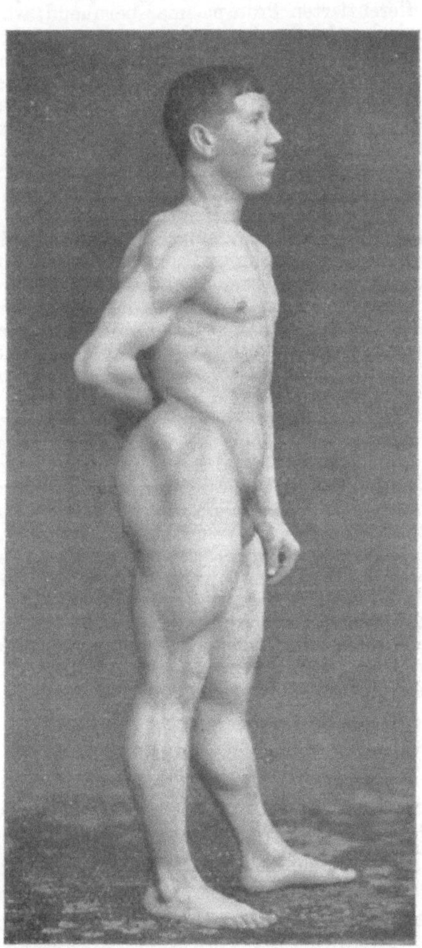

Abb. 84 und 85. Myotonia congenita. (Nach Knoblauch.)

mit denen wir das vorhergehende Kapitel einleiteten, haben auch auf diese Affektion Bezug. Unter den blastophthorischen Momenten bei der Ascendenz sei die Konsanguinität erwähnt (Bernhardt). Sehr oft findet man in der Verwandtschaft eine Häufung der verschiedensten Psychosen und Neuropathien. Nicht selten wird die Vergesellschaftung mit Psychosen und mit Epilepsie beobachtet, was bei der offenbar als Ausdruck einer Heredodegeneration zu deutenden Natur des Leidens nicht wundernehmen kann. Daß Myotoniker zuweilen Träger angeborener Muskeldefekte sind, wurde schon bei Besprechung

der letzteren hervorgehoben (Beobachtungen von Bethmann und Voß). Als
auslösende Momente für die latente Disposition haben wir schon die körperliche Strapazierung erwähnt; seltener finden wir Schreck, Traumen, ganz selten
Infektionskrankheiten erwähnt.

Pathogenese und pathologische Anatomie. Daß die Textur der ergriffenen Muskeln
eine abnorme ist, wissen wir seit Erbs gründlichen Studien, denen diejenigen von Dejerine
und Sottas, Jacoby, Schiefferdecker-Schultze, Deléage, Onanoff u. a. folgten.
Man findet eine gleichmäßige Hypertrophie aller Fasern, auf einer Zunahme des nicht-
differenzierten Protoplasmas beruhend, während die kontraktile Substanz und ihr morphologischer Ausdruck, die Querstreifung zurücktreten. Das Sarkolemm zeigt Kernvermehrung,
die Fibrillen sind vakuolisiert. Es besteht außerdem eine geringfügige Vermehrung des
interstitiellen Bindegewebes. Schiefferdecker und Schultze sahen im Sarkoplasma, bei
einer bestimmten Fixierungsmethode, normalerweise nicht vorkommende Granulationen,
Babes und Marinesco beschrieben Veränderungen der motorischen Endplatten. Es ist
(z. B. von Erb, Geßler, Schiefferdecker-Schultze) versucht worden, die myotonische
Dyskinesie direkt als den Ausdruck dieser auf endogener Grundlage sich entwickelnden
abnormen Konstitutierung des Muskelgewebes zu bezeichnen (myogene Theorie). Knoblauch denkt an ein abnormes Prävalieren der roten, trägen gegenüber den hellen, flinken
Muskelfasern und an Arbeitshypertrophie der ersteren. Demgegenüber hat Jaquet betont,
daß auch zweckwidrige Innervationsverhältnisse mitspielen müssen; konnte er doch durch
eine sinnreiche Versuchsanordnung nachweisen, daß bei der Einleitung einer Bewegung
sein myotonischer Patient (einer der typischsten Fälle, der von zahlreichen Untersuchern,
auch von uns, genau studiert worden ist) das Phänomen der simultanen Antagonistenkontraktur zeigte. Das entspräche einer schon von Thomsen geäußerten Ansicht.
Brissaud und Bauer wollen freilich für Jaquets Befund, den auch sie anerkennen, nur
eine myogene Ursache annehmen, die Hyperexcitabilität der Muskelfibrillen. Histologisch
ist das Zentralnervensystem jedenfalls normal (Dejerine-Sottas).

Andererseits ist auch die Vermutung ausgesprochen worden, es handle sich um eine
Autointoxikations- oder Stoffwechselkrankheit (Bechterew, Joteyko, Jensen, Karpinski), bei der die anatomischen Veränderungen sich nur sekundär entwickeln. Bei
Tieren läßt sich nämlich durch Veratrin- oder Kreatinvergiftung ein myotonieartiger Symptomenkomplex provozieren. Bechterew, Karpinski u. a. geben auch eine vermehrte
Kreatininausscheidung bei der Thomsenschen Krankheit an, doch konnte Zülzer dies
nicht bestätigen. Jensen meint, daß sowohl die Abfuhr der Dissimilierungsprodukte
des Muskels erschwert sei, als auch die kompensatorische Assimilierung; letztere werde
aber während der Kontraktion durch die entstehende Wärme wieder angeregt, daher höre
auch nach einer gewissen Anzahl von Bewegungen die myotonische Störung wieder auf,
während sie Kälte im Gegenteile durch Hemmung der Aufbauprozesse beträchtlich ver-
schlimmere. — Diese chemischen Theorien stehen alle auf sehr schwachen Füßen.

Differentialdiagnose. Sie kommt bei ausgesprochenen Formen, wo die
Diagnose sich fast von selbst ergibt, kaum in Frage. Bei partieller Myotonie
der Extremitäten kann dagegen eine gewisse Ähnlichkeit mit anderen Zuständen
vorliegen (Crampi, Beschäftigungskrämpfe, „Diathèse de contracture", tetanische Intentionskrämpfe), doch ist zu betonen, daß die Kontraktionen der
Thomsenschen Krankheit nie schmerzhaft sind, und ferner wird natürlich
die elektrodiagnostische Untersuchung fast stets jeden Zweifel über die Natur
der vorliegenden Affektion bald lösen. Doch muß daran erinnert werden, daß
bei strumipriver Tetanie ausnahmsweise MyR. sich findet (Hoffmann).

An dieser Stelle muß noch der Myotonia acquisita (Talma, Jolly)
gedacht werden, eines heilbaren, durch die MyR. charakterisierten Zustandes,
der sich an Infektionskrankheiten und Traumen anschließt, bei dem aber
meistens auch im Ruhezustand eine gewisse Muskelstarre besteht und längere
Bewegung dem Eintreten eines Myotonus Vorschub leistet. Ferner der
Dystrophia myotonica und der Eulenburgschen Paramyotonia
congenita (s. u.).

Prognose. Sie ist bei unkomplizierter Myotonia congenita quoad vitam
durchaus günstig, quoad sanationem schlecht.

Therapie. Es handelt sich vor allem um möglichste Verhütung der erfahrungsgemäß ungünstig wirkenden Momente (Warmhalten, Schutz vor gemütlichen

Erregungen, entsprechende Berufswahl). Ferner können systematische Turn-übungen, warme Bäder und Massage die Beschwerden lindern. Von den hin und wieder empfohlenen Medikamenten (Strychnin, Antipyrin, Jodkali, Atropin) ist man, da sie nutzlos sind, vollkommen abgekommen, vor der Nervendehnung, die Geßler empfohlen hatte (sie bezweckt durch Schädigung der Nerven eine Rückbildung der Muskelhypertrophie!) wird mit Recht allgemein gewarnt. Organextrakte (Hoden, Schilddrüsen) wirken nach Jensen, wenn überhaupt, nur ganz vorübergehend.

6. Dystrophia myotonica.

Diese Leiden, auch Myotonia atrophica genannt, wurde früher fälschlicherweise als eine bloße Kombination von Thomsenscher Krankheit mit progressiver Muskelatrophie aufgefaßt (Voß, Berg, Mannel, Noguès-Sirol, Frohmann, Fürnrohr, Schott, Mirallié-Jalaber-Cullerre, Pelz, Hirschfeld, Hoffmann u. a.). Es ist vor allem das Verdienst von Curschmann und Grund, 1912 festgestellt und zur allgemeinen Aner-kennung gebracht zu haben, daß es sich um keine Kombinationsform, sondern um eine nosologische Einheit handelt, die allerdings mit anderen heredofamiliären Affektionen, der progressiven Muskelatrophie einerseits, der Thomsenschen Krankheit andererseits, einzelne Symptome gemein hat. Von weiteren Autoren, die sich um das Studium und die Abgrenzung dieses Leidens Verdienste erworben, und es samt und sonders als einen patho-logischen Zustand „sui generis" ansprechen, erwähne ich Hauptmann, K. Rohrer, Alfr. Vogt, Aimé, Lüssi.

Die oft exquisit familiäre, gelegentlich auch sporadisch auftretende Krankheit beginnt im allgemeinen nach dem 20. Lebensjahre mit einer typisch myotonischen Funktions-störung der Hand: Die einmal geschlossene Faust kann nur langsam und mit größter Mühe wieder geöffnet werden. Meistens sind die übrigen Muskeln von dieser Funktionsstörung frei, während die elektrische und die mechanische myotonische Reaktion nicht nur an den Hand- und Armmuskeln, sondern auch an anderen, anscheinend normal funktionierenden Muskeln nachgewiesen werden kann. Gleichzeitig tritt eine progrediente Atrophie einer Anzahl von Muskeln in die Erscheinung; die Thenarmuskulatur, die Gesichtsmuskeln, die Masseteren, die Peronei, die Sternocleidomastoidei, die Vorderarmmuskeln sind am häufigsten betroffen; sie zeigen gelegentlich nur eine zunehmende quantitative Herab-setzung der faradischen und galvanischen Erregbarkeit, zuweilen aber auch typische EAR (Bing). Dazu kommen nun aber noch trophische Störungen des Integuments der Haare, des Skeletts und in besonders charakteristischer Weise Staarbildung, was manche dieser Patienten in erster Linie zum Augenarzt führt. Ferner werden häufig folgende weitere Störungen konstatiert: Vasomotorische Anomalien, psychotische Er-scheinungen, Sprachfehler, Hodenatrophie, Impotenz, Frigidität. Es drängt sich die An-nahme auf, daß das Leiden mit Störungen der inneren Sekretion einhergeht. Aimé hat für die muskulären Symptome eine Kreatinvergiftung des Sarkoplasmas verantwortlich machen wollen.

Das Leben des Patienten wird durch das Leiden nicht bedroht; eine wirksame Therapie ist aber bisher nicht gefunden.

7. Paramyotonia congenita.

Dieses äußerst seltene, von Eulenburg im Jahre 1886 isolierte Krankheitsbild ist durch einen Zustand permanenter Zusammenziehung gekennzeichnet, der, meist unter dem Einflusse der Kälte, in gewöhnlich symmetrischer Ausbreitung in gewissen Muskel-gruppen sich einstellt (Hals-, Gesichts-, Schling- und Extremitätenmuskeln). Dieser tonische Spasmus, der die Schließmuskeln von Mund und Auge besonders stark befällt, hält eine Viertelstunde bis mehrere Stunden an und ist mit einer unverkennbaren Parese verbunden, die nach Sistieren des Spasmus noch tagelang sich bemerkbar machen kann. Im Gegensatze zur Thomsenschen Krankheit fehlen erhöhte mechanische Muskelerregbar-keit und MyR.; die elektrische Reizbarkeit ist gewöhnlich herabgesetzt, eine Tendenz zu Anoden- und Kathodentetanus kann sich geltend machen. Trotz des abweichenden elektro-diagnostischen Verhaltens nimmt Eulenburg eine nahe Verwandtschaft mit der Myotonia congenita an, wofür die histopathologische Analogie spricht, die Sölder in einem späteren Falle feststellen konnte, sowie der Umstand, daß beide Affektionen in derselben Familie sich finden und sogar beim gleichen Patienten sich kombinieren können (Delprat, Hlawa-czek). Die Paramyotonia congenita ist in der Regel exquisit familiär und gleich nach der

Geburt zu konstatieren. Eulenburg hat sie durch sechs Generationen verfolgen können (28 Fälle!). Über die Pathogenese wissen wir noch weniger als bei der Thomsenschen Krankheit; die Therapie beschränkt sich auf prophylaktische Maßnahmen gegen die Abkühlung.

8. Die periodische oder paroxysmale Lähmung.

Dieses Leiden ist zum ersten Male vom russischen Arzte Schachnowicz 1882 geschildert worden; drei Jahre später hat es Westphal genau studiert und seitdem haben sich die Mitteilungen darüber mehr und mehr gehäuft.

Symptomatologie. Ein in der Regel jugendliches Individuum weist in Intervallen von verschiedener Dauer transitorische Lähmungen ausgedehnter Muskelgebiete auf. Selten befallen diese nach paraplegischem Typus nur die Beine; meistens sind auch die Arme befallen, oft die Rumpfmuskulatur dazu. Typisch ist dagegen das Freibleiben der von Gehirnnerven versorgten Muskeln, namentlich der Gesichts- und Augenmuskulatur; nur als große Seltenheit (Taylor, Westphal, Cousot) wurde Lähmung der Kaumuskeln verzeichnet oder Beeinträchtigung der Sprach- und Schluckmechanismen. Die Lähmung, die an den Beinen meist am intensivsten ist, kann eine vollständige Paralyse oder auch nur eine mäßige Parese darstellen. Bei elektrischer Prüfung nehmen mit dem Beginn des Anfalles und für dessen Dauer die direkte und die indirekte Erregbarkeit auf beide Stromarten ab, so daß sie in den paretischen Muskeln herabgesetzt, in den paralytischen erloschen sind (Westphal). Bei mechanischer Reizung kann man das analoge Verhalten konstatieren (Goldflam) oder aber im Gegenteile erhöhte Reizbarkeit (Schlesinger). Die Lähmung ist meist eine schlaffe; Spannungszustände einzelner Muskeln stellten jedoch Greidenberg, Schlesinger und Schachnowicz fest. Die Sehnenreflexe sind in den gelähmten Partien herabgesetzt bis aufgehoben, nur vereinzelt (Bornstein) gesteigert, die Hautreflexe dagegen, abgesehen von den evtl. verschwindenden Fußsohlenreflexen, meist ungestört; das Babinski-Phänomen fehlt.

Die Lähmung etabliert sich allmählich im Verlaufe einer Stunde, selten mehr. Da sie oft nachts auftritt, kann sie freilich zuweilen auch plötzlich, nämlich beim Erwachen, wahrgenommen werden. Am Tage geht dem Anfall ein Aura voran: Parästhesien, Müdigkeitsgefühl, Schläfrigkeit, heftiger Durst. Körperbewegung verzögert den Eintritt der Lähmung! Durch strammes Marschieren kann ein Patient die Beine, durch Schreiben den rechten Arm eine Zeitlang freihalten, wenn er den Beginn der Lähmung merkt (Cousot); andererseits hat Goldflam durch langes Immobilisieren seiner Patienten Anfälle provozieren können. Mit dieser Eigenart steht gewiß die Häufigkeit der nächtlichen Paroxysmen im Zusammenhang; ein Patient von Schlesinger erkrankte in der Regel an einem Montag oder an dem einem Feiertage folgenden Tage.

Der Turnus, nach dem die Lähmung sich ausbreitet, pflegt demjenigen der ascendierenden Paralyse zu entsprechen: Beine, Rumpf, Arme. Doch sahen Cousot, Crafts, Hirsch den Beginn an den oberen Extremitäten. Bei der allmählichen Rückkehr zur Norm am Ende des Anfalls macht sich meistens die umgekehrte Reihenfolge geltend, wobei willkürliche Motilität und elektrische Erregbarkeit parallel zunehmen.

Als Raritäten wurden gewisse auf die Anfallszeit beschränkte Begleiterscheinungen nichtmotorischer Art notiert; z. B. Herzerweiterung mit den Symptomen einer Mitralstenose (Oppenheim, Goldflam, Fuchs, Mitchell und Hirsch), Pulsarrhythmie (Oddo-Audibert, Schlesinger), Bradykardie

(Schlesinger), Sensibilitätsabnahme an den gelähmten Partien (Fischl), profuse Schweiße (Schlesinger).

Die Intervalle sind von verschiedener Dauer, bei ein und demselben Kranken z. B. bald täglich oder fast täglich, bald alle paar Wochen oder sogar alle paar Monate. Bei Beginn der Erkrankung sind gewöhnlich die Anfälle selten, häufen sich dann mehr und mehr, um schließlich, nach jahrelanger maximaler Frequenz wieder an Häufigkeit abzunehmen. Regelmäßige Zunahme während einer bestimmten Jahreszeit sahen Oddo-Audibert und Goldflam. Die Anfallsdauer wechselt von Fall zu Fall, zuweilen auch (Bernhardt, Schlesinger) beim gleichen Patienten; sie beträgt gewöhnlich ein paar Stunden, hält ausnahmsweise tagelang an (Burr) oder im Gegenteil nur eine Viertelstunde — sog. „abortive Anfälle" (Pulawski).

Zwischen den Anfällen sind die Patienten gesund und in der Regel ohne jegliche objektiv aufzudeckende Anomalie; doch fand Goldflam auch im Intervall eine herabgesetzte elektrische Erregbarkeit an den kleinen Handmuskeln mit Andeutung von EAR.

Ätiologie und Pathogenese; pathologische Anatomie. Das Leiden ist zwar nicht immer, aber sehr oft familiär (z. B. die Fälle von Schachnowicz, Goldflam, Crafts, Taylor, Mitchell, Buzzard, Oddo-Audibert, Singer-Goodbody, Putnam, Bernhardt, Cousot, Hirsch). Nicht nur bei mehreren Mitgliedern derselben Generation, sondern auch bei Erzeugern und Descendenten kann es auftreten; so hatte die Mutter eines Goldflamschen Patienten (allerdings ein einziges Mal in ihrem Leben, im 36. Lebensjahre) einen analogen Lähmungsanfall; die Mutter der vier Cousotschen Geschwister hatte dieselbe Affektion; die 11 Fälle in der von Taylor beobachteten Familie verteilen sich sogar auf fünf Generationen usw. Der Modus der Heredität scheint nur derjenige direkter Übertragung zu sein, „latente Vererbung" mit Überspringen von Generationen nicht vorzukommen, d. h. das Kind eines Patienten mit periodischer Lähmung zeugt, falls selbst verschont geblieben, auch eine gesunde Descendenz.

Die Ansicht, daß es sich um eine „autointoxikatorische Paralyse" handelt, vertritt Goldflam. Er fand bei seinen Patienten eine erhöhte Toxicität des Urins während der Anfälle und nimmt darum an, daß von Zeit zu Zeit (namentlich während der Ruhe) ein Toxin im Körper gebildet werde, auf welches die abnorm veranlagten Muskeln durch Lähmung reagieren. Als histologischen Ausdruck dieser abnormen Anlage bezeichnet er die Rarefizierung der Primitivfibrillen, die Faserhypertrophie, die Vakuolenbildung und die Einlagerung einer glasigen interfibrillären Substanz. Diesen Befunden sind analoge von Crafts und Singer-Goodbody an die Seite zu stellen; diejenigen von Westphal und Oppenheim ergaben dagegen nur sehr geringe Texturanomalien. Den Toxicitätsbefunden Goldflams hat andererseits Taylor beigestimmt und Crafts will sogar eine erhöhte Giftigkeit des Kotes festgestellt haben. Auch Schlesinger neigt der Annahme einer Autointoxikation zu. Der von seinem Patienten im Anfalle entleerte Harn enthielt mehrmals Aceton, während der unmittelbar nachher und in der Zwischenzeit gelassene Urin diese Substanz vermissen ließ; alimentäre Acetonurie konnte nicht vorliegen. Einige Male zeigten sich in dem während des Lähmungszustandes bzw. unmittelbar nachher gewonnenen Urin ein schwacher Eiweißgehalt (auch von Goldflam konstatiert) und einige hyaline Zylinder. Schlesinger nimmt an, die Muskulatur beantworte die auf angeborener chemischer Abnormität beruhende Bildung von Autotoxinen so lange mit Funktionseinstellung, bis die Giftstoffe durch den Harn (Acetonurie, Albuminurie) oder die Haut (profuse Schweiße) (s. o.) oder den Darm den Körper verlassen haben. Nach Schmidt beruht die Lähmung auf paroxysmaler Ischämie durch Kontraktion der Muskelblutgefäße; er hat durch das pharmakologische Experiment eine erhöhte Empfindlichkeit der adrenalinempfindlichen Teile des peripheren Vasomotorenapparates festgestellt.

Bornstein faßt dagegen die paroxysmale Lähmung und die Epilepsie als eng wesensverwandte Krankheitszustände an, von denen der eine in den Rückenmarksvorderhörnern, der andere in der Gehirnrinde seinen Angriffspunkt habe. Geht auch letztere vorzugsweise mit Reizsymptomen einher, so können dabei doch (als „epileptische Äquivalente") Lähmungen vorkommen, die allerdings hemi- oder monoplegisch zu sein pflegen (Higier). In Beobachtungen von Schachnowicz und Bornstein traten nach dem Zessieren der paroxysmal-paralytischen Attacken epileptische an ihre Stelle bzw. umgekehrt. Die Steigerung des urotoxischen Koeffizienten kommt ja auch bei epileptischen Anfällen vor. Bornstein meint, die gemeinsame Ursache beider Leiden sei ein Toxin mit speziellem Tropismus zur grauen Substanz; ob es auf die cerebrale oder spinale dirigiert werde, sei eine Sache der Disposition.

Andere Autoren, vor allem Oddo und Audibert, auch Cheinisse, erblicken in einer Entwicklungsanomalie der Muskulatur das Substrat der paroxysmalen Lähmung. Die oben erwähnten histologischen Befunde (Goldflam, Westphal, Oppenheim, Crafts, Singer-Goodbody) können natürlich in diesem Sinne gedeutet werden. Da ferner längere Unbeweglichkeit dem Eintritte der Lähmung Vorschub zu leisten, forcierte Bewegung sie zu verzögern oder rückgängig zu machen vermag, kann eine gewisse Analogie mit der Thomsenschen Krankheit verfochten werden. Eine Mitbeteiligung des Herzens kommt auch bei dieser vor. Vorübergehend kann die periodische Extremitätenlähmung einzelne Thomsensche Symptome darbieten, wie Schlesingers Fall lehrt, wo zeitweise an einzelnen Muskeln das athletische Hervortreten der Konturen und die lange Dauer der Kontraktion beim Beklopfen deutlich festzustellen waren. Ferner hat Bernhardt die Kombination mit Dystrophia musculorum progressiva beschrieben.

Differentialdiagnose.   Es kommen in Frage:

1. Die intermittierenden Malariaparaplegien (Hartwig, Cavaré — Paralysies paludéennes). Sie weisen den Quotidian- oder Tertiantypus auf, dauern stundenlang, gehen oft mit Anästhesie und Sphinkterenlähmung einher, gewöhnlich auch mit Fieber und Schüttelfrost, und reagieren auf Chinin. In der Zwischenzeit bestehen manchmal Andeutungen von Lähmungssymptomen weiter.

2. Der „Vertige paralysant" (Gerlier) = „Kubisagari" (Miura), eine bei Stallburschen des Kantons Genf und in Japan endemische, im Herbst 1924 auch im Kanton Zürich aufgetretene (K. Rehsteiner), wahrscheinlich „miasmatische", bei Entfernung aus der Stallatmosphäre heilende Krankheit. Es handelt sich gleichfalls um schlaffe, periodisch auftretende Lähmungen bei intervallärem Wohlbefinden. Aber sie setzen mit heftigstem Schwindel ein, betreffen neben den Extremitäten auch stets die Nackenmuskeln und Levatores palpebrarum und können sogar die Gliedmaßen verschonen. Schlingbeschwerden, Masseterenlähmung, Diplopie, Amblyopie sind nicht selten. Nicht die Ruhe, sondern die Arbeit scheint den Ausbruch der Anfälle zu begünstigen.

3. Intermittierende Lähmungen hysterischer Natur. Abgesehen vom Nachweis sonstiger Stigmata oder charakteristischer ätiologischer Momente (z. B. Blitzschlag im Falle von Catrin) gibt die normale elektrische Erregbarkeit differentialdiagnostisch den Ausschlag.

4. Die transitorischen spastischen Lähmungen, als familiäres Leiden von Lenoble und Rich beschrieben, nach Cheinisse als eine Abart der Myotonie aufzufassen, von anderen Autoren in nahe Beziehungen zur Eulenburgschen Paramyotonie gebracht. Als auslösendes Moment wird Kälteeinwirkung beschuldigt, die Pathogenese ist im übrigen vollkommen dunkel.

Therapie. Oddo und Darcourt empfehlen Massage und kräftige Faradisation. Medikamentös hat man Brom- und Jodsalze, Strychnin und Eserin ohne nennenswerte Resultate versucht. Besser bewährte sich Schachnowicz Atropin (in Tagesdosen von 0,002), aber die beginnende Intoxikation zwang, von weiterer Verabreichung Abstand zu nehmen. Nach Orzechowski sollen Pilokarpininjektionen die Anfälle kupieren können (im Gegensatze zu Adrenalin, das sie provoziere!).

9. Die kongenitale Muskelatonie.

Unsere Kenntnisse über diesen merkwürdigen Krankheitszustand sind relativ jüngeren Datums, gehen sie doch auf eine klinische Studie Oppenheims aus dem Jahre 1900 zurück. Von den seitherigen Mitteilungen sind, außer solchen von Oppenheim selbst, diejenigen von Berti, Muggia, Jovane, Kundt, Rosenberg, Bing, Tobler, Griffith, Baudouin, Haberman, Collier-Holmes, Skoog, Batten, Cassirer namhaft zu machen. Die von Oppenheim angewandte Bezeichnung Myatonia congenita hat den Nachteil, daß sie Verwechselungen mit der Myotonia congenita außerordentlichen Vorschub leistet.

Symptomatologie. Gleich nach der Geburt macht sich eine auffallende Unbeweglichkeit des Kindes bemerkbar — die freilich bei mangelhafter Beobachtungsgabe der Umgebung zuweilen erst später zum Bewußtsein kommt. Meistens beschränkt sich die Inaktivität auf die Beine, kann aber in schwereren Fällen auch die Arme, den Brustkorb, den Hals betreffen, so daß der Patient den Eindruck kompletter Lähmung hervorruft. Immerhin handelt es sich nur um eine Pseudoparalyse: Durch schmerzhafte Reize können schwache Abwehrbewegungen ausgelöst werden, die übrigens koordiniert verlaufen. Setzt man ein solches Kind auf, so knickt seine Wirbelsäule ein, versucht man es auf die Beine zu stellen, seine Unterextremitäten. Bei der Palpation fällt die äußerst matsche und teigige Konsistenz der Muskeln auf, die man jedoch nicht als atrophisch bezeichnen kann. Die Hypotonie ist so stark ausgeprägt, daß man z. B. die Finger beinahe bis auf den Handrücken umbiegen, die Schultern bis zu den Ohren heben, die Ellbogen rekurvieren, die Füße hinter den Nacken schlagen und dort kreuzen kann. In schweren Fällen baumeln die Extremitäten wie Hampelmännergliedmaßen oder lose Anhängsel am Körper herum, und der Kopf fällt, wenn man das Kind freihält, nach vorne oder seitlich. Andererseits können sich auch die atonischen Phänomene der unteren mit Kontrakturen der oberen Gliedmaßen — und zwar Pronationskontrakturen — kombinieren, wie Kaumheimer gezeigt hat. Die Sehnenreflexe sind aufgehoben, die Hautreflexe gewöhnlich erhalten. Die elektrische Erregbarkeit ist auf beide Stromarten in der Regel einfach quantitativ herabgesetzt, selten aufgehoben (Rosenberg, Sorgente), noch seltener normal (Muggia). Entartungs-

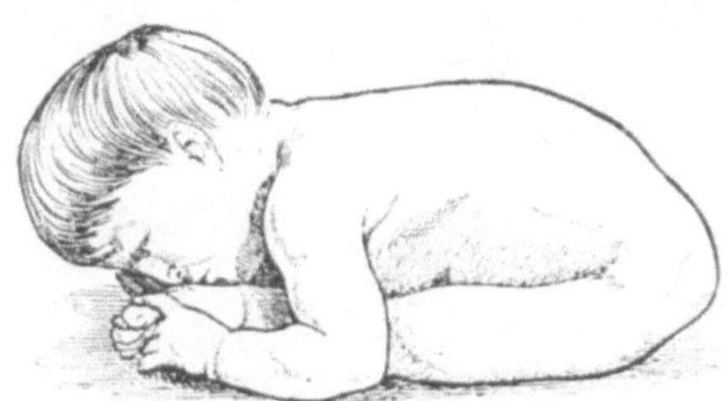

Abb. 86. Kongenitale Muskelatonie. (Nach Tobler.)

reaktion wird in der Regel vermißt, in einem Falle von Variot-Chatelin war sie angedeutet. Das Gebiet der motorischen Gehirnnerven bleibt fast stets unbeeinträchtigt, doch sahen Heubner und Baudoin intermittierenden Strabismus. Die Spinkteren, die Sensibilität, die Sinnesorgane, die Psyche bieten keinerlei Anomalien dar. Das Allgemeinbefinden ist gut, zuweilen macht sich im Bereiche der immobilisierten Gliedmaßen eine Adipositas nimia geltend, evtl. auch ein hartes Ödem (Baudouin).

Verlauf und Prognose. Die Krankheit ist niemals progressiv, bekundet im Gegenteil eine allmähliche Tendenz zur spontanen Besserung. Es ist jedoch, wie Batten betont, bis jetzt noch kein Fall von Heilung konstatiert worden. Dabei übersteigt die Anzahl der veröffentlichten Fälle schon längst die Ziffer 100! Getrübt wird die Prognose quoad vitam hauptsächlich durch die Empfänglichkeit für tödliche Bronchopneumonien bei Ergriffensein der Atemmuskeln.

Ätiologie, Pathogenese, pathologische Anatomie. Das Leiden ist nicht hereditär noch familiär. Dafür, daß es schon intrauterin besteht, kann die Tatsache angeführt werden, daß einige Mütter derartiger Kinder während der Gravidität die Kindesbewegungen nicht wahrnahmen. Geburtstraumen spielen keine Rolle. Oppenheim hielt das Leiden für den Ausdruck eines Zurückbleibens des Muskels in der Entwicklung. Die anatomischen Untersuchungen sind noch spärlich und schwer zu deuten. Von einem Falle Spillers, bei dem undeutlich quergestreifte, hyalin aussehende Fasern gefunden wurden, die üppiges Fett- und Bindegewebe durchzog, ist es fraglich, ob er der Oppenheimschen Krankheit zuzurechnen ist. Bei einwandfreien Fällen wurden von Baudouin, Reyher-Helmholtz, Skoog, Griffith und Collier-Holmes stellenweise schwere Alterationen der Muskulatur gefunden (z. B. Verschwinden der Querstreifung, Auflösung der Fasern in Längsfibrillen, auffallende Ungleichheit in Kontur und Kaliber der Fasern, Fettgewebs- und Bindegewebswucherung, interstitielle Infiltrationsherde), während ich außer einem abnormen Kernreichtum nichts Histopathologisches bei einer Biopsie erheben konnte. Lereboullet fand bei normalem Nervensystem ungleich kalibrierte, z. T. segmentierte Muskelfesern mit Kernvermehrung und regressiven Prozessen. Bemerkenswert sind die von Baudouin, Collier, Holmes u. a. am Nervensystem erhobenen Befunde: Abnorme Kleinheit der motorischen Vorderhornzellen, außerordentliche Dünnheit der Vorderwurzeln, Markscheidenlosigkeit zahlreicher Nervenfasern in letzteren und den peripheren Nerven. Letzteres würde die Vermutungen nach der Richtung der Hypothese von Bernhardt orientieren, der an autotoxische Schädigungen der Nervenstämme denkt. Im Sinne der autotoxischen Grundlage könnten auch Baudouins Feststellungen an der Thymus und Thyreoidea seines Falles gedeutet werden (Sklerose dieser Organe!); mit ihm denken auch Cattaneo und Berti an Alterationen der inneren Sekretion. Dagegen fand Lereboullet in seinem Falle jene Drüsen normal, ebenso Collier und Holmes. Neuerdings wurde von Rothmann u. a. angenommen, es könne sich um den Ausdruck einer pränatal abgelaufenen Affektion der motorischen Kerne im Rückenmarke handeln; doch haben, wie Knud Krabbe gezeigt hat, die Fälle von „kongenitaler spinaler Muskelatrophie", die als extreme Seltenheit vorkommen, mit der echten „kongenitalen Muskelatonie" nichts zu tun.

Differentialdiagnose. Es wird bei genauer Anamnesen- und Statusaufnahme die Unterscheidung von progressiver Dystrophie, postdiphtherischer Lähmung, Geburtshämatomyelie, Gliosis spinalis, Myelitis und Poliomyelitis gar keine Schwierigkeiten darbieten.

Hypotonische Pseudoparesen, die symptomatologisch mit dem Bilde der kongenitalen Muskelatonie Oppenheims eine weitgehende Übereinstimmung zeigen, finden sich dagegen bei Myxödem und mongoloider Idiotie (siehe Abb. 6). Die anderen Symptome dieser beiden Krankheitszustände sind freilich unverkennbar. Ähnliche Bilder bietet ferner die Myopathia rachitica (Hagenbach und Bing) dar, wobei die „schlangenmenschartigen" Stellungen, das

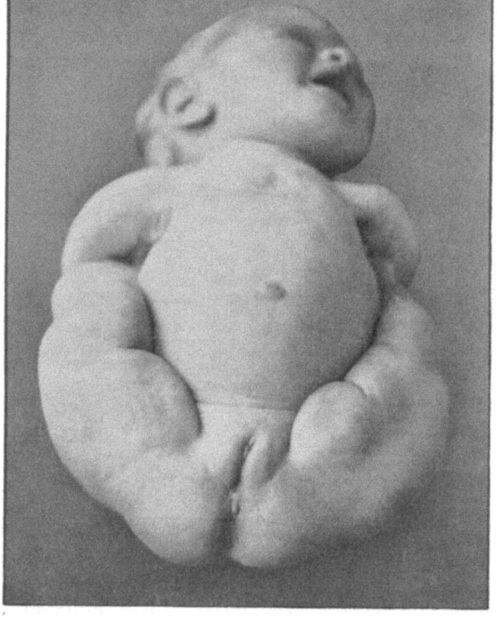

Abb. 87.   Myopathia rachitica.
(Beobachtung aus dem Basler Kinderspital.)

Kreuzen der Füße im Nacken (Hagenbachsches Symptom) usw. in ganz derselben Weise erhalten werden (s. Abb. 87). Histologische Alterationen findet man bei diesem Leiden nur in relativ wenigen und schweren Fällen, und sie charakterisieren sich dann als eine gleichmäßige und wohlcharakterisierte Wachstumsstörung des Muskelgewebes im Sinne einer Regression zu einem relativ undifferenzierten Stadium (Bing); Gutstein hat außerdem das Auftreten lipoider Substanzen in den Muskelfasern festgestellt, Aschenheim und Kaulheimer einen verminderten Kalkgehalt derselben. Nach Baumann soll das Leiden zuweilen ziemlich akut einsetzen und mit Schmerzhaftigkeit der Muskeln, sowie subfebrilen Temperaturen verlaufen können. Phosphor hat eine ausgesprochene Heilwirkung. Baudouins und Forests Versuch, die Myopathia rachitica und die kongenitale Muskelatonie mehr oder weniger zu homologisieren, hält der Kritik nicht stand.

Therapie. Der Besserungsprozeß läßt sich beträchtlich befördern durch eine energische elektrische Behandlung, kräftige in die Tiefe wirkende Faradisation. Man kann nach der elektrotherapeutischen Sitzung zuweilen die temporäre Wiederkehr des Patellarreflexes bemerken, häufiger das Auftreten einzelner willkürlicher Bewegungen, die dann mehr und mehr zur dauernden Akquisition werden. Ferner kommen Bewegungsreize und später Bewegungsübungen in Betracht evtl. vorsichtige Strychnin- und Arsenkuren.

Literatur.

A. Angeborene pathologische Zustände.

1. Pränatale Cerebrallähmungen.

Collier, Brain 1899. — Ganghofner, Jahrb. f. Kinderheilk. 1895. — Freud, S., Zur Kenntnis der cerebralen Diplegien des Kindesalters. Wien 1893. — Derselbe, Die infantile Cerebrallähmung. Wien 1897, Hölder. — Sachs, B., Volkmanns Vorträge 1892, Nr. 46/47. — Derselbe, Lehrb. d. Nervenkrankh. d. Kindesalters. Leipzig—Wien 1897, Deuticke.

Porencephalie.

Audry, Rev. de méd. 1888. — Kundrat, Die Porencephalie. Graz 1882.

Lobäre und tuberöse Sklerose.

Bonfigli, R., Monatsschr. f. Psychiatr. u. Neurol. 1910, Bd. 27, S. 395. — Bourneville, Progrès méd. 1896, Nr. 9. — Kufs, Zeitschr. f. d. ges. Neurol. u. Psychiatr. Bd. 18, Heft 3. — Richardière, Étude sur les scléroses primitives de l'enfance. Paris 1885. — Schuster, Neurol. Zentralbl. 1913, Nr. 20.

2. Angeborene encephalopathische Idiotien.

Bourneville, Zahlreiche Arbeiten in Arch. d. Neurol. seit 1880. — Binet, A. et Simon, Th., Année Psychologique 1908, Tom. 14. — Bobertag, O., Zeitschr. f. angew. Psychol. 1911, Bd. 5. — Shuttleworth and Potts, Mentally Deficient Children. London 1910.

Tuberöse Sklerose.

Vogt, H., Enzykl. Jahrb. d. ges. Heilk. N. F. 1909, Bd. 7, S. 579.

Mongolismus.

Buschan, G., Enzykl. Jahrb. d. ges. Heilk. N. F. 1908, Bd. 6, S. 314. — Biach, P., Dtsch. Zeitschr. f. Nervenheilk. 1909, Bd. 37, Heft 1/2, S. 7. — Frey, K., Schweiz. Rundschau f. Med. 1910, Nr. 1. — Koby, F. E., Rev. gén. d'opht. 1924, Tom. 38, p. 365. — van der Scheer, Klin. Monatsbl. f. Augenheilk. 1919, Bd. 72, S. 155. — Vogt, H., Klin. f. psych. u. nerv. Krankh. 1906, Bd. 1, Heft 4, S. 347.

3. Hydrocephalus congenitus.

d'Astros, L., Les hydrocéphalies. Paris 1898. — v. Bókay, J., Jahrb. f. Kinderheilk. 1913, Bd. 28, Heft 4. — Ibrahim, J. in Curschmann, Lehrb. d. Nervenkrankh. 1909, S. 676ff. Berlin, Springer. — Kausch, W., Mitt. a. d. Grenzgeb. d. Med. u. Chirurg. 1910, Bd. 21, Heft 2, S. 300. — Schultze, F., Die Krankheiten der Hirnhäute und die Hydrocephalie. Wien 1901, Hölder.

Turmschädel.

Bertolotti, M., Nouv. Iconographie de la Salpêtrière 1912, Tom. 25, Nr. 1. — Hirschberg, J. und Grunmach, E., Berl. klin. Wochenschr. 1909, S. 190. — Meltzer, Neurol. Zentralbl. 1908, Bd. 27, Nr. 12, S. 562.

Kraniofaciale, kleidokraniale Dysostose usw.

Châtelin, Ch., Ann. de méd. 1914, T. 2, Nr. 1. — Fitzwilliams, D., Lancet 1910, Teil 2, S. 1466.

4. Angeborene Nuklearlähmungen der Hirnnerven.

Dejerine, Gauckler et Roussy, Soc. de neurol. 1904, 1 Dec. — Kunn, K., Beitr. z. Augenheilk. 1895, Bd. 19, S. 711. — Möbius, P. J., Münch. med. Wochenschr. 1892,

Nr. 2—4. — Siemerling, Arch. f. Psychiatr. u. Nervenkrankh. 1892, Bd. 23, S. 764.
— Schmidt, A., Dtsch. Zeitschr. f. Nervenheilk. 1897, Bd. 10, S. 400.

5. Angeborene Mißbildungen des Gehirns und seiner Hüllen.

Heath, Practitioner 1896, July. — Heinecke, Die chirurgischen Krankheiten des
Kopfes. Dtsch. Chirurg. 1882, Lief. 31, S. 232. — Hildebrand, O., Dtsch. Zeitschr. f.
Chirurg. 1893, Bd. 36. — Neubürger und Edinger, Berl. klin. Wochenschr. 1898, Nr. 4.
— Siegenbeek van Heukeloom, Arch. f. Entwicklungsmech. d. Organismen 1896, Bd. 4.

6. Angeborene Mißbildungen des Rückenmarkes und seiner Hüllen.

Bayer, C., Prager med. Wochenschr. 1901, Bd. 26, Nr. 36—43. — Bockenheimer, P.,
Arch. f. klin. Chirurg. 1902, Bd. 65, S. 697. — Fuchs, A., Wien. med. Wochenschr. 1909,
Nr. 37 u. 38. — Hildebrand, O., Dtsch. Zeitschr. f. Chirurg. 1893, Bd. 36, S. 435. —
Kermauner in Schwalbes Morphol. d. Mißbild. 1909, Teil 3, S. 86. Jena, Fischer. —
Muscatello, Arch. f. klin. Chirurg. 1894, Bd. 47, S. 199. — Peritz, G., Die Nerven-
krankheiten des Kindesalters. Berlin 1912. — v. Recklinghausen, Virchows Arch. f.
pathol. Anat. u. Physiol. 1886, Bd. 105, S. 243, 373.

7. Angeborene Muskeldefekte.

Bing, Rob., Virchows Arch. f. pathol. Anat. u. Physiol. 1902, Bd. 170, S. 175. —
Damsch, O., Verhandl. d. 10. dtsch. Kongr. f. inn. Med. 1891, S. 514. Wiesbaden. —
Erb, W., Neurol. Zentralbl. 1889, Bd. 8, S. 2 u. 34. — Steche, O., Dtsch. Zeitschr. f.
Nervenheilk. 1905, Bd. 28, S. 217.

B. Progressive Muskelatrophien.

1. Allgemeines.

Batten, Quart. Journ. of med. 1910, April. — Bing, Rob., Fortschr. d. naturwissen-
schaftl. Forsch. 1910, Bd. 2, S. 341. — Lorenz, H., Muskelerkrankungen. Nothnagels
spez. Pathol. u. Therap. 1904, Bd. 11, Teil 3.

2. Dystrophia musculorum progressiva.

Bing, Rob., Dtsch. Arch. f. klin. Med. 1905, Bd. 83, S. 199. — Boix, E., Myopathie
primitive progressive in Traité de Méd. Charcot-Bouchard. Paris 1894, Masson, p. 937ff.
— Braunwarth, Zeitschr. f. klin. Med. 1913, Bd. 78, Heft 3/4. — Cestan et Lejonne,
Nouv. Iconogr. de la Salp. 1902, Tom. 15, p. 38. — Charcot, J. M., Progr. méd. 1885,
Nr. 10. — Duchenne, Gaz. des hôp. civ. et milit. 1872, p. 634. — Erb, W., Dtsch. Arch.
f. klin. Med. 1884, Bd. 34, S. 467. — Derselbe, Volkmanns Samml. klin. Vortr. 1890,
N. F., Nr. 2. — Derselbe, Dtsch. Zeitschr. f. Nervenheilk. 1891, Bd. 1, S. 1 u. 173. —
Eulenburg, A., Berl. klin. Wochenschr. 1865, S. 490. — Griesinger, W., Arch. f. Heilk.
1864, Bd. 6, S. 1. — Jendrássik, E., Dtsch. Zeitschr. f. Nervenheilk. Bd. 20. — Kollarits, J., Dtsch. Arch. f. klin. Med. 1901, Bd. 70, S. 157. — Landouzy et Dejerine,
Rev. de méd. 1885, Vol. 5, p. 1 et 253. — Marie, P., Nouv. Ic. de la Salp. 1902, p. 27.
— Schultze, F., Virchows Arch. f. pathol. Anat. u. Physiol. Bd. 75, S. 475. — Raymond
et Guillain, Presse méd. 1906, Nr. 40. — Seidel, Die Atrophia musculorum lipomatosa
(sog. Muskelhypertrophie). Jena 1867. — Weitz, W., Dtsch. Zeitschr. f. Nervenheilk.
1921, Bd. 72.

3. Neurale progressive Muskelatrophie.

Bernhardt, M., Virchows Arch. f. pathol. Anat. u. Physiol. 1893, Bd. 133, S. 259.
— Bertolotti, M., Nouv. Iconogr. de la Salp. 1910, Tom. 23, p. 97. — Charcot, J. M.
et Marie, P., Rev. de méd. 1886, Nr. 2. — Dubreuilh., Rev. de méd. 1890, p. 411. —
Ganghofner, Prag. med. Wochenschr. 1891, Nr. 49, 50. — Gierlich, N., Arch. f. Psychiatr.
u. Nervenkrankh. 1907, Bd. 45, Heft 2. — Gowers and Spiller, Brit. med. Journ. 1902.
— Hoffmann, J., Arch. f. Psychiatr. u. Nervenkrankh. 1889, Bd. 20, S. 660. — Marinesco,
Arch. de méd. exp. 1894, Tom. 6, p. 921. — Sainton, P., L'amyotrophie type Charcot,
Marie. Paris 1899, Steinheil. — Spiller, Journ. of nerv. a. ment. dis. 1906. — Tooth,
H. H., The peroneal type of progressive muscular atrophy. Grad. thesis. Cambridge 1886.

4. Spinale progressive Muskelatrophie.

Klassische Form.

Aran, Arch. gén. de méd. 1850, Sept. — Charcot et Gombault, Arch. de physiol.
1875, p. 735. — Dejerine, J., Cpt. rend. des séances de la soc. de biol. 1895, 12 Mars.
— Duchenne, G. B., De l'électrisation localisée etc. Paris 1855. — Luys, J., Gaz. méd.
de Paris. 1860, Nr. 32. — Marie, P., Rev. neurol. 1902, Nr. 12, p. 545. — Placzek, S.,

Virchows Arch. f. pathol. Anat. u. Physiol. 1899, S. 105. — Robinson, G. W., Journ. of nerv. a. ment. dis. 1917, p. 401. — Williamson, Lancet 1901, July 6.

Infantile Form.

Bruns, L., Dtsch. Zeitschr. f. Nervenheilk. 1901, Bd. 19, S. 400. — Hoffmann, J., Dtsch. Zeitschr. f. Nervenheilk. 1893, Bd. 3, S. 427. — Werdnig, Arch. f. Psychiatr. u. Nervenkrankh. 1891, Bd. 22, S. 437; 1894, Bd. 26, S. 706.

Zur Differentialdiagnose (syphil. Muskelatrophie).

Léri, Sem. méd. 1903, p. 266. — Raymond, F., Sem. méd. 1893, p. 56. — Nonne, M., Syphilis und Nervensystem. Berlin 1909, 2. Aufl., S. 418 ff.

C. Weitere heredofamiliäre Organopathien.

1. Allgemeines.

Apert, E., Traité des maladies familiales etc. Paris 1907, Baillière et fils. — Bäumlin, J., Dtsch. Zeitschr. f. Nervenheilk. 1901, Bd. 20, S. 265. — Bing, Rob., Med. Klinik 1906, S. 759, 790. — Derselbe, Ergebn. d. inn. Med. 1909, Bd. 4, S. 82. — Dejerine, J., L'hérédité dans les maladies du système nerveux. Paris 1886. — Edinger, L., Der Anteil der Funktion an der Entstehung von Nervenkrankheiten. Wiesbaden 1908. Bergmann. — Féré, Ch., Bull. et mém. de la soc. méd. des hop. de Paris 1894, Tom. 11, p. 136. — Gowers, W. R., Lancet 1902, Teil 1, p. 1003. — Higier, H., Dtsch. Zeitschr. f. Nervenheilk. 1897, Bd. 9, S. 1. — Derselbe, Neurol. Zentralbl. 1909, Bd. 28, Nr. 18, S. 962. — Derselbe, Arch. f. Psychiatr. u. Nervenkrankh. 1911, Bd. 48, Heft 1, S. 41. — Jendrássik, E., Dtsch. Arch. f. klin. Med. 1897, Bd. 58, S. 137. — Derselbe, Dtsch. Arch. f. klin. Med. 1898, Bd. 61, S. 187. — Derselbe, Die hereditären Krankheiten; in Lewandowskys Handb. d. Neurol. 1911, Bd. 2. Berlin, J. Springer. — Kollarits, J., Dtsch. Zeitschr. f. Nervenheilk. 1906, Bd. 30, S. 293. — Derselbe, Dtsch. Zeitschr. f. Nervenheilk. 1908, Bd. 34, S. 410. — Massalongo, R., Arch. gén. de méd. 1909, p. 129. — Mott, F. W., Lancet 1910, Teil 2, p. 1057. — Schaffer, K., Schweiz. Arch. f. Neurol. u. Psychiatrie 1920, Bd. 7, S. 193.

2. Hereditär-familiäre Ataxien.

Bing, Rob., Dtsch. Zeitschr. f. Nervenheilk. 1904, Bd. 26, S. 163. — Derselbe, Dtsch. Arch. f. klin. Med. 1905, Bd. 85, S. 199. — Bouché, G., Contribution à l'étude de l'étiologie de la maladie de Friedreich. Bruxelles 1905, Severeyns 1905. — Friedreich, N., Virchows Arch. f. pathol. Anat. u. Physiol. 1763, Bd. 26, S. 391 u. 433; 1863, Bd. 27, S. 1. — Derselbe, Virchows Arch. f. pathol. Anat. u. Physiol. 1877, Bd. 70, S. 140. — Hanhart, E., Schweiz. Arch. f. Neurol. u. Psychiatrie Bd. 13. — Heubner, Charité-Ann. 1907, Bd. 31, S. 115. — Londe, P. F. L., De l'hérédo-ataxie cérébelleuse. Paris 1895, Battaille et Cie. — Marie, P., Sem. méd. 1893, Tom. 13, p. 444. — Mingazzini, G. and Perusini, G., Journ. of ment. pathol. 1904, Vol. 6, Nr. 1/2, 3/4, 5. — Schaffer, K., Journ. f. Psychol. u. Neurol. 1921, Bd. 27, S. 12. — Singer, K., Monatsschr. f. Psychiatr. u. Neurol. 1910, Bd. 27, S. 489. — Van Bogaert, L., Arch. internat. de méd. exp. 1924, Tom. 1, p. 75.

Progressiv-neuritische Form.

Dejerine, J. et Sottas, J., Mém. de la soc. de biol. 1893, 18 Mars. — Dejerine, J. et Thomas, A., Nouv. Ic. de la Salp. 1906, Nr. 6.

Zur pathologischen Physiologie.

Bing, Rob., Die Bedeutung der spino-cerebellaren Systeme. Wiesbaden 1907, Bergmann.

Zur Differentialdiagnose.

Loew, P., L'atrophie olivo-ponto-cérébelleuse. Paris 1903, Steinheil.

3. Hereditär-familiäre spastische Symptomenkomplexe.

Ballet, G. et Rose, F., Nouv. Ic. de la Salp. 1905, Tom. 18. — Freud, S., Neurol. Zentralbl. 1893, Bd. 12, S. 512 u. 542. — Haushalter, P., Rev. de méd. 1895, Tom. 15, p. 412. — Klippel, M. et Weil, M. P., Rev. neurol. 1909, Tom. 17, p. 102. — Merzbacher, L., Med. Klinik 1908, S. 1952. — Derselbe, Eine eigenartige familiär-hereditäre Erkrankungsform. Berlin 1910, Springer. — Pelizaeus, E., Arch. f. Psychiatr. u. Nervenkrankh. 1885, Bd. 16, S. 201. — Schaffer, K., Dtsch. Zeitschr. f. Nervenheilk. 1922,

Bd. 73, S. 101. — Seeligmüller, A., Dtsch. med. Wochenschr. 1876, S. 185 u. 197. — v. Strümpell, A., Arch. f. Psychiatr. u. Nervenkrankh. 1901, Bd. 34, S. 1044.

4. Amaurotische familiäre Idiotie.

Bielschowsky, Neurol. Zentralbl. 1913, Nr. 20. — Mott, F. W., Arch. of neurol. 1907, Vol. 3, p. 218. — Sachs, B., Journ. of nerv. a. ment. dis. 1887, Vol. 15, p. 541. — Derselbe, New York med. Journ. 1907, p. 475. — Schaffer, K., Zeitschr. f. Erf. u. Beh. d. jug. Schwachs. 1909, Bd. 3. — Derselbe, Beitr. a. d. Budap. hirn-histol. Inst. 1919, Bd. 2, Heft 2. — Derselbe, Arch. f. Psychiatrie u. Nervenkrankh. 1922, Bd. 64, S. 570. — Tay, W., Transact. of the ophthalmol. soc. of the Un. Kingdom 1881, Vol. I, p. 55.

D. Familiäre und angeborene Dyskinesien.

1. Huntingtonsche Chorea.

Curschmann, H., Dtsch. Zeitschr. f. Nervenheilk. 1908, Bd. 35, S. 293. — Facklam, Arch. f. Psychiatr. u. Nervenkrankh. Bd. 30. — Heilbronner, Arch. f. Psychiatr. u. Nervenkrankh. 1903, Bd. 36, S. 889. — Huet, De la chorée chronique. Thèse, Paris 1888/89. — Huntington, Philad. med. and surg. Rep. 1872. — Kronthal und Kalischer, Virchows Arch. f. pathol. Anat. u. Physiol. Bd. 139. — Marie, P. et Lhermitte, J., Ann. de méd. 1914, Nr. 1. — Oppenheim, H. und Hoppe, Arch. f. Psychiatr. u. Nervenkrankh. Bd. 25. — Roussy, G. et Lhermitte, J., Arch. de méd. 1915.

2. Weitere familiäre Amyostasen.

Degeneratio lenticularis progressiva.

Tilney, Neurol. Bull. 1918. — Wilson, S. A. K., Rev. neurol. 1912, Nr. 4. — Derselbe, Lancet 1912, 27 April. — Derselbe, Brain 1912, Vol. 34, Part 4.

Dystonia lordotica progressiva.

Flatau, E. und Sterling, Zeitschr. f. d. ges. Neurol. u. Psychiatr. 1911, Bd. 7. — Oppenheim, H., Neurol. Zentralbl. 1911, Nr. 19. — Richter, H., Arch. f. Psychiatr. Bd. 67, 1923, S. 226. — Thomalla, Zeitschr. f. d. ges. Neurol. u. Psychiatr. 1918, Bd. 41. — Ziehen, Th., Allg. Zeitschr. f. Psychiatr. u. psych.-gerichtl. Med. 1911, S. 109.

3. Familiäre und kongenitale Myoklonieformen.

Myoklonusepilepsie.

Lundborg, Die progressive Myoklonusepilepsie. Upsala 1903. — Mott, F. W., Arch. of neurol. 1907, Vol. 3, p. 320. — Oddo et Corsy, Presse méd. 1913, Nr. 88. — Unverricht, Die Myoklonie. Leipzig-Wien 1891. — Derselbe, Dtsch. Zeitschr. f. Nervenheilk. 1895, Bd. 7.

Myoklonus-Schizophrenie.

Krabbe, K. H., Acta med. scandinav. 1921, Vol. 54, p. 456.

Nystagmusmyoklonie.

Lenoble, E. et Aubineau, E, Rev. de méd. 1906, Tom. 27, Nr. 6, p. 471.

4. Heredofamiliärer Tremor.

Raymond, F., Bull. méd. 1892, Tom. 6, p. 205. — La Roche, H., Tremor essentialis hereditarius. Inaug.-Diss. Göttingen 1904. — Schmaltz, Münch. med. Wochenschr. 1905, Bd. 52, S. 633.

5. Myotonia congenita.

Ballet, G. et Marie, P., Arch. de neurol. 1883, Tom. 5, p. 1. — Dejerine, J. et Sottas, J., Rev. de méd. 1895, p. 241. — Erb, W., Die Thomsensche Krankheit (Myotonia congenita). Leipzig 1886. — Jaquet, A., Sem. méd. 1903, 25 Nov. — Jensen, P., Dtsch. Arch. f. klin. Med. 1903, Bd. 77, S. 246. — Lorenz, H., Thomsensche Krankheit. Nothnagels spez. Pathol. u. Therap. 1904, Bd. 11, Teil 3, S. 694ff. — Schiefferdecker und Schultze, Dtsch. Zeitschr. f. Nervenheilk. 1899, Bd. 15, S. 274. — Thomsen, Arch. f. Psychiatr. u. Nervenkrankh. 1876, Bd. 6, S. 702.

6. Dystrophia myotonica.

Curschmann, H., Dtsch. Zeitschr. f. Nervenheilk. 1922, Bd. 45. — Fürnrohr, W., Dtsch. Zeitschr. f. Nervenheilk. 1907, Bd. 33. — Grund, Dtsch. Zeitschr. f. Nervenheilk.

1911, Bd. 42. — Hauptmann, Dtsch. Zeitschr. f. Nervenheilk. 1916, Bd. 55. — Hoffmann, J., Dtsch. Zeitschr. f. Nervenheilk. 1900, Bd. 18. — Lüssi, U., Schweiz. med. Wochenschr. 1922, Nr. 32. — Pelz, A., Arch. f. Psychiatrie u. Nervenkrankh. 1907, Bd. 42. — Rohrer, K., Dtsch. Zeitschr. f. Nervenheilk. 1916, Bd. 55. — Vogt, A., Schweiz. med. Wochenschr. 1921.

Zur Differentialdiagnose; Myotonia acquisita.

Jolly, Neurol. Zentralbl. 1896, S. 140. — Talma, S., Dtsch. Zeitschr. f. Nervenheilk. 1892, Bd. 2, S. 280.

7. Paramyotonia congenita.

Delprat, Weekblad v. h. Nederlandsch Tjdschr. v. Geneesk. 1891, Bd. 2, Nr. 17. — Derselbe, Dtsch. med. Wochenschr. 1892, S. 158. — Eulenburg, A., Neurol. Zentralbl. 1886, S. 265. — Hlawaczek, Jahrb. d. Psychiatr. u. Neurol. 1895, Bd. 14, S. 92.

8. Paroxysmale Lähmung.

Bernhardt, M., Dtsch. Zeitschr. f. Nervenheilk. 1895, Bd. 8, eHft 1/2. — Bornstein, M., Dtsch. Zeitschr. f. Nervenheilk. 1908, Bd. 35, Heft 5/6, S. 407. — Cheinisse, L., Sem. méd. 1904, p. 113. — Goldflam, S., Zeitschr. f. klin. Med. 1891, Bd. 19, Suppl. — Derselbe, Dtsch. Zeitschr. f. Nervenheilk. 1895, Heft 1/2, Bd. 7. — Derselbe, Dtsch. Zeitschr. f. Nervenheilk. 1897, Bd. 11, Heft 3/4. — Oddo, C. et Audibert, V., Arch. gén. de méd. 1902, Fasc. 1—5. — Schlesinger, H., Wien. klin. Wochenschr. 1895, S. 323. — Westphal, K., Berl. klin. Wochenschr. 1885, 3. u. 10. Aug.

9. Kongenitale Muskelatonie.

Baudouin, A., Sem. méd. 1907, 22 Mai, p. 241. — Bienfait, Presse méd. 1913. — Bing, Rob., Med. Klinik 1907, Nr. 1. — Collier, J. and Holmes, G., Brain 1909, Vol. 32, p. 269. — Griffith and Spiller, Americ. Journ. of the med. sciences 1911, August. — Haberman, J. V., Americ. Journ. of the med. sciences 1910, Nr. 456, March. — Kaumheimer, L., Jahrb. f. Kinderheilk. 1913, Bd. 78, S. 170, Erg.-Heft. — Krabbe, K. H., Brain. 1920, Vol. 43, Part. 2, p. 166. — Oppenheim, H., Monatsschr. f. Psychiatrie u. Néurol. 1900, Bd. 8, Heft 3, S. 232. — Tobler, L., Jahrb. f. Kinderheilk. 1906, Bd. 66. Heft 1, S. 33.

Zur Differentialdiagnose (Myopathia rachitica u. a.).

Aschenheim und Kaulheimer, Arch. f. Kinderheilk. Bd. 57, S. 162. — Baumann, E., Korrespbl. f. Schweiz. Ärzte 1915, Dez. — Bing, Rob., Jahrb. f. Kinderheilk. 1908, Bd. 68, Heft 6. — Gutstein, Arch. f. Kinderheilk. 1914, Bd. 63. — Haberman, J. V., Zur Differentialdiagnose der Poliomyelitis anterior acuta. Inaug.-Diss. Berlin 1908. — Hagenbach-Burckhardt, E., Jahrb. f. Kinderheilk. 1904, Bd. 60, Heft 3, S. 471.

Psychopathische Reaktionen und Konstitutionen [1].

Von

Oswald Bumke-München.

Noch in der ersten Auflage dieses Handbuches war das hier behandelte Kapitel mit der Überschrift Psychoneurosen[2]) versehen. Ich glaube, daß es allmählich an der Zeit ist, diese unglückliche Zwitterbildung auszumerzen, habe mich aber aus Gründen, die sich aus der Darstellung selbst ergeben werden, auch nicht entschließen können, anstatt dessen einfach von Hysterie und Neurasthenie etwa zu sprechen.

Den Zuständen, die hier behandelt werden sollen, ist gemeinsam, daß sie nicht durch grob organische Veränderungen des Gehirns bedingt sind. Sie betreffen Abweichungen vom normalen seelischen Verhalten, die, gleichviel ob sie dauernd in die Erscheinung treten oder nur durch bestimmte Anlässe ausgelöst werden, stets als funktionell im Sinne der heutigen Psychiatrie angesehen werden müssen. Das heißt natürlich nicht, daß Psychopathien und abnorme nervöse Reaktionen keine materielle Grundlage besäßen, sondern nur, daß ihre körperlichen Voraussetzungen von den physiologischen Korrelaten des normalen seelischen Geschehens lediglich quantitativ abweichen. Damit hängt zusammen, daß auch ihre Symptomatologie normalen Zuständen und Reaktionen immer verwandt und mit ihnen durch eine lückenlose Reihe fließender Übergänge verbunden bleibt. Nur aus diesem Grunde besitzen wir für diese funktionellen Störungen ein Einfühlungsvermögen, das uns organischen Krankheitszuständen gegenüber abgeht; wir können ihre Erscheinungen ohne weiteres verstehen, weil wir ihre Grundelemente in unserem eigenen Bewußtsein verankert finden. Endlich aber macht die Auffassung, daß gewisse psychopathische Zustände sowohl wie manche abnorme nervöse Reaktionen in letzter Linie dem gemeinsamen Boden der normalen Psyche entstammen und nur Verzerrungen des durchschnittlichen Bildes darstellen, die Erfahrung verständlich, daß diese Zustände und Reaktionen ineinander übergehen und sich gegeneinander ebensowenig scharf absetzen wie gegen die Norm.

Lediglich aus praktischen Gründen greifen wir aus diesem großen Gebiet der funktionell-nervösen Störungen diejenigen heraus, die dem Begriff einer Geisteskrankheit im technischen Sinne noch nicht entsprechen. Für die wissenschaftliche Betrachtung gehören in dieses Gebiet auch der Gesamtkreis der manisch-depressiven Störungen, der Querulantenwahn und manche andere

---

[1]) Abgeschlossen im Frühjahr 1922. Die Darstellung entspricht der, die ich in meinem Lehrbuch der Geisteskrankheiten, München: J. F. Bergmann 1924, gegeben habe.
[2]) Anm. b. d. Korrektur: vgl. mein Referat. Verein deutscher Nervenärzte, Kassel, 1925.

Krankheiten, die nur in rein psychiatrischen Darstellungen behandelt zu werden
pflegen.

Wir beginnen mit denjenigen Reaktionen, die man landläufig als **neurasthenische** bezeichnet, um ihnen dann die **konstitutionelle Nervosität** als
eine bestimmte psychopathische Dauerform gegenüberzustellen. Wir werden
im Anschluß daran in ganz ähnlicher Weise zwischen der **psychogenen
Reaktion** und dem **hysterischen Charakter unterscheiden.** Aber
es sei noch einmal betont, daß diese Unterscheidungen alle etwas Gekünsteltes
enthalten, daß sie Abstraktionen sind, und daß es in Wirklichkeit zwar nervöse
oder abnorm reagierende Menschen, nicht aber scharf umrissene, typische
Krankheitsformen[1]) gibt. Wer einen hysterischen Charakter aufweist, kann
nicht bloß psychogene Symptome, sondern auch neurasthenische zeigen —
ebenso wie konstitutionell Nervöse jederzeit nicht bloß psychogene Reaktionen
bekommen, sondern auch hysterische Charakterzüge enthüllen können. Und
wenn wir auch hier exogene Ursachen und endogene Anlagen zunächst streng
auseinander zu halten versuchen, so lassen sich doch bei Neuropathen äußere
Schädlichkeiten ebenso selten sicher ausschließen wie eine gewisse endogene
Disposition bei der vorwiegend exogen bedingten „Neurasthenie".

1. Die neurasthenischen Reaktionen.

Nach diesen Vorbemerkungen seien jetzt zunächst die **neurasthenischen
Reaktionen** besprochen.

Der Weltkrieg hat uns gelehrt, daß die meisten Gesunden sehr starke körperliche und seelische Anstrengungen ertragen, ohne neurasthenisch zu werden.
Auf der anderen Seite sind in der gleichen Zeit recht viele Leute unter neurasthenischen Symptomen erkrankt, die die Front überhaupt nicht zu Gesicht
bekommen hatten. Man könnte also folgern, daß für diese Symptome überhaupt
nur endogene und niemals exogene Ursachen in Betracht kämen, und daß neben
der „konstitutionellen" Nervosität für die „erworbene" Neurasthenie kein
Raum mehr bliebe. Aber es wäre doch wohl falsch, den Begriff der Neurasthenie
ganz aufzugeben. Gewisse Reaktionen, für die man zweckmäßigerweise das
Wort „neurasthenisch" beibehält, werden auch bei Menschen beobachtet,
die von Hause aus wenig oder überhaupt nicht nachweislich zu nervösen
Erkrankungen veranlagt waren. Unter den gewöhnlichen Friedensbedin-
gungen schließen sich derartige Zustände bekanntlich häufig an **Infektionen** (Influenza, Typhus, Angina, Lues), erschöpfende Krankheiten, Blut-
verluste, zu schnell folgende Entbindungen, sehr lang· fortgesetzte Lak-
tation, an schwere Unterernährung oder an langdauernde Schlafentziehung
(z. B. auch infolge zu starker gesellschaftlicher Inanspruchnahme), seltener
endlich an chronische **Intoxikationen** (Alkohol, Nikotin, Morphium) und
Schädelverletzungen an. Sodann müssen **gemütliche Aufregungen,**
namentlich in Form langdauernder Spannungszustände, als ätiologisch wichtig
anerkannt werden — ich habe z. B. während des Krieges verhältnismäßig viel
Neurasthenien bei den Eltern gefährdeter oder in Gefangenschaft geratener
Soldaten beobachtet. Nicht zuzugeben ist dagegen die Entstehung der Krankheit infolge geistiger Überarbeitung. Höchstens die Fälle bilden hiervon
eine Ausnahme, in denen schon die Art der verlangten geistigen Tätigkeit im
starken Mißverhältnis zu der intellektuellen Begabung steht; debile Studenten
z. B. habe ich wiederholt unter neurasthenischen Symptomen erkranken sehen.

---

[1]) Die Erkenntnis, daß es auf diesem Gebiete keine scharf abgesetzten Krankheiten,
sondern nur Syndrome gibt, verdanken wir A. Hoche.

Im übrigen aber hat Gaupp zweifellos Recht mit der Behauptung, daß viel mehr Menschen infolge ungenügender Beschäftigung als infolge von Überarbeitung nervenkrank würden. Die Fälle von Neurasthenie, in denen geistige Arbeit mit längerer Schlafentziehung verbunden gewesen oder unter dem Druck einer starken Verantwortung oder einer langdauernden Gemütsbewegung sonst geleistet worden war, beweisen gegen diese Auffassung nichts, sondern zeigen nur, daß die seelischen Ursachen der Neurasthenie immer affektiver Natur sind. In dieser Hinsicht sind die Unterschiede lehrreich, die sich während des Krieges zwischen Soldaten und Offizieren herausgestellt haben. Bei Soldaten führte die Abneigung gegen den Krieg leichter zu psychogenen, bei Offizieren die dauernde Willensanspannung, das gestraffte Verantwortlichkeitsgefühl (im Verein mit den körperlichen Schädlichkeiten) zu neurasthenischen Reaktionen. So fand Hellpach unter 300 nervenkranken Mannschaften 137 Neurastheniker und 87 Hysterische, unter 300 nervenkranken Offizieren 159 Neurastheniker und 22 Hysterische.

Die **Symptome** der nervösen Erschöpfung liegen nur zum Teil auf psychischem Gebiet. Gegenüber manchen Darstellungen kann nicht nachdrücklich genug hervorgehoben werden, daß gewisse körperliche Anomalien mit zum Bilde der Krankheit gehören, und daß keineswegs für alle somatischen Krankheitszeichen eine psychogene Entstehung behauptet werden darf. In dieser Hinsicht werden wieder die Kriegserfahrungen — erwähnt sei z. B. die wertvolle Arbeit von Brugsch — auch für die Zukunft eine erhebliche Bedeutung beanspruchen dürfen. Brugsch fand bei seinen Kranken regelmäßig eine Herabsetzung des Blutdrucks um 20—30 mm Quecksilber und eine Erweiterung des Herzens, die im Längsdurchmesser 2—3 cm betrug. Zugleich sind die Arterien schlecht gefüllt, der Puls ist frequent, klein und leicht zu unterdrücken. Bei der Auskultation findet sich häufig ein leises Geräusch an der Spitze und ein klingender 2. Aortenton. Dabei kommt es zu einer eigentlichen Insuffizienz des Herzens, wenn man von leichten Dyspnoeerscheinungen und subjektiven Sensationen in der Herzgegend absieht, nicht. Wohl aber pflegt die mechanische Erregbarkeit der Vasomotoren recht groß zu sein, so daß bei der bekannten Prüfung mit dem Hammerstiel eine breite anämische Zone in der Haut auftritt.

Eine Erhöhung des Blutdrucks und ein subjektiv als lästig empfundenes vermehrtes Pulsieren der peripheren Gefäße spricht nach meinen Erfahrungen ziemlich sicher für eine starke konstitutionelle Komponente (wenn nicht organische Ursachen dafür vorliegen). Auch eine respiratorische Arrhythmie ist bei der bloßen nervösen Erschöpfung nicht häufig. Dagegen kommen Anfälle von Bradykardie gelegentlich vor.

Von den übrigen Organsystemen wird der Magendarmkanal verhältnismäßig häufig betroffen. Der Appetit sinkt, die Kranken haben schon nach geringer Nahrungsaufnahme das Gefühl des Vollseins und leiden unter Aufstoßen und Magenschwindel. Von seiten des Darms besteht häufig Obstipation, zuweilen unterbrochen durch plötzliche Durchfälle.

Die Libido ist gewöhnlich herabgesetzt, seltener im Anfang erhöht. Die Erektion pflegt wenig nachhaltig zu sein, die Ejakulation häufig vorzeitig zu erfolgen. Recht oft fühlen sich die Kranken nach dem Akt besonders abgespannt und abgeschlagen, oder es nehmen auch die subjektiven Herzerscheinungen an Stärke zu.

Von seiten der Motilität ist von jeher bekannt der Tremor der oberen Augenlider, der Zunge und besonders der Hände, der meist feinschlägig ist, seltener aber auch einen mehr grobschlägigen Charakter annehmen kann. In schweren Fällen ist eine Koordinationsstörung angedeutet, die die Kranken bei der Ausführung schwieriger Bewegungen unsicher macht und von ihnen deshalb subjektiv als lästig empfunden wird.

Besonders zahlreiche Beschwerden finden sich auf sensiblem Gebiet. Die Kranken klagen über Ermüdungsgefühl, insbesondere in den Extremitäten, Kreuzweh, Gelenk- und Muskelschmerzen, über Parästhesien in den Händen und Füßen, wie z. B. über das Einschlafen der Glieder, Kältegefühl u. dgl. Dazu kommen starke sensorielle Hyperästhesie und Schwindelerscheinungen, die insbesondere bei ungenügend gefülltem Magen und nach verhältnismäßig leichten körperlichen Anstrengungen auftreten und sich in der Regel in dem Gefühl des Taumligseins erschöpfen. Sehr häufig ist ein Kopfdruck in Form einer Kopfkappe oder ein bohrender Schmerz an den Schläfen. Hemikranie und Flimmerskotome kommen bei bloßen Erschöpfungsneurasthenien dagegen nicht vor (Brugsch).

Auch ausgesprochene Reflexanomalien werden nicht beobachtet. Sind die Sehnenreflexe abgeschwächt, so besteht immer noch neben der Nervosität eine allgemeine körperliche Schwäche und insbesondere eine starke Abmagerung der Muskulatur. Häufiger sind lebhafte Reflexe, die aber auch mehr auf ein konstitutionelles Moment hindeuten. Dagegen findet sich regelmäßig eine Veränderung der Reflexerregbarkeit des Auges, die sich mit leichten galvanischen Strömen leicht nachweisen läßt. Während eine Lichtempfindung (infolge der allgemeinen sensoriellen Hyperästhesie) mit schwächeren Strömen ausgelöst werden kann, als es bei Normalen der Fall ist, spricht der Pupillenreflex bei nervös Erschöpften weniger an, so daß sich das normale Verhältnis zwischen beiden Reaktionen verschiebt.

Was nun die psychischen Begleitsymptome der nervösen Erschöpfung angeht, so steht im Vordergrunde das Gefühl der geistigen Abspannung und der körperlichen Müdigkeit sowie eine damit untrennbar verbundene mißmutige, verdrießliche und unbehagliche Stimmung. Bei jedem Versuch, körperlich oder geistig zu arbeiten, tritt schnell ein starkes Ermüdungsgefühl auf, das gewöhnlich von körperlichen Sensationen — Gefühl der Leere im Kopf, vermehrtem Kopfdruck, Schwere in den Augen Schweißausbruch usw. — begleitet wird. Häufig fällt den Kranken schon das Aufstehen und das Anziehen schwer, so daß sie sich ungern entschließen, auch nur das Bett zu verlassen. Jeder Versuch, diese lähmende Schlaffheit zu überwinden, wird, wenn er wirklich gelingt, mit vermehrter Abspannung und einer weiteren Verschlechterung der Stimmung bezahlt. Dabei gehören eigentlich hypochondrische Auffassungen nicht zum rein neurasthenischen Bilde, sondern weisen mehr auf ein konstitutionelles Moment hin. Wohl aber werden die Kranken nach immer wiederholten Mißerfolgen verzweifelt und schließlich reizbar, ungerecht und heftig. Zugleich klagen viele — z. B. haben das während des Krieges viele Offiziere getan — über eine Art emotioneller Inkontinenz; sie können ihre Ausdrucksbewegungen nicht mehr beherrschen, fühlen bei geringem Anlaß Tränen in die Augen schießen, jammern bei kleinen Operationen usw. Besonders quälend ist sodann, daß die natürliche Beseitigung des Ermüdungsgefühls durch den Schlaf fast immer behindert ist. Die Kranken, die sich müde durch den Tag geschleppt haben, können abends nicht einschlafen oder werden durch unruhige ängstliche Träume und durch häufiges Aufwachen gestört, um schließlich des Morgens unausgeschlafen und völlig zerschlagen aufzuwachen. Bei Tage klagen sie außer über das Ermüdungs- und Schwächegefühl vornehmlich auch über Vergeßlichkeit. Bei experimenteller Prüfung erweist sich die Merkfähigkeit freilich zumeist als unversehrt; die Ermüdbarkeit hindert die Kranken aber, längere Zeit aufzupassen und irgendeinem Gegenstand mit Interesse zu folgen; daraus folgt dann praktisch die Merkschwäche von selbst.

Die **Differentialdiagnose** dieser Zustände wird, wie gesagt, häufig dadurch erschwert, daß sich bei ihrem Zustandekommen konstitutionelle und exogene Faktoren ganz unentwirrbar durchflechten. Die Frage lautet also häufig nicht, ob endogene Ursachen überhaupt mitgewirkt haben, sondern wie groß ihr Anteil bei dem Zustandekommen des gesanten Krankheitsbildes gewesen ist. Soweit sich diese Frage durch die bloße Untersuchung beantworten läßt, ist sie bei der oben gegebenen Darstellung berücksichtigt worden. In schwierigeren Fällen wird der Verlauf die Entscheidung bringen.

Symptomatologisch sprechen gewisse nervöse Reizerscheinungen wie das Zupfen an den Nägeln oder an den Fingern sonst, das Kratzen im Gesicht, das Zusammenfahren bei leichten Geräuschen, das unruhige Aufspringen bei kleinem oder ohne verständlichen Anlaß, das Hin- und Herrennen im Zimmer und eine hastige, sich überstürzende Sprache mehr für Psychopathie. Wenn aber die Selbstbeherrschung weniger diesem Teil der Motilität als dem eigenen Mienenspiel gegenüber versagt und eine dem Kranken selbst lästige Rührseligkeit häufige Weinausbrüche veranlaßt, so ist zum mindesten die Mitwirkung irgendwelcher äußerer Schädlichkeiten bei der Entstehung der Krankheit als wahrscheinlich anzunehmen.

Kaum erwähnt zu werden braucht jedoch, daß das System von Hemmungen, dem der Kulturmensch seine „eiserne" Ruhe auch in schwierigen äußeren Lagen verdankt, noch häufiger als durch neurasthenische Erschöpfung durch organische Krankheiten zerstört wird. Man wird deshalb überall, wo mangelnde Selbstbeherrschung zunächst an eine Neurasthenie denken läßt, mit besonderer Sorgfalt auf die Anzeichen einer progressiven Paralyse oder einer Arteriosklerose z. B. fahnden, ja man wird ganz allgemein daran denken müssen, daß das rein neurasthenische Syndrom (nach Abzug etwaiger konstitutioneller Faktoren) zu den exogenen Reaktionsformen gehört, und daß sich die Symptomatologie einer ausgleichbaren Erschöpfung von der einer beginnenden unheilbaren Erkrankung des Nervensystems grundsätzlich nicht zu unterscheiden braucht.

Verlauf: Insofern wird man, solange die Ursache eines neurasthenischen Zustandes nicht einwandfrei feststeht, auch mit der Prognose vorsichtig sein müssen. Die nervösen Folgen von Infektionskrankheiten u. dgl. gleichen sich gewöhnlich in einigen Wochen der Ruhe wieder aus, und das gleiche gilt von den Nachwirkungen seelischer Schädlichkeiten dann, wenn diese Ursachen wirklich beseitigt sind. Heilt eine „Neurasthenie" in Monaten nicht, so war entweder die Diagnose falsch, oder aber die körperliche oder seelische Ursache dauert noch an.

2. Konstitutionelle Nervosität.

Im Anschluß daran sei die konstitutionelle Nervosität besprochen. Ihre Darstellung wird dadurch erschwert, daß sie sehr verschiedenartige Fälle berücksichtigen muß, deren jeder eine besondere Färbung besitzt, und deren gemeinsame Eigentümlichkeit eigentlich nur in dem angeborenen Mangel an nervöser Widerstandskraft besteht. Man hat immer wieder versucht, das Wesen dieser konstitutionell nervösen Zustände auf eine kurze Formel zu bringen. Die bekannteste ist die, die den Nachdruck auf den Mangel an psychischem Ebenmaß, auf die Ungleichmäßigkeit in der Ausbildung der einzelnen seelischen Fähigkeiten legt. Im Grunde betont diese Definition, die natürlich für alle Psychopathen überhaupt gilt, eine Selbstverständlichkeit: da diese Kranken nicht schwachsinnig und doch auf irgendwelchen Gebieten defekt sind, so ergibt sich die Disharmonie der Persönlichkeit von selbst. Richtiger ist es, im

Anschluß an Beards ursprünglich für die „Neurasthenie" gegebene Definition auf das Mißverhältnis zwischen Reiz und Wirkung hinzuweisen, das in der Lebensführung der Kranken stets zutage tritt.

Bei der Aufnahme der Anamnese der konstitutionell Nervösen stellt sich fast immer heraus, daß sie aus psychopathischen Familien stammen. Dabei sind ausgesprochene Geisteskrankheiten der Angehörigen im ganzen seltener als psychasthenische Zustände, die denen der Patienten oft weitgehend gleichen. Ob es sich dabei immer bloß um erbliche Einflüsse handelt, und ob nicht häufig auch die unzweckmäßige Erziehung durch einen reizbaren Vater oder eine hysterische Mutter an der Nervosität des Kindes schuld ist, kann an dieser Stelle unerörtert bleiben.

Oft zeigt sich die endogene Nervosität schon in der Kindheit, und zwar häufig auch in körperlichen Reaktionen. Hohes Fieber bei kleinem Anlaß, Idiosynkrasien gegen bestimmte Speisen, auf die mit Erbrechen, Durchfällen, Obstipation, Urtikaria und Kopfweh geantwortet wird, Tiks, Zupfen und Kauen an den Nägeln u. dgl. sind verhältnismäßig oft beobachtete Symptome, deren prognostische Bedeutung übrigens nicht überschätzt werden darf. Dieselben Kinder delirieren leicht bei geringeren Temperatursteigerungen, zeigen Andeutungen von Zwangsvorstellungen und Phobien, fallen durch pedantische Ordnungsliebe und übertriebene Gewissenhaftigkeit, durch gemütliche Übererregbarkeit, Weinkrämpfe, Wutanfälle oder durch moralische Mängel — Stehlen, Lügen und Grausamkeit — früh auf. Auch länger dauerndes Bettnässen, somnambule Zustände, Zähneknirschen und Aufkreischen im Schlaf beweisen noch nichts für Epilepsie oder Hysterie, sondern nur die neuropathische Anlage überhaupt.

Besonders deutlich wird die psychopathische Konstitution häufig in der Pubertät; hier treten die ersten hypochondrischen Anwandlungen, Angstzustände, Ermüdbarkeit und Organstörungen wie Herz- und Magenneurosen z. B. zutage. Andere Gelegenheitsursachen kommen von außen: Examina, die erste Abwesenheit von Hause und früher besonders die Militärzeit brachten viele Psychastheniker zur Entgleisung. Es ist aber zu betonen, daß manchem auch gerade der militärische Dienst sehr gut tat, und daß insbesondere Überängstlichkeit und Willensschwäche auf diese Weise oft erheblich gebessert wurden. — Sind alle diese Klippen vermieden worden, so pflegt sich die Nervosität doch spätestens am Ende des dritten Jahrzehnts herauszustellen, und zwar ist es hier häufig der letzte entscheidende Anlauf, das selbst gesteckte Lebensziel zu erreichen, der die Kranken zusammenbrechen läßt. Nicht wenige Nervöse überstehen diese Krise gut — das ist wohl der Grund, weshalb wir diese Art Psychopathen etwa vom 35. Lebensjahre an zweifellos seltener sehen als vorher; sie setzen sich durch und werden, in ihrem Selbstbewußtsein gestärkt, mit dem Leben, dem Beruf, den Menschen und mit ihren eigenen nervösen Beschwerden fortan ganz gut und ohne ärztliche Hilfe fertig. Andere freilich bringen ihrer Gesundheit in diesen Jahren ein gut Teil ihrer Zukunftspläne zum Opfer; sie finden sich mit ihrer Insuffizienz ab und schrauben ihre Ansprüche entsprechend herunter. Auch sie können aber im kleinen Kreise und auf niederer sozialer Stufe noch Leidliches leisten und versagen in Zukunft nur dann, wenn das Maß ihrer Leistungsfähigkeit durch besondere Umstände (Erkrankung von Kollegen, geschäftliche Schwierigkeiten, häusliches Mißgeschick) überschritten oder durch körperliche Krankheiten noch weiter herabgesetzt wird.

Bei einer weiteren Gruppe endlich wird die Nervosität — wieder etwa in demselben Lebensalter — durch unbefriedigten Ehrgeiz oder, allgemeiner und richtiger ausgedrückt: durch den Mangel an beruflicher Befriedigung manifest.

Ältere Ärzte sprachen in diesem Zusammenhang z. B. von einer „Premier-leutnantskrankheit". In der Tat sind nicht selten Leute, die sich in irgendeiner Wartestellung befinden — auch mancher Dozent gehört hierher — in allen möglichen Formen nervös — hypochondrisch, reizbar, schlaflos, arbeitsunfähig usw. —, um mit einem Schlage zu genesen, sobald sie ihre Kräfte voll entfalten und selbständig arbeiten können. Psychologisch ähnlich ist der Zusammenhang, wenn ältere Junggesellen, die sich nach Familie und Häuslichkeit sehnen, „neurasthenisch" werden; diese werden dann oft durch die Ehe gesund.

So ist eine der seelischen Schädigungen, die konstitutionell nervöse Menschen häufig entgleisen lassen, ganz allgemein der Mangel an Befriedigung, den gerade sie besonders tief empfinden: darauf beruht die bekannte Erfahrung, daß sich wenigstens bestimmte Formen der Nervosität — Hypochondrie und Zwangszustände z. B. — in eintöniger Bureauarbeit i. a. schwerer gestalten, als in einem aufreibenden, aber mit immer neuen Erfolgen gewürzten Beruf. Freilich, manchen Psychasthenikern sind Berufe dieser Art von Hause aus versperrt, und insbesondere die, zu deren nervöser Formel Entschlußunfähigkeit und Angst gehören, müssen auf die besten Freuden der Arbeit beinahe immer verzichten. Es gibt viel Nervöse, die nichts so fürchten wie die Verantwortung, und die demgemäß auch durch nichts so geschädigt werden. Die schwersten Typen dieser Art empfinden übrigens beinahe jede Beziehung im Leben als Verantwortung, während andere nur dann nervös werden, wenn man sie in dieser Hinsicht wirklich seelisch stark belastet. Aber auch sie müssen häufig auf Stellungen verzichten, zu denen sie sich sonst in jeder Hinsicht gut geeignet hätten.

Überhaupt werden wir bei der Analyse der konstitutionell nervösen Zustände die gemütlichen und die Willensstörungen in den Vordergrund stellen müssen. Wohl kommt auch hier ein Zusammentreffen mit Debilität vor, und mancher Psychopath bricht eben deshalb immer wieder zusammen, weil — im Examen oder im Beruf — intellektuelle Leistungen von ihm verlangt werden, die er schlechterdings nicht aufbringen kann. Aber bei der Mehrzahl der Nervösen ist der Verstand — potentiell — durchaus gut, und nicht selten sind einzelne Fähigkeiten, wie die für Musik oder eine Kunst sonst, die für Mathematik oder aber das mechanische Gedächtnis, sogar vorzüglich ausgebildet (Dégénérés supérieurs). Fast immer ist die Auffassung leicht und rasch und das Interesse, insbesondere für alle ideellen Aufgaben, lebhaft. Auch das Urteil überrascht häufig durch seine Schärfe und Objektivität, z. B. den eigenen Zuständen und Angelegenheiten gegenüber.

Wenn die intellektuellen Leistungen der Kranken trotzdem enttäuschen, so liegt das einmal an der stets vorhandenen starken Ermüdbarkeit und ferner an dem zuweilen nachweisbaren Mangel an Konzentrationsvermögen. Überwiegend häufig läßt sich nachweisen, daß die subjektiven Klagen über Gedächtnismängel in erster Linie auf einer ungenügenden Aufmerksamkeit beruhen; weil die Kranken ihre Gedanken nicht zusammenhalten können, fassen sie viele Dinge nicht auf und erinnern sich so später nicht mehr an sie. Dazu kommt, daß sie beinahe regelmäßig hypochondrisch sind und schon während der Arbeit mehr auf ihr subjektives Befinden und die nach früheren Erfahrungen erwartete Ermüdbarkeit als auf die Arbeit selbst achten. So stehen sie unter einer Suggestion, die natürlich jede Konzentration hindert und die außerdem durch das Nebeneinander von zwei Gedankenreihen, von denen die eine noch stark gefühlsbetont ist, die Ermüdungsgrenze tatsächlich bald überschreiten läßt. Oft genug verhindern auch — wieder als Wirkung bestimmter Erwartungsvorstellungen — schon nach kurzer Zeit ein unerträglicher Kopfdruck, Beklemmungen oder unwiderstehliches Gähnen das Weiterarbeiten.

Eine wie große Rolle bei diesen Zuständen die Angst spielt, soll gleich nachher erörtert werden.

Sehr eigentümlich ist, daß sich zahlreiche Nervöse trotz dieser von ihnen selbst geklagten und gewöhnlich stark übertriebenen Mängel ihrer Arbeitskraft intellektuell doch recht hoch einschätzen. Bei vielen — man denke z. B. an scheue Masturbanten und ängstliche Zwangsvorstellungskranke —, die zunächst, und zwar in gewisser Hinsicht durchaus mit Recht, den Eindruck erwecken, als wenn sie vornehmlich unter einem Mangel an Selbstvertrauen litten, läßt sich bei näherem Zusehen nachweisen, daß sie im Grunde ihren Kameraden und Konkurrenten weit überlegen zu sein glauben, und oft hört man geradezu aussprechen: „Wenn ich nicht das Unglück gehabt hätte, so nervös zu sein, so würde ich es bei meinen hervorragenden Anlagen viel weiter gebracht haben als alle anderen." Sehr charakteristisch ist z. B., daß ein recht großer Prozentsatz der psychopathischen Studenten, die mit der Klage, nicht geistig arbeiten zu können, in unsere Sprechstunde kommen, gleichzeitig die Absicht bekunden, sich später zu habilitieren. Dieser innere Widerspruch erklärt manche Konflikte der Patienten, die sich zwar keine unmittelbar gegebene Arbeit zutrauen, die aber doch die meisten als unter ihrer Würde stehend betrachten.

Zum Teil hängt diese Selbstüberschätzung mit der eigentümlichen Richtung zusammen, die die Phantasie der Patienten häufig nimmt. Sie neigen mehr als nervös rüstige Menschen zum Wachträumen, zum Ausmalen von Zukunftsmöglichkeiten und zu Erinnerungsfälschungen, durch die frühere Mißerfolge im optimistischen Sinne umgestaltet werden. Der Wirklichkeitssinn geht vielen beinahe ganz ab. Ob es eine Stelle, wie sie sie haben wollen, gibt oder geben kann, ist für sie kein Gesichtspunkt, und so verlieren sie häufig die erreichbaren Lebensziele irgendwelcher Phantome wegen ganz aus den Augen.

Natürlich liegen alle diese Eigentümlichkeiten schon fast ausschließlich auf gemütlichem Gebiet. Hier werden Störungen, wie gesagt, niemals vermißt; wohl aber sind diese Störungen individuell überaus variabel und auch bei ein und demselben Kranken nicht immer in gleichem Maße und in gleicher Form vorhanden. Selbst das vielgebrauchte Schlagwort von der reizbaren Schwäche läßt sich ohne Zwang nicht auf alle Psychastheniker anwenden. Bei manchen überwiegt die Reizbarkeit, bei anderen wieder die Schwäche; wir werden also auch hier versuchen müssen, Typen aufzustellen, die freilich ineinander übergehen. Sehr bekannt ist der des weichlichen, wehleidigen und doch zugleich über alles nörgelnden Psychasthenikers, der, mit ängstlichen hypochondrischen Vorstellungen und mit schwerem Insuffizienzgefühl erfüllt, sich gegen die Außenwelt absperrt und sich nach den unvermeidlichen Berührungen mit dem Leben stets wieder verletzt zurückzieht. Diesen Fällen nahe verwandt sind die — in der letzten Zeit vor dem Kriege wieder recht häufigen — Nervösen, die sich durch jede praktische Tätigkeit angeekelt fühlen, ihr eigenes Können und Wissen, ihren Beruf und ihre Stellung mit ätzender Selbstkritik herabsetzen und nun als reine „Ästheten" auf allen möglichen, zumeist künstlerischen und philosophischen Gebieten herumdilettieren. Gewöhnlich wird ihnen das durch ein krankhaft verfeinertes Empfinden für Farb- und Tonschattierungen, für stilistische Schönheiten u. dgl. erleichtert. Trotzdem sind sie meist durchaus unproduktiv, hauptsächlich weil der Verstand der Psychastheniker mehr kritisch und zersetzend zu sein pflegt. Das trübt bekanntlich häufig auch die Beziehungen zum Arzt: seine Anordnungen werden mit einer gewissen ironischen Überlegenheit aufgenommen, die zum mindesten ihre suggestive Wirkung von vornherein aufhebt. Aus dem gleichen Grunde übertreiben die Kranken aber auch ihre sozialen Mißerfolge und ihre moralischen Mängel. Viele pflegen geradezu mit einer gewissen perversen Wollust das

Gefühl des Unbefriedigtseins, der inneren Zerrissenheit und kokettieren so ständig mit dem Selbstmord, nur weil sie das Leben nicht zu packen verstehen.

Ein anderer Typ ist der der aufgeregten Naturen, die schon durch ihre hastige Sprechweise und ihre unausgeglichenen Bewegungen auffallen und die, von einer inneren Unruhe getrieben, ohne eigentliche Angst zu haben, doch nie an einer Stelle und bei einer Tätigkeit aushalten. Oft klagen diese Patienten sehr zutreffend selbst darüber, daß sie bei allem, was sie täten, stets an das denken müßten, was sie nachher tun wollten oder sollten. Dabei peitschen sie sich häufig noch durch Kaffee, Tee oder Alkohol immer wieder auf, mit dem Erfolge, daß sie dadurch noch nervöser und ruheloser werden.

Eine dritte, von den eben besprochenen kaum zu trennende Gruppe ist reizbar und sie ist es, unter der gewöhnlich die Umgebung am schwersten leidet. Nur unter sehr günstigen äußeren Verhältnissen können sich solche Kranke vorübergehend leidlich wohl befinden. Gewöhnlich sehen sie in jedem leisesten Geräusch eine gegen sie gerichtete Schikane, in jedem Widerspruch einen feindseligen Akt, in jedem beruhigenden Wort eine unerhörte Bevormundung. Der Schalterbeamte gibt absichtlich zu wenig Geld heraus, um den Kranken zu ruinieren, die Frau bekommt nur Besuch, um ihn zu ärgern, alle Gegenstände, die er braucht, sind immer verlegt oder nicht in Ordnung; selbst das Wetter scheint nur seinetwegen schlecht zu sein. So löst ein schwerer Affekt den anderen ab, und zwar auch dann, wenn sich die Kranken theoretisch über die Tatsache ihrer krankhaften Reizbarkeit durchaus klar sind. Übrigens nehmen viele diese hemmungslosen Wutausbrüche, in die sie sich geradezu krampfhaft hineinsteigern, auch als ihr gutes Recht in Anspruch; in dem rücksichtslosen Egoismus, der aus der hypochondrischen Selbstbespiegelung notwendig folgt, halten sie es für die selbstverständliche Pflicht ihrer Angehörigen, auf ihre Nerven Rücksicht zu nehmen und ihnen das eigene Wohlbefinden zu opfern. Derartige Fälle führen, wenn der andere Gatte nicht zum Märtyrer geboren ist, gesetzmäßig zur Ehescheidung.

In einer anderen Gruppe von Fällen lösen kleine äußere Anlässe nicht sowohl Zornaffekte als langdauernde innere Spannungen aus, in denen die Kranken vollkommen den Kopf verlieren und für Fernerstehende ganz unbegreifliche Handlungen begehen. Viele Fälle von pathologischem Heimweh, von Brandstiftung, Kindstötung, Fahnenflucht und Selbstmord gehören hierher.

Überhaupt ist die Angst, die diesen Zuständen zugrunde liegt, eines der häufigsten Symptome der konstitutionellen Nervosität, und es mag deshalb auf sie etwas näher eingegangen sein. Die Angst als eine Verbindung von Unlust und innerer Spannung (Kraepelin) ist ja den meisten Menschen, und sei es auch nur in der Gestalt von Gewissensbissen, Verantwortungsgefühl, Sorgen usw., geläufig. Nach Beobachtungen, die Kraepelin bei den Angehörigen weniger hoch kultivierter Rassen gemacht hat, scheint die starke Anspannung des Verantwortungsgefühls bei uns die Angst sogar häufiger werden zu lassen.

Sicher spricht der Mechanismus, der schließlich das subjektive Gefühl der Angst ausmacht, und bei dem psychische und physische Faktoren immer ineinandergreifen, um so leichter an, je häufiger er in Anspruch genommen wird. Deshalb bereiten bei jenen häufigen Psychopathen, die von Hause aus eine Disposition zu Gefäßspannungen besitzen, einmalige heftige Gemütsbewegungen (Schreck) ebensowohl spätere Angstanfälle vor wie langdauernde Erwartungsaffekte, Gewissensbisse, ein aufreibender Beruf oder ein unerquickliches Familienleben. Dagegen wird die sexuelle Ätiologie der Angst heute, insbesondere unter dem Einfluß der Freudschen Lehren, wohl überschätzt. Immerhin kann die Gewissensangst, die dem masturbatorischen Akt häufig folgt, schließlich chronisch werden, und ebenso sicher pflegt sich eine immer wieder gekitzelte und nie ganz befriedigte Sexualität (Gedankenonanisten, lange Verlobungen usw.) zuweilen in Angstzuständen zu rächen. In diesem Falle werden wir zur Erklärung weniger an die psychische als an die physische Seite des Angstmechanismus denken und auf die Wirkung hinweisen müssen, die gehäufte und um ihren normalen Abschluß betrogene geschlechtliche Erregungen schließlich auf das Herz und die Gefäße notwendig entfalten werden. Außerdem besteht eine noch nicht ganz aufgeklärte Beziehung zwischen Sexualität und Angst darin, daß sich die innere Spannung der Angst bei manchen Psychopathen in masturbatorischen Akten entlädt. Man könnte dabei an einen rein psychologischen Zusammenhang denken (derart, daß die Kranken ihre innere Erregung mißverstehen oder sich ablenken wollen), wenn nicht Ejakulationen (bei Schulaufgaben z. B.) infolge bloßer Angst ohne jede sexuelle Vorstellung vorkämen.

Übrigens steht ganz allgemein fest, daß es ein rein körperliches Angstgefühl gibt, das durch mannigfache Schädigungen ausgelöst werden kann. Jede Behinderung der Atmung ebenso wie jede Störung des Kreislaufes, gleichviel ob sie durch einen organischen Herzfehler, durch Arteriosklerose oder nur durch schnelles Treppensteigen herbeigeführt wird, können als Angst empfunden werden. Die gleiche Wirkung haben Vagusreizung, Reizung der serösen Häute des mittleren Keimblattes (Stransky), Vergiftungen durch Kaffee, Nikotin, Tollwut. Auch die besondere Veranlagung zu ängstlichen Stimmungen, die wir häufig nach Infektionskrankheiten beobachten, darf wohl ähnlich (Insuffizienz des Herzens, Anämie) erklärt werden.

Die von James und Lange zur Erörterung gestellte Frage, ob nicht jede Angst, wie alle Affekte überhaupt, als die Empfindung ihrer körperlichen Begleiterscheinungen gedeutet werden müsse, soll hier unerörtert bleiben. Diagnostisch wichtig ist nur, daß diese körperlichen Begleiterscheinungen selten ganz fehlen und in schweren Fällen von Angst gehäuft angetroffen werden; zu nennen sind die Veränderung des Gesichtsausdrucks, dessen maskenartige Leere häufig in dissimulatorischer Absicht durch ein krampfhaftes Lächeln kompliziert wird, das Blaßwerden, das Ausbrechen von Schweiß, das Klappern der Zähne und das Zittern der Körpermuskeln, die Verlegenheitsbewegungen, die ganz unkoordiniert aussehen können, eine allgemeine Unruhe des Körpers oder aber — namentlich bei plötzlich auftretender Angst — ein vollkommenes Erstarren aller Bewegungen („attonitus"), das Sträuben der Haare, die kalten Hände und Füße, die Gänsehaut, die Trockenheit der Lippen; ferner die Erhöhung des Blutdrucks, die Vermehrung der Pulsfrequenz, die beschleunigte und oft von stöhnenden Inspirationen unterbrochene Atmung, die vermehrte Tätigkeit der Blase und des Darms (Tenesmus), die Erweiterung der Pupillen. Bei häufiger und länger dauernder Angst kommt es zuweilen zum frühzeitigen Ergrauen der Haare.

Subjektiv leiden die Kranken unter einem Oppressionsgefühl auf der Brust, Druck am Herzen (Präkordialangst), Herzklopfen, einem Gefühl, als ob das Herz stillstünde, ferner unter würgenden Empfindungen im Schlunde, die u. a. die Nahrungsaufnahme schwer stören, unter Unruhe im Darm, dem Gefühl des Geschwollenseins usw. im Unterleib bei Frauen, sowie endlich unter Frieren, Schwindelerscheinungen, Ohnmachtsanwandlungen, Mißempfindungen am Kopf. Was das psychische Erlebnis angeht, so ist die Angst häufig gegenstandslos. Namentlich im Beginn erklären die Patienten nicht selten, sie hätten Angst, aber sie wüßten selbst nicht wovor, oder was noch häufiger ist, sie erkennen das veränderte Gefühl, das sie beherrscht, überhaupt nicht. Viele sprechen von Heimweh, von dem Gefühl des Fremdseins, einer veränderten Umgebung oder von einem veränderten Persönlichkeitsgefühl; andere klagen über „innerliches"

Frieren, über Heißhunger, Schwindel, Spannungsgefühl um den Kopf, das Gefühl der Betäubung u. dgl. (Hecker). Eine direkte Frage, ob nicht Angst vorläge, wird aber von den Kranken, die nicht die Absicht haben, zu dissimulieren, gewöhnlich bejaht.

Bei längerem Bestehen oder bei größerer Stärke der Angst gehen aus ihr Befürchtungen hervor, die je nach ihrer besonderen Gestaltung die Form von überwertigen Ideen oder Phobien (s. unten) annehmen. Besonders wichtig ist, daß das Erlebnis, das einer vorher unbestimmten Angst später ihren gedanklichen Inhalt gibt, nicht ganz selten vom Arzt ausgeht. Irgendein unüberlegtes Wort, die Erwähnung einer entfernten Krankheitsmöglichkeit, ja auch nur die Feststellung einer ganz belanglosen körperlichen Anomalie kann bei ängstlichen Psychopathen hypochondrische Überzeugungen auslösen, die außerordentlich fest wurzeln und so fast wahnhafte Fixierung erreichen. Man muß deshalb wissen, daß die Disposition zur Angst ungemein verbreitet ist, und daß sich wohl die meisten Kranken, die den Arzt zum erstenmal zur Feststellung ihres Leidens aufsuchen, in einer gewissen ängstlichen Spannung befinden, die ihnen eine objektive Beurteilung der ärztlichen Äußerungen erschwert. Wir Nervenärzte sehen beinahe täglich Kranke, die durch Verlegenheitsdiagnosen, wie „ein wenig Fett am Herzen" oder „etwas lymphatischer Habitus" aus dem Gleichgewicht gebracht und nun jahrelang nicht zur Ruhe gekommen waren.

Wie sehr nicht bloß die Angst, sondern alle eben erörterten gemütlichen Störungen die Willensleistungen beeinflussen können, versteht sich beinahe von selbst. Kranke, die genau wissen, daß sie sich eigentlich gerade während der Arbeit am allerwohlsten fühlen, bringen doch den Entschluß zum Anfangen nicht auf. Lebenswichtige Entscheidungen schieben sie immer wieder hinaus, sagen nicht ja, aber auch nicht nein und geraten in Angst, wenn sie zu einer bindenden Erklärung gezwungen werden. Ich habe einen vorzüglich begabten Richter gekannt, der nach seiner durch Monate geplanten und immer wieder hinausgeschobenen Verlobung plötzlich des Abends zu einer unmöglichen Zeit in das Haus der Schwiegereltern lief, um die Verbindung wieder zu lösen. Ein Kollege, dem ich während des Krieges auf sein wiederholtes und dringendes Bitten eine von ihm ersehnte Stellung verschafft hatte, schlug sie im letzten Augenblick, als sie für ihn freigemacht worden war, aus. So haben die Kranken selbst natürlich immer das Gefühl, alle Gelegenheiten im Leben verpaßt zu haben, und gerade darauf beruht zum Teil ihre Überzeugung, nicht nach Verdienst gewürdigt zu werden.

Dies sind die oben schon erwähnten Menschen, die theoretisch zu den größten Hoffnungen berechtigen und nur dieses Mangels wegen praktisch immer wieder versagen. Von den Debilen, die infolge einer falschen Diagnose hierher gerechnet werden, unterscheiden sich diese Insuffizienten dadurch, daß sie intellektuell vollwertig sind — wenn man nämlich unter Intelligenz etwas Potentielles versteht und die Leistungsunfähigkeit begabter, aber ermüdbarer, oder durch Angst behinderter Menschen aus dem Begriff der Demenz ausscheidet. Die Kranken beurteilen sich gewöhnlich auch selbst so: sie wissen, daß sie theoretisch etwas leisten könnten, vermeiden aber größere Aufgaben und schwierige Situationen und begnügen sich mit einem bescheidenen Platz im Leben — wenn auch oft mit der peinlichen Empfindung, von weniger intelligenten Menschen überflügelt worden zu sein.

Es ist klar, daß sich diese Störung in der Sprechstunde nicht feststellen läßt, und auch im Krankenhaus und im Sanatorium wird sie nicht deutlich werden. Leider sind aber auch die subjektiven Angaben der Patienten, soweit sie sich nicht auf ihre Lebensschicksale beziehen, meist nicht brauchbar, weil konstitutionell Nervöse (im Gegensatz zu manchen erschöpften Neurasthenikern) eine Insuffizienz viel häufiger fühlen und deshalb behaupten, als sie tatsächlich daran leiden.

Um so deutlicher kommt die Insuffizienz bei lang fortgesetzter Beobachtung zum Ausdruck. Schon Kinder läßt sie unter den gewöhnlichen Anforderungen der Schule zusammenbrechen; nach immer kürzerer Arbeitsleistung werden sie müde, unaufmerksam, reizbar und weinerlich, und ihre Leistungen versagen in immer schnellerem Tempo. Noch schlimmer ist es, wenn zu diesem Mangel eine übertriebene Pedanterie hinzutritt, die die Arbeit durch alle möglichen Skrupel erschwert und die häufig zu ausgesprochenen Zwangsvorstellungen führt. — Bei anderen Kranken wird die Störung erst deutlich, wenn sie, auf sich selbst gestellt, ihren Tag selbst einteilen, für die notwendigen Ruhepausen sorgen und die Arbeit richtig dosieren sollen. Hier zeigt sich die Willensschwäche häufig schon darin, daß sie eine als richtig erkannte Technik nicht anzuwenden vermögen: sie arbeiten bis in die Nacht, schlafen dann nicht ein, nehmen ein Schlafmittel, kommen des Morgens nicht aus dem Bett und werden erst am Abend wieder ganz frisch. Dann aber sorgen sie durch Arbeit oder durch lebhafte Unterhaltung, durch Alkohol, Tee und Nikotin dafür, daß der nächste Tag mindestens ebenso schlecht verläuft.

Zum Arzt kommen die „Insuffizienten" meist mit recht gleichförmigen Klagen: sie lesen einen Brief, einen Akt oder addieren eine Zahlenreihe immer wieder, ohne von der Stelle zu kommen; bald haben sie das Gefühl, als ob ihr Denken still stände, als ob sich ein „Schleier über das Gehirn" legte, oder ein „Brett vor dem Kopf wäre"; oder aber die Gedanken beginnen sich zu jagen, Bild reiht sich an Bild, und schließlich geben die Patienten mit einem schwindligen Gefühl die Arbeit ganz auf.

Übrigens erlebt man gerade hinsichtlich der Willensleistungen bei den Nervösen große Überraschungen. Wenn etwas besonders Wichtiges von ihnen verlangt wird, so können sich auch sonst sehr willensschwache Psychastheniker für verhältnismäßig lange Zeit aufraffen und dann durch starke Selbstbeherrschung verblüffen. Dahin gehört schon, wenn sich reizbare Haustyrannen in Gesellschaft für Stunden zusammennehmen und Fremden als durchaus liebenswürdig und beherrscht erscheinen. In der forensischen Praxis erleben wir nicht selten, daß ein Psychopath, der in der Klinik immer wieder erklärt hatte, daß er die Gerichtsverhandlung nicht ertragen würde, und der kaum bei einer halbstündigen Untersuchung frisch zu bleiben vermochte, im Gerichtssaal plötzlich durch mehrere Tage hindurch mit vollkommener geistiger Frische seine Verteidigung betreibt. Gewöhnlich erfolgt dann allerdings nachher ein schwerer Zusammenbruch. Ähnlich erklären sich die guten Leistungen, die gewisse psychasthenische Künstler und Gelehrte in gelegentlichen Stößen hervorbringen: sie sind leichter zu entflammen als andere, geben sich irgendeiner Idee für eine Zeitlang ganz hin und vergessen dabei alle nervösen Beschwerden. Auch hier wird eine solche Periode zumeist mit einem besonders schlechten Befinden nach Abschluß der Arbeit bezahlt.

Unter den subjektiven Klagen der Nervösen stehen neben denen über Ermüdbarkeit, Entschlußunfähigkeit, Angst und Reizbarkeit die über Schlafstörungen und zahlreiche Sensationen im Vordergrunde. Sehr häufig ist die Unfähigkeit, des Abends quälende Vorstellungen oder Erinnerungen an die geistige Arbeit abzulehnen und sich so zum Einschlafen zu konzentrieren. Andere Patienten wachen nach wenigen Stunden tiefen Schlafes mit einem Ruck auf, um sich bis zum Morgen ruhelos im Bett zu wälzen; eine dritte Gruppe wird von ängstlichen Träumen verfolgt, die die erquickende Wirkung des Schlafes beeinträchtigen. Auch die sensorielle Hyperästhesie macht sich in dieser Hinsicht störend bemerkbar: kleinste Reize, schon das Atmen der Ehefrau, ein leiser Lichtstrahl wecken den Kranken oder verhindern ihn einzuschlafen. Alle diese Beschwerden sind gewöhnlich jeder Form von Suggestivbehandlung überaus zugänglich — ebenso wie umgekehrt viele Nervöse vornehmlich deshalb nicht einschlafen, weil sie das unter den gegebenen Umständen befürchten. — Die Klage über ein abnorm großes Schlafbedürfnis und ungewöhnlich langen und tiefen Schlaf ist bei konstitutioneller Nervosität so selten, daß sie eher an organische Störungen oder allenfalls noch an eine Erschöpfungsneurasthenie denken läßt.

Sodann wäre als häufiges Symptom der Kopfschmerz zu nennen. Er tritt in den verschiedensten Formen auf — von dem leisen Kopfdruck, dem bloßen „Eingenommensein" des Schädels an bis zur echten Migräne und Neuralgie. Andere Sensationen wie das Kreuzweh, Schmerzen an den Extremitäten usw. spielen eine viel geringere Rolle. Dagegen bedarf es nach früher Gesagtem kaum der Erwähnung, daß sich die konstitutionelle Nervosität häufig in Funktionsstörungen gewisser vegetativer Organe äußert. Herz- und Gefäßneurosen, nervöse Magen-, Darm- und Blasenstörungen entstehen fast immer auf diesem Boden. Die oft geklagte Impotenz ist gewöhnlich psychogen bedingt und auf einen früheren Mißerfolg, langdauernde Masturbation mit entsprechender Wirkung auf die Phantasie oder endlich auf hypochondrische Erwartungen zurückzuführen.

Objektiv fallen viele Kranke durch ihre ungenügende körperliche Entwicklung, die Unterernährung, die fahle, graue Haut, die zeitig ergrauten Haare, früh hervortretende Schläfenarterien und durch bestimmte Entartungszeichen ohne weiteres auf; andere aber sind körperlich ganz gesund, und diese klagen zuweilen darüber, daß ihres blühenden Aussehens wegen niemand ihre Leiden glauben wolle. Von neurologischen Symptomen ist verhältnismäßig häufig ein Tremor der Zunge, der gespreizten Finger, der oberen Lider bei Augenschluß. Andere Patienten leiden an Tiks, Stottern, Nacht- oder Farbenblindheit, viele sind alkoholintolerant usw.

Auch sexuelle Anomalien erwachsen nicht selten auf dem gleichen Boden. Bei konstitutionell nervösen Kindern wird die geschlechtliche Reife häufig abnorm früh erreicht, und Masturbation in der ersten Kindheit kann geradezu als pathognomonisch gelten. Später drängen die abnorme Gefühlsrichtung und die gesteigerte Phantasietätigkeit die sexuellen Vorstellungen der Kranken häufig in abnorme Bahnen — fast alle sexuell perversen Menschen sind auch in anderer Beziehung nervös krank.

Zwangsneurosen. Unter den Symptomenbildern der konstitutionellen Nervosität steht eines so sehr im Vordergrund, daß es zu einer etwas ausführlicheren Besprechung herausfordert. Das ist die der Zwangsvorstellungen und Phobien. Beide Störungen sind so häufig, daß wohl die Mehrzahl der Nervösen wenigstens gelegentlich mit ihnen Bekanntschaft macht, und doch werden gerade sie von ärztlicher Seite nicht immer richtig gewürdigt.

Wir können uns mit einer logisch befriedigenden Definition des Zwangsdenkens hier nicht aufhalten. Betont sei nur der mehrfach hervorgehobene Unterschied gegenüber den überwertigen und Wahnideen. Bei diesen handelt es sich um stark gefühlsbetonte Überzeugungen, die (bei den Wahnideen immer, bei den überwertigen Ideen meistens) zwar objektiv falsch sind, von den Kranken aber doch (bei den Wahnideen) für wahr gehalten oder aber wenigstens (bei den überwertigen Ideen) als möglich oder gar wahrscheinlich diskutiert werden. Gegen die Zwangsvorstellungen aber wehrt sich der Kranke; häufig hält er sie schon inhaltlich für unsinnig, oder aber, wenn sie es nicht sind, so wehrt er sich doch gegen die Aufdringlichkeit, mit der sie sein Denken immer wieder überrumpeln, und er empfindet sie auch insofern als abnorm, als er sie von anderen aufdringlichen, aber noch normalen Vorstellungskomplexen — Erwartung, Sorge — sehr wohl unterscheidet. So besteht das Zwangsdenken nicht in einer inhaltlichen, sondern in einer formalen Störung des Denkens und, wo es überhaupt zu Fälschungen des Bewußtseinsinhaltes, also zu einer Urteilsstörung führt, da tritt diese Störung sekundär, auf dem Umwege über die Angst auf.

Wenn Zwangsdenken und überwertige Ideen trotzdem immer zusammengeworfen werden, so liegt das zum Teil daran, daß insbesondere eine Gruppe von überwertigen Ideen, die der hypochondrischen Vorstellungen, wie bei Psychopathen überhaupt, auch bei Zwangsneurotikern sehr häufig beobachtet wird. Hier besteht sogar ein gewisser innerlicher Zusammenhang insofern, als gerade das Zwangsdenken dem Patienten nicht selten die hypochondrische Befürchtung nahelegt, daß er geisteskrank werden müsse.

Im übrigen läßt sich die Zwangsvorstellung wie alle hier beschriebenen Symptome bei feinerer Analyse bis in die Psychologie des gesunden Seelenlebens zurück verfolgen. Jedem Gelehrten kann es passieren, daß sich die Gedanken an seine Arbeit in störender Weise in Zeiten eindrängen, die der Erholung und dem Schlaf bestimmt waren; und sehr viele sonst gesunde Menschen fühlen sich in manchen Nächten gezwungen, Reden oder Briefe zu formulieren oder eine Diskussion, eine Schachpartie, eine Sonate noch einmal durchzudenken. Auch das Suchen nach einem Namen oder einer Zahl kann Zwangscharakter erhalten. Noch einen Schritt weiter ins pathologische Gebiet führen die sexuellen Zwangsvorstellungen, die namentlich im Pubertätsalter häufig zu sein scheinen. Auch diese Phantasievorstellungen werden zunächst willkürlich wachgerufen, und erst wenn ein dadurch entstandener nervöser Erregungszustand es zu keinem Einschlafen mehr kommen läßt, werden die Gedanken selbständig und lassen sich nicht mehr verscheuchen. Ähnlich ergeht es aber nervösen Menschen mit anderen Phantasievorstellungen auch. Manche klagen darüber, daß z. B. lustbetonte Vorstellungen, wie sie etwa durch das Ausmalen von Luftschlössern ausgelöst werden, schließlich zwangsmäßig fortbestehen.

Eine andere häufige Form, mit der wiederum die meisten Gesunden ausnahmsweise Bekanntschaft machen, besteht in dem zwangsmäßigen Auftreten von Melodien; nach einer durchtanzten oder durchzechten Nacht drängt sich die Erinnerung an einen Gassenhauer, einen Walzer oder ein Kommerslied immer wieder in das Bewußtsein — ein ganz reiner Fall von formaler Denkstörung, bei dessen Zustandekommen weder die Gefühlsbetonung noch die Abschlußunfähigkeit irgendeine Rolle spielen. Hitzig hat aber wohl mit Recht darauf aufmerksam gemacht, daß diese Form schon in das Gebiet der Sinnestäuschungen herüberspiele.

. Dem Verständnis des Gesunden vielleicht noch näher steht die Form des Zwangsdenkens, die man als Zweifelsucht oder als Zwangsskrupel bezeichnet hat. Menschen, die sich mehr als einmal vergewissern müssen, ob sie ein wichtiges Schreiben auch in den richtigen Umschlag gesteckt oder ob sie den fertigen Brief nicht etwa neben anstatt in den Kasten geworfen haben, sind recht häufig. Dieselben Leute plagen sich und ihre Umgebung mit der Zwangsbefürchtung, es könnte des Abends ein Licht brennen geblieben sein, ein Zündholz noch fortglimmen, die Haustüre könnte nicht fest verschlossen worden oder ein wichtiges Schriftstück beim Aufräumen in den Papierkorb geraten sein. Überarbeitete Ärzte quälen sich mit dem Gedanken, in einem Rezepte einen Schreibfehler begangen, bei der Verordnung eines gefährlichen Mittels ein Komma falsch gesetzt und so ein Unheil angerichtet zu haben. Beamte müssen immer wieder nachsehen, ob sie nicht in einem Aktenstück etwas Ungehöriges notiert oder etwas Wichtiges vergessen, und Kaufleute immer wieder nachrechnen, ob sie nicht falsch addiert haben. Einer meiner Kranken, ein Kassenbeamter, hat dicke Schwielen an den Händen, weil er immer wieder am Kassenschrank rütteln muß, ob er ihn auch wirklich geschlossen hat.

Das Merkwürdigste in all diesen Fällen, und zwar das, was sie als krankhaft kennzeichnet, ist, daß alle diese von den Kranken ergriffenen Maßnahmen sie gar nicht oder doch nur vorübergehend beruhigen. Nach kurzer Zeit geht das Spiel von neuem an, der Kranke muß wieder nachsehen, wieder nachrechnen, und es sind Fälle von Ärzten bekannt geworden, die ihre Praxis aufgegeben haben, weil sie gar kein Rezept mehr aus der Hand geben konnten. Fried mann berichtet von einer Bürogehilfin, die schließlich voller Verzweiflung beschloß, nun mache ich lieber gleich absichtlich Fehler; und ich selbst kenne einen Subalternbeamten, der von seinem Vorgesetzten die Erlaubnis extrahierte, ein unbeschriebenes weißes Abschlußpapier von den Akten fortzulassen, weil er keine Ruhe vor dem Gedanken fand, diese leere Seite beschmiert zu haben. Auch das hat ihm nichts genützt; von da ab mußte er den Aktendeckel revidieren, und genau wie früher trat, sobald er zu Hause angekommen war, die Zwangsvorstellung von neuem auf. Es kommt zu keinem „Geltungsgefühl" bei diesen Kranken (Friedmann), die handgreiflichsten Beweise nützen ihnen nichts, sie können den Gedanken, daß doch etwas nicht in Ordnung sei, trotzdem nicht aus ihrem Bewußtsein verdrängen, und so wird ihre Lebensführung auf das weitgehendste beeinflußt. Man hat in solchen Fällen von einer Übertreibungssucht, einer Manie de l'au de là gesprochen; die Kranken können sich nicht genug tun und ergreifen immer neue Sicherheitsmaßregeln, um Ruhe zu bekommen. Hierher gehören das Sammeln aller möglichen Papierschnitzel, „weil etwas Wichtiges darauf stehen könnte", sowie der Waschzwang, die immer wiederkehrende Idee, etwas Unsauberes, Giftiges, Infektiöses berührt zu haben (délire du toucher) und so sich oder andere zu gefährden. Eine Kranke Jessens suchte durch fortgesetztes Auswischen Glassplitter und Nadeln, die etwa in das Geschirr gekommen sein könnten, daraus zu entfernen; eine andere, die Esquirol beobachtete, mußte dauernd ihre Kleider durchsuchen, ob sie nicht irgend etwas „von Wert" irgendwo mitgenommen hätte. Dabei sprach die erste wiederholt aus: „Wie man nur so törichte, lächerliche Gedanken haben und sich von ihnen beherrschen lassen kann", und die andere meinte: „Dies ist wahr, meine Unruhe ist dumm und lächerlich, aber ich kann mich ihrer nicht erwehren." Eine Patientin Friedmanns, deren Mann an einer Hirngeschwulst gestorben war, bedurfte der immer erneuten Versicherung, daß sie die Krankheit (durch einen scherzhaften Schlag nach dem Ohr ihres Gatten) nicht selbst verursacht habe, und ein Kaufmann, den derselbe Autor behandelt hat, ging sogar zum Rechtsanwalt, um sich von der Zwangsidee zu befreien, er habe sein Vermögen seinem Gehilfen versprochen. Dabei wußte er genau, daß er — während des Couponabschneidens — lediglich gesagt hatte: „Ich wünsche Ihnen, daß Sie auch einmal so viel Wertpapiere besitzen mögen."

Die Beispiele illustrieren die sehr eigentümliche Stellung, die das Urteil dieser Kranken ihren Zwangsgedanken gegenüber einnimmt. Wollte man aus ihren Handlungen schließen, so müßte man sie von der Richtigkeit des vorgestellten Tatbestandes für überzeugt halten. In Wirklichkeit besteht diese Überzeugung aber nicht, sondern vielmehr ein Zwiespalt im Bewußtsein, den Friedmann treffend als einen Wettstreit zwischen der innerlich lebhaft vorgestellten Wirklichkeit und der daneben bestehenden Verneinung aus logischen Gründen gekennzeichnet und mit dem Wettstreit der Gesichtsfelder im Stereoskop verglichen hat. Zum Verständnis dieser eigentümlichen psychopathologischen Erscheinung darf in Anlehnung an die Ausführungen des genannten Autors wohl an ähnliche Widersprüche im Denken gesunder Personen erinnert werden. Das ganze Kapitel der Ahnungen, die uns z. B. das Schicksal eines in der Ferne befindlichen oder kranken Angehörigen mit dem Herabfallen eines Bildes, mit dem Stillstand einer Uhr oder mit dem Ausgang eines sich zufällig vor unseren Augen abspielenden anderen, an sich gleichgültigen Ereignisses verknüpfen lassen, oder irgendwelcher abergläubischer Vorstellungen bei gebildeten Menschen sonst — erinnert sei an die Zahl 13 und an den Freitag — enthält Belege für die Behauptung, daß auch gesunde Menschen dieselbe Idee mit ihrem Urteil aus logischen Gründen ablehnen und mit ihrem Gefühl ohne Gründe glauben können. Und doch ist hier ein Unterschied: der Gesunde, der abergläubisch ist (und ebenso der an überwertigen Ideen leidende Kranke), glaubt eben im Grunde doch, wenn sich sein Verstand auch dieses Glaubens schämt, der Zwangsvorstellungskranke aber glaubt nicht, sondern denkt nur an die Möglichkeit und nur dieses Denken will er los sein. Einer meiner Patienten, der sein — und der Seinigen — ganzes Leben durch seine Zwangsvorstellungen zerstört hatte, lachte hellauf bei dem Gedanken, daß er an „den Unsinn" glauben könnte; er hatte fast alle seine Möbel auf den Speicher geschickt, weil sie ihn an eine Liebelei mit einer Privatsekretärin erinnerten, von der seine Frau nichts wußte; jedesmal wenn er die Sachen sah oder berührte, mußte er denken: jetzt passiert deiner Frau ein Unglück. Dieses Gedankens wegen lebte er zwischen kahlen Wänden, aber daß der Gedanke unberechtigt war, wußte er genau, und wer ihn länger beobachtete, sah auch, daß ihm das Schicksal seiner Frau recht gleichgültig war.

Immerhin muß zugegeben werden, daß die Trennung zwischen gesundem und krankem Geschehen gerade bei abergläubischen Gedanken praktisch und theoretisch nicht leicht ist. Gerade an diesem Punkte berühren sich Zwangsund überwertige Ideen sehr innig und gehen ineinander über. Charakteristischerweise finden wir abergläubische Verknüpfungen, die zwangsmäßig auftreten, besonders häufig in der Kindheit, also in einem Stadium, in dem das Urteil und die geistige Energie noch wenig entwickelt sind. Später durchaus gesunde Menschen berichten uns von solchen abergläubischen Meinungen, die eine Zeitlang für sie selbst Glaubenswert besaßen und deren sie sich doch vor anderen schämten: eine bestimmte Stufe einer Treppe durfte nicht betreten, ein Kleidungsstück nicht angezogen werden, weil sonst ein Unglück passieren würde, oder auch einfach, weil es nicht geschehen sollte. Das sind streng genommen schon überwertige Vorstellungen. Bei Erwachsenen sind alle diese Dinge seltener, dafür aber prognostisch viel ungünstiger, und das Merkwürdigste ist wieder, daß solche Ideen hier trotz sonst guten Urteils bestehen können. Nur dann handelt es sich um reine Zwangsvorstellungen. Thomsen berichtet von einem Patienten, der alles dreimal tun, dreimal klopfen, dreimal grüßen mußte und Ladame beschreibt eine nach meinen Erfahrungen wieder bei Kindern nicht seltene Verknüpfung, bei der ein „schlechter" (gleich Zwangs-) Gedanke dadurch wieder aufgehoben wurde, daß die Schritte, die der Kranke während dieses Gedankens getan hatte, wieder rückwärts gemacht werden mußten; so wurde zugleich der Gedanke aufgehoben. Die Analogie zu dem „Unberufen", mit dem geistig Gesunde unter den Tisch klopfen, liegt klar zutage. Ich selbst kenne ein junges Mädchen, das sich allmählich einen ganzen Irrgarten konstruiert hat, in den ich trotz jahrelanger Exploration nur unvollständig eingedrungen bin: hier hat sie etwas versprochen, was sie später tun will, um dafür im Moment etwas anderes ausführen zu dürfen, dort hat sie etwas anderes unterlassen müssen, um ihre Eltern nicht ins Unglück zu bringen usw. Auch dabei handelt es sich um ganz harmlose Handlungen, die direkt keinem Menschen etwas schaden könnten, und wieder ist die Verknüpfung zwischen dem Gedanken an die Handlung und dem an das angebliche Unglück rein assoziativ, aber eben zwangsmäßig zustande gekommen. Dieselbe Patientin leidet an Waschzwang, Platzangst, an Zweifel- und Grübelsucht und an Zwangsantrieben; und für alle diese Zwangsgedanken besitzt sie insofern Kritik, als sie sie nicht nur für krankhaft entstanden, sondern zugleich auch für logisch unbegründet und unsinnig hält. Trotzdem haben diese Vorstellungen allmählich eine Mauer um sie aufgerichtet, die sie seit Jahren von der menschlichen Gesellschaft absperrt.

Es besteht kein Zweifel, daß dieses eigentümliche Verhalten des Urteils von der Gefühlsbetonung der Zwangsgedanken abhängt. Jedem Zwangsdenken folgt ohne weiteres Angst, und die Angst wiederum ist es, die die Ablehnung dieser Gedanken unmöglich macht. Für viele Handlungen der Zwangsvorstellungskranken ist Angst — oder die Angst vor der Angst — das treibende Motiv. Wenn man die Patienten fragt, warum sie Dinge täten, deren Unvernunft und Unzweckmäßigkeit sie selbst auseinandersetzen, so antworten sie immer: „aus Angst". Dabei wird diese unbehagliche Stimmung durch die Fruchtlosigkeit aller Maßnahmen häufig erst recht verstärkt, und so befinden sich die Patienten in einem Zirkel, aus dem sie höchstens das autoritative Eingreifen eines anderen befreien kann.

Das wird besonders deutlich bei einer anderen Form der Zweifelsucht, die noch viel unsinnigere Gedanken zum Gegenstand hat. So wenn manche Menschen über die Reihenfolge ihrer Toilette, über das Anziehen dieses oder jenes Kleides durchaus nicht ins klare kommen können. Ich kenne eine Patientin, die zum An- und Ausziehen stundenlang braucht, weil sich ihr absolut unsinnige und deshalb auch abschlußunfähige Fragen aufdrängen, wie die, ob sie den rechten oder den linken Strumpf zuerst anziehen soll. Auch hier besteht volle Kritik für die Zwecklosigkeit des ganzen Kopfzerbrechens und seine krankhafte Entstehung; trotzdem sind auf der Höhe der Krankheit zur Beendigung des Anzuges fortgesetzte kurze, energische Befehle der Mutter erforderlich.

Der eben erwähnten nah verwandt ist eine Form zwangsmäßigen Zweifelns, die als Grübelsucht bezeichnet worden ist. Hier beschäftigen die Kranken Fragen, deren Unlöslichkeit ihnen ebenso bewußt ist wie ihre Zwecklosigkeit. „Warum sitze ich hier? Was bedeutet dieser Stuhl? Warum heißen Sonntag. Montag, Dienstag gerade so und nicht anders?" (Emminghaus). Häufiger sind sogenannte Weltschöpfungsfragen oder Grübeleien über sexuelle Dinge: „Wie entstanden die Menschen? Mann und Frau? Warum gibt es solche? Der Unterschied der Geschlechtsbildung, der Geschlechtsorgane, Befruchtung, die menschlichen Triebe . . . ., wie verhält sich dies alles? Fragen nach der Geburt Christi, nach der Jungfrau, nach Gott usf." (Emminghaus).

Eine dritte ziemlich häufige Form der Zwangsvorstellungen, die mit den übrigen durch mannigfache Übergänge verbunden ist, wird am besten mit dem Namen Zwangsantriebe bezeichnet. Auch sie läßt sich in ihren feinsten Äußerungsformen bis in die Psychologie des gesunden Seelenlebens zurückverfolgen, und insbesondere bestimmte Angewohnheiten, die an sich nicht krankhaft sein müssen, können unmerklich zum Zwangskurse gelangen. Sehr bekannt sind namentlich der bei Kindern häufige Zwang (der gelegentlich an die ersten Übungen im militärischen Schritt zu marschieren, anknüpft), jeden Ausgang mit dem linken Fuß zu beginnen oder die erste Stufe einer Treppe nur mit diesem zu betreten, sowie die Neigung von einer geraden Linie nicht abzuweichen, von den Steinen des Bürgersteiges jeden zweiten oder jeden dritten beim Gehen zu berühren, die Schritte zu zählen usf. Ebenso gehört hierher der Zwang, Bilder usw. gerade zu hängen, und das Unbehagen beim Anblick von nicht symmetrisch oder nicht parallel gestellten Gegenständen, Möbeln usw. — Pedanterien, die an sich wieder noch im Gesunden wurzeln, aber häufig krankhaften Charakter annehmen. Manche Störungen dieser Art, wie die Zählsucht z. B., scheinen übrigens gelegentlich auch durch berufliche Tätigkeit ausgelöst zu werden. So berichtet Emminghaus von einem Rechenmeister, der im Theater lediglich die Worte zählte, die ein berühmter Schauspieler sprach, und von einem anderen, der während eines Kommerses die Buchstaben eines Liedes gezählt hat. Es gibt Kranke, die die Türschilder, die Häufigkeit beliebiger Buchstaben in den Namen, die vorübergehenden Pferde usw. zählen müssen, und andere, denen jede zufällig auftretende Zahl (Droschkennummern usw.) Anlaß zu schwierigen Rechenoperationen, Multiplikationen, Quadratwurzelziehen usw. gibt.

Weniger harmlos, aber ebenfalls häufig sind Zwangsantriebe, die an der Brüstung eines Treppengeländers, eines Aussichtsturmes bzw. eines Seesteges oder am offenen Fenster, bei Geistlichen auf der Kanzel — kurz in irgendwelchen Situationen aufzutreten pflegen, die dem Phantasiespiel den Gedanken an eine mögliche Gefahr bieten. Auch auf Dampfschiffen und in großen Fabriken beim Blick auf gewaltig arbeitende Maschinen oder auf Bahnhöfen angesichts eines schnell einfahrenden Zuges tauchen ähnliche Vorstellungen auf: „Wie wäre es, wenn du hinabsprängest, dich vor den Zug würfest, oder einem neben dir stehenden Menschen das antätest?" Eine Patientin meiner Beobachtung vermeidet den kleinsten Bach, da ihr sonst die Idee kommt, ein in ihrer Nähe spielendes Kind hineinzustürzen. Von einem Arzt weiß ich, daß er seine Praxis aufgegeben hat, weil er kein Messer in die Hand nehmen konnte, ohne den Zwangsantrieb zu erleben, es dem Patienten in den Bauch zu stoßen.

Alle diese Ideen sind den betreffenden Kranken· auch deshalb lästig, weil sie häufig zum nachträglichen Auftreten von Zwangsbefürchtungen Anlaß geben. Die eben erwähnte Dame wagte eine Zeitlang überhaupt nicht mehr auszugehen, weil sie nachher dem Gedanken nicht ausweichen konnte, doch vielleicht ein Kind verletzt oder ein Schaufenster eingeschlagen, einen Vorübergehenden beleidigt zu haben.

Dabei werden diese Zwangsantriebe niemals ausgeführt, und das ist wieder eine Tatsache, die das eigentümliche Verhalten des Urteils noch mehr erläutert. Es ist bis heute kein Fall bekannt geworden, in dem Zwangsvorstellungen kriminelle Handlungen ausgelöst hätten. Ja, ganz allgemein läßt sich sagen, daß fast alle Patienten die Handlungen mit denen sie auf ihre Zwangsvorstellungen reagieren, unterdrücken können, wenn genügende Gründe dafür vorliegen. Kaum den nächsten Familienangehörigen gegenüber lassen sich die Kranken ganz gehen, und nur wenn sie allein sind oder doch nicht aufzufallen glauben, führen sie ihre Zwangsantriebe aus, berühren im Vorübergehen jeden Stuhl mit dem Finger oder stoßen mit dem Stock gegen jedes zweite Schaufenster. Auch das gewährt uns einen tiefen Einblick in diesen eigentümlich zwiespältigen Seelenzustand. Stünden die Kranken dem Inhalt ihrer Zwangsideen vollkommen kühl und unbeteiligt gegenüber und würden sie nur durch die formale Störung ihres Gedankenablaufes belästigt, so würden sie ihren Gedanken gar nicht und unter keinen Umständen nachgeben; und umgekehrt: wären sie diesen Inhalten ganz ohne jede Kritik ausgeliefert, so würden sie entsprechende Handlungen niemals unterdrücken wollen und können.

Natürlich gelten diese Erwägungen nur für solche Ideen, die überhaupt nach irgendeiner Betätigung drängen. In einer vierten Form von Zwangsvorstellungen, die mit den eben besprochenen sonst manche Berührungspunkte besitzt, ist das im allgemeinen nicht der Fall. Das ist die der Kontrastideen. Von den eben erwähnten Zwangsantrieben haben manche eine Handlung zum Inhalt, an deren Verhütung den Kranken sehr viel gelegen sein muß, und insofern könnte man auch hier schon von Kontrastideen sprechen. Typischer sind die Fälle, in denen eine Frau beim Abschied von ihrem Mann gegen ihren Willen denkt: wenn dir doch ein Unglück zustieße, oder wenn eine andere ihrer Schwester wünschen muß: brächest du dir doch das Genick (Friedmann). Bekannter ist der Drang, in der Kirche oder irgend einer feierlichen Versammlung zu pfeifen, zu schreien oder eine Gotteslästerung auszustoßen, zu beten: „Vater unser, der Du bist in der Hölle", Christus mit Schimpfnamen und die Mutter Gottes mit sexuellen Vorstellungen in Beziehungen zu bringen. Ein charakteristisches Beispiel dieser Störung, die wieder bei Kindern häufiger zu sein scheint als bei Erwachsenen, gibt Gottfried Keller in seinem „Grünen Heinrich": „So gereichte es mir eine Zeitlang zu nicht geringer Qual, daß ich eine krankhafte Versuchung empfand, Gott derbe Spottnamen, selbst Schimpfworte anzuhängen, wie ich sie etwa auf der Straße gehört hatte. In einer Art behaglicher und mutwillig zutraulicher Stimmung begann immer die Versuchung, bis ich nach langen Kämpfen nicht mehr widerstehen konnte und im vollen Bewußtsein der Blasphemie eines jener Worte hastig ausstieß mit der unmittelbaren Versicherung, daß es nicht gelten solle, mit der Bitte um Verzeihung."

Als letzte Gruppe sei schließlich noch die der Funktionsphobien besprochen. Sie hängt mit mehreren der schon besprochenen Formen auf mannigfache Weise zusammen. Kontrastideen, die sich vor oder während der Ausführung einer Handlung in das Bewußtsein einschieben, können diese Handlung hemmen und hindern; Menschen, die zu Zwangsskrupeln neigen (Ärzte, Kaufleute, Beamte z. B.) werden leicht dazu kommen, eine Handlung zu scheuen, an die sich erfahrungsgemäß solche Skrupel anschließen. Genau so kann eine Zwangserinnerung wirken. Ein durchaus tüchtiger und ruhiger Kutscher, den Heilbronner beobachtete, wurde durch ein einmaliges Mißgeschick so unsicher gemacht, daß er seine Pferde nicht mehr lenken konnte; und ein Barbier aus Friedmanns Klientel gab seinen Beruf auf, nachdem er einen einflußreichen Kunden geschnitten hatte. So kann jede Berufstätigkeit gestört werden, und deshalb ist die Zahl der Phobien, die man in einem griechischen Namen verewigt hat, Legion geworden. Sehr populär ist die Befürchtung, in Gesellschaft rot werden zu müssen, die Ereuthophobie (Kasper), sowie die Agoraphobie (Westphal) die viel erörterte Platzangst. Bekanntlich werden Patienten dieser Art in solchen Situationen gewöhnlich wirklich rot und sie kommen in der Tat nicht über freie Plätze, weil sie die Idee des Nichtkönnens daran hindert.

Alle Zwangsvorgänge haben die Neigung, periodisch aufzutreten, mehrmals im Leben an- und abzuschwellen. Zuweilen lassen sich dann äußere Anlässe nachweisen, häufig ist das aber nicht der Fall, und so hat man schon des klinischen Verlaufs wegen die Zwangsneurotiker insgesamt dem manisch-depressiven Irresein einordnen wollen. Daß hier Beziehungen bestehen, ist auch gewiß nicht zweifelhaft, aber diese Beziehungen sind viel allgemeinerer Art, da sich die Übergänge zwischen konstitutioneller Nervosität und jener leichten Form des manisch-depressiven Irreseins, die man als Zyklothymie bezeichnet, überall als fließend herausstellen. Möbius hat einmal gemeint, die Neurasthenie stelle den Urschleim dar, aus dem sich alle funktionellen Psychosen herausdifferenzierten. Das ist richtig, wenn wir für Neurasthenie konstitutionelle Nervosität setzen und die verwandtschaftlichen Beziehungen dieser Krankheit zu gewissen funktionellen Psychosen (wie insbesondere dem manisch-depressiven Irrsinn) nicht beim einzelnen, sondern in ganzen Geschlechtern aufsuchen. Daß aus der bloßen Nervosität eines und desselben Kranken eine Manie, eine Melancholie oder eine Paranoia wird, trifft im allgemeinen nicht zu; im Gegenteil kann man die meisten Psychastheniker mit Recht darüber beruhigen, daß sie mit ihrer nervösen Formel abgefunden wären und Schlimmeres nicht zu erwarten hätten. Wohl aber häufen sich die verschiedensten endogenen Formen oft in derselben Familie und sie vermischen sich dabei zuweilen so sehr, daß es eine Sache der Willkür ist, ob man noch von bloßer Nervosität oder schon von manisch-depressivem Irresein bzw. von Hysterie sprechen will. Die Beziehungen der Nervosität gerade zu den zirkulären Formen werden dadurch besonders innig, daß auch die konstitutionell nervösen Zustände häufig periodisch verlaufen, mit und ohne nachweisbaren Anlaß im Leben anschwellen und sich dann wieder bessern. Insofern scheint uns die oft aufgeworfene Frage, ob sich eine leichte „Melancholie" und ein endogen nervöser Depressionszustand grundsätzlich unterscheiden ließen, überhaupt falsch gestellt zu sein. Auch da, wo eine trübe Lebensauffassung, Insuffizienzgefühl und Hemmung das Bild dauernd beherrschen, finden wir nicht selten Symptome, die, für sich betrachtet, der konstitutionellen Nervosität angehören — ebenso wie umgekehrt wenigstens die durchschnittlich depressive Stimmung und das Insuffizienzgefühl wichtige Kardinalsymptome der Nervosität bilden. Etwas weniger durchsichtig sind die verwandtschaftlichen Beziehungen zur konstitutionellen Erregung. Bei näherem Zusehen zeigen aber auch chronisch manische Menschen fast regelmäßig andere nervöse Symptome, die durch die Stimmungsanomalie und die vorwiegend heitere Lebensauffassung nur gewöhnlich verdeckt werden. Endlich gehören noch gewisse paranoide Persönlichkeiten hierher, deren mißtrauische Lebensauffassung durch die mürrische Grundstimmung, die körperlichen Mißempfindungen, das Gefühl der eigenen Unzulänglichkeit bei gleichzeitiger Selbstüberschätzung sowie endlich durch die sozialen Mißerfolge ständig neue Nahrung erhält. Die Neigung der konstitutionell Nervösen zu psychogenen Reaktionen wie die Beziehungen mancher Typen zum hysterischen Charakter brauchen nicht mehr eigens hervorgehoben zu werden.

Die **Erkennung** der konstitutionellen Nervosität ist gewöhnlich leicht, unter Umständen aber auch recht schwer. Die beginnende Hirnarteriosklerose, die Paranoia, der Hirntumor, die Dementia praecox und schließlich sogar gewisse körperliche Allgemeinleiden wie die Karzinome können zu Verwechslungen Anlaß geben. Um mit dieser letzten Möglichkeit zu beginnen, sei an Heilbronners Mahnung erinnert, daß von Haus aus nervöse Menschen vor organischen Erkrankungen des Nervensystems und des übrigen Körpers doch nicht geschützt seien. Eine hypochondrisch gefärbte, angebliche „konstitutionelle" Nervosität, die den betreffenden Patienten durch Jahre hindurch von einem Sanatorium in das andere geführt hatte, ließ sich auf ein langsam wachsendes Karzinom der Gallenblase zurückführen. Auch Anämien aus anderer Ursache können sich vornehmlich in einer allgemeinen Nervosität äußern, und so sollte in diagnostisch nicht ganz klaren Fällen eine genaue Blutuntersuchung niemals unterlassen werden. Dasselbe gilt natürlich für die Untersuchung der Lungen, des Herzens und der Nieren. — An chronischen Morphiummißbrauch muß schon deshalb gedacht werden, weil fast nur Psychastheniker dieser Sucht verfallen.

Eine besondere Schwierigkeit für die Abgrenzung von den organischen Nervenleiden beruht darauf, daß gerade gewisse Psychastheniker zur Erkrankung an Arteriosklerose besonders veranlagt sind. So läßt sich der Zeitpunkt, an dem aus der funktionellen eine organische Erkrankung geworden ist, keineswegs immer leicht feststellen.

Im übrigen muß hinsichtlich der Differentialdiagnose der Hirnarteriosklerose, der Paralyse und den übrigen organischen Hirnkrankheiten gegenüber auf psychiatrische Darstellungen verwiesen werden.

Verlauf. Über den Verlauf der konstitutionellen Nervosität haben wir uns im vorstehenden bereits, mehrfach geäußert, so daß nur noch wenig nachzutragen bleibt.

Wir wissen, daß die Nervosität wie alle funktionellen Störungen periodisch verlaufen kann; gerade hier läßt sich jedoch der Nachweis dafür im Einzelfall deshalb schwer führen, weil diese Kranken von äußeren Erlebnissen ungewöhnlich stark abhängen, und weil so leicht familiäre oder berufliche Reibungen, geringfügige körperliche Störungen usw. gelegentlich Verschlechterungen ihres Befindens bedingen, deren Entstehung aus dieser Ursache nicht nur anderen (gesunden) Laien, sondern auch ihnen selbst nicht einleuchten will. So scheint dann die Verschlechterung endogen zu erfolgen.

Die meisten Nervösen schleppen ihre Beschwerden und ihre Insuffizienz durch das ganze Leben. Wir hörten aber schon, daß es besondere Gefahrzonen gibt, und daß, wer sie ohne erhebliche Verschlechterung durchlaufen hat, aus ihnen häufig gekräftigt hervorgeht. Die Kranken finden sich mit ihrer nervösen Formel ab und passen ihr Lebensziele und Lebensweise, so gut wie es geht, an. Das ist, wie gesagt, der Grund, warum wir junge Nervöse häufiger zu Gesicht bekommen als alte.

Wie sehr, von der ärztlichen Behandlung (s. u.) ganz abgesehen, das Milieu und insbesondere das mehr oder minder verständnisvolle Verhalten der Umgebung auf den Verlauf des Leidens einwirken können, braucht nach allem bisher Gesagten nicht mehr ausgeführt zu werden.

3. Psychogene Reaktionen.

Das Verständnis der psychogenen Reaktionen muß von der normalen Suggestibilität ausgehen. Wir wissen aus Erfahrungen des täglichen Lebens, daß nahezu alle Menschen gewisse Wahrnehmungen, denen kein oder wenigstens kein entsprechendes Objekt zugrunde liegt, erleben können, wenn ihre Beeinflußbarkeit durch Einreden oder durch sonstige affektive Momente gesteigert wird. Eine gleiche Abhängigkeit von Erwartungsvorstellungen besteht bekanntlich auch für Reflexvorgänge und für Willkürbewegungen. Viele Menschen gähnen, ohne müde zu sein, sobald sie den gleichen Reflex bei anderen beobachten. Manchen läuft der Speichel im Munde zusammen, wenn sie an eine ihnen genehme Speise denken; andere müssen sich erbrechen, wenn sie auf einem Schiff disponierte Personen seekrank werden sehen oder wenn man auch nur etwas Ekelerregendes erzählt. Ebenso bekannt ist der Einfluß der Psyche auf die Sexualfunktionen; eine häufige Form der Impotenz entspringt lediglich der Idee ihres Vorhandenseins, und die weibliche Menstruation ist nicht bloß psychischen Einflüssen überhaupt, sondern auch suggestiven Einwirkungen zugänglich. Zuweilen tritt sie außer der Zeit an Tagen ein, an denen sie besonders unerwünscht ist, und sie kann umgekehrt durch ärztliche Suggestionen hervorgerufen, unterbrochen oder hinausgeschoben werden. Ähnlich ist es mit der Milchsekretion, die nach seelischen Aufregungen leicht versiegt und die wenigstens im Beginn des Wochenbetts durch Erwartungsvorstellungen sowohl gehemmt wie gefördert wird. Sehr bekannt ist schließlich, daß die Defäkation bei nervös empfindlichen Personen von manchen seelischen Einflüssen abhängt, die sich fast alle als Autosuggestionen erkennen lassen. Die Obstipation in den ersten Tagen einer Reise beweist auf negativem Wege die suggestive Wirkung einer bestimmten Umgebung, die wir dann Gewöhnung nennen. Ähnlich sind die Fälle zu beurteilen, in denen derselbe Reflexvorgang erst nach dem Anzünden einer Zigarette abläuft, nur daß diese schon den Übergang zu den ausgesprochen pathologischen Zuständen bilden, in denen mit oder ohne die Hilfe an sich indifferenter Medikamente immer erneute ärztliche Suggestionen zur Erzielung des gleichen Erfolges erforderlich sind.

Gegenüber diesen Wirkungen, die sich auf Funktionen erstrecken, mit denen sich unser Bewußtsein normalerweise scheinbar überhaupt nicht befaßt, ist die suggestive Beeinflussung von Willkürhandlungen verhältnismäßig leicht verständlich. Auch hierüber sind ebenso wie über das analoge Verhalten der Empfindungen Experimente angestellt worden, deren Ergebnisse in psychologischen Darstellungen nachgelesen werden mögen. Allgemein bekannt ist das Tischrücken, bei dem die Idee, daß der Tisch in Bewegung geraten könnte, die beteiligten Personen zu ungewollten Bewegungen veranlaßt, die den Tisch schließlich wirklich von der Stelle bringen. Der gleiche Mechanismus läßt Menschen, die anfangen Rad zu fahren, gerade auf den Stein und die Chausseefurche lossteuern, die zu vermeiden sie dringend Veranlassung haben. Erwartungsvorstellungen bewirken auch beim Vortrag eines Gedichtes oder eines Klavierstückes eben an der Stelle Fehler, die besonders geübt und deshalb beim Vortrag beachtet wurde, und kostbares Geschirr wird nur deshalb leichter zerschlagen als weniger wertvolles, weil die Mahnung vorsichtig zu sein, die Vorstellung des Fallenlassens überwertig macht.

In dem letzten Beispiel tritt freilich zu der einfachen suggestiven Wirkung noch der ungünstige Einfluß, den die Aufmerksamkeit auf solche Bewegungen ausübt, die gewöhnlich ohne scharfe Kontrolle des Bewußtseins automatisch ablaufen (Pick). Man kann diesen Einfluß leicht an den Nachzüglern beobachten, die ein Konzert oder einen Hörsaal verspätet betreten. Wenn sie sich in ihrer Verlegenheit unverhältnismäßig ungeschickt bewegen, oft stolpern, alles Mögliche umwerfen, so stört offenbar der Verlust der Unbefangenheit einen Mechanismus, der unbeachtet spielend arbeitet. Insofern gehören auch diese Vorgänge in das Kapitel der Suggestibilität, nur daß sie von Erwartungsvorstellungen nicht mehr direkt, sondern erst indirekt abhängen.

Kurz zusammengefaßt läßt sich also sagen: Wahrnehmungen, Bewegungen und Reflexvorgänge sind normalerweise suggestibel; daß sich Gefühle und Stimmungen nicht anders verhalten, braucht kaum hinzugefügt zu werden. Gehen wir allen bisher erwähnten Erscheinungen unter diesem Gesichtswinkel noch einmal auf den Grund, so finden wir in letzter Linie überall und immer Gefühle, die suggestiv wirken. Das Wesen der Suggestibilität ist der Glaube, der die Kritik überrumpelt und ausschaltet; jeder Glaube aber wurzelt in der Affektivität, gründet sich auf intellektuelle Gefühle, die stärker sind als logische Gründe. Nur darum sind manche Menschen in höherem Grade befähigt, suggestiv zu wirken als andere. Nicht immer zeichnen sie intellektuelle oder moralische Eigenschaften aus, um so regelmäßiger aber stoßen wir bei ihnen auf starke Willenskraft sowie auf die feste Überzeugung von der Richtigkeit ihrer Ansicht oder von der Wirksamkeit ihres Verfahrens.

Normale und pathologische Reaktion. Nach allem bisher Gesagten ist es ohne weiteres verständlich, daß normale und krankhafte Suggestibilität fließend ineinander übergehen. Aus der einzelnen Reaktion ohne weitere Kenntnis der Persönlichkeit und der Begleitumstände läßt sich die Diagnose des Pathologischen nicht stellen. Die Frage lautet nicht, ob jemand überhaupt suggestibel ist — denn das sind wir alle — sondern ob der Grad seiner Beeinflußbarkeit unter den gegebenen Umständen noch als durchschnittlich und normal angesehen werden kann. In aufgeregten Volksversammlungen oder in Zeiten starker seelischer Spannung (Beginn des Krieges) ist vieles nicht krankhaft, was unter gewöhnlichen Verhältnissen unzweifelhaft dafür gelten muß, und körperlich geschwächte, durch Infektionen oder Intoxikationen geschädigte oder psychisch aufgeriebene Menschen sind zu stärkeren Reaktionen berechtigt als andere.

Insofern haben die gelegentlich aufgestellten Behauptungen, wir seien alle etwas hysterisch, oder aber es gäbe überhaupt keine Krankheit Hysterie, in gewissem Sinne beide recht. Wollen wir unter hysterisch nichts anderes verstehen als eine bloße Steigerung der normalen Suggestibilität, so muß die Abgrenzung ebensowohl der gesunden Psyche wie anderen Geistes- und Hirnkrankheiten gegenüber notwendig schwierig werden. Da sich alle gesunden Menschen suggestiven Einflüssen irgendwie zugänglich erweisen, so zeigen naturgemäß viele organisch und funktionell Kranke gelegentlich eine starke Steigerung dieser Eigenschaft. Nur darum weisen Paralytiker, senil Demente, an Hirntumoren leidende Kranke ebenso wie Manisch-depressive, Epileptiker und Hebephrene gelegentlich auch hysterische Züge auf, und aus demselben Grunde treten solche Züge zuweilen nach einer Schwefelkohlenstoffvergiftung oder nach einem Erhängungsversuch zum ersten Male zutage. Jede Störung im nervösen Gleichgewicht, jede leichte Bewußtseinstrübung z. B. und ebenso jede Urteilsstörung vermindert die eigene psychische Energie und erhöht dadurch die Abhängigkeit von fremden Einflüssen, ein Zusammenhang, der das häufige Auftreten psychogener Symptome bei angeboren Schwachsinnigen ebenso erklärt wie die Tatsache, daß nicht bloß gesunde Überzeugungen aller Art, sondern auch Wahnideen bei in enger häuslicher Gemeinschaft lebenden Menschen (Ehefrauen von Querulanten!) zuweilen von dem psychisch Stärkeren, Führenden auf den Schwächeren übertragen werden (induziertes Irresein). Etwas Ähnliches beobachten wir — nur in viel größerem Maßstabe — bei den psychischen Epidemien, deren Zustandekommen eine Herabsetzung des individuellen Urteils und des persönlichen Verantwortungsgefühls infolge der Zugehörigkeit zu einer Masse voraussetzt.

Begehrungsvorstellungen. Alle Versuche, die bisher unternommen wurden, um innerhalb dieses breiten Gebietes der pathologisch verstärkten Suggestibilität ein kleineres abzustecken, das wirklich nur „hysterische" Symptome umfassen sollte, sind gescheitert. Dem Symptom allein können wir es selten ansehen, ob es auf dem Boden einer hysterischen Anlage oder als mehr zufällige Erscheinung im Verlauf einer der oben genannten Krankheiten entstanden ist. In dieser Hinsicht nehmen nicht einmal die Krankheitserscheinungen eine Sonderstellung ein, die aus dem Wunsch des Patienten hervorgehen, daß ein bestimmtes Symptom eintreten möchte; die Befürchtung wirkt genau so, und entscheidend ist immer nur die Erwartung. Es gibt hysterische Menschen, die krank sein wollen, um Eindruck zu machen, oder Vorteile (Rente!) zu erreichen. Aber andere Patienten, deren Symptome sich von dieser Gruppe sonst nicht unterscheiden, wünschen durchaus ihre Genesung und bleiben doch krank, gerade weil Wunsch und Befürchtung ihre Aufmerksamkeit ständig auf die Krankheit richten. Nicht der Wille zur Krankheit, sondern die Idee des Krankseinmüssens bestimmt bei ihnen das Bild. Freilich liegen die Dinge häufig viel verwickelter, als sich in allgemein gültigen Formulierungen überhaupt ausdrücken läßt. Sehr oft redet ein Kranker nicht bloß den anderen, sondern auch sich selbst mit Erfolg ein, daß er nicht krank sein, sondern gesund werden wolle, und daneben lebt doch der Wunsch, dies oder das Symptom zu diesem oder jenem Zweck zu bekommen oder zu behalten. Namentlich wenn es sich nicht um das aktive Hervorbringen bzw. Nichtunterdrücken einer Mehrleistung (Tremor usw.), sondern um den Verlust einer Innervation handelt, die wieder gewonnen werden soll, kommt es zuweilen nicht bloß darauf an, daß der Kranke sie finden will, sondern wie intensiv er das wünscht, und ob nicht in irgendeinem Winkel seines Bewußtseins der Gedanke wohnt, es hätte doch auch Vorteile, krank zu bleiben. Eingestehen wird sich das freilich selten jemand.

Psychogenes Symptom und Krankheit „Hysterie". Aber daran ist festzuhalten, daß auch die bloße Befürchtung, krank zu werden, ebenso suggestiv wirken kann wie der Wunsch. Die von Kohnstamm gegebene schroffe

Formulierung, dem Hysterischen fehle das „Gesundheitsgewissen", trifft also doch nicht für alle Kranken zu und gilt sicher am meisten für jene Gruppe von konstitutionell kranken Menschen, deren pathologisches Wesen in einer gesteigerten Suggestibilität nicht bloß nicht aufgeht, sondern sie nicht einmal zu enthalten braucht. In solchen Fällen sprechen wir von der „Krankheit" Hysterie. Bei dieser kommt es zu psychogenen Lähmungen u. dgl. häufig überhaupt niemals; ebenso wie wir umgekehrt die allergröbsten Folgen einer pathologisch verstärkten Suggestibilität nicht selten bei Patienten antreffen, deren Charakter keine anderen hysterischen Züge aufweist als einen gewissen Mangel an Willensstärke.

Die einfachste Lösung der ganzen Frage wäre zweifellos die, auf das Wort „hysterisch" für die suggestiv entstandenen (psychogenen) Symptome ganz zu verzichten und den Namen „Hysterie" für die Krankheit (oder richtiger für eine bestimmte psychopathische Konstitution) zu reservieren. Leider sind alle Vorschläge, die in diesem Sinne schon gemacht worden sind, bei der Mehrzahl der Ärzte unbeachtet geblieben, und so ist es zwecklos, sie noch einmal zu wiederholen. Um so mehr werden wir wenigstens in der Sache zwischen der hysterischen (psychogenen) Reaktion und dem hysterischen Charakter (Konstitution) unterscheiden müssen — ein Unterschied, auf den im speziellen Teil des näheren eingegangen werden soll. An dieser Stelle wird uns nur das psychogene Symptom beschäftigen.

Klinik der psychogenen Symptome. Über seine klinische Gestaltung wäre nach dem bisher Ausgeführten im Prinzip fast gar nichts, im einzelnen aber so viel zu sagen, daß der Rahmen jedes Handbuches gesprengt werden müßte. Man hat oft gemeint, „die Hysterie kann alles machen", und daran ist richtig, daß eine pathologisch verstärkte Suggestibilität jeden der zahlreichen Mechanismen, die von der Psyche überhaupt abhängen, in Gang zu setzen, zu stören oder zu hemmen vermag. Die meisten „hysterischen" Symptome sind „psychogen", d. h. sie entspringen der Idee des Patienten, in bestimmter Richtung erkranken zu müssen. Wenn sie nicht insgesamt und rein in dieser von Möbius gegebenen Erklärungsformel aufgehen, so liegt das fast immer an dem oben ausführlich besprochenen Einfluß, den psychische Vorgänge auch beim Gesunden auf bestimmte, dem Bewußtsein nur scheinbar entzogene Reaktionen ausüben. Dieser Rest von sekundären Krankheitserscheinungen (der z. B. auch die hysterische Pupillenstarre mit einschließt) verhält sich zu den eigentlich psychogenen etwa so wie der Angstschweiß und die Pulsbeschleunigung zur Angst selbst: er umfaßt die körperlichen Folgen bestimmter Gemütszustände, die freilich bei disponierten Menschen leichter und stärker eintreten als bei Gesunden.

Aus diesen Erwägungen folgt — leider — ohne weiteres, daß eine scharfe Trennung zwischen psychogenen und neurasthenischen Krankheitszeichen grundsätzlich nicht möglich ist. Insbesondere die Unfalls- und die Kriegsneurosen sind geeignet, das zu belegen, denn nur aus diesem Grunde ist bei ihnen so lange darüber gestritten worden, ob sie Hysterien, Neurasthenien oder Krankheiten sui generis darstellen. Im Grunde kommt es ja auf den Namen gar nicht an, nachdem die teils somatische, größtenteils aber psychologische Entstehung dieser Krankheiten feststeht. Der Schreck kann direkt gewisse körperliche Reaktionen auslösen, die sich normalerweise jedoch schnell ausgleichen. Ist das einmal nicht der Fall, so ist stets die Suggestibilität im Spiele, die in anderen Fällen ohne jede primäre somatische Unterstützung allein wirkt. Als Suggestion kommt dabei bekanntlich nicht bloß der Unfall selbst, sondern vor allem die Tatsache des Versichertseins in Frage. Dieselben Verletzungen haben früher, ehe eine Unfallgesetzgebung existierte, keine Neurosen nach sich gezogen,

und diese Neurosen bleiben regelmäßig da aus, wo (bei Offizieren auf der Reit-
schule in Hannover z. B., bei Sportverletzungen usw.), kein Anspruch auf
Rente, sondern nur das dringende Interesse an der Genesung besteht. Strümpell hat deshalb bekanntlich Begehrungsvorstellungen bei den versicherten
Verletzten als die eigentlich krank machende Ursache angeschuldigt. Als erschöpfend kann aber diese Erklärung nicht angesehen werden. Auch die Unfall-
hypochonder haben häufig den ernsten Wunsch, gesund zu werden, und leiden
schwer unter ihrer Krankheit; die Tatsache jedoch, daß sie versichert sind, mit
allen äußeren Folgen, wie ärztliche Begutachtungen, Aufnahme in das Krankenhaus, Denunziationen von Nachbarn u. dgl. lenkt heute ihre Aufmerksamkeit
auf ihre Beschwerden, genau so wie sie früher durch die erziehlichen Faktoren
der Not und der dadurch erzwungenen Arbeit von diesen Beschwerden abgelenkt wurden. Wieder aber sehen wir als Erfolg dieser Schädigung bei disponierten Personen psychogene Symptome im eigentlichen Sinne, also Lähmungen, Blindheit, Taubheit u. dgl., eintreten, während es bei anderen bei
Mißempfindungen, nervösen Herzstörungen usw. bleibt, die man herkömmlicher-
weise nur als neurasthenisch bezeichnet. Häufig aber vermischen sich auch
beide Reaktionen, und schon daraus geht hervor, daß ein prinzipieller Unterschied zwischen ihnen doch nicht besteht.

Ganz Ähnliches haben uns im Kriege die nervösen Folgen nach Granat-
verschüttungen u. dgl. gelehrt. Ein Bruchteil der davon Betroffenen besaß
— gleichviel ob infolge einer angeborenen und nicht aberzogenen oder einer
durch überstandene Strapazen, Alkohol- und Nikotinmißbrauch erst geschaffenen
Disposition — nicht genügend Widerstandskraft, um den Schock auszuhalten,
und wurde krank. Bestand von vornherein keine vermehrte Suggestibilität,
so blieb es bei neurasthenischen Reaktionen, die ihrer Natur nach in der
Ruhe, nach Wegfall der Schädlichkeiten ausheilten, durch Suggestionsmaß-
nahmen dagegen nur gebessert, aber nicht beseitigt wurden. Ein anderer Teil
aber wurde „hysterisch", d. h. er bekam psychogene Reaktionen. Und zwar
entweder gleich oder aber erst sekundär im Anschluß an die neurasthenischen
oder sonstigen körperlichen Störungen, die durch psychogene Symptome zuerst
überlagert und dann ersetzt wurden. Das Zittern, das zunächst Ausdruck
der Angst oder der körperlichen Schwäche war, bestand weiter, ein ursprünglich
verstauchter oder gequetschter Arm blieb gelähmt, eine vor dem Schock ein-
genommene Haltung wurde beibehalten („Festnagelung", Wollenberg).
Zweifellos lag alledem nicht ganz selten der (meist nicht eingestandene) Wunsch
zugrunde, aus den Greueln des Krieges herauszukommen, gleichviel ob dieser
Wunsch schon vor der Verschüttung bestanden hatte oder erst nachher in der
Ruhe bei der Erinnerung an das Überstandene wach wurde. Bei solchen Kranken
sahen wir dann überraschend schnelle Heilungen, wenn die Felddienstfähigkeit
ausgeschlossen worden war, und rapide Verschlechterungen, wenn sie erneut
erörtert wurde — nur aktive Offiziere konnte auch die Angst vor endgültiger
Verabschiedung heilen (Nonne). Auch daß wir bei Kriegsgefangenen und bei
körperlich Schwerverletzten (in chirurgischen Lazaretten z. B. Gaupp) so gut
wie gar keine Neurosen beobachtet haben (Mörchen, Bonhoeffer u. a.),
erklärt sich so: wer gefangen war, wollte gesund bleiben bzw. werden, um die
Heimat wiederzusehen, und wer körperlich schwer geschädigt war, dem fehlte
jeder psychologische Anlaß, hysterische Symptome zu bekommen. Trotzdem
ist es nicht ganz richtig, alle diese Kriegsfolgen einfach als „Wunschhysterie"
aufzufassen. Auch hier fanden wir doch Kranke, die gesund werden wollten,
sich durch Hypnose (Nonne) heilen ließen und sich nach der Heilung der
körperlichen Symptome auch psychisch wie neugeboren zeigten. Auch sie waren
durch Suggestion krank, und die Suggestion war stärker als ihr „Gesundheits-

wille"; nur war die Suggestion kein Wunsch, sondern eine Befürchtung oder aber wenigstens bloße Erwartung. Irgendeine Ausdrucksbewegung (der Angst z. B.) wurde beibehalten — ähnlich wie manche Bewegungen sonst (von Kindern z. B.) angewöhnt werden können — und eine Lähmung oder eine Gehstörung blieben bestehen, weil der Kranke die Innervation von selbst (ohne Suggestivtherapie) nicht wiederfand oder aber ihren normalen Ablauf durch die auf sie gelenkte Aufmerksamkeit ständig wieder störte.

Schwieriger sind die Fälle zu deuten, in denen ein starker seelischer Schock bei einem bis dahin nicht manifest kranken Menschen eine Bewußtlosigkeit von mehr oder minder langer Dauer auslöste, und nun unmittelbar nach dem Erwachen sicher hysterische Symptome auftraten. Nach Granatexplosionen usw. haben wir das verhältnismäßig häufig beobachtet, und in solchen Fällen schien die Ableitung aus Erwartungsvorstellungen auf den ersten Blick unmöglich zu sein. Hoche meint deshalb: „Der rätselhafte Entstehungspunkt aller hysterischen Erscheinungen muß ...... an der dem Bewußtsein entzogenen Stelle gesucht werden, an der die beiden untereinander nicht vergleichbaren Erscheinungsreihen des materiellen und psychischen Geschehens sich berühren."

Noch entschiedener wollen andere Autoren die Annahme einer psychogenen Entstehung der Symptome (für diese oder für alle Fälle) fallen lassen. Mir scheint das nicht notwendig zu sein. Die anfängliche Bewußtlosigkeit selbst war vielleicht — auch hier gab es wohl sehr verschiedene Fälle — zuweilen nicht psychogener Natur, aber ob sich zwischen die völlige Aufhebung des Bewußtseins und das angebliche Erwachen mit einer Lähmung u. dgl. nicht ein Stuporzustand eingeschoben hat, der für Erwartungsvorstellungen hinreichend Raum bot, ist mir nach manchen Kriegs- und Friedenserfahrungen doch recht zweifelhaft geworden. Schon immer wollten ja manche hysterische Patienten ihre Anfälle aus dem Schlaf heraus bekommen — auch im Schlaf ist eben die Psyche nicht ganz ausgeschaltet, und ein affektbetonter (ängstlicher) Traum würde einen entsprechenden Anfall ohne weiteres erklären. Was aber die Stuporzustände angeht, so habe ich wiederholt das Vorhandensein bestimmter, gefühlsbetonter Vorstellungsreihen bei Kranken nachweisen können, die ihren Angehörigen und dem Personal als tief bewußtlos imponiert hatten. Sind solche Patienten dann schließlich gelähmt, so bereitet das der Erklärung keine prinzipiell neuen Schwierigkeiten.

Aber es gibt gewiß auch andere Erklärungsmöglichkeiten. Schon dem gesunden Menschen kann infolge eines sehr starken Schrecks vorübergehend die Herrschaft über seine Glieder entgleiten. Der Hysterische unterscheidet sich von ihm häufig nur dadurch, daß er diese Herrschaft auch später nicht wieder erlangt — gleichviel ob er sie infolge eines Affektes oder ursprünglich durch eine Verstauchung oder eine organische Nervenlähmung verloren hatte. Erinnert sei an Wollenbergs Bemerkung über das „Festnageln" der zur Zeit des Erlebnisses eingenommenen Haltung. Eine lang dauernde Bewußtlosigkeit würde an sich diesen Zusammenhang wohl unterbrechen, aber sehr wahrscheinlich wirkte dann das Erwachen aus diesem Zustand als ein neuer Schock, an den sich die psychogenen Symptome anschlossen.

Spezielle Symptomatologie. Im Anschluß an die bisherige allgemeine Besprechung wollen wir nunmehr die häufigsten psychogenen Symptome kurz der Reihe nach betrachten. Der Versuch wäre aussichtslos, wenn er anstrebte, alles, was je in dieser Hinsicht beobachtet worden ist, zu beschreiben oder auch nur zu registrieren; unter dieser Voraussetzung würde man allein den hysterischen Gangstörungen eine Monographie widmen dürfen. Die Mechanismen, die auf psychogenem Wege in oder außer Betrieb gesetzt oder gestört werden können, sind überaus zahlreich, aber wenn wir viele Fälle betrachten, so stellt sich doch eine überraschende Konstanz der Symptombilder heraus. Gewisse Typen sehen wir sehr häufig, und zwar am regelmäßigsten da, wo die psychogene Reaktion durch verhältnismäßig ähnliche Ursachen ausgelöst worden ist, also wieder bei Unfall- und Kriegsverletzten. Astasie, Abasie, Aphonie, Stummheit, Arm- und Beinlähmungen mit oder ohne Kontrakturen, Tremor, Singultus, Ruktus, Anfälle bestimmter Färbung kehren mit ziemlicher Gleichförmigkeit wieder und beweisen, „daß auch das psychische Geschehen, die Zustände des Bewußtseins und deren Einwirkungen auf die Körperlichkeit nach festen, in unserer Gesamtorganisation liegenden und durch sie bedingten Gesetzen geregelt sind" (Strümpell). Zum guten Teil erschöpfen sich diese Gesetze in den Beziehungen zwischen den Affekten und deren Ausdrucksbewegungen, zum anderen beruhen sie auf der Gleichheit der Erwartungen, mit denen disponierte Menschen in die Krankheit eintreten. Diese Voraussetzungen sind bei Laien für alle medizinischen Dinge gewöhnlich ebenso elementar wie naiv, und deshalb sehen wir Abweichungen von den gewöhnlichen und groben Typen der psychogenen Reaktion eigentlich nur bei gebildeten und medizinisch durch irgendeinen Zufall interessierten Personen.

Wir beginnen mit gewissen Störungen, die in ihrer Gesamtheit das darstellen, was man früher als „hysterische Stigmata" bezeichnet hat.

Sensible Störungen. Von den subjektiven Mißempfindungen haben der Globus und der Clavus in der Literatur die größte Rolle gespielt. Unter Globus verstand man das Gefühl einer aufsteigenden Kugel im Halse, unter Clavus einen bestimmt gearteten Kopfschmerz. Beide Symptome sind, ganz abgesehen davon, daß sie bei vielen hysterischen Personen fehlen, auch insofern nicht spezifisch, als sie bei anderen Formen nervöser und speziell hypochondrischer Erkrankung auch vorkommen und in ihrer besonderen Gestaltung bei Hysterischen nicht weniger wechseln als bei diesen. Die Geschichte des Globus ist geradezu ein Schulbeispiel für die suggestive Wirkung medizinischer Lehrmeinungen auf Ärzte und Patienten. Viele aufgeregte und ängstliche Menschen kennen ein würgendes, spannendes, drückendes oder ziehendes Gefühl im Schlund und im Hals, das z. B. das Zahnputzen und in schweren Fällen auch das Essen erschweren kann. Wird ein solcher Patient nach dem Gefühl der aufsteigenden Kugel gefragt, so wird er unter dieser Bezeichnung seine eigenen Mißempfindungen leicht wieder zu erkennen glauben, und so kommen dann Statistiken zustande, nach denen der Globus nur ausnahmsweise bei Hysterischen vermißt wird.

Noch bedenklicher ist das Suchen nach schmerzhaften Druckpunkten in der Gegend der Ovarien, der Mammae oder des Brustbeins z. B. Bei suggestiblen Menschen werden energische Prüfungen dieser Art häufig positive Erfolge nach sich ziehen, und sie sollten schon deshalb unterlassen werden, selbst wenn andere Bedenken gegen sie nicht vorlägen. Daß solche Bedenken bestehen, versteht sich bei den erotischen Neigungen mancher hysterischer Frauen von selbst. Über die Beziehungen dieser „Points" zu Anfällen, die von ihnen aus ausgelöst oder beendet werden konnten, braucht heute nichts mehr gesagt zu werden, nachdem das Wesen der pathologischen Suggestibilität innerhalb und außerhalb des eigentlich hysterischen Gebiets hinreichend erforscht worden ist. Ebenso versteht es sich heute beinahe von selbst, daß die „Ovarie" nichts mit den Ovarien zu tun hat und auch bei Männern vorkommt.

Auch auf die Gestaltung der Anästhesien näher einzugehen erscheint uns Raumverschwendung. Jede Gestalt ist möglich, die der Kranke erwartet, und so sind manschettenförmige, para- und hemiplegische wie fleckförmige Typen häufiger als die, die wir bei organisch bedingten Anästhesien beobachten. Auf andere Unterschiede sei noch kurz hingewiesen. Die Kranken erkennen Gegenstände mit einer Hand, deren Haut angeblich anästhetisch ist, ebenso wie sie durch das Stereoskop auch mit dem hysterisch blinden Auge zu sehen vermögen. Überhaupt gilt für die Sehstörungen genau das gleiche wie für die Anästhesien, und die berühmte Gesichtsfeldeinschränkung der Hysterischen finden wir nicht bloß bei Unfallspatienten, sondern bei allen nervösen Personen, die hypochondrische Neigungen zeigen. Wieder muß vor diesen Prüfungen bei der Psychogenie verdächtigen und bei nervösen Personen überhaupt eindringlich gewarnt werden. Beschränken wir sie auf ein Mindestmaß, so werden die Sensibilitätsstörungen zusehends seltener. Daß ihr Nachweis gelegentlich, bei zweifelhaften Lähmungen z. B., diagnostisch wertvoll sein kann, ist aber natürlich zuzugeben. — Nicht ganz gleichmäßig ist das Verhalten der Schmerzreflexe, die von anästhetischen Zonen ausgelöst werden sollen. Zuweilen sind sie da, zuweilen fehlen sie, und wahrscheinlich hat Oppenheim recht mit der Behauptung, daß sie dann auftreten, wenn sie überraschend eingeleitet werden, also nicht unterdrückt werden können. Im einzelnen sind verhältnismäßig häufig Anästhesien der Horn- und Bindehaut, der Rachenwand und der Nasenschleimhaut. Hier und da vermag das Vorhandensein dieser Anästhesien die Diagnose zu stützen; die Psychogenie der übrigen Symptome (oder gar den hysterischen Charakter) ihres Fehlens wegen bestreiten zu wollen ist falsch.

Lähmungen. Psychogene Lähmungen treten entweder isoliert oder in Verbindung mit Kontrakturen oder Schmerzen auf. Im großen und ganzen kann man als Hauptunterschied den organischen Lähmungen gegenüber betonen, daß hysterische Paresen nicht Muskeln, sondern Bewegungen betreffen. Auf mannigfache Weise läßt sich in fast allen Fällen nachweisen, daß die Kranken die angeblich gelähmten Muskeln in Tätigkeit setzen können, daß sie aber die Innervation nicht finden, die für eine bestimmte Bewegung nötig ist. Damit hängen alle in der Klinik üblichen Demonstrationen zusammen wie die, daß ein schlaff gelähmtes Glied nicht einfach der Schwere nach herunterfällt, daß ein an den Beinen gelähmter Kranker langsam zurücksinkt und nicht brüsk hinstürzt wie ein echter Paraplegiker usw. An den einfach schlaffen Lähmungen sind am häufigsten die Beine beteiligt, so daß man ein eigenes Krankheitsbild als Astasie—Abasie abzugrenzen versucht hat. Auf die neurologischen Unterscheidungsmerkmale dieses Zustandes von organischen Paraplegien, die sehr in die Augen zu fallen pflegen, kann an dieser Stelle nicht eingegangen werden. Daß in ganz ungewöhnlichen Fällen, auf deren Vorkommen praktisch keine Rücksicht genommen zu werden braucht, auch bei psychogener schlaffer Lähmung die Reflexe nicht haben ausgelöst werden können, erklärt sich wohl nur aus der Hypotonie. Warum hysterische Lähmungen die linke Körperhälfte auffallend bevorzugen, ist nicht ganz aufgeklärt; die wahrscheinlichste Ursache ist wohl die, daß die Patienten so am wenigsten behindert werden.

Häufig ist bekanntlich die Aphonie, seltener vollkommener Mutismus. Die Aphonie schließt sich gewöhnlich an eine organisch bedingte Heiserkeit an und läßt sich verhältnismäßig oft durch überrumpelnde Maßnahmen beseitigen. — Lähmungen einzelner Augenmuskeln sind bisher nicht einwandfrei beobachtet worden, doch kann ihr gelegentliches Vorkommen angesichts der Fähigkeit mancher Personen, z. B. den Levator isoliert zu erschlaffen, füglich nicht bestritten werden. Eine psychogene Ptosis ist sicher festgestellt worden.

Reizzustände. Psychogene Kontrakturen und Spasmen sind aus nicht ganz aufgeklärten Ursachen sehr häufig. Sie schließen sich oft an äußere Verletzungen und noch öfter an Schmerzen an und können, wenn sie lange bestehen, natürlich zu sekundären Gelenkveränderungen Anlaß geben. Bei ihrer Erkennung müssen mehr chirurgische und interne Störungen als neurologische ausgeschlossen werden. Das Bild der organischen, spastischen Lähmung wird sehr selten durch die Hysterie vorgetäuscht. Die Erscheinungen der hysterischen Kontrakturen sind fast immer viel gröber, man möchte sagen, unglaubwürdiger als die der organischen, ganz abgesehen davon, daß sie sich naturgemäß entsprechend den medizinischen Vorstellungen des Kranken fast immer anders verteilen. Die Reflexe sind ja bei allen konstitutionell Nervösen meistens erhöht; aber selbst eine Differenz zwischen der erkrankten und nicht erkrankten Seite kommt bei rein psychogenen, spastischen Lähmungen vor (vgl. Fürstners „pseudospastische Parese mit Tremor"). Auch ein Pseudoklonus wird beobachtet, den wohl der Erfahrene gewissermaßen gefühlsmäßig als solchen erkennt, den wir aber mit objektiven Methoden vom organischen bis heute nicht immer zu trennen vermögen.

Im einzelnen seien als besonders häufig der Lidkrampf, der sich fast immer an Reizzustände am Auge anschließt, und die Kontrakturen der Hand in Form des Schreibkrampfes erwähnt. Auch hier ist aber zu beachten, daß keineswegs alle Fälle dieser Art einfach auf suggestivem Wege zustande kommen und daß sie noch weniger alle bei im eigentlichen Sinne hysterischen Menschen beobachtet werden.

Von den Spasmen der glatten Muskulatur wurden die des Ösophagus bei der Besprechung des Globus schon gestreift. Wie für sie gilt auch für die analogen Zustände des übrigen Magen-Darmtraktus und der Blase, daß sie für die hysterische Konstitution des Kranken wenig beweisen. Speziell Magenkrämpfe beobachten wir bei Nervösen aller Art, ohne daß die Hysterischen eine Ausnahmestellung einnähmen. Etwas anders steht es schon mit den „Herzkrämpfen", die viel mehr in subjektiven Sensationen bestehen und objektive Begleiterscheinungen häufig vermissen lassen.

Von dauernden Hyperkinesen bereiten gelegentlich die choreiformen diagnostische Schwierigkeiten. Es darf deshalb außer an den sog. protahierten Sehnenreflex, der bei Hysterischen natürlich fehlt, daran erinnert werden, daß die Chorea mit Hypotonie verbunden zu sein pflegt. Imitiert werden ihre Symptome nicht bloß durch andere, organisch gesunde Kinder, sondern häufig auch von den ursprünglich choreatisch erkrankten Personen selbst, und gerade in diesen Fällen kann die Differentialdiagnose recht schwer werden.

Wie weit die einzelnen Ticarten psychogen sind, läßt sich allgemein nicht sagen. Sie sind zum Teil wohl, wie namentlich die Enzephalitisepidemie wahrscheinlich gemacht hat, organisch bedingt und kommen — in anderen Formen — bei allen möglichen Formen der neuropathischen Konstitution vor; zuweilen erweisen sie aber auch durch ihre Abhängigkeit von grob suggestiven Maßnahmen ihren psychogenen Charakter.

Ebenso lassen sich allgemeine Regeln für den psychogenen Tremor nicht aufstellen. Das beste Kriterium liegt auch hier in dem Nachweis, daß eine ähnliche Störung aus organischer Ursache nicht vorkommt, während die Feststellung, daß das Zittern der Hände z. B. bei Ablenkung verschwindet, mehrdeutig ist.

Sehr charakteristisch pflegt sich gewöhnlich der psychogene „Romberg" zu äußern. Die Kranken schwanken nicht eigentlich, sondern sie fallen, je nach der Hilfe, die sie zu erwarten haben, mehr oder minder rücksichtslos nach hinten oder nach der Seite um.

Über den Einfluß des Vorstellungslebens auf die Tätigkeit der Speichel-, Darm- und Schweißdrüsen ist oben schon gesprochen worden. Es kann nicht bestritten werden, daß bei disponierten Menschen in all diesen Beziehungen sehr ungewöhnliche Reaktionen vorkommen. Immerhin ist gewissen Behauptungen gegenüber doch starke Vorsicht am Platze; das gilt erst recht für das hysterische Fieber, für Hautblutungen, Blasenbildungen an der Haut u. dgl.

Anfälle und Delirien. Schließlich muß noch auf die hysterischen Anfälle und Delirien etwas näher eingegangen werden. Vorweg bemerkt sei, daß ausgesprochene hysterische Anfälle ebensowohl wie Delirien und die Pseudodemenz immer schon auf ein schwereres konstitutionelles Moment schließen lassen und daß sie insofern auch aus inneren Gründen ihren Platz zwischen den sonstigen psychogenen Symptomen und dem hysterischen Charakter finden sollten.

Fast jeder hysterische Anfall unterscheidet sich infolge seiner psychischen Bedingtheit grundsätzlich von epileptischen Rindenkrämpfen. Niemand wird glauben, den elementaren Ablauf eines epileptischen Anfalls psychologisch irgendwie beeinflussen zu können; bei der Hysterie drängt sich dieser Gedanke selbst dem Laien immer wieder auf. Freilich wird durch entsprechende Versuche gewöhnlich das Gegenteil des gewollten Erfolges erreicht; die lange Dauer vieler hysterischer Anfälle, die Stunden betragen kann, ist zumeist die Folge einer unzweckmäßigen Beachtung durch die Umgebung. Diese Dauer ist übrigens diagnostisch — der Epilepsie gegenüber — wichtig; wenn die Angehörigen oder die Kranken von stundenlangen Krämpfen berichten, die sich oft, vielleicht jeden Abend, wiederholen, so handelt es sich nicht um Epilepsie. Auch eine große Häufung der Anfälle spricht im allgemeinen eher für Hysterie, bei der sogar ein (natürlich harmloser) Status vorkommt.

Die hysterischen Anfälle sind untereinander keineswegs gleichwertig. Bei einem Teil handelt es sich um Reaktionen, die bei allen Menschen bereit liegen und von suggestiven Einflüssen direkt nicht abhängen. Starke Gemütserregungen führen aus Gründen, die wir nicht kennen, die wohl aber mit der Blutverteilung im Gehirn zu tun haben werden, bei manchen Menschen zum Bewußtseinsverlust, zur Ohnmacht. Die Erfahrung, daß solche Zufälle bei Kindern, Frauen, nervös disponierten, erschöpften oder anämischen Menschen häufiger sind als bei anderen Menschen, erklärt sich daraus, daß die Affekte bei ihnen leichter anschwellen und lebhaftere körperliche Reaktionen nach sich ziehen.

Andere Anfälle knüpfen ebenfalls an noch normale Reaktionen an, die nur infolge der Erwartungen des Kranken fortgesetzt oder übertrieben werden. In manchen läßt sich die Entstehung aus dem Zittern der Angst, aus dem Zusammenfahren beim Schreck oder aus den mimischen Begleitsymptomen körperlicher Schmerzen wiedererkennen — auch die Umsetzung von klimakterischen „Wallungen" in Anfälle habe ich beobachtet; viele andere werden durch die Erfahrung verständlich, daß unerzogene Kinder dazu neigen, sich zum Ausdruck ihrer Unzufriedenheit auf den Boden zu werfen und mit Händen und Füßen um sich zu schlagen, und daß nervös erregbare Erwachsene sich gelegentlich ähnlich verhalten. Ob es richtig ist, in diesen und manchen anderen Reaktionen mit Kraepelin phylogenetisch entstandene „Abwehrbewegungen" zu sehen, kann dahingestellt bleiben; sicher kommen ähnliche Dinge („Totstellen" z. B.) auch bei Tieren vor, und wie leicht diese Mechanismen beim Menschen ansprechen, kann man bei schlechten Schauspielern beobachten, die zur Darstellung heftiger Affekte oft Ausdrucksbewegungen wählen, die im Leben eben nur Hysterische aufbringen.

Der erotische Charakter mancher Anfälle bedarf nach dem schon Gesagten keiner weiteren Erklärung, obwohl sich die Bewegungen des Körpers nur in ganz groben Fällen direkt auf die Vorstellung eines Koitus zurückführen lassen.

Naturgemäß ändert sich diese Gestaltung der Anfälle, wo schon eine direkte Berührung mit anderen Kranken — mögen sie nun selbst an hysterischen oder epileptischen Zufällen leiden — stattgehabt hat. Den großen klassischen Anfall der Charcotschen Schule mit seinen vier Phasen, dem Arc de cercle und allem sonstigen wirksamen Zubehör sehen wir heute nur deshalb so selten, weil wir die Hysterie nicht mehr in eigens dazu eingerichteten Krankenabteilungen großzüchten. Auch in der Salpétrière ist er übrigens, wie wir durch Babinski wissen, verschwunden. Daß dagegen ein Kranker einmal einen epileptischen Anfall zu Gesichte bekommt und ihn dann nachahmt, läßt sich ebensowenig vermeiden wie, daß ein hysterischer Patient seine eigenen, ursprünglich nicht psychogenen Zustände (Ohnmachten usw.) später imitiert. Noch häufiger sehen wir organisch oder toxisch bedingte Anfälle, wie die der Tetanie z. B., in hysterische so allmählich übergehen, daß eine sichere Unterscheidung im einzelnen Falle unmöglich wird.

Hier und da ist behauptet worden, auch der epileptische Anfall läge in jedem menschlichen Gehirn so bereit, daß er ausnahmsweise auch bei Hysterischen, durch starke Gemütsbewegungen etwa, ausgelöst werden könnte. Wir haben uns von der Berechtigung dieses Standpunktes, so schwer er sich auch widerlegen läßt, bisher nicht überzeugen können. Die Tatsachen, auf die er sich gründet, lassen sich heute wohl überhaupt nicht aufklären, und zwar vor allem deshalb nicht, weil es Psychopathen gibt, die vereinzelte epileptische Insulte im Leben durchmachen, ohne daß sie deshalb der Krankheit Epilepsie zugerechnet werden dürften (vgl. später unter Affektepilepsie). Sie dieser Anfälle wegen als hysterisch anzusehen, liegt unseres Erachtens kein Anlaß vor. — Zu beachten ist übrigens, daß nicht ganz selten auch genuine Epileptiker zugleich hysterisch sind; ja gewisse psychogene Reaktionen finden wir bei den allermeisten.

Nicht leicht verständlich ist es, daß Kranke, die lediglich infolge ihrer Erwartungsvorstellungen Anfälle bekommen, dadurch in tiefe Bewußtseinsverluste hineingleiten können. Häufig ist es freilich mit diesem Bewußtseinsverlust eine recht eigene Sache: dem Erfahrenen gelingt es nicht selten, mit scheinbar tief bewußtlosen Kranken sehr schnell in sprachliche Verbindung zu treten; das Erscheinen irgendeiner mißliebigen Person verschlimmert die Krämpfe usf. Jedenfalls wird man auch während des schwersten hysterischen Anfalles niemals etwas sagen dürfen, was der Kranke unter keinen Umständen wissen soll; man wird sonst später erfahren, daß er es zwar nicht „weiß“, aber „fühlt“. Er hat behalten, was ihn interessierte, und doch zugleich in sein Bewußtsein die Vorstellung aufgenommen, von den Vorgängen während des Anfalls nichts behalten zu haben.

Auch das steht fest, daß sich die Kranken selbst während der heftigsten Anfälle trotz scheinbar rücksichtslosester Bewegungen zumeist nicht ernstlich verletzen; sie halten die Augen geschlossen, fallen vom Stuhl, aus dem Bett, stoßen mit dem Kopf gegen die Wand, auf den Boden — aber fast stets so, daß sie keinen wirklichen Schaden davontragen.

Trotzdem soll nicht bestritten werden, daß eine starke Trübung des Bewußtseins durch hysterische Anfälle herbeigeführt werden kann. Da jeder hysterische Anfall so gut wie immer die Entladung eines Affektes bedeutet, erklärt sich dieses Verhalten aus der oben besprochenen Wirkung heftiger Gemütsbewegungen ohne weiteres.

Hysterischer Stupor, Dämmerzustände. Bei der vorstehenden Erörterung ist die bekannte klinische Tatsache vorausgesetzt worden, daß die hysterische Bewußtseinstrübung an Krämpfe nicht gebunden ist; wie diese bei erhaltenem Bewußtsein ablaufen können, so wird auch jede Form von Bewußtseinstrübung ohne eigentlichen Anfall beobachtet. Verhältnismäßig häufig ist der hysterische Stupor, der sich ebenfalls so gut wie immer an eine Gemütsbewegung anschließt oder aber wieder einer Erwartung des Kranken entspricht. Er setzt plötzlich oder allmählich ein und kann sehr lange andauern oder sich periodisch wiederholen; die Glieder sind schlaff oder gespannt, der Puls ist langsam oder (seltener) beschleunigt, die Pupillen reagieren, sind aber nicht wie im Schlaf verengt, die Augen sind geschlossen, schmerzhafte Reize werden nicht oder doch nur mit leichtem Erröten beantwortet — dabei halten sich aber die Patienten sauber, nehmen zweckmäßige Lageveränderungen vor usf.

Damit sind wir schon in die Besprechung der episodischen psychischen Störungen eingetreten. Ihre Symptomatologie erschöpfend zu schildern, ist bei der Mannigfaltigkeit der tatsächlichen Gestaltung unmöglich; anstatt dessen wollen wir einige häufige Typen herausgreifen und dabei wieder zwischen den Formen, die auf suggestivem Wege zustande kommen, und anderen unterscheiden, bei denen die Bewußtseinstrübung primär, unabhängig von der Erwartung des Kranken, auftritt.

Die Entscheidung darüber ist nicht leicht bei den Verwirrtheitszuständen, die sich verhältnismäßig oft an heftige Gemütsbewegungen anschließen, und die wir gelegentlich auch bei Menschen beobachten, die sonst niemals hysterische Erscheinungen geboten haben. Die Kranken verkennen ihre Umgebung ziehen sich nicht an oder entkleiden sich vor anderen, singen, geben keine Antwort oder solche, die der Frage nicht entsprechen, benutzen Gegenstände verkehrt usf. Nach Minuten oder höchstens Stunden ist alles vorbei, und nun besteht zumeist völlige Erinnerungslosigkeit.

Ähnliche Zustände treten vor dem Einschlafen oder während der Nacht — gewissermaßen als Fortsetzung des Traumes — auf. Die Patienten stehen auf, gehen mit geschlossenen, halb- oder weitgeöffneten Augen im Zimmer auf und ab, steigen aus dem Fenster, ins obere Stockwerk, in den Keller, kramen in den Schränken herum oder werfen ihre Bettstücke umher. Zuweilen haben sie Sinnestäuschungen, sehen schreckhafte Gestalten u. dgl. Auf Anrufen wachen sie zumeist auf. Für die Beurteilung solcher somnambuler Zustände ist wichtig, daß sie bei Hysterischen gewöhnlich ziemlich gehäuft, jede Nacht z. B., auftreten, dann aber plötzlich während eines Logierbesuches, im Krankenhaus, nach Eintritt eines neuen Kinderfräuleins oder infolge eines Versprechens verschwinden.

Viele andere Bewußtseinstrübungen knüpfen an Anfälle an, so daß man in gewissen Fällen ebensogut von einem Anfall mit deliranten Zutaten wie von einem Delir mit krampfartigen Bewegungen sprechen kann. Häufig sind z. B. Wutanfälle mit Toben, Schreien, Schlagen, Beißen, Kratzen (Furor hystericus), die oft durch kleine Gaben Alkohol (pathologischer Rausch) ausgelöst werden und gewöhnlich schließlich in Schlaf übergehen; ferner theatralische Entblößungsszenen mit krampfartigem Hin- und Herwerfen, endlich ängstliche Erregungen mit ebensolchen Abwehrbewegungen. Zuweilen werden dabei frühere Erlebnisse, wie die erste sexuelle Erfahrung, wieder durchgemacht und ausgeschmückt; auch daran schließt sich ein körperlicher Krampf, der mit einem koitusähnlichen Anfall endet. In anderen Fällen sehen wir heitere Delirien in ekstatisch verzückte Zustände mit starrem Gesichtsausdruck und festgehaltenen Bewegungen (Beterstellung usw.) übergehen — Formen, die übrigens früher, in Zeiten religiös mystischer Überspannung, offenbar häufiger gewesen sind als heute.

Andere Dämmerzustände lassen ihre Entstehung aus Erwartungsvorstellungen noch leichter erkennen. Ziemlich häufig sind Größendelirien, in denen die Kranken sich für reich, mächtig, schön, begehrt ausgeben, Orden verleihen,

Heiratsanträge ausschlagen oder annehmen usf. Hier führt ein halb willkürlich begonnenes Spielen mit angenehmen Vorstellungen (Wachträumen) schließlich zum Verlust jeder Kritik. Den Verwandlungsdelirien dagegen, bei denen die Kranken ein Tier oder ein Kind darzustellen suchen, liegt immer die kindisch durchgeführte Absicht zugrunde, der Umgebung als geisteskrank zu erscheinen. Die Kranken kriechen am Boden, gehen auf allen Vieren, bellen, wollen aus der Schüssel fressen, sie reden in Infinitivsätzen, sprechen von sich in der dritten Person, gebrauchen die Fistelstimme, treiben allerhand Kindereien. In noch anderen Fällen benutzen die Patienten ihre Delirien, um der Umgebung Mitteilungen zu machen, die auszusprechen sie in normalem Bewußtseinszustand nicht fertig bringen: Verfehlungen etwa, die sie wirklich begangen, oder aber Heldentaten und Vorzüge, die sie sich angedichtet haben, und die ihnen außerhalb des Delirs selbst zu unglaubwürdig erscheinen.

Es versteht sich nach dem bisher Gesagten beinahe von selbst, daß alle hysterischen Delirien in ihrem Verlauf und in ihrer Dauer von der Art und von dem Verhalten der Umgebung beeinflußt werden. Sie klingen — wie die Anfälle — um so schneller ab, je weniger man von den Kranken Notiz nimmt, und schwellen z. B. im Hörsaal gewöhnlich rapid an. Oft geben dann die Patienten ihr ganzes Repertoire her, wechseln zwischen ängstlicher, zorniger, heiter verzückter Erregung, singen, schelten, weinen, jammern, breiten die Arme zum Himmel aus, werfen sich verzweifelt zu Boden, schlagen um sich, beißen, spucken, schimpfen, stecken die Zunge heraus, machen alberne Spässe, um dann wieder mit dem Ausdruck sinnloser Verzweiflung vor angeblichen Verfolgungen in eine Ecke zu fliehen.

Zuweilen werden solche Zustände dadurch beendigt, daß man die Patienten zum Lachen bringt oder gar ihr eigenes Verhalten ironisiert. Immerhin ist das ein ziemlich gefährliches Unternehmen, das auch den entgegengesetzten Erfolg haben und deshalb nicht als Regel empfohlen werden kann. Diagnostisch ist aber der Ausgang in beiden Fällen gleich brauchbar, denn epileptische Delirien reagieren auf solche Maßnahmen natürlich nicht.

Gansersches Syndrom. Pseudodemenz. Besonders oft beobachten wir bei den Delirien einen allmählichen Übergang von ursprünglich willkürlichen in zwangsmäßige Leistungen. Die Kranken peitschen einen Affekt zusehends in die Höhe, bis sie in der schließlich erreichten Erregung alle Gewalt über sich verlieren. oder sie gleiten halb spielerisch in einen psychotischen Zustand hinein, aus dem sie aus eigener Kraft nicht wieder herausfinden. Das ist z. B. bei manchen von jenen Dämmerzuständen der Fall. die Ganser zuerst bei Untersuchungsgefangenen beschrieben und von anderen Formen abgegrenzt hat. In diesen Zuständen wird der psychologische Mechanismus ihrer Entstehung besonders durchsichtig. Die Kranken haben den Wunsch. psychisch krank zu werden, oder wenigstens die Idee, daß ihnen in ihrer Situation nur noch eine Geisteskrankheit helfen könne, und nun bekommen sie das, was sie sich unter einer psychischen Krankheit vorstellen. Sie reden und tun lauter verkehrte Sachen, wissen ihr Alter nicht, sind unorientiert über ihren Aufenthalt und über die Jahreszeit, rechnen verkehrt usf. Dazu klagen sie über Kopfweh, wenden sich im Bett ab, antworten nicht oder scheinen die Fragen nicht zu verstehen. Sie leben anscheinend in einer traumhaften Phantasiewelt oder sie zeigen wieder ein eigentümlich läppisches Benehmen, geben schnippische Antworten, duzen den Arzt, spielen den anderen Kranken allen möglichen Schabernack, sprechen wie kleine Kinder (Puerilismus).

Diese Zustände, die, wie gesagt, am häufigsten, aber nicht ausschließlich bei Untersuchungsgefangenen beobachtet werden, gehen fließend in andere über, bei denen die Bewußtseinstrübung zurücktritt und in denen wir deshalb von einer bloßen Pseudodemenz sprechen. Das Wesentliche dabei ist der mehr oder minder vollkommene Ausfall elementarer Kenntnisse bei einem Menschen, dessen geordnetes äußeres Verhalten diesen Defekten auffallend widerspricht. Stertz bemerkt richtig, daß ein organisch Kranker mit gleichen Mängeln zugleich auf ein rein vegetatives Niveau herabgesunken sein würde, und er vergleicht das abweichende Verhalten der Pseudodementen zutreffend mit jenen hysterischen Kranken, die sich trotz hochgradiger Gesichtsfeldeinengung ohne jede Schwierigkeit im Raum bewegen. Dieselben Kranken, die alle Daten ihres Lebens, alle Schulkenntnisse und alle Lebenserfahrungen verloren haben wollen, erklären sich mit voller Unbefangenheit für durchaus orientiert über ihre gegenwärtige Situation, passen sich jeder Änderung ihrer Lage ohne Schwierigkeit an, fassen jede Frage ohne weiteres auf und nehmen gelegentlich nicht bloß an ihrem eigenen Geschick, sondern auch an den Vorgängen in ihrer Umgebung gemütlich lebhaften Anteil.

Neben dem Ausfall an Kenntnissen und der häufigen Merkfähigkeitsstörung, kurz neben dem „Vorbeireden", finden wir zuweilen auch ein „Vorbeihandeln". „Verlangt man die Demonstration der Anwendung allgemein bekannter Gebrauchsgegenstände (Hammer, Bohrer, Schlüssel, Bürste), die Ausführung einer einfachen Handlung (Streichholz anzünden, Zigarre abschneiden, grüßen, winken), so können die Kranken apraktisch oder asymbolisch erscheinen; prüft man systematisch ihr Sprachverständnis, ihre Sprechfähigkeit, so erscheinen sie sensorisch oder motorisch aphasisch und entsprechendenfalls alektisch und agraphisch: sie verstehen nicht, ihre Wortfindung ist erschwert, sie suchen nach dem Ausdruck, geben sich dabei anscheinend alle Mühe, machen ein ratloses Gesicht, bringen dann das Wort entstellt, falsch oder gar nicht heraus, grimassieren, zittern, setzen an, greifen sich an den Kopf usw." (Schröder).

In manchen Fällen machen uns die Patienten die Diagnose ihres Zustandes dadurch besonders leicht, daß sie für ihre Defekte nur gewisse Teile des Wissens ausgesucht haben. So sieht man zuweilen Leute, die sich innerhalb der ihnen sonst geläufigen Vorstellungskreise vollkommen sicher bewegen. über ihre fernere sowohl wie über die jüngste Vergangenheit durchaus richtige Angaben machen und sie auch zeitlich genau einordnen, die aber grundsätzlich und mit unverkennbarer Absichtlichkeit falsch antworten, sobald irgendeine Zahlenaufgabe verlangt wird: $3 \times 4 = 7$, $5 \times 6 = 20$, $20 + 8 = 26$, $26 - 8 = 16$, und wenn die Zahl 39 gemerkt werden soll, so wird 28 genannt.

In solchen Fällen ist natürlich die Möglichkeit der Simulation schwer abzulehnen, und ganz allgemein erscheinen die Grenzen zwischen willkürlicher Vortäuschung und psychogener Entstehung gerade bei der Pseudodemenz besonders fließend. Immerhin finden wir in der Mehrzahl der Fälle neben der Pseudodemenz andere psychische Störungen, wie hypochondrische Verstimmung, hysterische Abulie u. dgl., sowie körperliche Symptome (Hemiparese und Anästhesie, Gesichtsfeldeinengung, Tremor usw.), die an der hysterischen Reaktionsweise keinen Zweifel bestehen lassen.

Zum Teil deshalb ist nicht bloß die Unterscheidung von organisch bedingter Demenz, sondern auch die vom katatonischen Danebenreden gewöhnlich verhältnismäßig leicht. An diesem finden wir besonders typisch das verantwortungslose Drauflosreden, das oft jede Beziehung zu der gestellten Frage vermissen läßt und das sich so gut wie niemals bloß bei der Prüfung gewisser Kenntnisse, sondern ebenso bei der Unterhaltung über irgendwelche Vorkommnisse des täglichen Lebens äußert. Hier ist das Danebenreden entweder Teilerscheinung eines auch sonst erkennbaren Negativismus oder Ausdruck der läppischen Absicht des Kranken, sich über den Arzt lustig zu machen. Bei der Pseudodemenz beherrscht das Bild die Idee des Patienten, krank sein zu müssen, und dementsprechend suchen sein Gesichtsausdruck und sein Mienenspiel angestrengtes Nachdenken, Verständnis und selbst Ratlosigkeit auszudrücken. Daß alle diese Züge eine ausgesprochen theatralische Färbung haben, erleichtert die Diagnose noch mehr. — Zuzugeben ist aber, daß psychogene Zustände vom Charakter der Pseudodemenz gelegentlich auch bei der Katatonie ebenso wie im Anschluß an epileptische Anfälle und im Verlauf organischer Prozesse (Hirntumor, Paralyse, nach Hirnverletzungen) vorkommen, sowie, daß umgekehrt Zustände von Pseudodemenz plus Puerilismus (Ganser) von Zustandsbildern der Dementia praecox nicht immer leicht unterschieden werden können.

Second état. Hysterische Fugues. Zustände, in denen (wie bei der Pseudodemenz) das Bewußtsein **verändert,** aber nicht eigentlich **getrübt** ist, sind übrigens bei der Hysterie seit langem in mannigfachen Formen bekannt. Dieser Zustände wegen hat man die Lehre von der „Verdoppelung der Persönlichkeit", von einem „second état", aufgestellt. Wir haben von solchen Kranken schon gesprochen; sie werden im Anschluß an irgendein unliebsames Vorkommnis verstimmt, bekommen Angst oder Heimweh, laufen oder reisen davon, desertieren und führen nun unter Umständen große Reisen aus, ohne irgendwie aufzufallen, begehen Hochstapeleien, legen sich allerhand Titel und hochklingende Namen bei, wissen aber nach der Rückkehr in ihren ursprünglichen Zustand von dieser Episode angeblich nichts. Von einer „Verdoppelung der Persönlichkeit" im eigentlichen Sinne ist dabei gar keine Rede, sondern nur von dem Durchführen einer Rolle, die die Phantasie des Kranken lebhaft beschäftigt hat; seine wesentlichen Charakterzüge lassen sich auch in diesen Krankheitszuständen stets wiedererkennen.

Wohl aber kommt das, was zur Lehre vom second état ursprünglich Anlaß gegeben hat, eine **doppelte Kontinuität der Erinnerung,** einmal für den normalen und zweitens für den kranken Bewußtseinszustand, dann vor, wenn der Patient eine solche Spaltung seiner Persönlichkeit für möglich hält und erwartet.

Bei der praktischen Beurteilung dieser Zustände wird man wieder daran denken müssen, daß hysterische Kranke die Erinnerungslosigkeit an solche Episoden viel häufiger mit Bewußtsein vortäuschen als wirklich erleiden. Daß die Genese solcher „Amnesien" eine andere ist als nach epileptischen Bewußtseinstrübungen, versteht sich ja nach früher Gesagtem von selbst; wissen die Kranken einmal tatsächlich nichts von der krankhaften Episode einschließlich der inzwischen begangenen Hochstapeleien usw., so haben sie diese Erinnerungen nachträglich aus ihrem Bewußtsein verdrängt. Das zeigt sich schon daran, daß ihnen dieselben Erinnerungen jederzeit wieder zur Verfügung stehen, wenn sie sie zufällig zu irgendeinem Zwecke gebrauchen. — Für diagnostische Zwecke ist es wichtig, daß diese Ausnahmezustände und die ihnen folgenden „Amnesien" die einzigen sind, die sehr lange Zeitstrecken, also selbst Jahre umfassen können.

Aschaffenburg rechnet die eben besprochenen Fälle von (hysterischer) „Poriomanie" bekanntlch zur Epilepsie, wie uns scheint mit Unrecht. Der Begriff der Epilepsie läßt sich bei strenger Fassung rein erhalten, der der Psychogenie wird an der Grenze der übrigen psychopathischen Formen doch immer zerfließen, und so hätte es — selbst wenn hier sonst nicht alles für Hysterie spräche — weniger Bedenken, ein Krankheitssymptom, das bei einem belasteten Menschen angetroffen wird, der Hysterie zuzuweisen als der Epilepsie. In dem einen Fall handelt es sich, da alle psychopathischen Formen ineinander übergehen, um eine ziemlich gleichgültige Frage der Nomenklatur, in dem anderen aber um die Diagnose einer wirklichen, wahrscheinlich toxisch bedingten und

bis zu einem gewissen Grade anatomisch faßbaren Krankheit, die ohne sichere
Beweise nicht gestellt werden sollte.

Vorkommen. Während neurasthenische Reaktionen am häufigsten bei erwachsenen und wenigstens intellektuell vollwertigen Menschen vorkommen,
bevorzugen die psychogenen jugendliche, unentwickelte, weibliche und endlich
wenig zivilisierte Menschen. Das Kind hat noch nicht in dem Maße gelernt,
sich selbst in der Gewalt zu haben, seinen Körper zu beherrschen und den
eigenen Willen fremder Beeinflussung gegenüber durchzusetzen, wie der Erwachsene, der erst im Senium wieder gefährdeter wird. Die Frau erreicht
darin im Durchschnitt überhaupt nicht dieselbe Festigkeit wie der Mann, und
der ungebildete Landbewohner endlich steht seinen ganzen Lebenserfahrungen
nach dem Kinde näher als der Städter: er hat weniger Gelegenheit, sich in der
Selbstbeherrschung zu üben und bleibt zugleich naiver und damit beeinflußbarer
als jener. Darum sehen wir die allergröbsten psychogenen Erscheinungen
wie schwere Kontrakturen und Anfälle am häufigsten bei jungen Mädchen
der Dorfbevölkerung. Aus dem gleichen Grunde fehlen die Unterschiede, die
sich in dieser Hinsicht später zwischen Mann und Frau herausstellen, noch
in der Kindheit: bis zur Pubertät sind Knaben und Mädchen gleich gefährdet,
nicht einen hysterischen Charakter, wohl aber ein psychogenes Symptom
zu bekommen. Ein Fall, ein Schreck, eine körperliche Erkrankung können
die meisten Kinder „hysterisch" machen, nur verläuft diese Hysterie dann fast
immer monosymptomatisch.

Sehr grobe Anlässe lösen psychogene Erscheinungen aber auch bei Erwachsenen, und zwar selbst bei solchen aus, die unter günstigen Umständen
in den Verdacht der Hysterie niemals geraten wären. Auch das sahen wir besonders deutlich im Kriege: einzelne psychogene Symptome als Wirkung des
Granatfeuers z. B. oder auch nur im Gefolge von Extremitätenschüssen bei
bis dahin vollkommen gesunden Menschen. Immerhin waren es doch vorwiegend
psychopathische Soldaten, die erkrankten und längere Zeit krank blieben,
und bei vielen schuf überdies eine lokale Organschwäche den Boden für die
Fixierung eines psychogenen Symptoms.

Im übrigen wurde oben schon erwähnt, daß psychogene Symptome bei
nahezu allen funktionellen und organischen Psychosen vorkommen
können. Wo wir — wie bei der Paralyse z. B. — zuverlässige diagnostische
Hilfsmittel für die Erkennung dieser Krankheiten besitzen, die sich durch hysterische Zutaten nicht verdecken lassen, macht das natürlich keine Schwierigkeiten;
anders liegt es schon in den Fällen, in denen sich, wie bei vielen Epileptikern,
manchen Alkoholisten und gewissen Manisch-depressiven, hysterische und
sonstige endogene oder exogene Reaktionen aus innerer Ursache vermischen;
am unangenehmsten aber ist das Auftreten psychogener Züge bei manchen
schleichend einsetzenden organischen Krankheiten wie der Hirnarteriosklerose,
dem Hirntumor und der multiplen Sklerose. Es kann deshalb gar nicht nachdrücklich genug betont werden, daß „hysterische" Symptome, auch wenn sie
lange Zeit bestehen und sich durch Suggestivmaßnahmen verdrängen und erzeugen lassen, das Fehlen organischer Veränderungen nicht beweisen; ja die
organischen Symptome selbst (sogar aphasische und apraktische) können
zuweilen durch energische Suggestionen scheinbar geringer werden. Ich habe
mir die so entstandene Fehldiagnose bei einer organischen Gangstörung (Hirntumor) vorzuwerfen. — Schließlich ergeben sich recht große diagnostische
Schwierigkeiten häufig gegenüber der Hebephrenie; wohl jeder erfahrene
Kliniker wird zugeben, daß er hin und wieder deshalb irrt, weil sich diese (wie
übrigens auch manche später katatone) Form der Schizophrenie nicht selten
mit hysterisch gefärbten Bildern einleitet. Manche schwerere psychotische

Reaktionen, wie theatralisches Wesen, manirierte, infantile Sprache, die früher für typisch hysterisch galten, gehören häufiger der Dementia praecox an, aber auch viele leichtere Formen, die wir von der reinen Psychogenie bis heute nur sehr schwer zu trennen vermögen, finden sich bei beginnenden Hebephrenien häufig. Dazu kommt freilich, daß manche Eigentümlichkeiten im Wesen dieser Kranken auch eine hysterische Charakterveränderung vortäuschen können. So sieht man nicht ganz selten unzweifelhafte Dementia praecox-Fälle, die ihrer Launen und exzentrischen Neigungen, ihrer Rücksichtslosigkeit und gelegentlichen hypochondrischen Klagen wegen durch Jahre hindurch als Hysterien behandelt worden sind. Erwähnt sei übrigens, daß die umgekehrte Gefahr, bei psychogenen Zustandsbildern eine Dementia praecox zu diagnostizieren, zweifellos noch größer ist als die, vor der eben gewarnt wurde. Vor allem das Danebenreden der hysterischen Pseudodemenz gibt häufig zu Irrtümern Anlaß.

Erkennung. Auf körperlichem Gebiete setzt die Unterscheidung psychogener und organisch-neurologischer Symptome natürlich die Kenntnis dessen voraus, was bei organischen Nervenkrankheiten häufig vorkommt und ausnahmsweise vorkommen kann. In der überwiegenden Mehrzahl der Fälle machen uns die Kranken diesen Teil der Aufgabe recht leicht. Sie wissen nicht, daß die Pyramidenbahn kreuzt und Lähmungen nach einer Kopfverletzung, einem elektrischen Schlag usw. auf der gegenüberliegenden Seite des Körpers eintreten müßten; sie kennen den Verlauf der motorischen und sensiblen Nerven nicht, und so entfernen sich die von ihnen gebotenen Krankheitsbilder von den organischen gewöhnlich sehr weit. Häufig lassen sie sich außerdem überrumpeln und heben z. B. einen Arm, der sonst schlaff herunterhängt, bei ganz unzulänglicher Unterstützung hoch oder sie halten ihn beim Beugen des Rumpfes in seiner Stellung fest, anstatt ihn der Schwere nach vorfallen zu lassen.

Ausnahmen beobachten wir naturgemäß dann, wenn der Patient aus irgendeiner Veranlassung medizinische Kenntnisse erworben hat, also bei Ärzten, Arztfrauen und bei manchen Kranken, die schon durch viele Krankenhäuser gegangen sind. Im ganzen werden aber in solchen wie in allen Fällen überhaupt häufiger interne und chirurgische Krankheitsbilder imitiert als neurologische, und deshalb ist da, wo sich die psychogene Natur eines Symptoms nicht geradezu aufdrängt, eine sorgfältige allgemein ärztliche Untersuchung geboten. Ja selbst wenn die Psychogenie feststeht, werden wir nicht vergessen dürfen, daß neben ihr noch interne oder chirurgische Veränderungen bestehen können. Ich habe den Tod einer Kranken an einer Appendizitis erlebt, die nur der gleichzeitigen Hemianalgesie wegen übersehen worden war. Das Zusammentreffen ist nicht einmal immer zufällig: recht oft hinterlassen körperliche Störungen (Husten, Heiserkeit, Dyspnoe, Erbrechen, Gehstörungen, Schmerzen usw.) psychogene Folgen unmittelbar, oder disponierte Personen (Kinder!) ahmen frühere organische Leiden später auf hysterischem Wege nach. Daß von einer organischen Nervenlähmung oder von einer Verstauchung nach der Heilung gelegentlich die Idee des Nichtkönnens zurückbleibt, ist ebenso verständlich wie die analoge Erfahrung, daß ursprünglich organisch bedingte Schmerzen aus psychogener Veranlassung ihre Ursache überdauern können. In dem einen Falle findet der auf seine Lähmung eingestellte Kranke die zur Bewegung nötige Innervation nicht wieder, im andern vermag er seine Aufmerksamkeit von dem erkrankten Gliede nicht abzuwenden; so verliert er in beiden die Unbefangenheit seinem Körper gegenüber, die für die Rückkehr in normale Verhältnisse erforderlich wäre.

Aus diesem Grunde bereitet die Differentialdiagnose psychogener Symptome von jeher gerade bestimmten organischen Nervenkrankheiten gegenüber besonders große Schwierigkeiten. Ihnen gemeinsam sind die Launenhaftigkeit ihres Verlaufs und die Flüchtigkeit ihrer Erscheinungen. Daß die Erscheinungen der multiplen Sklerose z. B. bei dem Kranken schließlich eine ständig gespannte Erwartung großzüchten „Werde ich mich heute bewegen können?“, und daß auf diesem Wege die gestern organisch bedingte Lähmung morgen eine psychogene werden kann, ist ohne weiteres einzusehen. Für die Tetanie liegen die Dinge ähnlich.

Häufig ist zur Diagnose des hysterischen Symptoms neben der Entstehung aus suggestiven Einflüssen auch das verlangt worden, daß dieselben Einflüsse es zu heilen vermöchten. Solange man darunter nur die prinzipielle Möglichkeit einer solchen Suggestivwirkung versteht, ist diese Forderung zweifellos gerechtfertigt; praktisch aber wird es auf das Kräfteverhältnis zwischen der krank- und der gesundmachenden Idee ankommen, und so wird man die hysterische Natur eines Symptomes nicht deshalb bestreiten dürfen, weil es uns im gegebenen Falle nicht gelingt, dem Patienten wirksame Gegensuggestionen aufzunötigen. Daß umgekehrt durch energische Suggestionen gelegentlich auch organische Zustände vorübergehend gebessert oder gar beseitigt werden können — ein organischer Husten hört für einige Zeit auf, eine leichte Parese scheint geringer geworden zu sein, eine psychische Störung (der Aufmerksamkeit z. B.) läßt sich vorübergehend durchbrechen —, wurde schon erwähnt.

Anders steht es mit dem früher sehr beliebten diagnostischen Hilfsmittel: dem Kranken neue Symptome anzusuggerieren oder die alten zu verändern. Sehr bekannt geworden ist z. B. der Transfert, bei dem eine Sensibilitätsstörung durch Auflegen eines Metallstückes oder durch irgendeinen anderen Hokus-Pokus von einer Seite auf die andere übertragen wurde. Solche Methoden sind für den wirklich Erfahrenen überflüssig; denn wo sie zum Ziele führen, liegt die psychogene Natur des Leidens klar auf der Hand; in schwierigen Fällen sind sie irreführend, denn die suggestive Erzeugung eines neuen Symptoms beweist noch nicht den psychogenen Charakter des alten; und immer sind sie unerlaubt, weil wir kein Recht haben, zur Strafe für unsere diagnostische Unzulänglichkeit die Patienten noch kränker zu machen. Wir selbst gehen heute — mit Heilbronner u. a. — so weit, Gesichtsfeldaufnahmen ganz zu vermeiden und bei Sensibilitätsprüfungen größte Zurückhaltung zu üben, um nicht neue Krankheitszeichen hervorzurufen. Aus dem gleichen Grunde kann man bei der Aufnahme der Anamnese gar nicht vorsichtig genug sein.

Simulation. Die Unterscheidung von psychogenen und simulierten Symptomen ist im Prinzip unmöglich. Der psychologische Mechanismus, der beiden zugrunde liegt, ist völlig identisch bis auf den ersten Anstoß, der in dem einen Fall von einer bewußten Überlegung, in dem anderen von einer mehr oder minder unklaren Autosuggestion ausgeht. Oft gestattet uns freilich die Art des Symptoms den Schluß auf eine pathologisch verstärkte Suggestibilität. Andererseits aber spricht selbst nachgewiesene Simulation noch nicht gegen Hysterie; denn auch hysterische Personen täuschen häufig mit voller Absicht Krankheitssymptome vor, lügen und betrügen die Umgebung. Umgekehrt denkt sich ein guter Simulant wie jeder Mensch, der aus irgendeiner Ursache eine bestimmte Rolle durchzuführen beabsichtigt, in seine Aufgabe so lebhaft hinein, daß die psychogenen Folgen dieser Vorstellungen auch bei ihm fast automatisch ablaufen. Somit sind wir da, wo ein Interesse des betreffenden Menschen an seinen Krankheitssymptomen nachgewiesen ist, häufig ganz außerstande, das Maß seiner Verantwortlichkeit für die produzierten Symptome einzuschätzen. In solchen Fällen ist die Frage Hysterie oder Simulation keine medizinische, sondern eine moralische, und sie sollte streng genommen nicht lauten: „Liegt

Simulation oder Krankheit vor?", sondern vielmehr „Wieweit ist sich der „Kranke" über das Wesen der von ihm gebotenen Symptome und über die Möglichkeit, sie zu unterlassen oder zu beseitigen, selbst klar?"

Dieses Ergebnis bedeutet praktisch eine schmerzhafte Resignation. Sie ist aber notwendig, denn die üblichen Simulationsproben, wie sie z. B. manche Augenärzte mit Hilfe des Stereoskops anwenden, sind nicht bloß Simulantenfallen, sondern auch Methoden zur Erkennung hysterischer Symptome. Sobald ein angeblich auf einem Auge blinder Mensch darüber getäuscht wird, mit welchem Auge er sieht, wird sich die organische Gesundheit seines Auges herausstellen müssen, gleichviel ob er vorher die von ihm (mit dem kranken Auge) nicht gesehenen Bilder auf psychogenem Wege aus seinem Bewußtsein verdrängt oder ihr Vorhandensein in seinem Bewußtsein nur in Abrede gestellt hat.

4. Die hysterische Konstitution.

Im Anschlusse an diese Darstellung der psychogenen Reaktionen mag jetzt eine Schilderung der hysterischen Konstitution versucht werden. Ihr Wesen besteht nicht in einem gelegentlichen Auftreten psychogener Symptome, sondern in einer Veränderung der Persönlichkeit.

Aber auch die hysterische Anlage bleibt mit den übrigen funktionellen Störungen insbesondere mit anderen Formen der psychopathischen Veranlagung ebenso wie mit der normalen Psyche durch fließende Übergänge verbunden. Deshalb finden wir hysterische Charakterzüge auch bei solchen Psychopathen, deren nervöse Formel im wesentlichen durch andere Krankheitssymptome charakterisiert ist.

Jaspers hat das Wesen des hysterischen Charakters auf die Formel zu bringen gesucht: „Anstatt sich mit den ihr gegebenen Anlagen und Lebensmöglichkeiten zu bescheiden, hat die hysterische Persönlichkeit das Bedürfnis, vor sich und anderen mehr zu erscheinen, als sie ist, mehr zu erleben, als sie erlebensfähig ist". Die Definition geht unseres Erachtens noch nicht allen Fällen ganz auf den Grund und für die allermeisten reicht sie nicht aus; wir werden sie durch den Hinweis auf die Labilität und die Unausgeglichenheit des Gefühlslebens, auf das Überwuchern der Phantasietätigkeit, die Unwahrhaftigkeit, den Eigensinn, den Egoismus und nicht zuletzt auch auf die gesteigerte Suggestibilität ergänzen müssen; aber sie ist die beste, die wir zur Zeit geben können, und deshalb soll im folgenden von den in ihr betonten Merkmalen ausgegangen werden.

Wir werden diese Grundzüge des hysterischen Wesens aber nur verstehen können, wenn wir sie auf einen grundsätzlichen Mangel dieser psychopathischen Konstitution zurückführen, der sich bei allen Hysterischen nachweisen läßt, mögen sie im Verlauf und in der Gestaltung ihrer Krankheit auch noch so weit voneinander abweichen. Dieser Mangel besteht in der Insuffizienz dem Leben gegenüber, in dem Unvermögen, es zu packen, seine Aufgaben zu bezwingen und sich selbst durchzusetzen. Die Kranken glauben nicht an sich und ihre Kraft, aber sie begnügen sich auch nicht mit der Angst vor dem Leben, die sie mit so vielen anderen Nervösen gemein haben, sondern suchen die eigene Impotenz durch eigenartige spezifisch hysterische Mittel auszugleichen. Die Lebensziele, denen sie zustreben, sind die gewöhnlichen aller Menschen: Anerkennung, Ruhm, Liebe, Mitleid, zum mindesten aber Beachtung durch andere — das ist es, was sie nach außen erstreben; nach innen aber suchen sie die eigene Impotenz, die Schwächlichkeit ihres Wollens und Fühlens möglichst auch sich selbst zu verbergen. Darum das Krampfhafte ihres Gebarens und darum auch die immer erneuten Anläufe, in sich selber Befriedigung zu finden. Es liegt etwas Perverses in diesen Versuchen, aber dieses Perverse entsteht lediglich dadurch, daß die Kranken auf die gewöhnlichen Reize des Lebens nicht ansprechen und sich normale Erfolge nicht zutrauen. Wohl aus diesem Grunde ist die hysterische Konstitution bei Frauen so häufig, während wir andere nervöse Typen bei Männern öfter beobachten. Zu der nervösen Schwäche, die fast allen Psychopathen gemein ist, tritt hier eine spezifisch-weibische Art, den Kampf mit dem Leben zu führen.

Auch das ist kein Zufall, daß sich hysterische Züge bei manchen Menschen nur in gewissen Phasen ihres Lebens, und daß sie sich im allgemeinen bei jungen Leuten häufiger finden als sonst. Gar nicht selten erschöpft sich der hysterische Wunsch, aus dem wirklichen in ein geträumtes oder gespieltes Leben zu flüchten, bei zunehmender Reife von selbst; er wird dann durch eine müde, psychopathische Resignation oder aber durch die Einstellung auf echte und erreichbare Ziele ersetzt.

Betrachtet man alle hysterischen Syndrome, so vielgestaltig sie auch sind und so proteusartig sie einander selbst im Einzelfall ablösen können, unter den hier angedeuteten Gesichtspunkten, so werden sie unserem Verständnis um vieles näher gebracht. Am populärsten ist ja wohl von jeher die hypochondrische Tendenz mancher hysterischer Persönlichkeiten gewesen und ihre Neigung, Krankheitsvorstellungen in Krankheitserscheinungen umzusetzen. Auch hinter dieser Tendenz steckt die Grundabsicht, etwas zu erleben, für sich und andere etwas zu bedeuten, und diese Absicht richtet sich nur deshalb so häufig auf die eigene Gesundheit, weil hier eine jedem gebotene Möglichkeit liegt, andere zur Teilnahme zu zwingen. Die meisten Gesunden werden für diesen Zusammenhang in der Erinnerung an ihre eigene Kindheit ein gewisses unmittelbares Verständnis besitzen.

Das Hypochondrische kann aber auch ganz fehlen oder — was am häufigsten ist — sich mit anderen Äußerungen des hysterischen Charakters verbinden.

Diese Äußerungen brauchen, wie gewissen populären Auffassungen gegenüber hervorgehoben werden muß, nicht immer unsozial und unmoralisch zu sein. Gewiß sind sowohl Herostrat wie Salome typische Vertreter des hysterischen Charakters, und die Reihe ließe sich leicht verlängern. Der Eindruck, daß diese Formen überwiegen, entsteht zum Teil dadurch, daß sich hysterische Persönlichkeiten zu allen Zeiten neuen politischen, religiösen, literarischen und künstlerischen Bewegungen angeschlossen, sie durch Übertreibungen in Mißkredit gebracht und von sich selbst viel reden gemacht haben. Aber häufiger sind unzweifelhaft jene harmlosen und liebenswürdigen Typen, die mit ihrer Hysterie eigentlich niemandem wehe tun und die mit allem Gehabe um ein-gebildete kleine Leiden höchstens sich selbst schädigen. Zu dieser Gruppe gehören auch diejenigen, deren krankhafter Eigensinn sich vornehmlich in einem übertriebenen Pflichtgefühl und in nicht zu bändigender Arbeitswut äußert, sowie jene Mütter, die überhaupt weniger für sich als für ihre Kinder hysterisch zu sein scheinen. In solchen Fällen kommen von den unten zu schildernden Charakterzügen nur einige zur Entwicklung und auch diese erreichen nicht den Grad einer schweren psychischen Entartung.

Entstehung. Ja angesichts mancher Fälle könnte man sagen, daß bei genügender Verdünnung, bei zweckmäßiger Mischung mit anderen Eigenschaften und bei richtiger Ausnützung durch die Umgebung ein Schuß Hysterie die soziale Brauchbarkeit sogar zu steigern vermag. Vorgesetzte, die das dauernde Bedürfnis nach Auszeichnung, Dank und Anerkennung geschickt verwerten (und zugleich im Zaum halten), können leicht Hysterische nicht bloß zu sehr großen

Arbeitsleistungen bringen, sondern auch verhindern, daß sich ihre Anlage in unsozialen Äußerungen Luft macht.

Bei anderen Typen lenkt eine starke Begabung den krankhaften Ehrgeiz und damit die ganze Hysterie von selbst in ein verständiges Fahrwasser. Ich kenne einen heute beinahe weltbekannten Gelehrten, dessen früher unzweideutig hervortretende hysterische Anlage inzwischen durch wissenschaftliche Erfolge gesättigt zu sein scheint — trivial könnte man sagen: er hat es nicht mehr nötig, hysterisch zu sein. Bei anderen produktiv tätigen Personen (Künstlern usw.) treten krankhafte Züge nur in Zeiten hervor, in denen ihre Arbeit aus irgendwelchen Gründen brach liegt. Viele Damen würden hysterisch sein, wenn sie nicht in einer großen Kinderstube wirkliche Befriedigung oder in der Kranken- und Armenpflege wenigstens eine Tätigkeit gefunden hätten, die ihrem Bedürfnis nach Anerkennung und Dankbarkeit gerecht wird. Auch daß sich manche nervöse Frauen während der Gravidität besser befinden als sonst, gehört hierher: die vermehrte Teilnahme der Angehörigen erfüllt ihren Wunsch nach Beachtung; deshalb verschwinden die Beschwerden, um sofort wiederzukommen, wenn diese Fürsorge hinter ihren Erwartungen zurückbleibt.

Viel gestritten worden ist über die Frage, ob ein hysterischer Charakter immer angeboren ist oder auch im Leben erworben werden kann. Man sieht nicht ganz selten seelisch zarte und körperlich schwächliche junge Mädchen, bei denen sich hysterische Charakterzüge offensichtlich deshalb entwickelt haben, weil sie in der etwas lauten Umgebung von nervös sehr gesunden, oberflächlich fröhlichen und praktisch tätigen Menschen groß geworden, für ihre eigene empfindsame und stille Art niemals Verständnis gefunden haben. Bei ihnen ist dann das Bedürfnis „verstanden zu werden" die Form, in die sich die Sucht nach Beachtung kleidet. Häufiger sind aber die Fälle, in denen im Gegenteil eine allzu ängstliche, verzärtelnde Erziehung hysterische Eigenschaften herangezüchtet hat. Nun ist bei der ersten Gruppe die angeborene nervöse Konstitution ja überhaupt nicht zweifelhaft; bei der zweiten aber könnte man in dem unvernünftigen Verhalten der Eltern auch den Ausdruck einer psychopathischen Anlage sehen, die vererbt und bei den Kindern als Hysterie manifest wird. Sicher ist, daß nervös sehr rüstige Menschen die Wirkungen einer solchen Erziehung später häufig wieder abschütteln. Mehr beweisen die Menschen, die in hysterischen Symptomen offensichtlich nach einem Ersatz für ein äußerlich unbefriedigendes Leben suchen; genannt seien: gebildete „Fräuleins", Gouvernanten, alte Jungfern usw. Ähnlich wirkt wohl bei der häufigen Hysterie der Prostituierten, neben der angeborenen Minderwertigkeit und dem Alkoholmißbrauch, die trost- und hoffnungslose Lage mit, die einen Teil dieser Frauen ein Surrogat für ihr Glückbedürfnis in der Krankheit suchen läßt.

Aus dem bisher Gesagten wird verständlich, daß ein hysterischer Charakter auch nach ganz bestimmten seelischen Anlässen, wie Enttäuschungen in der Ehe oder im Beruf, nach dem Verlust des einzigen Kindes u. dgl., manifest werden kann. Noch häufiger wirken in demselben Sinne schwere innere Konflikte — gleichviel ob der Anlaß dazu uns anderen erheblich genug erscheint oder nicht —, und insbesondere der Druck eines schlechten Gewissens kann in dieser Hinsicht disponierten Personen gefährlich werden. Zuweilen vollzieht sich die so bedingte seelische Umstimmung dann so schnell, daß man von einer „Flucht in die Krankheit" gesprochen hat.

Verhältnismäßig oft entsteht sodann ein hysterischer Charakter — gewissermaßen unter unseren Augen — während einer langdauernden körperlichen Krankheit. Es ist kein Zweifel, daß hysterische Züge bei Epileptikern und mul-

tiplen Sklerosen häufiger sind als bei anderen Personen. Die in der Krankheit
gegebene Veranlassung, sich mit dem eigenen Gesundheitszustand zu beschäftigen, und zugleich wieder der Mangel einer normalen Befriedigung des Lebensbedürfnisses führen hier wie unter manchen ähnlichen Verhältnissen — Siech-
tum nach Verletzungen usw. — zu einer tiefgreifenden psychischen Veränderung,
die ausnahmsweise bekanntlich auch bei jungen Menschen beobachtet wird,
die ihres schwächlichen Körpers wegen als „Sorgenkinder" groß geworden
sind. Aus diesem Grunde werden ja auch bei der konstitutionellen Nervosität nicht bloß psychogene Symptome, sondern auch echt hysterische
Charakterveränderungen mit einer gewissen Gesetzmäßigkeit beobachtet.
Aber auch viele Unfallpatienten und Kriegsteilnehmer gehören hierher,
bei denen sich die Verzweiflung über das erlittene Unglück, die Erinnerung
an die Feldzugserlebnisse, die Furcht vor der Arbeit oder vor der Rückkehr
zur Front, der Kampf um die Rente und endlich häufig die allzu sorgfältige
und zärtliche Pflege durch Familienangehörige und Schwestern in ihrer Wirkung
addieren. Der Patient lebt dann schließlich nur noch für seine Beschwerden,
denen bald neue folgen, und gilt er erst lange für krank, so läßt der Egoismus,
der sich bei den meisten chronisch kranken Menschen entwickelt, die Hysterie
vollends ausreifen.

Symptome. Dieser Egoismus, freilich in einer ganz spezifischen Färbung,
ist einer der wichtigsten Grundzüge des hysterischen Charakters — wie
er ja an sich eine der durchgehendsten Eigentümlichkeiten der menschlichen
Psyche überhaupt darstellt. Wir werden das bei der folgenden Erörterung
ganz allgemein im Auge behalten müssen. Nahezu von jedem Symptom, von
dem die Rede sein muß, wird man sagen können, es käme bei Gesunden auch
vor, oder es fände sich sogar bei allen Gesunden. Der hysterische Charakter
ist nur eine Spielart der menschlichen Psyche und seine Symptome weichen von
der Norm nur durch die Stärke ihrer Ausbildung oder durch die psychologische
Umgebung ab, in der sie stehen. Erst dadurch erhalten sie ihre spezifische
Färbung.

Gewiß sind alle Menschen Egoisten. Aber sie verfolgen ihre egoistischen
Ziele mit anderen Mitteln. Man kann auch sagen, daß sie ihre Ziele weiter
stecken und weniger unmittelbare als dauernde Erfolge erstreben. Aber der
Hauptunterschied ist doch der, daß sie zur Erreichung normaler Ziele besser
ausgerüstet sind als der Hysterische. Die folgende Darstellung soll das deutlicher machen.

Sicher ist, daß nahezu alles, was hysterische Kranke tun, deshalb geschieht,
um Mitleid, Anerkennung oder wenigstens Beachtung zu erzwingen. Immer
wieder wollen sie gelobt, ausgezeichnet, bevorzugt oder aber wenigstens
getadelt, angeleitet, behandelt — vor allem aber lieb gehabt und verhätschelt werden. So entsteht die bekannte Neigung vieler Kinder, den
Kranken zu spielen und sich pflegen und bedauern, die Eltern aber sich
ängstigen zu lassen. In leichten Fällen, in denen diese Tendenz mit oder ohne
ärztliche Hilfe ausheilt, geben intelligente Erwachsene diese Dinge später
ohne weiteres zu. „Mein Bruder war immerfort krank, und man sorgte sich um
ihn, da wollte ich doch auch einmal beachtet werden", sagte mir eine frühere
Patientin, und eine Dame, deren sehr viel jüngere Schwester jetzt hysterisch
war, wie sie früher, meinte: „Vater und Mutter sind beide so leidend, daß uns
Kindern gar nichts anderes übrig blieb, als gelegentlich auch zu klagen; sonst
wäre von uns überhaupt nie die Rede gewesen". — Diese Fälle sind, wie gesagt,
häufig harmlos und geben — bei verständiger Leitung — auch eine gute Prognose;
bei anderen aber paart sich der Egoismus von vorn herein mit mehr oder minder
brutaler Rücksichtslosigkeit. Wer diese Kranken und ihre Interessen nicht

berücksichtigt, wird augenblicklich ihr Feind. Selbst die oft bis zur Affen-
liebe gesteigerte Zuneigung zu den eigenen Kindern verkehrt sich in ihr Gegenteil, wenn diese Kinder gegen die Wünsche der Mutter handeln und sich z. B.
auch nur gegen deren Willen verheiraten. Kaum irgendwelchen Geisteskranken
ist das Verständnis für die Rechte der anderen so ganz verschlossen wie solchen
Hysterischen. Ihre Suggestibilität erlaubt ihnen leichter als Gesunden, sich
anzupassen, auf die Ideen und Interessen anderer Menschen einzugehen; aber
sobald ihre eigenen Wünsche ernstlich dadurch berührt werden, erlischt dieses
Interesse, und nun zeigt sich, wie wenig tief es überhaupt in ihrem Bewußtsein
gewurzelt hatte. Ja, zumeist wird dann deutlich, daß die bisherige Liebenswürdigkeit, die scheinbar rein altruistische Neigung, anderen Aufmerksamkeiten zu
erweisen, sie zu beschenken, an ihren Freuden und Leiden teilzunehmen, nichts
war als Egoismus, der sich in das Leben dieser Menschen mehr oder minder
gewaltsam eindrängen und sie zur Dankbarkeit und Anhänglichkeit zwingen
wollte.

So wenig harmlos diese schweren Fälle auch sind, so stehen sie dem gesunden
Bewußtsein doch noch sehr nahe und spiegeln bekannte Eigentümlichkeiten
der normalen Psyche gewissermaßen im Vergrößerungsglas wieder. Eine Be-
trachtung, die von ihnen ausgeht, wird die Grundzüge der eben besprochenen
Charaktereigenschaften jedoch auch in den schwersten und psychologisch
zunächst scheinbar unbegreiflichen Fällen wiedererkennen. So wenn frigide
Frauen schamlose Verhältnisse anknüpfen und gut situierte stehlen, nur um den
Kitzel des Unerlaubten auszukosten, oder wenn hochgestellte Damen anonyme
Briefe schreiben, um das tägliche Einerlei durch einen Skandal zu unterbrechen.
Andere Patienten begnügen sich damit, jede Sensation, jedes Unglück, jeden
Klatsch aufzusuchen, zu spionieren und zu intrigieren, die Umgebung durch
hingeworfene Bemerkungen zu verhetzen, Freundschaften oder Ehen zu stören,
sei es aus Freude am Zwist, sei es in der Hoffnung, als einziger Gegenstand der
allseitigen Liebe übrig zu bleiben.

Meine Frau, schreibt mir ein Gatte, gibt für alle möglichen Zwecke — wohltätige und
andere — Geld mit vollen Händen aus und doch zankt sie sich um jeden Groschen; am
Geld liegt ihr nichts, aber am Zank. Von derselben Dame heißt es, für Dankbarkeit hat sie
keinen Sinn, ja, wer sie durch Freundlichkeiten und Wohltaten verpflichtet, den haßt sie.
Von ihr muß man etwas wollen, von ihr Gefälligkeiten verlangen, wenn man sie gewinnen
will; dann scheut sie keine Mühe, weil sie so die Rolle spielt, die sie zum Leben gebraucht.

Aus dem gleichen Grunde drängen sich Hysterische mit einer gewissen
Gesetzmäßigkeit zur Krankenpflege, um hier Anerkennung, Dankbarkeit
und Liebe zu ernten. Die meisten erlahmen bald in ihrem Eifer, und manche
finden ihr Bedürfnis schon durch die Schwesterntracht befriedigt; aber einige
halten auch lange Zeit treu aus, bis sie auf „Undankbarkeit" oder auf Bevorzugung einer anderen Schwester durch den Arzt zu stoßen vermeinen. — Derselbe Zug gibt der Frömmigkeit mancher Patienten ein charakteristisches
Gepräge; sie sprechen mit besonderer Betonung von „ihrem" Heiland, „ihrem"
Erlöser, und in den ganz groben Fällen kommt ihre persönliche Beziehung zu
Christus, die sie aus der groben Masse der Gläubigen heraushebt, darin zum
Ausdruck, daß sie begnadet werden, die Leiden am Kreuz noch einmal zu erleben. Sie bringen sich Verletzungen an Händen und Füßen bei oder spüren
wenigstens die Nägel usw. („Stigmatisierte").

Sehr deutlich wird der hysterische Charakter gewöhnlich, wenn die Kranken
in die Anstalt gelangen. Fast sofort verändern sich der Ton und das Leben auf
der Abteilung — nur dauert es gewöhnlich eine Zeitlang, bis die übrigen (gesunden und kranken) Personen die geheime Quelle aller Mißhelligkeiten entdecken. Überschwängliche Freundschaften werden geschlossen, die bald in

bittere Feindschaft übergehen; die Schwester wird mit Dankbarkeitsbezeugungen, kleinen Aufmerksamkeiten und großen Versprechungen überschüttet, der Arzt wird verehrt, angebetet, angedichtet, seine Photographie auf den Nachttisch gestellt — bis er eines Tages die Beschwerden der Kranken nicht ernst genug nimmt, eine Besserung feststellt oder mit anderen Patienten längere Zeit spricht als mit ihr; dann wird er ebenso glühend gehaßt, verdächtigt, beschimpft. Das Verhältnis zu ihm ist stets persönlich gefärbt, gewöhnliche ärztliche Beziehungen, wie sie für die anderen bestehen, genügen für die Kranke nicht, und wenn sich eine Intimität gar nicht erreichen läßt, so wird sie wenigstens den Mitpatienten und dem Personal vorzutäuschen versucht. Ärztliche Anordnungen werden nicht ihrer selbst wegen, sondern gewissermaßen um dem Arzt eine Freude zu machen, solange befolgt, bis sich die persönlichen Beziehungen zu ihm irgendwie ändern. Dann stellt sich heraus, daß derselbe Patient, der sich eben noch mit Feuereifer auf eine Kur gestürzt hat, nicht bloß von dieser Behandlungsart, sondern auch von seiner Krankheit recht wenig hält; die Krankheit bzw. das gerade geklagte Symptom waren eben nur eine Episode, die er selbst oft viel weniger ernst nimmt als seine Umgebung.

Nach allem bisher Gesagten ist es leicht verständlich, daß sich zwei hysterische Patienten auf einer Krankenabteilung fast immer von der ersten Minute an nicht vertragen. Sie haben gewissermaßen einen Instinkt für ihresgleichen und wittern sofort den Nebenbuhler. Während zwei leicht manische Kranke regelmäßig zu allerhand Unfug zusammenhalten und katatonische sich ignorieren, suchen sich zwei Hysterische auf jede Weise zu schädigen, anzuschwärzen usw. Hauptsächlich deshalb sind hysterische Pflegepersonen auf Nervenstationen völlig unmöglich; zum mindesten gegen andere Hysteriker können sie nicht gerecht und objektiv sein.

Übrigens wäre es ein Irrtum zu glauben, die Ungleichmäßigkeiten im Verhalten der Patienten dem Arzt gegenüber ließen sich stets aus erotischen Absichten erklären. Männer benehmen sich gar nicht selten genau so wie Frauen. Immerhin sind sexuelle Annäherungsversuche oder Verdächtigungen doch häufig. Für manche weibliche Patienten ist besonders charakteristisch eine zur Schau getragene, geziert prüde Schamhaftigkeit bei der körperlichen Untersuchung z. B., die einen erotischen Hintergrund nur sehr schlecht verhüllt.

Alles dies erklärt sich, ohne daß man die Sexualität der Hysterischen, die ihnen ja den Namen gegeben hat, allzu hoch veranschlagen müßte. Über diese sind bekanntlich ganze Bücher geschrieben worden. Dabei läßt sich die Wahrheit sehr kurz sagen. Die Wahrheit ist, daß die Sexualität im Leben aller Menschen eine so große Rolle spielt, daß es wunderbar wäre, wenn gerade die Hysterischen eine Ausnahme bildeten. Alles andere ergibt sich eigentlich von selbst. Daß der Mangel an sexueller Befriedigung — durchaus nicht immer im groben, körperlichen Sinn — und daß unerfüllte Hoffnungen auf ein Familienleben und auf die soziale Stellung der verheirateten Frau besonders geeignet sind, eine Lücke im Gefühlsleben des Weibes entstehen zu lassen, die es bei hysterischer Veranlagung mit krankhaften Erlebnissen ausfüllt, ist nur natürlich; und ebenso, daß der allgemeine Wunsch, überhaupt etwas oder gar etwas Besonderes zu erleben, bei jungen Menschen in erster Linie die immer bereiten erotischen Vorstellungen in Betrieb setzt. Dazu kommt, daß sich das Streben nach Beachtung, auch wenn es krankhaft gesteigert ist, doch immer nur in die durch unsere gesellschaftlichen Einrichtungen gegebenen Formen kleiden kann, und daß Frauen nun einmal auch sonst am häufigsten durch Koketterie Beachtung erzwingen. Aber gerade bei Hysterischen läßt sich zeigen, daß sich die Koketterie durchaus nicht notwendig an das andere Geschlecht wenden muß; männliche und weibliche Patienten kokettieren und poussieren auch da, wo erotische Beziehungen ausgeschlossen sind. Da sie aber wie alles auch dies, die Koketterie nicht bloß, sondern unter Umständen auch die Verliebtheit übertreiben, so ist es kein Wunder, daß man sie von jeher für besonders erotisch gehalten hat. In der Tat merken wir bei hysterischen Frauen und Mädchen mehr von ihrer Sexualität; ob diese die Gedanken gesunder Menschen aber so sehr viel weniger beschäftigt, bleibt doch recht fraglich. Zweifellos sind viele Hysterika frigide.

Die Erklärung der bisher besprochenen Charakterzüge muß natürlich in der Störung des Gefühlslebens gesucht werden, mit der die erhöhte Suggestibilität eng zusammenhängt. Kraepelin will das Wesen der Hysterie geradezu in der Leichtigkeit und Schnelligkeit erblicken, mit der Gemütsbewegungen bei diesen Kranken nicht nur das gesamte Seelenleben beeinflussen, sondern auch mannigfache körperliche Begleiterscheinungen herbeiführen. Auch diese Definition reicht unseres Erachtens allein nicht aus, aber sie weist treffend auf einen wesentlichen Grundzug des Leidens hin. Die Affekte bei der Hysterie sind labil, werden leicht — oft ohne erkennbaren Anlaß — ausgelöst und schwellen häufig fast explosionsartig zu sehr großer Stärke an. Darauf beruht das Sprunghafte, Unausgeglichene und Unvermittelte im Leben dieser Kranken, die sich von dem Ideal eines seelischen Gleichmaßes so weit wie nur irgend möglich entfernen. Alles wird übertrieben, Arbeit sowohl wie Vergnügen, Zuneigung und Haß, Schmerz und Lust, Trauer und Freude, Begeisterung und Ekel, Angst und Zorn; und jeder Affekt wie jede Stimmung können ebenso plötzlich aufhören oder in ihr Gegenteil umschlagen, wie sie gekommen waren. Oft entfaltet ein Kranker in irgendeiner Sache eine übergroße Energie, die sogar andere mit fortreißt, aber dann erfolgt ein ganz überraschender Zusammenbruch, nach dem er jede Willenskraft eingebüßt zu haben scheint — wie wenn ein überspannter Bogen zerbrochen wäre. Auch daß die Beziehungen zu anderen Menschen so häufig jäh aufhören, findet hier seine Ursache. Ein geringfügiger Anlaß läßt die Kranken alles, was für einen Menschen spricht, sofort vergessen und nur mehr an das Negative denken. Dabei sind diese Anlässe gewöhnlich an sich echt hysterisch; ein sehr häufiger Grund, die Beziehungen zu einem Arzt oder zu einer Freundin plötzlich aufzugeben, ist z. B. der, daß sich der andere Teil erlaubt hat, den Kranken auf einer Unwahrhaftigkeit zu ertappen oder ihn auch nur schwach, heftig oder etwa im Anfall zu sehen — das kann ihm nicht verziehen werden, und so wird er ignoriert oder gar verfolgt.

Zugleich sind die Gefühle immer auch qualitativ verändert. Unlustgefühle sind fast durchweg leichter ansprechbar als bei anderen Menschen, und zum Teil deshalb retten sich so viele Kranke in eine heiter glückliche Phantasiewelt, in der sie sich alle Wünsche — nach Anerkennung, Liebe usw. — erfüllen und deretwegen sie sich von der Wirklichkeit bis weit über die Grenzen des sozial noch Möglichen hinaus absperren (Autismus, Bleuler). Andererseits kosten aber Hysterische häufig auch Situationen und Stimmungen aus, die anderen Menschen nur peinlich und quälend sein würden. Auch darin bestehen Übergänge zum Gesunden. Otto Ludwig sagt einmal: ,,Die Frau wird mit dem Leben fertig, indem sie den Schmerz genießt". Als Krankheitssymptom — früher hat man es ,,Leidseligkeit" genannt — kann diese Eigentümlichkeit recht wechselnde Gestalten annehmen: nicht bloß das Ausmalen und Auskosten vorgestellter Unglücksfälle gehören hierher, sondern ebenso die Selbstquälereien, mit denen die Kranken sich, ihre Anlagen und Leistungen wie ihre Stellung in der Welt, immer wieder zerpflücken und herabsetzen — zum Teil, um den Widerspruch der Umgebung herauszufordern, zugleich aber auch, um diese zerrissene Stimmung zu ,,genießen". Oft gelingt es überraschend leicht, sie abzulenken und ,,auf andere Gedanken zu bringen", aber in manchen schweren und prognostisch besonders ungünstigen Fällen entgleitet ihnen auch das

Spiel, und das, was ursprünglich halb willkürlich eingeleitet wurde, das Jammern, Klagen, Schreien, Weinen, wird schließlich zu einem Krampf, den weder die Kranken noch der Arzt lösen können. Diese Fälle, von denen jede größere Irrenanstalt mindestens einen enthält, sind in ihrer äußeren Gestalt wie in der sozialen Wirkung nur schweren katatonen Erregungen zu vergleichen und werden auch in der Tat zuweilen mit ihnen verwechselt; wer jedoch ihre Entstehung verfolgt hat, wird in ihren Anfängen immer die spezifisch hysterischen Charakterzüge auffinden. Sie beginnen häufig mit hypochondrischen Beschwerden, schließen sich aber zuweilen auch an ein wirkliches Unglück, wie den Verlust eines Kindes, an, das dann das ganze weitere Leben beherrscht. Die Kranken quälen und zerfleischen sich innerlich, um vor sich und anderen nur ja nicht als zu lau in ihrem Schmerz zu erscheinen, bis sich schließlich Sinnestäuschungen — der Verstorbene erscheint der Kranken und spricht mit ihr —, Verwirrtheitszustände und Anfälle einstellen. Zuweilen wird in solchen Fällen eine plötzliche Besserung dadurch erzielt, daß neue dringende Anforderungen in das Leben der Kranken treten, ein anderes Kind krank wird usw.

Noch gewaltsamer und unberechenbarer als die Affekte selbst sind ihre Ausdrucksformen, und zwar sowohl die Ausdrucksbewegungen wie die unwillkürlichen körperlichen Reaktionen. Bei Besprechung der pathologischen Suggestibilität wurde gesagt, daß wir ähnlich übertriebene mimische Gesten nur noch auf der Bühne bei der Darstellung von ungewöhnlich starken Affekten zu sehen bekämen. Der Zusammenhang ist kein zufälliger; denn die Hysterischen spielen recht häufig Theater. Gewiß erreichen die Affekte bei ihnen hohe Grade und ziehen abnorme körperliche Folgen nach sich — viele hysterische Anfälle entstehen ja so —, aber oft werden sie auch bloß zur Schau getragen und wenigstens im Beginn willkürlich erzeugt, um erst allmählich in eine wirkliche schwere Erregung überzugehen. Hierher gehört z. B. der Eigensinn, der jede Zahnbehandlung, ja schon das Einführen des Spatels in den Mund, erst recht aber die Überführung in ein Krankenhaus zur Tragödie, zur Szene machen kann.

Ganz allgemein erwecken die Gefühlsäußerungen der Kranken den Eindruck des Gemachten und Unechten. Selbst wenn sie ausgelassen lustig sind, wird den anderen nicht wohl dabei. Es scheint nicht von innen, nicht aus dem Herzen zu kommen; auch solche Stimmungen enthalten etwas Unnatürliches, krampfhaft Gezwungenes und offenbaren damit die Insuffizienz der Patienten dem wirklichen Leben gegenüber, die hinter all ihren übertriebenen Ansprüchen an ein eingebildetes Leben steht. Wo wir den schweren und sozial bedenklichen hysterischen Charakteren auf den Grund gehen, stoßen wir immer auf diese Impotenz, auf die Unfähigkeit tief zu fühlen und sich dabei selbst zu vergessen. Man denkt unwillkürlich an Goethes Erklärung der „problematischen Naturen, die keiner Lage gewachsen sind, in der sie sich befinden und denen keine genug tut".

Diese Störung, die man sowohl eine Störung des Gemütslebens wie des Willens nennen kann, ist es, die besonders die schon erwähnte große Gruppe der harmlosen „leichten" Fälle von Hysterie ziemlich erschöpfend charakterisiert. Diese Patienten machen stets erneute Anläufe, das Leben zu bezwingen oder wenigstens zu ertragen, um, wenn sie nicht rechtzeitig unter eine verständige Leitung kommen, nach kurzer Zeit immer wieder über kleine Empfindeleien, Enttäuschungen, geringfügige körperliche Beschwerden usw. zu stolpern und nun in Grübeleien, Selbstquälereien und hypochondrische Auffassungen zu versinken. Dieselbe Insuffizienz liegt aber auch den sozial bedenklichen Neigungen so vieler Hysterischer zugrunde; sie treibt sie dem Alkohol und dem Morphium in die Arme; sie läßt Frauen, die in glücklichster Ehe leben könnten, davonlaufen und zugrunde gehen, und sie veranlaßt andere, der jämmerlichen Wirklichkeit durch die Phantasie zu Hilfe zu kommen. Die Lebensschicksale werden dramatischer gestaltet, der eigenen Person Vorzüge angedichtet oder auch Laster, Heldentaten oder Schändlichkeiten, was gerade geeignet erscheint, die Kranke interessanter zu machen. Die Neigung zum Übertreiben, Übertrumpfen, Prahlen, die ja allen schwächlichen Naturen gemeinsam ist, wird hier durch die krankhaft gesteigerte Einbildungskraft unterstützt, die die Patienten an ihre eigenen Erfindungen wenigstens im Moment der Erzählungen selbst glauben läßt. Sie stehen darin der kindlichen Psyche nahe; auf einer gewissen frühen Altersstufe unterscheidet auch der normale Mensch noch nicht scharf zwischen dem, was er erlebt, und dem, was er gehört, gelesen oder gedacht hat. Das Realitätsbewußtsein muß erst erworben und in gewissem Sinne anerzogen werden. Deshalb ist auch das oben schon erwähnte „Wachträumen", das Sichverlieren in Phantasievorstellungen bei Kindern normal und wird erst pathologisch, wenn dieser „Autismus" zu wirklicher Bewußtseinstrübung mit falscher Beurteilung der Umgebung führt oder das Denken noch jenseits der Pubertät in störendem Grade beherrscht.

Die Formen, in denen sich die krankhafte Einbildungskraft nicht bloß nach innen, sondern auch nach außen zeigt, hängen nicht bloß von der Stärke der Grundstörung, sondern auch von der Intelligenz, Erziehung und Bildung ab. In feiner gearteten Fällen scheint nur die allgemein menschliche Schwäche, zum Vorteil der eigenen Persönlichkeit etwas zu „flunkern", zu stark ausgeprägt zu sein — häufig nur mit der besonderen Färbung, daß die Kranken für diesen Zweck Dinge für geeignet halten, an die der Gesunde kaum denken würde. So gefiel sich eine meiner Patientinnen in der von ihr selbst geglaubten, aber erweislich falschen Erzählung, ihr Vater habe sie wie einen Jungen erzogen und bis zum 14. Jahre in Hosen herumlaufen lassen. Auch ein Teil der Leute — ein anderer ist hypomanisch —, die immer überlastet sein wollen, bedeutungsvolle Arbeiten vorhaben, wichtige geheime Nachrichten kennen, auf ihren Reisen stets Besonderes erleben, gehört hierher.

Bei stärkerer Ausprägung führt diese Störung zu jenem besonders hohlen Typus der hysterischen Veranlagung, den Delbrück als Pseudologia phantastica abgegrenzt hat.

Die Kranken brauchen darum — wenn sie nur intelligent sind — noch keine Münchhausiaden zu erzählen. Eine Dame, die leidlich zeichnet, behauptet, früher Ölbilder gemalt und für hohes Honorar verkauft zu haben; da sie aber von ihrer Kunst nicht befriedigt gewesen sei, habe sie sie ganz aufgegeben. Eine andere will als Backfisch für eine bekannte Bühnenfigur dem Dichter Modell gestanden haben, und eine dritte macht aus ihrer Geige eine „echte Amati" und aus ihrem Vater, einem lebenden Lehrer, einen verstorbenen Pastor. Überhaupt ist der Tod naher Angehöriger sehr beliebt. Eine Lehrerin hatte nacheinander beiden Eltern und vier Geschwistern, die alle lebten, überschwengliche Nachrufe in die Zeitung gesetzt. Als sie damit fertig war und alles Beileid an diesem Massenunglück entgegengenommen hatte, fing sie an, neue Verwandte zu erfinden und sterben zu lassen, und dadurch wurde sie schließlich entlarvt. — Während sich diese Erfindungen zumeist noch im Bereich des Möglichen halten, sind die Erzählungen dummer Menschen häufig ohne weiteres als hysterisch zu erkennen. So hatte eine meiner Patientinnen ihr ganzes Repertoire von fürstlicher Abstammung, Räuberbanden, Vergewaltigung, Verschleppung in einen Harem usw. einem Hintertreppenroman entnommen.

Pseudologisten können sozial sehr bedenklich werden. Sie fingieren sexuelle und andere Attentate, verüben in der Welt herumreisend Hochstapeleien, verloben sich unter falschem Namen usw.

Eine meiner Patientinnen schrieb, als sich ihre jüngere Schwester vor ihr verlobte, einen anonymen Brief an den Bräutigam, in dem sie der Schwester frühere „Verhältnisse" u. dgl. vorwarf. Allgemein bekannt geworden ist der Fall eines Münchener Dienstmädchens, das seine Dienstherrin des Giftmordversuches (mit Salzsäure) so überzeugend beschuldigte, daß die Geschworenen auf Grund mehrerer ärztlicher Gutachten zur Verurteilung gelangten.

Andere (negative) Gedächtnisstörungen lassen sich auf das Interesse des Kranken zurückführen, bestimmte Erinnerungen aus seinem Bewußtsein zu beseitigen oder, wie man heute sagt, zu verdrängen. Dementsprechend spotten diese Erinnerungslücken, zu denen natürlich auch die der Pseudodemenz gehören, jeder Regel, wie wir sie für die organischen Amnesien kennen. Pseudologisten können während der abenteuerlichsten Irrfahrten durchaus geordnet erscheinen und hinterher gar keine Erinnerung besitzen, und andere Kranke wirken schwer verwirrt oder gar bewußtlos, wissen aber später von allen möglichen Einzelheiten, die sich während des Anfalls oder Delirs abgespielt haben; oder endlich es wird aus dem gleichen Vorgang die eine Erinnerung sorgfältig bewahrt, die andere verdrängt. Die Erinnerung an ganze Jahre wird ausgelöscht, aber ebenso können auch nur einzelne Persönlichkeiten aus dem Gedächtnis verschwinden oder, was häufiger ist, bestimmte Ereignisse, Handlungen, Äußerungen des Kranken usw. Es ist klar, wie das den Umgang mit diesen Kranken erschweren muß. Was sie den anderen gesagt oder getan haben, vergessen sie schnell, fühlen sie sich aber selbst — mit Recht oder mit Unrecht — irgendwie verletzt, so haftet diese Erinnerung durch Jahre hindurch. Auch das knüpft an normale Geschehnisse an, denn auf solchem doppelten Maß beruhen ja die meisten Streitigkeiten der Menschen überhaupt.

Sehr schwer lassen sich positive und negative Gedächtnisstörungen bei Hysterischen von bewußten Lügen unterscheiden. Schon Jolly hat gelehrt, „die Hysterie involviert eine geistige Störung, in welcher die Neigung zur Erfindung teils in Form des Hineindenkens in Geschichten und Zustände, die dann dem Erfinder selbst als Wirklichkeit imponieren, teils in Form bewußter Lüge eine hervorragende Rolle spielt". Damit ist durchaus zutreffend die Charakteranomalie gekennzeichnet worden, die neben dem Egoismus eine der auffallendsten ist: jeder schwere hysterische Charakter ist durch und durch unwahr, und diese Unwahrhaftigkeit wurzelt gerade deshalb im innersten Wesen des Kranken, weil sie sich nicht bloß in bewußten Lügen, sondern auch in der eigenartigen Suggestibilität des Gedächtnisses äußert. In manchen Fällen ist es ganz unmöglich zu sagen, wo die Erinnerungsfälschung aufhört und die Lüge, die bewußte Täuschung, anfängt. Diese Kranken kennen sich selbst nicht, sie sind heute jemand ganz anders als gestern und besitzen eben deshalb keine einheitliche Persönlichkeit, weil sie aus einer Rolle in die andere gleiten, eine Maske nach der anderen vornehmen. Das schließt nicht aus, daß die Rolle, die sie gerade spielen, auch einmal einen übertriebenen Wahrheitsfanatismus erfordert. Auch diese Wahrheitsliebe, so streng sie in übrigens seltenen Fällen durchgeführt wird, ist unecht und angenommen, genau wie der religiöse Fanatismus und die soziale Hilfsbereitschaft, die andere Kranke so aufdringlich an den Tag legen. Nicht immer richtet sich die Absicht des Imponierens dabei nach außen, zuweilen genügen sich die Kranken selbst als Zuschauer ihres Gebarens und finden volle Befriedigung, wenn es den Erwartungen ihrer Phantasie entspricht. Ist das nicht mehr der Fall, so wird die Rolle gewechselt.

Typen. Die Mittel, deren sich die Kranken zur Durchführung ihrer sich selbst natürlich meistens nicht eingestandenen Absichten bedienen, hängen, wie gesagt, weniger von der Schwere der Charakterveränderung als von der Intelligenz und Erziehung und insbesondere vom Geschmack und Takt ab. Häufig finden wir die Hysterie bei dummen oder gar schwachsinnigen Personen, und das liegt zum guten Teil daran, daß kluge Menschen mit hysterischen Anwandlungen — mit oder ohne Anleitung — auf dem Umwege über den Verstand schon in der Kindheit fertig zu werden pflegen: sie merken, wie hohl und töricht die meisten Ziele und wie unzweckmäßig die hysterischen Mittel sind, um das eine regelmäßige Hauptziel, Mitleid, Liebe und Achtung der anderen zu erreichen. Erfolgt diese Korrektur aber nicht, so ist die hysterische Anlage eben von Haus aus sehr schwer, und deshalb ist es kein Zufall, daß die sozial bedenklichsten Fälle Persönlichkeiten betreffen, die zwar durch die Subjektivität ihres Urteils, durch die Ansprechbarkeit ihrer Phantasie und durch eine gewisse Oberflächlichkeit des Denkens zu ernster Geistesarbeit untauglich sind, die dafür aber alles, was sie im Augenblick interessiert, schnell auffassen, behalten und begreifen, über eine vorzügliche Dialektik verfügen und auf vielen, namentlich künstlerischen, Gebieten begabt sind. Solche Naturen sind deshalb so gefährlich, weil ihre Krankheit von den Laien fast niemals rechtzeitig erkannt wird. Hierher gehören die hysterischen Frauen, die auf ihrem Lebenswege eine ganze Reihe von zugrunde gerichteten Männern zurücklassen, die sie der Befriedigung ihres perversen Lebensbedürfnisses opfern. Was normale Menschen fürchten und vermeiden, wie häusliche Szenen, den Selbstmord eines anderen, den Zweikampf von zwei nahestehenden Personen oder den wirtschaftlichen und gesellschaftlichen Zusammenbruch des Ehemannes, kann hier mit einem wollüstigen Kitzel, wenn nicht erstrebt, so doch genossen werden. Dabei wird an der Leichtigkeit, mit der die Kranken selbst aus solchen Situationen hervorgehen und alles Unglück, alle Schande und alle Schuld von sich abstreifen, als wenn nichts gewesen wäre, wieder deutlich, wie wenig tief sie eigentlich fühlen, und wie sie eben dadurch veranlaßt werden, abnorme Reize aufzusuchen. Nach außen aber wird ihr Leben dadurch ermöglicht, daß ihnen ihre Einbildungskraft erlaubt, die vorgestellte Rolle vollkommen lebenswahr durchzuführen. Wenn kluge, ruhige und erfahrene Männer immer wieder hysterischen Frauen zum Opfer fallen, und wenn gewiegte Geschäftsleute von ihnen betrogen werden, so hat das hier seine Ursache; die Kranken simulieren ihre Gefühle, Stimmungen, Auffassungen, Lebensgewohnheiten nicht, sondern sie leben sich in sie hinein und wirken deshalb echt, auch wenn sie die Rollen häufig wechseln oder, wie es gar nicht selten vorkommt, zwei ganz verschiedene nebeneinander durchführen. Es gibt hysterische Frauen, die wirklich eine Art Doppelexistenz besitzen, besorgte Hausfrauen und zärtliche Mütter und zugleich Dirnen niedrigster Art sind und die offenbar in der einen Situation die andere vollkommen vergessen. Es ist gar nicht nötig, daß es dabei zu einem „alternierenden Bewußtsein" im Sinne einer Bewußtseinstrübung kommt. Die Kranken können in dem einen Zustand genau so klar sein wie im anderen, nur ihre Persönlichkeit schwankt, ist labil. Darum vermögen Hysterische auch Verbrechen und sonstige Schändlichkeiten, die sie veranlaßt haben, mit der ruhigsten Miene von der Welt abzuleugnen und den Mitschuldigen zu verraten und im Stich zu lassen. Sie sind nach der Tat oder nach der Entdeckung ein ganz anderer geworden, der von dem, was vorher war, nichts mehr weiß; denn sie hatten vorher das Erlaubte und das Unerlaubte so spielerisch nebeneinander gedacht, daß es ihnen gar nichts ausmacht, sich nun nachträglich entweder mit der einen oder mit der anderen Gedankenreihe zu identifizieren.

Glücklicherweise sind diese sozial bedenklichsten Fälle doch selten, so häufig sie auch literarisch behandelt worden sind. Von dem Gegenstück, den allerleichtesten Fällen, in denen sich die ganze Hysterie in der Sehnsucht, lieb gehabt und verhätschelt zu werden oder aber für andere „nötig" zu sein, sowie in meist harmlosen Betätigungen dieser Grundabsicht erschöpft, war oben schon die Rede. Sie heilen häufig schon in der Pubertät und bleiben auch, wenn sie — zumeist übrigens bei körperlich Infantilen — darüber hinaus bestehen, gewöhnlich auch dann sozial unbedenklich. Zwischen beiden Extremen steht die große Gruppe der Kranken, die der praktische Arzt am häufigsten sieht. Hier leidet unter dem hysterischen Charakter nur ein kleiner Kreis von Familienangehörigen, die von den Kranken dazu erzogen werden, ihr häusliches Unglück nach außen zu verbergen.

Ich erinnere an den bekannten Typus der „leidenden" Dame, die vom Bett, vom Rollstuhl oder vom Diwan aus die Eltern, den Mann, die Kinder und den Arzt tyrannisiert und quält, die, im halbverdunkelten Zimmer, mit einer kühlen Kompresse auf dem Kopf, außer von den neuesten Romanen, von einem ganzen Arsenal von Krankenpflegeartikeln umgeben, nicht arbeitet, aber ihre Dienstboten dauernd in Atem hält, die alles beobachtet, jeden Klatsch kennt und selbst eifrig intrigiert. Psychogene Lähmungen, Tremor u. dgl. gehören durchaus nicht notwendig zu diesem Bild, eher noch Kontrakturen und — als die handgreiflichste Art, Aufmerksamkeit zu erzwingen — hysterische Anfälle und Dämmerzustände, die, im Gegensatz zu den sonstigen psychogenen Symptomen, nur ausnahmsweise ohne gleichzeitige hysterische Charakterveränderung beobachtet werden. Auf Fremde können solche Persönlichkeiten nicht bloß als gesund, sondern auch als liebenswürdig und geistreich wirken. Es glaubt mir ja auch niemand, hat mir einmal ein Ehemann gesagt, daß meine Frau, die in Gesellschaft so lebhaft scheint, in Wirklichkeit so „schwermütig" ist; die „Schwermut" bestand in dauernden hypochondrischen Klagen und in einer unglaublichen Tyrannisierung des Mannes.

Übrigens füllt die Psychologie dieser Angehörigen beinahe ein Kapitel für sich. Sie können jahrelang gequält und enttäuscht, betrogen und in Verlegenheit gebracht worden sein und fallen der Kranken doch immer wieder zum Opfer. Die „unverstandene" Frau läßt den Mann ihre geistige Überlegenheit, ihre Erhabenheit über sein Spießertum, seinen Berufs-, Bekannten- und Interessenkreis fühlen und fesselt ihn nur um so inniger an sich. Derselbe Kollege, der mir auf die Mitteilung, seine Frau habe andere Patienten bestohlen, berichtet hatte, auch die Manteltaschen in seinem Wartezimmer hätte sie schon ausgeplündert, ergriff nach einer Stunde Zusammenseins mit der Kranken entrüstet ihre Partei, als wenn die ganze Vergangenheit auch für ihn ausgelöscht wäre.

Solche Vorfälle erklären, warum so viele Hysterische einen kleinen Kreis von begeisterten Freunden besitzen, der für sie „durchs Feuer geht". Dadurch und durch die Neigung der Angehörigen, ihr Mißgeschick für sich zu behalten, wird die Diagnose häufig erschwert; der Arzt erhält gelegentlich aber doch einen Einblick in das Martyrium eines solchen scheinbar glücklichen Familienlebens und er wird deshalb auch kleine Einzelzüge beachten müssen, die nur im Zusammenhang mit anderen Symptomen überhaupt als krankhaft gelten können. Diese Einzelzüge aufzuzählen ist ganz unmöglich, weil sie die mannigfachsten Gestalten annehmen. Eine Hysterika kann, wie gesagt, mit dem Gesichtsausdruck einer Mater dolorosa im Bett liegen, mit einer gewissen Gewalttätigkeit alle mögliche Arbeit an sich reißen oder in großer Geselligkeit eine bezaubernde Liebenswürdigkeit entfalten; sie kann nachgiebig sein, hingebend weich, mild im Urteil oder burschikos, selbstgerecht, hart und scharf, sie kann schon als Backfisch die große Dame oder als ältere Frau das Kind spielen, sie kann sich elegant und auffallend oder mit puritanischer Einfachheit kleiden, wenn sie nur das Ziel zu erreichen hofft, Aufsehen zu erregen und anders zu sein als die anderen. Worauf es den Kranken ankommt, ist immer nur dies, gleichviel ob sie herrschen wollen oder dienen, Freundschaft suchen oder Skandal, Arbeit oder Krankheit, Vergnügen, stets wollen sie sich aus dem Einerlei ihres Lebens herausheben.

Selbstmordversuche und Selbstverletzungen. Dies Bedürfnis nach Beachtung zeitigt schließlich bei den groben Fällen, die wir auch heute noch gelegentlich in den Irrenanstalten sehen, die Handlungen, die dem vom Normalen ausgehenden Verständnis die größten Schwierigkeiten bereiten, Selbstverletzungen und unmotivierte Selbstmordversuche. Sie sind meist nicht ernst gemeint, sondern theatralisch für andere berechnet; die Polizei wird vorher benachrichtigt, der Nagel vor dem Erhängungsversuch so gelockert, daß er herausfallen muß usw. Eine meiner Patientinnen, der recht wirksame Mittel zur Verfügung gestanden hätten, wickelte ein elektrisches Bügeleisen in ihr Badetuch, um ihre Pflegerin glauben zu machen, sie hätte sich im Bade mit der Kontaktschnur erdrosseln wollen. Aber es gibt auch andere Fälle. Manche Kranke täuschen sich über die Gefährlichkeit der angewandten Mittel — wie ein junges Mädchen z. B., die sich einen dünnen kurzen Wollfaden um den Hals geknotet hatte, und bei der ernsthafte Wiederbelebungsversuche notwendig wurden. Andere denken gewissermaßen den Gedanken an den Tod nicht zu Ende, sie spielen mit ihm wie mit allem und nehmen den Tod im Notfall mit einem „Wenn schon" in den Kauf. Eine Ärztin, deren Appendizitis erst 14 Tage nach Abklingen des Fiebers operiert werden sollte, und die gerade am letzten Abend noch hohes Fieber bekam, verschwieg das dem Chirurgen, weil ihr die Operation so aufregender und reizvoller erschien — auch die Sorge des Operateurs nachher war ihr gerade recht; sie hat ihm erst viele Monate später erzählt, daß das Fieber nicht erst nach der Operation aufgetreten war.

Schließlich aber gibt es Hysteriker, die — gewöhnlich durch ihre eigenen Machenschaften in die Enge getrieben — wirklich am Leben verzweifeln oder auf der Höhe des Affekts in einer leichten Bewußtseinstrübung den Maßstab für die Tragweite ihres Entschlusses verlieren. Zuweilen hat man den Eindruck, als ob sie nur das eine übersähen, daß sie die Wirkung ihres als Rache gedachten Suizids auf die Überlebenden nicht mehr genießen können. Fast immer suchen die Kranken übrigens auch ein ernsthaft gemeintes Scheiden aus dem Leben noch dramatisch wirkungsvoll zu gestalten; sie stürzen sich von einem hohen Turm herab, erschießen sich im Theater, am Ende eines Diners usw.

Viel häufiger als ernstgemeinte Selbstmordversuche sind Selbstbeschädigungen. Auch für sie ist in erster Linie das Streben nach Beachtung maßgebend, aber dazu kommen häufig noch ein elementarer Trieb, etwas Perverses zu tun, und ein oft unglaublicher kindischer Eigensinn. Hierher gehört schon, daß sonst ganz geordnete Kranke, wenn sie bei einem körperlichen Leiden ein Mittel nehmen oder in ein Krankenhaus eintreten sollen, sich so häufig beinahe negativistisch dagegen wehren, und ebenso daß andere, trotz oder zum Teil auch wohl wegen der ärztlichen Abmahnungen, unsinnig viel Zigaretten rauchen, Tee oder Alkohol trinken, Aspirin, Pyramidon usw. in Unmengen schlucken, die Nahrung verweigern oder endlich ganz törichte sportliche Anstrengungen auf sich nehmen — aus keinem anderen Grunde, als weil andere Menschen in ihrer Lage dies alles vermeiden würden. Hysterische können rein dieses Kitzels wegen zu Morphinisten werden, sie verschlimmern aber auch — selbst wenn sie Ärzte sind — eine Lungen- oder Nierentuberkulose durch Schneewanderungen und kalte Bäder oder sie gehen mit hohem Fieber ins Theater — sehr im Gegensatz zu der ängstlichen Sorgfalt, mit der sie zu anderen Zeiten gar nicht vorhandene Leiden behandeln.

In schweren Fällen nimmt dieser perverse Selbstvernichtungstrieb sehr bedrohliche Formen an. Selbst melancholische und katatonische Kranke erfordern nicht so viel Aufsicht wie hysterische Patienten, zu deren Repertoire die Unart der Selbstbeschädigung gehört. Sie verschlucken Nadeln, Glasscherben und Stahlspäne oder führen ähnliche Dinge in die Vagina ein, zerbeißen und zerstechen sich die Zunge usw. Eine meiner Patientinnen, eine hochgebildete und intelligente Dame aus den ersten Gesellschaftskreisen, kann sich mit kaum 30 Jahren nur noch an zwei Stöcken bewegen, weil sie sich wiederholt durch Nadelstiche Abszesse in der Muskulatur und Eiterungen in den Gelenken der Beine zugezogen hat. Erstaunlich könnte bei diesen Fällen erscheinen, daß die Kranken wirklich glauben sollen, die Ärzte über die Entstehung solcher Krankheitssymptome zu täuschen. Aber schwer degenerierten Patienten liegt unter

Umständen gar nichts daran, daß man ihnen glaubt, wenn sie überhaupt nur Beachtung finden. Viele melden selbst, sie hätten eine Nadel verschluckt oder Sublimat getrunken, und lassen alles mit sich geschehen, was den Schaden abwenden könnte — glücklich, daß sich wieder einmal alles um sie dreht.

Da, wo es sich um Veränderungen handelt, die nach der bestimmten Behauptung des Kranken ohne ihr Zutun entstanden sein sollen, wie Nasenbluten, Hautblutungen, Fiebersteigerungen u. dgl., ist es zuweilen recht schwer, über die wahre Auffassung des Patienten ins klare zu kommen. Sicher falsch ist die naive Meinung, alle diese Dinge würden im „Dämmerzustand" begangen und die Kranken wüßten deshalb tatsächlich nichts von ihnen. Man braucht nur an die Tatsache zu erinnern, daß so viele Patienten angeblich jede Nahrung verweigern und sich diese Nahrung heimlich, hinter dem Rücken des Personals oder der Familie verschaffen, um zu beweisen, daß die Rolle der bewußten Lüge und Täuschung auch bei den Selbstbeschädigungen nicht allzu gering veranschlagt werden darf. Nur ist, wie Kraepelin richtig hervorhebt, diese Simulation selbst Ausdruck einer krankhaften Charakteranomalie. Aber auch Amnesien kommen vor, für die freilich fast immer das gilt, was oben über die hysterischen Erinnerungsstörungen im allgemeinen gesagt worden ist: sie sind gewissermaßen fakultativ und eben deshalb launisch; einzelne Erinnerungen sind da, andere fehlen, und auch diese stellen sich, wenn der Kranke ihrer bedarf, rechtzeitig wieder ein. So wollte sich eine meiner Kranken lange Zeit an einen Suizidversuch gar nicht erinnern; als sie aber gegen eine Pflegerin in Zorn geriet, wußte sie plötzlich sehr genau, daß diese damals ihren Posten verlassen, sich also strafbar gemacht hatte.

Erkennung. Bei der Diagnose hysterischer Zustände wird man die Unterscheidung zwischen dem bloßen hysterischen (psychogenen) Symptom und der hysterischen Konstitution, dem hysterischen Charakter stets im Auge behalten müssen. Da wir vereinzelte psychogene Erscheinungen gelegentlich bei fast allen organischen und funktionellen Krankheiten antreffen, kann ihnen ein besonderer Wert bei der Stellung klinischer Diagnosen nicht beigemessen werden. Es ist wichtig, das noch einmal hervorzuheben, weil sich diese Symptome verhältnismäßig leicht feststellen lassen, und weil ihr Nachweis weitere diagnostische Bemühungen erfahrungsgemäß häufig eben durch die irrige Annahme aufhält, es sei schon eine klinische Diagnose gewonnen worden.

Ganz anders liegen die Dinge hinsichtlich des hysterischen Charakters. In groben Fällen treten seine Äußerungen aufdringlich zutage und ist zum mindesten die Anamnese eindeutig. Die Erkennung leichterer Fälle oder aber auch nur solcher, in denen Intelligenz, Erziehung und Umgangsformen manche Züge verdecken, wird dadurch erschwert, daß sich alle hysterischen Charakterzüge aus gewissen, weniger erfreulichen Eigenschaften der normalen Psyche ableiten lassen, so daß die Frage „hysterisch oder nicht?" sehr häufig eine reine Quantitätsfrage darstellt. Deshalb kommt es, wenn irgendwo, bei dieser Krankheit auf die Analyse der gesamten Persönlichkeit an.

Hellpach hat neuerdings auf den Wert gewisser physiognomischer Veränderungen bei Hysterischen hingewiesen. Er unterscheidet den Feminismus, als femininen Typus bei Männern und als infantilen bei Frauen, die schmachtende Boopie, d. h. große bewegliche Augen mit schmachtendem Aufschlag, und endlich das „bestrickende" Lächeln, das oft im grellen Widerspruch zu den sonstigen Äußerungen der Krankheit (Anfall, Stupor, Neuralgie) stünde. — Man wird die Bedeutung dieser Symptome natürlich nicht überschätzen dürfen, jedoch ist es richtig, daß erfahrene Ärzte sie nicht ganz selten mit Nutzen mitverwerten. Neben dem Ausdruck der Augen, der sich schwer

schildern läßt, aber außer der erotischen Komponente häufig auch noch etwas
Lauerndes, die Wirkung der eigenen Äußerungen Abwartendes und ebenso
oft etwas Brennendes, Gewollt-Überirdisches, Fanatisches enthält, scheint
mir bei älteren Hysterischen auch ein eigentümlich leidender, „geschmerzter"
Zug um den Mund einigermaßen charakteristisch zu sein. Bei manchen Patienten
fällt ferner eine übertriebene jugendliche Frische in allen Bewegungen sowie
eine gewollte und gewaltsame Lebhaftigkeit in der Unterhaltung auf, während
andere sich gerade durch ihr leises, müdes, resigniertes äußeres Gebahren auszeichnen.

Fast allen Kredit verloren haben die sog. hysterischen Stigmata, die
vor noch nicht langer Zeit das Vorhandensein einer Hysterie ohne weiteres beweisen und bei Hysterischen niemals fehlen sollten. Zum mindesten der letzte
Teil dieser Behauptung ist falsch. Wir wissen heute, daß diese Krankheitszeichen früher im wesentlichen deshalb so häufig gefunden worden sind, weil
der Arzt sie erwartete und seine eigene Suggestion auf den Kranken übertrug.
Seitdem wir diesen Zusammenhang eingesehen haben, sind wir natürlich im
Untersuchen vorsichtiger geworden, und so gibt es heute viele hysterische
Kranke, die Stigmata niemals geboten haben und bieten werden. Dazu kommt
aber, daß sich auch der Begriff der Hysterie verschoben hat; Symptome, die
im wesentlichen nichts als eine erhöhte Suggestibilität beweisen, werden wir
bei den Fällen nicht finden können, in denen sich der hysterische Charakter
überhaupt nicht in hypochondrischen Auffassungen und Erwartungen äußert.

Über die prinzipielle Unmöglichkeit, gewisse psychogene Symptome von
simulierten zu unterscheiden, ist oben schon gesprochen worden. Dieselbe
Schwierigkeit besteht nun leider aus inneren Gründen auch den Erscheinungen
der hysterischen Konstitution gegenüber. Als Beispiel mag die Pseudologia
phantastica genannt werden. Sie wurzelt, sahen wir, im Gesunden, und knüpft
an die normale menschliche Schwäche an, eigene Vorgänge zu unterstreichen,
um sich interessanter zu machen. Eine Grenze zwischen gesund und krank
etwa insofern, als ob alle gesunden Menschen sich ihrer Lügen stets bewußt blieben
und alle Kranken immer im guten Glauben Erinnerungsfälschungen vortrügen,
gibt es nicht. Viele ausgesprochen hysterische Personen lügen bewußt, und auch
bei Gesunden bilden sich Pseudoreminiszenzen heraus, wenn ihr Gefühl an
einer Veränderung ihrer Erinnerungen interessiert ist. Und so ist es überall;
die gleiche Schwierigkeit besteht deshalb für alle Symptome der Hysterie,
weil sie alle nur Verzerrungen und Übertreibungen normaler Eigentümlichkeiten darstellen.

Behandlung.

Die Behandlung der funktionell nervösen Reaktionen und der psychopathischen Konstitutionen läßt sich deshalb schwer in allgemeingültiger Form
darstellen, weil diese Behandlung zwar das Wissen um das Wesen und die
Erscheinungen dieser Störungen voraussetzt, im übrigen aber, wie der Umgang
mit Menschen überhaupt, keine Wissenschaft, sondern eine Kunst ist,
Schablonen gelten hier nicht, und wer nach ihnen zu arbeiten versucht,
wird wirkliche psychotherapeutische Erfolge niemals zu verzeichnen haben.
Jeder Fall liegt anders und jeder muß anders angefaßt werden. Das jedoch,
was gewissen Gruppen von Fällen gemeinsam ist, haben wir im vorstehenden
Abschnitt schon darzustellen versucht; aus diesen allgemeinen Reaktionen,
aus ihrer Pathogenese und ihrer Psychologie ergeben sich wenigstens die
Ziele der Behandlung beinahe immer von selbst, so daß uns jetzt nur noch
eine Nachlese übrig bleibt.

Neurasthenische Reaktionen. Wir beginnen mit den rein neurasthenischen Erscheinungen, von denen wir sahen, daß sie stets exogener Natur und zumeist durch körperliche Schädigungen irgendwelcher Art bedingt seien. Insofern wird man sie auch in erster Linie nach allgemein medizinischen Gesichtspunkten behandeln und dabei die besondere Art der zugrunde liegenden Schädlichkeit berücksichtigen müssen. Häufig besteht die erste Aufgabe des Arztes darin, die Patienten überhaupt zum Ausspannen und zu einer zweckmäßigen Kur zu bestimmen; er selbst bringt gewöhnlich auch dazu den Entschluß nicht mehr auf und sieht nur schwere Folgen für seinen Beruf und seine Stellung voraus. — Die dann schließlich eingeleitete Behandlung wird naturgemäß in erster Linie eine roborierende sein und insbesondere das Herz zu stärken haben. Warnen möchte ich dagegen vor der Verwendung des Brom, das leider in gedankenloser Weise nicht ganz selten auch diesen erschöpften, an Kopfdruck leidenden, müden, in ihrem Denken und Entschlüssen gehemmten Menschen verabreicht wird. Ebenso ungeeignet ist hier natürlich das Pantopon. Übrigens habe ich zuweilen auch Neurastheniker gesehen, denen — und zwar zumeist trotz ihres Widerspruches — zur „Stärkung" Alkohol in so großen Mengen eingepumpt worden war, daß sie deshalb ihre frühere Leistungsfähigkeit nicht wieder gewinnen konnten. Zur Entspannung — soweit sie bei diesen zumeist doch mehr schlaffen als ängstlichen Zuständen überhaupt erforderlich ist — genügen fast immer warme Voll- oder Vierzellenbäder. Diese ebenso wie Elektrisieren und Massage können überdies wenigstens vorübergehend ein Gefühl der Frische erzeugen, das diesen Kranken sonst abgeht. Gegen den Kopfdruck gebe man möglichst keine Medikamente, sondern versuche es mit kühlen Kompressen oder mit dem galvanischen Strom (Anode auf die schmerzhafte Stelle, Ansteigen des Stromes bis auf 4—5 Amp.).

Die psychische Behandlung wird vor allem verhindern müssen, daß der Kranke durch unvorsichtige Äußerungen des Arztes oder irgendeiner anderen Pflegeperson hypochondrisch gemacht wird. In der Rekonvaleszenz nach Typhus und anderen Infektionen, im Gefolge eines schweren pathologischen Wochenbetts, im Anschluß an gewisse Vergiftungen, nach Schädeltraumen, körperlicher Überanstrengung und seelischen Aufregungen entstehen hypochondrische Auffassungen überaus leicht, und man darf deshalb nie vergessen, daß gerade diese Kranken dauernd der Ermutigung bedürfen und daß sie gelegentlich selbst harmlose Bemerkungen in ängstliche Auffassungen umsetzen. Sehr wichtig ist es sodann, den Augenblick abzupassen, von dem an sich der Patient wieder zu gewissen Leistungen aufraffen muß. So töricht der Versuch ist, noch erschöpfte Neurastheniker durch Arbeit oder Vergnügen „abzulenken", anstatt ihnen Ruhe zu gönnen, so notwendig ist es in einem gewissen späteren Stadium, ihr Vertrauen in die eigene Leistungsfähigkeit wieder herzustellen. Man sieht nicht ganz selten Fälle, die, über die durch das Leiden gebotene Zeit im Bett, auf dem Divan oder dem Liegestuhl festgehalten, schließlich erst sekundär in einen Zustand apathischer Entschlußunfähigkeit versunken waren. Immer wieder müssen solche Kranke darauf hingewiesen werden, daß der erste Versuch jeder Leistung — das gilt z. B. schon für das Aufstehen — gewisse subjektive Beschwerden gesetzmäßig nach sich zieht, und daß diese Beschwerden dadurch, daß man den Versuch allzulange hinausschiebt, nicht geringer, sondern eher verstärkt werden.

Konstitutionelle Nervosität. Nach dem, was oben über die Entstehung der konstitutionellen Nervosität gesagt wurde, versteht es sich von selbst, daß die vornehmste ärztliche Aufgabe in der Prophylaxe bestehen müßte. Leider wird uns die Möglichkeit, diese Aufgabe zu lösen, selten geboten. Häufig wird sie aber auch am falschen Platze gesucht. Die Überspannung der Vererbungslehre, die die ätiologischen Anschauungen der Psychiatrie bis vor wenigen Jahren kennzeichnete, hat — auf dem üblichen Umwege über die praktischen Ärzte und populäre Schriften — bei vielen Nervösen eine Angst vor der Ehe oder wenigstens vor der Fortpflanzung erzeugt, die nicht noch weiter genährt werden sollte. Wahllos jedem Nervösen das Heiraten zu verbieten ist unerlaubt und gefährlich. Hier kommt alles auf eine genaue Diagnose sowie auf die Berücksichtigung der Familiengeschichte an. Ist die angebliche Nervosität der Ausdruck eines manisch-depressiven Irreseins oder tritt ihre Neigung, sich zu vererben, sonst in der Familie hervor, so wird man eine Ehe gewiß zu verhindern suchen. Sind die nervösen Beschwerden dagegen an und für sich harmlos und überdies nur dem Kranken eigentümlich, so wird in recht vielen Fällen die Ehe mit einem gesunden Partner gestattet werden können. Hierauf kommt es vor allem an. Zwei nervöse Menschen reiben sich erfahrungsgemäß gegenseitig auf und, selbst wenn sie ihre Kinder nicht durch erbliche Einflüsse schädigen sollten, so werden sie doch nicht imstande sein, sie richtig zu erziehen.

Eine viel größere Rolle als die Vererbung spielt bei der Entstehung der konstitutionellen Nervosität meines Erachtens die Keimschädigung. Beziehungen zwischen der Lues des Vaters und der Zwangsneurose, der Haltlosigkeit, der Ermüdbarkeit, der Reizbarkeit und den Angstzuständen der Kinder stellen sich bei einem großen Beobachtungsmaterial immer von neuem heraus. Ganz ähnlich verderblich wirkt der Alkoholmißbrauch der Eltern. (Daß dieser mit Erfolg nicht ausgesprochenen Trunkenbolden, sondern nur jenen Philistern gegenüber bekämpft werden kann, die sich für äußerst solide halten und durch die Zahl ihrer Schoppen die Gesundheit ihrer Kinder doch aufs schwerste gefährden, versteht sich wohl von selbst.) Ja, möglicherweise gibt es noch viel mehr Keimschädigungen, als wir heute wissen. Es spricht vieles dafür, daß erschöpfende Krankheiten der Eltern, Gicht, Diabetes u. dgl., ja vielleicht auch zu hohes Lebensalter, die Gesundheit der Kinder durch Keimschädigung gefährden. Aus diesem Grunde ist meines Erachtens auch der harmlose Optimismus mancher Frauenärzte schwer zu begreifen, die die vorübergehende Röntgensterilisation der Mutter deshalb für ungefährlich halten, weil die später zur Welt gebrachten Kinder der Hebamme und dem Arzt bisher immer normal erschienen sind. Da sich die konstitutionelle Nervosität erst viel später zu zeigen pflegt, wird bis heute niemand behaupten können, daß eine Schädlichkeit, die ursprünglich ausgereicht hatte, die Lebensenergie eines Eies vollkommen zu lähmen, diesem selben Ei später gar nichts mehr anzuhaben vermöchte. — Viel besser bekannt ist, daß mit Muttermilch großgezogene Kinder widerstandsfähiger sind als andere, und sicher ist endlich, daß die früher übliche Torheit, gerade blassen, schwächlichen oder gar schon nervösen Kindern Ungarwein u. dgl. ärztlich zu verordnen, häufig schweren Schaden angerichtet hat.

Steht die nervöse Anlage eines Kindes fest, so ist es die dornenvolle Aufgabe des Hausarztes, die Erziehung günstig zu beeinflussen. Er wird deshalb immer wieder auf Schwierigkeiten stoßen, weil gewöhnlich mindestens eines von den Eltern schon nervös ist und weil beide Eltern zumeist sehr irrige Ansichten über die Bekämpfung erster nervöser Züge besitzen. Im übrigen sind auch hierin nicht alle nervösen Kinder gleich. Das, was den meisten konstitutionell Nervösen später am meisten abgeht, ist aber doch wohl jene richtige Mischung von Selbstvertrauen und Altruismus, die eine soziale Leistungsfähigkeit unter den heutigen Lebensbedingungen einigermaßen gewährleistet, und die wir deshalb — auch bei Gesunden — durch die Erziehung anzustreben haben.

Ein jähzorniger, heftiger oder auch ein pedantisch kleinlicher Vater kann eine Unsicherheit in seinen Kindern großziehen, die nie wieder überwunden wird, und eine aufgeregte, hysterische Mutter überträgt ihren eigenen Mangel an Selbstbeherrschung, ihren Egoismus und ihre Rücksichtslosigkeit naturgemäß auch auf die nächste Generation. Hier läßt sich sehr häufig nur dadurch helfen, daß man die Entfernung der Kinder aus der Familie durchsetzt; denn die Eltern lassen sich gewöhnlich nicht mehr ändern. Im Gegensatz zu den häuslichen sind die Schädigungen, denen nervöse Kinder früher in der Schule ausgesetzt waren, zweifellos geringer geworden. Immerhin begegnet man auch heute noch Schuldespoten, die das beste Erziehungsmittel in zitternder Furcht sehen und die nicht ahnen, bei wieviel nervös Veranlagten sie dadurch den Grund zu mangelndem Selbstvertrauen, zu schüchternem Auftreten, Angstzuständen und innerer Unsicherheit legen. Auch hier wird die Autorität des Arztes wenigstens gelegentlich etwas helfen können.

Eine noch wichtigere Aufgabe besteht darin, schon von den ersten Kindheitstagen an hypochondrischen Anwandlungen entgegenzutreten. Es ist kein Zweifel, daß die Neigung dazu individuell überaus variabel ist, sowie ferner, daß sie durch eine überängstliche Mutter, die bei jedem Anlaß zum Arzt läuft und aus jedem Schnupfen eine lebensgefährliche Krankheit macht, erheblich verstärkt werden kann. Hier muß der Hausarzt eintreten, um dem Kinde jene Unbefangenheit seinem Körper gegenüber und jenen von Todesfurcht vollkommen fernen Optimismus zu erhalten, der seinem Lebensalter natürlich ist. Insbesondere soll man den Eltern verbieten, in Gegenwart des Kindes von dessen Nervosität oder auch von der eigenen überhaupt nur zu reden. Besitzt der Hausarzt Einfluß genug, so wird er ganz allgemein den Eltern immer wieder predigen müssen, daß ein Kind Sonne gebraucht, und daß ihm alle trüben Schatten solange wie möglich vorenthalten werden sollen; auch darin wird gerade von nervösen Eltern ungemein häufig gesündigt.

Ein sehr wichtiger Augenblick für das Eingreifen des Hausarztes ist sodann der, in dem ein nervöser junger Mensch einen Beruf wählen soll. Hier prallen ja auch sonst widerstreitende Auffassungen der älteren und der jüngeren Generation oft rücksichtslos aufeinander. Sind aber Eltern und Kinder psychopathisch, so entstehen in diesen Jahren häufig Gegensätze, die überhaupt nicht wieder gut gemacht werden können. Der Arzt wird deshalb den Eltern helfen müssen, gewisse phantastische Auswüchse der jugendlichen Einbildungskraft, die Überschätzung künstlerischer Anlagen z. B., eine verstiegene Vorliebe für den Krankenpflegeberuf u. dgl. zu beschneiden und gewisse Modetorheiten der in Frage kommenden Generation zu bekämpfen. Aber ebenso wird er darauf dringen, daß wirklich vorhandene Neigungen und Anlagen des Kindes berücksichtigt, und daß insbesondere seine intellektuellen Fähigkeiten und seine nervöse Widerstandskraft bei der Berufswahl richtig bewertet werden. Viele Psychopathen könnten sich leidlich wohlbefinden und Erträgliches leisten, hätte ein ehrgeiziger oder kleinlich-pedantischer Vater sie nicht in einen Beruf gedrängt, dem ihr Verstand und ihre Arbeitsfähigkeit nicht gewachsen sind oder gegen den sich ihre eigenen Neigungen wehren.

Was nun die bestehende konstitutionelle Nervosität des Erwachsenen angeht, so gilt für sie noch mehr als für die Erschöpfungsneurasthenien, ja fast sogar noch mehr als für die hysterische Konstitution, daß sich hier einheitliche Regeln nicht aufstellen lassen. Wer den ermüdbaren, stets erschöpften, entschlußunfähigen, gehemmten und mit Kopfschmerzen geplagten Psychastheniker mit dem übererregbaren, polypragmatischen und reizbaren Neuropathen verwechselt und den ersteren deshalb mit Brom überfüttert oder ihn durch Zerstreuung noch weiter ermüdet, begeht denselben Fehler wie der, der mit einem jovialpolterigen, mit einem herzlich-mitleidigen oder mit einem autoritativ-kommandierenden ärztlichen Ton demjenigen entgegentritt, für den gerade dieser Ton nun einmal nicht paßt.

Um mit der körperlichen Behandlung zu beginnen, so werden auch hier außer Brom viel zu viel Schlafmittel, ja überhaupt viel zu viel Arzneien gegeben. Man kommt in den weitaus meisten Fällen ohne alles dies aus. Viel wichtiger ist es, die Lebensweise zu regeln, die Arbeit zu dosieren und richtig über den Tag zu verteilen, für Ruhepausen, für eine gewisse körperliche Bewegung sowie auch dafür zu sorgen, daß die Mahlzeiten regelmäßig und ungestört durch Arbeit, Telephongespräche u. dgl. eingenommen werden. Wo über Schlaflosigkeit geklagt wird, werden wir überdies Tee des Abends verbieten und verhindern, daß die Kranken des Morgens allzuspät aufstehen, des Abends im Bett lesen oder daß sie sich auch nur vor dem Zubettgehen durch geistige Arbeit, lebhafte Unterhaltung oder Zerstreuungen aller Art in einen Zustand bringen, der das Einschlafen erschwert. Zudem kann man physikalische Mittel (s. u.) und allenfalls Adalin, das keine üblen Nachwirkungen hat, sondern im Gegenteil auch noch am nächsten Tag beruhigend wirkt, verordnen. Gegen die Angst verwende man Baldrianpräparate, gegen die Appetitlosigkeit Tct. Chinae und Condurangowein, gegen die allgemeine Schwäche und Ermüdbarkeit Kola oder Arsen, evtl. in Gestalt von Solarsoneinspritzungen, und bestimmten mitwirkenden Ursachen endlich, wie denen des Klimakteriums z. B., versuche man mit spezifischen Mitteln (Ovarialtabletten) entgegenzutreten. (Daß die heute moderne Milchsäurebehandlung jeder wissenschaftlichen Begründung entbehrt, braucht wohl nicht gesagt zu werden.) Auch hier sei man mit Pyramidon und Aspirin usf. — alle Namen dieser Art sind natürlich nur als Paradigma gemeint — vorsichtig. Diese Mittel schädigen die Kranken körperlich und seelisch, weil sie den Magen schwächen, das Herz angreifen und gleichzeitig die Überzeugung von dem Bestehen eines organischen Leidens verstärken. Bei habituellem Kopfweh ist übrigens auch darauf zu achten, ob nicht dauernd Diätfehler begangen werden oder ob nicht irgend eine Idiosynkrasie gegen ein häufiges Nahrungsmittel besteht.

Für die physikalische Therapie gilt ähnlich wie für die arzneiliche, daß sie immer zum mindesten auch suggestiv wirken muß. Immerhin beeinflussen Packungen, Vierzellen-, Sauerstoff-, Fichtennadelbäder, Massage, Höhensonne usw. oft den Körper gut, lösen ängstliche Spannungen durch Verminderung des Blutdrucks oder geben dem Kranken das Gefühl erhöhter Frische. In dem gleichen Sinn wirkt regelmäßiges Turnen, während ich in der Anwendung des kalten Wassers in Form von Übergießungen, Einwickeln in nasse Laken usf. doch zur Vorsicht raten möchte. Auch diese Dinge haben eine Zeitlang geholfen, als Arzt und Patient an sie glaubten, aber sie haben schon damals in manchen Fällen durch Übertreibungen auch recht viel geschadet.

Eine große Rolle spielt natürlich in der Behandlung der konstitutionellen Nervosität die Diät. Hier muß sehr oft die irgendwie entstandene Idee, daß der Kranke alle möglichen Dinge nicht vertrüge, bekämpft, und der Patient an eine normal gemischte Kost gewöhnt werden. Ist er unterernährt, so wird man ihm lieber Eier und Milch als Zusatz zu der gewöhnlichen Nahrung geben als teure Nährmittelpräparate und man wird gelegentlich die Wirkung einer solchen Mastkur durch gleichzeitige Bettruhe verstärken. Alkohol verbiete ich diesen Psychopathen fast immer, außer wenn sich damit leichte Spannungszustände gelegentlich bessern oder ein Schlafmittel gespart werden kann. Noch viel mehr gesündigt wird nach meinen Erfahrungen mit Kaffee, Tee und Zigaretten. Wir werden deshalb gewissen Kranken immer wieder sagen müssen, daß starker Kaffee ebensowohl wie viel Nikotin Angst erzeugen, und daß Tee den Schlaf verscheucht.

Sanatorien, Kurorte. Häufig macht der Zustand eines Kranken die Verlegung nach einem Kurort oder in ein Sanatorium wünschenswert. Daß dieser Aufenthalt oft schon durch die Versetzung in andere Verhältnisse, durch den Wegfall häuslicher oder beruflicher Schwierigkeiten günstig wirkt, ist unbestritten; sicher ist auch, daß körperlich elende und namentlich anämische Kranke sich im Hochgebirge, besonders auch während des Winters, oft überraschend schnell erholen; und fest steht endlich, daß ein mit Maßen betriebener Sport bestimmten Gruppen von konstitutionell Nervösen ganz ausgezeichnet bekommt. Aber auch hier wird man Unterschiede machen müssen. Eine bestimmte Gruppe von reizbaren Psychopathen peitscht die eigene Erregung durch eine sinnlose Anzahl von Arbeitsstunden, durch die Übernahme zahlreicher Nebenämter, durch übertriebene Geselligkeit und schließlich durch chemische Mittel immer noch mehr in die Höhe. Hier muß der Arzt für Ruhe, für Ausspannen, für Einschränkung des täglichen Arbeitspensums sorgen und sehr oft wird er dazu als Übergang eine Reise verordnen müssen. Auch schlaffen, müden, erschöpfbaren Psychopathen bekommt das Ausspannen natürlich stets, wenn die Wirkung auch meistens nicht lange anhält. Hypochondrische, ängstliche Naturen aber befinden sich in einer geordneten Tätigkeit meistens viel besser, und diese und andere Typen werden durch den ärztlichen Rat, einmal längere Zeit fortzugehen, nicht selten erst vollends aus dem Gleise gebracht.

Im einzelnen gibt es Kranke, die an der See nicht schlafen, und andere, die der Schlaf bei einer gewissen Höhenlage flieht. Viele werden an der See noch reizbarer und nehmen auch körperlich ab, und andere wieder vertragen es gar nicht, wenn sie im Gebirge viel herumlaufen müssen. Im allgemeinen gehören an die See, und zwar am besten an die Nordsee, ermüdbare, schlaffe Naturen, während Menschen mit Angstzuständen und Herzsensationen sich in mittlerer Gebirgslage am besten erholen.

Was die Sanatorien selbst angeht, so sind sie oft nicht zu entbehren, sie sind aber häufig auch gefährlich, weil sich nervöse Menschen gegenseitig schlecht beeinflussen und weil insbesondere hypochondrische Neigungen in Sanatorien wild wachsen. Insofern verzichte ich auf diese Behandlung recht häufig auch da, wo sie sonst gewählt zu werden pflegt. Entschließt man sich zu ihr, so wird man sich insbesondere darüber vergewissern müssen, daß der leitende Arzt des Sanatoriums psychotherapeutische Qualitäten besitzt.

Psychische Behandlung. Damit komme ich zu der bei weitem wichtigeren Seite der Therapie, nämlich der psychischen Behandlung.

Gerade hier führen viele Wege zum Ziel; worauf es ankommt, ist nur, daß das gewählte Mittel der Persönlichkeit des Arztes und der des Patienten wirklich vollauf entspricht. Die Nachahmung einer Methode, die aus der Eigenart eines bestimmten Psychotherapeuten erwachsen war, durch einen anderen ist hier ebenso falsch wie der Versuch, Erfolge, die sich bei dem einen Patienten spielend erzielen ließen, bei dem anderen auf dieselbe Weise zu erzwingen.

Bei den meisten Psychopathen handelt es sich ja nicht darum, ihre nervöse Anlage zu beseitigen, sondern ihnen zu zeigen, wie sie mit ihr auskommen können. Insofern wird die Aufgabe des Arztes im wesentlichen immer eine erziehliche sein — nur wird der Arzt zumeist gut tun — und zwar bei jungen Menschen noch mehr als bei alten —, von dieser seiner pädagogischen Rolle den Patienten möglichst nichts merken zu lassen. Was den meisten Nervösen fehlt, ist die Fähigkeit, sich dem Leben, d. h. den durch ihre eigene Anlage, ihre Begabung und ihre Lebenslage gegebenen Möglichkeiten anzupassen. Die meisten rennen, um ein altes, grobes Bild zu gebrauchen, dauernd mit dem Kopf gegen die Wand und so bedürfen sie fast alle wenigstens eine Zeitlang der Führung. Von den Eigenschaften, die der Arzt zu dieser Aufgabe gebraucht, möchte ich an erster Stelle die Geduld nennen. Wer sie nicht hat, sollte auf die Behandlung konstitutionell Nervöser grundsätzlich verzichten. Dazu kommen Takt, Verständnis und ein Einfühlungs- und Anpassungsvermögen, das uns allein von der Schablone loszulösen vermag. Es gleicht wie gesagt, kaum ein Fall dem anderen, und ehe man überhaupt psychotherapeutische Versuche macht, muß man sein Gegenüber sehr viel besser kennen, als es bei der gewöhnlich üblichen Art, Anamnesen zu erheben, je erreicht werden kann.

Man wird dabei wissen müssen, daß den meisten Nervösen schon das bloße Aussprechen gut tut. Ehe sie zum Nervenarzt kommen, haben sie sich fast alle durch Jahre hindurch mit ängstlichen Überzeugungen, mit Selbstvorwürfen und mit hypochondrischen Zukunftssorgen herumgeschlagen. Sie haben alles das vor anderen, auch vor Ärzten, verschlossen, weil sie ihre eigenen Auffassungen und Stimmungen für viel seltener hielten, als sie es in Wirklichkeit sind, weil sie sie selbst moralisch bewerteten und das gleiche auch von anderen befürchteten, oder aber weil sie glaubten, man könne sie dieser Äußerungen wegen für geisteskrank halten. Zahlreiche Kranke verlassen nach dem ersten Besuch unsere Sprechstunde befreit und erleichtert, ehe der Arzt überhaupt zu irgendeiner Maßnahme Gelegenheit gehabt hat; lediglich das Gefühl, endlich auf Verständnis zu stoßen, und zugleich der durch die Aussprache gebotene Zwang, den eigenen Sorgen klar ins Gesicht zu sehen, führt eine wesentliche Entspannung herbei. Darum ist schon die Art nicht gleichgültig, in der der Arzt zuhört und fragt. Wie er sich dem Patienten gegenüber vermöge seines eigenen Temperaments auch sonst geben mag, stets muß sein Verhalten den Eindruck der konzentriertesten Aufmerksamkeit und der vollsten Anteilnahme erwecken.

Für den Unerfahrenen wirkt es oft erstaunlich, wie leicht und wie schnell unter solchen Umständen zuweilen auch solche Kranke die letzten seelischen Wurzeln ihrer nervösen Beschwerden bloßlegen, die noch an der Türschwelle beschlossen hatten, bestimmte peinliche Dinge unter keinen Umständen zu sagen. Es ist durchaus nicht richtig, daß man deshalb viel fragen und in die Kranken gewaltsam eindringen müßte. Man braucht lediglich den Eindruck zu erwecken, jede Mitteilung mit Verständnis und unbeirrt durch landläufige gesellschaftliche und moralische Vorurteile entgegenzunehmen. Unter dieser Voraussetzung werden oft zahlreiche innere und äußere Erlebnisse, die der Kranke bisher auch vor sich selber möglichst zu verschweigen suchte, nicht bloß mitgeteilt, sondern dadurch zugleich in ein vollkommen anderes Licht gerückt und so ihres bedrohlichen Charakters entkleidet.

Trotzdem wäre es falsch, zu glauben, daß alle konstitutionell Nervösen, etwa nach Art gewisser hysterischer Persönlichkeiten, auch nur ihre hypochondrischen Überzeugungen leicht und häufig aussprechen. Gerade in den schwersten Fällen suchen sie sie zu verheimlichen, sei es, um nicht ausgelacht zu werden, sei es aus einer geheimen Angst heraus, der Arzt könne ihnen doch recht geben. Auch in dieser Hinsicht wird sich jeder Psychotherapeut von dem Glauben an die Geradlinigkeit und Durchsichtigkeit seelischer Strukturen endgültig frei machen müssen. Gerade auf dem Gebiet der überwertigen Ideen und insbesondere, wenn Angst im Spiele ist, durchkreuzen sich bei den meisten Nervösen mehrere Motivreihen und führen zu den wunderlichsten Ergebnissen. Sie gehen zum Arzt mit der festen Absicht, das, was sie eigentlich quält, doch nicht zu sagen; sie wollen beruhigt sein, schieben aber die Untersuchung, die ihnen endgültig Ruhe verschaffen könnte, aus Angst immer wieder hinaus;

sie reden sich selbst ein, an Überarbeitung, an körperliche Schädlichkeiten
u. dgl. zu glauben, und wissen doch längst, daß die letzte Ursache ihres augenblicklichen schlechten Befindens, ihrer schlaflosen Nächte, ihres Herzklopfens,
kurz ihrer Angst, in irgendeiner Enttäuschung, einem schlechten Gewissen
oder aber schließlich in einem vor Jahren hingeworfenen unvorsichtigen Wort
eines Arztes gelegen ist.

Gewiß gehört viel Erfahrung dazu, um aus dem Verhalten eines Menschen,
aus seinem Tonfall, aus gewissen Pausen beim Reden und aus dem Zögern
namentlich auf gewisse Fragen hin zu schließen, daß er noch nicht alles gesagt
hat. Aber noch wichtiger sind, wie gesagt, die Geduld, die alles ruhig abwartet,
und das Zartgefühl, das den Kranken nicht durch brüske Fragen in sein Schnecken-
haus zurücktreibt. Freilich, daß Hilfe unmöglich sei, wenn man nicht alle
und insbesondere auch alle seelischen Ursachen ihres Zustandes erführe, das
wird man seinen Patienten sagen müssen. In manchen Fällen empfinden sie
es dann angenehm, wenn man ihnen die Beichte durch direkte Fragen nach
häufigen Anlässen — Onanie, sexuelle Sorgen sonst, unglückliche Ehe, berufliche Reibungen, enttäuschter Ehrgeiz, religiöse Skrupel bei Geistlichen, Konflikte mit den Eltern bei Jugendlichen usf. — erleichtert. Im großen und ganzen
vermeide ich diese Methode, weil man bei ihr immer in der Gefahr ist, mit der
Nennung nicht bestehender Möglichkeiten die Kranken zu verletzen. Daß sie
sich häufig noch schwerer verletzt zeigen, wenn man Ursachen erwähnt, die
wirklich bestehen, die sie aber verschweigen wollten, ist eine allgemeine menschliche Eigentümlichkeit, die der Arzt kennen muß.

Die seelischen Anlässe, die auf dem Boden der konstitutionellen Nervosität
Angstzustände u. dgl. erzeugen, sind ebenso wie die Sorgen, mit denen sich
die Kranken herumschlagen, so zahlreich, daß hier nur einige wenige erwähnt
werden können.

Sexuelle Befürchtungen. Namentlich bei jungen Menschen steht obenan
das sexuelle Gebiet. Immer wieder kehrt die Befürchtung, sich durch frühere
oder noch bestehende Masturbation geschädigt zu haben; erst in zweiter Linie
stehen die Sorgen, sexuell abnorm oder geschlechtskrank zu sein. Man weiß,
wie diese Befürchtungen durch eine gewissenlose buchhändlerische Industrie
immer neue Nahrung erhalten, und deshalb wird man hier wie bei allen hypochondrischen Klagen auch nach der Lektüre fragen, sie gebührend kennzeichnen
und vor allem für die Zukunft verbieten müssen. Man wird den Kranken sagen,
daß die Masturbation bei beiden Geschlechtern in gewissen Jahren so ungemein
verbreitet ist, daß mindestens Männer, die mit ihr nie Bekanntschaft gemacht
haben, als Ausnahme gelten dürfen. Man wird ihnen auf diese Weise beweisen, daß die Onanie schon deshalb die Folgen nicht haben könnte, die ihr
von Unberufenen immer wieder zugeschrieben werden, und man wird für gebildete Patienten schließlich noch hinzufügen, daß die von ihnen beobachteten
nervösen Störungen nicht eigentlich Folgen der Masturbation, sondern der
hypochondrischen Angst und der dauernden Selbstbeobachtung sind. So wird
man auch hier wie so häufig die Ratschläge befolgen, die Dubois über den
Verkehr mit Nervenkranken und über die Notwendigkeit gegeben hat, sie über
gewisse Zusammenhänge zwischen körperlichem und seelischem Geschehen und
besonders über die Abhängigkeit körperlicher Mißempfindungen von Erwartungsvorstellungen grundsätzlich aufzuklären.

Aber man wird natürlich keinem Patienten raten, bei der Masturbation
zu bleiben. Es ist mir unbegreiflich, daß dieser Rat von manchen Ärzten gegeben wird. Wer das Wesen der hier in Betracht kommenden Kranken begriffen hat, weiß doch, daß nichts geeigneter ist, ihren Mangel an Sicherheit
im Auftreten und Selbstvertrauen zu verstärken als immer neue Niederlagen

im Kampfe gegen die Masturbation. Dazu kommt, daß die bei Psychopathen auch sonst große Neigung, sich mit eigenen Phantasiegespinsten von der Wirklichkeit abzusperren, durch die gleiche Schädlichkeit vergrößert, sowie ferner, daß eine gewisse Form der Impotenz durch die Selbstbefriedigung aus psychischen und physischen Gründen erzeugt und unterhalten wird. Wenn man von ganz seltenen Fällen schon in frühester Kindheit aufgetretener Onanie absieht, ist es eigentlich auch niemals schwer, die Kranken von diesem Leiden zu befreien. Gewöhnlich genügt die bloße Anordnung, daß der Patient sich in regelmäßigen, nicht zu langen Abständen immer wieder vorstellen muß, um eine neue Hemmung zu schaffen. Wenn er weiß, daß er sich an bestimmten Tagen der Woche einem Menschen gegenüber, zu dem er Vertrauen gefaßt hat, ausweisen muß, so ist er fast immer imstande, des Triebes Herr zu werden. Dazu wird man ihm natürlich jede Lektüre und alles, was ihn sonst geschlechtlich reizen könnte, verbieten; man wird verhindern, daß junge Menschen stundenlang wach im Bett liegen usf. Nur im Notfall wird man wenigstens im Anfang etwas Brom geben, um den Trieb auch dadurch herabzusetzen.

Für ganz falsch halte ich es, sei es zur Bekämpfung der Masturbation, sei es aus irgendwelchen Gründen sonst, Psychopathen den außerehelichen Geschlechtsverkehr anzuraten. Wenn dieser Rat nicht gefährlich wäre, so wäre er doch schon deshalb überflüssig, weil die Menschen, die ihren Geschlechtstrieb nicht unterdrücken können oder wollen, ärztliche Ratschläge dieser Art gar nicht erst abwarten. Wer kommt und fragt, kann fast immer auch ohne Verkehr leben. Ja sehr häufig ist es gar nicht die Stärke des Triebes, sondern eine aus Büchern und Unterhaltungen gewonnene theoretische Überzeugung von der Gefährlichkeit der Abstinenz, die manchen Nervösen zum Geschlechtsverkehr drängt. Solchen theoretischen Überzeugungen scheinen auch manche Ärzte zum Opfer zu fallen, die vollkommen übersehen, in welche Lage sie gerade nervöse Patienten durch ihre Ratschläge (auch wenn sie nicht zynisch gemeint sind) versetzen. Ich pflege allen Psychopathen, die mich nach dem außerehelichen Geschlechtsverkehr fragen, diese Lage mit wenigen Worten eindringlich zu schildern. Sie werden sich mehr als andere junge Leute dauernd vor Ansteckung fürchten; sie werden sich sehr häufig für angesteckt halten, ohne es zu sein, und sie werden unter einer tatsächlich erfolgten Infektion seelisch viel mehr leiden als andere; sie werden sich durch den Ekel vor käuflichen Frauen ständig herabgewürdigt oder aber durch das schlechte Gewissen einem sittlich höherstehenden „Verhältnis" gegenüber beunruhigt fühlen; sie werden den Aufregungen, die aus der Möglichkeit der Entdeckung, aus der Lösung eines bestehenden Verhältnisses, aus der Gefahr der Konzeption oder gar aus einer wirklichen Alimentenklage hervorgehen, nicht gewachsen sein; und sie werden sich schließlich in ihrer Hoffnung, durch den regelmäßigen Geschlechtsverkehr von allen nervösen Beschwerden für immer befreit zu sein, fast immer betrogen sehen. — Daß die Abstinenz bei manchen, sehr bedürftigen Kranken gelegentlich gewisse körperliche und seelische Unbequemlichkeiten nach sich zieht, übersehe ich dabei nicht; aber mir scheinen diese Unbequemlichkeiten gegenüber den Folgen des Gegenteils verschwindend klein zu sein.

Schließlich noch ein paar Worte über die Behandlung der psychischen Impotenz. Auch bei ihr wird es sich zunächst darum handeln, ihre Genese klar zu stellen. Verhältnismäßig häufig glauben junge Leute impotent zu sein, die sich bei dem ersten, durch das Zureden anderer Kameraden herbeigeführten Zusammensein mit einer Dirne geekelt hatten. Andere gelangen zu derselben Befürchtung, weil ihre Erregung durch die bisherige Abstinenz und evtl. durch allzulange Präliminarien schon so weit gesteigert gewesen war, daß die Ejakulation ante portas stattfand. Eine dritte Gruppe hatte sich die Erektion durch

die unzweckmäßige Anwendung von Prohibitivmitteln verscheucht, und eine
vierte endlich hatte einem von ihnen geachteten Mädchen gegenüber Hemmungen empfunden. Alle aber gingen das zweite Mal nicht mehr unbefangen,
sondern mit einer ängstlichen Befürchtung an den Akt heran, die dem normalen
Ablauf des Reflexvorganges natürlich nicht günstig war. Sehr häufig werden
alle diese psychischen Ursachen in ihrer Wirkung noch durch die vorangegangene
Masturbation verstärkt, die ja noch eine gewisse Zeit über ihr Bestehen hinaus
den Ablauf des Reflexvorganges bis zur Ejakulation in der Tat abkürzen und
somit den normalen Verkehr erschweren kann.

Verhältnismäßig häufig zeigt sich die psychische Impotenz zum ersten Male
auf der Hochzeitsreise. Hier wirken gewöhnlich mehrere Ursachen zusammen,
die den obenerwähnten nahestehen. Selbstvorwürfe infolge früherer Masturbation und früheren außerehelichen Geschlechtsverkehrs; hypochondrische Befürchtungen aus Anlaß einer einmal überstandenen gonorrhoischen Infektion,
falsch verstandene Achtung vor einer auch seelisch geliebten Frau, Überreizung
der während des Brautstandes nie befriedigten und doch immer wach gehaltenen
Sexualität und schließlich die Aufregungen und Anstrengungen der Hochzeit
kommen hier häufig zusammen, um zunächst einen Mißerfolg herbeizuführen.
Das einmalige Versagen stört dann wieder die Unbefangenheit für die Zukunft
und bedingt so länger dauernde Impotenz.

Viele der erwähnten Fälle kann man durch einfache Aufklärung heilen.
Ich habe manchen jungen Mann erleichtert fortgehen sehen, nachdem er gehört
hatte, daß es nicht zu seinen Verpflichtungen gehöre, einer käuflichen Dirne
gegenüber potent zu sein; andere lassen sich durch die Versicherung beruhigen,
daß die Masturbation niemals lange Zeit nach ihrem Aufhören die Potenz zu
beeinträchtigen pflege; und vielen endlich kann man innerhalb und außerhalb
der Ehe durch den Rat helfen, sie möchten eine Zeitlang gar keine Versuche
mehr machen, bis eine günstige Gelegenheit sie von dem Erhaltenbleiben ihrer
Potenz von selbst überzeuge. Namentlich für Eheleute ist auch der Rat wirksam, die morgendlichen Erektionen zu benutzen, und übererregbaren Menschen
kann man sagen, daß gewöhnlich am zweiten oder dritten Tag nach der Aufnahme des Geschlechtsverkehrs die Erektion länger anzuhalten pflege. —
Der Nachdruck während der ganzen Behandlung wird übrigens auch hier immer
auf die allgemeine Beruhigung des Kranken zu legen sein, weil die hypochondrische Angst die letzte Ursache der Störung bildet. Abgesehen ist dabei natürlich von den Fällen, in denen sich die Impotenz nur auf bestimmte weibliche Personen, insbesondere auf die eigene Frau, bezieht. Ist, wie es nicht
ganz selten vorkommt, ein körperlicher Widerwillen durch irgend ein zufälliges
Erlebnis, ein nicht ganz ästhetisches Verhalten der Frau im Schlafzimmer
etwa, hervorgerufen worden, so kann man diese Erinnerung gelegentlich in der
Hypnose zurückdrängen. Gerade bei Eheleuten gelingt das aber nicht immer.
Einer meiner Patienten ist z. B. seiner Frau gegenüber dadurch impotent geworden, daß sie ihm von eigener früherer Masturbation berichtet hatte. In
solchen Fällen läßt sich schwer helfen.

Hinter der Befürchtung „impotent" zu sein, treten wie gesagt alle anderen
hypochondrischen Vorstellungen dieses Gebietes vollkommen zurück. Unter
dem Einfluß der Eulenburgprozesse und der von Magnus Hirschfeld be-
triebenen Propaganda glaubten eine Zeitlang manche junge Menschen, „homo-
sexuell" zu sein. Um diese Idee wirksam bekämpfen zu können, muß man wissen,
daß gewisse homosexuelle Neigungen in den Entwicklungsjahren, ehe sich der
dunkel auftauchende Geschlechtstrieb differenziert und ehe er sein normales
Objekt gefunden hat, nicht ganz selten sind und daß sie namentlich in Alumnaten
bis zu einem gewissen Grade gezüchtet werden. Auch die „Wandervogel-

bewegung" scheint in dieser Hinsicht gewisse Gefahren angenommen zu haben. In all diesen Fällen wird der Arzt es ziemlich leicht haben, die Besorgnisse des Kranken zu zerstreuen, indem er ihn auf die Allgemeingültigkeit der von ihm gemachten Erfahrungen hinweist. Schlimmer ist es natürlich da, wo aus angeborener oder im Leben erworbener Ursache wirkliche homosexuelle Neigungen bestehen; hier kommt man namentlich deshalb schwer zum Ziel, weil die meisten Psychopathen dieser Art eigentlich gar nicht geheilt sein wollen, sondern viel lieber vom Arzt hören möchten, daß sie ein heiliges Recht zur Betätigung ihres Triebes besitzen. Liegt es anders und besteht noch ein Rest von heterosexueller Einstellung, so kann man gelegentlich durch die Hypnose helfen.

Andere hypochondrische Befürchtungen. Was für die hypochondrischen Befürchtungen des sexuellen Gebietes gilt, gilt ganz allgemein: es genügt fast niemals, den Kranken einmal zu belehren und ihm seine Sorgen auszureden, sondern er bedarf lange Zeit hindurch immer erneuter autoritativer Versicherungen. Zumeist wirkt im Anfang die Aussprache nur so lange, wie sie vom Kranken sinnlich lebhaft reproduziert werden kann. Gelingt ihm das nicht mehr, so tauchen die früheren Sorgen und die früheren Ängste wieder auf. Der Patient verfällt in die alten Fehler, die seine Angst verstärken, und von denen er doch aus eigener Kraft nicht lassen kann. Hunderte von Malen am Tage befühlt er den Puls, immer wieder besieht er im Spiegel eine angeblich kranke Körperstelle und immer von neuem schlägt er das Lexikon auf, um über seine Krankheit nachzulesen. Man muß deshalb solche Kranke ständig ermahnen und belehren, und man muß ihnen ganz konkrete Befehle erteilen. Der Spiegel wird beseitigt und das Pulszählen wie jede medizinische Lektüre verboten. Auch dazu kann man die Kranken erziehen, mit quälenden Erinnerungen fertig zu werden, in denen sie bis dahin gewühlt hatten und bestimmte Gedankengänge abzulehnen, die sie vorher durch ihren ganzen Tageslauf begleitet hatten. Klügeren und gebildeten Patienten gegenüber wird man dabei gut tun, sich nicht auf das Konkrete und Gegenwärtige zu beschränken, sondern ihnen das Grundsätzliche dieser Lebenskunst klar zu machen. Wenn sie noch einigermaßen jung sind, kann man sie dazu bringen, unangenehme Erlebnisse auch der Gegenwart bei Seite zu schieben, anstatt sie wie früher durch fortgesetztes Grübeln ständig zu vergrößern.

Bei all diesen Unterhaltungen möchte ich eindringlich vor der offenbar sehr beliebten Methode warnen, die Kranken zu ironisieren. Man kann wohl gelegentlich deutlich werden und meinetwegen auch einmal grob; aber niemals sollte man den Eindruck der gütigen Anteilnahme verwischen, der sich mit einem ironischen Tonfall doch so gar nicht verträgt. Viel wichtiger ist es, gewisse Kranke unter Umständen ernst auf ihre Pflichten hinzuweisen. Wir Ärzte wissen ja, daß schon langdauernde körperliche Erkrankungen eine gewisse Selbstsucht großzuzüchten pflegen. Bei einer bestimmten Gruppe von konstitutionell Nervösen sehen wir gesetzmäßig, wie die Rücksicht auf die Ehefrau, die Sorge um die Kinder und die Verpflichtungen gegen den Beruf hinter den eigenen subjektiven Beschwerden immer mehr in den Hintergrund rücken. Hier sind gelegentlich ernste Mahnungen ganz unerläßlich, man kann sie aber durch den Zusatz mildern, daß sich der Kranke selbst wohler fühlen würde, wenn er es fertig brächte, weniger an sich als an anderes zu denken und nicht den ganzen Tag auf den eigenen Körper zu achten.

Aus dem gleichen Grunde wird man sehr häufig für hinreichende und richtig verteilte Arbeit oder, wo diese schon vorhanden ist, für Nebenbeschäftigungen und Liebhabereien sorgen müssen, die für überflüssige und gefährliche Selbstbetrachtungen keinen Raum mehr lassen. Man wird ferner dafür Sorge zu tragen haben, daß der Kranke sich — sei es zur Arbeit, sei es zu einer Liebhaberei —

für gewisse Zeiten auch wirklich konzentriert und sich nicht durch den dauernden Wechsel seiner Antriebe und durch das Hetztempo, in dem er alles erledigt,
immer weiter aufreibt. Auch in dieser Hinsicht braucht man selbst ältere Menschen keineswegs für unbeeinflußbar zu halten.

Sehr vorsichtig pflege ich mit der Verordnung von Reisen und anderen
Zerstreuungen zu sein. Es liegt hier ähnlich wie mit der „Verordnung" des
Alkohols und des Nikotins etwa. Eine solche Verordnung kann notwendig
sein, um einen hypochondrischen Kranken zu überzeugen, daß ihm wirklich
nichts Ernstliches fehlt, und daß er sich seine Zigarre und sein Glas Bier früher
auf Grund falscher Voraussetzungen entzogen hatte. Ganz ähnlich kann der
Rat wirken, wieder in ein Theater und in Gesellschaft zu gehen und eine Reise
zu unternehmen. Aber im großen und ganzen bekommt regelmäßige Arbeit
bestimmten Nervösen viel besser, als es Zerstreuungen tun, und zu Reisen sollte
man erst raten, wenn der Kranke so weit gesund ist, daß er in Abwesenheit des
Arztes nicht wieder in neue Selbstquälereien und hypochondrische Befürchtungen
verfällt.

Zwangsneurosen. An dieser Stelle auf einzelne Syndrome einzugehen, dürfte
zu weit führen; zudem werden die Organneurosen ja wohl gesondert besprochen.
Den Zwangsvorstellungen und Phobien möchte ich aber auch an dieser Stelle
noch ein paar Worte widmen. Oben wurde gesagt, daß Zwangszustände häufig
periodisch verlaufen, d. h. mehrmals im Leben an- und abschwellen. Solange
eine solche Periode dauert, wird es wohl niemals gelingen, durch irgendwelche
Maßnahmen den Kranken von diesen Störungen wirklich frei zu machen. Wohl
aber kann man ihm Erleichterung verschaffen, und zwar sowohl von der körperlichen wie von der seelischen Seite her. Symptomatisch pflegen oft schon kleine
Alkoholmengen entspannend zu wirken: auch Valerianapräparate und gelegentlich
auch Brom sind hier am Platze. Dazu wird man den Kranken immer
wieder versichern müssen: einmal, daß sie nicht geisteskrank, und ferner, daß
sie ihrer Zwangsgedanken wegen niemals eine unerlaubte und strafbare Handlung begehen werden; und weiter wird man ihren Willen und ihre Konzen-
trationsfähigkeit zu stärken versuchen und ihnen immer wieder sagen, daß
sie es lernen könnten, unsinnige Gedanken aus ihrem Bewußtsein zu verdrängen.

Entgegen früheren Darstellungen und auch entgegen meinen eigenen ersten
Erfahrungen habe ich mich in den letzten Jahren bei zahlreichen Zwangskranken
auch zur Hypnose entschlossen und damit gelegentlich, wenn auch mühselig
und langsam, doch unzweifelhaft Erfolge erzielt. Man tut dabei in der Hypnose
natürlich nichts anderes als im Wachen auch; man sagt dem Kranken immer
wieder, daß seine kranken Vorstellungen nichts zu bedeuten haben, und daß
er sie überwinden würde; man suggeriert ihm die Angst weg, und gerade das
ist es, was ihm am meisten Erleichterung verschafft.

Psychogene Reaktionen. Damit sind wir schon zur Suggestivtherapie
gekommen, die ja kaum bei einem funktionell nervösen Leiden entbehrt werden
kann, deren eigentliches Gebiet aber natürlich das der psychogenen Krankheitserscheinungen im engeren Sinne ist.

Welche Form der Suggestivtherapie man wählt, wird weniger von der Eigenart des gerade gebotenen Symptoms als von der Persönlichkeit des Kranken,
von dem bisherigen Verlauf des Leidens, von der Art früherer therapeutischer
Versuche und schließlich nicht zum mindesten auch davon abhängen, ob hinter
dem Symptom, wie so häufig, nicht der Wunsch des Kranken steht, krank zu
sein oder wenigstens krank zu erscheinen. Unter dieser Voraussetzung kann
die Suggestivtherapie unter Umständen zur Farce werden — es sei denn, daß
man sie nur als das Mittel benutzt, um die abnormen krankmachenden Wünsche
des Patienten selbst zu beseitigen oder aber um dem Kranken eine goldene

Brücke zu bauen, die manche recht gern betreten, sei es, weil sie an der bis dahin durchgeführten Rolle keinen Geschmack mehr finden, sei es, weil sie sich durchschaut fühlen.

Nun liegen aber, wie oben ausgeführt wurde, die Dinge gewöhnlich so einfach nicht. Neben dem Wunsch krank zu sein, lebt beinahe immer auch der andere, gesund zu werden, und sehr häufig bringen die Kranken nur die Energie nicht auf, um den kranken, perversen Willen zu unterdrücken, oder sie finden eine ihnen verloren gegangene Innervation aus eigener Kraft nicht wieder.

Hier findet die Suggestivtherapie ihr dankbarstes Feld. Ob man sie in eine physikalische oder arzneiliche Therapie einkleidet, ob man sich und dem Patienten Zeit läßt oder ihn überrumpelt, ob man es mit einfacher Verbalsuggestion, mit dem Appell an den Verstand oder mit kurzen groben Befehlen versucht, ob man sich schließlich gar zur Hypnose entschließt — das alles bleibt sich grundsätzlich gleich. Das Geheimnis des Erfolges liegt lediglich in dem Glauben an sich und die eigene Methode. Elektrisieren, Massieren, alle Wasserkünste, die Höhensonne usf. haben immer nur so lange genützt, wie die Ärzte selbst an sie glaubten. Deshalb kann nicht dringend genug vor jener gedankenlosen Art der Suggestivbehandlung gewarnt werden, bei der sich der Arzt halb und halb über sich, den Patienten und über die von ihm selbst gewählte Behandlungsart lustig macht und sich dann über das Ausbleiben des Erfolges wundert. Wer die Suggestibilität auch der gesunden menschlichen Natur kennt und zugleich weiß, wie stark das Bedürfnis nach Autorität, nach Hilfe und Anlehnung gerade bei nervösen Kranken ist, der wird die Suggestivbehandlung als eine der ernstesten Waffen im Kampf gegen die Krankheiten überhaupt betrachten und ihren Wert selbst da noch anerkennen, wo die direkte körperliche Einwirkung irgendeines Verfahrens an sich außer Frage steht.

Darum kommt alles auf die Klarheit, Bestimmtheit und damit auf die Überzeugungskraft der ärztlichen Anordnungen und der ärztlichen Voraussagen an, und insofern ist die letzte Vorbedingung für das Gelingen dieser Behandlungsart die subjektive Sicherheit der vom Arzt gestellten Diagnose. Man hat niemals Erfolge, wenn man im stillen an die Möglichkeit eines organischen Leidens glaubt, ebensowenig wie man sie dann hat, wenn man seinen eigenen psychotherapeutischen Fähigkeiten mißtraut.

Hypnose. Alle diese Gesichtspunkte gelten in ganz besonders hohem Maße für die Hypnose, bei der die Suggestivwirkung in konzentriertester, aber auch zugleich in plumpester Form ausgeübt wird. Ich wende die Hypnose nicht selten an und habe insbesondere während des Krieges gefunden, daß man mit ihr genau so weit kam wie mit Scheinoperationen, Zwangsexerzieren oder dem Kaufmannschen Verfahren — kurz mit all den Methoden, die ich aus allgemein ärztlichen und menschlichen Gründen für verwerflich halte. Aber auch zur Hypnose wird man sich nicht leichten Herzens entschließen. Nervös halbwegs rüstige Menschen, bei denen man hoffen darf, daß sie ihre psychogenen Störungen aus eigener Kraft überwinden werden, soll man nicht hypnotisieren — man wird sonst das bittere Gefühl zurückbehalten, einem Menschen psychisch das Rückgrat gebrochen zu haben. Man soll auch da nicht hypnotisieren, wo der Patient auf dieser Behandlungsart allzu dringlich selbst besteht, und zugleich die Fälle ausscheiden, die schon allerlei über die Hypnose gehört oder gelesen haben und darum nicht unbefangen genug an die Sache herangehen.

Worauf es bei der Hypnose ankommt, ist leicht zu sagen. Das Bewußtsein soll eingeengt werden, d. h. der Patient soll sich lediglich auf die Gedanken und Vorstellungen konzentrieren, die vom Arzt ausgehen. Es ist ja auch aus anderen Zusammenhängen — erinnert sei nicht bloß an die Yogis und die Anthro-

posophen, sondern auch an gewisse Zustände inbrünstigen Betens, künstlerischer
Ekstase u. dgl. — bekannt, wie sehr in solchen Zuständen angespanntester
Aufmerksamkeit das Bewußtsein für gewisse Eindrücke, und wie sehr auch
der Körper für seelische Einwirkungen zugänglicher wird. Ich halte es für
richtig, dem Patienten von vornherein zu sagen, daß es hierauf und allein hierauf
ankomme, daß man den ganzen Hokuspokus der öffentlich auftretenden Hypnoti-
seure nicht brauche und fortlassen wolle. Oft führe ich das erstemal mit Wissen
des Patienten eine Scheinhypnose aus, damit er alle abergläubischen und ängstlichen Vorstellungen fallen läßt und in unverändertem Bewußtseinszustande
mit ansieht, was sich später in der Hypnose vollziehen soll. Vor allem aber
sage ich dem Patienten, daß die Hauptarbeit bei der Hypnose von ihm selbst
und nicht von mir geleistet werden, daß er sich konzentrieren muß, und daß
das jeder könne, dem an seiner Genesung ernstlich gelegen sei.

Nach dieser Vorbereitung lasse ich den auf einem Divan ausgestreckten
Kranken die Spitze meines Zeigefingers oder meine Augen fixieren und befehle
ihm, sich vorzustellen, wie jetzt seine Augenlider schwer werden und schließlich
zufallen würden. Das tritt dann, namentlich, wenn man durch ein beruhigendes
Streichen über die Stirn die Wirkung unterstützt, bei richtig ausgewählten
Patienten immer ein, und damit ist das Spiel gewonnen. Da, wo es sich darum
handelt, körperliche Symptome wie ein Zittern, eine Lähmung, eine Kontraktur
zu beseitigen, gebe ich dann die Suggestion, daß sich unter dem Druck meiner
Finger die Augen krampfhaft schließen würden und vom Patienten nachher
nicht mehr geöffnet werden könnten; ich strecke einen Arm aus und befehle,
daß er steif werden soll, oder ich lasse die Finger ineinander verschränken mit
der Wirkung, daß der Patient sie aus eigener Kraft nachher nicht auseinander-
ziehen kann. Handelt es sich um die Beseitigung von Angst, von Zwangsvorstellungen, irgendwelcher überwertiger Ideen u. dgl., so verzichte ich häufig
auch auf diese Maßnahmen und gebe nur die Suggestion, daß der Kranke nun
nichts mehr erleben, nichts mehr denken und nichts mehr fühlen würde als
das, was von mir ausginge, daß dafür aber alles, was von mir käme, vollkommen
klar in sein Bewußtsein aufgenommen werden würde. Auch die nachträgliche
Erinnerungslosigkeit suggeriere ich nicht immer, aber ich benutze die Hypnose
auch sehr selten dazu, um mir von dem Patienten Dinge anvertrauen zu lassen,
die er im Wachen noch nicht gesagt hat. Patienten in der Hypnose zum Reden
zu bringen, ist nicht ganz ungefährlich. Man erzeugt sonst allzu leicht künstliche hysterische Dämmerzustände — und wie gesagt, besondere Maßnahmen,
um das wirklich Wichtige von seinen Patienten zu erfahren, gebraucht ein er-
fahrener Psychotherapeut nicht.

Psychoanalyse. Ich erwähne das ausdrücklich, weil Breuer und Freud
in dem „kathartischen Verfahren", das das Vorstadium der psychoanalytischen
Behandlung gebildet hat, bekanntlich die Hypnose benutzt haben. Nun ist
es wohl richtig, daß Kranke in der Ruhelage manche Hemmungen eher fallen
lassen und daß sie mit geschlossenen Augen auch manches leichter sagen, als
wenn sie dem Arzt gegenüber sitzen und ihm ins Gesicht blicken müssen. Aber
Situationen dieser Art lassen sich im Anschluß an die körperliche Untersuchung
auch sonst herstellen, und es fällt dann die Gefahr fort, daß die Kranken unter
der Wirkung der Hypnose Dinge erzählen, die nicht wahr, sondern nur Erzeug-
nisse ihres augenblicklichen Traumzustandes sind.

Freud selbst hat ja auch später die Hypnose fallen lassen; auch er bringt
seine Kranken nur in eine Ruhelage und läßt sie nun „frei assoziieren", d. h.
alles ausprechen, was an Gedanken, Erinnerungen und anderen Vorstellungen
bei ihnen auftaucht. Aus diesem Rohmaterial und aus der Form, in der es gebracht wird, wobei insbesondere das Zögern („Widerstreben") hoch bewertet

wird, zieht Freud seine Schlüsse oder, wenn man das Kind beim Namen nennen will, eigentlich immer denselben Schluß, daß nämlich hinter dem Leiden des Kranken ein sexuelles Trauma, verdrängte erotische Wünsche, jedenfalls immer die Sexualität steckt. Dabei werden insbesondere auch die Träume des Kranken mit herangezogen, und zwar nicht in der Form, in der sie im wachen Bewußtsein als Erinnerung fortleben, sondern so, wie sie sich aus der Zusammensetzung der in der Psychoanalyse gelieferten Bruchstücke für Freuds Augen ergeben. — Nach persönlichen Berichten mancher Patienten, die aus der Behandlung eines Psychoanalytikers in die meine kamen, scheint übrigens doch auch der Arzt während der Analyse zu sprechen; er unterbricht den Kranken gelegentlich und unterbricht damit also auch das „freie Assoziieren"; er entwickelt Hypothesen über das von dem Kranken Vorgebrachte und er lenkt seine Aufmerksamkeit auf bestimmte Punkte, die ihm wichtig erscheinen. Wie weit er damit Suggestionen erteilt, soll unten erörtert werden.

Es fragt sich nun, welche psychologischen Grundlagen diese Methode besitzt, und so werden wir auch auf die eigentliche Freudsche Lehre kurz eingehen müssen. Sie geht von einer ganz bestimmten Auffassung vom Wesen des Unterbewußtseins aus, dessen Rolle für die Gestaltung der Persönlichkeit, für das Zustandekommen von Überzeugungen und Handlungen auch beim normalen Menschen offenbar viel größer gedacht wird als die des Bewußtseins. Nach Freud stellt das Bewußtsein nur einen kleinen Ausschnitt aus dem gesamten psychischen Geschehen dar, ein Ausschnitt, der für sich nicht verstanden werden könne und der so lange ein verzerrtes Bild von der menschlichen Seele geben müßte, als wir ihn nicht durch die unbewußten Reihen ergänzten, die den Schlüssel für dieses Verständnis enthielten. Wer aber diesen Schlüssel besäße, der begegne psychologischen Rätseln nicht mehr. Widersprüche auf seelischem Gebiet kämen in Wahrheit nicht vor, denn bei tieferer Einsicht stelle sich auch das scheinbar Absurde als sinnvoll, zweckmäßig und notwendig heraus.

Sinn, Zweck und Notwendigkeit werden dabei durch den Egoismus, durch das Lustbedürfnis des Menschen bestimmt, das mit den Realitäten des Lebens dauernd in Widerspruch gerät. Deshalb wird kein Mensch mit dem Leben so, wie es ist, fertig. Jeder Tag hinterläßt einen Rest enttäuschter Hoffnungen und nicht gelöster Konflikte, die, ins Unbewußte verdrängt, im Bewußtsein also nicht mehr erinnert werden. Vom Unterbewußtsein aus wirken aber diese verdrängten Erinnerungen vermöge des ihnen anhaftenden Unlustaffektes weiter und erzeugen auf diese Weise alle Neurosen und manche Psychosen. Aber auch beim Gesunden sind in den Erlebnissen des Traumes, sowie im Versprechen, Verschreiben, Vergessen des Tages stets unerfüllbare erotische Wünsche, sexuelle Enttäuschungen, peinliche Erinnerungen, kurz tausend Motive erkennbar, von denen das Bewußtsein unmittelbar nichts mehr erfährt. Selbst im Schlaf ist eine eigene Instanz, die „Zensur", eifrig bemüht, verdrängte Gedanken nicht ohne Verhüllung erscheinen zu lassen; sie werden entstellt und verändert, Unwesentliches wird geträumt, das als Verkleidung des eigentlich Wichtigen dient. Alle diese Schleier zu lüften, ist einzig die Psychoanalyse fähig. Nur sie kann in den unzähligen Verhüllungen, das können Schmerzen, Krampfanfälle, nervöser Husten, Angstzustände, Zwangsvorstellungen, Sinnestäuschungen und Wahnideen, es können scheinbar sinnlose Träume und schließlich können es auch harmlos aussehende Äußerungen und Handlungen sein, in den wunderlichen „Symbolen", in denen allein sich das Unbewußte nach außen zu zeigen beliebt, die Wahrheit — wie gesagt, eigentlich immer dieselbe, das Sexuelle betreffende Wahrheit — erkennen. Nur sie kann also auch die Krankheitssymptome beseitigen und den Patienten heilen. Hierzu aber ist die psychoanalytische Methode vonnöten: der Analytiker setzt die vom Kranken gelieferten sinnlosen Bruchstücke zusammen und gewinnt so ein vollständiges Bild von den im Unbewußten wirkenden Kräften. Damit aber, daß er alle diese verdrängten Bestandteile der Psyche an die Oberfläche des Bewußtseins zerrt, werden die ihnen anhaftenden, bisher „eingeklemmten" Affekte schon „abreagiert" und der Kranke von ihrem verborgenen Wühlen befreit. Insbesondere verschwinden so die körperlichen Symptome, die als „Symbole" für verdrängte Vorstellungen („Konversion") aufgetreten waren, und ebenso verschwindet die Angst, für die der Kranke für sich und andere längst Scheingründe zurecht gelegt hatte.

Es ist nicht leicht, dieser sich überaus dogmatisch gebärdenden Lehre gerecht zu werden. Damit, daß man die grotesken Übertreibungen, die ungeheure Überschätzung geschlechtlicher Motive, die kabbalistische Mystik und die rabulistische Spitzfindigkeit eines großen Teiles dieser Veröffentlichungen lächerlich macht, ist es nicht getan. Wer die Psychoanalyse kritisch beurteilen will, wird ihre Grundlagen auf ihre Brauchbarkeit prüfen müssen. Hier muß meines Erachtens der Anfang mit dem Begriff des Unterbewußtseins gemacht werden, mit dem Freud und seine Schüler, mit dem übrigens auch manche von seinen Gegnern dauernd ziemlich gedankenlos arbeiten. Ich darf dabei vor allem vor der Verwechslung des Unterbewußtseins im Sinne Freuds mit dem „Unbewußten" überhaupt warnen. Daß bewußte Vorgänge ständig ins Unbewußte versinken, daß alle menschlichen Triebe, Wünsche und Entschlüsse und daß alle geistigen Leistungen in letzter Linie aus dem Unbewußten geboren werden, das ist nicht zweifelhaft. Wir Mediziner sind gewöhnt, dieses Unbewußte, das in Wirklichkeit doch nur ein „Ungewußtes" und von uns nicht Verstandenes ist, als etwas Physisches zu denken und es gewissen, von bewußten seelischen Erlebnissen nicht begleiteten, zerebralen Vorgängen entsprechen zu lassen. Was Freud aber mit dem Unterbewußtsein meint, ist etwas ganz anderes. Bei ihm wird das Unbewußte rationalisiert; dieses Unterbewußtsein denkt, ja es denkt zum Teil tiefer als das Bewußtsein, immer aber, und das vor allem, egoistischer und, wenn man will, ehrlicher und — was noch wichtiger ist — es denkt mit viel stärkerer Wirkung für unser Handeln. Erst wenn es ihm im Rahmen des sozialen Lebens gar nicht gelingt, unsere Überzeugungen und Handlungen nach seinem Willen zu lenken, treibt dieses Unterbewußtsein den Menschen in die Krankheit, in die Neurose hinein.

Nun ist es ganz gewiß richtig, daß es auch beim Gesunden neben dem — man möchte fast sagen offiziellen — eingestandenen Bewußtsein noch ein anderes gibt, das aus Luftschlössern, Wachträumen und Wünschen besteht, eine Bewußtseinssphäre, von der man zumeist nicht spricht, ja an die sonst klar und praktisch denkende Menschen an den meisten Stunden des Tages auch wirklich nicht denken. Auch daß sich dieses „autistische" Denken, wie es Bleuler genannt hat, immer wieder in logische Erwägungen und in nüchterne Entschließungen hineindrängt, und daß sich die meisten Menschen über all diese Unterströmungen ihrer Seele trotzdem sehr selten genaue Rechenschaft ablegen, auch dies gebe ich zu. Nur daß wir wirklich gar nichts davon wüßten, daß diese Selbsttäuschung, die wir gewiß häufig versuchen, vollkommen gelänge, daß wir die wahren Gründe gewisser Überzeugungen und Handlungen selbst gar nicht mehr zu erkennen vermöchten, daß es also noch eine zweite, von der ersten ganz unabhängige und für sie unzugängliche Seele gibt, das muß ich entschieden bestreiten. Freud sagt übrigens selbst, daß niemand Lust habe, sein eigenes Unbewußtes kennen zu lernen; damit ist doch eigentlich schon zugegeben, daß man es kennen lernen könnte, wenn man nur wollte, daß es also doch nicht ganz unbewußt ist.

Man hat sich früher die Struktur der menschlichen Seele gewiß oft allzu einfach und durchsichtig gedacht. Man hat sich in der Psychologie wie in der Psychiatrie zu gradlinig auf das verlassen, was die Menschen sagen; man hat deshalb auch in der Hysteriefrage z. B. die Alternative: krank oder simuliert viel zu schroff gestellt. Bei den meisten menschlichen Überzeugungen und Handlungen durchkreuzen sich mehrere Motive, und den Ausschlag gibt schließlich stets nicht der logisch am besten gestützte, sondern der am stärksten von Gefühlen getragene Grund. So kommen zahlreiche Widersprüche im Leben des Menschen zustande, und diese Widersprüche finden wir in verzerrter und vergrößerter Form auch bei unendlich vielen Nervösen. Wer das Gesetzmäßige dieser Geschehnisse kennt, wird, wie gesagt, auch ohne Psychoanalyse keine Mühe haben, die Wahrheit an den Tag zu bringen und vor allem auch den Kranken zur Klarheit über sich selber zu führen. Aber schon dabei werden wir jede suggestive Beeinflussung vorsichtig vermeiden müssen, und wir werden deshalb den Kranken seine quälenden Erinnerungen u. dgl. möglichst selbst finden lassen. Der Psychoanalytiker macht es umgekehrt, er erteilt seinen Kranken dauernd Suggestionen, die die Wahrheit einfach unentwirrbar machen, und er dichtet in die kranke Seele Dinge hinein, die seiner — des Arztes — eigenen psychischen Einstellung entsprechen. Die psychoanalytische Schule hat sich freilich einen nach ihrer Meinung unangreifbaren Verteidigungswall geschaffen; sie erklärt, man könnte ihre Methode und ihre Ergebnisse so lange nicht bestreiten, als man diese Methode nicht lange Zeit selbst ausgeübt habe. Der Einwand ist wohl schon deshalb nicht ganz stichhaltig, weil ihn jeder Kurpfuscher übernehmen und die gleiche Forderung an uns stellen könnte; aber man könnte ihn trotzdem gelten lassen, wenn es den Gegnern der Freudschen Schule jemals eingefallen wäre, das von den Psychoanalytikern in ihren Protokollen veröffentlichte Tatsachenmaterial irgendwie zu bestreiten. Davon ist aber selbstverständlich gar keine Rede; was die Kranken sagen und tun, nehmen wir alle als Tatsache hin; nur die Schlüsse, die die Psychoanalytiker unter dauernder und grundsätzlicher Verwechslung von allenfalls möglichen und bewiesenen Zusammenhängen aus diesen Tatsachen ziehen, nur diese Schlüsse gestatten wir uns abzulehnen.

Man braucht nicht Arzt zu sein, um zuzugeben, daß Säuglinge gelegentlich an Stuhlverstopfung leiden, und es gehört nicht viel Lebenserfahrung dazu, um zu wissen, daß nervöse Damen in der Sprechstunde gelegentlich auch einmal mit den Fingern in ihre Handtasche greifen; aber daß die Säuglinge den Stuhl zurückhalten, um sich eine sexuelle Lustempfindung zu verschaffen, genau so wie sie nur aus diesem Bedürfnis heraus an der Mutterbrust trinken, und daß die nervöse Dame — oder richtiger ihr Unterbewußtsein — mit dem Griff in die Handtasche den Koitus andeuten will, das erscheint uns absurd. Daß ein junges Mädchen träumt, es wolle zum Bahnhof und daß es sich dann verirrt und schließlich in einem Walde befindet, wird Freud jedermann glauben; aber daß der Bahnhof den „Vorhof" der Vagina bedeutet und der Wald den Wald von Schamhaaren, das halten wir für das Ergebnis einer vollkommen einseitigen und durchaus abwegigen Phantasie.

Ich weiß nicht, ob alle Menschen oder nur ein großer Teil von ihnen nach Freud in der Kindheit den „Ödipuskomplex" durchmachen sollen; aber wann ist überhaupt je bewiesen worden, daß viele Knaben — daß es vorkommt, wissen wir z. B. durch Stendhal — eine erotische Zuneigung zu ihrer Mutter und viele Mädchen eine ähnliche Neigung zum Vater empfinden?

Sodann gehört zu den Verteidigungsmitteln der Freudschen Schule ein dialektischer Kunstgriff. Die strengen Anhänger Freuds — einen großen Teil seiner Schüler hat er hauptsächlich aus diesem Grunde selbst mit dem Bannstrahl belegt — führen wie gesagt nahezu alles, was sie bei Gesunden und Kranken antreffen, auf sexuelle (Kindheits-) Erlebnisse zurück. Gegenüber literarischen Angriffen erklären sie dann aber gelegentlich, daß sie unter dem sexuellen Lustgefühl etwas viel allgemeineres verstünden als das, was man sonst wohl Wollust nennt. Sie könnten also manche Angriffe vermeiden, wenn sie nur auf das Wort „sexuell" in diesen Zusammenhängen verzichten wollten. Davon sind sie aber sehr weit entfernt und sie können es auch nicht, weil sie nahezu aus jedem von dem Kranken erwähnten oder im Traum vorgestellten Gegenstand ein Phallussymbol machen. Dabei werden sie ja doch wohl an das denken, was auch wir anderen Sexualität nennen.

Nun wird niemand, der Menschen zu kennen vermeint, die sehr große Rolle der Sexualität wenigstens für alle einigermaßen jungen Menschen in Abrede stellen. In unendlich vielen Erlebnissen, Überzeugungen, Handlungen und Wünschen klingen erotische Motive mit an, und auch ihr Einfluß auf unser gesamtes Geistesleben wird sehr hoch veranschlagt werden müssen. Auch das ist zuzugeben, daß die Grenzen wenigstens feinerer erotischer Regungen anderen Gefühlen gegenüber fließende sind, und daß sich die zartesten Äußerungen der geschlechtlichen Liebe von den Zärtlichkeiten, die Eltern und Kinder und die Freundinnen untereinander austauschen, wenigstens äußerlich nicht durchaus unterscheiden. Aber mir scheint, daß das alles immer wieder nur eines beweist: daß nämlich jeder Versuch, innerhalb des Seelischen Grenzen zu ziehen, auf unüberwindbare Hindernisse stößt. Alle Lustgefühle sind miteinander verwandt, eben weil sie Lustgefühle sind. Niemand kann uns hindern, sie alle sexuelle Gefühle zu nennen, aber mit dem Phallussymbol haben die meisten darum doch nichts zu tun. Ist man sich über diese Schwierigkeit, die in der Flüssigkeit alles Seelischen und in der Unzulänglichkeit der von uns in die Psyche künstlich hineingetragenen Begriffe gegeben ist, einmal bewußt geworden, so wird man auch nicht mehr versuchen, aus allen menschlichen Beziehungen einen etwaigen erotischen Anteil herauszudestillieren, oder alle wertvollen geistigen Leistungen auf die „Sublimierung" verdrängter erotischer Wünsche zu beziehen. Noch mehr aber wird man sich scheuen, die höchsten Kunstwerke sowohl wie die zartesten menschlichen Verhältnisse mit der groben Vereinigung der Geschlechter so in einem Atemzuge zu nennen, wie es Freud und seine Anhänger bis heute immer noch tun.

Wenn die Freudsche Schule und die Freudsche Methode trotz dieser Ungeheuerlichkeiten gelegentlich Gutes wirken, und wenn sie, was wichtiger und zugleich schwerer zu erklären ist, sich einen sehr großen Anhängerkreis geschaffen haben, so hat das verschiedene Gründe. Es darf zunächst daran erinnert werden, daß es überhaupt keine Methode gibt, durch die nicht gelegentlich hysterische Störungen beseitigt werden könnten, und daß insbesondere sehr zeitraubende Maßnahmen, die dem Kranken das Gefühl einer intensiven Beschäftigung mit seiner Person geben, sowie ferner solche, deren Suggestivwirkung durch allgemeines Gerede gesteigert worden ist, gewisse Erfolge immer haben werden. Was aber die literarischen Wirkungen angeht, die namentlich außerhalb der Medizin recht große sind, so ist für sie wohl ein negativer Grund mit verantwortlich zu machen; daß sich nämlich die wissenschaftliche und insbesondere die von Medizinern betriebene Psychologie allzulange im Vorhof ihrer eigenen Wissenschaft aufgehalten und allzuviel mit rein physiologischen Fragen beschäftigt hat.

So bestand in weiten Kreisen längst ein Bedürfnis nach einer „Tiefenpsychologie", wie Freud die seine nennt, nach einer wissenschaftlichen Behandlung jener seelischen Vorgänge, die bis dahin immer nur in Romanen und Dramen behandelt worden waren. Dazu kam, daß sich Freud selbst schon früher durch feine und zutreffende psychologische Beobachtungen legitimiert hatte. Seine Psychopathologie des Alltagslebens, die Lehre vom Versprechen und bis zu einem gewissen Grade auch die von der Verdrängung haben mit Recht weitgehendste Anerkennung gefunden. Aber die Ehrlichkeit erfordert meines Erachtens auch das zuzugeben, daß die von mir selbst oben entwickelte Anschauung von dem Dualismus der menschlichen Seele, von sich durchkreuzenden Motiven und von der Neigung der meisten Menschen, ihre eigenen Überzeugungen und Handlungen durch Scheingründe zu verbrämen, erst durch Freuds Ansturm gegen frühere, allzu primitive psychologische Anschauungen vorbereitet worden ist. Schließlich kam noch etwas anderes hinzu. Als sich die wissenschaftliche Psychiatrie von gewissen mystischen und moralisierenden Anschauungen, wie sie z. B. noch Heinroth vortrug, freimachte, stellte sie sich, mit vollem Bewußtsein und damals mit Recht, auf eine rein somatische Grundlage; psychische Krankheitsursachen wurden noch vor 20 Jahren so gut wie gar nicht anerkannt, und der Versuch, bei gewissen funktionellen Psychosen die feinere seelische Struktur bloßzulegen, stößt selbst heute noch auf manchen Widerstand. Psychische Krankheiten sollten immer gesetzmäßige Reaktionen auf körperliche Anlässe sein, so daß für die Bewertung der prämorbiden Persönlichkeit, des Milieus, in dem der Kranke gelebt, oder der seelischen Vorgänge, die sich im Beginn seiner Krankheit abgespielt hatten, weder Anlaß noch Raum blieb.

Es ist noch nicht lange her, daß Dubois mit seiner Behauptung, auch beginnende paranoische Erkrankungen ließen sich durch Suggestivbehandlung zum Stillstehen bringen, auf mehr oder weniger entrüsteten Widerspruch stieß. Trotzdem hat er für manche, freilich nicht häufige Fälle recht behalten. Daß aber in der Behandlung der konstitutionellen Nervosität, des hysterischen Charakters und der psychogenen Reaktionen die seelische Behandlung eine viel größere Rolle spielen muß, als es früher der Fall gewesen ist, und daß diese seelische Behandlung zu allererst die psychischen Zusammenhänge bloßzulegen hat, die bei der Entstehung oder wenigstens in der Gestaltung der Krankheit wirksam gewesen sind, darüber besteht heute vollkommene Einigkeit. Aber darum brauchen wir dem Kranken nicht jene lächerlichen und zum Teil ungeheuerlichen Motive unterzuschieben, die sich beinahe bei jeder Freudschen Analyse ergeben — genau so wie wir aus der an sich unbestrittenen Rolle, die die Sexualität im Leben der meisten jungen Menschen spielt, nicht zu folgern brauchen, daß es außer der Sexualität überhaupt nichts gäbe, was ihre Entschlüsse und ihre Überzeugungen bestimmt, und daß höhere geistige Leistungen nur durch die „Sublimierung" verdrängter erotischer Wünsche zustande kämen.

So werden wir auf die Psychoanalyse verzichten und bei wissenschaftlich besser begründeten und praktisch besser bewährten Behandlungen bleiben.

Hysterie. Ein altes, namentlich bei Kindern wirkungsvolles Verfahren, psychogene Symptome zu beseitigen, besteht darin, sie einfach zu ignorieren. Die Methode setzt selbstverständlich die Überzeugung voraus, daß der letzte Grund des Symptoms der spezifisch hysterische Wunsch ist, die Aufmerksamkeit der Umgebung zu erzwingen. Störungen, die aus der ängstlichen Befürchtung, krank werden zu müssen, entsprungen sind, wird man so nicht beseitigen. Als besonders wirkungsvoll kann das Ignorieren den hysterischen Anfällen gegenüber empfohlen werden. Genau so wie man sie früher in den Anstalten durch das ihnen zugewandte wissenschaftliche Interesse gezüchtet hat, kann man sie hier jetzt verschwinden sehen, wenn sich niemand um sie kümmert. Führt jedoch dieses Verfahren bei durch mehrfachen Krankenhausaufenthalt verdorbenen Kranken nicht zum Ziel, so genügt fast immer die Verlegung ins Einzelzimmer oder gar auf die Überwachungsstation, um die Anfälle zu beseitigen.

Überhaupt wird man gewissen schwer hysterischen Konstitutionen gegenüber auf die Möglichkeit solcher erziehlicher Maßnahmen nicht ganz verzichten dürfen. Ich habe mich während des Krieges, als meine Breslauer Überwachungsabteilung auch auf der weiblichen Seite mit Soldaten belegt war, gelegentlich entschließen müssen, Hysterische anderen Kliniken zu überweisen, um die Behandlung abzukürzen. Fast immer genügt die Möglichkeit der Verlegung oder aber mindestens ein halbstündiger Aufenthalt auf einer solchen Abteilung, um die Patienten von groben Unarten zu heilen. Nur würde ich dringend raten, den Aufenthalt keine Minute länger auszudehnen, als er unbedingt erforderlich ist; denn abnorm, wie die Gefühlsreaktionen der Hysterischen sind, besteht sonst die Gefahr, daß sie in diesem Aufenthalt eine neue Sensation sehen oder sich aus irgendwelchen Gründen sonst gerade hier wohl fühlen, daß sie melancholische oder katatonische Störungen nachäffen u. dgl.

Aber jede Verlegung dieser Art, die man natürlich auch da, wo sie erfolgt, niemals als Strafe bezeichnen darf, muß immer eine seltene Ausnahme bleiben. In der überwiegenden Mehrzahl der Fälle werden wir auch den hysterischen Konstitutionen gegenüber mit überlegener, ruhiger Güte auskommen. Wo sie nicht zum Ziele führt, haben die Stärke und die bisherige Entwicklung des Leidens gewöhnlich schon zur Trübung der Prognose geführt, und in solchen Fällen wird man auch durch Schroffheit nichts mehr erreichen. Diese Fälle trotzen einfach jeder Therapie; bei ihnen kann der Arzt höchstens noch den Angehörigen durch gute Ratschläge helfen. Aber mit zunehmender Erfahrung bin ich geneigt, diese Fälle nicht für die häufigeren zu halten. Ihnen steht ein großes Heer von jungen Mädchen und Frauen gegenüber, an denen sich durch rechtzeitige und zielbewußte Behandlung in der Tat viel, ja man kann fast sagen sozial alles bessern läßt. Daß man sich dabei nicht begnügen darf, durch irgendeine Suggestivmaßnahme oder durch die Erfüllung eines Wunsches (Badereise! usw.) ein Symptom oder auch einen Zustand zu beseitigen, versteht sich von selbst. Auch hier liegt der Nachdruck der Behandlung auf der Erziehung, und diese Erziehung wird, wie gesagt, selten durch Grobheit und noch seltener durch Ironisieren erreicht. Viel wirksamer ist es, nachdem die Kranken Vertrauen gewonnen haben, ihnen allmählich klar zu machen, wie ungeeignet die von ihnen gewählten Mittel sind, um das von ihnen gewünschte Ziel zu erreichen.

Man kann, wenn man das Leben dieser Kranken gut kennt, fast immer aus diesem Leben selbst den Nachweis führen, wie die Patienten stets das Gegenteil dessen erreichen, was sie erstreben; wie sie sich bei anderen weniger beliebt, weniger angenehm, weniger interessant und weniger unentbehrlich gemacht haben, als sie es ohne hysterische Übertreibungen, Erfindungen, Szenen usf. gekonnt hätten; wie gerade das Mitleid z. B., das sie so häufig als erstes zu erzwingen suchen, der Umgebung auf die Dauer lästig fällt; wie sie sich durch die Flucht in eine autistische Phantasiewelt den Zugang zu den wirklichen Werten des Lebens immer wieder versperren, kurz wie anderen jungen Leuten, die harmlos, fröhlich und tätig leben und auf die anderen gar nicht zu wirken versuchen, alles das von selbst zufällt, was sie mit allem ihrem Gehabe schließlich doch nicht erlangen.

So findet die Psychotherapie gerade hier häufig ein dankbares Feld. Aber sie enthält auch Gefahren, die vermieden werden müssen. Es ist nicht ganz selten, daß eine Kranke das Mitleid, das Verständnis, die Gelegenheit zur Aussprache, deren sie zu bedürfen glaubt, bei ihrem Arzt in einem für sie zu hohen Maße findet und daß sie sich an diese Behandlung allzu sehr gewöhnt und sie nun in Zukunft zu ihrem Wohlbefinden gebraucht. Ich sehe dabei von erotischen Einstellungen, die hier natürlich auch nahe liegen, noch ganz ab; daß der Arzt ihnen entgegentritt oder sich und den Kranken ihnen entzieht, versteht sich von selbst. Aber er wird auch sonst verhindern müssen, daß seine Kranken von ihm allzu abhängig werden. Das letzte Ziel für jede Behandlung dieser Art ist immer: die Therapie wie den Arzt schließlich entbehrlich, den Kranken selbständig, zu seinem eigenen Arzte zu machen.

Aber natürlich lassen sich auch in dieser Hinsicht allgemeine Regeln nicht aufstellen. Beinahe jeder Fall liegt anders, und sowohl der gute Wille wie auch die Intelligenz des Kranken müssen richtig eingeschätzt werden, wenn die Therapie Erfolg haben soll.

Schließlich seien noch zwei Fragen behandelt, die beide die soziale Beurteilung funktionell nervöser Zustände berühren, und über die gelegentlich erhebliche Meinungsverschiedenheiten aufgetaucht sind.

Unterbrechung der Schwangerschaft. Die eine betrifft die künstliche Unterbrechung der Schwangerschaft. Bekanntlich ist diese im § 219 des deutschen Strafgesetzbuches schlechthin und ohne jede Einschränkung verboten und unter schwere Strafe gestellt. Ebenso bekannt ist, daß dieser Paragraph nach einer allgemeinen Übung der Gerichte da nicht angewandt wird, wo eine dringende und erhebliche Gefahr für das Leben oder die Gesundheit der Mutter die Beseitigung der Frucht erforderlich gemacht hatte.

Unter allen führenden Psychiatern Deutschlands besteht volle Einigkeit darüber, daß selbst bei ausgesprochenen Geisteskrankheiten so gut wie niemals Indikationen auftauchen, die eine Abtreibung rechtfertigen könnten. Ebenso einig sind wir uns aber auch in der Erfahrung, daß die von uns selbst abgelehnte Indikation gewöhnlich alsbald von anderer Seite gestellt und daß die betreffenden Kinder falschen ärztlichen oder juristischen Voraussetzungen geopfert werden. Und zwar wird dieses Ergebnis noch häufiger bei bloß nervösen oder hysterischen Zuständen als bei ausgesprochenen Psychosen beobachtet. Wir sehen immer wieder hypochondrisch ängstliche, hysterisch aufgeregte oder nervös schwächliche Frauen, denen ein oder mehrere Kinder auf ihren Wunsch abgetrieben worden sind; und wir beobachten nicht selten, daß sich die betreffenden Frauen nachher mit Selbstvorwürfen und mit der Sehnsucht nach einem Kinde viel mehr plagen, als sie sich früher mit der Angst vor der Schwangerschaft und Entbindung gequält hatten.

Insofern würde die Indikation zur Unterbrechung der Schwangerschaft bei allen funktionell nervösen Störungen selbst dann mit äußerster Vorsicht gestellt werden müssen, wenn die Rechtslage uns in dieser Hinsicht freie Hand ließe. Es gibt nach allgemeiner wissenschaftlicher Überzeugung nur eine einzige funktionell-nervöse Störung, eine besondere Art von Depression, die gelegentliche Ausnahmen veranlassen könnte. Auch bei diesen Depressionszuständen, die nicht dem manisch-depressiven Irresein angehören und bei denen die gefühlsbetonte Idee, schwanger zu sein, den Inhalt der Krankheit und zugleich ihre eigentliche Ursache bildet, ist zunächst eine zielbewußte Psychotherapie, und wo Selbstmordgefahr vorliegt, die Behandlung in einem Sanatorium am Platze. Immerhin scheinen hier Fälle vorzukommen, in denen der Kräftezustand der Schwangeren so bedrohlich wird, daß die Indikation zur Unterbrechung ausnahmsweise gestellt werden darf. Wie selten diese Fälle sein müssen, erhellt wohl daraus, daß ich selbst noch keinen einzigen gesehen habe; wohl aber habe ich ähnliche Depressionen bei Frauen beobachtet, die gar nicht schwanger waren, sondern es nur zu sein fürchteten, und endlich zwei Fälle, in denen die von anderer Seite angeordnete Unterbrechung später zu Selbstvorwürfen und zum Selbstmord geführt hat.

Alle übrigen nervösen, d. h. also alle neurasthenischen, neuropathischen, psychogenen und hysterischen Zustände — selbstverständlich gehört auch das unstillbare Erbrechen hierher — können also, auch wenn sie noch so schwer aussehen, niemals als Anlaß zur Unterbrechung betrachtet werden. Selbst wenn sie wirklich nicht vor der natürlichen oder vorzeitigen Beendigung der Schwangerschaft aufhören sollten, so dürfte doch das Kind dem augenblicklichen subjektiven Wohlbefinden der Mutter unter keinen Umständen geopfert werden. Daß gerade heute viele Mütter geneigt sind, nervöse Indikationen zu betonen, während in Wirklichkeit wirtschaftliche vorliegen, braucht kaum betont zu werden.

Nun pflegt man die Unterbrechung der Schwangerschaft in solchen Fällen gewöhnlich außer durch soziale auch durch eugenische Rücksichten zu rechtfertigen. Auch diese wären — von der Rechtslage ganz abgesehen — nur dann zulässig, wenn unsere Kenntnisse der Vererbungstatsachen uns mit Sicherheit erlaubten, dem werdenden Kinde eine absolut ungünstige Prognose zu stellen. Da das bis heute durchaus nicht der Fall ist, würde die gelegentliche Vernichtung des einzelnen keimenden Lebens aus eugenischer Ursache angesichts der großen Verbreitung psychopathischer Anlagen im besten Falle den Versuch bedeuten, das Meer mit einem Becher auszuschöpfen. Wir würden dabei aber auch die Möglichkeit mit in Kauf nehmen müssen, eine wertvolle Persönlichkeit, wie die Beethovens z. B., der nervösen Mängel der Eltern wegen zu vernichten.

Aber all diese Gesichtspunkte könnten im äußersten Falle stets nur Erwägungen de lege ferenda rechtfertigen. Unter der Herrschaft des geltenden Rechts ist, wie gesagt, die Abtreibung in allen hier in Betracht kommenden Fällen unzweideutig und ohne Einschränkung verboten. Hier gilt der Satz Kahls: „Der Arzt, der heute eine Schwangerschaft aus eugenischer oder sozialer Ursache unterbricht, begeht, gleichviel ob er aus Eigennutz oder aus Eigenbrödelei handelt, einen kriminellen Abort.“

„Unfallsneurosen“. Sodann noch ein paar Worte über die Begutachtung der nach Unfällen entstandenen funktionell nervösen Zustände. Bekanntlich hat die Einführung der sozialen Gesetzgebung in Deutschland als unangenehme Nebenwirkung eine große Anzahl nervöser Krankheiten entstehen lassen, für deren Pathogenese der Unfall selbst nur eine, die Tatsache des Versichertseins aber eine zweite notwendige Ursache darstellt; ebenso bekannt ist, daß — im Gegensatz zu dieser Auffassung — Oppenheim diese Fälle wie später die Kriegsneurosen auf feinste organische Veränderungen des Nervensystems zurückführen und sie deshalb als „traumatische Neurosen“ zu einer einheitlichen Krankheit zusammenfassen wollte. Diese Auffassung darf heute als endgültig widerlegt gelten. Die funktionelle Natur der Unfalls- wie der Kriegsneurosen ist heute erwiesen, und so werden wir in Zukunft nicht mehr von „der“ traumatischen Neurose, sondern von neurasthenischen, psychogenen, hypochondrischen, hysterischen oder querulatorischen Zustandsbildern nach Unfällen sprechen, die sich in ihrem eigentlichen Wesen von auch sonst beobachteten Neurosen dieser Art nicht unterscheiden. Wir werden auch daran nicht zweifeln, daß die durch die Tatsache der Versicherung geschaffene seelische Einstellung, die ärztlichen Begutachtungen, die Aufnahme in das Krankenhaus, die Denunziationen von Nachbarn und nicht zuletzt der Kampf um die Rente die letzten entscheidenden Ursachen für die Entwicklung dieser Krankheiten bilden. Diese Anlässe lenken heute die Aufmerksamkeit der Verletzten auf ihre Beschwerden, genau so wie sie früher durch die erziehlichen Faktoren der Not und die dadurch erzwungene Arbeit von den Beschwerden abgelenkt wurden. Wir sahen schon früher, daß dieselben Verletzungen vor der Unfallsgesetzgebung keine Neurosen nach sich gezogen haben, und daß diese Krankheiten auch heute da ausbleiben, wo kein Anspruch auf Rente, sondern ein dringendes Interesse an der Genesung besteht.

Es fragt sich nun, welche praktischen Folgen wir bei der Begutachtung der Unfallsverletzten aus dieser grundsätzlichen Auffassung ihrer Störungen ziehen sollen. Hier stoßen ärztliche und juristische Gesichtspunkte meist noch ziemlich unvermittelt aufeinander. Ärztlich wäre es im höchsten Maße erwünscht, wenn all diese Verletzten unter keinen Umständen Rente erhielten. In gewissen Fällen wird eine vorübergehende ärztliche Behandlung erwünscht sein; in den meisten wird auch hier die Arbeit viel besser wirken; und immer wird die Aussicht auf Rente und erst recht ihre Zuerkennung erheblich schaden. Juristisch liegen die Dinge aber heute noch anders.

Nach allgemeinen Rechtsgrundsätzen muß ein Ereignis auch dann als Ursache einer bestimmten Folge, also einer Krankheit z. B., aufgefaßt werden, wenn es für sich allein, ohne die Mitwirkung anderer Umstände nicht ausgereicht hätte, um den betreffenden Erfolg herbeizuführen. Es muß nur ein an sich notwendiges Glied in der Kausalkette darstellen. Daraus folgt ohne weiteres, daß der ursächliche Zusammenhang zwischen einer „Unfallsneurose" und einem vorausgegangenen Trauma nicht deshalb bestritten werden kann, weil die gleiche Schädlichkeit bei nicht versicherten Menschen (Sportverletzungen usw.) erfahrungsgemäß ähnliche Störungen nicht hervorzurufen pflegt. Aus demselben Grunde ist der gelegentlich gemachte Versuch, eine erhebliche Erwerbsstörung durch den bloßen Hinweis auf die objektive Geringfügigkeit der erlittenen Verletzung in Abrede zu stellen, durch das Gesetz und durch allgemeine klinische Erfahrungen von vornherein unmöglich gemacht worden.

Plausibler erscheint zunächst ein anderes zu demselben Zwecke eingeschlagenes Verfahren. Wiederholt sind Entschädigungsansprüche deshalb abgewiesen worden, weil die Krankheit nicht durch den Unfall, sondern erst durch das „Grübeln über den Unfall" oder durch den „Kampf um die Rente" verursacht worden sei. Aber die klinische Beobachtung vieler Fälle läßt auch diese Konstruktion als gekünstelt und nicht gerechtfertigt erscheinen. Die Beschäftigung mit dem Unfall, das Nachdenken über mögliche Folgen und die subjektive Überzeugung, einen Rentenanspruch zu besitzen, sind doch schon Symptome der Krankheit, Symptome, die, wie die ganze Krankheit, ohne Unfall niemals zustande gekommen sein würden.

Andere Versuche, die Unfallsneurosen einzuschränken und zu bekämpfen, sind vom Reichsversicherungsamte zurückgewiesen worden. So besonders der der „therapeutischen Rentenentziehung". Jeder, der viel mit der Begutachtung dieser Kranken zu tun hat, kennt die Versuchung, diesen Weg zu beschreiten. Wir wissen wie gesagt sehr häufig genau, daß dieser oder jener Verletzte gesund und erwerbsfähig sein würde, wenn ihn nur die Not zum Ignorieren subjektiver Beschwerden und zur Arbeit zwänge. Aber wir sind, unter der Herrschaft des geltenden Rechts, trotzdem nicht in der Lage, seine Rente kürzen zu lassen. Der Fehler wäre der gleiche, wie wenn wir im Strafverfahren unser Gutachten über die Zurechnungsfähigkeit eines Menschen durch die Erwägung bestimmen ließen, ob der Aufenthalt im Gefängnis oder der in der Irrenanstalt für ihn oder für die Gesellschaft zweckmäßiger wäre. Gefragt wird hier nach dem Grade der zur Zeit der Begutachtung vorhandenen Erwerbsunfähigkeit, und die prognostische Überlegung, daß sich später, nach der Rentenentziehung, auch die Erwerbsfähigkeit bessern würde, darf nach dem bestehenden Gesetze die Beurteilung des vorliegenden Zustandes nicht beeinflussen. Dieser Standpunkt ist vom Reichsversicherungsamt ausdrücklich bestätigt worden (Hoche). (Die Verordnung der Arbeit in Nervenheilstätten usw. zu therapeutischen Zwecken wird dadurch natürlich nicht berührt.)

Somit sind alle Versuche, die bisher gemacht sind, um dem Übel Einhalt zu tun, fehlgeschlagen. Soll es also so weiter gehen, müssen wir zusehen, wie sich die Unfallsneurosen von Jahr zu Jahr mehr ausbreiten?

Es liegt noch eine ganze Reihe von Vorschlägen vor, und diese haben den Vorteil, daß sie praktisch ausgeführt werden könnten, ohne daß der soziale Zweck des ganzen Gesetzes in Frage gestellt würde. Hoche hat diese Vorschläge als die der „großen" und der „kleinen Mittel" unterschieden. In die letzte Gruppe würde die Forderung gehören, daß die Zahl der ärztlichen Untersuchungen im ganzen eingeschränkt, dafür aber Spezialärzte rechtzeitiger als bisher in Anspruch genommen würden, sowie die, daß erfolglose Berufungen nicht mehr ganz kostenlos erledigt werden sollen.

Mehr wird man von großzügigen Maßnahmen erwarten dürfen, die heute schon hier und da mit Erfolg versucht worden sind. Mehrere Eisenbahndirektionen stellen ihre Teilinvaliden bei vollem Lohn, aber ohne Rente, wieder ein, und vier Großbetriebe, von denen Döllken berichtet, haben durch Anwendung derselben Methode erreicht, daß von 13 000 Arbeitern keiner eine chronische Unfallsneurose behielt. — Als ebenso wirksam hat sich aus begreiflichen Gründen die Kapitalabfindung erwiesen, wie das Ergebnis einer von Hoche veranstalteten Rundfrage beweist. Daß gegen die Einführung dieses Verfahrens ernste Gründe sprechen, kann nicht übersehen werden, aber auf der anderen Seite würden die Privatversicherungen diese Art der Entschädigung gewiß nicht bevorzugen, wenn ihre finanzielle Belastung sich auf diese Weise nicht relativ geringer gestalten würde (Hoche). Auf die Verhältnisse des Reiches übertragen, heißt das: auf diesem Wege würde eine Verminderung der Kranken und Arbeitsunfähigen und zugleich eine Verkleinerung der finanziellen Last erreicht werden können, die dem Staate heute aus den Unfallsneurosen erwächst.

In jedem Falle wird unter dem durchaus eindeutigen und klaren Eindruck der Kriegserfahrungen eine Ergänzung der deutschen Unfallsgesetzgebung[1]) in dem Sinne erstrebt werden müssen, daß für Unfallsneurosen Renten unter keinen Umständen gezahlt werden dürften.

Literatur.

Binswanger, Hysterie. Wien 1904. — Birnbaum, Über psychopathische Persönlichkeiten. Wiesbaden. Bergmann 1909. — Brugsch, Zeitschr. f. ärztl. Fortbild. 1916. — Bruns, Hysterie im Kindesalter. Halle 1906. — Derselbe, Traumatische Neurosen usw. Wien 1901. — Bumke und Kehrer, Kriegsneurosen. Lewandowskys Handbuch, Ergänzungsband (s. Kriegsliteratur). — Bumke, Suggestibilität, psychogene Reaktion, hysterischer Charakter. Berl. klin. Wochenschr. 1918. Nr. 50, S. 1185. — Derselbe, Kriegsneurosen. Lewandowskys Handbuch, Ergänzungsband I. 1. — Derselbe, Lehrbuch der Geisteskrankheiten. München. Bergmann 1924. — Cramer, Die Nervosität. Jena 1906. — Derselbe, Neurasthenie. Lewandowskys Handbuch. — Czerny, Der Arzt als Erzieher des Kindes. II. Aufl. Leipzig und Wien. F. Deuticke. — Dreyfuß, Nervöse Dyspepsie. Jena 1908. — Dubois, Pathogenese der neurasthenischen Zustände. Volkm. Samml. 154/55, 1909. — Derselbe, Psychoneurosen und ihre seelische Behandlung. II. Aufl. Bern 1910. — Derselbe, Die Einbildung als Krankheitsursache. Loewenfelds Grenzfragen. Wiesbaden 1907. — Derselbe, Über Psychotherapie. Fortschr. d. dtsch. Klinik. II. Berlin u. Wien 1910. — Derselbe, Die Psychoneurosen und ihre seelische Behandlung. Berlin 1910. — Freud, Hysterie-Analyse. Monatsschr. f. Psychiatr. u. Neurol. 18, S. 225. — Friedmann, Neurasthenische-Melancholie. Monatsschr. f. Psychiatr. Nr. 15, S. 301. — Gaupp, Einfluß der Gesetzgebung. Münch. med. Wochenschr. 1906.

---

[1]) In der Schweiz besteht, wie mir Herr Kollege Staehelin mitteilt, bereits eine solche Sonderbestimmung, die sich offenbar durchaus bewährt.

Nr. 46. — Derselbe, Über den Begriff Hysterie. Zeitschr. f. d. ges. Neurol. u. Psychiatr. 5, 1911. — Heilbronner, Autonome Verstimmungen. Reichs-Med.-Anz. 1910, Nr. 17. — Hellpach, Zeitschr. f. d. ges. Neurol. u. Psychiatrie, 45. — Hoche, Notwendige Reformen der Unfallversicherungsgesetze. Halle 1907. — Derselbe, Die Differential-diagnose zwischen Epilepsie und Hysterie. Hirschwald 1902. — Derselbe, Über den Wert der Psychoanalyse. Arch. f. Psychiatr. Bd. 51, S. 1055, 1913. — Derselbe, Die Bedeutung der Symptomenkomplexe in der Psychiatrie. Zeitschr. f. d. ges. Neurol u. Psychiatr. Bd. 12, H. 5. — Janet, Névroses et idées fixes. Paris 1908. — Koch, Die psychopathischen Minderwertigkeiten. Ravensburg. O. Maill 1891. — Kraepelin, Psychiatrie. 8. Aufl. — Lewandowsky, Die Hysterie. Lewandowskys Handbuch. — Loewenfeld, Sexualleben und Nervenleiden. IV. Aufl. Wiesbaden 1906. — Derselbe, Obj. Zeichen der Neurasthenie. Münch. med. Wochenschr. 1891, Nr. 50 ff. — Pick, Psychoneurosen des Kindesalters. Halle 1904. — Pönitz, Die klinische Neuorientierung zum Hysterieproblem. Berlin, Springer 1921. — Rieger, Behandlung Nervenkranker. Schmidts Jahrb. 251, S. 193. — Kurt Schneider, Die psychopathischen Persönlichkeiten Aschaffenburgs Handbuch. — J. H. Schultz, Die seelische Krankenbehandlung. II. Aufl. Jena, Fischer 1920. — Siemerling, Nervöse und psychische Störungen der Jugend. Berlin 1909. — v. Strümpell, Nervosität und Erziehung. Leipzig, Vogel 1908. — Derselbe, Untersuchung, Begutachtung, Behandlung der Unfallkranken. München 1896. — Derselbe, Behandlung der allgemeinen Neurosen. Penzoldt-Stintzing Bd. 4. — Voß, Klinische Beiträge zur Lehre von der Hysterie. Jena 1909. — Weber, Freuds Hysterielehre. Med. naturw. Arch. Bd. 2, S. 285.

Epileptische Reaktionen und epileptische Krankheiten[1].

Von

Oswald Bumke-München.

1. Begriffsbestimmung.

Die Darstellung der epileptischen Erkrankungen ist, seitdem sie Heilbronner in der ersten Auflage dieses Handbuches versucht hat, kaum leichter geworden. Auch die Gründe für diese Schwierigkeiten sind dieselben geblieben; wir besitzen noch immer kein sicheres Kriterium, um die, d. h. die genuine, essentielle oder echte Epilepsie von Krankheitsfällen zu unterscheiden, in denen epileptische Erscheinungen nur symptomatisch auftreten. Auch der früher gemachte Versuch, diese symptomatischen Epilepsien — es handelt sich dabei bekanntlich entweder um Vergiftungen oder um grobe Hirnerkrankungen — der echten als organische Epilepsien gegenüberzustellen, läßt sich nicht mehr durchführen, seit sich auch bei der genuinen Epilepsie, die man früher doch für eine funktionelle Neurose gehalten hatte, anatomische Veränderungen gefunden haben. Dazu kommt schließlich, daß es nach manchen Erfahrungen neben den symptomatischen und der echten offenbar noch eine wirklich funktionelle Form, nämlich die Affektepilepsie zu geben scheint.

Um dieser Schwierigkeiten wenigstens einigermaßen Herr zu werden, werden wir etwas weiter ausholen müssen.

Alzheimer hat gewisse anatomische Veränderungen gerade in den Fällen nachgewiesen, die früher — nach Ausscheidung der durch grobe Hirnerkrankungen (Tumor usw.), durch Lues, Arteriosklerose, sowie durch bekannte exogene oder endogene Vergiftungen hervorgerufenen Fälle — als Prototyp der Epilepsie gegolten hatten. Damit hat der Begriff der genuinen Epilepsie insofern einen neuen Inhalt erhalten, als auch sie nunmehr den organischen Erkrankungen zugerechnet werden muß. Der Versuch aber, klinische Untersuchungen von dieser von Alzheimer zusammengefaßten Gruppe als von ihrem Kern ausgehen zu lassen, stößt auch heute noch auf recht große Schwierigkeiten. Alzheimer hatte nämlich nicht behauptet, in den von ihm gefundenen Hirnveränderungen schlechthin die anatomische Ursache der Epilepsie aufgedeckt oder gar die Pathogenese des Leidens klargestellt zu haben. Der Autor rechnete damit, daß die von ihm festgestellte Gliavermehrung funktionstragendes Nervengewebe ersetzt habe, das im Verlauf der einzelnen Krampfanfälle zugrunde gegangen sei. Unter dieser Voraussetzung könnte natürlich der Anfall selbst und damit das ganze Leiden immer noch, wie das aus anderen Gründen möglich erscheint, endotoxisch — infolge einer primären Erkrankung des endokrinen Apparates etwa — ausgelöst und das Gehirn bzw. die motorische Rinde nur sekundär gereizt werden. Anders ausgedrückt: beim genuinen Epileptiker brauchten unmittelbar vor dem ersten Krampfanfall anatomische

---

[1] Abgeschlossen 1922. Ich lehne mich in folgendem zum Teil eng an die Darstellung an, die ich in meinem Lehrbuch der Geisteskrankheiten, Bergmann 1924, gegeben habe.

Veränderungen nicht bloß nicht zu finden, sondern auch nicht vorhanden zu sein, obwohl an dem Bestehen der Krankheit in diesem Augenblick doch nicht mehr gezweifelt werden darf. Wären aber die von Alzheimer erhobenen anatomischen Befunde in diesem Sinne sekundär, so wären sie nicht mehr, wie man das eine Zeitlang gehofft hatte, geeignet, die „echte" Epilepsie von anderen Formen abzugrenzen. Im Gegenteil: es ist heute bis zu einem gewissen Grad wahrscheinlich geworden, daß jeder epileptische Anfall, wie er auch zustande kommt, ähnliche Rindenveränderungen zu hinterlassen vermag.

Hier liegt einer der schwierigsten Punkte des ganzen Problems. Es ist kein Zweifel, daß Gehirn- und Hirnhautentzündungen ebenso wie Hirnverletzungen im Kindesalter gelegentlich Epilepsien auslösen. Wenn es überhaupt eine „echte", genuine Epilepsie gibt, so gehören diese Fälle einer „Residualepilepsie", wie Kraepelin sie nennt, natürlich nicht dazu. Da nun aber die bisher erwähnten anatomischen Veränderungen, wenigstens soweit sie nach einem stürmischen Status epilepticus gefunden worden waren, sicher nicht spezifisch sind, so scheiden sie für jeden Versuch einer klinischen Abgrenzung der besprochenen Art von vornherein aus. Ähnlich liegt es offenbar mit den Befunden, die neuerdings Spielmeyer unter gleichen Umständen im Kleinhirn aufgezeigt hat. Auch bei ihnen scheint es sich lediglich um den anatomischen Ausdruck jedes akuten Schubes gewisser chronischer Gehirnerkrankungen überhaupt gehandelt zu haben. Etwas anders dürften dagegen vielleicht gewisse andere, bei alten Epilepsien beobachtete Veränderungen beurteilt werden, deren Eigenart ohne weiteres auf eine allmähliche, chronische Entstehung hinweist; von ihnen dürfte wenigstens die Ammonshornsklerose einen gewissen Anspruch auf spezifische Bedeutung besitzen (Bratz).

So werden die folgenden Ausführungen von dem Standpunkt ausgehen, daß es eine in ihrem Wesen noch dunkle, in sich aber geschlossene Krankheitsgruppe gibt, die wir unter dem Namen der genuinen Epilepsie zusammenfassen, und die sich in mannigfachen körperlichen und seelischen Zufällen sowie häufig in einer allmählich fortschreitenden Umgestaltung der Persönlichkeit äußert, und die — mag sie in letzter Linie endotoxisch bedingt sein oder nicht — nach dem Ergebnis der bisher vorliegenden anatomischen Untersuchungen sicher keine Neurose, sondern eine organische Krankheit sein muß.

Diese Krankheit, die nach Ansicht mancher Autoren immer progredient sein soll, nicht bloß von den grob organisch bedingten und von allen symptomatischen Epilepsien überhaupt, sondern auch von etwa doch vorkommenden funktionellen Formen scharf abzugrenzen, ist eine Aufgabe, die wir bis heute nur anstreben. Heilbronner hat noch nach Alzheimers Untersuchungen und nach den wertvollen Referaten von Redlich und Binswanger nicht mit Unrecht gesagt, daß diese genuine Epilepsie im wesentlichen durch negative Merkmale charakterisiert sei und daß es insofern ihr Schicksal sein würde, mit zunehmender Erkenntnis an Umfang mehr und mehr abzunehmen. Gleichviel ob der Anatom es kann oder nicht kann, der Kliniker vermag bisher häufig nicht festzustellen, ob eine Epilepsie Rest einer alten Enzephalitis oder eine Krankheit für sich ist. Aber ich glaube doch, daß verfeinerte klinische Beobachtungen, deren Ergebnisse regelmäßig durch das Mikroskop überprüft werden, auch darin allmählich Wandel schaffen könnten. Auf einzelne Fragen, die sich dabei aufwerfen, wie die, ob auch die epileptische Verblödung und die Charakterveränderung, die psychischen Zufälle, kleinen Anfälle und Absenzen im Gefolge grob organischer und toxischer Ursachen ebenso auftreten wie bei der echten Epilepsie, kommen wir unten zurück.

Vorher muß noch einer weiteren grundsätzlichen Schwierigkeit gedacht werden. Es ist richtig, daß die echte Epilepsie vorläufig im wesentlichen negativ charakterisiert ist. Das Negative bezieht sich in erster Linie auf die Pathogenese. Wir stellen — von anderen Merkmalen abgesehen — die Diagnose nur da, wo sich im Leben erworbene Anlässe der epileptischen Anfälle nicht feststellen lassen, und verweisen damit die Ätiologie in das dunkle Gebiet der angeborenen und insbesondere der erblichen Ursachen. In der Tat tritt die Krankheit zuweilen familiär auf. Außerdem aber steht fest, daß manche Epileptiker trunksüchtige Eltern haben, sowie daß andere von syphilitischen abstammen oder gar selbst einen positiven Wassermann zeigen (Hauptmann). Nun gehört selbstverständlich jede Epilepsie, die durch eine Gehirnsyphilis bedingt wird, zu den bloß symptomatischen Krankheiten, ebenso wie man eine durch eigenen Alkoholmißbrauch erworbene Epilepsie nicht genuin nennen wird. Syphilis und Alkohol könnten aber — und viele nehmen das an — Epilepsie auch auf dem Wege der Keimschädigung erzeugen. Setzen wir das voraus, so sehen wir uns aber sofort, wenigstens praktisch, einer neuen Abgrenzungsschwierigkeit gegenüber; denn dem einzelnen Fall können wir es natürlich nicht immer ansehen, ob sein Gehirn greifbare syphilitische Veränderungen aufweist oder durch eine Keimschädigung nur in seiner Entwicklung irgendwie beeinträchtigt worden war.

Zu den bisher besprochenen Schwierigkeiten, die einer scharfen Abgrenzung einer besonderen Krankheit Epilepsie gegenüberstehen, sind nun im Laufe der letzten Jahre noch andere getreten, die freilich mit den soeben erörterten enger zusammenhängen, als es auf den ersten Blick scheint. Es handelt sich dabei, allgemein gesprochen, um die Frage, ob auch die Epilepsie, wie das manisch-depressive Irresein etwa, in ihren schwächsten Äußerungen fließend in gewisse bloß psychopathische Zustände übergeht, oder ob es nicht wenigstens Formen der Krankheit gibt, bei denen das der Fall ist.

Seitdem Samt zum ersten Male eine klassische Schilderung der psychischen Veränderungen der Epileptiker gegeben hat, hat ihre Darstellung bei der Behandlung des Problems einen immer breiteren Raum beansprucht, und diese Entwicklung hat schließlich folgerichtig damit geendet, daß heute manche Autoren für die Diagnose einer epileptischen Gehirnveränderung das Vorkommen von Krampfanfällen gar nicht mehr für erforderlich halten. Eine solche Entwicklung würde meines Erachtens selbst dann auf prinzipielle Bedenken stoßen, wenn diese angeblich charakteristischen psychischen Symptome bei anderen Krankheiten nicht vorkämen. In Wirklichkeit unterscheiden sich aber die sog. epileptischen Verstimmungen (einschließlich der Poriomanie und Dipsomanie), um die es sich bei dieser Frage im wesentlichen handelt, wenig oder gar nicht von den episodischen Stimmungsschwankungen mancher Psychopathen, die niemals andere epileptische Züge darbieten. Das sollte uns denn doch abhalten, dem Epilepsiebegriff nur dieser Verstimmungen wegen eine Ausdehnung zu geben, die jede scharfe Abgrenzung dem großen Gebiet der Psychopathien gegenüber unmöglich machen würde. So gewiß der klassische epileptische Anfall für sich allein die Diagnose der echten Epilepsie nicht rechtfertigt, so sicher erscheint es uns, daß wir sie da nicht stellen dürfen, wo wir das Auftreten eines solchen Anfalles nicht einmal für wahrscheinlich halten.

Eine ganz andere Frage ist es, ob nicht bei Psychopathen epileptische Anfälle vorkommen können. Diese Frage muß heute wohl bejaht werden, und wenn man das tut, so klären sich manche Probleme der älteren Literatur von selbst auf. Vielleicht besitzt die „echte" Epilepsie gar nicht so viel symptomatische Beziehungen zur Psychopathie, wie es früher schien; denn die Fälle, die das beweisen sollten, haben möglicherweise gar keine Epileptiker, sondern umgekehrt Psychopathen betroffen, die unter anderem gelegentlich auch epileptische Anfälle durchmachen. Nichts steht im Wege, diese Fälle mit Bratz Affektepilepsie zu nennen und sie damit zu einer „Neurose" zusammenzufassen. Zu beachten ist nur, daß sie niemals verblöden und auch sonst von der eigentlichen progredienten Form weit abweichen. Noch sind lange nicht alle Fragen, die sich hier aufwerfen, ganz durchgearbeitet worden; wird es aber einmal der Fall und wird von der echten nicht bloß eine symptomatische und Residualepilepsie, sondern auch eine psychopathische, funktionelle Form

scharf abgegrenzt worden sein, so werden möglicherweise viele Schwierigkeiten der heutigen Diagnostik, wie die der Verstimmung, der Dipsomanie
und Poriomanie, der besonderen Nuancierungen des epileptischen Charakters
und endlich die der Hystero-Epilepsie von selbst verschwinden.

2. Genuine Epilepsie.

Ätiologie. Unter der Voraussetzung, daß es überhaupt eine, von den bloß
symptomatischen (einschließlich den „residuären") Formen abgrenzbare, essentielle, genuine Epilepsie gibt, erhebt sich naturgemäß die Frage nach
ihrer Ätiologie. Wir werden sehen, daß diese Frage bisher nur sehr unzulänglich beantwortet worden ist.

Älteren Anschauungen lag es nahe, sich mit der Feststellung einer „erblichen
Belastung" in möglichst zahlreichen Fällen zufrieden zu geben. In der Tat
hat man denn auch bald 30, bald 40, bald sogar gegen 70 $^0/_0$ der Kranken mit
Nerven- und Geisteskrankheiten in der Familie „belastet" gefunden. Aber
gerade dieses Beispiel zeigt, wie vollkommen unbrauchbar derartige „Feststellungen" waren. Als man nämlich endlich daran ging, bei den Eltern der epileptischen Kranken nach epileptischen Anfällen selber zu forschen, da stellten
sich überraschend geringe Zahlen heraus. Lediglich Storell[1]) hat angegeben,
daß 49 $^0/_0$ der epileptischen Kinder von epileptischen Eltern abstammten; sonst
hielten sich auch ältere statistische Angaben zwischen 6 und — höchstens —
25 $^0/_0$.

Nun haben derartige Berechnungen aber überhaupt nur dann Sinn, wenn
man wenigstens alle sicher im Leben erworbenen Epilepsien aus ihnen ausscheidet. Wir wissen ja, daß sich erworbene Eigenschaften von einer Generation auf die andere nicht übertragen, und wir werden deshalb bei statistischen
Arbeiten nicht bloß die Kinder, sondern auch die Eltern nicht mit berücksichtigen dürfen, deren Epilepsie nachweislich eine bloß symptomatische war.

Eine Untersuchung, die diese Forderung erfüllt, lag bis vor kurzem meines
Erachtens nur in der Arbeit von Finkh vor, der recht hohe Prozentzahlen
(21,2) fand. Sehr viel geringer sind die Werte, die für die Epilepsie der Eltern
allein von Wolffenstein (7,8 $^0/_0$), Redlich (4,2 $^0/_0$) und Gerlach (15,6 $^0/_0$)
gefunden worden sind. Noch kleinere Zahlen berechnete Collins[2]), der die
Nachkommenschaft von Epileptikern untersuchte und unter 197 lebenden Kindern nur 5 (= 2,5 $^0/_0$) epileptische fand; zu diesen kamen allerdings in 10 Ehen
noch Kinder, die früh unter Krämpfen unbekannter Art gestorben waren.
Rechnet man diese zu den epileptischen hinzu, so gelangt man zu ähnlichen
Werten, wie sie neuerdings Rüdin unter Berücksichtigung aller klinischen,
genealogischen und statistischen Fehlerquellen aus dem Material von Hoffmann (Tübingen) und Meggendorfer - Claus (Hamburg) errechnet hat.
Danach hatten 8 genuin-epileptische Einzeleltern Hoffmanns 32 Kinder,
von denen 5 klein starben und 3 wieder an genuiner Epilepsie litten; und 55 Epileptiker von Claus hatten 157 Kinder, von denen 20 früh zugrunde gingen
und 13 wieder Epileptiker wurden. Das ergibt 11,1 bzw. 9,48 $^0/_0$, eine Zahl,
deren Kleinheit insbesondere dann überrascht, wenn man in der Frage der erblichen Epilepsie von der Betrachtung einzelner Stammbäume (Römer,
Jörger u. a.) ausgegangen war.

Eines beweisen aber nicht bloß die Stammbäume, sondern auch diese
statistischen Arbeiten: daß es nämlich überhaupt eine vererbbare

---

[1]) Zit. nach Kraepelin.
[2]) Zit. nach Gruhle.

Epilepsie gibt. Wie häufig diese Gruppe ist und ob sie wirklich alle Fälle von genuiner Epilepsie umfaßt, wird sich freilich erst entscheiden lassen, wenn wir etwas über den Vererbungsmodus wissen. In dieser Hinsicht steht bis heute wohl nur das fest, daß die Vererbung nicht dominant, sondern nur rezessiv erfolgen kann. Mehr läßt sich zur Zeit nicht sagen. Rüdin hat aber gewiß recht, wenn er gerade hier vor der Verwechslung des Geno- und des Phänotypus warnt. Der epileptische Anfall ist nur ein Symptom, und es ist gewiß möglich, daß eine und dieselbe krankhafte Anlage außer in diesem auch in anderen Symptomen manifest werden kann. Die Vermutung freilich: „daß epileptoide Psychopathen, Anfallskranke ohne deutlich nachweisbar genuin epileptische Demenz, gewisse angeborene oder früh erworbene Schwachsinnsformen und gewisse Formen von Linkshändigkeit und Sprachfehlern in Genuin-Epileptiker-Familien häufiger vorkommen als in Familien anderer Kranker" — diese Vermutung, die wir selbst nicht in ihrem ganzen Umfange teilen können, spricht Rüdin selbst nicht ohne Vorbehalt aus.

Mir selbst scheinen die Beobachtungen, die Rüdin an diese Möglichkeit denken lassen — unbeschadet der Tatsache, daß es eine, wenn auch vielleicht kleine, vererbbare Gruppe von genuiner Epilepsie sicherlich gibt —, doch mehr auf die Wirkung von Keimschädigungen [1]) zu deuten. Auch die hohen Zahlen von „erblicher Belastung" schlechthin und von „Belastungszeichen", die man früher festgestellt hat, sprechen hier wie auf anderen klinischen Gebieten dafür, daß recht viele „genuine" Epileptiker ihre Anfälle ungünstigen Einflüssen verdanken, die an den Keimzellen der Erzeuger oder am Fötus angegriffen hatten. Bewiesen ist freilich auch in dieser Hinsicht noch nichts, und Rüdin macht mit Recht besonders darauf aufmerksam, daß die Beziehungen zwischen Alkoholmißbrauch des Vaters und Epilepsie des Kindes keineswegs so durchsichtig und einfach sind, wie man bis in die neueste Zeit häufig geglaubt hat. Es steht fest, daß Epileptiker ein nicht ganz kleines Kontingent zu den Trinkern stellen; sind also die Kinder dieser Trinker epileptisch, so haben sie ihre Epilepsie einfach ererbt. Der Einwand gilt aber natürlich nicht für alle trunksüchtigen Väter epileptischer Kinder, und für die Syphilis lassen sich ähnliche Einwendungen überhaupt nicht erheben. Hier (wie bei manchen Fällen von Alkoholschädigung) ließe sich höchstens noch sagen, daß die Epilepsie hereditär syphilitischer Menschen eben keine genuine Epilepsie sei. Hierüber aber wird man sich solange nicht einigen können, als man nicht weiß, was denn „die" genuine Epilepsie eigentlich ist. So hat es zur Zeit auch wenig Zweck, die Frage zu erörtern, ob die epileptische Anlage als Mutation durch Keimvergiftung entstehen könne, um sich in den späteren Generationen dann rezessiv zu vererben.

Mitwirkende Ursachen. Überall, wo die Ursache eines Leidens nicht feststeht, pflegen sich zahlreiche Gelegenheitsursachen, auslösende Schädlichkeiten usw. durch die Lehrbücher zu schleppen. Hier kommt noch hinzu, daß es für den epileptischen Anfall in der Tat sehr zahlreiche und sehr verschiedenartige auslösende Ursachen gibt. Ob und wieweit einzelne von ihnen auch genuinen Epileptikern zu schaden vermögen, steht dahin; im ganzen nimmt ihr Leiden aber einen so schicksalsmäßigen, von äußeren Lebensbedingungen nicht abhängigen Verlauf, daß man die Rolle der auslösenden und verschlimmernden Ursachen sicher nicht hoch bewerten darf.

---

[1]) Es ist wohl klar, daß sich die Begriffe Keimschädigung und fötale Erkrankung nicht scharf trennen lassen. Für die Klinik bedeutet das Wort Keimschädigung im Grunde doch nur, daß wir die Störung der Entwicklung zwar im Erfolg feststellen, nicht aber zeitlich festlegen und morphologisch fassen können.

Im einzelnen pflegen Hirnerschütterungen, Schockwirkungen, Strapazen, Schlafmangel, gemütliche Erregungen und periphere Erkrankungen genannt zu werden. Ein Fall von Reflexepilepsie, der einer einigermaßen strengen Kritik stand hielte, ist aber bisher nicht mitgeteilt worden; Schädeltraumen müssen offenbar recht schwer sein, um epileptische Anfälle hinterlassen zu können, und wenn sie es tun, handelt es sich natürlich um symptomatische (Residual-) und nicht um genuine Epilepsie [1]); und affektive Erlebnisse, selbst schwerster Art, können vielleicht bei einem genuinen Epileptiker einen Anfall, sicher aber bei keinem Gesunden eine Epilepsie provozieren (Angaben wie die, daß psychische Erregungen der Mutter während der Schwangerschaft Epilepsie des Kindes bedingen könnten, wird man wohl der Märchenliteratur überlassen dürfen).

Wenn aber eine Scharlach- oder Maserninfektion epileptische Anfälle zu hinterlassen scheint, so handelt es sich entweder um ein zufälliges Zusammentreffen oder wieder um eine symptomatische (Residual-)Epilepsie.

Pathogenese. Freilich wird sich das im Einzelfall nicht immer leicht entscheiden lassen. Jeder Versuch einer solchen Abgrenzung scheitert vorläufig daran, daß wir die Pathogenese in beiden Fällen nicht kennen. Aus demselben Grunde wird uns aber auch die Beachtung von Symptomatologie und Verlauf nur langsam und auf Umwegen vorwärts zu bringen vermögen.

Wir stehen hier einer Schwierigkeit gegenüber, die grundsätzlicher Art ist. Die Klinik erwartet von allen möglichen Hilfswissenschaften, von Anatomie, Serologie und Chemie, daß sie ihr bei der Abgrenzung von Krankheiten helfen; die Hilfswissenschaften selbst aber sind gezwungen, von den vorläufigen Aufstellungen der Klinik auszugehen, wenn sie diese Hilfe zu leisten versuchen. So bewegen wir uns in einem Zirkel, der zur Zeit so ziemlich alle überhaupt vorhandenen Epilepsieprobleme mit einschließt. Natürlich kennten wir die „genuine Epilepsie", wenn erst ihre Pathogenese klargestellt wäre; wie aber sollen wir die Pathogenese einer Krankheit erforschen, die sich gegen andere noch nicht scharf abgrenzen läßt?

Die Entstehungsbedingungen selbst des einzelnen epileptischen Anfalls sind offenbar viel verwickelter, als es sich nach Hitzigs berühmten Reizversuchen manche älteren Forscher vorgestellt hatten. Es ist kein Zweifel, daß bei dem Mechanismus, der schließlich nach außen als Krampfanfall sichtbar wird, das Gehirn eine hervorragende und notwendige Rolle spielt. Aber es ist durchaus unwahrscheinlich geworden, daß sich das krankhafte Geschehen in allen Fällen in Gehirnvorgängen (und ihren Wirkungen am Körper) erschöpft. Hier wie auf verwandten Gebieten denkt man heute gewöhnlich an chemische Zusammenhänge und sucht die Ursache insbesondere der genuinen Epilepsie in erster Linie im endokrinen System. Hoden, Ovarien, die Hypophyse, die Epithelkörperchen und die Nebennieren (H. Fischer) sind angeschuldigt worden, und Frisch nimmt eine Steuerung an, bei der Epithelkörperchen, Pankreas, Thymus, Keimdrüsen und zum Teil die Schilddrüse krampfmindernd, die Nebennieren und zum Teil Schilddrüse und Hypophyse krampfsteigernd wirken sollen.

Die Hypothese hätte den großen Vorteil, die Vielgestaltigkeit der klinischen Bilder und der Verlaufsformen aus den zahlreichen Angriffspunkten zu erklären, von denen aus dieser verwickelte endokrine Apparat gestört zu werden vermag. Sie würde überdies, über den Geltungsbereich der genuinen Epilepsie hinaus,

---

[1]) In der Literatur wie in der Praxis, in Gutachten z. B. sind hier oft Ursache und Wirkung verwechselt und das Hinstürzen beim ersten Anfall z. B. als Grund der Epilepsie angesehen worden.

die Tatsache erklären, daß bei den symptomatischen Formen die Krampf-
bereitschaft so erhebliche persönliche Schwankungen zeigt. Keineswegs alle
Menschen reagieren auf dasselbe Gift und auf dieselbe Hirnschädigung in gleicher
Weise mit Krämpfen, und insbesondere von Kindern wissen wir, daß manche
auf kleine Magen-Darmverstimmungen oder auf den Beginn einer Infektion
gesetzmäßig mit Krämpfen antworten, während sich die meisten darin ganz
anders verhalten. Man hat eine Zeitlang geglaubt, alle Formen und Arten
von Krämpfen und insbesondere genuine Epilepsie und Tetanie unter gemeinsamen Gesichtspunkten betrachten zu sollen. Es ist auch möglich, daß es
hier wirklich Beziehungen gibt; denn nach operativer Entfernung der Epithelkörperchen hat man auch epileptische Krämpfe gesehen. Aber daß die Epilepsie lediglich ein Spezialfall von Spasmophilie sei, wie Frisch meint,
werden wir darum noch lange nicht glauben; insbesondere die Erfahrungen
der Kinderärzte sprechen entschieden dagegen.

So hat uns auch Frisch bisher nichts als eine Hypothese gegeben. Wir
kennen weder die (normalen oder pathologisch veränderten) Hormone, die
hier in Betracht kommen könnten, noch besitzen wir eine pathologische Anatomie der Drüsen, die diese Hormone liefern (oder nicht liefern) sollen. Ja zur
Zeit sieht es noch gar nicht so aus, als ob wir hier bald zu gesicherten Kenntnissen fortschreiten würden, und insofern hat Reichardt sicherlich recht,
wenn er mit Nachdruck wieder auf das Gehirn selbst hinweist, von dem
bei Behandlung der Epilepsiefrage in letzter Zeit in der Tat überraschend wenig
die Rede war. Reichardt denkt insbesondere daran, die Gewichtsverhält-
nisse, d. h. die gegenseitigen inneren Korrelationen der endokrinen Drüsen
nicht nur untereinander, sondern auch zum übrigen Organismus und vornehmlich zum Gehirn (Hirnwachstum) in den Kreis der Untersuchungen einzu-
beziehen. Auch ich glaube, daß dieser Weg wenigstens versucht werden muß.

In der Tat, was wir bis heute über das Verhalten des Gehirns bei der Epilepsie im allgemeinen und im Anfall im besonderen wissen, reicht zur Bildung
klarer pathogenetischer Vorstellungen keineswegs aus. Man hat den Bewußtseinsverlust auf eine Rindenanämie, die Dämmerzustände auf nervöse Zu-
sammenziehungen der Gefäße bestimmter Hirngebiete und den Krampfanfall
endlich auf erhöhten intrakraniellen Druck zurückführen wollen (vgl. Reichardt).
Die beiden ersten Behauptungen stehen vollkommen in der Luft, die dritte
kann sich wenigstens auf die Tatsache stützen, daß man gelegentlich (auf dem
Operationstisch nämlich) eine sehr starke Vorwölbung des Gehirns während des
epileptischen Anfalles unmittelbar beobachtet hat. Aber im Falle Tilmanns
ist diese Drucksteigerung nachweislich erst 4—5 Sekunden nach den ersten
Muskelzuckungen aufgetreten, und in einem von mir beobachteten Falle, in
dem die Haut über der Trepanationsöffnung jedesmal schon einige Stunden
vor dem Anfall vorgebuchtet wurde, handelte es sich sicher nicht um genuine
Epilepsie. Übrigens sind Hirndruckerscheinungen bei Genuinen und anderen
Epileptikern oft auch außerhalb des Krampfanfalles beobachtet worden.

Auch insofern müssen ältere Anschauungen richtig gestellt werden, als sich
der epileptische Krampfanfall keineswegs auf die Erregung allein der Hirnrinde zurückführen läßt. Schroeder, van der Kolk und Notnagel hatten
ja schon Krampfzentren in der Pons und der Medulla oblongata angenommen;
später haben die berühmten Versuche von Hitzig und Fritsch (mit Recht)
dazu geführt, daß man die klonischen Krämpfe auf die Rinde bezog. Neuerdings macht aber Reichardt darauf aufmerksam, daß es insbesondere Aura-
Formen gibt, die sich nicht mit der Rinde, sondern eher mit einer Stelle des
Hirnstammes in Beziehung bringen lassen, und daß auch die Bewußtlosigkeit
am natürlichsten als Hirnstammsymptom aufgefaßt werden kann.

Im übrigen denkt Reichardt, ohne andere Möglichkeiten aus dem Auge zu verlieren, in erster Linie an die physikalisch-chemische Beschaffenheit des Gehirns, an Hirnwachstum, Hirnvolumen, Liquorverhältnisse, Wassergehalt und Quellbarkeit des Gehirns, an die Bedeutung der Hirnschwellung und ihrer Beziehungen zum Hirnwachstum und zum endokrinen System, wenn er die Pathogenese des Leidens erörtert. Aber er betont dabei mit vollem Recht, daß die verschiedenen „Epilepsien" auch eine ganz verschiedene Pathogenese besitzen könnten, und daß man insbesondere das „Krampf-" und das „Epilepsie-Problem" nicht gleichstellen dürfe.

Man wird diesen Rat insbesondere den chemischen Hypothesen gegenüber beachten müssen, die in den letzten Jahren ziemlich üppig gewuchert sind. Sie werden insofern nicht einmal den einfachsten kritischen Forderungen gerecht, als sie weder zwischen genuinen und symptomatischen Epilepsien regelmäßig unterschieden, noch grundsätzlich die Frage aufgeworfen haben, ob eine Stoffwechselanomalie Folge oder Ursache des Anfalls und Anlaß oder Wirkung der Gehirnveränderung darstellt.

In Wirklichkeit sind unsere Kenntnisse von den Stoffwechselvorgängen, die sich bei Epileptikern innerhalb und außerhalb des Anfalles abspielen, so gering, daß sie Hypothesen vorläufig überhaupt kaum rechtfertigen können. Wir setzen diese Stoffwechselveränderungen freilich alle voraus und wir wissen auch, daß sie irgendwie zur Pathogenese wenigstens des Anfalls gehören; aber darüber hinaus sind wir bisher lediglich auf Vermutungen angewiesen. Man hat erhebliche Schwankungen des Reststickstoffes (Rohde, Allers), des Blutzuckers, des Kreatinins, Cholesterins, der Harnsäure, des Blutbildes, der Gerinnungszeit, des antitryptischen Titers, der Ionenkonzentration im Blut und Urin, sowie endlich des Blutdrucks nachweisen können (vgl. Wuth); aber diese Schwankungen sind nicht einheitlich, sondern wechseln von Person zu Person, ja sogar bei demselben Kranken von Anfall zu Anfall; dazu hat sich der größte Teil von ihnen nicht bloß bei der genuinen Epilepsie, sondern auch bei Krampfkranken anderer Genese, bei Paralytikern, Hirnverletzten, Eklamptischen feststellen lassen (vgl. Wuth).

Unter diesen Umständen halte ich es für verfrüht, hier zu den zahlreichen Theorien Stellung zu nehmen, die über den Krampfmechanismus im allgemeinen und über die genuine Epilepsie im besonderen aufgestellt worden sind. Betont sei nochmals, daß das bisher vorliegende Tatsachenmaterial nicht einmal die erste Aufgabe löst, die den Stoffwechseluntersuchungen gestellt werden müßte: nämlich genuine und symptomatische Epilepsien scharf voneinander zu trennen.

Symptomatologie. Wir wollen nunmehr zunächst die Symptomatologie der genuinen Epilepsie besprechen und dabei dauernd die Frage im Auge behalten, ob und wieweit ihre Krankheitsäußerungen auch bei den übrigen epileptischen Erkrankungen vorkommen.

Sicher ist, daß dem klassischen epileptischen Anfall eine spezifische Bedeutung nicht zukommt. Er gehört (vgl. unten) zu den Reaktionen, die im Gehirn schon des gesunden Menschen parat liegen und die durch die verschiedensten Schädlichkeiten ausgelöst werden können.

Dem Anfall geht zuweilen ein allgemeines Übelbefinden — Mattigkeit, Kopfdruck, Reizbarkeit u. dgl. — voraus, das stunden- und selbst tagelang anhalten kann. Eingeleitet wird der Insult bekanntlich oft durch die sog. Aura, die man als motorische, sensible, sensorische, vasomotorische und psychische Aura unterscheiden kann. Noch ehe der eigentliche große Krampf eintritt, werden gelegentlich kurzdauernde klonische oder tonische Kontraktionen bestimmter Muskelgruppen im Gebiet des Fazialis oder der Hände z. B. beobachtet, oder es werden komplizierte Bewegungen von automatischem

Charakter ausgeführt, oder die Kranken gähnen, hüsteln, niesen, schmatzen jedesmal vorher. Die sensible Aura tritt am häufigsten in Form von Parästhesien an den Extremitäten, seltener in Gestalt von Kopfschmerzen, Sensationen am Herzen u. dgl. auf. Sie verbindet sich gelegentlich mit der vasomotorischen Aura, die auf einer Gefäßerweiterung oder -Verengerung beruht und in plötzlichem Blaß- oder Rotwerden des Gesichts oder in Schweißausbrüchen besteht. Verhältnismäßig häufig sind sensorische Wahrnehmungssignale, bei denen die Kranken Funken oder Farben sehen, einen schrillen Pfiff hören, einen bestimmten Geschmack im Munde haben, plötzlich taub, blind, hemianopisch werden oder Mikropsie bzw. Makropsie bekommen. Oft tritt auch — in Verbindung mit einem der schon genannten Symptome oder isoliert — das Gefühl des Schwindels auf. Die psychische Aura geht insofern fließend in die sensorische über, als sie sich häufig in wenig differenzierten Halluzinationen erschöpft. Gelegentlich sehen die Kranken aber auch komplizierte Dinge, Fabeltiere, Blitze, Figuren, sich bewegende Menschen, schießende Flammen, fliegende Pfeile, sie hören Musikstücke, Beschimpfungen, göttliche Erleuchtungen usw. Einer meiner Kranken sieht regelmäßig „Gesichter ohne Augen, große Nasen und kleine Ohren", einem anderen erscheinen die Straßen wie „ausgehöhlt", tiefer und dann wieder höher, und die Häuser in falscher Proportion. Verhältnismäßig häufig ist schließlich jene Erinnerungsfälschung, bei der man alles schon einmal erlebt zu haben glaubt, oder es tauchen gewisse Erinnerungen jedesmal zwangsmäßig auf.

Krampf. Auf den eigentlichen Krampf braucht an dieser Stelle nicht näher eingegangen zu werden. Charakteristisch ist bekanntlich das plötzliche Hinstürzen, das nicht bloß passiv infolge des Bewußtseinsverlustes, sondern schon aktiv durch die Anspannung gewisser Muskelgruppen erfolgt, sodann der zuerst tonische, später klonische Krampf der gesamten Körpermuskulatur, einschließlich der Inspirationsmuskeln und des Kehlkopfes, und der tiefe, den Krampf lang überdauernde Bewußtseinsverlust, der allmählich — zum Teil in Abhängigkeit von dem Verhalten der Umgebung — entweder in Schlaf oder in eine mehr oder minder psychotisch gefärbte Bewußtseinstrübung übergeht. Nicht notwendig sind — außer der Aura — der initiale Schrei, der populäre blutige Schaum vor dem Mund, Zungenbiß, Abgang von Urin und Kot und Pupillenstarre. Immerhin sind diese Symptome häufig vorhanden. Die Pupillen sollen sich zu Beginn des Anfalls verengern und sind während des weiteren Verlaufs gewöhnlich weit und absolut starr. Gelegentlich werden auch hippusartige, klonische Krämpfe der Iris im Anfall beobachtet.

Da wir einen Anfall selten selbst zu Gesicht bekommen, ist für seine Beurteilung eine sorgfältige Erhebung der Anamnese unerläßlich. In dieser Hinsicht sei insbesondere zur Vorsicht in der Bewertung des Bettnässens gemahnt. Regelmäßig oder auch nur häufig erfolgter Urinverlust des Nachts ist an sich kein Symptom der Epilepsie, sondern zumeist die Folge einer gewissen Funktionsschwäche, die am häufigsten bei Imbezillen beobachtet wird. Ist das Einnässen aber ein Zeichen epileptischer Anfälle, so tritt es sporadisch auf und wird häufig von anderen Folgen des Anfalls begleitet. Hierher gehören — von den noch zu besprechenden neurologischen Folgen abgesehen — das Gefühl des Abgeschlagenseins am Morgen, Blut am Kopfkissen, kleine Blutungen in der Haut und den Schleimhäuten, nachfolgende Albuminurie und schließlich direkt sichtbare Folgen des Zungenbisses. Die Zungenbisse sind gewöhnlich typisch, weil das Zusammentreffen von klonischen Krämpfen in der Zunge und in der Kaumuskulatur Verletzungen an bestimmten Stellen nach sich zieht. Bloße Zahneindrücke oder geschwürige Veränderungen an der Zunge beweisen nichts.

Recht typisch ist in der Regel der Bewußtseinszustand nach dem epileptischen Insult. Der Anfall selbst dauert bekanntlich nur sehr kurze Zeit; das Koma, das ihn begleitet, geht dann in einen soporösen Zustand über, in dem regelmäßig Traumbilder auftreten. Wachen die Kranken spontan oder durch die Maßnahmen ihrer Umgebung auf, so haben sie nicht das Gefühl, vorher gar nichts erlebt, sondern vielmehr das, geträumt zu haben. Gewöhnlich wird es ihnen sogar schwer, die Erinnerungen an diese Traumbilder und die Beobachtung der wirklichen Umgebung auseinander zu halten. Außerdem sind sie verstimmt, ängstlich, wortkarg, ablehnend, schwer besinnlich; ihr Denken ist verlangsamt, ihre Auffassung gestört.

Untersuchen wir die Kranken in diesem Nachstadium neurologisch, so finden wir charakteristische Ausfallserscheinungen, die freilich bei der symptomatischen Epilepsie noch häufiger und spezifischer, aber darum für den Nachweis, daß überhaupt ein epileptischer (und nicht etwa ein hysterischer) Krampf stattgefunden hat, nicht weniger wertvoll sind.

Man kann diese Ausfallserscheinungen mit Redlich in kortikale und spinale einteilen. Zu den kortikalen wären die Erschwerung und Verlangsamung aller psychischen Leistungen, aphasische Symptome (gewöhnlich von transkortikalem Charakter), Hörstörungen bis zur Taubheit, Gesichtsfeldeinschränkung, Seelenblindheit, Apraxie, Perseveration, Verbigeration, sodann Silbenstolpern und artikulatorische Sprachstörungen, endlich das Fehlen der Haut-, Steigerung der Sehnenreflexe, Fußklonus, Oppenheim, Babinski und leichte Spasmen zu rechnen. Ausgesprochene Lähmungen treten in der Regel nur nach schwerem Status epilepticus und auch dann höchstens für Tage auf; ziemlich häufig ist dagegen eine allgemeine Hypotonie. Spinal bedingt muß natürlich das Fehlen der Patellarreflexe sein, das zuweilen nach schweren Anfällen beobachtet wird und das wohl der gleichen Erscheinung bei Radfahrern nach starken Dauerleistungen an die Seite gestellt werden darf. Durch Muskens haben wir schließlich auch segmentär angeordnete Hyp- und Analgesien kennen gelernt.

Schließlich scheint neuerdings das Verhalten des Blutes nach dem epileptischen Anfall eine gewisse diagnostische Bedeutung zu erlangen. Während vor dem Anfall und während eines Status z. B. meist eine Verminderung der weißen Blutkörperchen (Leukopenie) beobachtet werden soll, scheint nach dem Anfall regelmäßig eine Leukozytose einzutreten, die etwa nach 6 Stunden ihr Maximum, und zwar Werte zwischen 8000 und 15 000 erreicht.

Petit mal. Viel seltener als der große Krampfanfall ist das Petit mal Erscheinung einer bloßen symptomatischen Epilepsie. Echte Petit mal-Anfälle beim Erwachsenen sprechen also mit einer gewissen Wahrscheinlichkeit für genuine Epilepsie (während bei Kindern noch an die „gehäuften kleinen Anfälle" gedacht werden muß). Um so größerer Nachdruck ist auf den Nachweis zu legen, daß das Petit mal oder die Absenze selbst typisch ist. Nach der landläufigen Darstellung soll sie einfach in einer kurzen Unterbrechung der Kontinuität des Bewußtseins bestehen. Leichte motorische Erscheinungen am Kopfe und insbesondere im Fazialisgebiet, vasomotorische Veränderungen und subjektive Schwindelerscheinungen sind aber auch hierbei häufig. Die Kranken werden im Augenblick blaß oder rot, lassen Messer und Gabel sinken, unterbrechen sich mitten im Satz, geben beim Kartenspielen die Karten nicht, und in der nächsten Sekunde ist alles vorüber, ohne daß der Patient selbst von dieser Veränderung etwas bemerkt zu haben braucht. In schwereren Fällen lassen sie Gegenstände aus der Hand fallen, fühlen sich matt oder schwach, sie fangen an zu stottern, versprechen sich, liefern wohl auch eine echte paraphasische Reaktion oder finden überhaupt keine Worte; dabei empfinden sie gelegentlich die Veränderung ihres Bewußtseins und fragen: „Wo bin ich? Was ist denn mit mir?" usw. Nach den Anfällen bemerken sie natürlich schon an dem Verhalten ihrer Umgebung und an der Situation, in der sie sich befinden, daß etwas mit ihnen gewesen ist, und es stellt sich dann gewöhnlich heraus, daß gerade für diese kurzen Petit mal-Anfälle absolute Amnesie besteht. Am auffallendsten wirkt diese Amnesie naturgemäß in den, wie gesagt, seltenen Fällen, in denen sich die ganze Störung in einer Kontinuitätstrennung des Bewußtseins erschöpft.

Die Petit mal-Anfälle gehen nun ohne scharfe Grenze in die länger dauernden epileptischen Bewußtseinstrübungen einschließlich der epileptischen Psychosen über. Man hat diese länger dauernden Störungen nach verschiedenen Gesichtspunkten in Verwirrtheits-, stuporöse und delirante Zustände, in prä- und postepileptische Dämmerzustände bzw. in epileptische Äquivalente einzuteilen versucht. In Wahrheit wird keine dieser Trennungen allen klinisch vorkommenden Fällen gerecht. Am meisten Aussicht auf Erfolg würde noch der Versuch haben, sie nach dem Grade der Verwirrtheit des Kranken zu ordnen, wobei dann das eine Extrem die Fälle darstellen würden, in denen nicht von einer eigentlichen Trübung, sondern nur von einer Einengung des Bewußtseins gesprochen werden kann.

Stupor. Wir beginnen die Darstellung dieser kurzdauernden epileptischen Psychosen mit dem epileptischen Stupor. Er schließt sich zuweilen an Anfälle an, tritt häufig aber auch selbständig auf. Auffassung und Denken sind erheblich gestört; die Kranken sind schwer besinnlich, zeigen einen ratlosen und zumeist etwas gespannten Gesichtsausdruck, sprechen spontan nicht, reagieren zwar verhältnismäßig gut auf Anruf, verstehen aber Fragen zumeist gar nicht oder doch erst nach drei- oder viermaliger Wiederholung; auch dann erfolgt gewöhnlich eine der Frage nicht adäquate Antwort. Vorgezeigte geläufige Gegenstände werden nicht richtig benannt, der eigene Name und das Alter nicht angegeben. Neben inkohärenten Gedankenverbindungen lassen sich häufig aphasische Reaktionen nachweisen, so daß, wenn die Anamnese fehlt, der Verdacht auf eine Embolie oder Blutung in die Sprachregion entstehen kann. Es kommt aber auch vor, daß die Form der Sprache völlig erhalten und nur der Inhalt des Gesagten zusammenhanglos und verworren ist. So gut wie immer besteht deutliche Perseveration.

Besonders charakteristisch ist für diese Zustände der jähe Wechsel von geordneten und ungeordneten Antworten, ebenso wie das bunte Durcheinander von zweckmäßigen und sinnentsprechenden und von abrupten, verblüffenden Handlungen (Siemerling). Dem Unerfahrenen können diese Widersprüche zuweilen den Eindruck der Simulation oder der Pseudodemenz erwecken; der Kundige wird gerade an dem Fehlen jedes Leitprinzips, das zwischen richtigen und falschen Antworten auswählt, die schwere Gehirnschädigung wiedererkennen.

Was in den Kranken innerlich vorgeht, ist schwer zu sagen, weil ihnen nachher zumeist jede Erinnerung an den Zustand fehlt. Einzelne Äußerungen lassen zuweilen auf verworrene, wahnhafte Auffassungen schließen. Das gleiche gilt für gelegentliche plötzliche Gewalttaten gegen die Umgebung sowie für das verhältnismäßig häufige Bild, in dem die Kranken in der Haltung eines verzückten, gläubigen Beters verharren. Auch Flexibilitas cerea und Negativismus sowie auf sprachlichem Gebiet Verbigerieren kommen vor. In der Aufhellung des Stupors sah Kraepelin zuweilen eine sehr große Suggestibilität, die erlaubte, den Kranken alles mögliche einzureden. — Gelegentlich wird übrigens das stuporöse Verhalten auch durch eine motorische Unruhe durchbrochen, die bis zur Jaktation gehen kann.

Der epileptische Stupor, der ein bis zwei Wochen zu dauern pflegt, zeigt in dieser Zeit gewöhnlich gewisse unregelmäßige Schwankungen; die Bewußtseinstrübung scheint sich zu lösen, um dann wieder tiefer zu werden, bis sie schließlich endgültig verschwindet. Bei schon geschwächten Kranken kann sie aber auch — mit solchen Schwankungen — durch Monate fortbestehen, so daß dann die Feststellung des durchschnittlichen psychischen Verhaltens große Schwierigkeiten bereitet.

Delir, Dämmerzustand. Je mehr sich in das eben skizzierte Bild wahnhafte Auffassungen, Sinnestäuschungen und motorische Unruhe mischen, um so mehr nähert es sich dem des eigentlichen epileptischen Delirs. Diesem sind verhältnismäßig typische Sinnestäuschungen eigen, die fortgesetzt wechselnde, oft schreckhafte und häufig religiös gefärbte Wahnbildungen nach sich ziehen.

Ein Beleuchtungsapparat ist am Himmel aufgestellt, den Kranken zu beobachten, von der Decke kommen Stimmen, denen der Patient zuruft, er könne nicht herauf, man halte ihn hier fest: „Wahrheit, Wahrheit, non errare humanum est". Der Bruder des Kranken liegt im Keller, wird eines schweren Verbrechens beschuldigt, gefoltert, das Ganze hat eine politische Bedeutung. Die Patienten werden hypnotisiert, mit Röntgenstrahlen durch und durch gesehen, das ist die Vorbereitung zur Hinrichtung, Männer mit Messern stehen rings an den Wänden bereit. Die Wände stürzen zusammen, die Welt will untergehen, und „ich soll an allem schuld sein".

Häufig zeigen diese verworrenen Erlebnisse eine religiöse Färbung.

Er sei, sagte ein Kranker, unschuldig wie Christus; wie dieser werde er die Welt erlösen, und deshalb wolle man ihn foltern. Andere sehen den Himmel offen, Gott spricht mit ihnen, Christus verklärt sie, die Jungfrau Maria steigt hernieder. Oder der Kranke ist Gott selbst, sitzt Gott zur Rechten, die himmlischen Heerscharen sind um ihn.

Das äußere Verhalten der Kranken in den Delirien läßt sich im großen und ganzen zutreffend als heftige motorische Erregung kennzeichnen. Nur die Zustände einer ekstatischen Verzückung stellen eine Ausnahme dar und bilden den Übergang zu gewissen Formen des Stupors. Gerade dadurch beweisen sie, wie eng bei den übrigen Formen die motorische Unruhe mit den Sinnestäuschungen und Wahnbildungen sowie mit der durch diese erzeugten Stimmung zusammenhängt. Diese ist zumeist hochgradig ängstlich oder aber finster, gespannt, geladen. Epileptiker im Dämmerzustand sind nahezu die gefährlichsten Kranken, die die Irrenanstalt kennt. Sie reagieren auf angebliche Bedrohungen mit sinnlosen Gewalttaten, verbarrikadieren sich, ergreifen als Waffe, was sie irgend finden, und schlagen wild um sich, wenn man sich ihnen nähert. Auch viele Fälle plötzlicher, unmotivierter Überfälle auf Frau und Kinder, über die die Zeitungen berichten, gehören hierher, ebenso wie ein bekanntes Attentat auf den Kaiser vor einigen Jahren. In anderen Fällen besteht eine starke Neigung zum Selbstmord, die natürlich wieder mit der Angst zusammenhängt. Auch die „verzückte Stimmung" in den religiös gefärbten Delirien kann jeden Augenblick in Angst oder in Wut umschlagen.

So ist es natürlich, daß der epileptische Dämmerzustand verhältnismäßig häufig zu forensischen Erörterungen führt. Binswanger berichtet von einem Waldarbeiter, der ohne jeden Anlaß einen Förster umbrachte und nachher mit Blut besudelt im Bett gefunden wurde, ohne sich an etwas anderes zu erinnern, als daß er dem Förster begegnet war. Noch häufiger sind exhibitionistische bzw. päderastische Akte oder Notzuchtsattentate mit anschließender grausamer Tötung des Opfers. Einer meiner Kranken hatte ein 15jähriges Mädchen erwürgt und erst die Leiche mißbraucht.

Charakteristisch ist bei diesen wie bei anderen epileptischen Handlungen (Brandstiftung usw.) häufig die photographische Treue, mit der bei ein und demselben Kranken eine der anderen gleicht.

Ich habe lange Zeit einen Epileptiker behandelt, der als Knecht in großen Abständen des Nachts die ihm anvertrauten Kühe mit der Heugabel in den Bauch gestoßen hatte; er wußte nichts von diesen Taten und war sehr entrüstet, daß man sie ihm zutraute. Als er entdeckt wurde, stellte sich heraus, daß er in ganz ähnlicher Weise eine Matratze durch und durch gestochen hatte. — Recht häufig ist auch ein sinnloses Zerstören des Mobiliars.

Amnesie. Über das Verhalten der Erinnerung an diese Zustände ist zu sagen, daß ein absoluter Parallelismus zwischen der Tiefe der Bewußtseinstrübung und dem Grade der Amnesie nicht besteht. So können Patienten bei Merkfähigkeitsprüfungen Gutes leisten und nachher doch Amnesie haben (Heilbronner), und umgekehrt brauchen schwere Verwirrtheitszustände keine völlige Erinnerungslosigkeit zu hinterlassen. Besonders häufig wird eine vollkommene Amnesie durch eine Störung der Reproduktion nur vorgetäuscht und dann natürlich durch Nachhilfe behoben (Heilbronner). Daß die Erinnerungslosigkeit unmittelbar nach Abklingen des Delirs bzw. des epileptischen Zustandes überhaupt noch fehlen und erst nach einigen Stunden eintreten kann, ist namentlich forensisch wichtig. Bleiben einzelne Erinnerungen längere Zeit bestehen, so nehmen sie im Bewußtsein der Kranken eine gewisse Fremdkörperstellung ein; von eignen Gewalttaten wird wie von der Tat eines anderen erzählt, nichts getan, um die Spuren zu verwischen (Bonhoeffer) usw. Davon, daß in manchen Dämmerzuständen Beweise der Erinnerung an Vorgänge, die sich in früheren Dämmerzuständen abgespielt haben, geliefert werden, habe ich mich bisher nicht überzeugen können.

Schließlich seien die Dauer der epileptischen Dämmerzustände und die Ausdehnung der Amnesien, die sie hinterlassen, noch kurz erörtert. Es gibt epileptische Bewußtseinstrübungen, die recht lange bestehen, und zuweilen werden wir, wie gesagt, sogar im Zweifel bleiben, ob ein bestimmtes Symptomenbild überhaupt noch einen Ausnahme- und nicht vielmehr schon einen Endzustand darstellt. Aber in solchen Fällen handelt es sich, auch wenn sich das Bewußtsein später wieder aufhellt, doch niemals um scharf abgegrenzte Episoden, die dem Kranken als umschriebene Amnesien imponierten. Zudem befinden sich diese Patienten gewöhnlich dauernd in einer Anstalt und bereiten längst keine diagnostischen Schwierigkeiten mehr. Durchschnittlich aber dauert ein Dämmerzustand nicht länger als 14 Tage, dann endet er entweder plötzlich (eventuell mit einem Schlaf) oder — häufiger — durch eine allmähliche Aufhellung des Bewußtseins mit stückweiser Berichtigung der Wahnideen. Die Amnesie umfaßt gewöhnlich die ganze Episode bis zur völligen Wiederherstellung und gelegentlich noch eine Zeitspanne vor Einsetzen des Delirs.

Wird also eine Erinnerungslosigkeit von 7, 8 oder gar 12 Monaten wahrscheinlich gemacht, so handelt es sich entweder um eine ungewöhnlich ausgedehnte retrograde Amnesie oder, was häufiger ist, um hysterische Zustände, die eine „Amnesie" aus ganz anderen Gründen und deshalb auch in ganz anderer Form hinterlassen, als es epileptische Zustände zu tun pflegen. Diese Kranken haben fast immer Hochstapeleien begangen oder doch pseudologistische Erfindungen in die Welt gesetzt, und wenn sie nun gefaßt werden und dann „aufwachen", so verdrängen sie aus ihrer Erinnerung alles, was ihnen unbequem ist. Gelegentlich läßt sich sogar feststellen, was theoretisch immer vorausgesetzt werden darf: daß diese Reminiszenzen geweckt werden können, wenn das Interesse des Kranken das zufällig einmal erfordert.

Was nun die **diagnostische Bedeutung** der epileptischen Psychosen angeht, so besitzen die epileptischen Delirien und Dämmerzustände sowie der epileptische Stupor Beziehungen sowohl zur genuinen wie zu den symptomatischen Epilepsien. Zum mindesten können Intoxikations- und Infektionspsychosen ebenso wie manche Psychosen nach Gehirnerschütterungen, bei Hirntumoren, Meningitis usw. echten epileptischen Zuständen sehr ähnlich werden. Sorgfältige Analysen geben uns zwar allgemeine Anhaltspunkte für die Unterscheidung, versagen aber in manchem Einzelfall. So sind Epileptiker in der Regel bemüht, aufzupassen, sich zu orientieren und Fragen aufzufassen, es gelingt ihnen aber nicht, und sie erscheinen deshalb nicht bloß moros, finster und explosiv, sondern auch ratlos und gespannt. Bei den Fieberdelirien besteht wohl immer ein schweres Müdigkeitsgefühl, während Erschwerung der Wortfindung, paraphasische Antworten, Perseverieren und Ablenkbarkeit nicht so hervortreten wie bei dem Epileptiker.

Noch wertvoller als diese psychologischen Unterschiede sind häufig die körperlichen Begleiterscheinungen der epileptischen Psychosen (Pupillenstarre, Ataxie, choreiforme und Zitterbewegungen). Schließlich werden uns eine sorgfältige Anamnese und die Beobachtung des weiteren Verlaufs fast immer vor Irrtümern in dieser Richtung schützen.

Die Unterscheidung epileptischer und katatonischer Zustände besitzt speziell psychiatrisches Interesse.

Verstimmung. Einer näheren Besprechung bedürfen dagegen die epileptischen Verstimmungen, weil gerade sie besonders häufig diagnostische Schwierigkeiten bereiten. Bis vor zehn Jahren wurde die Literatur durch die Anschauung Aschaffenburgs beherrscht, nach der bestimmte Verstimmungen in dieser Form nur bei Epilepsie vorkommen, im Einzelfalle also ihr Vorliegen ohne weiteres beweisen sollten. Die weitere Entwicklung hat nicht Aschaffenburg, sondern Wollenberg recht gegeben, der gegen diese Ausdehnung des Epilepsiebegriffes von vornherein scharf Front gemacht hat. In Wirklichkeit sind wir außerstande, die Verstimmungen der Epileptiker von denen anderer Psychopathen zuverlässig zu unterscheiden. Auch das Kriterium der fehlenden psychischen Motivierung hat in dieser Hinsicht nicht Stich gehalten: bloße Psychopathen können ohne äußeren Anlaß und Epileptiker nach einem solchen verstimmt werden. Ganz gleiche Erwägungen gelten für die Dipsomanie und Poriomanie, auf die wir gleich eingehen werden.

Dagegen scheinen die Verstimmungen bei allen Formen bloßer symptomatischer Epilepsie zum mindesten überaus selten zu sein; insbesondere Hirnverletzte sind wohl zuweilen reizbar und explosiv, oder sie leiden gelegentlich an Kopfschmerz und sind dadurch seelisch gedrückt; aber die charakteristischen Verstimmungen, die hier beschrieben werden sollen, finden wir bei ihnen, wie gesagt, nicht.

Die epileptischen Verstimmungen unterscheiden sich von den Delirien dadurch, daß die eigentliche Bewußtseinstrübung zurücktritt und unter Umständen nicht einmal sicher nachgewiesen werden kann. Dagegen ist die innere Unruhe und Spannung oft so groß, daß die Kranken schwer zu fixieren sind und deshalb, wenn nicht verwirrt, so doch präokkupiert oder mäßig benommen erscheinen. Fast immer handelt es sich um traurige, ängstliche Verstimmungen, die sich gelegentlich an einen äußeren Anlaß anschließen und gewöhnlich durch Reizbarkeit, Empfindlichkeit und paranoide Auffassungen noch besonders gefärbt werden. Die Patienten fühlen sich müde und abgeschlagen, äußern einzelne (gewöhnlich in denselben Fällen regelmäßig wiederkehrende) hypochondrische oder paranoide Klagen, „der Urin ist trüb, der Magen ist krank, das Herz steht still", sie beziehen harmlose Bemerkungen auf sich, erklären, sie seien das fünfte Rad am Wagen, gerade sie würden immer zurückgesetzt und schlecht behandelt, von den anderen als „das Übel" betrachtet, von dem alles Unheil käme, sie sollten ein Staatsverbrechen begangen haben, auf dem Todesstrafe stünde; sie wüßten schon, was man mit ihnen vorhabe usw.

Zuweilen unterstützen vereinzelte Sinnestäuschungen diese Auffassungen. Einer meiner Kranken sprang des Abends, als alles schwieg, plötzlich aus dem

Bett: er könne sich das nicht länger gefallen lassen, daß man ihn hier „Lump" schimpfe. Das Benehmen der Kranken in diesen Zuständen ist gewöhnlich schroff ablehnend, gespannt, geladen; jeden Annäherungsversuch erwidern sie mit morosen, unfreundlichen Antworten oder brüskem Davongehen; gelegentlich machen sie aber Unterschiede zwischen den einzelnen Personen und fassen zu einer Vertrauen, während sie andere ablehnen. Bei unzweckmäßigem Verhalten der Umgebung geraten sie zumeist in heftigste Wut. In anderen Fällen beherrscht die Angst allein das Bild. Die Patienten äußern lebhafte Versündigungsideen, haben Gott gelästert, gegen das vierte Gebot gesündigt, und sie zeigen oft eine sehr aktive Selbstmordneigung, für die sie gelegentlich eine innere Stimmung verantwortlich machen. — Eine heitere Verstimmung ist, wie gesagt, selten, kommt aber zweifellos vor und kann dann dem Bild der Manie ähnlich werden. Näheres darüber muß in psychiatrischen Handbüchern nachgelesen werden.

Die epileptische Verstimmung, die nicht selten von körperlichen Erscheinungen wie Mikropsie, Makropsie, vasomotorischen Symptomen u. dgl. begleitet wird, dauert gewöhnlich ein bis zwei Tage, sie kann aber ausnahmsweise schon nach wenigen Stunden ebenso plötzlich verschwinden, wie sie gekommen war, und sie kann endlich (in allerdings recht seltenen Fällen) auch ein paar Wochen andauern. Zuweilen werden einzelne wahnhafte Auffassungen in das durchschnittliche Bewußtsein des Epileptikers herübergenommen, wodurch natürlich die Abgrenzung des Ausnahmezustandes erschwert wird.

Im Anschluß an die Verstimmungen mögen jetzt zunächst Zustände besprochen werden, die als Fugues, Poriomanie und Dipsomanie unter den verschiedensten Gesichtspunkten beschrieben worden sind, und die alle innige psychologische Beziehungen zu den Verstimmungen besitzen.

Fugues. Poriomanie. Die Fugues, das plötzliche Davonlaufen, hat man mit den motorischen Reizzuständen in Verbindung bringen wollen, die, wie gesagt, dem eigentlichen klassischen Anfall vorangehen, das Petit mal begleiten oder aber auch dem epileptischen Anfall folgen können. Der Zusammenhang wird sich nicht bestreiten lassen; denn die motorische Erregung in den Fugueszuständen hat in der Tat häufig etwas ganz Elementares. Stärker drängt sich aber gerade hier die psychologische Beziehung auf, die zwischen dem Davonlaufen und der epileptischen Verstimmung, der ängstlichen, unruhigen inneren Spannung besteht. Diese treibt die Kranken davon, läßt sie plötzlich fortgehen, wandern und reisen. Auch hier kann sich die Verstimmung an einen äußeren Anlaß anschließen, sie tritt aber öfter spontan auf und bedingt dann die häufige anamnestische Angabe, der Kranke habe unverhältnismäßig oft seine Stellung gewechselt, nirgends ausgehalten usw. — Nur ganz ausnahmsweise fehlt übrigens in poriomanischen Episoden die Benommenheit und Verwirrtheit so sehr, daß die Kranken während ihrer Reise von Laien und Ärzten für gesund gehalten werden. Solche Fälle sind bei der Epilepsie (im Gegensatze zur Hysterie! s. dort) viel seltener, als man nach dem Echo, das ihre wissenschaftliche Behandlung in der belletristischen Literatur gefunden hat, wohl annehmen könnte. Zumeist tritt eine Veränderung der Persönlichkeit wenigstens insofern hervor, als die Kranken den Eindruck der leichten Angetrunkenheit, der Zerfahrenheit usw. machen und als sie selbst das Gefühl haben, getrieben zu werden, nicht frei zu sein und nicht mehr so denken zu können wie früher. Sehr eigentümlich ist, daß die Kranken nach Zusammenstößen mit anderen, nach einer Vernehmung auf der Behörde usw. gelegentlich plötzlich aufwachen.

Übrigens möchte ich mich Heilbronner u. a. in der Überzeugung anschließen, daß die Mehrzahl der Fälle von Poriomanie mit Epilepsie nichts zu tun hat, und daß namentlich das Davonlaufen der Kinder viel innigere

Beziehungen zur Imbezillität, Psychopathie, Affektepilepsie und Hysterie besitzt. Leider kennen wir aber zuverlässige Kriterien zur Unterscheidung der epileptischen und der nicht epileptischen Formen noch nicht, und das gilt nicht bloß für die Poriomanie, sondern ganz allgemein für alle hier geschilderten Verstimmungen.

Dipsomanie. Ganz ähnliche Erwägungen gelten für die dipsomanischen Zustände, die den poriomanischen so nahe verwandt sind, daß man im Einzelfall zuweilen den einen Namen ebensogut anwenden könnte wie den anderen. Die Dipsomanie hat besonders Gaupp als ein rein epileptisches Symptom auffassen wollen. Der Autor kennzeichnet sie als das „anfallsweise Auftreten eigentümlicher Zustände, in welchen nach Vorausgehen einer gemütlichen Verstimmung der unwiderstehliche Trieb nach Genuß berauschender Getränke erscheint, zu heftigen Ausschweifungen treibt, mit einer leichteren oder tieferen Bewußtseinstrübung einhergeht oder zu einer solchen allmählich führt, bis nach wenigen Stunden oder Tagen, selten erst nach Monaten, der Anfall von selbst sein Ende findet und nun nach Überwindung der Vergiftungserscheinungen einem mehr oder weniger gesunden Zustand Platz macht".

Gegen Gaupps Standpunkt hat u. a. Rieger scharf Front gemacht, der jede Beziehung zwischen Epilepsie und Dipsomanie leugnet. Die Wahrheit liegt wohl in der Mitte. Daß die Dipsomanie, die sich nicht selten mit anderen spezifischen Äußerungen der epileptischen Bewußtseinstrübung, z. B. mit der Neigung zu brutalen, sexuellen Delikten, zum Brandlegen u. dgl. verbindet, Ausfluß der epileptischen Gehirnanlage sein kann, erscheint mir nach persönlichen Erfahrungen unzweifelhaft. Fraglich ist nur, ob diese Fälle nicht sehr selten sind, und ob die, die Gaupp zu seiner Auffassung geführt haben, nicht zum großen Teil der Affektepilepsie, also einem Typus der Psychopathie, angehört haben. Verhältnismäßig oft wird übrigens die „Epilepsie" des Dipsomanen auch erst durch die Trunksucht erzeugt oder wenigstens in diese spezielle Bahn gedrängt. Sicherlich aber kommen rein dipsomanische Zustände auch bei Psychopathen ohne jede epileptische Komponente und insbesondere bei hysterischen Persönlichkeiten vor, und zwar wieder namentlich dann, wenn diese ihre Widerstandskraft durch chronischen Alkoholmißbrauch weiter geschwächt haben.

Demenz und Charakterveränderung. Schließlich seien noch die dauernden psychischen Veränderungen der Epileptiker besprochen, und zwar wieder zunächst nur insoweit sie bei der genuinen Epilepsie auftreten. Nach Kraepelin werden sie bei Betrachtung aller Epileptiker nur in 50% der Fälle beobachtet. Vielleicht wird diese Zahl größer werden, wenn es einmal gelungen ist, alle bloß symptomatischen Fälle einschließlich der „Residualepilepsie" auszuscheiden. Heute steht leider noch nicht fest, ob nicht auch diese mit einer fortschreitenden Verblödung einhergehen kann; ja manche Erfahrungen der Vorkriegszeit schienen eine solche Entwicklung sogar ziemlich wahrscheinlich zu machen. In der Tat: ist die Demenz im gewissen Sinne Folge der Anfälle und wird sie durch die bei den Insulten eingeleiteten Rindenveränderungen bedingt, so brauchte ein prinzipieller Unterschied zwischen diesen Formen und der echten Epilepsie nicht zu bestehen. Nun haben wir aber bei den zahlreichen Hirnverletzten des Krieges seelische Dauerveränderungen von typischer Art so überaus selten gesehen, daß wir heute doch wieder daran denken dürfen, die „epileptische Demenz" für eine spezifische, die „genuine" Epilepsie in Anspruch zu nehmen. Daß bei Erwachsenen entstehende Tumoren usw. die charakteristische epileptische Verblödung mit der typischen Verlangsamung und Schwerfälligkeit aller psychischen Leistungen, der Verarmung des Vorstellungsschatzes und der Beschränktheit nicht hervorrufen können, versteht sich von selbst. Dasselbe gilt für die Charakterveränderungen, die bei der echten Epilepsie noch häufiger sind als eine wirkliche Demenz.

Übrigens ist die Diagnose der epileptischen Demenz an sich nicht ganz leicht. Heilbronner warnt mit Recht davor, vorübergehende mit dauernden Ausfällen zu verwechseln. Im Anschluß an gehäufte Anfälle geraten Epileptiker nicht selten in einen Zustand, in dem Auffassungsvermögen, Gedächtnis und Urteil schwer geschädigt sind, ohne daß diese Mängel bestehen bleiben müßten. Auf der anderen Seite pflegen freilich viele Anfälle das intellektuelle Niveau wirklich dauernd herabzusetzen, wobei es dahingestellt sein mag, ob beide Erscheinungen koordiniert sind oder die eine der anderen untergeordnet ist. Noch verderblicher wirken gehäufte Petit mal-Anfälle.

Die epileptische Verblödung wird gekennzeichnet durch eine Verlangsamung aller psychischen Vorgänge und insbesondere durch eine Erschwerung des Gedankenganges in Form einer zunehmenden Umständlichkeit und einer fortschreitenden Verarmung des Denkstoffes. Schon zur Auffassung der Eindrücke braucht der Kranke mehr Zeit, wenn sie ihm auch schließlich richtig gelingt. Die Verarbeitung der Eindrücke erfolgt ungemein mühselig, und schwierigere Zusammenhänge werden deshalb spät oder gar nicht erkannt. Die Zahl der Vorstellungen, die sich dem Kranken anbieten, wird kleiner und das Tempo, in dem sie sich ablösen, langsamer — ähnlich wie die Bewegungen umständlicher und die Sprache häsitierender und singender wird. Epileptiker haben die größte Schwierigkeit, von einem Thema loszukommen, sie sind unelastisch und beharren eigensinnig auch auf der Form der Darstellung, die sie einmal gewählt haben. Sie in ihrem langatmigen, mit allen Einzelheiten vorgebrachten Erzählungen zu unterbrechen, hat gar keinen Zweck; sie wiederholen einfach die letzten Sätze und fahren dann unbeirrt fort. Ziehen meint mit Recht, die epileptische Demenz wäre das konträre Gegenteil dessen, was man bei Gesunden als Esprit bezeichnete; Kraepelin definiert ebenso richtig den epileptischen Schwachsinn kurz als „Beschränktheit". Neue Urteile werden nicht vollzogen, weil alles Denken erstarrt und neue Gesichtspunkte und neue Gründe in diese träge Masse nicht zugelassen werden. Die Begriffe werden verschwommen und unklar, und jede Produktivität versiegt. Um so peinlicher und eigensinniger aber halten die Patienten an althergebrachten Gewohnheiten, an eingeschliffenen, meist geschraubten und schwülstigen Redewendungen („Ich möchte mich nicht selbst loben, aber so hab' ich ja meine Ehr und Achtung gehabt, daß ichs mir antun konnte, das Leben zu beachten") und an der bestimmten Reihenfolge aller Handlungen fest. So kommt eine gespreizte Umständlichkeit zustande, die z. B. ihre feierlichen Höflichkeitsbezeugungen auszeichnet und ebenso die kleinliche Pedanterie ihrer Lebensführung. Jeder Gegenstand muß genau an seinem Platz stehen, jedes Kinderspielzeug wird inventarisiert, manche Kranke heben jede Kleinigkeit von der Straße auf, weil sie doch „von Wert" sein könnte, andere führen in ihrer eigenen Familie ein förmliches Zeremoniell ein, stellen eine Menge schrullenhafter Forderungen an ihre Bedienten, in welcher Reihenfolge die Fenster geputzt oder gelüftet werden müssen usw. Dabei wird der geistige Horizont immer enger und schließt sich immer fester um die unmittelbaren Interessen der eigenen Person. Von größeren Fragen interessieren die Kranken mit einer gewissen Gesetzmäßigkeit nur religiöse, über die sie mit vieler Salbung sprechen; über andere reden sie wohl auch mit bedeutungsvoller Miene und „gebildet" klingenden Perioden, aber sie tun gar nichts, um irgend etwas Neues hinzuzulernen. Um so wichtiger sind für sie ihr Körper, ihre Krankheit, ihre Behandlung. Das starke Selbstgefühl, das zu ihrem unterwürfigen Wesen in grellem Gegensatz steht, läßt sie jeden normalen Maßstab für die Beurteilung ihrer eigenen Bedeutung, ihrer Ansprüche, ihrer kleinen hypochondrischen Beschwerden und Sorgen verlieren. Jede Rücksicht auf andere wird beiseite geschoben. Sie sprechen am liebsten von sich und entfalten dabei eine breite, behagliche Selbstbespiegelung und eine satte Selbstgerechtigkeit. Sie sind frömmer, mitleidiger, patriotischer als andere und haben besondere Ansprüche auf himmlische Gnade und irdische Anerkennung.

„Der Herr hat den Geist in mir erweckt", meinte ein Kranker, „weil ich immer und stets die Gedanken auf dem Kreuz Christi hatte: das gibt mir schon einen Vorzug", und ein anderer, der einmal 6 Wochen Lehrling bei einem Techniker gewesen war, sagte uns (beim Elektrisieren): „Was wollen die Herren mir auf dem Gebiete der Technik vormachen, da bin ich derjenige, welcher". Hand in Hand damit gehen Beeinträchtigungsideen: andere sind dieser Vorzüge wegen neidisch und wollen die Kranken schädigen, anschwärzen, verleumden. Auch diese Behauptungen werden in stereotypen Formen und zumeist in salbungsvollen Sätzen, verbrämt mit Bibelsprüchen und bigotten Redewendungen, vorgebracht.

In den schwersten Fällen gesellen sich zu diesen Denkstörungen dissoziative hinzu, die wir aus der Symptomatologie der (epileptischen) Bewußtseinstrübungen kennen. Ganz heterogene Gedankenkomplexe werden aneinandergereiht und irgendwelche gefühlsstarke Vorstellungen plötzlich unvermittelt vorgetragen. In diesen Stadien, die man als protrahierte Bewußtseinstrübungen auffassen kann, ist es oft nicht leicht, zu sagen, ob die Patienten sich in ihrem durchschnittlichen oder in einem Ausnahmezustand befinden.

Mit der Denkstörung eng verbunden ist die Anomalie des Gedächtnisses, deren Wesen in einer Störung der Reproduktion gelegen ist. Im Gegensatz zur senilen Demenz etwa werden hier ältere und neuere Erinnerungen ziemlich gleichmäßig geschädigt, und in schweren Fällen kommt es nicht selten auch zu einer deutlichen Erschwerung der Wortfindung. Dazu treten Auffassungsstörungen und Reminiszenzen an Dämmerzustände, die mit den normalen Erinnerungen vermischt werden. In den schwersten Fällen kann es so — auch außerhalb der Bewußtseinstrübungen — zur völligen Unorientiertheit kommen. Von jeher gelten Epileptiker als sehr schlechte Zeugen, und das beruht zum guten Teil darauf, daß die eigentümliche Anomalie des Denkens eine einmal gegebene falsche Darstellung besonders schnell fixiert. Ein Epileptiker, der überhaupt alles, was er erzählt, stets mit denselben Worten und in der gleichen Reihenfolge vorbringt und sich durch keine Unterbrechung stören läßt, gibt auch bei Zeugenaussagen die Möglichkeit eines Irrtums selten zu und hält nicht bloß Traumerinnerungen und echte Konfabulationen, sondern auch ursprünglich bewußte Lügen später eben deshalb für wahr, weil er sie wiederholt gedacht hat.

Überhaupt greift diese Form der Demenz wie kaum eine andere den Charakter mit an. Schon Samt sprach von den armen Epileptikern, die das Gebetbuch in der Tasche, den lieben Gott auf der Zunge und den Ausbund von Kanaillerie im Leibe trügen. Das gilt nicht für alle, aber doch für viele, und deshalb geraten mehrere Epileptiker, die auf einem Saal vereinigt sind, mit einer gewissen Gesetzmäßigkeit untereinander in Streit. Die meisten sind mürrisch und verstimmt, viele reizbar und rücksichtslos, und nur ein kleiner Rest ist stumpf und teilnahmslos; jeder einzelne denkt bloß an sich, besteht rechthaberisch und mit pedantischer Genauigkeit auf seinem Schein und ist mit allen Mitteln, auch mit sehr unerlaubten, bestrebt, dem angeblichen oder wirklichen Gegner zu schaden. Zudem sind viele bigott und verlogen, und alle sind erfüllt von einem ausgesprochenen Gerechtigkeitsgefühl, das sich aber im wesentlichen nur darin äußert, daß jeder stets findet, daß er „sein" Recht nicht bekommen habe. Dazu kommen das empfindliche Mißtrauen, das sich nicht selten bis zu ausgesprochenen Beeinträchtigungsideen verdichtet, und die große Reizbarkeit dieser Kranken, deren Affekte als leicht erregbar, verstärkt und nachhaltig bekannt sind. Bleuler sagt ganz richtig, ihre Stimmung könne tagelang verdüstert sein, weil man einmal übersehen habe, sie zu begrüßen. Epileptiker greifen aus kleinstem Anlasse zum Messer, und zwar zuweilen auch dann noch, wenn dieser minimale Anlaß schon Monate zurückliegt. Dabei wirken Affekt- und Denkstörungen zusammen; denn auch von dem kränkenden Gedanken kommt der Kranke, der alles und jedes mit übertriebener Wichtigkeit behandelt, nicht los.

Es wurde schon bemerkt, daß die hier geschilderten Charaktereigenschaften ebenso wie die eigentliche Verblödung nicht immer beobachtet werden. Außer dem hier geschilderten Typus kennen wir den gutartigen, lenksamen Epileptiker, der sich durch eine kindlich treuherzige Gutmütigkeit sowie durch eine beneidenswerte Hoffnungsfreudigkeit auszeichnet. Es scheint sogar, als ob auch diese Wesensart häufig wäre. Ich bin nur nicht sicher, ob die Fälle, die sie aufweisen, wirklich der genuinen Epilepsie angehören. Nach meinen eigenen Erfahrungen erscheint es mir wahrscheinlicher, daß es sich hier um residuäre Epilepsien handelt oder, anders ausgedrückt, nicht eigentlich um Epileptiker, die verblöden und sonst psychisch verändert werden, sondern vielmehr um gutmütige Imbezille, die infolge ihrer Hirnerkrankung, außer an Imbezillität, auch an epileptischen Anfällen leiden.

Körperliches Verhalten. Über die körperliche Konstitution der genuinen Epileptiker wissen wir bis heute deshalb wenig, weil genuine und symptomatische Epilepsien noch nicht lange und nicht scharf genug auseinander gehalten werden. Die schwerfälligen umständlichen Bewegungen wurden schon erwähnt; ebenso die Sprache [1]), die aber häufig nicht bloß verlangsamt, sondern zugleich schlecht moduliert, ja oft auch schlecht artikuliert ist. (Wie weit die Artikulation durch die Folgen von Zungenbissen beeinträchtigt wird, läßt sich oft nicht entscheiden.) Dazu kommen die Folgen der allgemeinen psychischen Veränderungen, die Restzustände noch nicht abgeklungener Dämmer- und Stuporzustände und endgültige zerebrale Ausfälle; bei manchen Kranken finden wir eine infantilistische Sprache, bei anderen (neben der Umständlichkeit) Wortverstümmelungen, Auslassungen, Versprechen, Perseverieren; und zuweilen endlich sind (allerdings wohl nur im Zusammenhang mit Ausnahmezuständen) aphasische Störungen nachweisbar.

Verlauf. Die genuine Epilepsie, die sich bei Männern häufiger als bei Frauen findet, tritt fast immer vor dem 20. und (wenn die Anamnese gut ist, kindliche Enzephalitiden usw., also nicht mit unterlaufen) selten vor dem 10. Lebensjahre auf. Nach manchen Angaben, wie der von Wolffenstein z. B., die aber nicht von allen Seiten bestätigt werden, sind besonders die Pubertätsjahre, das 14., 15., 16. also, betroffen, und zwar zeigt sich die Krankheit bei Mädchen durchschnittlich etwas früher als bei Knaben.

Die Epilepsie beginnt gewöhnlich mit selten (alle 1 bis 3 Monate) auftretenden kleinen Anfällen, bis dann — sehr oft des Nachts — ein erster schwerer Insult folgt. Die Anfälle werden erst ganz allmählich häufiger; beherrschen bis dahin nicht vorhandene Krämpfe plötzlich das Krankheitsbild, so liegt entweder ein stürmisch verlaufender organischer Prozeß (Tumor, Enzephalitis usw.) oder aber Hysterie vor. Im Laufe der Zeit wird dann gewöhnlich im Auftreten der Anfälle eine gewisse Regel durchsichtig; so finden wir sie bei Frauen verhältnismäßig häufig immer zur Zeit der Periode. Die kleinen Anfälle können mit den großen abwechseln oder ihnen gegenüber allmählich zurücktreten; wenn sie gar nicht vorkommen, so ist das eine seltene Ausnahme, mit der man diagnostisch nur im Notfall

---

[1]) Vgl. Christoffel.

rechnen soll. Je häufiger die Anfälle (und insbesondere die Absenzen) sind, um so schneller entwickeln sich gewöhnlich auch dauernde psychische Veränderungen. Sie sind im Anfang oft schwer zu fassen. Die Eltern wissen nur anzugeben, daß ihr Kind anders ist als früher. Allmählich — oft im Laufe weniger Jahre — wird aber die Reizbarkeit ebenso deutlich wie die Schwerfälligkeit im Denken, Sprechen und Bewegen.

Viel weniger als die symptomatischen und insbesondere die traumatischen Fälle hängen die genuinen in ihrem Verlauf von bestimmten Einwirkungen — Temperatur, körperliche Überanstrengung, Alkohol — ab; dagegen kommen die Beziehungen zu inneren körperlichen Vorgängen z. B. auch darin zum Ausdruck, daß sich die Anfälle gelegentlich in der Umgebung der Menstruation häufen.

Ausgang: Über die weitere Entwicklung ist bei der Erörterung der epileptischen Demenz gesprochen worden; hinzugefügt sei, daß genuine Epileptiker verhältnismäßig früh zu sterben pflegen. So berechnet Munson[1] für 582 in der Anstalt gestorbene (also doch wohl schwere) Epileptiker ein Durchschnittsalter von 30,08 Jahren und gibt weiter an, 50% der Gestorbenen seien zwischen dem 16. und dem 29. Lebensjahre ad exitum gekommen. Nach Ammann[2] stirbt der Hauptteil der Epileptiker zwischen dem 15. und 55., die Gesamtbevölkerung dagegen nach Abzug der Säuglingssterblichkeit erst zwischen dem 55. und 80. Jahre. Das epileptische Durchschnittsalter weise aber doch nur eine Verkürzung um $1\frac{1}{2}$ Jahrzehnte auf.

Über die Gründe dieser frühen Sterblichkeit wissen wir bisher wenig. Nach Ammanns Statistik starben 62% der Epileptiker infolge ihrer Epilepsie und 42% im Anfall. Hier sind wohl noch genauere Feststellungen nötig. Gewiß geht ein Teil unserer Epileptiker im Anfall bzw. im Status an Herzschwäche, Atemlähmung, Ersticken zugrunde; andere erliegen erst sekundären Verletzungen, und bei einer weiteren Gruppe besteht Anlaß, an akuten Hirndruck zu denken; ausführliche und systematische Untersuchungen hierüber liegen aber meines Wissens nicht vor.

3. Symptomatische Epilepsien.

Die große Gruppe der symptomatischen Epilepsien läßt sich deshalb schwer in allgemein gültiger Form besprechen, weil sie ganz heterogene Krankheiten umfaßt. Wir wissen heute, daß epileptische Anfälle bei disponierten Menschen auf starke seelische Erregungen oder auf große körperliche Anstrengungen ebenso folgen können wie auf einmalige alkoholische Exzesse z. B. Daß bei chronischen Alkoholisten eine besondere Form von Epilepsie vorkommt, steht ungeachtet der Seltenheit dieser Fälle fest, und beim Delirium tremens treten Krampfanfälle in mindestens 10% der Fälle auf. Vorübergehende epileptische Insulte erzeugen aber auch das Opium, das Kokain, die Kohlenoxyd-, Schwefelkohlenstoff- und die akute Arsenvergiftung — um nur einige zu nennen, denn die Reihe der Gifte, die so wirken können, ist sehr lang. Auch beim Ergotismus werden nicht bloß typische epileptische Anfälle mit Aura, Zungenbiß und Urinverlust, sondern auch Erschöpfungslähmungen und Dämmerzustände beobachtet. Die Pellagra scheint mehr Anfälle von Jacksonschem Typus zu bedingen, und bei Fleisch- und Wurstvergiftung werden im allgemeinen nur schmerzhafte Muskelkrämpfe erwähnt. Nicht sicher bewiesen ist das Vorkommen echter epileptischer Anfälle bei der

---

[1] Zit. nach Gruhle.
[2] Vgl. Anm. 1.

Quecksilbervergiftung, bei der nur Schwindelanfälle mit Hinstürzen an der Tagesordnung sind. Sicher epileptische Zustände kann dagegen das Blei hervorrufen. Daß sich die Anfälle der Eklampsie und der Urämie nicht ohne weiteres vom echten Status epilepticus unterscheiden lassen, versteht sich von selbst. Typische epileptische Anfälle werden aber auch bei Basedow-Kranken, im Verlauf des Diabetes und der Tetanie und schließlich bei der Dementia praecox beobachtet.

Von den organischen Hirnkrankheiten seien hier Schädeltraumen, Hirnnarben, Tumoren, Abszesse und andere raumbeengende Prozesse einschließlich des Hydrozephalus, die multiple Sklerose, die Enzephalitis, die Meningitis, Lues cerebri, Paralyse und Arteriosklerose genannt. Bei allen diesen Krankheiten können typische epileptische Krämpfe auftreten, und daraus folgt die selbstverständliche Regel, daß jeder noch nicht aufgeklärte Anfall neben einer internen (Urin usw.!) zu einer genauen neurologischen Untersuchung einschließlich des Augenhintergrundes Anlaß geben muß.

Im ganzen pflegen bei Erwachsenen auftretende grobe Prozesse wie Tumoren usw. noch am wenigsten Schwierigkeiten zu bereiten. Ebenso einfach liegen die häufigen Fälle, in denen das kindliche Gehirn auf eine Enzephalitis usw. nicht bloß mit epileptischen Anfällen, sondern von vornherein auch mit einer zerebralen Lähmung und Imbezillität reagiert. Um so schwieriger wird die Diagnose, wenn die psychischen Funktionen wenig oder gar nicht geschädigt und die Lähmungen so geringfügig sind, daß ihr exakter Nachweis oder doch ihre Unterscheidung von postepileptischen Ausfallserscheinungen nicht ohne weiteres gelingen. So haben Freud, Bie und Redlich die Fälle, in denen Epilepsie mit Linkshändigkeit zusammentrifft, als zerebrale Kinderlähmungen der linken Hemisphäre deuten wollen. Das Beispiel zeigt, daß es sich hier um grundsätzliche Fragen handelt, deren Beantwortung die Diagnose im Einzelfalle abwarten muß. Denn wenn Heilbronner recht hat, nach dem der Rindenprozeß auch bei der echten Epilepsie von bestimmten Stellen der Gehirnrinde ausgehen kann, würden diese Ausfälle natürlich auch eine andere Deutung zulassen, die von Steiner in der Tat versucht worden ist.

Natürlich gehört die Diagnose der grob organisch bedingten Epilepsien in das Gebiet der Hirnpathologie, auf deren Darstellungen hier verwiesen werden muß. Die Erkennung der Hirntumoren, bestimmter Formen von Enzephalitis, der multiplen Sklerose und der tuberösen Sklerose, um nur einiges zu nennen, kann im Rahmen dieses Abschnittes nicht besprochen werden; dagegen sei wenigstens das eine erwähnt, daß bloße Hirnerschütterungen (Hirnverletzungen müssen natürlich anders bewertet werden) offenbar nur ausnahmsweise epileptische Anfälle hinterlassen [1]) (Horn, Ritter, Reichardt). So hat das Massenunglück in Oppau trotz der zahlreichen Kommotionen nur bei einem einzigen schwer Hirnverletzten Krampfanfälle erzeugt.

Im übrigen wurde schon gesagt, daß die symptomatischen Epilepsien (einschließlich der residuären) in ihrem Verlauf mehr von sekundären Schädlichkeiten — Alkohol, Hitze, körperliche und geistige Strapazen, gemütliche Aufregungen — abhängen als die genuinen; sowie ferner, daß sie zu den spezifischen seelischen Dauerveränderungen der genuinen Epilepsien, wenn überhaupt, so nur ausnahmsweise führen (Poppelreuter, Forster, Redlich u. a.).

Typische und Jacksonsche Anfälle. An dieser Stelle mögen einige Bemerkungen über die Unterscheidung des „typischen" und des Jacksonschen Anfalles eingeschaltet werden. Krämpfe von Jacksonschem Typus treffen wir in reinster Form bekanntlich bei scharf lokalisierten Prozessen (Tumoren usw.) der motorischen Rinde. Dementsprechend geht ihnen oft eine charakteristische Aura in dem Körperabschnitt voraus, der der gereizten Rindenpartie entspricht;

---

[1]) Wie oft gerade hierbei Ursache und Wirkung verwechselt wird, wurde oben schon erwähnt.

dann folgen, ohne vorausgegangene tonische Starre, Krämpfe in demselben Abschnitt, die erst allmählich in gesetzmäßiger Reihenfolge — der Einteilung der motorischen Rinde entsprechend — auf die übrige Muskulatur übergreifen; und schließlich bleiben häufig Ausfallserscheinungen — Lähmungen oder wenigstens gesteigerte Sehnenreflexe, Babinski, Fußklonus usw. — wieder in dem Gebiet zurück, dessen Rindenvertretung betroffen worden ist. Das Bewußtsein erlischt entweder gar nicht oder doch erst nach dem Eintreten der Krämpfe.

Liegen alle diese Kriterien vor, so wird es sich in der Tat kaum je um echte Epilepsie handeln. Um so wichtiger ist die Feststellung, daß sie auch bei scharf umgrenzter Rindenerkrankung nicht immer gegeben sind, und — was beinahe noch unangenehmer ist — daß manche von ihnen gelegentlich auch bei echten Epileptikern nachgewiesen werden können. Freilich muß dabei wieder die allgemeine Einschränkung gemacht werden, daß wir die „echte" und manche grob organisch bedingte, also symptomatische Epilepsien nicht immer scharf unterscheiden können. Von den Folgen gewisser Enzephalitiden in der Kindheit war oben (bei Besprechung der Beziehungen zwischen „zerebraler Kinderlähmung" und Epilepsie) schon die Rede. Hinzugefügt sei jetzt, daß auch Jacksonsche Krämpfe, die sich beim Erwachsenen etwa an Schädeltraumen angeschlossen haben, allmählich im Laufe von Jahren den Charakter typischer epileptischer Anfälle annehmen können. Hält man dazu die Tatsache, daß manche nicht gerade in der motorischen Region lokalisierte, umschriebene Rindenerkrankungen wie Abszesse und Tumoren des rechten Schläfenlappens z. B. häufige Anfälle nicht von Jacksonschem, sondern von rein epileptischem Charakter auslösen, so ist zuzugeben, daß hier Irrtümer leicht vorkommen werden. Wir müssen ja durchaus mit der Möglichkeit rechnen, daß auch der spezifisch epileptische Rindenprozeß trotz seiner schließlichen diffusen Verbreitung an bestimmten Stellen der Rinde besonders stark anschwellen könnte. Sicher ist jedenfalls, daß auch echte Epileptiker gelegentlich halbseitige Krämpfe bekommen; sogar ein Status hemi-epilepticus ist bei ihnen beschrieben worden. Andererseits gibt es freilich sklerosierende Rindenkrankheiten (Spielmeyer), die schließlich mit schweren Lähmungen enden und die mit echter Epilepsie trotz des charakteristischen Verhaltens der Krampfanfälle sicherlich nichts gemein haben. Hier noch intra vitam Grenzen zu ziehen, ist eine Aufgabe der Zukunft.

Ausfallserscheinungen in beiden Fällen. Lassen uns das Verhalten der Aura, die Verteilung der Krämpfe und der Zeitpunkt des Bewußtseinsverlustes im Stich, so werden wir versuchen müssen, aus etwaigen Ausfallserscheinungen nach dem Anfall Schlüsse zu ziehen. Diese sind ja schon deshalb wertvoll, weil wir den Anfall selbst so häufig nicht mehr zu Gesicht bekommen. Leider ist aber auch dieses Kriterium nicht absolut zuverlässig. Die Ausfallserscheinungen bei der symptomatischen Epilepsie können symmetrisch auf beide Körperhälften verteilt sein und sich dann von denen nicht unterscheiden, die wir gelegentlich auch bei „echten" Epileptikern antreffen. Freilich erhebt sich wieder die Frage, ob die Kranken, bei denen das letztere der Fall ist, wirklich „echte" Epileptiker sind, d. h. ob sie nicht ihre Anfälle einer alten Enzephalitis, Meningitis usw. verdanken. Insofern hat Heilbronner recht, wenn er meint, die Frage, ob auch bei echter Epilepsie intravalläre Ausfallserscheinungen vorkämen, bewege sich einigermaßen im Kreise. Fürs erste werden wir aber mit der Tatsache rechnen müssen, daß solche Ausfälle[1]) tatsächlich bei Kranken vorkommen, die wir vorläufig der Epilepsie noch zuzählen müssen. Nach allem, was wir

---

[1]) Von groben Zufällen, wie von dem Eintreten einer Apoplexie während eines epileptischen Krampfes, sehen wir hier natürlich ab.

heute über „die" Epilepsie wissen, liegt eigentlich auch kein Grund vor, postparoxysmelle Ausfälle bei ihr nicht zu erwarten. Sie werden, wie die oben gegebene kurze Skizze gezeigt hat, durch die Symptome des Anfalls und durch die von Alzheimer nach den Krämpfen nachgewiesenen Rindenveränderungen vollkommen erklärt.

Einzelformen der symptomatischen Epilepsie. Natürlich muß hier von einer ausführlichen Darstellung aller Krankheiten, bei denen epileptische Anfälle vorkommen können, abgesehen werden, dagegen seien wenigstens die wichtigsten von den Gehirnleiden besprochen, bei denen mit einer gewissen Gesetzmäßigkeit psychische Störungen und epileptische Krämpfe zusammentreffen.

Wir beginnen mit der

Lues. Bekanntlich kann die Paralyse nicht bloß epileptiforme Anfälle vom Jacksonschen Typus, sondern auch echte epileptische Insulte hervorrufen. Ähnlich verhalten sich andere Formen der Hirnsyphilis, bei denen ebenfalls beide Formen des epileptischen Anfalls beobachtet werden. Ja auch im Sekundär- und sogar im Primärstadium der Lues kommen ausnahmsweise epileptische Anfälle offenbar als Ausdruck einer meningealen Reizung vor (Nonne).

Die Beziehungen der Lues zur Epilepsie sind aber damit nicht erschöpft. Daß Epileptiker häufig von syphilitischen Eltern abstammen, erwähnten wir schon. Bei einem Teil dieser Fälle scheint die Syphilis nur auf dem Wege der Keimschädigung zu wirken; ein anderer gehört in das Gebiet der zerebralen Kinderlähmungen im weitesten Sinne, weil ihnen Enzephalitiden und Meningitiden zugrunde liegen. Außerdem gibt es noch eine syphilitisch bedingte Form von Spätepilepsie, die rein monosymptomatisch auftritt, und bei der spezifische Veränderungen im Gehirn bis jetzt wenigstens nicht gefunden worden sind. Binswanger sieht deshalb in ihr eine typisch „dynamische" Form, während Redlich doch stets organische Veränderungen voraussetzt. Symptomatologisch zeigen diese Fälle nur die Besonderheit, daß die Anfälle verhältnismäßig selten und Dämmerzustände noch seltener auftreten, sowie ferner, daß offenbar niemals die charakteristische epileptische Verlangsamung und Verblödung eintritt.

Wie häufig diese Fälle sind, läßt sich schwer sagen. Fournier meinte, alle Epilepsien, die jenseits des 35. Jahres begännen, seien luetisch; etwas vorsichtiger drückt sich Rumpf aus, nach dem eine Epilepsie, die jenseits des 30. Jahres auftritt, nur selten nicht syphilitisch ist. Auf der anderen Seite halten Binswanger und Vogt die durch Lues bedingte einfache Epilepsie für sehr selten, und Nonne nimmt sie nur dann an, wenn jede andere Ursache auszuschließen ist, die Krankheit verhältnismäßig spät und doch nicht erst im Senium beginnt, und wenn endlich die epileptische Demenz ausbleibt. Selbstverständlich gehören aber auch die Fälle nicht hierher, in denen ein positiver Liquorbefund die Zugehörigkeit zu irgend einer Form von Hirnsyphilis einschließlich der Paralyse erweist.

Übrigens wissen wir durch Nonne, daß Quecksilber, Jod und Salvarsan in diesen Fällen nicht mehr wirken, so daß man nicht berechtigt ist, aus dem Zusammentreffen dieser bloßen Spätepilepsie (ohne Herdsymptome) mit positivem Wassermann die verhältnismäßig günstigen prognostischen Folgerungen abzuleiten, die für die eigentliche Hirnsyphilis gelten.

Von der Epilepsie durch syphilitische Keimschädigung ist oben gesprochen worden. Hier ist der Liquor stets normal, und auch der Blutwassermann ist häufiger negativ als positiv. Dagegen findet man dann zuweilen positive Reaktion bei einem der Eltern oder gar bei beiden (Nonne).

Arteriosklerose. Daß die Arteriosklerose epileptische Anfälle auslösen kann, wurde schon erwähnt; hinzugefügt sei, daß die Deutung dieses Symptoms im Sinne einer eigentlichen Rindenerkrankung den Nachweis voraussetzt, daß es nicht auf toxischem Wege im Gefolge einer Nierenerkrankung zustande kommt. Gerade diese wird im Verein mit der arteriosklerotischen Herzaffektion von manchen Autoren als die häufigste oder gar als die alleinige Ursache der Spätepilepsie (Epilepsia tarda) angesehen, deren wesentlichste klinische Eigentümlichkeit neben dem späten Beginn das Ausbleiben der psychischen Dauerveränderungen darstellt. Ein großer Teil der hierher gehörigen Kranken hat übrigens Alkoholabusus getrieben.

Schädelverletzungen. Hinsichtlich der traumatischen Epilepsien seien zunächst gewisse experimentelle Ergebnisse erwähnt. Hitzig, Luciani, Binswanger u. a. hatten epileptische Krampfanfälle durch die Exstirpation ganzer Teile der motorischen Rinde hervorgerufen. Claude und Lejonne hatten einige Tropfen Chlorzinklösung zwischen Dura und motorische Rinde gebracht und nun Krampfanfälle erzeugt, sobald sie den Versuchstieren Strychnin gaben; Kontrollhunde erhielten höhere Dosen von Strychnin, ohne zu krampfen. Neuerdings hat dann Sauerbruch die motorische Rinde durch die Depression eines Knochenstückchens, durch Azupunktur oder durch Betupfen mit Jodtinktur geschädigt, ohne daß bei den Versuchstieren (Affen) in den folgenden Monaten Krämpfe aufgetreten wären. Solche Krämpfe traten aber ein, wenn die Tiere subkutan Kokain erhielten, und zwar genügte hier ein Fünftel der beim gesunden Tier erfolgreichen Dosis, um Anfälle auszulösen. Dabei waren immer kleinere Dosen wirksam, je öfter die Injektion wiederholt wurde.

Ferner hat W. Trendelenburg mittels einer über der motorischen Rinde eingeschraubten Wärmekapsel epileptische Anfälle durch den Wärmereiz ausgelöst und durch nachfolgende Abkühlung beendigt. Dabei werden, wie Elias zeigen konnte, Reize, die sonst ohne Wirkung bleiben, dann wirksam, wenn gleichzeitig eine 5%ige saure Phosphatlösung in die Vena jugularis eingespritzt wird. Dann treten Anfälle auf, die durch Infusion einer 4%igen Sodalösung sofort abgebrochen werden können.

Schließlich gehört auch ein Versuch hierher, den Biedl auf Redlichs Veranlassung ausgeführt hat. Hier wurden zunächst drei Epithelkörperchen und dann die motorische Rinde rechts exstirpiert, ohne daß tetanische oder epileptische Anfälle auftraten; sobald aber noch das vierte Epithelkörperchen entfernt wurde, wurden zuerst tetanische, dann epileptische Krämpfe beobachtet.

Alle diese Experimente scheinen zu zeigen, daß Hirnläsionen an sich nicht ausreichen, um gesetzmäßig epileptische Krämpfe auszulösen. Es muß noch ein Faktor hinzutreten, durch den die Disposition zum Krampfen erhöht wird. Dieser Faktor wird gelegentlich in anderen exogenen Schädigungen, wie im Alkoholmißbrauch, gelegen sein, er wird aber häufiger in einer besonderen Anlage des erkrankten Menschen gesucht werden müssen. Daß diese Anlage das Gehirn unmittelbar und allein betrifft, ist nach heutigen Anschauungen wenig wahrscheinlich; wohl aber könnte sie auch hier mit dem endokrinen System zusammenhängen, auf das insbesondere Frisch auch in diesem Zusammenhange hinweist.

Auch das würde sich für diese Hypothese verwerten lassen, daß zwar Verletzungen der motorischen Rinde häufiger zu epileptischen Anfällen führen als anders lokalisierte (Redlich), daß aber doch auch diese nicht selten zu Krämpfen Anlaß geben. Immerhin ist hier beinahe alles ungeklärt. Wir wissen nicht einmal, ein wie großer Bruchteil der Hirnverletzten epileptisch wird — die Angaben darüber schwanken zwischen 6 und 37% — und wir wissen noch weniger, warum zwischen Verletzung und Krämpfen so häufig verhältnismäßig viel Zeit vergeht. Auch das ist nicht aufgeklärt, warum gerade bei

Traumatikern körperliche (und seelische) Anstrengungen sowie Alkoholgaben besonders leicht Anfälle auslösen. Namentlich auf Alkohol treten bei diesen Kranken häufig übrigens auch Kopfschmerzen, Schwindel und Erregungszustände auf.

Im ganzen sind schwerere und länger dauernde epileptische Psychosen bei Hirnverletzten bisher nur vereinzelt, häufiger dagegen kurzdauernde leichte Verwirrtheitszustände und episodische Verstimmungen beobachtet worden (Redlich).

Auch der seelische Dauerzustand der Kranken entspricht nicht dem der genuinen Epileptiker, sondern dem, der aus der Pathologie schwererer Hirnverletzungen, auch wenn sie keine epileptischen Anfälle im Gefolge haben, auch sonst bekannt ist. Manche Kranken sind reizbar und neigen im Zorn unter Umständen zu Gewalttätigkeiten; andere sind apathisch, interesselos und ohne Initiative; die Stimmung ist häufiger hypochondrisch-gedrückt als euphorisch; Auffassung, Aufmerksamkeit, Merkfähigkeit, Konzentrationsvermögen und Urteil aber zeigen in schwereren Fällen Veränderungen, die an die Krämpfe natürlich nicht gebunden sind. Die breite Umständlichkeit jedoch und die kleinliche Pedanterie, der Egoismus und die Einengung der Interessen, die übertriebenen Höflichkeitsbezeugungen und die Bigotterie der echten Epileptiker werden bei diesen Kranken regelmäßig vermißt. Die Erkennung der traumatischen Epilepsie wird da selten Schwierigkeiten machen, wo es sich um ältere Personen handelt. Recht schwer kann die Diagnose dagegen da werden, wo ein junger Mensch eine Schädelverletzung erlitten hat oder erlitten haben soll. Sicher sind der Sturz vom Pferde u. dgl. recht häufig nicht Ursachen, sondern Folgen des ersten epileptischen Anfalles. Auf der anderen Seite gehen aber wirklich traumatisch bedingte und deshalb zunächst unter dem Jacksonschen Typus verlaufende epileptische Anfälle nicht ganz selten später in ·allgemeine über, so daß die nachträgliche Beurteilung auch dadurch schwierig werden kann.

Alkohol. Damit wenden wir uns zu den toxischen Formen und beginnen mit den recht verwickelten Beziehungen zwischen Alkoholismus und Epilepsie. Ihre Beurteilung hat in den letzten Jahren große Wandlungen durchgemacht. Den ätiologischen Auffassungen älterer psychiatrischer Autoren entsprach es, daß epileptische Insulte eines Trinkers zunächst als Symptom und damit als Folge der als solche schon nachgewiesenen exogenen Schädlichkeit gedeutet wurden — heute sind wir an dem Punkte angelangt, an dem die Epilepsie fast immer als genuine und somit als primäre erscheint und die sekundäre, symptomatische Alkoholepilepsie dementsprechend fast ganz verschwindet. In dem Satz von Schröder, die Alkoholepilepsie wird um so seltener, je besser die Anamnese ist, findet diese Auffassung einen noch verhältnismäßig vorsichtigen Ausdruck.

Natürlich wird mit dieser Feststellung die oben schon erwähnte Tatsache nicht bestritten, daß akute Alkoholvergiftungen epileptische Anfälle auch bei Nicht-Epileptikern auslösen können. (Daß der Alkohol bei der Epilepsie häufig krampferzeugend wirkt, ist ja lange bekannt.) Die meisten Fälle, in denen bei vorher gesunden Personen nach einem Exzeß schwere Vergiftungserscheinungen aufgetreten waren, sind mit epileptischen Insulten verlaufen, und selbst bei Säuglingen, die von einer trunksüchtigen Mutter genährt wurden, hat man typische Krämpfe eintreten und nach Fortfall der Schädlichkeit ausbleiben sehen. Ebenso sind die häufigen schweren Anfälle im Beginn vieler Alkoholdelirien Folgen der chronischen bzw. subakuten Intoxikation. Damit ist aber natürlich noch nicht bewiesen, daß der chronische Mißbrauch zu einer dauernden epileptischen Gehirnveränderung Anlaß geben kann, und in der Tat fehlt es nicht an Autoren, die eine eigentliche Alkoholepilepsie im Sinne von Magnus Huß glatt leugnen.

In dem Widerstreit der Meinungen, der in dieser Hinsicht besteht, hat am meisten Anklang die Ansicht von Bratz gefunden, der zwischen Alkohol-epilepsie und habitueller Epilepsie der Trinker unterscheidet. Die zweite von diesen Krankheitsformen erweist sich im Gegensatz zur ersten dadurch als nicht rein alkoholischer Natur, daß die Anfälle auch in der Abstinenz wiederkehren. Hinsichtlich der eigentlichen Alkoholepilepsie im Sinne von Bratz aber verdanken wir Bonhoeffer den Nachweis, daß alkoholepileptische Anfälle in der Klinik immer nur in den ersten der Aufnahme folgenden Tagen beobachtet werden. Nur Schwindelanfälle treten gelegentlich auch noch später auf. Fälle dieser Art müssen gewiß als Folgen der Trunksucht gedeutet werden, und sie stehen somit wohl prinzipiell denen nahe, in denen außer epileptischen Anfällen vor allem delirante Symptome das Bild beherrschen. Mit diesem gemeinsam ist ihnen auch die große Schwere der eigentlichen Anfälle, die gewöhnlich in Form des Status oder wenigstens in Serien auftreten, sowie das Fehlen von Absenzen, Verstimmungen, Dämmerzuständen, Ohnmachten (Kraepelin). Sind diese Symptome vorhanden, so liegt der Verdacht nahe, daß eine genuine (latente) Epilepsie durch Alkoholismus kompliziert ist.

Noch erwähnt sei, daß der pathologische Rausch dem epileptischen Dämmerzustand nicht nur symptomatologisch verwandt ist, sondern auch zweifellos bei Epileptikern besonders häufig auftritt. Außerdem wird die Disposition zu dieser krankhaften Reaktion unter anderem (Hysterie, Psycho-pathie) auch durch chronischen Alkoholmißbrauch verstärkt.

Blei. Von anderen durch exogene Gifte bedingten Epilepsien sei noch die Bleiepilepsie besprochen. Hier wird man an dem Vorkommen einer echten Intoxikationsepilepsie — die der Alkoholepilepsie analog ist — nicht mehr zweifeln dürfen (Jacksch). Außer dieser Form hat jedoch Jolly noch zwei andere aufgestellt: die urämisch-eklamptische, die mit Delirien kombiniert ist und nicht direkt durch das Blei, sondern erst durch die Bleinephritis hervor-gerufen wird, und die symptomatische, bei der grobe anatomische Gehirnläsionen (Blutungen usw.) unter anderem auch epileptische Insulte bedingen. Übrigens besitzen auch die akuten Bleipsychosen gewisse Beziehungen zur Epilepsie. Einmal wird ihr Eintreten von epileptischen Anfällen begleitet; sodann ähnelt die Symptomatologie des Blei-Deliriums der schweren Bewußtseinstrübung und den motorischen Erscheinungen des epileptischen Dämmerzustandes.

Selbstvergiftungen. Die Entstehung epileptischer Anfälle durch im Körper selbst gebildete Gifte besitzt deshalb ein erhebliches grundsätzliches Interesse, weil möglicherweise auch die echte Epilepsie auf einer solchen Selbstvergiftung beruht. In diesem Zusammenhange ist es wichtig, daß die Epilepsie so häufig in der Pubertät beginnt oder sich wenigstens während dieser Jahre ver-schlechtert, sowie daß epileptische Anfälle während der Menstruation, der Schwangerschaft und des Wochenbettes besonders leicht auftreten.

Es ist somit theoretisch nicht ganz unmöglich, daß die eigentliche Epilepsie zur Eklampsie der Schwangeren innigere Beziehungen besitzt, als der klinische Verlauf zunächst vermuten lassen könnte. Praktisch ist jedoch daran festzuhalten, daß manche gesunde Frau, die weder vorher noch nachher jemals einen epileptischen Anfall durchmacht, in der Schwangerschaft eklamptische Zustände bekommt. Diagnostische Schwierigkeiten werden dadurch selten entstehen — kaum jemals ist wohl die künstliche Entbindung wegen eines Status epilepticus eingeleitet worden, der für Eklampsie gehalten worden war.

Etwas Ähnliches gilt für die urämischen Anfälle und Dämmerzustände, die freilich symptomatologisch den epileptischen sehr ähnlich sein können.

Schließlich werden epileptische Anfälle auch im Verlauf der Tetanie beobachtet. Die Differentialdiagnose dieses Leidens ist bekanntlich oft namentlich bei Kindern schwer, die an spasmophiler Diathese leiden. Es sei deshalb erwähnt, einmal, daß rachitische Kinder besonders gefährdet sind, daß Brustkinder selten erkranken und die Muttermilch die Zustände meist heilt; sodann, daß die Spasmopholie selten im Sommer, häufig im Winter und Frühjahr auftritt; drittens daß die Kinder fast nie vor der achten Woche und ebensowenig nach dem dritten und vierten Lebensjahr erkranken; und endlich, daß ihre Eklampsie fast stets mit zahlreichen Anfällen einsetzt (Vogt). In allem verhält sich die Epilepsie anders; dazu kommen Fazialisphänomen, Trousseau, galvanische Übererregbarkeit und typische tetanische Anfälle.

4. Psychasthenische Anfälle. Affektepilepsie.

Damit wenden wir uns zur dritten Hauptgruppe, der funktionellen Neurose „Affektepilepsie". Wir erwähnten schon, daß epileptische Anfälle bei neuropathischen Leuten im Anschluß an einen Schreck, eine starke körperliche oder seelische Anstrengung ebensowohl auftreten können wie im Gefolge eines Alkoholexzesses, abnormer Kälte- und Hitzewirkungen usw. Oppenheim hat eine ganze Reihe von Fällen mitgeteilt, die ängstliche, an Zwangsvorstellungen, Platzangst u. dgl. leidende Psychopathen betrafen und bei denen Anfälle beobachtet wurden, die der Autor nur deshalb psychasthenisch nennt, weil der gesamte psychische Habitus gegen Epilepsie sprach. Die Symptomatologie des Anfalles selbst unterscheidet sich von der des epileptischen nicht. Diese Fälle können in der Tat ernste diagnostische Schwierigkeiten bereiten, und angesichts eines ersten psychasthenischen Anfalls wird sich die Möglichkeit der Epilepsie wohl selten ganz ausschließen lassen. Um so wichtiger ist es für die Beobachtung des Verlaufs, daß die psychasthenischen Anfälle niemals ohne äußeren Anlaß auftreten und durch Brom nicht beeinflußt werden, sowie daß Absenzen und Dämmerzustände ebenso ausbleiben wie psychische Dauerveränderungen.

Im übrigen beweisen die Beobachtungen Oppenheims zunächst nur, daß epileptische Anfälle nicht bloß aus organischer und toxischer, sondern auch aus vasomotorischer Ursache vorkommen, und sie erklären uns manche ältere Angaben, wie die, daß auch die Tachykardie gelegentlich zu Krämpfen führen könne; aber da es sich bei ihnen im großen und ganzen um sehr vereinzelte Vorkommnisse handelt, geben sie zur Aufstellung einer eigenen Neurose keinen genügenden Anlaß. Anders steht es mit den affektepileptischen Anfällen von Bratzsch und Leubuscher, die mit den psychasthenischen Krämpfen nicht ganz identisch sind oder doch jedenfalls eine viel größere und klinisch bedeutsamere Gruppe von Kranken umfassen. Ob diese nicht eine Neurose, eine besondere Form der Psychopathie bildet, ist eine Frage, die ernstlich erörtert werden muß. Freilich unter der für uns selbstverständlichen Voraussetzung, daß sich die Einzeltypen der Psychopathie niemals scharf gegeneinander absetzen werden.

Was für die Aufstellung einer eigenen „Affektepilepsie" spricht, ist vor allem das verhältnismäßig einheitliche Bild, das die Persönlichkeit der hierher gehörigen Kranken[1]) bietet. Es entspricht im großen und ganzen dem gewisser Psychopathen, bei denen Reizbarkeit, endogene Verstimmungen und Haltlosigkeit zusammentreffen. Mit dem genuinen Epileptiker haben sie — von den Anfällen selbst abgesehen — viel weniger gemein; denn selbst die Reizbarkeit und die Verstimmungen zeigen eine besondere Färbung. Von den

---

[1]) Anm. b. d. Korrektur: Mir ist es inzwischen immer zweifelhafter geworden, ob die Anfälle dieser Kranken wirklich echte epileptische sind.

eigentlichen „Haltlosen" unterscheiden sie sich durch ihr unverträgliches, aufbrausendes Wesen, während sie mit ihnen übereinstimmen in der Willensschwäche, die die unstete, abenteuerliche und oft unsoziale Lebensführung in beiden Fällen mitbedingt. Dazu kommen hier noch manche Züge aus dem Charakter des pathologischen Schwindlers. Die Kranken halten nirgends aus, sinken — auch bei leidlicher Begabung und ordentlicher Ausbildung — sozial tief herab, werden zu Gelegenheits- oder Gewohnheitstrinkern, begehen alle möglichen anderen Exzesse, treiben sich in der Welt herum, betteln, stehlen, betrügen, begehen Hochstapeleien, Hausfriedensbruch und groben Unfug, sie treten auf Jahrmärkten auf und sind zu irgend einer geregelten, dauernden Tätigkeit völlig unfähig. Ihre eigene Haltlosigkeit verbietet ihnen, äußere Schranken zu achten, und so entgleisten sie früher regelmäßig während ihrer militärischen Dienstzeit. Die wenigen Fälle, die ich selbst sah, waren fast alle in Deutschland desertiert und schließlich in der Fremdenlegion gestrandet, bis sie von da entkommen oder als krank abgeschoben worden waren.

Diese Lebensführung, die sich durch die oft ganz leidliche intellektuelle Begabung, wie gesagt, nicht erklären läßt, wird regelmäßig durch die affektiven Störungen der Kranken verständlich. Ihr unstetes Wesen beruht auf ihrer oft ungeheuren Reizbarkeit. Großes Selbstgefühl mit großsprecherischem Wesen wechselt mit kleinmütiger Verzagtheit; ehrliche Reue und gute Vorsätze werden oft schon nach wenigen Stunden durch einen wütenden Haß gegen die Gesellschaft abgelöst. In solchen Stimmungen verlassen die Kranken ihre Arbeit und laufen davon — zuweilen nach irgend einem kleinen Ärger, noch häufiger ohne jeden erkennbaren Anlaß. Gewöhnlich treten dann Beeinträchtigungsideen auf; die anderen werden bevorzugt, hänseln den Patienten, werfen ihm seine Vergangenheit vor, alles ist gegen ihn verschworen, „so muß man ja Sozialdemokrat werden". Häufig richtet sich die Verstimmung auch gegen den Kranken selbst, er begeht Selbstmordversuche (von oft etwas theatralischer Färbung) oder geht auf die Polizei, um sich irgend eines eingebildeten Verbrechens — Mord, Sittlichkeitsdelikt, Diebstahl — zu beschuldigen.

In diesen Zuständen werden wir wohl schon immer eine gewisse Bewußtseinstrübung voraussetzen müssen. Ganz allgemein bestehen zwischen dem durchschnittlichen Verhalten dieser Kranken und ihren episodischen psychischen Störungen so fließende Übergänge, daß die Beurteilung des Bewußtseinszustandes im Einzelfall unmöglich werden kann. Das planlose Davonlaufen und die oft wochenlangen ziellosen Reisen und Wanderungen beruhen ebenso wie die häufigen dipsomanischen Attacken auf endogenen Veränderungen des Bewußtseins, schließen sich darum aber doch oft an äußere Erlebnisse an. Die Reizbarkeit führt häufig zu Wutanfällen, die alle Kriterien des Dämmerzustandes erfüllen. Es bleibt dann nicht bei dem nörgelnden, unzufriedenen, morosen und geladenen Wesen, das wir so gut von der genuinen Epilepsie her kennen, sondern es treten Delirien mit Verfolgungsideen und Sinnestäuschungen auf, in deren Symptomatologie epileptische und hysterische Krankheitszeichen sich unentwirrbar vermischen. Die Wahnbildungen beschränken sich fast immer auf gewisse systematisierte Beeinträchtigungsideen und werden höchstens noch durch hysterisch-pseudologistische Erfindungen verbrämt; psychologisch unverständliche, inkohärent vorgetragene Gedanken sehen wir hier nie. Ebenso stehen die Sinnestäuschungen denen der Hysterie näher als den epileptischen. Die Reizbarkeit, die Wut, das sinnlose Schimpfen zeigen bei aller elementaren Gewalt der Entladung doch etwas Gewolltes; man wird bei diesen Kranken viel eher als bei echten Epileptikern auf die Idee kommen, sie psychologisch zu beeinflussen, ihnen also gut zuzureden oder aber — sie zu bestrafen. In der Tat beruhigen sie sich gar nicht selten, wenn man sie

ganz sich selbst überläßt oder ihnen einen Wunsch erfüllt, durchaus im Gegensatz
zu den Epileptikern, deren Verstimmung schlechthin abgewartet werden muß.
Oft erhält schließlich die Erregung des Kranken durch Alkoholexzesse
noch eine besondere Färbung, und recht häufig kommt es zum eigentlichen
„pathologischen Rausch".

Alle diese episodischen Ereignisse unterscheiden sich also von denen der
genuinen Epilepsie nicht ein für allemal, sondern nur insofern, als sich das Bild
bei Betrachtung aller Fälle etwas mehr nach der psychogenen, hysterischen
Seite verschiebt. Das gilt — freilich nur bei Berücksichtigung aller Fälle! —
in noch stärkerem Grade auch für die eigentlichen Anfälle selbst. Wenn man
einfach feststellt, daß typische epileptische Krämpfe, Ohnmachten, Absenzen
und Schwindelanfälle ebenso vorkommen wie Verstimmungen und Dämmerzustände, so scheint freilich kein Unterschied gegenüber der genuinen Epilepsie
zu bestehen. Aber die Schwindelanfälle und Ohnmachten überwiegen
über die Krämpfe, und die Anfälle selbst treten nie ohne psychischen Anlaß auf,
dauern oft viel länger als die der genuinen Epilepsie, bis zu Stunden, und zeigen
in ihrer Gestaltung gewisse psychogene Beimengungen. Sie künden sich gelegentlich durch stundenlange Prodrome an, dagegen kommt es nie zum Status. Im
Laufe des Lebens werden die Anfälle seltener, oft bleiben sie schon früh für Monate
fort, in der Anstalt treten sie zurück, im Gefängnis nehmen sie zu, und von der
Regelmäßigkeit, mit der sich die Erscheinungen der echten Epilepsie gewöhnlich
wiederholen, ist gar keine Rede. Manche Kranke bekommen überhaupt nur
ein bis zwei Anfälle im Leben und bilden so den Übergang zu den reizbaren
Psychopathen ohne „Affektepilepsie". Dazu finden wir Erscheinungen, die
bei der genuinen Epilepsie zum mindesten selten sind: Schlafanfälle, häufiges
Bettnässen, Zähneknirschen des Nachts, ängstliche Träume, somnambule
Zustände, Wachträumen.

Ist man durch diese Eigentümlichkeiten aufmerksam geworden, so wird man
bald auch die Besonderheiten des psychischen Dauerzustandes bemerken.
Die Kranken verblöden niemals und sie zeigen auch nie die Schwerfälligkeit,
die breitspurige Art des echten Epileptikers, die Verlangsamung der Sprache,
die Umständlichkeit und Pedanterie seiner Lebensführung. Daß auch sie oft
salbungsvoll und bigott erscheinen, ist eine mehr äußerliche Ähnlichkeit; denn
bei ihnen sind es vorübergehend angenommene Züge, die oft ganz plötzlich
durch wilde Blasphemien und atheistische Schimpfereien abgelöst werden.
Ja, es ist möglich, daß sich noch viel mehr Unterschiede herausstellen und dann
manche Fragen klären werden, die heute sehr widersprechende Antworten gefunden haben. Gaupp hat, wie gesagt, die Dipsomanie für ein epileptisches
Symptom erklärt, Rieger niemals epileptische Züge bei Quartalssäufern,
niemals Dipsomanie bei Epileptikern beobachtet — sollte nicht die Dipsomanie
ein psychopathisches Krankheitszeichen sein, das deshalb gelegentlich mit
affektepileptischen Anfällen zusammentrifft? Für die Poriomanie und die
Verstimmungen überhaupt ist etwas Ähnliches denkbar. Auch die berühmten
„Epileptiker" der Geschichte, die doch in das Bild der genuinen Epilepsie
so gar nicht passen wollen, werden sich leichter verstehen lassen, wenn die nicht
verblödenden Fälle erst allgemein aus der genuinen Epilepsie ausgeschieden
worden sind.

Schließlich aber wird ein Problem vielleicht hier seine Lösung finden, das
bisher mehr durch theoretische Abgrenzungen beiseite geschoben, als durch
umfassende klinische Untersuchungen aus der Welt geschafft worden ist: das
der Hystero-Epilepsie.

Natürlich drängt sich angesichts der Darstellung der Affektepilepsie, die wir
soeben im Anschluß an Bratzsch, Leubuscher und Kraepelin und zum

Teil gestützt auf eigene Beobachtungen gegeben haben, der Gedanke auf, daß
es sich bei den angeblich epileptischen Erscheinungen um hysterische Reaktionen
von Psychopathen gehandelt habe. In der Tat sind es wohl dieselben Fälle,
die manchen Autoren (Hoche) vermuten lassen, die Hysterie vermöchte wie
so vieles andere auch den epileptischen Anfall auszulösen. Widerlegen wird sich
diese Ansicht, zu deren Unterstützung man das Vorkommen von Anästhesien
und Analgesien bei Affektepileptikern heranziehen kann, nicht lassen, aber
fürs erste scheint es uns doch nicht zweckmäßig zu sein, alle psychisch ausgelösten
Zustände dieser Art ohne weiteres der Hysterie zuzurechnen. Daß die von psychopathischen oder affektepileptischen Anfällen betroffenen Menschen keine spezifisch hysterischen Charakterveränderungen aufweisen, geht aus der
vorhandenen Kasuistik deutlich hervor; ebensowenig aber hat sich der Nachweis
führen lassen, daß die Anfälle selbst etwa psychogener Natur im eigentlichen
Sinne (= ideagen) wären. Bloß vasomotorisch bedingte Zustandsänderungen
der Hirnrinde aber den hysterischen Reaktionen zuzurechnen, liegt doch kein
Anlaß vor.

Nehmen wir dagegen eine besondere Affektepilepsie an, die sowohl zur
Epilepsie wie zur Hysterie nur gewisse äußere Beziehungen besitzt, so sind
wir aus allen Schwierigkeiten heraus. Daß die Affektepilepsie außer diesen
mehr zufälligen äußeren Ähnlichkeiten eine innere Verwandtschaft nur zur
Hysterie, nicht aber zur Epilepsie besitzt, versteht sich für den von selbst,
der wie wir in „der“ Epilepsie eine organische Krankheit, in der Hysterie und
der Affektepilepsie aber bloße Typen aus dem großen flüssigen Gebiet der
Psychopathie erblickt, die aus inneren Gründen miteinander verwandt sein
müssen.

5. Differentialdiagnose.

Bei der Diagnose der epileptischen Erkrankungen werden wir zunächst
alle nicht epileptischen Zustände ausschließen und dann erst die Feststellung
der besonderen Epilepsieform anstreben müssen.

Gehäufte kleine Anfälle der Kinder. Von den Zuständen, deren Beziehungen
zu den epileptischen grundsätzlich zweifelhaft sind, mögen hier zunächst die
gehäuften kleinen Anfälle der Kinder erwähnt werden. Friedmann,
der sie zuerst beschrieb, hat in ihnen eine eigene Krankheit erblicken wollen;
Heilbronner, dem wir eine besonders gründliche Untersuchung der Frage
verdanken, rechnet einen Teil der Fälle zur Epilepsie und läßt es für die übrigen
zweifelhaft, ob man sie zur Hysterie zählen soll. Auch die Symptomatologie
dieser Anfälle, die zu mehreren Hunderten am Tage auftreten können, ist noch
nicht ganz aufgeklärt. Manche Kinder sinken zusammen oder knicken mitten
in ihrer Tätigkeit ein, andere behalten ihre Haltung bei, setzen eine angefangene
Handlung automatisch fort und weichen sogar Hindernissen aus; dabei werden
sie blaß, die Pupillen weit, der Blick ist starr und meist nach oben gerichtet
— und ehe noch eine eingehende Untersuchung Platz greifen kann, ist alles wieder
vorüber. So können wir nicht einmal über den Bewußtseinszustand etwas
Bestimmtes sagen, doch meint Vogt, daß das Bewußtsein gewöhnlich nur leicht
oder überhaupt nicht getrübt ist. „Die Bewußtlosigkeit betrifft nur die höheren
Funktionen des Gehirns“, sagt Friedmann; dementsprechend haben viele
Kinder auch eine Erinnerung an die Anfälle, die im wesentlichen also in einer
kurzen und teilweisen Unterbrechung des Denkens bestehen. Zuweilen wird
in ihnen übrigens auch irgend eine verkehrte Handlung wie Exhibitionismus
begangen (Kraepelin). Daß ein Teil dieser Anfälle als epileptisch angesehen
werden muß, erscheint mir nach eigenen, insbesondere therapeutischen Erfahrungen (mit Brom und Luminal) außer allem Zweifel zu sein; ebenso sicher

aber sind andere Fälle durch psychische Maßnahmen (einschließlich der Hypnose) zu beeinflussen, und oft haben die Kinder selbst das Gefühl, den Anfall durch eine Willensanstrengung unterdrücken zu können. In der Mehrzahl entspricht jedoch das allgemeine psychische Verhalten dieser überwiegend häufig geweckten, liebenswürdigen Kinder, bei denen es niemals zur epileptischen Demenz oder zum epileptischen Charakter kommt, in keiner Weise weder dem der genuinen Epilepsie, noch dem der hysterischen Konstitution. Dementsprechend heilen die meisten in der Pubertät von selbst.

Narkolepsie. Anders müssen die narkoleptischen Anfälle Gélineaus beurteilt werden. Dabei handelt es sich um häufig sich wiederholende Schlafzustände von kurzer Dauer (1—5 Minuten) bei Erwachsenen. Ein Teil dieser Zustände gehört sicher in das Gebiet der Epilepsie, ein anderer ist als hysterisch aufgefaßt worden, und schließlich gibt es wohl noch eine dritte Gruppe, die auf arteriosklerotische Gefäßschwankungen zurückgeführt werden muß. Allen diesen Formen gemeinsam ist, daß die Kranken nicht immer wirklich einzuschlafen brauchen; auch Schwächezustände, Zustände vorübergehender Verwirrtheit mit aphasischen und namentlich paraphasischen Erscheinungen sind unter sonst gleichen Umständen häufig, und schließlich kommen auch Zustände vor, in denen die Kranken etwas Unsinniges sagen oder tun, ohne daß dieser kurzdauernden Verwirrtheit eine Amnesie folgt.

Migräne. Recht schwierig ist ferner die Beurteilung mancher Zustände, die, wenn sie bei Epileptikern auftreten, als sich in der Aura erschöpfende abortive Anfälle aufgefaßt werden müssen. Handelt es sich um kurzdauernde motorische Entladungen — Lauf-, Beuge-, Dreh- und Schüttelbewegungen u. dgl. —, so bleibt freilich die epileptische Natur selten zweifelhaft; wohl aber können sensorische Symptome recht vieldeutig sein. Die Kranken bekommen nur hemianopische Erscheinungen oder ein Flimmerskotom, sie sehen einen Stern im Gesichtsfeld usw., oder es tritt eine echte Augenmigräne auf. Alles das kommt bei echten Epileptikern vor. Wir sehen aber ganz ähnliche Symptome verhältnismäßig häufig bei nervösen und insbesondere bei zu vasomotorischen Erscheinungen neigenden Leuten, die in den Verdacht der Epilepsie sonst niemals geraten würden, und wir treffen sie ziemlich regelmäßig bei Menschen, die an habitueller Migräne leiden. Nun bestehen allerdings zwischen Migräne und Epilepsie irgendwelche noch nicht aufgeklärten Beziehungen. Fälle, bei denen Erscheinungen beider Krankheitsformen beobachtet werden, sind zu häufig, als daß das Zusammentreffen als ein zufälliges angesehen werden könnte. Dazu schließen sich an manche Migränefälle körperliche und psychische Ausfallserscheinungen an, die den postepileptischen vollkommen gleichen, und endlich sehen wir gelegentlich einen epileptischen Insult auf der Höhe des Migräneanfalls auftreten. Trotzdem wird man nicht etwa beide Krankheiten einfach zusammenwerfen dürfen. Auch die Migräne ist ebenso wie der epileptische Anfall eine Reaktionsform des Gehirns, die auf eine bestimmte Krankheit noch nicht zurückschließen läßt, und da ihr Sitz zweifellos in der Rinde gesucht werden muß, sind gewisse symptomatische Beziehungen zur Epilepsie nichts weniger als wunderbar.

Hysterie. Einfach ist im großen und ganzen die Unterscheidung epileptischer und hysterischer Zustände. Bei der großen Mehrzahl der hysterischen Anfälle wird kein Arzt von einiger Erfahrung darüber im Zweifel bleiben, daß ein so elementares, von dem Bewußtseinsinhalt des betreffenden Kranken so unabhängiges Ereignis wie der epileptische Krampf nicht vorliegt. Dazu wird uns die feinere Beobachtung fast immer die neurologische Entstehung in dem einen, die psychogene im anderen Falle auch an gewissen Einzelheiten erkennen lassen. Beim epileptischen Anfall erfolgen die Krampfbewegungen fast immer gleichzeitig auf einer Körperhälfte, beim hysterischen finden wir nicht den Hemi-, sondern den Paratypus, d. h. der Ober- oder der Unterkörper zucken synchron. Jellineck, von dem dieser Hinweis stammt, macht auch auf die rasche Erholung aufmerksam, die beim Hysteriker selbst nach dem schwersten und längsten Anfall auftritt — im Gegensatz zum Epileptiker, der nach zwei Minuten vollkommen zerschlagen und benommen ist.

Schwerer wird unsere Aufgabe natürlich, wenn wir überhaupt nur post-paroxysmelle Zustände zu Gesicht bekommen oder gar auf die Anamnese angewiesen sind. Zumeist kann man jedoch auch aus den Schilderungen der Angehörigen, selbst wenn sie ungebildet und von der epileptischen Natur des beschriebenen Insults überzeugt sind, entnehmen, daß ihre vielfältigen Heilungs-methoden an dem Kranken deshalb nicht wirkungslos abprallen, weil er eben hysterisch ist. Gewöhnlich werden die hysterischen Anfälle bekanntlich auf diese Weise ebenso verlängert und gesteigert, wie sie in der Klinik, wenn man sie ignoriert, schnell verschwinden. Wird uns von stundenlangen Anfällen erzählt, die womöglich jeden Abend zu ein und derselben Stunde oder regelmäßig in einer bestimmten Situation auftreten, so sind sie sicher nicht epileptisch. Auch daß schwere Verletzungen, Zungenbisse, Ekchymosen in der Haut und den Schleimhäuten (Pfister) und Urinverlust bei Hysterischen nur ausnahms-weise vorkommen, wird sich für die Diagnose verwerten lassen — nur muß man wissen, daß schwer Hysterische, die viel von diesen Dingen gehört haben, auch solche Symptome nachahmen, und daß leichte Hautblutungen infolge des Umsichschlagens bei ihnen häufig sind. Insbesondere wenn die Verletzungen nach ein und demselben Anfall auf viele Stellen des Körpers verteilt und doch nicht erheblich sind, werden sie sich aus dem Ablauf des epileptischen An-falles nur schwer erklären lassen. Ebenso zu beurteilen sind andere Nebenum-stände wie die, daß Kranke mit sehr häufigen Anfällen noch niemals in Ge-sellschaft oder im Theater zusammengebrochen sind — es sei denn, daß diese Form von Sensation auf der Linie ihrer Wünsche liegt. Bei Kindern kann man zuweilen feststellen, daß die Anfälle auf einer Sommerreise oder bei einem Logierbesuch plötzlich verschwinden oder daß sie infolge der Anwesenheit eines unbeliebten oder eines allzu beliebten Kinderfräuleins rapid anschwellen (Heil-bronner). Nicht ganz zuverlässig ist dagegen das Kriterium, daß nur epilepti-sche Anfälle aus dem Schlaf heraus auftreten sollen; bei der überwiegenden Mehrzahl der Fälle trifft freilich auch das zu, aber es steht doch fest, daß ängst-liche Träume auch bei Hysterikern schließlich Krampfanfälle auszulösen ver-mögen, ohne daß sich das Bewußtsein inzwischen ganz wieder hergestellt hätte. Der hysterische Anfall ist eben von allen hysterischen Reaktionen diejenige, die am seltensten direkter und alleiniger Ausfluß eines Wunsches ist. Hier spielt ein viel komplizierterer Mechanismus, als man nach der Theorie der Begehrungsvorstellungen etwa annehmen könnte.

Absolut beweisend sind natürlich Erschöpfungslähmungen (Ba-binski usw.) und sonst ge körperliche Folgen des epileptischen Anfalles (Eiweiß im Urin). Nicht unbedingt zuverlässig ist dagegen das Symptom der Pupillen-starre. Karplus, A. Westphal u. a. verdanken wir den Nachweis, daß es (ganz ausnahmsweise) auch im hysterischen Anfall vorkommt. Die Pupillen sind dann entweder sehr eng oder sehr weit oder schwanken auch in ihrer Weite. Das kann diagnostisch recht unbequem werden. Zum Glück sind diese Fälle aber so selten, daß man praktisch nur im äußersten Notfalle mit ihnen zu rechnen braucht. (Um so wichtiger ist die theoretische, prinzipielle Bedeutung der hysterischen Pupillenstarre. Der Nachweis ihres gelegentlichen Vorkommens ist geeignet, die nach unseren Grundanschauungen unhaltbare Lehre von der Hystero-Epilepsie endgültig zu widerlegen; denn sicherlich ist gelegentlich gerade die Beobachtung dieses Symptoms bei einem sonst unzweifelhaft hysterischen Anfalle die Ursache für diese Zwitterdiagnose gewesen.)

Wenden wir uns dann noch den übrigen epileptischen Symptomen zu, so werden bloß subjektiv empfundene Schwindelerscheinungen von hysterischen Kranken natürlich ebenso geklagt, wie Ohnmachten auch bei ihnen beobachtet werden. Dagegen beweist eine glaubwürdig geschilderte oder vom Arzt selbst beobachtete Absenze den epileptischen Charakter des Leidens ohne weiteres. Hinsichtlich der akuten epileptischen Psychosen ist zunächst zu beachten, daß sog. hysterische „Stigmata" auch hier vorkommen. Halbseitenanästhesien z. B. finden wir in Dämmerzuständen, mögen sie sich nun an einen epileptischen Anfall anschließen oder nicht, gar nicht selten. Wichtiger sind die rein psychologischen Unterscheidungsmerkmale. Auch die epileptische Erregung hat genau wie der Anfall stets etwas Elementares, nicht Motiviertes und Gewaltsames an sich und wirkt gerade darum auf die Umgebung so unheimlich und erschreckend; die hysterische entbehrt selten einer augenfälligen, theatralischen Beimengung; wenn sich die Kranken auch noch so wild gebärden, eine gewisse Rücksicht auf ihren eigenen Körper wird man doch immer bemerken können. Der epileptische Dämmerzustand hängt von dem Verhalten der Umgebung wenig oder gar nicht ab, der hysterische ist stets auf das Publikum berechnet und nimmt deshalb regelmäßig zu, sobald sich der Kranke beobachtet glaubt. Auch der Charakter der Sinnestäuschungen ist verschieden, während die Stimmung sowohl bei der Epilepsie wie bei der Hysterie bald ekstatisch verzückt, bald ängstlich sein kann. Typisch organische Reaktionen wie Haften, Schwerbesinnlichkeit, paraphasische Entgleisungen, werden bei Hysterikern natürlich immer vermißt.

Zum Schluß noch ein Wort über die dauernden psychischen Veränderungen. Nach meiner Überzeugung sind Epilepsie und Hysterie der Kategorie nach verschiedene Krankheiten, die ineinander grundsätzlich nicht übergehen können; aber gerade deshalb können sie sich sehr wohl bei einem Menschen zusammenfinden, genau so wie auch ein Psychopath ein Karzinom bekommen kann. Dazu kommt, daß die epileptische Krankheit und insbesondere die epileptische Charakterveränderung das Auftreten nicht bloß von psychogenen Reaktionen, sondern auch von hysterischen Charakterzügen begünstigen. Diese Züge werden bei Epileptikern aber immer als sekundäre hinter den spezifischen Ausfallssymptomen der Grundkrankheit zurücktreten, während man umgekehrt schwere Hysteriker höchstens dann für epileptisch-dement halten wird, wenn sie entweder imbezill oder aber auf Grund einer falschen Diagnose mit Brom überfüttert worden sind (Heilbronner).

6. Therapie.

Die Therapie der epileptischen Erkrankungen kann deshalb nicht einheitlich besprochen werden, weil diese Erkrankungen unter sich ungemein verschieden sind und weil wir ihre Pathogenese gar nicht oder doch nur ungenügend kennen. Bei den grob organischen Epilepsien drängt sich naturgemäß immer wieder der Gedanke an einen operativen Eingriff auf. Wenn wir aber von den ja leider nicht allzu häufigen Fällen absehen, in denen ein scharf abgesetzter Tumor, eine Zyste oder ein in seinen Folgen deutlich greifbares Schädeltrauma eine genaue Lokaldiagnose zulassen, so sind die Aussichten solcher Eingriffe bis heute keineswegs glänzend.

Ich möchte mich in dieser Beziehung zunächst der Warnung Bonhoeffers und Heilbronners vor einer Überschätzung der Jacksonschen Anfälle anschließen. Auch diese können, ebenso wie die Ausfallserscheinungen, die sie hinterlassen, von ganz entfernten Stellen des Gehirns aus ausgelöst werden. Aber selbst da, wo die ursprüngliche Ursache der epileptischen Anfälle in Form von Knochensplittern z. B. greifbar zutage liegt, haben operative Eingriffe keineswegs immer eine wirkliche Heilung herbeigeführt; und auch die Lösung von Verwachsungen und die Entfernung von Hirnnarben hat oft genug Ärzte und Patienten enttäuscht. Am schlechtesten sind natürlich die Ergebnisse da, wo nur die Anamnese ein Kopftrauma wahrscheinlich macht, der objektive Befund aber keine weiteren Anhaltspunkte ergibt. Man weiß ja dann häufig nicht einmal, ob die angegebene Schädelverletzung überhaupt die Ursache der epileptischen Anfälle und nicht vielmehr ihre Folge gewesen ist. Hat das Kopftrauma aber wirklich erst epileptische Anfälle ausgelöst, so wird die bloße Entlastungstrepanation doch nur selten helfen können. Volland sah in 26 Fällen, in denen vor dem 25. Lebensjahr ein Schädelunfall erfolgt sein sollte, nur sechsmal eine entschiedene Besserung durch Trepanation eintreten. Bessere Ergebnisse scheinen nach neueren Erfahrungen die Eingriffe zu haben, die, wie der Balkenstich (Anton) von vornherein überhaupt nur eine Entlastung des Gehirns anstreben. Außer aus der Antonschen sind auch aus der Leipziger chirurgischen Klinik gute Erfolge berichtet worden.

Die Entfernung von Narben außerhalb des Schädels, die auf Grund der Annahme einer „Reflexepilepsie" gelegentlich vorgenommen worden ist, kommt heute deshalb nicht mehr in Betracht, weil an diese Reflexepilepsie niemand mehr glaubt.

Sodann ist neuerdings von Fischer aus theoretischen und experimentellen Gründen die Entfernung einer Nebenniere vorgeschlagen worden. Die bisher vorliegenden Resultate sind nicht eindeutig. Allzu viel wird man aber von dieser Operation, der doch noch ziemlich grobe pathogenetische Vorstellungen zugrunde liegen, von vornherein nicht erwarten dürfen. Immerhin habe ich mich angesichts der sonstigen Aussichtslosigkeit unserer Therapie, ein paarmal selbst zu diesem Eingriff entschlossen, ohne allerdings einen Erfolg zu erzielen. Ob die von Küttner geplante weitere Redukion der Nebennierensubstanz — Entfernung einer Hälfte der zweite Nebenniere — bessere Erfolge bringen wird, werden wir abwarten müssen.

Auf die Behandlung solcher Fälle von symptomatischer Epilepsie, deren arteriosklerotsce, infektiöse oder toxische Ätiologie klar liegt, braucht hier nicht eingegangen zu werden. Erwähnt wurde schon, daß auch sichere Fälle von luetischer Spätepilepsie durch eine spezifische Behandlung keineswegs immer gebessert werden. Daß man nicht nur bei der Lues, sondern in allen Fällen, in denen irgend ein Krankheitsprozeß resorbiert werden könnte, neben dem Brom Jod geben soll, versteht sich von selbst.

Eine große Rolle spielt in der Behandlung der epileptischen Anfälle von jeher die Diät. Obwohl uns auch in dieser Hinsicht klare pathogenetische Einsichten fehlen, kann als sicher gelten, daß eine reizlose und insbesondere fleischarme Kost, unabhängig von jeder sonstigen Therapie, die Zahl der Anfälle herabsetzt. Noch sicherer ist die schädliche Wirkung, die der Alkohol auf alle Formen von Krämpfen ausübt; es muß also jede, auch die kleinste Dosis verboten werden. — Wie weit Kaffee, Tee und Nikotin schaden, steht dahin. Auf jeden Fall gebietet wohl die Vorsicht, mindestens einen Mißbrauch dieser Mittel zu verbieten.

Was nun die eigentliche medikamentöse Behandlung angeht, so steht unter den üblichen Mitteln auch heute noch das Brom obenan. Daß auch dieses Mittel keine Form von Epilepsie heilt, sondern nur die Krampfanfälle seltener macht, braucht hier nicht gesagt zu werden.

Über die Dosierung wie über die Art der Verordnung gehen die Ansichten bekanntlich auseinander. Ich selbst bevorzuge das Bromnatrium vor dem Bromkalium, das, selbst wenn es sonst nichts schaden sollte, doch mindestens leichter eine Brom-Akne erzeugt. Besonders beachtet muß werden, daß das Brom, das sich ja im Körper aufspeichert, ihm auch dauernd in genügender Dosis zugeführt wird. Manche schweren Anfälle oder sogar ein Status epilepticus werden dadurch hervorgerufen, daß der Kranke bei einer Reise z. B. sein Brom vergißt.

Als Dosis wird man dem Erwachsenen von durchschnittlichem Körpergewicht nicht unter 5 g geben dürfen. Auch epileptische Kinder pflegen verhältnismäßig viel Brom zu vertragen. Verringern läßt sich die Dosis in den Fällen, in denen die Anfälle in verhältnismäßig regelmäßigen Zwischenräumen oder etwa nur zur Zeit der Menstruation auftreten. Hier genügt es oft, wenn durchschnittlich wenig und erst ein paar Tage vor dem zu erwartenden Anfall mehr Brom gegeben wird. Außerdem wird man regelmäßig eine salzlose oder wenigstens salzarme Diät verordnen, weil sonst das Bromnatrium ausgeschieden und das Chlornatrium in größerem Umfange im Körper zurückgehalten wird.

Eine Therapie, die diesen Gesichtspunkt nicht beachtet, ist nicht bloß Arzneiverschwendung, sondern führt häufig auch eine Gefährdung des Kranken durch Bromvergiftung herbei. Der beste Beweis für diese schon von Toulouse und Richet 1899 geäußerte und seither insbesondere durch Ulrich und Lipschütz bestätigte Anschauung liegt darin, daß eine tatsächlich eingetretene Bromvergiftung am einfachsten durch geringe Kochsalzzufuhr behoben wird.

Daß der Ersatz des Kochsalzes durch Bromkalium durch die Einführung des Sedobrol (ein Würfel = 1,1 Bromnatrium + 0,1 Chlornatrium, Dosen innerhalb 3 Wochen steigend von 1 auf 3—5 Würfel täglich) wesentlich erleichtert worden ist, darf als bekannt vorausgesetzt werden.

Die von Flechsig vorgeschlagene Brom-Opiumbehandlung sowie die Kombination von Brom mit Digitalis, Arsen, Belladonna, Antipyrin, Chloralhydrat, Amylenhydrat u. dgl. haben sich nicht einbürgern können. Dagegen ist namentlich zum Wechseln angenehm das Episan (Kaliumbromid und Natriumbiborat zu gleichen Teilen mit geringen Mengen von Zinkoxyd und Valeriansäureamylester; Dosis 2—6 Tabletten pro Tag), während sich das Krotalin bisher ebensowenig bewährt hat wie die Cenische Serumbehandlung [1]).

Bessere Erfolge hat Redlich von dem Epileptol (3mal täglich 20 bis 40 Tropfen) gesehen.

Eine wesentliche Bereicherung der Epilepsietherapie ist durch die Einführung des Luminal (Hauptmann) erzielt worden. Das Mittel hat vor dem Brom den doppelten Vorteil, einmal, daß seine Wirkung von der Kochsalzzufuhr nicht erheblich abhängt, sowie ferner, daß es gewöhnlich gerade von den Kranken gut vertragen wird, denen das Brom nicht bekommt. Man pflegt das Luminal einzuschleichen, indem man mit 0,05 morgens und abends beginnt und dann bis zu höchstens 3mal täglich 0,1 steigt. Bei diesem Verfahren lassen sich Nebenwirkungen, wie Exantheme, Urtikaria, Nierenreizung und Ödeme beinahe immer vermeiden. Immerhin gibt es namentlich jugendliche und weibliche Personen, bei denen Kopfdruck, Schlaflosigkeit, Benommenheit und Schwindel oder sogar Verwirrtheitszustände zum Aussetzen des Mittels zwingen.

Besonders geeignet ist das Luminal in den Fällen bei denen die Anfälle mit einer gewissen Gesetzmäßigkeit in bestimmten Abständen auftreten und

---

[1]) Von den zahllosen Geheimmitteln ist das verbreitetste das Weilsche Pulver: Hämoglobin und Azidalbumin 10%, Eisenbromid 84%, Enzianbitterstoff 6%.

in denen wir deshalb nur 2—3 Tage vor dem zu erwartenden Anfall überhaupt ein Mittel zu geben brauchen. Weiter haben Hoche und Hauptmann mit Recht die günstige Wirkung kleiner Luminaldosen (2 mal 0,05 am Tage) bei denjenigen Epilepsieformen hervorgehoben, die sich ausschließlich in Form von Absenzen abspielen.

Die Behandlung des Anfalles selbst ist einfach. Es genügt, den Hals frei zu machen und den Kranken vor Verletzungen zu schützen. Im übrigen soll man ihn in Ruhe (keine gewaltsame Öffnung des Mundes!) und ihn nach dem Anfall ausschlafen lassen, weil sonst ein recht unbequemer Verwirrtheitszustand ausgelöst werden kann.

Energischer muß der Status epilepticus behandelt werden. Zunächst soll hier der Darm, für dessen regelmäßige Entleerung bei Epileptikern überhaupt gesorgt werden muß, durch ein Klysma von allen zurückgehaltenen Resten befreit werden. Außerdem gebe man Chloral- oder Amylenhydrat, und zwar in großen Dosen (bei Erwachsenen 4—6 g) durch Klysma. Brom wirkt beim Status epilepticus auch in starken Dosen nicht schnell genug. In schweren Fällen wird man sich, um eine Erschöpfung des Herzens durch die epileptischen Anfälle zu verhindern, zur Chloroformnarkose entschließen müssen. Den Rat Heilbronners, dabei einen zweiten Arzt hinzuzuziehen, da der Status auch ohne Narkose jeden Augenblick tödlich enden kann, möchte ich für die Fälle, in denen er sich ausführen läßt, wiederholen. Bei schlechter Herztätigkeit hat Redlich übrigens auch Aderlaß und die Injektion von Herzmitteln vorgeschlagen. Hauptmann empfiehlt auch hier Luminal, und zwar in Gaben von 2 bis 3 mal täglich 0,3 bis 0,5.

Epileptische Psychosen gehören in die Klinik, in der bei starker motorischer Erregung gelegentlich Scopolamin (hydrobromicum. Frische Lösung oder „Scopolamin haltbar"!) gegeben werden muß. Dieses Mittel ist unter Umständen auch für den Transport (Dosis 0,0005—0,001 subkutan) erforderlich.

Die Behandlung psychisch schwer defekter Epileptiker ist eine rein psychiatrische, dagegen ist es Aufgabe des praktischen Arztes, die Eheschließung den Kranken unter allen Umständen zu verbieten. Eine Ausnahme kann nur bei hirnverletzten Soldaten gemacht werden, wenn die betreffende Frau die Tatsache der Anfälle kennt und sonstige schwere Defekte nicht vorliegen. Jedenfalls kann man in diesen Fällen — im Gegensatz zu denen der genuinen Epilepsie — mit gutem Gewissen erklären, daß eine Übertragung auf die Kinder nicht zu befürchten ist.

Sodann muß nicht bloß der Beruf, sondern auch die Lebensweise des Epileptikers mit Rücksicht auf die Anfälle geregelt werden. Da viele Möglichkeiten der geistigen Erkrankung wegen ausscheiden, entstehen hier gewöhnlich sehr große Schwierigkeiten. Es muß aber auch da, wo es sich nur um irgend eine sportliche Betätigung z. B. handelt, immer wieder betont werden, daß jeden Augenblick ein Anfall eintreten und gegebenenfalls schwere Verletzungen oder den Tod verursachen kann.

Daß affektepileptische und psychoasthenische Krämpfe ebenso wie die meisten „gehäuften kleinen Anfälle der Kinder" nicht wie echte und groborganische Epilepsie behandelt werden können, versteht sich von selbst. Namentlich bei Kindern erweist sich hier häufig jede Form von roborierender Therapie und insbesondere die Kalkbehandlung, bei Kindern und bei Erwachsenen die psychische Behandlung als wirksamer.

Literatur.

Alzheimer: Die Gruppierung der Epilepsie. Allg. Zeitschr. f. Psychiatrie u. psych.-gerichtl. Med. Bd. 64, S. 418. — **Aschaffenburg:** Stimmungsschwankungen der Epileptiker. Halle 1906. — Derselbe: Kinderepilepsie. Arch. f. Kinderheilk. Bd. 46, S. 242. — **Binswanger:** Die Epilepsie. 2. Aufl. Wien 1913. — Derselbe: Aufgaben und Ziele der Epilepsieforschung. Epil. Bd. 1. 1909. — **Birk:** Über die Anfälle der kindlichen Epilepsie. Ergebn. d. inn. Med. Bd. 3. 1909. — **Bolten:** Drei Aufsätze über Epilepsie. Monatsschr. f. Psychiatrie u. Neurol. Bd. 39, S. 32. 1916. — **Bratz:** Affektepilepsie. Ärztl. Sachverst.-Zeit. 1907. Nr. 6. — **Claude** und **Léjonne:** Epilepsia. II. 1—12. Juli 1910. — **Elias:** Zeitschr. f. d. ges. exp. Med. Bd. 7. 1918. — **Féré:** Epilepsie. Übersetzt von **Ebers.** Leipzig 1896. — **Finkh:** Beiträge zur Lehre von der Epilepsie. Arch. f. Psychiatrie u. Nervenkrankh. Bd. 39. — **Fischer, H.** und **E. Leyser:** Epilepsie und Tetanie. Monatsschr. f. Psychiatrie und Neurol. Bd. 52, H. 4, S. 213. 1922. — **Fischer, H.:** Ergebnisse zur Epilepsiefrage. Zeitschr. f. d. ges. Neurol. u. Psychiatrie. Bd. 56, S. 106. 1920. — Derselbe: Psychopathologie des Eunuchoidismus und dessen Beziehungen zur Epilepsie. Zeitschr. f. d. ges. Neurol. u. Psychiatrie. Bd. 50, S. 11. 1919. — **Friedrich:** Operative Behandlung. Monatsschr. f. Psychiatrie u. Neurol. Bd. 26, Erg.-Heft S. 129. — **Frisch:** Die pathophysiologischen Grundlagen der Epilepsie. Zeitschr. f. d. ges. Neurol. u. Psychiatrie. Orig.-Bd. 65, S. 192. — **Gowers:** Epilepsie. Übersetzt von **Weiß.** Leipzig-Wien 1902. — Derselbe: Grenzgebiet der Epilepsie. Deutsch von **Schweizer.** Leipzig-Wien 1908. — **Gruhle:** Kritisches Sammelreferat. Zeitschr. f. d. ges. Neurol. u. Psychiatrie. Ref. u. Erg.-Bd. 2, H. 1 (Literatur von 1900—1910). — Derselbe: Zentralbl. f. d. ges. Neurol. u. Psychiatrie. Bd. 34, H. 1/2, S. 1. — **Hartmann** und **D. Gaspero:** Epilepsie. Lewandowskys Handb. Bd. 5. — **Hauptmann:** Über Epilepsie im Lichte der Kriegserfahrungen. Berlin: Springer 1917. — **Heilbronner:** Fugue-Zustände. Jahrb. f. Psychiatrie u. Neurol. 1903. — Derselbe: Aphasische Störungen. Zentralbl. f. Nervenheilk. 1905. Nr. 186. — Derselbe: Gehäufte kleine Anfälle. Dtsch. Zeitschr. f. Nervenheilk. Bd. 31, S. 472. — Derselbe: Die Epilepsie. Handb. d. inn. Med. Bd. 5. 1912. Springer. — **Heilig** und **Steiner:** Zeitschr. f. d. ges. Neurol. u. Psychiatrie. Orig. Bd. 9. — **Hitzig:** Gesammelte Abhandlungen I. 1874. — **Hoche:** Differentialdiagnose zwischen Epilepsie und Hysterie. Berlin 1902. — **Jolly:** Handb. d. pathol. Anat. d. Nervensystems. Bd. 2, S. 1287. — **Kehrer:** Behandlung der Epilepsie. Klin. Wochenschr. Jg. 1, Nr. 25, S. 1264. 1922. — **Kraepelin:** Psychiatrie. 8. Aufl. — **Krisch:** Die biologische Einteilung der Epilepsie. Monatsschr. f. Psychiatrie u. Neurol. Bd. 52. — **Lundberg:** Progr. Myoklonusepilepsie. Upsala 1903. — **Nonne:** Syphilis und Nervensystem. 5. Aufl. — **Oppenheim:** Psychasthenische Krämpfe. Journ. f. Psychol. u. Neurol. Bd. 6, S. 248. — **Pick:** Status epil. ohne Krämpfe. Wien. klin. Wochenschr. 1904. S. 331. — **Räcke:** Epileptische Wanderzustände. Arch. f. Psychiatrie u. Nervenkrank. Bd. 43, H. 1. — Derselbe: Die transitorischen Bewußtseinstrübungen der Epileptiker. Halle 1903. — **Redlich:** Halbseitenerscheinungen bei Epilepsie. Arch. f. Psychiatrie u. Nervenkrankh. Bd. 41, H. 2. — Derselbe: Epilepsie und Linkshändigkeit. Arch. f. Psychiatrie u. Nervenkrankh. Bd. 44, H. 1. — Derselbe: Epilepsie. Lewandowskys Handb. Erg.-Bd. 1923. — Derselbe: Tetanie und Epilepsie. Monatsschr. f. Psychiatrie u. Neurol. Bd. 30, S. 439. 1911. — Derselbe: Referat. Verein dtsch. Nervenärzte Hamburg. 1912. — **Reichardt:** Der gegenwärtige Stand der Epilepsieforschung. Ref. Verein bayr. Psychiater 28. Juli 1923. Zeitschr. f. d. ges. Neurol. u. Psychatrie. Orig. 1923. — **Rittershaus:** Arch. f. Psychiatrie u. Nervenkrankh. Bd. 46, H. 1. — **Römer, K.:** Das Erbsche Phänomen bei Epilepsie. Zeitschr. f. d. ges. Neurol. u. Psychiatrie Bd. 84, S. 1. 1923. — **Rüdin:** Ref. Verein bayr. Psychiater 28. Juli 1923. — **Sauerbruch:** Verhandlungen d. dtsch. Ges. f. Chirurg. 42. Zentralbl. f. Chirurg. Bd. 30, Beih. 33. 1913. — **Thiemich** und **Birk:** Entwicklung eklamptischer Säuglinge. Jahrb. f. Kinderheilk. Bd. 65, S. 16. — **Trendelenburg:** Zeitschr. f. d. ges. exp. Med. Bd. 1. 1913. — **Ulrich:** Kochsalzbehandlung. Münch med. Wochenschr. 1910. Nr. 22. — **Vogt:** Klinische Gruppierung der Epilepsie. Allg. Zeitschr. f. Psychiatrie u. psych.-gerichtl. Med. Bd. 64, S. 421. — Derselbe: Epilepsie im Kindesalter. Berlin 1910. — Derselbe: Epilepsie. Aschaffenburgs Handb. — **Weber:** Pathogenese und pathologische Anatomie der Epilepsie. Jena 1901. — **Wildermuth:** Handb. der Krankenversorgung und Krankenpflege. Bd. 1. — **Wuth:** Ref. Verein bayr. Psychiater 28. Juli 1923. Zeitschr. f. d. ges. Neurol. u. Psychiatrie Orig. 1923.

Kopfschmerz, Migräne und Schwindel.

Von

Hans Curschmann-Rostock.

Mit 1 Abbildung.

I. Kopfschmerz (Cephalaea).

Der Kopfschmerz ist meist keine Krankheit für sich, sondern nur das Symptom einer solchen. Es könnte darum überflüssig erscheinen, ihm ein besonderes Kapitel zu widmen, wenn nicht einerseits die Cephalaea dem Arzt so enorm häufig als einzig geklagte Störung entgegenträte, und andererseits auch zweifellos primäre und reine Formen des Kopfschmerzes vorkämen.

Es würde zu weit führen, alle Krankheiten aufzuzählen, die mit dem Symptom des Kopfschmerzes verlaufen können: in erster Linie seien die Krankheiten des Schädels (Periostitis, Tumoren, Gummata) und der Halswirbelsäule (Spondylitis!), des Gehirns (Tumoren, Abszesse, Arteriosklerose, Hydrozephalus, Hirnschwellung, Blutungen, Erweichungen) und der Hirnhäute (alle Formen der chronischen und akuten Meningitis) genannt. Auch auf die heftigen Kopfschmerzen bei Erkrankungen der Ohren, der Stirn- und Kieferhöhlen sei hingewiesen. — Von andersartigen Erkrankungen seien das Fieber bzw. jede fieberhafte Infektion, leichte und schwere anämische Zustände, in allererster Linie die Chlorose, Nephropathien (besonders die chronischen präurämischen Formen), afebrile Infektionen, wie die Syphilis, Konstitutionskrankheiten, wie Gicht, chronischer Rheumatismus und Diabetes, Intoxikationen (Blei, Alkohol usw.) genannt, ohne daß damit die Zahl der kopfschmerzerzeugenden Krankheiten erschöpft sein soll. Daß alle Psychoneurosen, vor allem die Neurasthenie und Hysterie, weiter auch die Epilepsie und nicht weniger organische und funktionelle Psychosen mit Cephalaea einhergehen, sei als besonders wichtig hervorgehoben.

Der essentielle Kopfschmerz, d. i. der Kopfschmerz als überwiegende und isolierte Beschwerde, befällt alle Altersstufen, von der frühen Kindheit bis ins Greisenalter; das letztere allerdings relativ seltener. Männliches und weibliches Geschlecht sind im ganzen gleich befallen; bei manchen Formen (ophthalmogene Cephalaea) mag das erstere überwiegen. Was die Stände anbetrifft, so werden Leute, die im Freien und körperlich arbeiten, sicher seltener befallen, als solche, die in geschlossenen Räumen oder als Kopfarbeiter tätig sind.

Die **Ursachen** des essentiellen Kopfschmerzes sind sehr mannigfaltig; sie seien bei den einzelnen Formen der Affektionen besprochen. In vielen Fällen und bei verschiedenartigen Formen spielt ähnlich, aber lange nicht so häufig, wie bei der Migräne die nervöse Heredität, oft auch spezielle Heredität eine Rolle. Aber oft genug fehlt sie, so z. B. bei dem „passageren Kopfschmerz".

Mit Edinger können wir die Cephalaea einteilen in I. Formen ohne wesentliche anatomische Störung und II. organisch bedingte Formen.

In der ersten Rubrik spielt der „passagere Kopfschmerz" (Edinger) eine große Rolle. Er wird nicht nur bei Schwächlichen und Nervösen, sondern auch bei disponierten kräftigen Menschen durch verschiedenartige, oft stereotype Ursachen hervorgerufen, so durch Exzesse in baccho („Katzenjammer") und in Nikotin, durch Überanstrengungen geistiger Art, übermäßige Anspannung unter größter Ausnutzung der Zeit („Abhetzen"), durch ungenügenden Schlaf, körperliche oder geistige Arbeit bei nüchternem Magen, Aufenthalt in schlechter Luft, spezifische Einwirkung intensiv oder schlecht riechender Stoffe, Einwirkung großer Wärme oder (gar nicht selten) strenger Kälte, intensive Geräusche (auch Musik, Lärm der Maschinenhalle usw.), bisweilen auch körperliche Überanstrengung u. a. m.

Mit dem Aufhören der genannten Schädlichkeiten nimmt oft auch der passagere Kopfschmerz rasch ab.

Oft genug, besonders nach abhetzender, geistiger Überanstrengung trägt das Leiden mehr den Charakser des Kopfdruckes als des -schmerzes. Dieser Kopfdruck wird meist auf die Scheitelgegend lokalisiert, „wie eine Haube", oft auch auf die Stirn, seltener in Schläfen und Hinterhaupt. Dieser dumpfe, permanente Druck hat für viele Patienten etwas besonders Unheimliches und Beängstigendes, zumal er sich recht häufig bei Neurasthenikern — sowohl akut erschöpften, als chronischen Fällen auf degenerativer Basis — findet und hier nicht selten die Furcht von einer beginnenden Geisteskrankheit hervorruft.

Übrigens ist der Kopfdruck nicht immer ein relativ harmloses neurasthenisches Symptom, wie Edinger angibt, sondern tritt häufig auch bei Arteriosklerose des Gehirns auf.

Von dem passageren Kopfschmerz zu dessen habitueller Form ist oft nur ein Schritt, je mehr die betreffende ursächliche Schädlichkeit oder ihre körperlichen Folgen Dauerzustand werden. Das gilt auch für die häufigen Fälle des Kopfschmerzes der Kinder und der Adoleszenten. Hier sind es — neben noch zu erörternden gröberen organischen Ursachen — die dauernden Anstrengungen bzw. Überanstrengungen geistiger Art bei Abkürzung des Schlafes am Morgen neben den mannigfachen Erregungsmomenten (Furcht, Ehrgeiz usw.), die bei schwächlichen Disponierten oft habituellen Kopfschmerz (auffallend oft der Stirn- und Augengegend) hervorruft.

Bei dem Kopfschmerz der Kinder und der Heranwachsenden (vor allem der Schüler) spielt nun zweifellos die übermäßige Inanspruchnahme der Augen eine große Rolle. Sie führt überaus häufig zu Kopfschmerz, wenn die Refraktion oder der Augenmuskelapparat irgendwie mangelhaft funktionieren. Dieser ophthalmogene Kopfschmerz leitet uns zu den Formen auf organischer Grundlage hinüber.

Die genannte Form scheint — speziell nach den Berichten augenärztlicher Autoren zu schließen — außerordentlich häufig. Hinshelwood z. B. leitet 50% aller Kopfschmerzerkrankungen von den Augen her und Risley fand unter 1000 Augenkranken die Hälfte mit Cephalaea behaftet. Greenwood konstatierte unter 900 Fällen von Refraktions- oder Augenmuskelstörungen 480 mal Kopfschmerz (meist der Stirngegend) als wichtiges und oft einziges anfangs geklagtes Symptom. Unter diesen 480 wurden 239 durch Korrektur ihrer Refraktionsanomalie von ihrem Kopfschmerz gänzlich geheilt, 134 gebessert, nur 43 blieben ungeheilt. Mehr als die Hälfte litt an Astigmatismus und Hypermetropie. Mittendorf teilt mit, daß von 4000 Fällen von Cephalaea 1587 mit Astigmatismus behaftet waren! Daß auch bei an sich gesunden Augen, besonders jugendlicher Schüler, seltener Erwachsener, durch Überanstrengung der Akkommodation, ungeeignete Belichtung (vor allem Blendung u. dgl.) Kopfschmerz ausgelöst wird, wird oft beobachtet. Auch gröbere organische Erkrankungen des Auges, vor allem Keratitis und Iritis, können Cephalaea oder Supraorbitalneuralgien hervorrufen. Das gleiche gilt besonders oft auch von der rein funktionellen „Asthenopie" (A. Peters).

Ein nicht geringer Teil von Zephalalgien wird durch Erkrankungen des Nasenrachenraums hervorgerufen; auch hier wird der Kopfschmerz oft als das einzige Symptom geklagt. Gerade bei den Kopfschmerzen der Kinder und Adoleszenten spielen diese Fälle eine ziemliche Rolle.

Hajek erwähnt besonders Erkrankungen der Nebenhöhlen und Hypertrophien des vorderen Endes der mittleren Muschel mit Druck auf das Tuberculum septi als Ursache von Cephalaea. Nach Snow, Brommer u. a. führen Verbiegungen des Septums, atrophische Rhinitis u. a. m. zu Kopfschmerz, der nach spezialistischer Behandlung rasch abheilt. Besonders häufig scheinen mir bei Kindern auch adenoide Vegetationen des Rachens Kopfschmerz hervorzurufen. Auch die „chronische Mandelgrubeninfektion" (Gürich, Päßler) führt bisweilen zu Kopfschmerz.

Daß Erkrankungen der Zähne (Karies, Periostitis usw.) hartnäckigen Kopfschmerz erzeugen können, der durch Beseitigung dieser Affektionen schwindet, ist häufig beobachtet worden.

Daß Kopfschmerz bei allen Formen von Bluterkrankung (Anämie jeder Form, Leukämie, Hyperglobulie) vorkommt, wurde schon erwähnt. Als isoliertes, oft einziges Symptom tritt er vor allem bei der Chlorose auf. Der Kopfschmerz kann anfallsweise auftreten, ist aber oft permanent und befällt vor allem die Stirn- und Scheitelgegend. Fast alle Chlorotischen klagen über Kopfschmerz. Dieser chlorotische Kopfschmerz ist übrigens ein besonders dankbares Gebiet der Chlorosetherapie.

Während der Kopfschmerz der Anämischen oft als Symptom der Gehirnanämie aufgefaßt werden muß, ist als ätiologisch entgegengesetzte Sonderform des Kopfschmerzes die vasoparalytische Cephalaea (besonders von Eulenburg und Edinger) herausgehoben worden. Er ist als Teilerscheinung, oft auch als hervorstechendstes Symptom einer vasodilatatorischen Diathese aufzufassen und gehört zu den schwersten Formen des Leidens. Er tritt anfallsweise, oft auch fast permanent, wenn auch exazerbierend, auf. Das Gesicht ist dabei intensiv gerötet, die Konjunktiven injiziert, die Bulbi treten vor. Der Kopf ist heiß, klopft, schmerzt, als ob er zerspringen wollte. Neben der Hyperämie des Kopfes findet sich solche der Hände, flüchtige Erytheme der Haut (Emotionserythem), Urticaria factitia, Herzpalpitationen, Appetitlosigkeit und vielerlei nervöse Symptome. Edinger betont mit Recht, daß unter den traumatischen Neurosen (besonders bei Kopftraumatikern) derartige Fälle nicht so selten sind; noch häufiger — vielleicht am allerhäufigsten — sind sie bei klimakterisch-nervösen Frauen. Dagegen habe ich vasoparalytischen Kopfschmerz bei der vasodilatatorischen Neurose der Jünglinge sehr selten gefunden. Unter den auslösenden Ursachen scheinen nach Edinger besonders niedriger Barometerstand und Luftdruck (Gewitter, Seeluft) eine besondere Rolle zu spielen, daneben toxische Dinge (Nitrobenzol, Amylnitrit).

Zu den häufigsten Formen des organisch bedingten Kopfschmerzes wird von manchen Autoren der Schwielenkopfschmerz (Helleda, Henschen, Nordström, Peritz, Römheld u. a.) gerechnet.

Edinger berechnet unter allen Formen der Cephalaea inkl. Migräne den Schwielenkopfschmerz auf $^2/_5$, die übrigen Formen $^1/_5$ und die Migräne auf $^2/_5$ der Fälle. Ich möchte meinen, daß damit die Häufigkeit dieser Form überschätzt wird; vielleicht ist sie regionär verschieden häufig.

Das Leiden kann sowohl akut, wie chronisch verlaufen. Die akuten Fälle können als rheumatische Myositis der Kopfmuskeln gedeutet werden. Meist handelt es sich um chronische Affektionen. Der Schmerz rezidiviert oft täglich, nur die wärmere Jahreszeit scheint ihn seltener zu machen. Recht oft — besonders in schweren Anfällen — sitzt der Schmerz im Hinterkopf und strahlt in den Nacken aus. Die Ansatzpunkte der M. trapezius, der Splenii, Scaleni, Sternocleidomastoidei, meist auch die Muskeln selbst sind druckschmerzhaft. Höckrige Infiltrate, die Schwielen, setzen sich bis in die Kopfschwarte fort und werden bei genauer Betastung des Schädels leicht festgestellt. Neben den Schwielen finden sich auch kleine spindelförmige Knötchen im Bauch oder den Ansatzpunkten der Muskeln (Edinger). Neben den Knoten und Schwielen sind oft auch die oberen Halswirbel empfindlich.

Es ist übrigens zu betonen, daß ein analoger rheumatischer Kopfschmerz (Myalgia rheumatica) nicht selten auch ohne nachweisbare Schwielen vorkommt.

Die Ätiologie des Schwielenkopfschmerzes ist — sowohl nach seiner Entstehung, wie ex juvantibus beurteilt — eine rheumatische bzw. gichtige, worauf His neuerdings auf Grund des Nachweises von Urikämie hingewiesen hat. Mit A. Schmidt sehen wir dabei das Substrat des Muskelschmerzes in einer Neuralgie der endomuskulären Nerven. Behandlung: Medikamentös sind — vor allem in frischen Fällen — die Salizylate (Natr. salicylicum), Aspirin und Atophan in dreisten Dosen wirksam. Von lokalen Einwirkungen seien trockene oder feuchte Wärmeapplikationen (Thermophore, Wickel, Kataplasmen usw.) empfohlen. Die gichtige Ätiologie verlangt natürlich entsprechende Behandlung (s. Boß, dieses Handb.). Von besonderer Bedeutung ist eine energische und planmäßige Massagebehandlung.

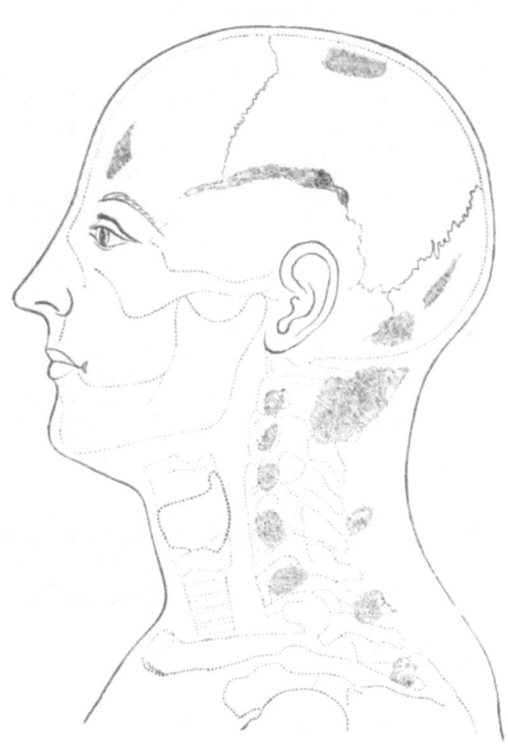

Abb. 1. Schwielenkopfschmerz.
(Die schraffierten Partien bedeuten die Prädilektionsstellen des Schmerzes.)
(Aus Edinger, Der Kopfschmerz. Deutsche Klinik.)

Bezüglich der Technik seien Edingers Angaben zitiert: „Es werden zunächst Streichungen der Muskelansätze körperwärts mit dem Daumen ausgeführt. Ganz harte Stellen müssen gelegentlich petrissiert werden. Daran schließt sich ein kräftiges Ausstreichen mit der Hand, das nicht nur die Kopfschwarte, sondern auch alle Halsmuskeln, besonders den Cucullaris und die Splenii anpackt; anfangs Schonung der Nerven, die später aber einigen Druck ertragen. Dauer der Sitzungen 10—15 Minuten inkl. kleinen Pausen; Dauer der ganzen Kur nicht unter 6—8 Wochen."

Außer der manuellen kann auch die Vibrationsmassage verwendet werden; die Wirkung des elektrischen (galvanischen) Stromes wird wenig gerühmt.

Bekanntlich hat A. Müller, M.-Gladbach, in einer sehr sorgfältigen Arbeit eine wesentlich andere Auffassung vertreten: nicht „Schwielen" oder „Knötchen" sind das Wesentliche, sondern eine echte Hypertonie, die dann sekundär einzelne Muskelfasern zur Schwellung und Verhärtung bringen kann. Der Hypertonus soll nicht nur einzelne Muskeln, sondern auch Hilfsmuskeln, Antagonisten (auch der Gegenseite) befallen; kurz, es handle sich um eine „Systemerkrankung" der ganzen Kopf-, Nacken- und Halsmuskulatur. Durch eine sekundäre Lordose der Halswirbelsäule soll es durch Blutstauung in der Ven. jugular. interna zur Drucksteigerung im Schädelinnern kommen (?), die dann allerlei zerebrale Begleiterscheinungen zur Folge haben soll.

Eine eigentümliche Form des Kopfschmerzes, die **Neuralgie der Schädelnähte,** ist von Benedikt besonders bei jungen Leuten (Studenten usw.) nach Aufregungen und Überanstrengungen beobachtet worden.

Auch **gastro-intestinale Störungen** werden nicht selten — besonders bei neurasthenischen Menschen, „Verdauungshypochondern" — als Ursache der Cephalaea angegeben. Vor allem gilt dies von der habituellen Obstipation. Ich kenne nicht wenige Patienten, die das Ausbleiben des Stuhlganges länger als einen Tag — bisweilen auch schon „ungenügende" Entleerungen — mit Kopfschmerz beantworten. In solchen Fällen hat die Therapie natürlich in einer gründlichen Regelung des Stuhles zu bestehen.

Pathogenese. Grob organische Veränderungen liegen einem so wechselvollen, gutartigen und heilbaren Leiden, wie der einfachen Cephalaea, schwerlich zugrunde. Wenn man von den neuralgisch und myalgisch bedingten Formen (Schwielenkopfschmerz u. a.) absieht, so ist man geneigt, die Entstehung des Kopfschmerzes in das Schädelinnere zu verlegen. Und zwar sind es nach Edinger wahrscheinlich die Duralnerven und einige Nerven der Pia mater, an denen die den Kopfschmerz erzeugende Noxe angreift. Diese Noxen können chemischer oder mechanischer Natur sein; unter den mechanischen Schädlichkeiten ist der Hirndruck vor allem zu nennen. Vor allem müssen es aber vasomotorische Einwirkungen sein, die — wie bei der Migräne — den flüchtigen (und heilbaren) Effekt des Kopfschmerzes in diesen Nerven hervorbringen (wahrscheinlich wirken die meisten chemischen Mittel auch auf dem Wege der Vasomotorenwirkung, also indirekt).

Wir wissen, daß Anämie ebensosehr (oft sogar mehr) Schmerz hervorrufen kann als die Hyperämie; die klaren Verhältnisse des Extremitätenschmerzes bei Arterienverschluß oder Krampf und jeder Form der Stauung lehren dies. Für die Hirnhautnerven gilt bezüglich der Schmerzerzeugung durch Anämie und Hyperämie wahrscheinlich dasselbe.

Es ist aber nicht zu übersehen, daß, wenn auch die Hirnrinde selbst analgetisch ist, es doch mannigfache Stellen des Hirninneren, vor allem die vegetativen Zentren (,,Eingeweidezentrum" Aschner) im Zwischenhirn, gibt, die — von einem organischen Prozeß betroffen — heftige Schmerzen produzieren und projizieren. Vasomotorische Veränderungen, die an solchen Stellen angreifen, müssen also ebenfalls Schmerzen zur Folge haben können; solche Schmerzen sind für die Extremitäten oft genug beschrieben worden; man muß also annehmen, daß sie auch den Kopf selbst befallen und so einen intrazerebral ausgelösten Kopfschmerz erzeugen können.

Bei der wahrscheinlich intensiveren Einwirkung der Vasomotoren auf die Region der Hirnhäute ist es aber wahrscheinlich, daß die Schmerzerregung meist von den Dural- und Pianerven ausgeht.

Die **Diagnose** der Cephalaea simplex hat vor allem die anfangs genannten zahlreichen Erkrankungen des Gehirns, der Hirnhäute, des Schädels und der Halswirbelsäule, der Ohren, der Nase und Nebenhöhlen, weiter fieberhafte Infektionen, Intoxikationen, Konstitutionskrankheiten, vor allem auch die Nephritis auszuschließen. Bezüglich der genannten einzelnen Formen des primären Kopfschmerzes sei vor allem auf die genannten funktionellen und leichten organischen Grundlagen dieser Formen (Anämie, Augeninsuffizienz, Vasomotorismus usw.) hingewiesen, die die Diagnose erleichtern. Eine der wichtigsten Aufgaben der Diagnose ist die Scheidung der einfachen Cephalaea von der Migräne und echten Neuralgien sowohl des N. V, als auch der Okzipitalnerven; letzteres wird übrigens nicht immer möglich sein, da es sicher fließende Übergänge zwischen muskulärem Kopfschmerz und Okzipitalneuralgie gibt.

Die **Therapie** der genannten Cephalaeaformen hat vor allem die grundlegenden Ursachen derselben zu berücksichtigen. Sie hat also bei der passageren Cephalaea für Erholung und Entlastung des Patienten zu sorgen, bei der Cephalaea der Kinder und Adoleszenten für die Behandlung der Anämie, der Unterernährung, der Überanstrengung und für genügenden Schlaf. Daß bei bestimmten Formen des Kopfschmerzes für Korrektion von Refraktionsfehlern des Auges und anderer Augenschädlichkeiten und -störungen Sorge zu

tragen ist, wurde schon erwähnt. Ähnliches gilt von der Beseitigung von Nasen-
und Rachenerkrankungen (hypertrophische Rachenmandeln, Deviationen des
Septums, Muschelschwellungen usw.). Die Kopfschmerzen der Blutkrank-
heiten, vor allem der Chlorose, verlangen eine energische Behandlung der
Anämie. Die Therapie des Schwielenkopfschmerzes wurde schon besprochen.
Die Behandlung des auf dem Boden von Darmstörungen entstehenden
Kopfschmerzes erheischt die Beseitigung der letzteren, besonders der Ob-
stipation.

Der vasoparalytische Kopfschmerz bedarf einiger besonderer Bemerkungen:
Hier ist nach Möglichkeit der Ursache dieser Blutverteilungsanomalie nachzugehen. Bei Traumatikern ist neben der Regelung der Rentenfrage die psychische
suggestive Behandlung die gegebene, bei klimakterischer Entstehung sei neben
der psychischen-sedativen ganz besonders auf die Organtherapie mit den verschiedenen Ovarialpräparaten hingewiesen. In allen Fällen sind „ableitende"
Prozeduren zu versuchen, kühle Rückengüsse, Fußbäder, Duschen in die Kreuz-
gegend und auf die Beine. In manchen Fällen habe ich von Aderlässen (ein-
bis zweimal monatlich) vorzügliche Erfolge gesehen. Von Medikamenten sind
die vasokonstringierenden, z. B. das Ergotin versucht worden, anscheinend aber
mit inkonstantem Erfolg.

Von symptomatischen Mitteln seien ferner die Fülle der Antineuralgika
(Chinin, Phenazetin, Pyramidon, Aspirin, Atophan usw.) genannt, die oft,
besonders in der Verbindung mit Koffein vorzüglich wirken und bei vielen Formen
des Kopfschmerzes unentbehrlich sind. Auch die Sedativa (Brom, Baldrian)
und harmlose Morphiumderivate (Kodein) mögen besonders bei Nervösen
versucht werden. Hydrotherapeutische Prozeduren (kühle oder warme
Umschläge auf den Kopf, Halbbäder, Fußbäder, Abreibungen u. dgl.) wirken
oft gut, ebenso gewisse elektrische Prozeduren (schwache Galvanisation
des Kopfes, Galvanisation des Halssympathikus); auch faradische Prozeduren
sind — besonders als Suggestionsmittel bei Hysterischen und Neurasthenikern —
oft recht erfolgreich. Wie weit gewisse mechanische Verfahren (Nägelis Handgriffe, die Nervenpunktmassage von Cornelius) suggestiver Art sind, bleibe
dahingestellt.

Die Psychotherapie spielt natürlich insbesondere bei psychoneurotischen
Reaktionen (Hysterie, Neurasthenie u. a.), aber auch bei Zyklothymen eine
nicht geringe Rolle. Wachsuggestion, Persuasion, Hypnose und Psychoanalyse
sind in manchen Fällen mit Erfolg angewandt worden; die beiden letzteren
rate ich aber nur in besonders schweren, sonst refraktären Fällen zu verwenden.
Klimawechsel ist gleichfalls bisweilen sehr wirksam. Besonders Hoch- und
Mittelgebirge haben oft prompten Erfolg; gleiches gilt seltener auch von der
See. Bei allen solchen klimatischen Wirkungen spielt natürlich auch der Wechsel
des Milieus und der Lebensweise, vor allem das procul negotiis, eine wichtige
Rolle.

Bezüglich der Diätbehandlung gibt es keine prinzipiellen Regeln. In
manchen Fällen ist eine Einschränkung der bisherigen Überernährung, bisweilen aber auch das Gegenteil nützlich. Bei hartnäckigen Formen ist auch
der Versuch mit vegetarischer Kost erlaubt. Wenn der Kopfschmerz mit Superazidität und Obstipation einhergeht, kann die diätetische Behandlung derselben von Nutzen sein. Selbstverständlich ist in vielen Fällen die Abstinenz
von Genußgiften (Alkohol, Kaffee, Nikotin) angezeigt. Die Diätbehandlung
der ursächlichen Krankheiten (Diabetes, Gicht Nephritis) geschieht nach den
bekannten Grundsätzen.

II. Migräne (Hemikranie).

Begriff. Unter Migräne verstehen wir eine sehr häufige Form des anfallsweise auftretenden, meist halbseitigen (aber auch oft doppelseitigen) Kopfschmerzes, der durch allerlei nervöse und dyspeptische Beschwerden und sensorische, sowie sensible Aurasymptome (meist bestimmter Art) eingeleitet wird, stets mit mehr oder weniger Anorexie, Übelkeit und häufig Erbrechen einhergeht. Ungemein häufig sind Augenstörungen in und nach dem Anfall, seltener Störungen der Motilität, der Sprache und anderer Sinnesfunktionen.

Historisches. Die Kenntnis der Migräne ist uralt (Galen, Aretaeus). Die gründliche Erforschung des Leidens knüpft sich an die Namen des Schweizers Tissot (1783), Parry (Augenmigräne) (1825), du Bois-Reymond (vasomotorische Pathogenese) (1860), Liveing, Paul Möbius (1894) u. a.

Vorkommen und Ursachen. Die Migräne ist ungemein häufig, vielleicht die häufigste der sog. funktionellen Nervenkrankheiten; die wahre Morbidität läßt sich nicht annähernd feststellen, da die Mehrzahl der Fälle nicht zum Arzt geht, sondern resigniert sich selbst behandelt.

Wie bei allen funktionellen Nervenleiden überwiegt das weibliche Geschlecht, wenn auch nicht sehr; das Verhältnis der weiblichen und männlichen Migränekranken dürfte mit 6:4 richtig taxiert sein (Gowers, Möbius). Meines Erachtens überwiegen bei den männlichen Kranken die leichten und mittelschweren Formen gegenüber den Frauen, so daß die Neigung mancher Autoren, die Zahl der Männer zu gering anzugeben (z. B. Mendel 5:1), hierdurch erklärt wird.

Was den Stand der Patienten anbetrifft, so kann man im Gegensatz zur Hysterie und Epilepsie ein starkes Überwiegen der „besseren", intellektuell höher stehenden Kreise annehmen. Es ist kein Zufall, daß sich unter Kopfarbeitern so außerordentlich zahlreiche Hemikraniker finden.

Das hereditäre Moment spielt unter den Ursachen der Migräne eine besonders große Rolle. Nervöse Belastung im allgemeinen ist in $80-90\%$ der Fälle nachweisbar (Möbius, Mendel, Heyerdahl); ein sehr großer Prozentsatz betrifft hier die Fälle der gleichartigen Vererbung. Hemikranikerfamilien sind oft beschrieben worden; die Vererbung geschieht übrigens weit häufiger von der migränekranken Mutter als vom Vater. Auch Hysterie, Neurasthenie, Epilepsie, Arthritismus und (seltener) organische Nervenleiden, Alkoholismus und Psychosen finden wir in der Aszendenz der Hemikranischen.

Ungemein groß ist die Zahl der bedeutenden Leute, die an Migräne litten; Möbius, der selbst Hemikraniker war, zählt 27 bekannte Leidensgenossen auf, darunter Piorry, Charcot, du Bois-Reymond, Jolly u. a. Die Tendenz, in schematischer Weise die angeblich enge nosologische Verwandtschaft zwischen Migräne und Epilepsie zu betonen, wird durch das so häufige Fehlen der der letzteren eigenen Degenerationssymptome bei Migräne ad absurdum geführt. Anders steht es mit der unbestreitbaren Tatsache, daß Migränekranke in der Aszendenz und Deszendenz Epileptischer recht häufig sind; aber sicher ebenso häufig sind sie in der Verwandtschaft der funktionellen Neurosen. Die Gicht als „Schwester der Migräne" (Trousseau) zu bezeichnen, ist (wenigstens für unsere deutschen Morbiditätsverhältnisse) mit Recht als unrichtig verworfen worden; schon die große Häufigkeit der Migräne und die relative Seltenheit der echten Gicht bei den Juden beweist das.

Der **Beginn** der genuinen Migräne fällt in den meisten Fällen in die Kindheit (vom 4.—5. Lebensjahre an!) resp. die Pubertätsjahre; Heyerdahl fand bei 56% Beginn in der Kindheit, bei 28% in oder direkt nach der Pubertät; ähnliche Angaben machen Gowers und Möbius. Zwischen dem 20. und 40. Jahr setzt das Leiden in ca. 10% ein; späteres Auftreten der genuinen Migräne ist recht selten und differentialdiagnostisch verdächtig. Es ist auffallend, daß bei vielen Patienten in der Kindheit die Migräneanfälle schwerer und häufiger und nach der Pubertät milder auftreten; bei Männern scheint mir dies Verhalten häufiger als bei Frauen, bei denen im Gegenteil die Menstruation häufig provokatorisch auf die Migräne wirkt.

Neben den genannten konstitutionellen Faktoren, insbesondere der Heredität, treten die individuellen und zufälligen auslösenden Ursachen recht zurück. Meist tritt das Leiden „ganz von selbst" auf. Das Kausalitätsbedürfnis der Patienten führt sie auch bisweilen auf akute Infektionskrankheiten, Typhus, Masern, Influenza u. a. mit mehr oder weniger Recht zurück. Nikotinabusus, Malaria, Saturnismus, Alkoholismus und Lues führen bisweilen ebenfalls zur Migräne. Auch Traumen werden beschuldigt, spielen aber, wie das entschieden seltene Vorkommen von echter Migräne bei unseren Traumatikern zeigt, sicher eine ganz bescheidene ätiologische Rolle. In äußerst seltenen Fällen (Baruch zit. nach Hellwig) kann aber eine traumatische Gefäßverengerung z. B. an der Carotis communis Migräne verursachen.

Als direkte auslösende Ursachen des jeweiligen Anfalles werden vom Hemikraniker selbst ganz bestimmte Noxen angegeben, besonders häufig Stuhlverstopfung, Diätfehler, Idiosynkrasien gegen gewisse Speisen (Anaphylaxie?), schlechte Luft und Gerüche, sehr häufig Alkoholexzesse, sonderbarerweise nicht selten zu langer Schlaf am Tage, Kälteeinwirkungen (s. Pathogenese!), sexuelle Erregungen und Exzesse und endlich psychische Alterationen, die nicht selten leichte Äquivalente zu schweren Anfällen umformen. Daß die Menstruation bei Hemikranischen sehr konstant Anfälle auslöst, ist allbekannt. Auch bei Männern kommt ein regelmäßiger Zyklus der Anfälle vor. Weit seltener ist das vorwiegende Auftreten in der Gravidität (Verf.); die Migräne kann hier mit den reinen Brechanfällen alternieren.

Der typische Anfall wird meist durch allgemeine und spezielle Aurasymptome eingeleitet. Allgemeine Mattigkeit, Unfrische, Gähnen, geistige Trägheit, unbestimmte Druckerscheinungen im Kopf, Nacken, Magen, Dyspepsie u. dgl. werden oft geklagt. Abnorm tiefer Schlaf (bisweilen mit stereotypen, phantastischen Träumen (John K. Mitchell, Feri u. a.) geht nicht selten dem Anfall voraus, wie ja überhaupt recht viele Migräniker den Beginn des Anfalles in den Schlaf verlegen. Es ist zu beachten, daß eine derartige allgemeine Aura ohne nachfolgenden Anfall in leichteren Fällen (besonders in mittlerem oder höherem Alter) nicht selten als Äquivalent der Migräne auftritt; ich kenne Fälle, in denen die Migräne mit Hinterlassung derartiger Äquivalente ausheilte.

Die bemerkenswertesten und konstantesten Initialerscheinungen betreffen das Auge. Am bekanntesten (wenn auch in zahlreichen leichten Fällen fehlend) ist das Flimmerskotom, das außerordentlich verschieden auftreten kann. Meist beginnt es einseitig oder doch in einer Hälfte des Gesichtsfeldes, diese ausfüllend. Rechts und links von der Mittellinie treten visuelle Reiz- und Ausfallserscheinungen auf, bald in Form von einfacher Verdunkelung, Nebel, dunklen Flecken, bald von überwiegend hellen, flimmernden Flecken und Figuren (Möbius). Oft ist ein dunkles, nebliges Feld von zackigem, stark leuchtendem (entweder weißgelblich oder in Spektralfarben) Rand umgeben, so daß die Figur an den Plan einer Festungsmauer erinnert (daher der Ausdruck Teichopsia, Airy).

Der klassische Charcotsche Fall beschrieb sein Skotom folgendermaßen: ich sehe auf dem rechten Auge (auf der Seite des Anfalles) ein leuchtendes Bild, das aus leuchtenden Strahlen besteht, die um einen dunklen Kreis von 5 mm Durchmesser herum angeordnet sind. Dann ändert er sich und es bilden sich Lichtstrahlen, von denen weitere leuchtende Verzweigungen ausgehen, im ganzen eine Figur von 4 cm Länge. Diese Erscheinung bleibt ca. 30—40 Sekunden bestehen; wahrscheinlich bestand diese Form des Flimmerskotoms bei dem Patienten schon seit ca. 19 Jahren.

Neben den Flimmersymptomen, die das Interesse des Patienten ganz zu beherrschen pflegen, fehlen Sehstörungen fast niemals. Meist soll es sich um partielle oder totale hemianopische Skotome handeln, oft auch um unregelmäßig begrenzte Gesichtsfelddefekte, seltener um binokulare, zentrale Skotome; auch rein einäugige Skotome kommen (selten) vor. Auch vollständige Amaurose im Anfall wurde beschrieben. Bisweilen verbindet sich die Hemianopsie mit allgemeiner Verkleinerung des Gesehenen, „als ob alles in weiter Ferne wäre", schilderte es eine meiner Patienten. Alle diese Erscheinungen dauern Sekunden oder Minuten, selten länger als eine Stunde; wohl nie werden sie permanent.

Jolly hat die verschiedenen Formen der Skotome zu lokalisieren versucht. Die hemianopische Form verlegt er in die primäre optische Bahn (Tractus opticus oder Gegend der Corpora geniculata externa), die binokularen zentralen Skotome in noch peripherere Teile (z. B. Chiasma N. II) und die rein einäugigen Skotome in den Nervus opticus selbst oder in die Retina.

Bisweilen treten an die Stelle des Flimmerskotoms ganz stereotype Halluzinationen (Fratzen, Tiere usw. mit ebenso stereotypen Bewegungen); übrigens nicht nur bei Psychopathen; diese Halluzinationen werden von entsprechender Angst und Erregung, zuweilen von Bewußtseinsverlust begleitet (Mingazzini, Kraft-Ebbing, Verf. u. a.); bisweilen gehen sie auch dem Migräneanfall als Traumbilder voraus, als „rêves précurseurs" (Féré). Es ist wichtig, daß stereotype Halluzinationen auch die symptomatische Pseudomigräne, z. B. bei Tumoren, Hirnschwellung usw. begleiten können (Verf.).

Die Ursache der Skotome wird, wie die der Migränesymptome überhaupt, in vasomotorischen (konstriktorischen) Veränderungen mehr zentraler oder mehr peripherer Lokalisation gesehen. Es ist interessant, daß diese (supponierten) Gefäßkrämpfe Dauerveränderungen in der Retinalarterie und dauernde Gesichtsfelddefekte (z. B. homonyme Hemianopsie, Blessig und Amburger) hervorrufen können; es wurden seltene Fälle von Migränethrombose der Arteria retinae beschrieben (Oppenheim, Galezowsky, Berger u. a.); auch ich habe mit Haitz einen derartigen Fall beobachtet.

Über das Verhalten der Pupillen schwanken die Angaben. Ich glaube, daß die Form mit einseitig erweiterter oder normaler Pupille wesentlich häufiger ist, als die mit spastischer Miosis. Letztere soll besonders bei der angiospastischen Form vorkommen. Die Konjunktiven sind häufig im Anfall injiziert.

Wesentlich seltener als die visuelle Aura ist die sensible, motorische, andersartig sensorische und aphasische. Möbius beschreibt halbseitige, besonders die Extremitätenenden und das Gesicht befallende Parästhesien der verschiedensten Art; oft sind sie mit subjektiver Steifheit oder Schwäche verbunden, bisweilen auch mit flüchtigen Paresen. Féré beschreibt objektive Hypertonie der befallenen Muskelgebiete, die ich in einem Fall zu einer dauernden werden sah (im M. orbicularis oculi). Die sensible und motorische Aura kann auf der Seite des Schmerzes und des Skotoms auftreten, bisweilen befällt sie aber, gekreuzt, die kontralaterale Seite.

Nicht selten sind aphasische und dysphasische Störungen im Anfall. Liveing fand sie unter 60 Fällen 15 mal. Meist handelt es sich um mehr oder weniger vollständige, rein motorische Aphasien, sehr selten um sensorische und andere Formen; bisweilen bezieht sich der Defekt nur auf fremde Sprachen (Féré) oder auf das Schreibvermögen allein.

Andere sensorische Reizerscheinungen oder Defekte sind noch seltener, so z. B. Gehörshalluzinationen (Glockenläuten, Orgelspiel u. dgl.), Geruchshalluzinationen (z. B. Veilchenduft) und Geschmackserscheinungen.

Ein Fall Oppenheims zeigte hemikranische Zerebellarsymptome. Schwindel soll im übrigen selten sein (Möbius). Von otologischer Seite wird demgegenüber die Häufigkeit des Syndroms, Otosklerose mit Beginn durch Labyrinthschwindel und Migräne betont (Escat). Auch ich sah einige Male echte Migräne mit regelmäßigen Vestibularsymptomen;

bisweilen alternierten beide. Boenheim und ich beobachteten familiäre vestibuläre Hemikranie.

Daß bei dem gleichzeitigen Auftreten von Skotomen, Hemiparesen und -parästhesien, Aphasie usw. auch jeweilig psychische Defekte auftreten können, ist nicht verwunderlich; sie nehmen verschiedene Grade und Formen an, meist sind es vorübergehende Verwirrungszustände, bisweilen Angst, Depression, hysterische Erregung, kurz Reaktionen, die je nach Individualität der Psyche, schwanken.

Es ist jedoch gegenüber der beliebten Parallelisierung mit der Epilepsie zu betonen, daß echte psychopathische Dauerveränderungen, auch bei schweren Formen von Migräne, im ganzen außerordentlich selten sind.

Nach oder meist noch während dieser Aurasymptome setzt der Kopfschmerz ein. Er ist — wenigstens im Beginn — meist einseitig, ergreift aber in vielen Fällen (67 von 123 nach Henschen) auf der Höhe des Anfalles beide Kopfhälften. In den meisten leichten und mittelschweren Fällen scheint er aber rein einseitig zu bleiben. Die häufigste Lokalisation ist die über dem Auge; oft wird der Schmerz auch direkt ins Auge verlegt. Fast stets zieht er in die Schläfe, häufig auf den Scheitel, seltener in den Hinterkopf und Nacken. Wie andere Autoren, sah ich aber auch nicht ganz selten Fälle mit rein okzipitalem Schmerz. Daß der Schmerz und die sensorisch-sensiblen Erscheinungen homolateral, aber auch bisweilen gekreuzt auftreten, wurde schon erwähnt.

Der Schmerz ist meist sehr intensiv, wird in die Tiefe des Kopfes verlegt; oft ist er bohrend oder auch klopfend; bisweilen wird er geschildert, „als ob ein Messer im Gehirn umgedreht würde, als ob der Kopf zerspringen wolle, zusammengepreßt, mit Hämmern bearbeitet werde" usw. Bei jeder Bewegung wird der Schmerz, wie derjenige des Tumor cerebri-Kranken, intensiver; darum verharren diese, wie jene, in absoluter Ruhe. In schweren Anfällen legen sich darum die Patienten während der ganzen Dauer nieder, verdunkeln das Zimmer, da sie gegen helles Licht empfindlich sind, und halten ängstlich jedes Geräusch fern. Körperliche Arbeit (besonders Bücken), geistige Tätigkeit, selbst die leichteste Lektüre ist unmöglich. Es gibt jedoch auch Fälle, die nicht liegen können. Ich selbst fühle mich während (außerordentlich seltener) mittelschwerer Migräneanfälle am wohlsten, wenn ich langsam umhergehe. Möbius hat zweifellos recht darin, daß psychische Einwirkungen einen gewissen bessernden Einfluß haben können, besonders auf leichte Fälle. Ich kenne Fälle von echter jugendlicher Migräne, die durch Suggestionsmaßregeln naiver Art sehr zu bessern waren.

Von anderen prominierenden Störungen im Anfall sind die Überempfindlichkeit der Augen und des Gehörs schon erwähnt; auch Hyperalgesien oberflächlicher Art (gewisser Hautpartien und besonders der Quintusdruckpunkte) halte ich mit Möbius für sehr häufig. Auch Myalgien der Hals-Nackenmuskeln werden nicht selten beobachtet (Aswaduro).

Das wichtigste und quälendste Symptom neben dem Kopfschmerz ist der Brechreiz, der natürlich mit völliger Anorexie verbunden ist; die letztere kann dem Anfall viele Stunden vorausgehen. Unter 248 Patienten von Henschen, Liveing und Möbius litten 145 an Erbrechen. Meist pflegt die Nausea mit Speichelfluß verbunden zu sein, sie wächst auf der Höhe und gegen Ende des Anfalles an und endet in ein- oder mehrmaligem Erbrechen von Speisen oder Schleim; das Erbrochene ist überwiegend weder besonders flüssig, noch sauer, sondern oft schlecht verdauter, ziemlich zäher Speisebrei. In seltenen, aber sicheren Fällen wurde Hämatemesis beobachtet. Oft endet der Brechakt den ganzen Anfall, bisweilen förmlich kritisch, nicht selten langsam und lytisch.

Es gibt aber auch Fälle, in denen, wie bei der Seekrankheit, immer und immer wieder Erbrechen und Würgen auftritt, ohne Linderung der Hemikranie und der Nausea zu bringen.

Es gibt Fälle, in denen die Schmerzen in der Magengegend während der Hemikranie sehr in den Vordergrund treten, den Kopfschmerz übertreffen, und, in denen reine Brechkrisen alternierend mit Hemikranie auftreten können; in einem meiner Fälle, der zudem mit Pupillendifferenz, Blutdrucksteigerung usw. einherging, war die Differentialdiagnose gegen eine Krisentabes schwer zu stellen. Auch eine bestimmte Form des krisenartigen, nervösen Erbrechens mit Superazidität und -sekretion wurde als Migräneäquivalent gedeutet (Gastroxynsis, Roßbach, Magenäquivalente nach Ad. Schmidt). Objektiv hat man übrigens im Anfall Magendilatation (Mangelsdorf) und Pylorospasmus (Fr. Best) festgestellt.

Bei Kindern sind derartige abdominale Äquivalente der Migräne recht häufig (Fabre); die periodisch wiederkehrenden Bauch- und Nabelkoliken der Kinder sind meines Erachtens meist als larvierte Migräne zu deuten; mit der Pubertät verschwinden sie oder werden durch wirkliche Hemikranie abgelöst. Bisweilen sind sie auch bei Kindern mit vasomotorischen und sekretorischen Symptomen verknüpft, z. B. Asthma, rezidivierendem Haut- oder Periostödem und vor allem Tetaniesymptomen (Verf.).

Viel seltener als die Magenerscheinungen sind Darmsymptome. Diarrhoische oder auch normale Stuhlentleerungen pflegen in manchen Fällen den Anfall zu beenden; nach meiner Erfahrung sind durchaus nicht alle, sondern meist nur besonders schwere Anfälle des betreffenden Kranken von Diarrhöe begleitet. Es soll auch Fälle geben, in denen trotz starker Durchfälle der Anfall weiter besteht.

Vasomotorische Erscheinungen eigener Art werden von den Anhängern der Hemicrania sympathico-tonica (s. u.) beschrieben: bei der vasokonstriktorischen Form halbseitiges Erblassen, bei der dilatatorischen Form halbseitiges Erröten. Derartige Fälle sind aber sicher ungemein selten.

Meist ist das ganze Gesicht verändert, häufiger bleich, verfallen, kühl als gerötet, gedunsen und heiß; bisweilen geht die Blässe im Verlauf des Anfalles in Röte über. Auch die Extremitäten können an den Angiospasmen teilnehmen, wenn auch nur sehr inkonstant.

Ich habe Fälle von Angina pectoris vasomotoria (Nothnagel) und vielformiger „vasomotorischer Ataxie" beobachtet, die regelmäßig mit Migräne einhergingen; neben der Synkope der Extremitenenden ward auch das Gesicht bleich; in einem Falle konnte ich experimentell durch Kälteapplikation auf die Hände Migräne und Anginapektorisanfall auslösen, eine für die vasomotorische Theorie der Migräne wesentliche Beobachtung.

Die Herzaktion ist nicht selten verlangsamt, bisweilen auf 40—50 in der Minute; oft ist der Puls aber von normaler oder etwas erhöhter Frequenz. Auch eehte hochgradige Tachykardie im Anfall habe ich gesehen. Der Radialpuls ist oft klein; in einigen Fällen, mit Bradykardie einhergehenden Fällen hatte ich den Eindruck vermehrter Tension; besonders galt dies von einem mit heftiger „Gastralgie" einhergehenden Fall, der eine erhebliche, über 50 mm Hg betragende Steigerung des Blutdruckes gegenüber der Norm aufwies (Splanchnikusgefäßverengerung?). Auch andere Autoren berichten von mehr oder weniger hohen Drucksteigerungen im Anfall (Franz u. a.).

Von sekretorischen Veränderungen seien die nicht seltene Urina spastica, die Entleerung einer großen Menge diluierten Harnes, erwähnt, weiter die ziemlich häufigen Schweiße (besonders des Kopfes und der Hände), starker Tränenfluß (selten) und schließlich parenchymatöse Blutungen aus Nase (Rossolimo), Magen und Rektalhämorrhoiden; auch asthmatische Anfälle mit reichlicher Sekretion, zusammen mit der Hemikranieattacke habe ich beobachtet; analoges scheint auch mit dem Auftreten krisenartiger Colitis membranacea vorzukommen. Auch umschriebenes Ödem (besonders des

Augenlides) und starke Gedunsenheit des ganzen Gesichtes wurde nicht selten beschrieben. Bisweilen sah ich in jedem Anfall das Auftreten eines stets gleich lokalisierten bullösen Hautausschlags (z. B. an den Fingern). Fieber tritt insbesondere bei Thermolabilen und Kindern im Anfall nicht ganz selten auf (E. Flatau, Gowers, Verf. u. a.); Determann beschrieb regelmäßige Temperaturen bis 40°. Diese sehr anaphylaxieähnlichen Symptome werden noch ergänzt durch die neuerdings beobachtete Eosinophilie des Blutes im Anfall (Weitz).

Innersekretorische Symptome sind, wenn ich von der relativen Häufigkeit der Tetaniestigmata bei Kindern (siehe oben), absehe, selten. Das gilt sowohl von hypo- und hyperthyreoiden, als von hypophysären, hypadrenalen und auch pluriglandulären Zeichen. Dagegen sind die Einwirkungen des Keimdrüsenapparates (Pubertät, Menstruation, Klimax bedeutsam und auch bereits erwähnt.

Ablauf und Dauer des Anfalles sind sehr verschieden, die Anfälle der typischen schweren Fälle haben jedoch etwas recht Stereotypes. Mit Möbius habe ich oft beobachtet, daß die Anfälle im Schlaf, d. i. direkt nach dem Erwachen aus dem Nacht- oder Tagschlaf einsetzen, in manchen Fällen pünktlich auf die Stunde. In anderen bereitet sich nach längeren Prodromen der Anfall im Laufe des Tages vor, um abends die Akme zu erreichen; seltener setzt er — nach irgend einem Gelegenheitsinsult — plötzlich ein. Der typische Anfall dauert ca. 12 Stunden, in manchen schweren Fällen aber auch 48 und mehr Stunden; es gibt jedoch viele leichter Kranke, die ihre Anfälle in wenigen Stunden, sogar in Bruchteilen von Stunden abmachen (abortive Anfälle). Bezüglich des Repetierens der Migräne lassen sich kaum typische Regeln aufstellen; es ist außerordentlich verschieden, sowohl im einzelnen Fall, als im Gesamtbild des Leidens.

Vielleicht kann das eine behauptet werden, daß die Migräne der Frauen in allen Altersstufen häufiger repetiert, als die der Männer, die besonders im mittleren und späteren Mannesalter seltener aufzutreten pflegt. Die Migräne vieler Frauen zeigt durch die besondere Prädilektion der Menstruationstage etwas Regelmäßiges im Verlauf; diese Regelmäßigkeit kann natürlich durch interkurrente Insulte oft genug gestört werden. Auch bei der Migräne der Männer glauben einige eine gewisse Periodizität gefunden zu haben (Fraser). Im ganzen herrscht entschieden noch mehr Unregelmäßigkeit im Ablauf, wie bei der Epilepsie. Schlechte Zeiten wechseln mit besseren.

Häufung der Anfälle in gewissen Zeiten ist nicht selten; bei manchen Patienten besonders im Winter; es können dann jeden zweiten bis dritten Tag Anfälle auftreten; schließlich werden die freien Intervalle ganz kurz; so kann es zum Status hemicranicus kommen, der von fünf- und mehrtägiger Dauer sein kann und bisweilen sogar mit Bewußtseinstrübung und anderen schweren zerebralen Erscheinungen verläuft (Féré). Besonders heftige und häufige Exazerbationen der Migräne bei Frauen im präklimakterischen Alter, die mit starker Erschöpfung einhergeht, haben Mathien und Roux als eine typische Form des Leidens beschrieben. Daß mit dem Eintritt der Menopause die Anfälle oft fortbleiben, wurde schon erwähnt; bisweilen werden sie auch nur in andere vasomotorische oder sekretorische Zustände „transformiert", in periodische Gastralgien, Angina pectoris vasomotoria (Verf.), in Asthma, Colica mucosa. In anderen Fällen kann es aber auch zur Steigerung der Migräne nach der Menopause kommen (Rivière). Der Ausgang einer echten Migräne in eine Epilepsia vera ist zuzugeben, wenn auch außerordentlich selten; meist handelt es sich um hemi-epileptische Insulte auf der Seite, die vorher schon Ort der sensorischen und sensiblen Aura war (Marshall Hall,

Gowers u. a.). Oppenheim ist geneigt, Migräne mit epileptoiden Zuständen in den Rahmen seiner psychasthenischen Krämpfe einzureihen. Auch organische Hirnerkrankungen (Erweichungen, Blutungen) müssen in sehr seltenen Fällen als Ausgangsprodukte der Migräne zugegeben werden; daß die angiospastische Migräne zur Erkrankung und Verlegung des Gefäßes führen kann, ist ja aus den zitierten Befunden der sekundären Migränethrombose der Art. retinae bekannt und erleichtert das Verständnis solcher sekundären Kreislauferkrankungen im Gehirn. Die Frage, ob echtes Glaukom Folge und Ende einer Migräne sein kann, wird von Möbius wohl mit Recht bejaht.

Im ganzen kann man sagen, daß eine Migräne, auch wenn sie nie ausheilt, die Lebensdauer nicht zu verkürzen braucht; sie pflegt weder frühzeitiger zur Arteriosklerose zu führen, noch zum Senium praecox in körperlicher und psychischer Beziehung überhaupt. Ob es Todesfälle infolge der Migräne gibt, ist zu bezweifeln. Es sind vereinzelte, z. B. im Status hemicranicus, beschrieben worden, auch habe ich einmal derartiges beobachtet bei einer Patientin, die ich jahrelang an Hysterie und Migräne behandelte. Da aber keine Obduktionen vorliegen, sind solche Fälle nicht beweisend. Immerhin habe ich im Status hemicranicus recht bedrohliche Zustände, insbesondere Herzschwäche, gesehen, die an eine gewisse Lebensgefahr denken ließen.

Über die Komplikationen der Migräne bedarf es nach dem schon Gesagten nur weniger Worte. Da zwar lange nicht alle Hemikranische nervös, unendlich viel Hysterische und andere konstitutionell Nervöse aber Hemikraniker sind, so kann eigentlich jedes Symptom dieser Neuropathien sich mit der Migräne verbinden. Ganz besonders häufig gilt das — wie schon bemerkt — von den Neurosen des vasomotorischen, trophischen und sekretorischen Systems (Akroparästhesien, Angina pectoris vasomotoria, angioneurotische Ödeme, Asthma bronchiale, Colica mucosa usw. usw.). Auch gewisse nicht rein hysterische Hyperkinesen, Tortikollis, Tik, besonders Schreibkrämpfe sind häufige Komplikationen der Migräne.

Reine Migränepsychosen sind sicher sehr selten. Hauber hat derartige „Schmerzdämmerzustände" (nach Art der neuralgischen Dysphrenie) geschildert, die sogar zu kriminellen Delikten Anlaß gaben.

Die symptomatische Migräne bedarf wegen ihrer diagnostischen und therapeutischen Wichtigkeit einer gesonderten Besprechung.

Ausschalten müssen hier natürlich die Vermischung einer alten Hemikranie mit einem späteren organischen Leiden, weiter die mit Erbrechen einhergehenden Anfälle von Kopfschmerz, wie sie viele organische Gehirnkranke aufweisen, überhaupt alles, was nur migräneähnlich ist und der geschilderten Eigenart der echten Hemikranie nicht entspricht. Die Zahl der Fälle von symptomatischer Migräne wird dadurch sehr vermindert, gewisse oft zitierte Krankheitsformen (z. B. der syphilitische, nächtlich rezidivierende Kopfschmerz, die Kopfneuralgien, Malariaanfälle u. dgl.) scheiden dadurch a priori aus.

Relativ häufig treten anscheinend ganz typische Anfälle von Migräne (sogar mit Amblyopie, Erbrechen, Durchfällen, vasomotorischen Symptomen) bei bisher latenten (bzw. nicht diagnostizierten) Fällen von sekundärer, primärer oder arteriosklerotischer Schrumpfniere auf; die Anamnese solcher Kranken weist bisweilen jahrelang leichtere, oft nur selten rezidivierende „Migräneanfälle" auf, die dann eines Tages durch schwerere, als urämische erkennb ren Anfälle abgelöst werden.

Weiter wird als ziemlich häufige Form der symptomatischen Migräne diejenige im Vorstadium der Tabes und (weit öfter) der progressiven Paralyse angegeben (Charcot, Oppenheim); sie tritt relativ häufig als Augenmigräne auf, ist im ganzen aber selten (Möbius sah unter 40 tabeskranken Frauen nur 2 Fälle, unter Männern keinen einzigen) und setzt meist in sehr frühem Stadium oder der Taboparalyse um Jahre vorauseilend ein; sie schwindet bisweilen mit Fortschreiten des Grundleidens. Auch multiple Sklerose sah ich mit anscheinend typischer Augenmigräne beginnen.

Auch Hirntumoren verschiedener Art und Lokalisation sind bisweilen als Ursachen einer anscheinend echten Migräne beobachtet worden; ich habe in einigen Fällen von Tumoren der hinteren Schädelgrube Anfälle von paroxysmalem hemikranieähnlichem Kopfschmerz mit allen Zeichen des akuten Hirndruckes beobachtet. Auch andere Autoren (Möbius, Wernike u. a.) beschrieben derartige Anfälle, sowohl als initiales Symptom, als auch als Äußerung des ausgebildeten Leidens. Auch bei Hydrocephalus internus intermittens und Hirnschwellung (Reichardt) sah ich anscheinend typische Hemikranie.

Die Hemikranie als Symptom oder Äquivalent einer echten Epilepsie wurde schon erwähnt.

Nach Escat sollen auch viele Fälle von Othosklerose mit (symptomatischer) Migräne einhergehen, die erst zwischen dem 30. und 50. Jahr einsetzt und häufig hereditär und familiär auftritt.

Die periodische Okulomotoriuslähmung (Möbius 1884) ist in ihrem Zusammenhang mit der echten Migräne noch immer strittig. Sie tritt meist bei Jugendlichen in unregelmäßigen, langen Intervallen auf. Der mit Erbrechen und Halbseitenkopfschmerz (besonders Augenschmerz) einhergehende Anfall dauert — im Gegensatz zur genuinen Migräne — meist 1—2 Wochen (bisweilen auch wesentlich länger) und endet dann erst in einer unvollkommenen oder kompletten Okulomotoriuslähmung; mit deren Auftreten pflegen die Schmerzen zu verschwinden. Sie pflegt viele Wochen bis zur spontanen Heilung zu brauchen. Bisweilen wird das Leiden durch grob organische Veränderungen des Nerven verursacht (z. B. durch ein Fibrom, Shionoya).

Die lange Dauer des prämonitorischen Kopfschmerzes, die regelmäßig auffallend langen Intervalle, das Fehlen der spezifischen Heredität und das Ausbleiben einer visuellen Aura führt Möbius als Gründe an, weswegen er das Leiden als migräneähnlich, aber nicht als identisch mit ihr betrachtet. Charcot, Remak u. a. betonten dagegen — auf seltene Übergangsformen zwischen beiden Zuständen hinweisend — mit Recht die Artgleichheit beider.

Plavek hat unlängst ebenfalls angenommen, daß die Migraene ophthalmoplegique und die Hemicrania vera artgleich und auch ätiologisch eng verwandt sind. Er führt die Migräne auf eine allseitige, die periphere Okulomotoriuslähmung auf eine mehr halbseitige Schwellung der Hypophyse zurück, die zuerst den Sympathikus, dann den Okulomotorius schädigen soll (?).

Es sei übrigens erwähnt und spricht gegen die Möbiussche Auffassung, daß sonst völlig typische Hemikranien mit vorübergehender Lähmung anderer Augenmuskeln (Abduzens) verlaufen können.

Die **Pathogenese** ist noch immer strittig. Dauernde gröbere organische Veränderungen im Gehirn anzunehmen, ist wohl nicht angängig, sie sind wenigstens bis jetzt nicht festgestellt. Möbius (und mit ihm Gowers u. a.) hält es allerdings für möglich, daß primäre Veränderungen in der Hirnrinde zugrunde liegen. Im Gegensatz zur vasomotorischen Theorie hielt er leidenschaftlich an der primären Schädigung der Parenchymzelle fest und erklärt die Zirkulationsstörungen für sekundäre Erscheinungen: „das Parenchym ist der Herr, die Zirkulation der Diener".

Die vasomotorische Theorie — begründet von du Bois-Reymond und von Möllendorf — faßte die Gefäßfunktionsstörungen als das Primäre auf und unterscheidet in wohl etwas zu schematischer Weise vasokonstriktorische und vasoparalytische Krankheitstypen. Mendel, Oppenheim u. a. haben mit Recht die erstere Form für die pathogenetisch klarere und auch weitaus häufigere erklärt.

Inzwischen hat die Partei, die funktionelle Gefäßstörungen annimmt, weitere gewichtige Argumente gesammelt. Klinische Beobachtungen (Oppenheim, Buch, Päßler u. a.) haben den engen Zusammenhang zwischen Sympathizismus und Migräne bestätigt. Auf anderen Gebieten haben wir wichtige Analoga in Gestalt schmerzhafter, durch zweifellos periodische Gefäßkrämpfe hervorgerufener Affektionen kennen gelernt: die Angina pectoris vera und vasomotoria, die Hochdruckkrisen bei Tabes, Bleikolik und abdominaler Arteriosklerose, die Raynaudsche Krankheit und manche Formen der intermittierenden Dyspraxie. Bei allen diesen ist die Gefäßfunktion „der Herr", die Schädigung der Parenchymzelle „der Diener", das Sekundäre. Durch die Untersuchungen der jüngeren Wiener Schule (Eppinger, Heß, Falta u. a.) haben wir gelernt, wie durch Störungen der inneren Sekretion, durch organische Nervenleiden und durch Individualanlage Typen von Vasomotorikern verschiedener Genese und Richtung, Vagotoniker und Sympathikotoniker geschaffen werden, deren Art durch ihre Reaktion auf spezifische Mittel (Adrenalin, Pilokarpin u. a.) zu erkennen ist. Es hat sich übrigens gezeigt, daß diese reinen Formen relativ selten sind und daß verschiedenartige Funktionsänderungen beider Systeme an Zahl weit überwiegen.

Daß die Hemikranischen Vasomotoriker eigener Art sind, haben unter anderem auch Untersuchungen von W. Steckel gezeigt, der die Wärmeregulation bei ihnen auffallend gestört fand (abnorm niedrige Hauttemperaturen bei erhöhter Mastdarmwärme, paradoxes Steigen der Hautwärme auf Antipyrin usw.). Für die vasokonstriktorische Entstehung scheinen mir besonders auch folgende Momente zu sprechen: es gibt Fälle, die er' eb- liche Blutdrucksteigerungen im Anfall aufweisen, wie sie nur bei ausgedehnter viszeraler Vasokonstriktion auftreten kann. (Daß die Blutdrucksteigerung nicht Folge des Schmerzes sein kann, erhellt aus der von mir gefundenen Tatsache, daß Schmerzen nicht vasogener Natur nur sehr geringfügige Alterationen des Blutdruckes veranlassen.) Weiter sind in manchen Fällen objektive Gefäßverengerungen (z. B. an der Arteria retinae, temporalis u. a.) sicher konstatiert worden. Schließlich habe ich Fälle von Angina pectoris vasomotoria beobachtet, die prompt ihren anfallsauslösenden, vasomotorischen Reiz, z. B. Kälteapplikation, mit peripheren Gefäßkrämpfen und zugleich einem typischen Migräneanfall mit Erbrechen beantworteten; hier gelang also der experimentelle Nachweis der primären vasomotorischen Auslösung eines hemikranischen Anfalles. Daß Kälteeinwirkung in manchen Fällen die Neigung zum Migräneanfall steigert, hatte klinisch auch Handford schon beobachtet.

Daß schließlich keine Theorie das Flüchtige aller Migränesymptome (auch der Lähmungen, der Hemianopsie usw.) so gut erklärt, als die des Gefäßkrampfes, ist schon oft hervorgehoben worden. Kurz: die vasomotorische Pathogenese ist nicht tot, wie Möbius meinte, sondern sie lebt und ist die einzige, die für eine Reihe von Fällen (s. oben) sicher bewiesen ist.

Welche Schädlichkeiten erzeugen nun diese periodische, mehr oder minder lokale Störung des Vasomotorensystems? Man hat verschiedene Autointoxikationen angenommen. Steckel hat die Harnsäureretention angeschuldigt, während Lichty, das Verhältnis von Harnsäure und Harnstoff unverändert findend, diese These ablehnt. Die Vermehrung des Paraxanthins im Urin verwertet Ratshford pathogenetisch; von anderen (Pfaff und Putnam) wurde diese Paraxanthinvermehrung nicht bestätigt. Kurz: die „chemische Ätiologie" ist noch ungeklärt. Wichtig und bisher nicht genügend studiert sind wohl auch für die Migräne anaphylaktische Vorgänge, z. B. Überempfindlichkeit gegen Eiweißstoffe der Nahrung, chemische Substanzen usw. Daß eine ganze Reihe von Symptomen ganz denen der Anaphylaxie ähnlich ist, habe ich bereits oben hervorgehoben. Hier liegen noch wichtige Aufgaben in ätiologischer und therapeutischer Beziehung! Vielleicht wird in manchen Fällen die Beachtung von Störungen der inneren Sekretion den richtigen Weg zeigen, der aber wohl nicht zur Annahme eines Hypothyreoidismus als Ätiologie der Migräne (Parhon, Hertoghe u. a.) führen dürfte.

Von lokalistischen Hypothesen zweifelhaften Wertes seien schließlich noch die von Dayl und Plavek (periodische Hypophysenschwellung), die von Levi (Reizung eines Punktes am Boden des IV. Ventrikels) und die von Spitzer (periodische Zuschwellung und Verlegung der For. Monroi bei angeborener Enge desselben) erwähnt. Sie werden auch von Fr. Schultze abgelehnt.

Die **Therapie** hat sowohl den Anfall zu bekämpfen, als prophylaktisch vorzugehen. Jeder Hemikraniker oder hemikranisch Belastete sollte vor allem Alkoholabusus meiden. Auch die Vermeidung von Exzessen in venere, in Nikotin, dem Aufenthalt in schlecht gelüfteten Räumen, und die Gewöhnung an körperliche Bewegung im Freien wird in manchen Fällen den Anfällen vorbeugen. Auch die Berufswahl kommt evtl. in Betracht: Man bedenke, daß Kopfarbeiter besonders oft an Migräne leiden. Ein wesentlicher Punkt ist

die Diätetik: es ist sicher, daß viele Hemikranische besonders bei Verstopfung
Anfälle erleiden. Man sorge darum stets für geregelten Stuhlgang! Die günstige
Wirkung der vegetarischen Diät auf manche Hemikranische scheint mir in
diesem Effekt zu liegen (vgl. die Behandlung der Obstipation nach Kohnstamm). — Es ist zweifellos, daß nicht wenige Kranke auf reichliche, schwer
verdauliche Speisen, bisweilen auf ganz bestimmte idiosynkrasisch mit Anfällen
reagieren; man richte sich danach. Orts- und Klimawechsel (besonders Hochgebirge) soll manchen Kranken, wenigstens vorübergehend helfen. Neben der
körperlichen ist auch die geistige Diät zu beachten; unnötig aufreibende, gehetzte
Tätigkeit, Sorgen, Erregungen sind zu meiden; andererseits hat die Kriegs-
erfahrung gelehrt, daß Migräniker unter den Einwirkungen schwersten Front-
dienstes anfallsfrei blieben; wahrscheinlich infolge der völligen Umwälzung
ihrer seelischen und körperlichen Verhältnisse. Jedenfalls weisen diese Erfahrungen aufs neue darauf hin, daß planmäßige Muskelarbeit (Gymnastik, Turnen,
Sport) viel mehr empfohlen werden sollte, als dies meist der Fall ist.

Auch endokrine Faktoren werden vereinzelt berücksichtigt werden müssen.
Vom Thyreoidin, das von manchen gerühmt wurde, habe ich nie Nutzen
gesehen. Immerhin versuche man es bei Verdacht eines Hypothyreoidismus.
Bei klimakterischer Exazerbation der Migräne sind Ovarpräparate angezeigt.
Bei Kombination mit Morbus Basedow (sehr selten!) bedarf es der Schild-
drüsenbehandlung (Operation, Röntgen). Neuerdings hat man auch durch
Röntgenbestrahlung der Hypophyse gute Erfolge erzielt (H. Kupferberg).

Endlich habe ich bei Kindern, die spasmophile Symptome (Chvostek,
Erb) zeigten, mit Kalkpräparaten Heilungen auch bezüglich der Hemikranie
erlebt. Bei der relativen Häufigkeit dieses Syndroms bei Kindern rate ich
dringend, es zu beachten.

Die Behandlung des Anfalles erheischt in schweren Fällen völlige körperliche und geistige Ruhe (womöglich im Bett); oft ist besonderer Schutz vor
Licht und Geräusch nötig. Kalte (bei manchen auch heiße) Umschläge auf
den Kopf, Einreibungen verschiedener Art (Menthol-Migränestift), heiße Hand-
oder Fußbäder wirken auf manche günstig. Medikamentös kommen vor allem
Antipyrin, Phenazetin, Aspirin, Migränin, Trigemin, Pyramidon in nicht zu
kleinen Dosen in Betracht. Sie kupieren in vielen, selbst mittelschweren Fällen
den Anfall; in manchen Fällen versagen sie aber auch. Als Regel gelte, daß
man jeden Anfall so bald als möglich behandeln solle, womöglich mit
den genannten antineuralgischen Mitteln. In sehr seltenen Fällen ist allerdings das Morphium nicht zu entbehren. In schwersten Fällen, besonders im
Status hemicranicus, habe ich die Lumbalpunktion einige Male mit Nutzen
ausgeführt. Sie kann bei solchen nosologisch meist zweifelhaften Fällen auch
diagnostisch von großer Wichtigkeit sein. Endlich hat A. Hellwig für schwere
Fälle neuerdings die periarterielle Sympathektomie an der Karotis vorgeschlagen.

Als dauernde Medikation wurde von Möbius vor allem das Brom empfohlen
(in steigenden und fallenden Dosen von 3—6 g pro die); Gilles de la Tourette
empfahl sogar zu steigen, bis Intoxikationserscheinungen auftreten. In vielen
Fällen riet Möbius zum Natr. salicyl. 1,0 abends lange Zeit fort zu nehmen).
Edingers Ordination lautete Antipyrin 0,5, Past. Guaranae 0,3, Coffein citr.
0,02 f. Pulv. 1—2mal 1 Pulver mit Pause einer Stunde. Oppenheim rühmte
das Arsen evtl. mit Eisen sehr; ich habe bisher wenig Nutzen von ihm gesehen.
Die von Bing empfohlenen Pillen (Chinin sulf. 1,0, Acid. arsen. 0,1, Extr.
Cannab. Ind. 0,45, Extr. et pulv. Rad. Valer. 9. s. u. f. Pil. 30. D. S. abends
1 Pille) haben sich mir oft recht bewährt. Der dauernde Gebrauch des Chinins
0,25 dreimal täglich) ist ebenfalls manchmal von Nutzen.

Die gefäßerweiternden Mittel (Natr. nitrosum, Nitroglyzerin) wurden von Gowers empfohlen, das erstere hat sich mir auch bisweilen bewährt.

Schließlich sei erwähnt, daß in manchen Fällen die sachgemäße Korrektion eines Refraktionsfehlers, die Behandlung gewisser Nasen- und Rachenaffektionen, z. B. die Entfernung der Tonsillen oder der adenoiden Vegetationen, die Behandlung von Ohr- speziell Labyrinthaffektionen und sogar die Beseitigung von Zahnleiden (schlechte Wurzeln usw.) von Nutzen sein können.

Die Wirkung des elektrischen Stromes, sowohl im Intervall, wie im Anfall, dürfte höchstens bei hysterisch superponierten Fällen noch in Frage kommen; im ganzen scheint sie mir nutzlos. Psychotherapie (Hypnose, Psychoanalyse) soll in manchen Fällen günstig gewirkt haben; wohl nur vorübergehend und bei psychopathischen Patienten.

III. Schwindel (Vertigo).

Wie der Kopfschmerz, so ist auch der Schwindel ein Symptom und keine Krankheit für sich; aber auch er tritt so häufig als einzige oder vorherrschende Störung auf, daß sich daraus die Berechtigung ableitet, ihm ein besonderes Kapitel zu widmen.

Als Schwindel bezeichnen wir „die Wahrnehmung von Störungen der (normalen) Vorstellungen über unser körperliches Verhalten im Raum" (Hitzig); ich möchte definieren: ein spezifisches Unlustgefühl auf Grund einer bewußten oder befürchteten Störung des stabilen Gleichgewichtes. Mit Hitzig können wir einen systematischen, d. i. nach einer bestimmten Richtung (horizontal oder vertikal) ablaufenden Schwindel, und einen asystematischen, d. i. ohne bestimmte Richtung der Scheinbewegungen des Ichs oder der Umgebung einhergehenden Schwindel unterscheiden.

Weiter können wir unterscheiden: Schwindel auf Grund einer organischen oder funktionellen Störung der Gleichgewichtsorgane; und Schwindel als Autosuggestion bzw. Phobie (vor allem Höhenschwindel).

Systematischer Schwindel läßt sich unter physiologischen Verhältnissen beim Gesunden durch Rotation und durch Galvanisation auslösen; die Reizbarkeit verschiedener Individuen schwankt natürlich — besonders gegenüber der Rotation — in weiten Grenzen. Zu dem subjektiven Gefühl des systematischen Schwindels (Scheinbewegung des Ichs und der Umgebung) tritt außerdem die reflektorische, ebenfalls gesetzmäßige Störung der Muskelinnervation.

Der Schwindel bei Rotation (oder unregelmäßigen Bewegungen, Schaukeln, Schütteln) ist in hohem Maße abhängig von der Haltung des Kopfes bzw. der Stellung der Bogengänge des Labyrinths. Bei einfacher Drehung, z. B. von links nach rechts, hält die scheinbare Drehung der Umgebung dieselbe Richtung; hört die Drehung auf, so kommt es zu einer (subjektiven) Scheinbewegung des Ichs und der umgebenden Objekte in entgegengesetzter Richtung, d. i. von rechts nach links. Zugleich tritt ein Nystagmus (mit der kurzen Zuckung) nach links auf. Im Moment des Aufhörens der Rotation werden die bekannten krampfhaften, das Stürzen abwehrenden objektiven Bewegungen ausgeführt.

Beim galvanischen Schwindel erfolgt die Scheinbewegung der Umgebung und auch des Ichs während der Stromdauer von der Anoden- zur Kathodenseite; bei Unterbrechung des Stromes ändert sich diese Richtung im entgegengesetzten Sinne. Der Nystagmus folgt in seiner Richtung während der Durchströmung derjenigen der Scheinbewegung. (Weiteres über die physiologische und diagnostische Bedeutung dieser und anderer analoger Methoden siehe im Abschnitt von Wittmaack dieses Handbuches, Bd. V.)

Die Organe des Gleichgewichts sind das Ohrlabyrinth — insbesondere die Bogengänge und der Otolithenapparat — und das Kleinhirn, sowie deren Verbindungsbahnen untereinander und mit dem Großhirn.

Nach Bruns dienen die Halbzirkelkanäle zur Wahrnehmung der Drehbewegungen, speziell der Beschleunigung der „winkligen Bewegungen", die Otolithen zur Wahrnehmung der „Progressivbeschleunigung". Durch mechanische Reizung der Endorgane des Nervus vestibularis, der Hörhaare, durch die undulierende Endolymphe erfolgt die Empfindung. Es sei übrigens bemerkt, daß das Labyrinth auch eine Einwirkung auf die Tonuserhaltung der (gleichseitigen) Muskulatur — besonders der Kopfhalter — hat (Ewald), genau wie das bezüglich des Kleinhirns bekannt ist.

Die endgültige Perzeption des Schwindels erfolgt natürlich im Großhirn. Affektionen des Ohrlabyrinths erzeugen fast stets systematischen Schwindel, Affektionen des Kleinhirns nicht ganz so konstant; die letzteren verlaufen bisweilen mehr unter objektiven Veränderungen der Statik, denen gegenüber das subjektive Schwindelgefühl mehr zurücktritt.

Bei Taubstummen mit Aplasie des inneren Ohres und noch deutlicher bei Tieren mit doppelseitiger (experimenteller) Entfernung des Labyrinths sollen demgemäß die geschilderten Schwindelerscheinungen bei Rotation und Galvanisation ausfallen. Beim großhirnlosen Hund (M. Rothmanns briefliche Mitteilung) fehlt übrigens objektiver Schwindel nicht, scheint aber etwas vermindert.

Von lokalen Erkrankungen, die zu systematischem Schwindel führen, seien vor allem die Affektionen des Labyrinths genannt, die den sog. Menièreschen Symptomenkomplex herbeiführen; es braucht dabei nicht eine örtliche Erkrankung des Labyrinths zu bestehen, es genügt vielmehr bei Disponierten eine Fernwirkung auf das innere Ohr, z. B. sogar durch Verlegung des äußeren Gehörganges durch Cerumen, durch Tubenverschluß usw. (Über Menièresche Symptome siehe Wittmaack, dieses Handbuch, Bd. V.)

Es ist bemerkenswert, daß Menièresche Symptome, d. i. reiner Drehschwindel, besonders häufig bei Arteriosklerotikern gefunden wird, auch ohne sonstige manifeste Erscheinungen von seiten des inneren Ohres. Sie gelten sogar als Frühsymptome der zerebralen Sklerose. Auch bei Neurasthenischen und Hysterischen begegnen wir zuweilen der Beschreibung des systematischen Schwindels (allerdings weit häufiger des asystematischen), besonders gilt dies von traumatischen und Kriegsneurosen. Mit Krafft-Ebing möchte ich in solchen Fällen eine erhöhte Wirksamkeit vasomotorischer Veränderungen (Druckveränderungen der Endolymphe) bei zum Schwindel Disponierten annehmen. Solche vasomotorisch bedingten Menièrefälle verlaufen bisweilen auch mit anderen Zeichen der vasomotorischen Ataxie und können auch im freien Intervall — wenn auch durchaus nicht konstant — die Symptome der Übererregbarkeit des N. vestibularis, insbesondere des kalorischen Nystagmus zeigen. Daß bei bisher latenten Ohraffektionen die dazutretende Neurasthenie erst zum Menièreschwindel führt, wird von Oppenheim beschrieben.

Von organischen Erkrankungen des Gehirns führen solche des Kleinhirns besonders häufig, fast regelmäßig zu Anfällen von Drehschwindel, der sich sogar zum permanenten Schwindel bei aufrechter Kopf- und Rumpfhaltung steigern kann. Die Anfälle sind oft von größter Heftigkeit. Der völlige Verlust des Gleichgewichtes führt nicht selten zum blitzschnellen „Hinschlagen" der Kranken. Tumoren wirken entschieden am stärksten schwindelerzeugend, Blutungen (kleineren Umfanges) und Erweichungsherdes können im Beginn die gleichen Erscheinungen machen, die aber nach und nach abklingen. Natürlich können Tumoren in der Umgebung des Kleinhirns, vor allem des

Kleinhirnbrückenwinkels, durch Druck auf dasselbe dieselben Symptome erzeugen.

Von sonstigen Lokalisationen der Tumoren kommen vor allem das Stirnhirn und die Gegend der Zentralwindungen in Betracht (Hitzig); allerdings ist in diesen Fällen systematischer Schwindel relativ selten, diffuser Schwindel schon häufiger, aber bei weitem nicht so konstant, als bei zerebellaren Herden. Bei Herden in der Umgebung der Zentralwindung sollen die Schwindelanfälle epileptoiden Charakter haben (Hitzig); oft sind wohl sie als direkte Äquivalente einer Rindenepilepsie aufzufassen. Jeder Hirnherdschwindel kann — wie auch der Menièresche — mit Erbrechen einhergehen.

Von zerebralem asystematischem Schwindel wurde der der Arteriosklerose des Gehirns schon erwähnt. Hier sind Schwindelanfälle, ungewohnte Intoleranz gegen geringe Drehungs- und Schaukelreize, ein bisher nicht gekannter Höhenschwindel und ihm analoge und noch reinere Phobien, wie Agoraphobie, recht häufig. Der arteriosklerotische Schwindel ist eines der bekanntesten und am meisten gefürchteten Symptome der „Verkalkung". Es ist übrigens zu betonen, daß auch die Sklerose der Koronararterien ähnliche Erscheinungen, besonders auch Höhenschwindel zu erzeugen vermag; eine bemerkenswerte Korrelation, da andererseits Hirnarteriosklerose die Ursache von Angina pectoris sein kann. Nicht selten sind Schwindelanfälle, oft mit Parästhesien und Hyperästhesie einer Seite oder einer Extremität verlaufend, Vorläufer einer Apoplexie. Einmal beobachtete ich intermittierenden Schwindel zugleich mit intermittierendem Hinken beim Gehen.

Die multiple Sklerose soll nach Charcot sehr oft Schwindel erzeugen. Ich stimme Hitzig darin bei, daß echter Schwindel sowohl permanent, wie besonders in Anfällen, nicht gar so häufig bei diesem Leiden ist. Die lokomotorische Ataxie und das Bewußtsein derselben überwiegen und sind weit häufiger als der echte Schwindel. Ich habe Patienten mit multipler Sklerose z. B. ganz gut Rad fahren sehen; das Radfahren ist aber als besonders feine Prüfung für etwaige Störungen der Gleichgewichtsfunktion anzusehen. Allerdings gehen die einzelnen akuten Schübe des Leidens, insbesondere die apoplektiformen Insulte, fast stets mit diffusem Schwindel einher. Eine Proportionalität zwischen dem Nystagmus der Kranken und ihrer Neigung zu Schwindel ist nach meinen Erfahrungen nicht vorhanden. Multiple Sklerosen mit echtem Drehschwindel sind sicher selten und kommen hauptsächlich bei zerebellarer Lokalisation der Herde vor.

Bei der Tabes ist Drehschwindel sicher sehr selten, kommt aber bei neuritischer Reizung des N. vestibularis vor; diffuser Schwindel wird bisweilen geklagt; er ist wohl meist die Folge der bewußten statischen und lokomotorischen Unsicherheit.

Bei der progressiven Paralyse und Hirnlues sind Schwindelanfälle recht häufig und alternieren mit apoplektiformen und epileptoiden Anfällen.

Eine besondere Wichtigkeit haben Schwindelanfälle im Verlauf der Epilepsie. Man findet sie häufig im Beginn des Leidens als Prodrome; sie kommen aber auch als Äquivalente, als Aura und als Anfallsfolge in allen Stadien und bei allen Graden der Fallsucht vor; auch kontinuierlicher, tagelang anhaltender Schwindel wird beobachtet. Es darf natürlich die Vertigo nicht mit dem petit mal oder der Absence zusammengeworfen werden, wie Hitzig mit Recht betont. Der Schwindel ist eine vorwiegend subjektive Erscheinung; eigentlich nur die ohne wesentliche Bewußtseinstrübung verlaufenden, also vom Kranken genau beobachteten Schwindelanfälle sind mit Sicherheit als epileptischer Schwindel zu bezeichnen. Ausgesprochener Drehschwindel wird vor allem bei

Labyrinthkomplikationen beobachtet (Ormerod); er kommt aber auch bei Jacksonscher Epilepsie vor.

Ein regelmäßiges Symptom ist der Schwindel auch bei Augenmuskellähmungen mit Doppelsehen. Da die normale, bzw. richtige Projektion der Umgebung durch den normalen Sehakt von Wichtigkeit für die Gleichgewichtserhaltung ist (vgl. die auxiliäre Bedeutung der Augenkontrolle bei Gleichgewichtsstörungen, z. B. der Tabes), ist es klar, daß falsche Projektion durch Doppelsehen, vor allem die scheinbare Verschiebung der Standfläche, das Gefühl der statischen und lokomotorischen Unsicherheit und bei Disponierten direkten Schwindel auslösen müssen.

Von organisch bedingten Schwindelzuständen sind weiter die toxischen zu erwähnen. Am bekanntesten ist der durch die akute Alkoholvergiftung produzierte Schwindel, der sowohl als Richtungsschwindel, wie als asystematischer auftreten kann. Auffallend häufig tritt er im Liegen bzw. bei Liegehaltung des Kopfes und bei geschlossenen Augen auf (sog. „Drehkater" im studentischen Jargon). Die Scheinbewegung des Ichs und der Umgebung bei Berauschten haben in Wilhelm Busch einen klassischen Schilderer gefunden. Auch Salizyl und Chinin, die ja ausgesprochene Einwirkung auf das innere Ohr haben, führen zu Schwindel. Seltener ist das auch bei Nikotin, Blei, Atropin, Morphium, Hanf und anderen Narkotizis und sedativen Mitteln der Fall. Auch auf Digitalispräparate habe ich bisweilen über Schwindel klagen hören.

Zu den toxischen Formen des Schwindels sind auch die infektiösen und autotoxischen zu rechnen, so der Schwindel bei jeder fieberhaften Infektion, besonders in der Inkubationsperiode; am häufigsten wird er wohl im Beginn des Typhus geklagt. Auch bei beginnender Encephalitis gripposa habe ich typischen Vestibularschwindel gesehen; er kommt auch bei wechselnder (zentraler) Über- und Untererregbarkeit des N. vestibularis auf der Höhe der Krankheit vor (Grosz, Grahe). Auch die Autointoxikationen, wie sie im Gefolge der Nephritis (Urämie), des Diabetes, der Leukämie, der Hepatitiden, der Gicht, des Morbus Basedowii, des Myxödems u. a. m. auftreten, können mehr oder weniger häufig zu Schwindel führen.

Bei Anämischen, sowohl bei der schweren essentiellen und sekundären Anämie, als auch der Chlorose, sind es vorzugsweise die lokale Anämie des Gehirns und auch vasomotorische Vorgänge bei abnormer Empfindlichkeit des statischen Zentralorganes, die überaus häufig Schwindel erzeugen. Das bekannte Phänomen, daß bei solchen Patienten plötzliches Aufrichten und Aufstehen aus horizontaler Lage mit starkem Schwindel bei Erblassen des Gesichtes einhergeht, spricht für die Bedeutung der Anomalien der Blutverteilung bzw. der Unvollkommenheit und Verzögerung des vasomotorischen Ausgleiches für die Erregung der Schwindel produzierenden Zentralorgane.

Ähnliche Erscheinungen beobachtet man übrigens fast ebenso häufig auch bei vasomotorischen Neurasthenikern.

Die Neurasthenie und Hysterie stellen überhaupt das größte Kontingent der Fälle von asystematischem Schwindel. Neben Kopfschmerzen, Parästhesien und psychischen Beschwerden gehören sie zu den konstantesten Klagen dieser Kranken. Der Schwindel kann sowohl paroxysmal, wie langdauernd (und dabei an- und abnehmend) auftreten. Sehr selten führt er zum Hinstürzen und ebenso selten ist er mit den objektiven Symptomen der Gleichgewichtsstörung (Rombergsches Phänomen) verbunden. Eine eigentümliche, jahrelang anhaltende Form beschrieb Oppenheim als Vertigo permanens; ich glaube, daß es sich dabei in manchen Fällen um permanenten Menièreschwindel handelt. Ganz besonders häufig ist Vertigo bei Neurosen nach

Kopftrauma; ich entsinne mich weniger solcher Fälle, in denen er gefehlt hätte; in solchen Fällen werden auch häufig objektive Gleichgewichtsstörungen (bei Augenschluß, Balancieren usw.) beobachtet, oft genug recht
aggraviert oder simuliert. Nicht ganz selten kann der neurasthenische Schwindel
zur Schwindelphobie führen.

Ich behandelte einen jungen Mediziner, der einmal beim Praktizieren schwindlig wurde
und von nun ab fast regelmäßig beim Praktizieren und auch sonst beim Stehen in der
Öffentlichkeit von Schwindel befallen wurde; in demselben Fall bestanden Erythrophobie
und Stuhldrangphobie im Theater oder der Kirche und außerdem Höhenschwindel.

Dieser neurasthenische Schwindel, besonders in seiner Phobieform ist nun
ebensowohl als rein funktioneller oder im weitesten Sinne psychogener aufzufassen, wie eine andere, sehr häufige Art, der Höhenschwindel. Das mehr
oder minder heftige, mit dem Gefühl der Unsicherheit und Schwäche, besonders
der Beine, mit Parästhesien und oft unbezwinglicher Angst einhergehende
Unlustgefühl beim Blick in einen Abgrund oder überhaupt von größerer Höhe
herab ist ein fast physiologisches, in Andeutungen wenigstens bei der Mehrzahl
der Menschen vorhandenes Symptom. Der Höhenschwindel wächst entsprechend
der Exponiertheit des Standortes des Individuums, und nimmt ab, je mehr
der Betreffende das Gefühl hat, durch Sicherheitsvorrichtungen (seien sie
auch noch so geringfügig) vor dem Abstürzen geschützt zu sein; ein Beweis
für ihren autosuggestiven Charakter.

Der Deutung Silvagnis, daß man beim Höhenschwindel (z. B. bei Blick von einem
hohen Felsgrat ins Tal) ,,bei der großen Entfernung der Dinge jeden Maßstab für das
Gleichgewicht und die automatische Regulierung desselben deshalb verlöre, weil uns die
Erziehung der Sinne fehlte" (zit. nach Hitzig), kann ich nicht zustimmen; sie ist schon
deshalb falsch, weil Höhenschwindel auch bei nächster Nähe von solchen Vergleichsobjekten (z. B. beim Herabblicken durch die Wendeltreppe eines Turmes) bei Disponierten
auftritt und auch Blinde, die wissen, daß sie an einem Abgrund stehen, nicht verschont.

Als echtes autosuggestives, psychogenes Produkt ist der Höhenschwindel
auch der teilweisen oder völligen Kompensierung fähig. Das unterscheidet
ihn prinzipiell von den besprochenen Formen des organisch bedingten Schwindels
(Labyrinth, Kleinhirn), der nach Hitzig der Kompensierung durch die Einwirkung des Großhirns nicht zugängig ist. Wie sehr das Großhirn dagegen
den Höhenschwindel kompensieren kann, zeigte mir drastisch folgende Beobachtung:

Ein habituell an Höhenschwindel leidender jüngerer Mann muß auf einer Hüttenwanderung auf dem Grat, von dem eine 1400 m hohe Wand abfällt, angekommen, die
Tour unterbrechen, da er vor heftigstem Schwindel keinen Schritt vor oder rückwärts
tun kann. Nachdem er fast 1 Liter Wein getrunken hatte, wurden die Hemmungs- und
Furchtvorstellungen des Großhirns derartig beseitigt, daß er ohne jede Mühe an den
schwierigsten Stellen vorbeigehend, den Abstieg unternehmen konnte.

Dem Höhenschwindel verwandt sind gewisse grob krankhafte Phobien,
die Agoraphobie, die Klaustrophobie und verwandte Zustände. Beim ,,Platzschwindel" tritt übrigens das Moment des eigentlichen Schwindels häufig sehr
zurück gegenüber einer durch andersartige Furchtvorstellungen bedingten
Hemmung.

Eine nicht unwichtige Stellung nimmt der sog. Reflexschwindel ein.
Am bekanntesten ist der Magen- und Darmschwindel (Trousseau).

Er ist recht häufig. Unter 205 darauf examinierten Magenkranken gaben mir 50,
d. i. fast 25%, regelmäßige Schwindelzustände an. Mit Riegel u. a. fand ich sie überwiegend bei Superaziden, besonders bei Ulcus ventr. und duodeni, selten bei Anaziden,
nie bei Karzinom, seltener nüchtern, als auf der Höhe der sekretorischen und motorischen
Leistung des Magens, oft zusammentreffend mit den übrigen stereotypen Magenbeschwerden
(Schmerz usw.). Meist bestand systematischer (horizontaler), seltener asystematischer
Schwindel. Meist sind die Anfälle kurz und nicht allzuschwer, bisweilen führen sie aber
zum Torkeln und Stürzen. Die meisten meiner Fälle zeigten im Intervall Veränderungen

des Vestibularistonus, d. i. des kalorischen Nystagmus, im Gegensatz zu den von Barany untersuchten „Magenschwindlern". Empfänger der zum Schwindel führenden Reize sind die viszeralen Vagusendigungen, die sie zu den Vaguskernen und von hier durch Irradiation oder auch Faserverbindung auf die Vestibulariskerne übertragen. Die Steigerung des Vagustonus, die bei den genannten Magendarmaffektionen als konstitutioneller Faktor ja meist vorhanden ist, erhöht ihrerseits die Bereitschaft zum reflektorischen Schwindel durch direkte Begünstigung der Reizbahnung.

Dementsprechend wirken erfahrungsgemäß vagotrope Mittel (Atropin) meist rasch bessernd auf den Magenschwindel.

Auch Darmerkrankungen, z. B. die habituelle Verstopfung, Eingeweidewürmer u. a. können zu Schwindel führen. Leube beobachtete Vertigo nach Digitaluntersuchung des Anus. Auch vom Hoden und der Harnröhre aus kann Schwindel hervorgerufen werden (Soltmann, Erlenmeyer).

Larynxschwindel wurde zuerst von Charcot als Ictus laryngis vor allem bei Tabikern, aber auch bei Asthmatikern und anderen Kranken beschrieben. Ob es sich um einen echten Schwindel handelt, ist nach den Charcotschen Fällen, die z. T. mit Bewußtseinsverlust, epileptoiden Zuckungen u. a. einhergingen, zweifelhaft. Auch der reflektorische Nasen- und Pharynxschwindel wird von autoritativer Seite (Hitzig) angezweifelt, ist aber angesichts der nahen Beziehungen der Organe zur Tuba Eustachii und damit zum Mittelohr (bei Disponierten zum mindesten) recht plausibel.

Der **Gerliersche Schwindel** (Vertige paralysant) ist eine eigentümliche intermittierende, mit Lähmungserscheinungen und Schwindel einhergehende Affektion, die von G. am Genfer See ausschließlich bei Kuhhirten, die in Ställen schlafen, beobachtet wurde. Die Krankheit verläuft in Anfällen, in denen Nebel- und Doppelsehen, Ptosis, Schwindel und Taumeln, selbst Hinstürzen, weiter flüchtige Lähmung der Hals- und Kaumuskeln, der Hände, Zittern und Schwanken der Beine auftreten; dabei bestehen Schmerzen vor allem in der Nackengegend. Die Anfälle sollen vor allem durch Anstrengungen der Augen ausgelöst werden. Auch in den Intervallen bestehen leichte Paresen weiter. Die Krankheit kann monatelang dauern, soll aber stets eine quoad vitam gute Prognose geben. Die Behandlung soll in Ortswechsel und tonisierenden Mitteln bestehen; Brom soll (auffallenderweise) verschlimmernd wirken. Merkwürdigerweise werden außer dem Menschen nur Katzen befallen.

Die Ätiologie sehen Gerlier u. a. in einer Infektion durch schädliche Agentien der Ställe (wahrscheinlich bakterieller Art); eine Hypothese, die angesichts der Schlafstellenätiologie der Handwerkertetanie an Interesse und Wahrscheinlichkeit gewinnt. Der von dem Japaner Miura beschriebene Kubisagara-Schwindel wird von Oppenheim mit der Gerlierschen Krankheit identifiziert.

Die **Prognose** des Schwindels hängt natürlich von dem jeweiligen Grundleiden ab. Man kann vielleicht verallgemeinernd sagen, daß sie in allen organisch bedingten Fällen, zumal im höheren Lebensalter zweifelhaft ist; das gilt vor allem von dem Pseudo-Menière der Arteriosklerotiker.

Die **Therapie** richtet sich ebenfalls ganz nach dem Grundleiden und ist in den Kapiteln der organischen Hirnerkrankungen, der Stoffwechselleiden, der Magenleiden, der Intoxikationen usw. usw. nachzulesen. Bezüglich der Behandlung der Menièreschen Symptome drängt es mich — angesichts der ablehnenden Haltung mancher Otiater und auch Frankl-Hochwarts — nachdrücklich die alte Menière-Charcotsche Chininbehandlung zu empfehlen (0,25—0,3, 3 mal täglich oder bei Empfindlichen einschleichende Dosen; von 0,1 in Pillen 3—8 mal täglich 14 Tage lang, dann Pause und Wiederholung, allmähliche Reduzierung der Dosis). Ich habe nur selten Menièrefälle gesehen, die durch konsequente Chininbehandlung nicht geheilt oder sehr gebessert worden wären. Meine eigene Erfahrung über die anderen empfohlenen Mittel (Brom, Jod, Pilokarpin, Arsen, hydrotherapeutische Maßnahmen, Blutentziehungen, sogar

Lumbalpunktionen) ist deshalb gering. Diurctin und die Nitrite wären bei arteriosklerotischem Schwindel zu versuchen. Die Hitzigsche Vorschrift (0,03 Pulv. folior Digitalis' und 0,3 Kal. jodat. 3 mal pro die längere Zeit fortgegeben) ist als allgemeines Kreislaufmittel seit Kußmaul glänzend erprobt und darum auch für das Symptom Schwindel bei Arteriosklerotikern und Greisen zu empfehlen. Allerdings rate ich auch bei arteriosklerotischem Schwindel sehr zum symptomatischen Gebrauch des Chinins.

Literatur.

Cephalaea.

Literatur bis 1898 bei Bernhardt, Nothnagels Handb. d. Erkrank. d. peripheren Nerven XI, Bd. 2, S. 407 u. f. — Brommer, Lancet 1901, Vol. 2, p. 1577. — Edinger, L., Dtsch. Klinik. Berlin—Wien 1901. — Greenwood, Boston med. chir. Journ. 1897, Nr. 26. — Hajek, Wien. med. Presse 1899, Nr. 11. — Hartmann, Dtsch. med. Wochenschr. 1906, Nr. 18. — Hirsch, G., Dtsch. med. Wochenschr. 1902, Nr. 27. — Hinshelwood, Glasgow med. Journ. Vol. 54, p. 335. — Holst, Arch. f. Hyg. Bd. 51, S. 256. — Müller, A., Dtsch. Zeitschr. f. Nervenheilk. Bd. 40. — Peters, A., Zentralbl. f. Augenheilk. 1916. — Rot, Wien. med. Presse 1901, Nr. 7. — Risley, The Philadelphia med. Journ. 1899, 23. Sept. — Schmidt, A., Muskelrheumatismus. Monogr. 1916. — Wilder, Journ. of the Americ. med. assoc. 1899, p. 1219. — Wilkin, The Post Graduate. Vol. 15, Heft 10.

Migräne.

Literatur bis 1894 bei Möbius, „Die Migräne". Nothnagels Handb. Bd. 12, Teil III Abteil. 1. — Flatau, E., Migräne. Berlin 1912 (hier Literatur bis 1912). — Charcot, Leçons de mardi. Übers. v. Freud. — Aikin, Journ. of the Americ. med. assoc. Vol. 39, p. 485. — Aswaduro, Inaug.-Diss. Berlin 1911. — Boenheim, F., Neurol. Zentralbl. 1917, Nr. 6. — Brasch und Levinsohn, Berl. klin. Wochenschr. Nr. 52. — Buch, Petersb. med. Wochenschr. 1901, Nr. 2. — Curschmann, Hans, Dtsch. Zeitschr. f. Nervenheilk. Bd. 54. — Derselbe, Münch. med. Wochenschr. 1922, Nr. 51. — Féré, Rev. de méd. 1897, No. 12. — Derselbe, Journ. de neurol. et hyper. 1898, p. 353. — Fraser, Allg. Wien. med. Zeitschr. Nr. 35. — Edinger, L., Dtsch. Klinik. Berlin—Wien 1901. — Handford, H., Edinburgh med. Journ. Dec. 1898, p. 244. — Harris, W., Lancet 1907, p. 276. — Hauber, Inaug.-Diss. Berlin 1909. — Hellwig, Al., Arch. f. klin. Chirurg. Bd. 128. 1924. — Jolly, Berl. klin. Wochenschr. 1902, Nr. 42, S. 973. — Köster, Münch. med. Wochenschr. 1906, Nr. 23. — Lichty, Philadelph. med. Journ. 1900, June 17. — Derselbe, Kansas City Med. Index. Lancet 1900, April. — Mantoux, Wien. med. Presse 1907, Nr. 14, S. 550. — Mendel, E., Dtsch. Medizinalzeit. Berlin 1908, 5. Aufl., S. 1353 u. f. — Derselbe, Dtsch. Medizinalzeit. Bd. 18, Nr. 52. — Derselbe, Dtsch. med. Wochenschr. 1906, Nr. 20. — Mitchell, Journ. of nerv. a. ment. dis. 1897, Nr. 10. — Oppenheim, H., Lehrb. d. Nervenheilk. Berlin 1923, 7. Aufl., S. 1860 u. f. — Päßler, M., Münch. med. Wochenschr. 1902, Nr. 26. — Plavek, Dtsch. Zeitschr. f. Nervenheilk. Bd. 32, Heft 2 u. 3. — Rachford, Americ. Journ. of the med. sciences. Vol. 115, p. 436. — Rivière, Thèse de Bordeaux 1911. — Rossolimo, Neurol. Zentralbl. 1902, Nr. 216. — Schultze, Fr., Ergebn. d. inn. Med. u. Kinderheilk. Bd. 21. 1923 (vgl. dort neuere Literatur). — Seiffer, Berl. klin. Wochenschr. 1900, Nr. 30. — Shionoya, Dtsch. Zeitschr. f. Nervenheilk. Bd. 42. — Steckel, W., Wien. klin. Wochenschr. 1900, Nr. 32—33.

Schwindel.

Annähernd vollständige Literatur bis 1898 bei Hitzig, Der Schwindel. Nothnagels Handb. Bd. 12, Teil 2, Abteil. 2. — Curschmann, Hans, Magenschwindel. Dtsch. Arch. f. klin. Med. Bd. 123. — Derselbe, Chininbehandlung. Therap. Monatsh. 1919, Heft 1. — v. Frankl-Hochwart, Der Menièresche Symptomenkomplex. Nothnagels Handb. 1906, 2. Aufl. — Gowers, Brit. med. Journ. 1906. — Grosz, Wien. klin. Wochenschr. 1920, Nr. 9 und Grahe, Münch. med. Wochenschr. 1920, Nr. 22. — v. Krafft-Ebbing, Nervosität. Nothnagels Handb. Bd. 2, 2. Hälfte. — Oppenheims Lehrb. 1923, 7. Aufl., S. 1876 u. f. — Derselbe, Neurol. Zentralbl. 1911, Nr. 6. — Riegel, Magenkrankheiten. Nothnagels Handb. Bd. 16, 2. Hälfte.

Dyskinetische Erkrankungen
ohne sicher bekannte organische Grundlage.

Von

Hans Curschmann-Rostock.

Mit 5 Abbildungen.

I. Chorea minor, infectiosa. (Sydenhamsche Chorea.)

Begriff. Die Chorea minor ist eine überwiegend im Kindesalter
und beim weiblichen Geschlecht akut oder subakut verlaufende,
meist postinfektiöse, heilbare Affektion des Gehirns, die sich in
Inkoordination der Bewegungen (unter Umständen aller Muskelgebiete) äußert: Dieselbe tritt in Form von spontanen, ungewollten
Bewegungen sowohl in der Ruhe, als auch bei intendierten Bewegungen auf, steigert sich bei Erregung und pflegt im Schlaf zu
sistieren. Die oft vorhandenen psychischen Veränderungen sind
verschiedener Art und ebenfalls fast stets heilbar.

Historisches. Unter „Veitstanz“ (eine Bezeichnung, die von der religiösen Tanzwut
des Mittelalters ca. 1374 zu Ehren des heil. Vit [Swantewit [herrührt) verstand man
bis Sydenham alle möglichen hyperkinetischen Affektionen (Chorea, Hysterie, Epilepsie,
maniakalische Zustände usw.). Erst Sydenham (1741) hob die jetzige Chorea minor
aus diesem Wust heraus; später haben Wichmann (1801), Wicke (1844) und besonders
v. Ziemssen (1877) die Sonderstellung der Chorea minor erstritten.

Vorkommen und Ursachen. Die Chorea minor befällt ganz vorwiegend
das mittlere Kindesalter: zwischen 1—5 Jahren erkranken $3,6\,^0/_0$ [1]), zwischen
6—15 Jahren $75\,^0/_0$ (am häufigsten zwischen 9. und 11. Jahre), zwischen 16. und
20. Jahre $13,5\,^0/_0$ (Wollenberg); späteres Auftreten (jenseits des 25. und
30. Jahres speziell bei Männern!) ist stets auf eine andere Hyperkinese (Ch.
Huntington, Tic usw.) sehr verdächtig. Die Chorea senilis (Eichhorst),
meist halbseitige Formen, gehören sicher nicht zur Chorea minor im engeren
Sinne. Bezüglich des Geschlechtes schwanken die Angaben etwas; Statistiken
an großem Material ergeben aber stets ein starkes Überwiegen des weiblichen
Geschlechtes (unter 3595 Fällen $30\,^0/_0$ männlich, $70\,^0/_0$ weiblich [Wollenberg]).
Das Verhältnis verschiebt sich natürlich bisweilen, so daß Mejers z. B. unter
232 Fällen gleichviel Knaben und Mädchen fand, Fröhlich dagegen $81\,^0/_0$
Mädchen und $19\,^0/_0$ Knaben. Die vermehrte Disposition des nervös früher

---

[1]) Nach O. Heubner gibt es im Säuglingsalter überhaupt keine echte Chorea minor.
Diese „infantile Pseudochorea“ ist stets Folge organischer Zerebralveränderungen (z. B.
Kleinhirnaplasie).

und feiner reagierenden Mädchens ist unschwer erklärlich und analog mit der Disposition zu anderen Neurosen, vor allem der Hysterie.

Da die Chorea meist eine rheumatische oder ihr äquivalente Affektion begleitet, teilt sie mit jenen das vermehrte Auftreten in der kalten und nassen Jahreszeit (Winter und Frühjahr) — Czerno-Schwarz und Lanz konstatierten, daß 50,5 % aller Fälle auf die vier Wintermonate fielen —; sie scheint auch, wenn man die überreiche Literatur der nordgermanischen Völker (vor allem Engländer, Deutsche, Skandinavier) berücksichtigt, in kälteren resp. gemäßigten Zonen häufiger zu sein, als in südlichen.

Das hereditäre Moment spielt naturgemäß bei der infektiösen Chorea keine besondere Rolle, wenigstens nicht im Sinne einer speziellen Heredität. Wollenberg berechnet unter 539 Fällen die gleichartige Heredität auf nur 2 %. Daß hereditär neuropathische Kinder an sich leichter an Chorea erkranken, ist jedoch wahrscheinlich; vielleicht erklärt sich so, daß nur ein so kleiner Prozentsatz polyarthritischer Kinder an Chorea minor erkranken (nach Schulz unter 1004 Fällen von Gelenkrheumatismus nur 20 Fälle von Chorea!).

Auf der anderen Seite wird diese Auslese wahrscheinlich auch durch eine rheumatische Heredität bedingt; Garrod und Money haben Familien beschrieben, in denen Rheumatismen und Chorea häufig waren; Wollenberg beobachtete eine Familie, in der die Mutter an Graviditätschorea und drei Kinder an Chorea minor, zum Teil mit Polyarthritis litten.

Von anderen disponierenden Momenten spielen psychische Alterationen für die echte infektiöse Chorea wohl keine ursächliche, aber doch recht schädigende Rolle (im Gegensatz zur imitatorischen hysterischen Chorea, z. B. der Schulepidemien), ebenso — wie bei den meisten Infektionskrankheiten — allgemeine Schwäche, Blutarmut, Aufenthalt in schlechter Luft, Masturbation, mangelnde Bewegung und andere, die Widerstandskraft schwächende Momente.

Von großer Wichtigkeit ist die Gravidität, die in nicht allzu häufigen Fällen zu einer oft besonders schweren Chorea führt. Gilles de la Tourette, der die Chorea gravidarum als keine einheitliche Erkrankung, sondern zumeist, wenn nicht in allen Fällen, als Maladie de Tic oder Hysterie auffassen wollte, irrte ohne Zweifel. Schon die große Mortalität der Chorea gravidarum widerlegt diese Anschauung. Die Chorea gravidarum tritt — wie auch die übrigen Graviditätstoxonosen — in der ersten Hälfte (3.—6. Monat) der Schwangerschaft am häufigsten auf, jugendliche und primipare Schwangere bevorzugend, doch kann sie auch in späteren Graviditäten repetieren. In zwei Fällen sah ich Chorea gravidarum bei Primiparen auftreten, die schon als Kinder Chorea durchgemacht hatten. Der Verlauf der Chorea gravidarum ist häufig sehr schwer und stürmisch und endet oft in den furchtbarsten motorischen und psychischen Erregungszuständen (vgl. den Verlauf der akuten malignen Chorea). Entschieden seltener sind die leichten Fälle. Die Prognose ist demgemäß ernst, die Mortalität für die Mütter und Kinder hoch (nach W. Frank für erstere unter 182 Fällen 23,6 %, für die letzteren 4,7 %, während Oui nur von 10—12 % Sterblichkeit der Kinder berichtet). Wie die Chorea infantum, so verläuft auch die Schwangerschaftschorea häufig mit rheumatischen und endokarditischen Affektionen, auch mit scharlachähnlichen Exanthemen. In der Mehrzahl der Fälle führt sie zum frühzeitigen Abort oder zur Frühgeburt; nach Beendigung der Gravidität kommt es stets, spätestens innerhalb 14 Tagen bis 4 Wochen (Oui) zur Beendigung der Chorea. Daraus ergibt sich für eine große Reihe von mittelschweren und schweren Fällen die Therapie: die Beendigung der Schwangerschaft durch den künstlichen Abort, der allein in schweren Fällen lebensrettend auf die Mutter wirkt (A. Martin u. a.).

Bei weitem die größte Rolle in der Vorgeschichte der Chorea minor der Kinder und Jugendlichen spielen rheumatische und ihnen äquivalente bzw. verwandte Infektionen; an diesem Zusammenhang müssen wir — trotz des Widerspruchs einiger französischer Autoren (Gilles de la Tourette) — festhalten, wenn wir die Chorea minor nicht wieder in den ungeordneten Wust von Hysterie, Tic, Epilepsie und anderen hyperkinetischen Neurosen, wie er vor Sydenham bestand, zurücksinken sehen wollen.

Hughes und Burton wiesen als erste (1846) auf die Bedeutung der Polyarthritis und Endokarditis für die Chorea infantum hin; sie fanden in nicht weniger als 85,5% die Anzeichen vorausgegangener rheumatischer Affektionen. Spätere Autoren gewannen andere, wesentlich differierende Zahlen, die zwischen 9 und 25% zu schwanken pflegten; die von Wollenberg zitierte kombinierte Statistik von Starr ergibt unter 2476 Fällen 662 (26%) Fälle von vorausgehendem Rheumatismus. Daß durch die Summierung solcher unter gänzlich verschiedenen Bedingungen und Anschauungen beobachteten Serien die wahre Zahl nicht gefunden wird, liegt auf der Hand. Der Fehler liegt bei vielen Autoren darin, daß sie den Begriff der „rheumatischen" Infektion und den der Infektion überhaupt viel zu eng gefaßt haben. Es ist nicht nur die typische Polyarthritis rheumatica acuta zu berücksichtigen — schwere Gelenkerkrankungen habe ich sogar auffallend selten bei der Kinderchorea gefunden —, sondern alle ihr ätiologisch verwandte und äquivalente Erkrankungen, von denen fließende Übergänge zur Sepsis führen, Anginen, Endokarditis, die verschiedenen „rheumatischen" Erytheme, die Peliosis rheumatica, schließlich auch Scarlatina Morbilli, Typhus und Influenza. Unter Berücksichtigung aller dieser Affektionen haben Collins und Abrahamson 54%, Fröhlich 81% und Köster sogar die Maximalzahl von 86% infektiöser Antezedentien gefunden. Wie wichtig es ist, zur Entscheidung der infektiösen Genese alle die genannten Infektionsäußerungen getrennt und gemeinsam zu berücksichtigen, erhellt aus den Beobachtungen von Brüning: er konstatierte in 52% sichere infektiöse Ätiologie; daß diese Zahl aber zu niedrig war, ließ sich aus der Tatsache erkennen, daß endokarditische Herzaffektionen weit häufiger, in 76,5% der Fälle bestanden. Die Tatsache, daß rheumatische Herzaffektionen ein besonders häufiges Syndrom der Chorea sind, häufiger als die eigentliche rheumatische Gelenkerkrankung, findet sich auch in den Mitteilungen anderer Autoren wieder; sie ist auch mir stets aufgefallen.

Nach alledem ist es richtiger, wie dies auch Möbius, Leube, Wollenberg und viele andere betont haben, nicht von einer rheumatischen, sondern allgemeiner von einer infektiösen Chorea zu sprechen. Das darf meines Erachtens aber nicht in dem Sinne geschehen, wie Koch wollte, der ein spezifisches Choreavirus annehmen zu müssen glaubte, das dann in Wirkung träte, wenn die übrigen nicht spezifischen Infektionen (Rheumatismus, Influenza, Skarlatina usw.) die Prädisposition zur Aufnahme dieses Virus bereitet hätten. Das Kochsche Postulat wird schon dadurch hinfällig, weil die Entstehung eines Symptomenkomplexes durch verschiedenartige Erreger bzw. Infektionen uns ein ganz geläufiges, allbekanntes Ereignis geworden ist.

Es kann uns demnach nicht wundernehmen — und die Forderung nach einem spezifischen Choreavirus nicht begründen —, wenn der Symptomenkomplex Chorea mit dem ihm spezifischen zerebralen Sitz durch verschiedenartige Infektionsformen ausgelöst wird. Allerdings wird durch diese Auffassung wiederum die Annahme einer besonderen Disposition zur Chorea wünschenswert.

Diese Disposition ist nun einerseits, wie schon oben ausgeführt wurde, individuell, durch verschiedenartige körperliche und nervöse Minderwertigkeit zu begründen, andererseits durch das jugendliche Alter der Befallenen. Es ist ja zweifellos, daß das Jugendalter in seinen verschiedenen Phasen auch für die Erwerbung verschiedener Nervenerkrankungen eine besondere, spezifische Disposition besitzt; es spielen da sowohl konstitutionelle bzw. Stoffwechselschädlichkeiten, als infektiöse Noxen eine Rolle: ich nenne nur die Eklampsie bzw. die Tetanie der rachitischen und ernährungsgestörten Säuglinge, die — fast stets in der Jugend einsetzende — Migräne, die Polioenzephalitis, Poliomyelitis und schließlich die epidemische Meningitis, eine Infektionskrankheit, die wie kaum eine andere, an ganz bestimmte Epochen des jugendlichen Alters gebunden ist. Ganz analog ist die disponierende Wirkung des Kindesalters für die Chorea minor aufzufassen. Wie sie zu erlären ist, ist eine schwierige Frage. Es wäre daran zu denken, daß — auch ohne Infektion — das kindliche Nervensystem zu choreiformen Bewegungsanomalien, Grimassieren, stereotypen Bewegungen u. dgl. besonders neigt; es steckt darin noch ein Rest von unkorrigierter, allen angeborener Hemmungslosigkeit und Inkoordination der Motilität eine gewisse physiologische Choreo- und Spasmophilie. Daß die Pubertät — also Veränderungen der inneren Sekretion der Sexualorgane — keine provokatorische Rolle spielt (wie man in Analogie zur Schwangerschaftschorea angenommen hat), erhellt aus der Tatsache, daß das Alter zwischen 9 und 11 Jahren, das in nördlichen Ländern von der Pubertät noch ziemlich weit abliegt, am häufigsten befallen wird.

Bezüglich der bakteriologischen Befunde sei folgendes bemerkt:

Nachdem schon 1890 aus der Hitzigschen Klinik zwei Fälle mitgeteilt worden waren, in denen Streptokokken in den Endokardauflagerungen und im Gehirn konstatiert worden waren, fand A. Wassermann in Fällen der Jollyschen Klinik (1899) bei Chorea minor eine Streptokokkenart im Blut, Endokard, Milz und Gehirn, die in Reinkultur gezüchtet, bei Tieren typische Polyarthritis und Endokarditis, aber keine Chorea erzeugte. Auch Heubner, Werner, Meyer, Preobraschensky, Lewis und Longcope, Gerhards, Cramer und Tübben, B. Sachs u. a. fanden in tödlichen Fällen von Chorea infectiosa Streptokokken verschiedener Art in den genannten Organen; Preobraschensky stellte sie insbesondere in pachy- und leptomeningitischen, hämorrhagischen Auflagerungen fest. Maragliano und Mircoli fanden Staphylokokken. Orzechowski fand ebenfalls Staphylokokken im Endokard und in multiplen Thromben im Großhirn, B. Sachs Staphylokokken und Streptokokken gemischt. Donath fand in 9 Fällen siebenmal Staphylococc. pyog. alb., zweimal aureus. Pianese berichtet über eine bestimmte Bazillenart, die er aus Halsmark und Gehirn einiger Choreatiker züchten konnte, ebenso über Diplokokken. B. Schulz konstatierte ebenfalls Diplokokken nicht näher charakterisierter Art in basalen Hirnteilen; auch Gonokokken will man vereinzelt gefunden haben. Eine sehr eigentümliche Ätiologie hatte ein von Jolly zitierter Fall Naunyns: er fand im Endokard und in der Pia mater braunrote Stellen, in denen sich rotbraune Pilzfäden befanden.

Schon aus diesen Beispielen, die die bakteriologische Literatur der Chorea nicht erschöpfen wollen, geht hervor, daß eine einheitliche bakteriologische Ursache nicht gefunden worden ist. Entsprechend der häufigsten Ätiologie, der echt rheumatischen, waren die Erreger der Polyarthritis Streptokokken verschiedener Art und Malignität natürlich der häufigste Befund. Daß aber auch andere Mikroorganismen gefunden worden sind, und sicher noch weitere hinzukommen werden, kann nicht wunder nehmen. Es kommt eben weniger auf die Art des Virus, als auf seine Lokalisation und die Disposition des Individuums an.

In diesem Zusammenhang sei noch der seltenen luetischen Ätiologie gedacht. Kowalewsky, Zambaco u. a. beschrieben Chorea minor bei erworbener Lues Erwachsener, Milion, Milliet, G. Flatau u. a. dasselbe bei kongenitaler; in der französischen Literatur wird der kongenitalen Lues auch als prädisponierendem Moment für das spätere Erkranken an Chorea große Bedeutung zugemessen; sicher zu Unrecht. Auch W. Fiermann konnte an dem Choreamaterial der Ibrahimschen Klinik keinerlei Beziehungen zu etwaiger Erbsyphilis feststellen.

Symptomatologie. Der Beginn des Leidens erfolgt charakteristischerweise meist so schleichend, daß es selten vom Arzt beobachtet wird. Nachdem ein Kind einige Wochen vorher eine Angina, einen — oft leichten — Gelenkrheumatismus, Morbillen oder dergleichen überstanden hat, bisweilen auch noch während einer Infektionskrankheit, bemerken die Eltern die ersten ungeschickten, ausfahrenden Bewegungen in den Händen und Fingern, die sowohl spontan in der Ruhe, als in Begleitung intendierter Bewegungen auftreten. Oft ist diese „Ungeschicklichkeit" rein einseitig, bevorzugt die linke Hand. Häufig werden die Kinder deswegen getadelt oder — in der Schule — gestraft. Leichte psychische Veränderungen, Schreckhaftigkeit, Launenhaftigkeit, weinerliche Stimmung, schlechter Schlaf u. dgl. fehlen fast nie und leiten oft die Chorea ein. Diese psychischen Alterationen steigern — im Circulus vitiosus — die choreatische Unruhe und erwecken bisweilen den Eindruck, als ob sie die Ursache des Leidens wären. Die Unruhe wächst, ergreift die andere Hand, die Schrift wird unruhig, fahrig, ungleichmäßig, beim Essen — besonders bei scharfer Beobachtung — verschütten die Kinder. Übrigens steigert die Intentionsbewegung die Chorea nicht immer; in manchen Fällen wird die Hyperkinese dabei unterdrückt. Jetzt hat auch meist das Grimmassieren eingesetzt: eigentümliche rasche Mundbewegungen, Stirnrunzeln, Gesichterschneiden, hastiges Augenzwinkern, Aufreißen der Augen, Rollen der Bulbi, Schielen, Zurückwerfen des Kopfes. Beobachtet man die Kranken, die oft noch ziemlich ruhig vor dem Arzt sitzen oder liegen, so bemerkt man sonderbare Spreizbewegungen der Finger, Supinationen und Extensionen der Arme, unmotiviertes Greifen ins Gesicht, Streckung der Füße, leichtes kurzes Scharren, rasches Beugen oder Drehen des Rumpfes, kurz allerhand ziellose Bewegungen, die außerordentlich den fast physiologischen Verlegenheitsbewegungen der Kinder ähneln, wie wir sie in wesentlichen Steigerungen fließend in die choreiforme Unruhe Degenerierter und schließlich imbeziller Jugendlicher übergehen sehen. In leichten Fällen hat man förmlich den Eindruck, daß hier durch den choreatischen Prozeß einfach Hemmungen für derartige inkoordinierte, halb reflektorische, halb intendierte Bewegungen — wie sie für gewisse Altersstufen in gewissem Umfang physiologisch sind — ausgelöscht worden wären; eine Annahme, die durchaus zu der striären Enthemmungstheorie Antons (siehe unten) paßt.

Nun werden die Bewegungen mannigfaltiger und brüsker; sie ergreifen die Rumpf- und Bauchmuskulatur; auch die Zunge, das Gaumensegel und die Atmungsmuskulatur nehmen teil. Daraus entsteht eine oft recht typische Sprachstörung: die Kranken phonieren ungeschickt, einzelne Vokale werden in ungewohnter Färbung und Tonhöhe herausgebracht, Konsonanten, besonders in Endsilben werden „genuschelt". Infolge der Unregelmäßigkeit der Atmung wird das Sprechen bisweilen plötzlich mitten im Satz unterbrochen. In schweren Fällen besteht die Sprache — auf der Höhe der motorischen Unruhe — nur noch aus stoßweise hervorgebrachten einzelnen Worten und schließlich unartikulierten Lauten.

Daß es sich um eine rein artikulatorische Störung selbst in diesen schwersten Fällen handelt, konnte ich öfter beobachten, wenn unter dem Einfluß des heißen Bades oder des Hyoszins die Sprache vorübergehend absolut normal wurde.

Neben diesen Sprachstörungen treten nun auch andere phonetische Symptome hervor: schnarchende oder jauchzende Atemzüge, schmatzende oder schnalzende Mund-Gaumenbewegungen, selten lauter Singultus. Die Bewegung der Arme und Hände wird so ungeordnet und mit so mannigfaltigen Mit- und Nebenbewegungen gemischt, daß die einfachsten Manipulationen, das An- und Ausziehen, Essen, Handgeben u. dgl. unmöglich werden; soll der Patient sich an die Nase greifen, so nimmt er gleichsam einen gewaltigen Anlauf, spitzt die Finger, rollt und hyperextendiert das Handgelenk und kommt dann nach einigen, unter starker Muskelanstrengung ausgeführten Bewegungen, die von Anfang an beliebige, sich gegen das Ziel nicht steigernde Richtungsveränderungen erfahren, nicht an der Nase, sondern erst an der Stirn oder der Wange an, um dann schließlich mit der ganzen Faust die Nase auf kurze Zeit zu packen (Abb. 1).

In diesem Stadium ist auch der Gang hochgradig gestört, und zwar ebensosehr durch die fortwährenden Veränderungen der Rumpfhaltung, als durch choreatische Störungen an den unteren Extremitäten selbst: der Gang wird hastig, bisweilen trippelnd, bisweilen auch wieder scharrend und schleifend, die Schritte sind verschieden lang, die Oberschenkel werden bald schleudernd erhoben, bald abnorm wenig gebeugt. Der ganze Gang rechtfertigt eben den Namen Veitstanz und ähnelt in der Tat den sonderbaren Bewegungen, wie wir sie bei rituellen Tänzen mancher Naturvölker sehen. Schreitet die Krankheit fort, so wird das Gehen — ohne Unterstützung — schließlich unmöglich; die Kranken geraten durch die ruckweise erfolgenden heftigen Schleuderbewegungen der Beine in die Gefahr zu fallen und müssen schließlich im Bett gehalten werden.

In solchen schweren Fällen kommt es nun zum Vorherrschen der krampfhaften und schnellenden Bewegungen, während die die intendierte Motilität begleitenden, ruhigeren, mehr abirrenden Bewegungen zurücktreten. Dies ist das Stadium, in dem der Vergleich mit der Chorea magna, dem großen hysterischen Anfall, gerechtfertigt ist: die Kranken liegen keinen Moment ruhig, sie schnellen plötzlich in die Höhe, werfen sich hastig auf die Seite, stoßen mit Armen und Beinen heftig an das Bett oder die Wand, ohne auf die Schmerzen des Stoßes und Verletzungen zu achten; besonders häufig sind auch kratzende und reibende Manipulationen. Das öfter beschriebene skarlatiforme Exanthem bei schwerer Chorea ist meines Erachtens ein artifizielles Produkt solcher Bewegungen. Schließlich wird die motorische Unruhe so gewaltig, daß die Patienten aus dem Bett geschleudert werden — selbst über

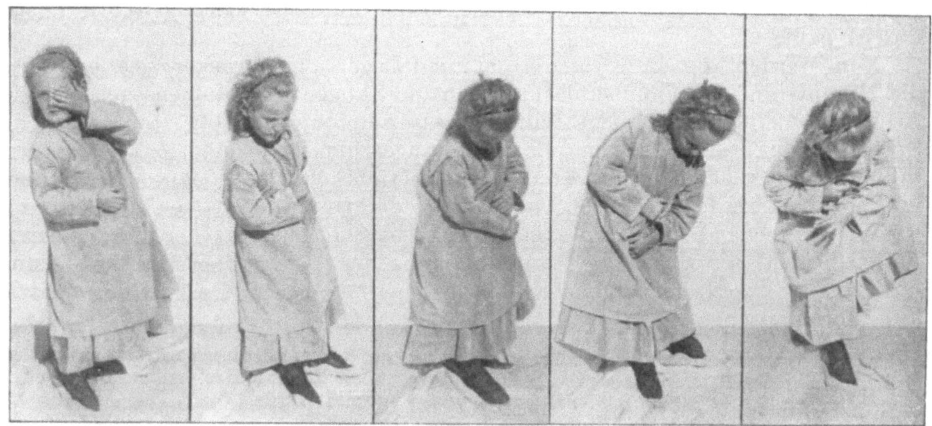

Abb. 1. Chorea minor (Befehl zum Stillstehen). (Medizinische Klinik, Heidelberg.)

seitliche Steckbretter hinüber. Dabei ist die Atmung wechselnd, bald jagend, bald aussetzend, meist fauchend; die Gesichtsmuskeln sind in beständiger grimassierender Aktion, unartikulierte Laute, Augenrollen, Zerbeißen der Lippen, Zerwühlen und Zerreißen des Bettes, Unmöglichkeit zu schlucken, unfreiwilliger Abgang von Stuhl und Urin, alles das stempelt das Bild zu einem der furchtbarsten und mitleiderregendsten, das wir kennen; furchtbar besonders auch deshalb, weil es nicht paroxysmal, sondern tagelang permanent besteht und das Sensorium gar nicht selten relativ wenig gestört, das Krankheitsbewußtsein also kaum vermindert ist.

Daß die Kombination einer akuten Infektionskrankheit oder einer ihr folgenden Herzaffektion mit einer derartigen Form der Chorea fast stets tödlich endet, ist leicht einzusehen.

Bezüglich der Bewegungsstörung der Chorea minor ist noch einiges Spezielles zu bemerken. Es gibt gar nicht wenige Fälle, in denen die Chorea nicht nur im Beginn, sondern dauernd halbseitig auftritt (Hemichorea). Die Halbseitigkeit geht so weit, daß sie neben den Extremitäten auch die Fazialis- und Zungenmuskulatur und den Kehlkopf halbseitig befällt, wie ich an einem Fall beobachtete. Meist sind diese Hemichoreen leichte Fälle; sie sind häufiger linksseitig als rechtsseitig beobachtet worden. Wenn sie mit

Hirnnervenbeteiligung und (scheinbarer) halbseitiger Schwäche einhergehen, ist die Differentialdiagnose einer groben, herdförmigen Zerebralaffektion oft nicht leicht. Es gibt auch Fälle, in denen die Chorea scheinbar nur eine Extremität befällt, z. B. den Arm und die Hand, während das gleichseitige Bein lange Zeit (oder überhaupt niemals) choreatische Störungen zeigt. Auch formes frustes des Leidens kommen vor, in denen außer leichten psychischen Anomalien nur etwas ungewöhnliche Gestikulationen und etwas Gesichterschneiden die Rekonvaleszenz einer Infektion begleiten.

Eine genaue Analysierung der choreatischen Bewegungsstörungen hat Otfried Förster unternommen. Er unterscheidet ziemlich scharf zweierlei Störungen, 1. die choreatischen Spontanbewegungen und 2. die choreatische Koordinationsstörung. Die ersteren sind völlig unwillkürliche, an keine Zielbewegung geknüpfte klonische Bewegungen (besser Zuckungen) von buntem Wechsel, die nie den Eindruck der gewollten zweckmäßigen Bewegung machen; sie kommen auch bei anderen Zerebralleiden (Paralysis, Affektionen des Thalamus, der Bindearme und anderen Formen der Chorea) und anderer Motilitätsneurosen und -psychosen vor. Es fehlt ihnen oft auch das Charakteristikum der gewollten Bewegung, das in der kombinierten Muskelwirkung besteht; sie sind bisweilen reine Agonistenbewegungen.

Bei der choreatischen Koordinationsstörung ist im Verlauf der gewollten Bewegung das Zusammenwirken der Hauptagonisten und ihrer agonistischen Synergisten, sowie der antagonistischen (arretierenden) und kollateralen Synergisten gestört. Die Hauptagonisten können noch leidlich, wenn auch verspätet oder geschwächt in Aktion treten, allerdings oft unter Irradiation auf für die Zielbewegung unzweckmäßige Muskeln; die agonistischen, antagonistischen und anderen Synergisten aber werden in schweren Fällen oft nur ganz mangelhaft oder gar nicht mit innerviert. Auch die Muskeln, die — weit entfernt von den jeweils innervierten — eine zweckmäßige Körperhaltung oder Gliederlage herbeiführen (z. B. die feste Spreizstellung der Beine beim Heben eines schweren Gewichtes) fallen aus oder werden unzweckmäßig gebraucht. Auch die kontralateralen Mitbewegungen treten infolge der abnormen Irradiation und gesteigerter Impulse abnorm früh (ohne Ermüdung) und ausgiebig auf (Verf.). Auf Grund seiner Analyse kommt Förster zu einer genauen Lokalisierung der choreatischen Störung: mit Bonhoeffer findet er nur bei Affektionen des Kleinhirns oder der Bindearme Motilitätsveränderungen, die genau dem Typus der eben analysierten entsprechen. Demnach verlegt Förster auch das Angreifen des choreatischen Infekts auch in diese Gebiete und sieht die choreatische Störung einerseits als Produkt des Ausfalles der bewegungsregelnden Funktion des Kleinhirns an, andererseits als Folge einer Kleinhirnreizung, beides bedingt durch Schädigung der Bindearme. Demgegenüber nahm Anton als erster eine Enthemmung an, als deren Ursache er den Fortfall des normalen hemmenden Einflusses des extrapyramidalen Systems, insbesondere des Putamens, auf die motorische Haubenregion bezeichnete.

In ziemlich seltenen Fällen wurde (zuerst von Gowers) das Auftreten von Lähmungen bei Chorea beobachtet, sog. Chorea paralytica, sc. mollis. Wenn auch Wollenberg darin Recht zu geben ist, daß viele der angeblichen Choreaparesen nur Pseudoparesen sind, und, daß Lähmungen nicht zum typischen Bilde der Chorea gehören (im Gegensatz zu den entschieden unrichtigen Angaben Oddos über die Konstanz der Muskelschwäche bei Chorea), ist doch an dem Vorkommen vereinzelter solcher Fälle nicht zu zweifeln, wie Befunde von Laache, Rindfleisch, Camp, Escherich u. a. zeigen. Die Paresen einzelner Muskelgebiete können der Chorea vorausgehen, mit ihr zusammen entstehen oder auch erst in Rekonvaleszenz auftreten. Im letzteren Falle soll die Muskelerschlaffung und -schwäche eine ganz allgemeine sein. Rindfleisch unterscheidet zwischen Formen, in denen die Lähmung verschiedener Ausbreitung dominiert, und solche, in denen die Chorea vor den geringfügigen Paresen in den Vordergrund tritt. Bisweilen soll nur eine Extremität von der Lähmung befallen sein, bisweilen soll der Typus der halbseitigen Parese bestehen. In den letzteren Fällen hatte ich übrigens stets den Eindruck der Pseudoparese und habe auch nie Reflexdifferenzen gefunden. Rindfleisch, Oddo u. a. konstatierten im Gebiet der Paresen übrigens bisweilen Hypotonie und Verminderung oder Verlust der Sehnenreflexe. Atrophien und elektrische Veränderungen sollen dagegen fehlen, ebenso Störungen der Sensibilität. Auffallend in den Fällen von Rindfleisch war das Fehlen jeglicher Totenstarre. Rindfleisch zieht — auch nach dem anatomischen Befund — die Annahme einer primären Muskelbeteiligung in Erwägung. Die Prognose dieser Chorea paralytica soll übrigens günstig sein; Dauerlähmungen bleiben nicht zurück.

Von den körperlichen (nicht nervösen) Symptomen treten die Herzerscheinungen bei der Chorea in den Vordergrund. Sie sind bei der Entstehung sowohl, als besonders auf der Höhe der Erkrankung wesentlich häufiger

als die übrigen Symptome der Infektion, z. B. die polyarthritischen Gelenkveränderungen; sie sind eben zum großen Teil dauernde Folgen der Infektion.

Brüning konstatierte unter seinen Fällen 76,5% manifeste Herzerkrankungen und
Osler fand unter 125 (eigenen und der Literatur entnommenen) letal verlaufenen Fällen
die Herzklappen nur 10 mal intakt. Diese klinischen und anatomischen Befunde stellen
zwar die Maxima dar, die beobachtet wurden; immerhin wird von den meisten Autoren
eine Herzbeteiligung in über 50% angenommen.

In den meisten Fällen handelt es sich um verruköse Endokarditis, die vorzugs-
weise die Mitralklappen, sehr viel seltener die Aortenklappen befällt. Demgemäß ist eine
Mitralinsuffizienz — meist mäßigen Grades — mit blasendem, oft leisem systolischen
Geräusch an der Herzspitze und Akzentuation des II. Pulmonaltons ohne wesentliche
Veränderung der Perkussionsfigur der häufigste klinische Befund. Mitralstenosen werden
später natürlich nicht selten beobachtet. Komplizierte Klappenfehler — die häufige
Kombination der Mitralinsuffizienz und -stenose mit Aorteninsuffizienz — habe ich, wie
die meisten anderen Autoren, nach Chorea (resp. bei rezidivierender Chorea während
derselben) selten gesehen.

Außer der Endocarditis verrucosa simplex kommt in schweren septischen Fällen auch
die ulzeröse, maligne Form vor. Bei Endocarditis lenta findet sich fast niemals Chorea.
Auch Beteiligung des Perikards kommt nur selten vor; ich habe bei Chorea erst zweimal
schwere Pericarditis serofibrinosa mit Cor villosum gesehen.

Auch das Myokard hat sich bei mikroskopischer Untersuchung als erkrankt herausgestellt; es ist wahrscheinlich, daß diejenigen Fälle, die trotz deutlicher Herzsymptome
(Tachykardie, Arhythmie, Geräusche) bei der Obduktion intakte Herzklappen zeigten
(Wollenberg), als akute Myokarditiden aufzufassen sind. Der Puls ist, wie sich dies aus
der Kombination der frischen Endo-Myokarditis mit psychischer und motorischer Übererregbarkeit von selbst ergibt, meist recht beschleunigt und zeigt unternormale Spannung
und Füllung; der Blutdruck ist herabgesetzt. Arhythmien kommen sowohl während der
frischen Endokarditis, als in der Rekonvaleszenz derselben vor.

Die Katamnese Oslers von 110 Choreafällen, die 2—16 Jahre vorher erkrankt waren,
zeigte, daß nur 43 Fälle herzgesund waren; die übrigen litten an organischen oder funktionellen (?) Störungen des Herzens (zit. nach Wollenberg).

Die Prognose der abgeheilten Chorea-Endokarditis scheint mir entsprechend dem
Vorherrschen reiner Mitralinsuffizienzen ziemlich günstig zu sein; ich habe in der Vorgeschichte schwerer dekompensierter Herzfehlerfälle Jugendlicher nur selten von vorausgegangener Chorea gehört.

Das Blut bei infektiöser Chorea zeigt eine leichte Leukozytose mit dem für das jugendliche Alter typischen Vorherrschen der Lymphozyten. Auch Eosinophilie wurde beschrieben
(Schaps, Macalister).

Psychische Symptome, besonders leichterer Art, sind in allen Stadien der
Chorea minor oft vorhanden; schwerere psychotische Zustände dagegen sind
im kindlichen Alter sehr selten, im jugendlich-erwachsenen häufiger.

Es ist nicht leicht, sich ein Bild über die absolute Häufigkeit psychischer, choreatischer
Veränderungen überhaupt zu machen, da die einzelnen Autoren, je nachdem sie Psychiater
oder Interne und Pädiater waren, diese Dinge verschieden beachtet und bewertet haben.
Ich glaube, daß die von Collins und Abrahamson angegebene Zahl von 54% psychischer
Alterationen ungefähr das Richtige trifft. Die initialen seelischen Veränderungen wurden
schon kurz erwähnt: sie bestehen in gemütlicher Verstimmung, Zerstreutheit, Unaufmerksamkeit, Schreckhaftigkeit, Weinerlichkeit, großer Ermüdbarkeit u. dgl., also einer
erhöhten psychischen Reizbarkeit und Erschöpfbarkeit, eine Form der akuten
zerebralen Neurasthenie (Jolly). Bisweilen sollen Störungen der Spontaneität und negati-
vistische Züge (Kleist) auftreten und die Chorea überdauern. Die — wesentlich selteneren —
schweren Psychosen tragen entweder die Züge des Delirium acutum oder wenigstens
flüchtige deliröse Bewußtseinstrübungen mit optischen und akustischen Halluzinationen;
die halluzinatorische Verworrenheit, deren Inhalt recht bunt wechseln kann, kann auch
die Hyperkinese überdauern. Bisweilen wurde auch das Bild der akinetischen Motilitäts-
psychose Wernickes beobachtet. Auch Fälle mit langdauernden hypochondrischen
Wahnvorstellungen, Persekutions- und Verkleinerungsideen u. dgl. wurden beobachtet.
In schwereren, besonders den letalen Fällen, kommt es zu tagelang währenden wütenden
Tobsuchtsanfällen mit vollständiger Verwirrtheit. Eine einheitliche Choreapsychose gibt
es jedenfalls nicht. Nur das eine scheint sicher, daß die intellektuelle Sphäre außerordentlich selten beteiligt ist und daß Demenz als Folge der infektiösen Chorea — im Gegensatz
zur Huntingtonschen Form — fast nie eintritt. Die von Jolly berichtete, nach Ablauf
der Chorea restierende leichte intellektuelle Schwäche ist jedenfalls etwas außerordentlich
Seltenes. Es ist mir öfter aufgefallen, daß solche Kranke der schwersten Form, wenn es

vorübergehend durch Sedativa, heiße Bäder u. dgl. gelang, die maniakalische und motorische Erregung zu dämpfen, auffallend geordnet und logisch dachten und sprachen.

Bezüglich der Dauer der Psychosen ist keine Einheitlichkeit zu konstatieren. Die längste Dauer zeigen nach Kleist die Fälle mit Bewegungsarmut und Akinesie. Das weibliche Geschlecht überwiegt; die Zeit um und nach der Pubertät ist die für die Psychose prädisponierte.

Die Psychosen der Chorea haben im ganzen eine günstige Prognose; bei Graviditätschorea habe ich die Psychose wenige Tage nach dem Abort oder der künstlichen Frühgeburt enden sehen.

Was die von Demoor geschilderte Chorée mentale anbetrifft, so handelt es sich um eine durchaus chronische Affektion bei Degenerierten und leicht Imbezillen; die psychische Chorea äußert sich in Zerstreutheit, lebhafter Unruhe und völligem Mangel an Aufmerksamkeit. Solche Fälle, die nach meiner Erfahrung auch mit choreiformen Bewegungen verlaufen können, sind chronische Zustände, die natürlich mit der Chorea minor nichts zu tun haben.

Von weiteren Veränderungen des somatischen Nervenstatus ist nicht viel zu vermerken. Über die Veränderungen der Motilität wurde schon gesprochen. Die Sensibilität ist — soweit sie einer Prüfung zugänglich ist — nicht gestört, Schmerzen werden im Beginn wohl ab und zu geklagt, lassen sich aber bei den jugendlichen Patienten schwer von den rheumatischen Beschwerden trennen. Bisweilen soll Druckempfindlichkeit der großen Nervenstämme und der Rückenwirbelsäule bestehen (Jolly).

Die Erregbarkeit der motorischen Nervenstämme für den elektrischen Strom wurde einige Male erhöht gefunden (Benedikt u. a.); ob dieser Befund mehr als ein Zufallsprodukt darstellt, bezweifle ich. Die mechanische Erregbarkeit der Nerven habe ich wenigstens niemals gesteigert gesehen. Über die elektrische Erregbarkeit der Muskulatur, die ebenfalls von einigen Autoren als erhöht bezeichnet wird, möchte ich mich in demselben Sinne äußern; dasselbe gilt von der allgemeinen und idiomuskulären Muskelerregbarkeit. Das Verhalten der Hautvasomotoren ist insofern bemerkenswerter, als erhöhte Erregbarkeit hier entschieden recht oft getroffen wird; vasodilatatorische Phänomene, wie Dermographismus, Emotionserythem, Neigung zu flächenhafter Nachrötung der Haut, Urticaria factitia sind häufige Symptome.

Der Muskeltonus soll häufig herabgesetzt sein. Die Hypotonie wird sogar neuerdings als pathognomonisch aufgefaßt; Oppenheim und auch ich konnten sich von ihrer Häufigkeit jedoch nicht überzeugen. Muskelatrophien treten nicht auf.

Die Sehnenreflexe sind — wenn man von den sehr seltenen Fällen von paralytischer Chorea absieht — in unkomplizierten Fällen meist normal oder infolge der begleitenden Hypotonie der Muskeln (oder auch der Schwierigkeit der Reflexprüfung) etwas herabgesetzt, bisweilen auch trotz Hypotonie gesteigert. Fehlen der Patellarreflexe wurde allerdings bisweilen beschrieben (von Oddo unter 187 Fällen sogar 16mal), ebenso als ausgesprochene Seltenheit von Lewandowsky und A. Westphal (im letzteren Fall fanden sich deutliche Veränderungen der Vorderhornganglienzellen). Ich selbst habe auch bei ausschließlich und dauerndem halbseitigen Sitz der Chorea niemals echte Reflexdifferenzen gesehen. Dasselbe gilt auch von den Hautreflexen, die ebenfalls in der Regel normal sind; insbesondere habe ich das Babinskische Phänomen bei unkomplizierten (auch rein halbseitigen) Fällen nie beobachtet. Ich möchte sogar annehmen, daß es sich in solchen Babinskipositiven Fällen um symptomatische, d. i. durch gröbere zerebrale Veränderungen (Enzephalitis) hervorgerufene Chorea handelt, und den positiven Babinski als differentialdiagnostisches Kriterium stets gegen die gewöhnliche Chorea minor verwenden. Eine eigenartige tonische Form des Patellarreflexes beschrieben Gordon, Wendenburg und Bregman.

Verlauf und Prognose. Die typische einfache Chorea infectiosa verläuft in leichten Fällen in 6—8 Wochen, in mittelschweren und schweren Fällen kann sie 3—6 Monate und länger dauern. Unmotivierte, oft mit leichten febrilen Temperaturen einhergehende, bisweilen auf psychische Alterationen, zu frühes Aufstehen u. dgl. zurückgeführte Exazerbationen unterbrechen nicht selten den Heilungsverlauf. Allmählich wird die motorische und psychische Übererregbarkeit immer geringer und in den allermeisten Fällen tritt — oft nur einstweilen — volle Genesung ein. Die Prognose quoad vitam ist also überwiegend günstig, die Mortalität im Kindesalter wird von Wollenberg nur auf 3% geschätzt, eine Zahl, die, wenn man die vorausgegangenen und begleitenden Infektionen, Endokarditis usw. berücksichtigt, erstaunlich niedrig erscheint, aber doch wohl das Richtige trifft. Im jugendlich-erwachsenen Alter ist die Mortalität entschieden höher. Die letalen Fälle verlaufen nach meiner Erfahrung oft ganz besonders stürmisch und rasch (unter Umständen in 8—14 Tagen), auch wenn sie scheinbar nicht von einer Infektionskrankheit begleitet sind. Dasselbe gilt aber auch für die schweren tödlichen Choreafälle bei Scharlach, Typhus usw. Über die schlechte Prognose der Chorea gravidarum wurde bereits berichtet. Bemerkenswert ist, daß die charakteristischen Bewegungen ad finem häufig abnehmen oder ganz erlöschen.

Subchronischen Verlauf bzw. den Übergang in scheinbar chronische Chorea haben Oppenheim u. a. besonders bei imbezillen Kindern gesehen; jedenfalls sind diese Fälle, wie mir meine eigene Erfahrung von nur zwei Fällen zeigt, sehr selten. Rezidive nach kürzerer oder längerer Dauer der Heilung sind bei der Chorea minor recht häufig; die Angaben über ihre Häufigkeit schwanken zwischen 35 und 45% der Fälle. Diese Neigung zum Rezidivieren entspringt einerseits dem Umstand, daß die Chorea in den häufigsten Fällen ein Äquivalent der Polyarthritis, also einer ungemein leicht rezidivierenden Erkrankung ist, andererseits der choreatischen Disposition des Individuums. Denn bei einem ehemals aus rheumatischer Ursache choreatischem Kind kann später eine ganz andere Schädlichkeit, z. B. die Gravidität, ebenfalls Chorea wieder auslösen, wie ich dies in zwei Fällen gesehen habe. Dasselbe gilt von Patienten, die einmal während einer Angina, ein anderes Mal während oder nach Typhus an Chorea erkranken. Bemerkenswert ist, daß bei der Chorea, ähnlich, wie bei Epilepsie, interkurrente fieberhafte Krankheiten (z. B. Erysipel) oft auffallend günstig auf die Hyperkinese wirken (Claus).

Eine besondere Art des Verlaufes zeigen die von Brissand als Chorée variable beschriebenen Fälle: einer der Fälle z. B. begann als typische Chorea minor, rezidivierte häufig drei Jahre lang; später wurde die Hyperkinese mehr ticähnlich, es trat auch Koprolalie hinzu. Diese Form soll nur bei Degenerierten vorkommen. Bemerkenswert sind die von Kobrak beschriebenen Fälle, in denen bis 18 Jahre lang häufige Attacken von Chorea, Rheumatismus und Anginen rezidivierten.

Komplikationen. Wenn man von den schon ausführlich erwähnten ursächlichen Begleitkrankheiten (Gelenkrheumatismus, Endokarditis usw. usw.) absieht, sind Komplikationen im ganzen selten. Dabei müssen wir natürlich davon absehen, choreiforme Zustände, wie sie im Verlauf mannigfacher organischer und funktioneller Nervenleiden auftreten, als echte Chorea minor zu deuten; das gilt vor allem von der nicht seltenen choreiformen Unruhe bei Morbus Basedowii. Hier handelt es sich sicher in den allerseltensten Fällen um genuine infektiöse Chorea, sondern um eine mit dem Tremor (und besonders Intentionstremor) eng verwandte Koordinationsstörung. Wie oft man eine überlagernde Hysterie annehmen will, ist fast Geschmacksache; die deutschen Neurologen halten die Kombination im ganzen für selten, die

französischen für sehr häufig. Imitatorische hysterische Chorea ist sehr oft
— besonders in psychischen Krankenhausinfektionen und Schulepidemien —
beobachtet worden. Epilepsie soll sich selten im Anschluß an Chorea entwickeln
können (Oppenheim). Weiter wurden beschrieben die Kombinationen mit
Pellagra (Mariani), multipler Neuritis (Meirowitz), Tetanie, Myoklonie,
Polycytaemia rubra (Bardachzi) u. a. m. A. Westphal beobachtete in einem
tödlichen Fall von Chorea bei Poliencephalitis haemorrhagica sup. fast totale
Ophthalmoplegie, Bödiker Abduzenslähmung. Es scheint übrigens, daß
Augenmuskel- und andere Hirnnervenlähmungen meist in Fällen von grober
hämorrhagischer Enzephalitis, wie sie auch Reichardt beschrieb, vorkommen.

Diagnose und Differentialdiagnose. Die Diagnose der Chorea minor hat
— im Beginn — vor allem das fast physiologische oft stereotype Grimassieren
und Gestikulieren vieler Kinder, die Unaufmerksamkeit, Reizbarkeit und
Launenhaftigkeit, z. B. übermüdeter neuropathischer Kinder zu berücksichtigen.
Weiter kommt sehr in Betracht die symptomatische Chorea bei angeborenen
oder frisch erworbenen (polienzephalitischen) Hirnaffektionen, die meist einseitig im Gefolge einer Hemiparese mit Athetose, nicht selten aber auch doppelseitig oder in allen Extremitäten (z. B. bei Littlescher Tetraparese) auftreten
können. In manchen dieser Fälle überwiegt die universelle Chorea die
Lähmungserscheinungen völlig, so daß nur die Hyperreflexie mit Babinski
die grob organische Genese aufklärt; diese Fälle verlaufen häufig mit psychischen
Defekten, bisweilen auch ohne alle solche; in Siechenanstalten habe ich einige
solche Fälle gesehen. Auch die seltene genuine Athetosis duplex kann vorübergehend an Chorea erinnern; die Chronizität und Stereotypie der Bewegungsstörung unterscheidet sie aber rasch von der letzteren. Nicht selten wird auch
die Hysterie die infektiöse Chorea so gut nachahmen, daß die Unterscheidung
erst nach längerer Beobachtung gelingt; die Anamnese, die rein psychogene,
oft imitatorische Entstehung ist hier von besonderer Bedeutung; ex juvantibus,
d. i. aus der Wirksamkeit der Suggestivbehandlung die hysterische Chorea zu
erkennen, ist deshalb schwierig, weil sie gar zu oft der Suggestion gegenüber
refraktär ist. Der generalisierte Tic kann bisweilen — aber nur anfänglich —
diagnostische Schwierigkeiten machen, zumal er auch im jugendlich-erwachsenen
Alter einsetzt. Das Intermittierende, stets Stereotype, Explosive des Tics
fehlt aber der Chorea, ebenso meist die psychischen Symptome, die Phobien,
Koprolalie usw. Die Huntingtonsche Chorea, die ja auch im Anfang der
zwanziger Jahre auftreten kann (Heilbronner, Verf.), unterscheidet sich
durch ihre langsame, stete Progression und vor allem durch die fast stets nachweisbare gleichartige Heredität auch dann von der Chorea minor, wenn die
Demenz noch nicht deutlich ist.

Vor allem ist bei der Differentialdiagnose immer wieder zu betonen, daß
all den genannten Affektionen die infektiöse Ätiologie und die
infektiogenen Begleiterscheinungen (s. oben), die in sicher drei Viertel
der Fälle von Chorea minor nachweisbar sind, fehlen. Dies gilt allerdings nicht
von der epidemischen Enzephalitis (v. Economa), die bisweilen, besonders im
Beginn, mit choreiformen Bewegungsstörungen einhergeht. Bei den Epidemien
1917 bis 1923 mußte man manchmal vorsichtig sein mit der Entscheidung,
ob eine Chorea minor oder choreiforme Enzephalitis vorliege. Der weitere
Verlauf der Enzephalitis ist dann allerdings meist ein anderer, wie der der Chorea
simplex. Daß sich aber auch die sporadische Poliencephalitis acuta haemorrhagica (mit Ophthalmoplegie) mit Chorea minor kombinieren kann, zeigen
Fälle von A. Westphal und Reichardt.

Pathologische Anatomie. Die (außer dem Bereich des Nervensystems liegenden) anatomischen Befunde, die durch die kausale polyarthritische oder andersartige Infektion

bedingt sind, können hier kurz abgetan werden, um Wiederholungen zu vermeiden. Tuckwell und andere englische Autoren haben einen besonderen Typ, das Choreaherz, aufstellen zu müssen geglaubt; sie fanden, daß die endokarditischen Auflagerungen (meist auf den Mitralklappen) von besonderer Zartheit und Abstreifbarkeit, fast schleierartig, seien. Die wenigen mit Chorea verlaufenden Fälle von Endocarditis rheumatica meiner Beobachtung unterschieden sich in keiner Weise in ihren Auflagerungen von denen der unkomplizierten Endokarditis. Ich glaube nicht, daß es berechtigt ist, von einer morphologisch spezifischen Choreaendokarditis zu sprechen. Die bakteriologischen Befunde der endokarditischen Auflagerungen, die ziemlich häufig und recht verschiedenartig erhoben wurden, sind bereits erwähnt.

Unter dem Einfluß der Lundborgschen Theorie, die eine Reihe von Hyper- und Dyskinesen auf Funktionsstörungen der Epithelkörperchen zurückführen wollte, hat man auch diese untersucht und bisweilen Blutungen, bisweilen nichts Krankhaftes in ihnen gefunden. Von einer hypoparathyreogenen Genese kann meines Erachtens bei dem völligen Fehlen aller Tetaniestigmata bei Chorea minor keine Rede sein.

Bezüglich den Befunden im Zentralnervensystem finden wir ähnliche Divergenzen der verschiedenen Autoren, wie bei den anatomischen Substraten anderer Hyperkinesen. Es existieren zweifellos zahlreiche, gut untersuchte Fälle, in denen keinerlei wesentliche makroskopische oder mikroskopische Veränderungen gefunden worden sind, trotz schwerster klinischer Symptome. Von älteren positiven Befunden seien die von Broadbent, Jackson, Tuckwell, Meynert, Elischer, Nauwerk u. a. genannt. Wollenberg faßt die folgenden Befunde zusammen „Hyperämie des Gehirns und seiner Häute, Vermehrung der Meningealflüssigkeit, Embolien der Gefäße und entzündliche Veränderungen um dieselben, kleine Hämorrhagien und Erweichungen, degenerative Veränderungen der Nervenzellen usw."; im Rückenmark wurde Analoges gefunden, im peripheren Nervensystem Degenerationen.

Von prinzipieller Wichtigkeit schienen die Emboliebefunde von Broadbent (vor allem im Corpus striatum und Thalamus opticus). Sie gaben zu der grob mechanischen Theorie Anlaß, daß die choreatischen Hirnveränderungen und dementsprechend die klinischen Störungen Folgen von Embolien seitens der endokarditischen Auflagerungen seien. Zahlreiche Nachprüfungen bestätigten aber weder die Lokalisation, noch überhaupt die Konstanz der Broadbentschen Befunde.

Dasselbe gilt von den sog. „Choreakörperchen" (stark lichtbrechende, konzentrisch geschichtete Körner in den Gefäßscheiden der Zentralganglien), die von Elischer, Jakowenko, Flechsig u. a. gefunden wurden. Nachdem Wollenberg jedoch endgültig nachgewiesen hat, daß diese Körperchen auch in Gehirnen nicht Choreischer vorkommen, kann man ihnen — trotzdem sie von Hudovernig neuerdings wieder beschrieben wurden — wohl keine spezifische oder gar pathogenetische Wichtigkeit beimessen. Übrigens sei bemerkt, daß sowohl Hudovernig, wie Rindfleisch, Reichardt und andere neuere Autoren ziemlich zahlreich sehr diffus verstreute enzephalitische und andere Veränderungen in cerebro gefunden haben. Diese von älteren und neueren Autoren häufig konstatierte diffuse Ausbreitung der Veränderungen in den Hemisphären, im Hirnstamm, Oblongata usw. schienen der ursprünglichen Bonhoeffer-Otfried-Försterschen Theorie, die die Entstehung der choreatischen Bewegungsstörung speziell in die Bindearme verlegen will, zu widersprechen; auch klinisch-anatomische Erfahrungen bei der symptomatischen Chorea posthemiplegica (Enzephalitis, Apoplexie) lassen sich nicht mit dieser Lokalisation in Einklang bringen, da sie in ca. 70—80% Veränderungen in der inneren Kapsel und den Zentralganglien zeigen (v. Monakow). Von den Veränderungen im Rückenmark und in den peripheren Nerven kann man wohl mit noch größerer Wahrscheinlichkeit sagen, daß sie ohne pathogenetische Bedeutung sind. Denn zweifellos ist das Gehirn der Sitz der choreatischen Bewegungsstörung.

In welchem Maße aber grob organische oder toxische funktionelle Schädigungen oder beide gemeinsam auf das Gehirn einwirken, darüber ist man sich bei der Chorea minor noch nicht einig.

Anton, Strümpell u. a. neigen heute dazu, den Sitz der choreatischen Störung im Striatum, besonders im Putamen und Nucleus caudatus, zu suchen und reihen sie den „extrapyramidalen, pallidostriären Syndromen ein. Strümpell läßt dabei mit Recht die Frage offen, inwieweit dabei direkte Reizungen in diesen Zentren oder aber der Fortfall gewisser (durch sie regulierter) Hemmungen auf die Hirnrinde wirksam seien.

Therapie. Das erste Gesetz heißt Ruhe, im Anfang unbedingt Bettruhe und Fernhaltung aller erregenden äußeren Momente, also womöglich Isolierung zu Haus oder in einem Krankenhaus; in späteren Stadien, nach 3—4 Wochen, ist Aufstehen und Aufenthalt im Freien erlaubt, natürlich nur bei völliger Fieberfreiheit. Grober empfiehlt, im ersten Beginn ein drastisches Abführmittel zu geben, das bisweilen fast kupierend wirke. Wenn nur der leiseste Verdacht vorliegt, daß die vorliegende Chorea ein rheumatisches Äquivalent ist, ist antirheumatische Behandlung indiziert. Eine brüske Behandlung mit großen Salizyldosen ist aber nicht ratsam, eher die guten Ersatzmittel (Aspirin, Antipyrin, Salipyrin usw.) in der üblichen milderen Dosierung (3—4 mal täglich 0,5—1,0, je nach Alter des Patienten). Ob die Serumbehandlung (Antistreptokokkenserum, Aronsohn) von Erfolg ist, wie Mayr angab, müssen weitere Erfahrungen lehren. Weiter ist von jeher die Arsenbehandlung der Chorea beliebt, die in Form von Solutio Fowleri, Acid. arsenicosum in Verbindung mit Chinin oder Eisen, Elarson, Solarson und anderen Formen ausgeübt werden kann. Das Arsen gilt nicht wenigen Autoren als das weitaus beste Mittel der Chorea; neuere Erfahrungen mahnen aber doch dringend dazu, die antirheumatische Behandlung in gegebenen Fällen nicht zu versäumen. In neuester Zeit ist auch das Salvarsan empfohlen worden (v. Bókay u. a.), das auffallende Abkürzungen der Krankheitsdauer bewirken soll, auch wenn keine Lues vorliegt. Natürlich bedarf die Anwendung des Mittels (z. B. bei Endo- und Myokarditis) größter Vorsicht und Einschränkung. Die Behandlung mit Parathyreoidin (auf Grund der angeblich parathyreogenen Ursache) erwies sich als wirkungslos (Biedl, Meriggio).

In schwereren Fällen sind sedative und hypnotische Mittel natürlich nicht zu entbehren: Brom in dreisten Dosen, die älteren und modernen Schlafmittel Trional, Paraldehyd, Amylenhydrat, Veronal, Luminalnatrium und Chloralhydrat (auch in Klysmen). In schwersten Fällen, in denen absolute Schlaflosigkeit besteht und die unaufhörlichen Jaktationen die Herztätigkeit schwer gefährden, ist Skopolamin subkutan, womöglich in Verbindung mit Morphium nicht zu entbehren; bei jugendlichen Erwachsenen etwa 0,0005 Scopolamin. hydrobromic. und 0,01 Morphin. muriat., bei Kindern entsprechend weniger. Auch Chloroforminhalationen sind in solchen Fällen empfohlen worden.

Von hydrotherapeutischen Prozeduren sind kühle oder lauwarme Bäder, die früher sehr gerühmt wurden, bei rheumatischer Chorea wohl zu widerraten. Ich habe in allen Fällen — besonders in den schwersten — sehr Gutes von protrahierten warmen Bädern (36—38° C) gesehen. Sie wirken sehr mildernd auf die Unruhe. Ähnliches gilt bisweilen von lauwarm angelegten Ganzwickeln (im Bett). In Fällen schwerster Unruhe bedarf man gepolsterter Steckbretter oder womöglich eines besonderen Polsterbettes, um Verletzungen und das Herausstürzen der Kranken zu verhindern. Besondere Vorsichtsmaßregeln sind natürlich bei ausgesprochen psychischen Störungen nötig.

Einer etwas eingreifenden Therapie, der neuerdings von Marinesco, Rocaz u. a. empfohlenen intraduralen Infusion von Magnes. sulf., sei schließlich noch gedacht; da Marinesco selbst von unangenehmen Nebenwirkungen berichtet, wird die Methode wohl nicht viel Nachahmer finden.

II. Paramyoclonus multiplex (Friedreich), Myoklonie, Myokymie und Verwandtes.

Begriff. Unter Paramyoclonus multiplex verstehen wir ein chronisches Leiden, bei dem klonische Zuckungen einzelner Muskeln, besonders der Extremitäten ohne oder nur mit geringem Bewegungseffekt des distalen Gliedes auftreten, die in der Ruhe am stärksten sind, bei Bewegungen geringer werden, im Schlaf meist sistieren (oft aber nicht völlig).

Friedreich beschrieb 1881 den ersten Fall eines 50jährigen Mannes, bei dem die klonischen Zuckungen an den Armen, vor allem in den M. biceps und triceps, Supinator longus, an den Beinen des Quadriceps femoris und die Adduktoren und Beuger am Oberschenkel betrafen, die Muskulatur des Rumpfes und des Gesichtes war nicht befallen; die rechte Seite war stärker beteiligt als die linke. Der Bewegungseffekt war im Verhältnis zur Energie der Zuckungen auffallend gering. Die Zuckungen folgten sich in kurzen Pausen und waren kurz und rasch; sie wurden bei intendierten Bewegungen schwächer und schwanden im Schlaf. Auf elektrische Behandlung erfolgte rasche Heilung. Die Ursache war ein heftiger Schreck.

Seit dieser Beobachtung Friedreichs ist eine ziemlich umfangreiche Kasuistik der Myoklonie entstanden, die aber zweifellos viele heterogene Fälle und Symptome umfaßt. Viele sind der Hysterie, der Chorea, insbesondere der rhythmischen oder der „elektrischen" Chorea, dem Tic in seinen verschiedenen Formen, symptomatischen Krampussymptomen organischer Affektionen (zerebraler, spinaler und neuritischer Art) u. a. m. zuzurechnen. Trotzdem können wir nicht mit Sicherheit bestreiten, daß es eine primäre, oft monosymptomatische Myoklonie im Sinne Friedreichs gibt, die mit der Hysterie wahrscheinlich ebensowenig zu tun hat, wie mit grob organischen Veränderungen des Nervensystems. Die hereditäre, degenerative Form Unverrichts ist neuerdings derartig fest fundiert, daß an ihrer nosologischen Eigenart nicht zu zweifeln ist.

Die Friedreichsche Form ist zweifellos sehr selten. Sie soll das männliche Geschlecht bevorzugen. Oft — und gerade in den reinsten Fällen — beginnt sie ähnlich wie andere primäre Hyperkinesen, der essentielle Tremor, der spastische Tortikollis u. a., in früher Jugend. In einem meiner Fälle, bei einer 24jährigen Dame, sollen die Zuckungen im 7. Lebensjahr aufgetreten sein, übrigens ohne jede Veranlassung.

Ätiologisch bei weitem am wesentlichsten ist die Heredität, die gleichartige Vererbung (Unverricht, Lundborg), die oft mit Epilepsie, Chorea, Tremor, Demenz und anderen Degenerationssymptomen verläuft (s. Bing, S. 1237 u. 1242 dieses Bandes). Diese Form ist übrigens von der gutartigen Myoklonie Friedreichs prinzipiell zu trennen; sie scheint der Huntingtonschen Chorea chronica relativ nahe zu stehen (Bing). Zu der Unverrichtschen Krankheit im weiteren Sinne ist wahrscheinlich auch die familiäre Nystagmus-Myoklonie französischer Autoren zu rechnen.

Bei der sporadischen Form werden Traumen, besonders psychischer Art, vor allem Schreck, ursächlich beschuldigt (Friedreich, Bernard, Eajazarjantz u. a.), weiter Überanstrengung (Heß) und Infektionen, z. B. Polyarthritis, Angina (Volabra). In vielen Fällen fehlt jedes ätiologische Moment, sie wurzeln anscheinend in der Konstitution.

Symptomatologie. Die klonischen Zuckungen sind das einzige konstante Symptom. Sie betreffen, wie schon Friedreich hervorhob, vorzugsweise die Muskeln der Extremitäten und hier vor allem Bizeps, Trizeps, Brachialis internus, Supinator longus, an den Beinen den Quadrizeps, den Semitendinosus und -mebranosus und den Gastroknemius. Aber auch die Muskeln des Rumpfes, der Schultern, des Nackens und Halses und des Gesichtes werden bisweilen ergriffen; in meinem erwähnten Fall war besonders die rechte Gesichts- und Halshälfte befallen. In seltenen Fällen können auch das Zwerchfell und die Gaumenmuskulatur myoklonisch werden (Heß); es entstehen dadurch eigentümliche Störungen der Atmung und Phonation.

Ob man Fälle, in denen nur ein Muskel befallen ist (z. B. der M. tensor fasciae latae, Huchard) der Myoklonie zurechnen will, ist Geschmacksache.

Die einzelne Muskelzuckung erfolgt meist rasch und kurz; Unverricht vergleicht sie mit dem Effekt der direkten galvanischen Reizung des Muskels. Dies Moment kennzeichnet meines Erachtens das ganze Leiden als Krankheit sui generis. Nicht assoziative Muskelgruppen, Agonisten, Metagonisten und Antagonisten, nicht die Muskeln eines bestimmten peripheren Nerven (wie bei der Tetanie) werden befallen, sondern der einzelne Muskel, wie ihn der normale Mensch isoliert willkürlich gar nicht innervieren kann. Es ist klar, daß deshalb fließende Übergänge zwischen den fibrillären und faszikulären Muskelzuckungen, der Myokymie, wie sie bei Nervösen gar nicht so selten ist, und der Myoklonie zustande kommen können, ein Umstand, der die Abgrenzung des Krankheitsbildes natürlich sehr erschwert.

Die Zuckungen beginnen meist in den distalen Extremitätenabschnitten, oft, wie auch ich beobachtete, rein einseitig, dann greifen sie auf die andere Seite über und können dann bis auf die Augenmuskeln, im Laufe der Jahre fast alle Muskeln befallen. Sie sind auf der Höhe des Leidens stets doppelseitig, aber nur selten ganz symmetrisch; die Kontraktionen können z. B. rechts sehr häufig und langdauernd repetieren, viele Muskeln betreffen, während links selten ein oder zwei Muskeln befallen sind. Auch sind die Zuckungen an Größe resp. Höhe und Raschheit nicht symmetrisch, sondern von willkürlicher Ungleichheit (im Gegensatz zu anderen Krampfformen bei Hysterie, Epilepsie, Tetanie usw.). Weiter entbehren die Muskelzuckungen, die ja überhaupt nur sehr geringe Bewegungseffekte erzeugen, der Stereotypie, wie z. B. diejenigen des Tic und der anderen lokalisierten Muskelkrämpfe; im Gegenteil: die Regellosigkeit ist die Regel.

Die Frequenz der Zuckungen ist sehr verschieden; in einem Fall von Langdorn schwankt sie zwischen 55 und 98 in der Minute; in meinem Fall zwischen 20 und 40.

Durch willkürliche Bewegungen der betroffenen Teile werden die myoklonischen Zuckungen, im Gegensatz zu hysterischen und vielen grob organisch bedingten, meist abgeschwächt; beim Gehen und Stehen verschwinden sie z. B. an den Beinen nicht selten völlig. In der Ruhe, vor allem beim Liegen, treten sie am häufigsten auf (Unverricht, Hunt). Mechanische Reize (Beklopfung) verstärken die Kontraktionen, genau, wie die fibrillären Zuckungen. Psychische Erregungen steigern sie ebenfalls. Im Schlaf werden sie schwächer, verschwinden aber durchaus nicht immer. Auch im künstlichen Schlaf, in der Narkose dauern nach Robitschek die Kontraktionen an, bzw. können sich noch steigern, bis sie im Zustand der tiefsten Narkose verschwinden; bei Nachlassen der Narkose treten sie trotz noch vorhandener Betäubung und Areflexie der Corneae wieder energisch auf; es ist dasselbe Verhalten, wie ich es beim spasmodischen Tortikollis beobachtet habe.

Die grobe Kraft ist in unkomplizierten Fällen ungestört. Der Muskeltonus ist nicht verändert; Spannungen fehlen. Die elektrische und mechanische Erregbarkeit ist normal. Hypertrophien sollen auch in viel betroffenen Muskeln ausbleiben. Die mechanische Reizbarkeit der motorischen Nerven erwies sich in zwei von mir beobachteten Fällen als normal (vgl. die Lundborgsche Ansicht von der parathyreogenen Entstehung). Die Sehnenreflexe werden übereinstimmend als gesteigert geschildert, pathologische Klonusformen und Umformungen der Hautreflexe (Babinski, Oppenheim, Remak) scheinen nicht beobachtet zu sein.

Von den Komplikationen wird im Kapitel der familiären Myoklonie die Rede sein. Es sind vor allem die Formen mit Nystagmus, Epilepsie und Demenz zu nennen (Unverricht, Lundborg); weiter können Tremor, Sprachstörungen und allerlei vasomotorische und trophische Veränderungen (Parathyreoidismus?) das Leiden komplizieren. Auch degenerative Hautveränderungen (Fibrome, Nävi usw.) können vorkommen (Feindel). Typische psychische Störungen gibt es bei der sporadischen Form nicht; speziell sollen Phobien, Zwangshandlungen, Echolalie, Koprolalie u. dgl. bei der essentiellen

Myoklonie — im Gegensatz zur Tickrankheit — nicht vorkommen. Fälle, in denen Echolalie beobachtet wurde, wie der von Gaussel, sind jedenfalls der Maladie de Tic und nicht dem Paramyoclonus multiplex zuzurechnen.

Die **Pathogenese** der Friedreichschen Form kann sich auf gröbere anatomische Befunde im Nervensystem nicht stützen. In dem — allerdings seit ca. zwei Jahren geheilten — Friedreichschen Fall fand F. Schultze das Zentralnervensystem völlig intakt. Auch Hunts Fall war frei von histologischen Veränderungen im Gehirn und Rückenmark; dagegen fand Hunt in den Muskeln teils auffallende Verbreiterungen, teils Verschmälerungen der Muskelfaser; die Lage der Sarkolemmkerne war abnorm, in der Muskelsubstanz. Hunt erklärt diese trophischen Veränderungen durch Einwirkung der Vorderhornzellen.

Clark und Prout haben mittels der Nißlfärbung Veränderungen der Pyramidenzellen der Hirnrinde konstatiert, die aber von Oppenheim mit Recht als pathogenetisch unwesentlich bezeichnet werden. In einem Fall von Murri fanden sich neben Nißl- und Marchiveränderungen von Zellen und Fasern makroskopische Erweichungsherde in der motorischen Region der Rinde, ein Befund, der die Diagnose der essentiellen Myoklonie zweifelhaft macht; wahrscheinlich hat eine grob organische symptomatische Myoklonie vorgelegen.

Friedreich selbst hat einen Erregungszustand der Vorderhornganglienzellen als Ursache des Leidens angenommen; auch Hunt, Vanlair u. a. sind dieser Anschauung beigetreten, während andere Autoren, Minkowski, Murri u. a., eine zerebrale bzw. kortikale Entstehung vermuten. Für die maligne familiäre Form hat man neuerdings zerebellare oder zerebellar-thalamische Ursachen angenommen.

Klien fand in drei Fällen apoplektische Zysten im Kleinhirn und führt, ebenso wie Pfeifer u. a., die myoklonischen Zuckungen auf Schädigungen des Nucl. dentatus zurück. Auch Hänel und Bielschowski und Sioli fanden bei familiärer Myoklonie schwere atrophische Veränderungen im Kleinhirn. A. Westphal und P. Sioli fanden eine elektiv schwere systematische Schädigung des Nucl. dentatus, Nucl. ruber, aber auch des Thalamus opticus, daneben fast ubiquitäre Einlagerung der Corpora amylacea in den Ganglienzellen des Zentralorgans und reiche Ablagerung von extrazellulären „glykogenoiden Tröpfchen". die sie zur Annahme einer mikrochemischen pathogenetischen Schädigung veranlassen.

Es liegt nahe, auch hier an endokrine Noxen als Ursache solcher Toxinwirkungen zu denken. Bereits Wagner hat auf die Ähnlichkeit der Zuckungen thyreoidektomierter Tiere mit der Myoklonie aufmerksam gemacht; Lundborg vor allem hat für die familiäre Form des Leidens neben selteneren Basedow- und Myxödemsymptomen Veränderungen bzw. Funktionsstörungen der Nebenschilddrüsen angenommen. A. Westphal hat das Zusammentreffen der Unverrichtschen Form mit Dystrophia adiposogenitalis beobachtet; auch Lundborg hatte Fettsucht und Infantilismus dabei beschrieben.

Es ist aber zweifellos, daß es Fälle gutartigster Natur und unbeschränkter Lebensdauer gibt, in denen nichts für organische Veränderungen des Zentralnervensystems und ebensowenig etwas für Störungen der inneren Sekretion spricht. Solche Fälle (Friedreichscher Typus) können bisweilen ausheilen oder Remissionen erleben, meist bleiben sie ungeheilt. Sie alle der Hysterie zuzurechnen, wie manche Autoren möchten, halte ich mit Wollenberg und Oppenheim für falsch. Dafür sprechen mannigfache Umstände: vor allem die Tatsache, daß nicht Bewegungskomplexe, sondern einzelne, durch den Willensakt einzeln nicht zu innervierende Muskeln zucken; weiter der Umstand, daß die Kontraktionen im Schlaf und namentlich in der Narkose nicht erlöschen; und schließlich die Erfahrung, daß es Fälle gibt, in denen jegliche psychische oder körperliche Stigmata der Hysterie fehlen und die weder der Wachsuggestion, noch der Hypnose kurativ zugänglich sind. Diese gutartige, sporadische Form steht nosologisch meines Erachtens dem essentiellen Tremor und der Myokymie am nächsten. Es ist möglich, daß, wie bei diesen, Störungen der autonom innervierten Sarkoplasmafunktion auf konstitutioneller Grundlage die Grundursache des Leidens bilden.

Natürlich ist zuzugeben, daß die Hysterie, wie alle anderen Hyperkinesen, auch die Myoklonie imitieren kann; neben dieser hysterischen Myoklonie mögen, ähnlich wie bei Tetanie und den Tics, auch Überlagerungen mit Hysterie vorkommen.

Der Myoklonie eng verwandt sind Zustände, die als Myospasie und als **Myokymie** beschrieben werden sind (Fr. Schultze u. a.). Die Myokymie (das Muskelwogen) äußert sich in fibrillären oder seltener faszikulären Zuckungen, die verschiedene Muskelgebiete, besonders die Extremitäten befallen. Sie steigern sich bei Erregungen und in der Kälte. Bei manchen Patienten äußern sie sich geradezu als abnorm früh auftretendes Kältezittern. Sie können sowohl isoliert auf einen oder wenige Muskeln, als generalisiert vorkommen, am häufigsten werden die Waden befallen. Einige Male wurde halbseitige Myokymie des Gesichts beobachtet (Bernhardt, Vikk u. a.). Meist handelt es sich um neurasthenische Individuen; eine Kandidatin der Medizin meiner Beobachtung wurde nach einer Vorstellung einer spinalen Amyotrophie auf ihre Myokymie aufmerksam und verfiel schweren hypochondrischen Befürchtungen. Auch in diesen Fällen fehlen organische Veränderungen von seiten des Muskel- und Nervensystems bezüglich der elektrischen Erregbarkeit, der Sehnenreflexe usw.

Die **Prognose** und **Therapie** dieser harmlosen Anomalie ist derjenigen der Myoklonie identisch.

Über die Abgrenzung von anderen Muskelkrämpfen (Crampi, Tic, lokalisierte Krämpfe usw.) und der symptomatischen Myokymie, z. B. Myelitis (Frohmann) wird in diesen Kapiteln die Rede sein.

Verlauf und Prognose. Der Verlauf ist sehr chronisch, ohne daß aber eine eigentliche Progression zustande kommt (Wollenberg). Die Kranken leiden eben meist nicht erheblich, ihre Ernährungs- und Existenzbedingungen werden nicht verschlechtert. Inanition und Kachexie (wie bei manchen anderen Hyperkinesen) bleiben dementsprechend aus. Die Prognose quoad vitam ist also — in den sporadischen Fällen — stets günstig; quoad valetudinem wird sie recht verschieden beurteilt: Wollenberg nennt sie schlecht. Auch meine beiden Fälle blieben ungeheilt. Dagegen sind die Fälle von Friedreich, Bernard u. a. geheilt worden. Die degenerative Unverricht-Lundborgsche Form hat fast stets eine schlechte Prognose.

Die **Therapie** hat dementsprechend meist wenig Erfolg. Friedreich wandte den galvanischen Strom mit Nutzen an, Bernard den Tartarus emeticus (!). Die üblichen Sedative (Brom, Chloral usw.) wirken meist nur mildernd. Man kann sich nach dem Studium der Literatur dem Eindruck nicht entziehen, daß die meisten geheilten Fälle Hysterien waren.

III. Paralysis agitans (Parkinsonsche Krankheit).[1]

Begriff. Die Parkinsonsche Krankheit ist eine chronische, meist im präsenilen Alter beginnende, überwiegend motorische Affektion, deren Hauptsymptome eine zunehmende Bewegungsarmut, Starre der Muskulatur des Kopfes, des Rumpfes und der Extremitäten (die meist zu einer charakteristischen Haltung, dem Flexionstypus, führt) und ein — nicht so konstanter — grobschlägiger, bei Intention wenig oder gar nicht zunehmender Tremor, vor allem der Hände, sind. Die vermehrte Muskelspannung entbehrt stets der Pyramidenbahnsymptome. Die Krankheit ist kaum besserungsfähig, nie heilbar.

Vorkommen. Die Krankheit, die zuerst von dem englischen Arzt Parkinson 1817 geschildert wurde und an deren Erkenntnis später Charcot und seine Schüler den größten Anteil hatten, gilt als relativ selten, wenigstens in ihren ausgeprägten Fällen.

Über ihre Häufigkeit dürften wohl nur die Statistiken der größeren Siechenhäuser — denn in diesen findet die Mehrzahl der Kranken schließlich Unterkunft — Auskunft geben. Ich hatte in meinem Mainzer Invalidenhaus unter 300 Siechen zeitweise 5 ausgebildete Fälle und einige inzipiente; ich glaube also, daß die von Wollenberg zitierte Zahl Bergers (auf 6000 Nervenkranke nur 37 Fälle von M. Parkinson) und erst recht die Zahl K. Mendels (nur 50 Fälle auf 25 000 Nervenkranke = 0,2%) zu niedrige Werte geben.

---

[1] Obschon mit dem Erscheinen der ersten Auflage dieses Handbuches die Zugehörigkeit der Paralysis agitans zu den extrapyramidalen Bewegungsstörungen erwiesen worden ist und die Krankheit in dem einschlägigen Kapitel Goldsteins S. 318 ihren Platz finden sollte, wurde sie doch im bisherigen Zusammenhang gelassen, weil die Einteilung des Stoffes für die zweite Auflage zu einer Zeit vorgenommen wurde, als der Stand der Forschung es noch nicht zu rechtfertigen schien, die Darstellung der Krankheit dem bisherigen geschätzten Mitarbeiter wegzunehmen.

Das Leiden scheint, ähnlich wie die myotonischen Syndrome, in nord- und mittel-europäischen Ländern (England, Deutschland, Frankreich) relativ häufiger zu sein, als in Südeuropa; die Literatur des Leidens stammt vorzugsweise aus den obigen Ländern. Nach Collins und Muskins soll die Schüttellähmung unter den Irländern ganz besonders häufig sein.

Es ist sicher, daß Männer etwas häufiger erkranken als Frauen — vielleicht, weil sie gewissen kausalen Momenten, z. B. Traumen, mehr ausgesetzt sind. Erb berechnet bei einem Material von 183 Fällen das Morbiditätsverhältnis von Mann und Frau als 5: 2, Stuart Hall bei 219 Fällen als 7: 4; die letztere Zahl dürfte (zumal bei Frauen das Leiden nach meiner Erfahrung, genau wie z. B. bei Tabes, leichter übersehen wird) das Richtige treffen.

Der **Beginn** der Krankheit liegt meist im präsenilen Alter; während Wollenberg ihn vorwiegend zwischen das 40. und 50. Jahr setzt, ergibt sich aus der Statistik von Hart (219 Fälle), daß 40% der Fälle zwischen 50 und 60, 25% zwischen 40 und 50 Jahren beginnen. Mit Gowers kann wohl als Durchschnittsalter das 52. Lebensjahr angenommen werden. Auch jenseits des 60. und sogar des 70. Jahres hat man das Leiden auftreten sehen; Rocholl beschrieb einen Fall mit Beginn im 77. Jahre. In den dreißiger Jahren kann die Affektion — in nicht ganz seltenen Fällen — ebenfalls schon einsetzen (nach Gowers in einem Neuntel aller Fälle).

Der früheste Beginn, den ich beobachtete, war das 32. Jahr. Charcots berühmter Patient Bachere erkrankte mit 26 Jahren, Erb beobachtete dreimal den Beginn vor dem 31. Jahre, Hart erwähnt einen Kranken von 22 Jahren und Berger einen von 17 Jahren. Der Fall von Weill und Rouvillois, ein Kind von 10 Jahren, ist sicher kein echter Parkinson.

Mit Recht betont Wollenberg, daß bei diesen „Jugendformen" auch bisweilen diagnostische Schnitzer verübt worden sind, vor allem Verwechslungen mit Sclerosis multiplex und Hysterie. Auch Pseudosklerosen kommen in Betracht. — Auch H. Willige fand unter 47 Fällen der Literatur (Erkrankung unter 30 Jahren) nur 12 einwandfrei.

Über die **Ätiologie** des Leidens wissen wir nichts Sicheres. Was die hereditäre Disposition anbelangt, so ist es auffallend, daß von manchen Autoren eine gleichartige Vererbung relativ häufig beobachtet wurde. Vor allem hat Lundborg über das familiäre Auftreten der Paralysis agitans allein und in Familien, die zugleich an familiärer Myoklonie litten, berichtet. Der Engländer Hart findet in 16% seiner (219) Fälle gleichartige Heredität. Seine Landsleute Collins und Muskines wollen ebenfalls oft die direkte Vererbung des Leidens gesehen haben. Andere Autoren, vor allem Erb und Wollenberg, haben derartige Erfahrungen nicht gemacht und warnen davor, der Heredität eine Rolle in der Ätiologie der Schüttellähmung einzuräumen. Auch ich kenne nur eine Familie mit familiärer Häufung der Schüttellähmung. Daß die „neuropathische Belastung" eine gewisse Rolle spielt, ist dagegen sehr möglich; groß ist diese Rolle nach Erb und Gowers aber nicht. Interessante Beobachtungen über das gemeinsame familiäre Auftreten von Paralysis agitans, Chorea und Epilepsie hat Berger veröffentlicht.

Als auslösende Ursachen wurden hauptsächlich psychische und körperliche Traumen, Überanstrengung, Abkühlung u. a. angeführt. Charcot, C. Westphal, Jolly, Walz u. a. haben mehr oder weniger bald nach Unfällen — nicht selten an dem betroffenen Körperteil beginnend — die Schüttellähmung einsetzen sehen.

Von neueren Fällen traumatischer Entstehung ist der von Sinkler, Herdtmann und Linow zu nennen; letzterer hat an seinen Fall die nicht haltbare pathogenetische Theorie von der Neuritis ascendens und folgende Paralysis agitans geknüpft. Besonders wichtig für die traumatische Ätiologie ist die Arbeit Ruhemanns, der in $1/5$ der Charitéfälle (Berlin) Unfallsentstehung fand; meist handelte es sich dabei um relativ jugendliche Personen. Man kann jedoch bei der Beurteilung der traumatischen Ätiologie Wollenberg nur zustimmen, wenn er davor warnt, der Schüttellähmung ähnliche Affektionen, wie sie nach Traumen vorkommen — ich nenne vor allem hysterische Zustände, die pseudospastische Parese mit und ohne Tremor — mit dieser zu verwechseln, wie das zweifellos in einzelnen Fällen der Literatur geschehen ist. Weiter ist zu betonen, daß — ebenso wie bei der Tabes, der chronischen Chorea u. a. — die beginnende Krankheit nicht die Folge, sondern die Ursache des Traumas sein kann. Bezüglich der psychischen Traumen sei vor allem auf die Charcotschen Fälle in den Leçons de Mardi verwiesen, z. B. auf den Mann, der während der Kommune fusiliert werden sollte, an die Mauer gestellt, aber im letzten Augenblick noch befreit wurde; sofort empfand er Steifigkeit der Beine und in wenigen Tagen entwickelte sich die Schüttellähmung. Auch langdauernde Erregung und Kummer werden oft ursächlich beschuldigt.

Den Einfluß der Kälte, die ja akut zu Steifigkeit und Zittern führt, veranschaulicht am besten der Fall von Romberg sen.

Die Bedeutung der körperlichen und seelischen Traumen, der Strapazen und klimatischen Schädigungen wird jedoch durch die Kriegserfahrungen außerordentlich eingeschränkt: die Zahl der im Felde erworbenen Erkrankungen an Schüttellähmung ist eine verschwindend kleine geblieben, trotzdem die genannten Schädlichkeiten doch in maximalem Umfange auch auf Leute in erkrankungsfähigem Alter einwirkten!

Auch akute und chronische Krankheiten wurden als ursächliche Faktoren beschrieben, z. B. Influenza, Typhus, Malaria, Dysenterie u. a. Auch Syphilis wurde bisweilen in der Vorgeschichte der Kranken gefunden (Camp); für die große Mehrzahl der typischen Fälle spielt aber die Lues sicher keine ätiologische Rolle. Auch hat man, wie ich aus Erfahrungen an drei Fällen bestätigen kann, bei echtem Parkinson mit Luesanamnese durch antiluetische Behandlung niemals nennenswerte Besserungen erzielt. Neuerdings hat Bielschowsky zudem in einem Falle A. Westphals von Parkinson bei einem Luetiker histologisch keine Zeichen von Lues in den betreffenden Teilen des Hirns gefunden. Der chronische progressive Parkinsonismus nach Enzephalitis (s. u.) ist trotz aller Ähnlichkeit der Symptome mit der genuinen Paralysis agitans nicht identisch.

Symptomatologie. Das Leiden beginnt meist langsam und schleichend, oft einseitig an der rechten Hand oder einigen Fingern derselben und äußert sich anfangs nur in einem leichten Zittern; oft beginnt das Gefühl der Steifigkeit mit dem Zittern zugleich. Auch sensible Beschwerden, Schmerzen, Parästhesien, Durchfälle, Speichelfluß und Hitzegefühl können die Szene einleiten. Allmählich — bisweilen auch mehr schubweise — werden nun andere Muskelgebiete besonders frühzeitig des Halses und der Schulter, dann der Rücken, die unteren Extremitäten, die Gesichtsmuskulatur und schließlich auch die Muskeln der Brust und des Bauches befallen. Während an den Muskeln des Stammes die Starre überwiegt, pflegen an den distalen Teilen, besonders den Händen und Armen, oft auch dem Kopf und einzelnen Teilen des Gesichtes das Zittern zusammen mit der Starre in Erscheinung zu treten. Nun kommt es zu der eigentümlichen Haltung mit gebeugtem Rücken und gebeugten Extremitäten, zu dem charakteristischen sorgenvollen oder erstaunten Maskengesicht, zur Veränderung der Stimme und Sprache und zur Pro-, Retro- und Lateropulsion. In diesem Stadium befinden sich gewöhnlich die sog. typischen Fälle der Krankenhäuser. Nimmt die Krankheit weiter zu, so kommt es schließlich — oft unter Abnahme des Zitterns — zur allgemeinen hochgradigen Starre aller Muskelgebiete, das Gehen und Stehen wird unmöglich, später auch das Sprechen und schließlich sogar das Schlucken; dabei bleiben — leider — das Bewußtsein und die elementaren psychischen Funktionen lange intakt. Die Kranken werden bewegungslos und müssen, wie Holzpuppen, gelegt und gesetzt werden. Unter diesen Umständen erfolgt — nach vieljährigem Leiden — Marasmus und Dekubitus, an denen die Kranken, wenn sie nicht vorher durch eine interkurrente Krankheit (Pneumonie) erlöst worden sind, zugrunde gehen.

Von den einzelnen Symptomen ist der **Tremor** das augenfälligste, wenn er auch an pathognomonischer Wichtigkeit hinter der Starre zurücksteht. Das Zittern ist langsam, etwa so langsam, wie der typische senile Tremor, zeigt bei graphischer Aufzeichnung etwa 4—7 Oszillationen in der Sekunde (gegenüber durchschnittlich 11,2 am Zeigefinger und 10,4 an der Hand bei physiologischem Tremor (Kollarits), 9—14 beim M. Basedowii, 14—16 bei pseudospastischer Parese mit Tremor [Verf.]); dabei ist es bezüglich seiner Richtung und der Größe der Ausschläge meist außerordentlich regelmäßig. Kollarits hat allerdings in einigen Fällen außerdem vereinzelte klonische, faszikuläre Muskelzuckungen graphisch festgestellt. In den meisten Fällen ist ein mehr oder weniger geringer Tremor beständig, auch in der Ruhe, vorhanden und erlischt nur im Schlaf. Der Tremor der Hand, der mit leicht flektierten Fingern und Daumen („Pfötchenstellung") die Bewegung des Pillendrehens oder Münzenzählens nachahmt, hört nun bei vielen, besonders leichten Kranken im Moment der Intention auf, besonders wenn diese Bewegung eine gut eingeübte, wenig Kraft erfordernde ist, wie z. B. das Schreiben, das Ergreifen des Löffels usw. Allerdings gilt dies Aufhören des Tremors nur für die ersten Minuten, oft nur Sekunden der intendierten Handlung, wie sich besonders an Schriftproben deutlich erkennen läßt; nach dieser Zeit beginnt das Zittern wieder. Fast ebenso häufig aber ist es, daß der Tremor während der intendierten Handlung völlig unverändert weiter dauert. In schwereren Fällen trifft man schließlich auf ein Zittern, das bei der Zielbewegung stark zunimmt, allerdings im Gegensatz zum Intentionstremor der multiplen Sklerose sich nur quantitativ steigert, nicht qualitativ ändert, d. i. nur bezüglich der Größe, nicht der Richtung der Oszillationen. Nur bei den Formen ohne Tremor kann es während der Intention allein zu einem leichten Zittern kommen.

Es ist begreiflich, daß diese Form des Zitterns — zumal die zuerst erwähnte —, der die Eigenschaft der ausfahrenden Intentionsataxie völlig fehlt, die Kranken lange Zeit in dem Gebrauch der Hände beim Essen und Trinken, Ausziehen, sogar bei leichten Handfertigkeiten relativ wenig hindert. Aufgefallen ist mir ferner, daß Erregungen, wie das Ausführen bestimmter Bewegungen auf Kommando des Arztes, den Tremor der Kranken weit weniger beeinflussen, als dies bei den meisten anderen Tremorformen (auch dem physiologischen) der Fall zu sein pflegt; es ist dies eine Eigenschaft, die der psychischen Verfassung der Kranken, deren äußerliches Phlegma wohl auch Korrelationen zu einem solchen in seelischer Beziehung hat, entspricht.

Die Verteilung des Zitterns ist derart, daß es an den leichtesten, also distalen Teilen, vor allem den Fingern, am häufigsten und konstantesten ist, auch die Hand zittert fast ebensooft mit (ca. 5—7 mal), der Unterarm ebenfalls, der Oberarm macht meist weniger Schwingungen; der Fuß wieder übertrifft an Schwingungszahl den Unterschenkel und Oberschenkel (Kollarits). Im ganzen zittern die unteren Extremitäten weit weniger und seltener als die oberen. Weiter werden vom Zittern der Kopf (sowohl durch selbständiges Zittern der Halsmuskeln, als durch mitgeteilte Erschütterungen des Rumpfzitterns), die Kiefer, die Lippen (besonders die Unterlippe) und die Zunge betroffen; auch die Gaumen- und Kehlkopfmuskeln können an dem Tremor teilnehmen, es entstehen hieraus eigentümliche Störungen der Phonation (Rosenberg). Gräffner fand sogar in 60% seiner Fälle Tremor der Stimmbänder entweder gleich rhythmisch mit dem allgemeinen Tremor oder unabhängig von ihm. In selteneren Fällen zittern auch die Muskeln des Bauches und des Zwerchfelles; die Muskeln des Bulbus scheinen vereinzelt beteiligt zu werden, während an den Lidern der Tremor nicht selten beobachtet wurde.

Eine eigentümliche Beobachtung machte Oppenheim bezüglich des Zitterns: er fand, daß bei der echten Paralysis agitans passive Bewegungen beruhigend auf das Zittern einwirken im Gegensatz zu den hysterischen Tremorformen, bei denen passive wie aktive Bewegungen stets das Zittern vermehren. Demgegenüber fand K. Mendel, daß passives Erheben eines Armes Zittern des anderen hervorruft.

Daß der Tremor lange Zeit — bisweilen anscheinend dauernd — auf ein bestimmtes Muskelgebiet beschränkt bleibt, ist nicht selten beschrieben worden (Köster u. a.). Krafft-Ebing hat sehr häufig einen im Beginn rein rechtsseitigen, die rechte Hand betreffenden Tremor gesehen; er schreibt diese Lokalisation den vermehrten Leistungen und der rascheren Ermüdung dieser Extremität zu, also dem „Aufbrauch" im Sinne L. Edingers (schon vor dessen Publikation). Auch Compin u. a. haben rein einseitiges Zittern beschrieben.

In nicht wenigen Fällen fehlt aber das Zittern anscheinend dauernd, bzw. es tritt nur ganz leicht und oft kaum sichtbar bei intendierten feineren, bisweilen auch bei besonders anstrengenden Bewegungen auf. Erb hat unter 183 Fällen nicht weniger als 37 Fälle von „Paralysis agitans sine agitatione" beobachtet. Über diesen Typus wird noch weiter unten die Rede sein.

Noch stärker, als durch das Zittern, wird das Bild der Kranken durch die **Muskelstarre** und **Bewegungsarmut** gekennzeichnet. Diese Starre tritt allmählich gleichzeitig mit dem Tremor auf, betrifft Agonisten und Antagonisten meist in gleichem Umfang und befällt früh auch Gebiete, in denen das Zittern noch nicht vorhanden ist, bzw. die überhaupt nicht vom Zittern befallen werden, vor allem die Gesichtsmuskeln. Schon in leichteren Fällen ist die Steifigkeit in den

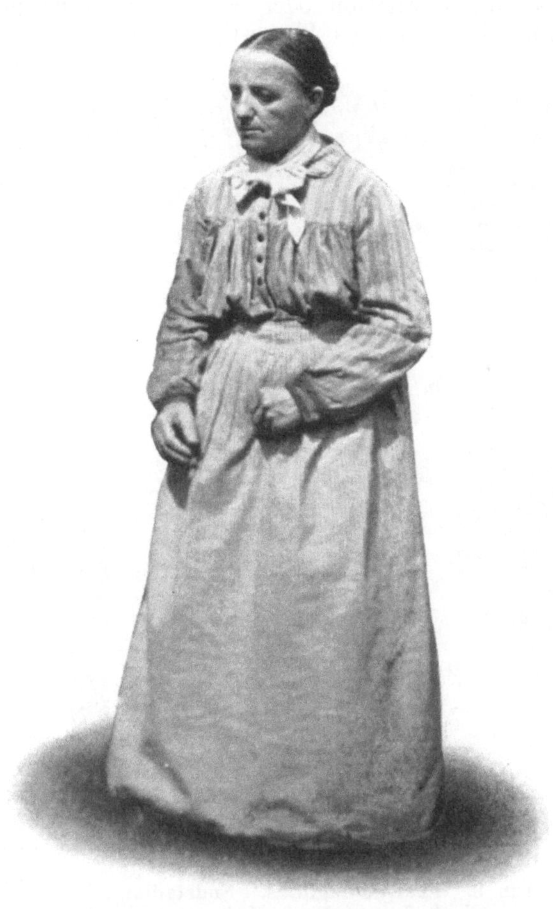

Abb. 2. Paralysis agitans; mittelschwerer Fall. (Nach Knoblauch.)

Muskeln der Extremitäten und des Halses sowohl durch die auffallende Seltenheit und Langsamkeit der aktiven Bewegung wie passiven Bewegungen gegenüber deutlich. Die Rigidität ist eine völlig permanente, sie wächst nicht erst, wie bei supranukleären Hypertonien, im Moment der Intention oder, wie bei der Tomsenschen Krankheit, nach der zweiten Bewegung. Sie äußert sich auch nicht, wie bei manchen leichten Spasmen, z. B. bei progressiver Paralyse, multipler Sklerose, in ruckweisen Anspannungen und Nachgeben gegenüber der passiven Bewegung, sondern ist eine gleichmäßige Hemmung der passiven Motilität. Der kontinuierliche Tonus der Muskulatur ist nun bei der Parkinsonschen Krankheit stärker gesteigert, als bei den echten spastischen Paresen; bei diesen ist der reflektorische Tonus mehr erhöht (Zingerle). Die Muskeln verharren bei passiven Bewegungen in jeder Beuge- oder Streckstellung. Nach E. Frank bleibt jede Verkürzung, die durch direkte oder indirekte Reizung des betreffenden Muskels erzeugt wird, bestehen. Diese gleiche „Verlängerungs- und Verkürzungsreaktion", diese plastische stellung- fixierende Rigidität der Muskulatur ähnelt durchaus derjenigen bei Erkrankung des Corpus striatum oder der, die man peripher durch Reizung des Para- sympathikus mittels Physostigmin erzeugen kann. Auch das weist auf eine

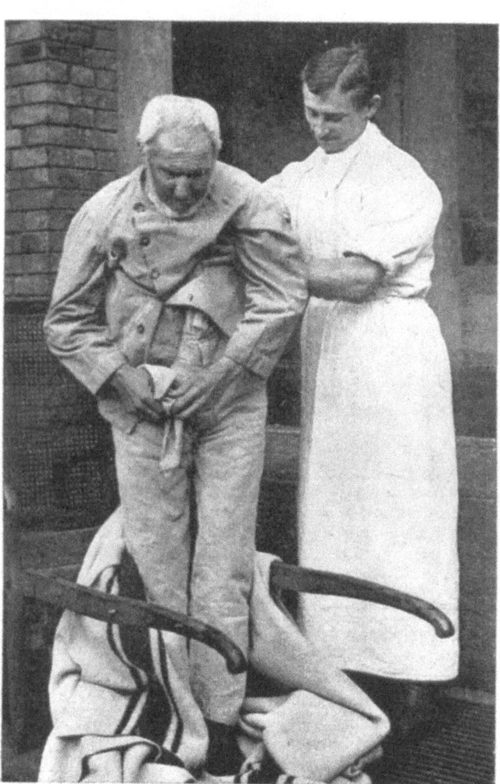

Abb. 3. Paralysis agitans. Endstadium. (Nach Schoenborn-Krieger.)

extrapyramidale Muskelstarre hin. Die Symptome der supranukleären Hypertonie fehlen denn auch: die Sehnen- und Periostreflexe sind in der Regel beim Morbus Parkin- sonii nicht erhöht, echter Fuß- klonus wird nicht beobachtet (Frank hat unter Oppenheim die Unterschiede des Pseudo- klonus dieser Kranken vom ech- ten Fußzittern studiert) und vor allem fehlen in reinen Fällen die klassischen Symptome der Pyra- midenbahnläsion von Babinski, Oppenheim, Remak u. a.

Auch die Verteilung der Muskelstarre zeigt Unterschiede von derjenigen echter spastischer Paresen, wenn auch zugegeben werden muß, daß sie in man- chem derjenigen bei Pseudobul- bärparalyse ähnelt (s. unten). Die Starre betrifft nämlich, im Gegen- satz zur spastisch bedingten, die Rumpf- und Kopfmuskulatur in demselben Grade, wie die der Extremitäten und an den letz- teren die proximalen Abschnitte ebensosehr, wie die distalen. So kommt es denn, daß die Kran- ken auf der Höhe des Leidens den Eindruck erwecken, „als seien sie von Holz geschnitzt" (Abb. 3).

Besonders charakteristisch ist die Starre der Gesichtsmuskulatur, die im Verein mit der häufig vorhandenen Hautverdickung (Frenkel) eine be- sondere Form des Maskengesichtes produziert, das mit dem bulbärpara- lytischen wenig gemein hat. Die Stirn ist in derbe transversale Falten gelegt (Verkürzung des M. frontalis); auch senkrechte Furchen über der Nasenwurzel sind oft vorhanden. Diese Falten kann der Kranke spontan schwer zum Schwin- den bringen. Die Augen sind meist weit geöffnet, die übrige Gesichtsmuskulatur (Nasolabial-Kinnmuskeln) weniger ausdrucksvoll innerviert; die Lippen sind oft ein wenig geöffnet, die vorgeschobene Unterlippe zittert nicht selten.

So kommt der Ausdruck des „versteinerten Erstaunens" (Charcot-Freud) und ängstlichen Stumpfsinnes zustande, an dem der Geübte die Diagnose oft „auf Anhieb" stellen kann. Dies stumpf-erstaunte Maskengesicht ist nun fast unbeweglich; weder ein Affekt, noch eine andere Tätigkeit der Gesichtsmuskulatur ändert diesen Ausdruck. Beim Sprechen bleibt das Gesicht unbewegt. Der Kopf wird nicht, wie beim Normalen, beim Anreden oder Ansehen eines anderen Menschen zur Seite gedreht, sondern bleibt, wie festgeschraubt, nach vorne gerichtet. Das Fehlen der Hals-Kopfbewegungen ist ein sehr charakteristisches Symptom unserer Kranken.

Auch die äußeren Augenmuskeln können an der Starre teilnehmen, sowohl die Lidmuskeln als die Beweger des Bulbus. Die Seltenheit und Unvollkommenheit des Lidschlages ist sogar außerordentlich häufig und typisch.

Die Kranken können nur langsam und mangelhaft die Blickrichtung ändern, einen fixierten Punkt wieder verlassen und die geschlossenen Augen nur schwer öffnen (Markeloff). Bei höheren Graden der Störung kommt es dann zu einer förmlichen Pseudo-Ophthalmoplegia externa (Wernicke, Debove, Janischesky).

Minkowski beobachtete einen Fall, in dem die Ophthalmoplegie besonders hochgradig war; anatomisch fand sich hier eine interstitielle Myositis der Bulbusmuskeln.

Die Irismuskulatur bleibt von der Starre stets verschont.

Neben der aktiven und passiven Starre — wohl auch zum Teil durch sie bedingt — bestehen eine auffallende Sparsamkeit aller Bewegungen, eine Beschränkung auf die notwendigsten Muskelaktionen, die sich sehr charakteristisch im Unterbleiben von Gesten und mimischen Bewegungen beim Sprechen, von Mitbewegungen der Arme und des Rumpfs beim Gehen, von Orientierungsbewegungen und höheren Schutz- und Abwehrreflexen u. a. m. äußert (C. und O. Vogt).

Die allgemeine tonische Kontraktion der Muskulatur bedingt nun schließlich eine höchst charakteristische Haltungsanomalie, bei der, entsprechend der physiologischen Mehrwirkung der Beugemuskulatur, die Flexion in allen Muskelgebieten vorherrscht. Der Kopf wird nach vorn gestreckt und der Brust genähert, der Rücken zur runden Kyphose gebeugt, die vom Rumpf leicht abduzierten Arme sind im Ellenbogen- und Handgelenk leicht gebeugt; dasselbe gilt von den in Pfötchen- oder Schreibstellung geratenen Fingern, die im beständigen „Pillendrehen" begriffen sind. Auch die Hüftgelenke und Knie sind im Stehen und Gehen leicht flektiert; diese „knickebeinige" Stellung ist äußerst charakteristisch für die Kranken.

Diesem allgemeinen Flexionstypus steht nun ein — recht seltener — Extensionstypus gegenüber (Charcot, C. Westphal, Sicard u. a.), bei dem in manchen Fällen nur die Extremitäten in Extensionskontraktur geraten sind (Charcot), in anderen auch der Hals und die Wirbelsäule an der Streckung teilnehmen; Sicard hat — im Gegensatz zur typischen Kyphose — in einem solchen Fall beträchtliche Lordose gefunden.

K. Mendel beschreibt auch Fälle, in denen die Starre völlig fehlen soll; die Prognose soll in solchen Fällen gut sein. Ob diese Fälle wirklich echte Paralysis agitans waren, erscheint fraglich.

In auffallender Weise ist oft der Gang der Kranken verändert; es kommt beim Vorwärts- oder Rückwärtsgehen zur Pro- oder Retropulsion. Die Kranken beginnen langsam und mühsam zu gehen, geraten dann ins „Tappeln", machen immer raschere Schrittchen und können auf Kommando nicht sofort stillstehen, sondern schießen mehr oder weniger weit über ihr Ziel hinaus; auch stürzen sie dabei bisweilen, wenn sie nicht durch irgend ein Hindernis aufgehalten werden. Geradeso verhält sich die Retropulsion, nur daß bei ihr — entsprechend der geringeren Übung dieser Bewegungsart — das Rückwärtsstürzen noch früher zu erfolgen pflegt. Bei manchen Kranken genügt ein einfaches Anstoßen oder Zerren am Rock, um sie in unaufhaltsame Rückwärtsbewegung zu versetzen. Die Retropulsion kann übrigens isoliert — ohne gleichzeitig vorhandene Propulsion — vorhanden sein. In ganz seltenen Fällen wurde auch Lateropulsion beobachtet.

Was die Häufigkeit dieser vielgenannten Pulsionsphänomene anbetrifft, so habe ich statistische Belege aus der Literatur und eigener Beobachtung zwar nicht zur Verfügung, möchte aber bemerken, daß ich sie für weniger konstant halte, als es dem Lehrbuchtypus entspricht. Ich erinnere mich, bei klinischen und Saaldemonstrationen weit häufiger gesehen zu haben, daß diese pathognomonischen Zeichen fehlten oder nur schwach angedeutet waren, als daß sie in vollem Umfang auftraten. Das gilt besonders für die so häufigen inkompletten Fälle und die Formen ohne Tremor. Ebenso häufig wie die Propulsion scheint mir eine einfache „tappige" Ungeschicklichkeit des Ganges, Unsicherheit beim Umdrehen und Richtungsänderungen und automatenhafte Steifigkeit der Schritte.

Die Deutung der Pulsionsphänomene ist schwierig. Mit der Vorstellung, die nach vornübergebeugten Kranken liefen gleichsam ihrem Schwerpunkt nach (eine Deutung, die natürlich weder die Retro- noch die Lateropulsion des Flexionstypus erklärt) hat schon Charcot aufgeräumt. Wollenberg gibt folgende Erklärung: den Kranken fehle im gegebenen Momente die notwendige freie Verfügung über ihre Muskeln, einerseits wegen der Rigidität und der fest gefügten Stellungen der Muskelgruppen, andererseits wegen der verlangsamten Zuleitung der entsprechenden (also hemmenden) Willensimpulse von der Hirnrinde her; die Reaktion auf Willensimpulse soll erheblich um $40^0/_0$ der normalen Zeit verlangsamt sein (Borgherini). Diese Deutung vermag mehr zu befriedigen, erklärt aber die zunehmende Beschleunigung der eingebahnten Bewegung nicht; wie diese zu erklären ist — und gerade sie muß erklärt werden, wenn überhaupt eine einheitliche Deutung des Pulsionsphänomens gegeben werden soll — muß ich dahingestellt sein lassen. Daß sie als Thalamuskernsymptom aufzufassen ist, glaube ich nicht (vgl. die Thalamushypothese von H. Zingerle).

In vielen Fällen besteht — schon vor der Ausbildung der Starre — eine Verlangsamung der aktiven Bewegungen, die nach Oppenheim pathognomonische Bedeutung hat. Der von demselben Autor konstatierten Neigung zu kontralateralen Mitbewegungen kommt dagegen kein spezifischer, diagnostischer Wert zu (Verf.).

Wenn man bei den an Schüttellähmung leidenden, oft fast unbeweglichen Patienten wirklich erhebliche Störungen der groben Kraft vermutet, so sieht man sich meist getäuscht. Charcot gibt recht ausgiebige Dynamometerwerte des Händedruckes in schweren Fällen an. In leichteren Fällen habe ich oft genug überhaupt keine nennenswerte Herabsetzung der Kraft in den Armen und Beinen der Kranken konstatiert. A. Dyleff will gefunden haben, daß die energische Kraftentfaltung bei Widerstandsbewegungen in starkem Gegensatz zur Kraftlosigkeit bei aktiven ungehemmten Bewegungen stehe. Es scheint mir möglich, daß bei diesem Resultat die unwillkürliche Muskel- und Gelenkstarre zur Verstärkung der anscheinenden Widerstandsbewegungen beigetragen haben. Die völlige Unfähigkeit der finalen Fälle, irgend eine Rumpf- oder Kopfbewegung oder Bewegungen in den proximalen großen Gelenken auszuführen, beruht nicht auf Lähmung, sondern ausschließlich auf Kontraktur der Muskeln und Gelenke.

Die so in ihrer Bewegungsfähigkeit gehemmte Muskulatur zeigt übrigens bei elektrischer Untersuchung nur eine quantitative Herabsetzung der Reizbarkeit (wahrscheinlich durch die Hautverdickung bedingt) und keine qualitativen Veränderungen, niemals Entartungsreaktion (Huet und Alquier). Die mechanische Erregbarkeit der Muskeln (allgemeine und idiomuskuläre) fand ich gleichfalls etwas herabgesetzt. Ebenso konnte ich niemals eine Steigerung der mechanischen Erregbarkeit der motorischen Nerven konstatieren, ein Befund, der gegen die Annahme der parathyreogenen Entstehung des Leidens von einiger Bedeutung ist.

Die Störungen der Sprache und Stimme, die rein muskulär bzw. artikulatorischer Art sind, wurden schon gestreift: die Stimme ist meist gleichmäßig rauh, unrein, dabei fast stets leise; Umschlagen in andere Tonhöhen, Fistulieren, überhaupt Modulationen des Tones kommen kaum vor. Die Sprache ist meist undeutlich „nuschelnd“ infolge der mangelhaften Ausnutzung der rigiden Mund-, Lippen- und Zungenmuskulatur; häufig ist sie rasch und neigt nach einiger Zeit fortgesetzten Sprechens zum Überstürzen und Stolpern, ein ganz typischer, der Propulsion analoger Vorgang. Auf der Höhe und am Ende der Krankheit werden diese Störungen oft so schwer, daß die Sprache zum unverständlichen Gemurmel wird.

Sensibilitätsstörungen sind häufiger, als früher angenommen wurde. Außer neuralgischen und rheumatischen Schmerzen und Parästhesien kommen zweifellos nicht selten Hypästhesien vor, die nicht scharf begrenzt, halbseitig oder auch fleckförmig lokalisiert sind; sie sollen sich nur an Körperteilen finden, die auch zugleich motorische Störungen zeigen (Palmieri und Armand, Karplus u. a.).

Daß Sehnen- und Hautreflexe normal bleiben, inbesondere niemals Py-Bewegungsreflexe auftreten, erwähnte ich bereits.

Vasomotorische, trophische und sekretorische Veränderungen sind recht häufige Begleiterscheinungen des Leidens. Von den ersteren ist vor allem das fast konstante abnorme Hitzegefühl der Kranken, das bisweilen mit objektiver Temperaturerhöhung einhergeht, zu nennen (Charcot). Besonders am Rumpf (Bauch und Rücken) kann das Hitzegefühl so quälend werden, daß die Patienten nachts die Decken wegwerfen. Oft entspricht diesem Hitzegefühl eine Rötung der Haut, die auch am Gesicht mancher Kranken wahrnehmbar ist; sie ist nicht selten mit starker, Schweißabsonderung verbunden. Auch die Talgsekretion besonders im Gesicht ist oft vermehrt („Salbengesicht“). Die Hypertermie hat übrigens, wie schon Charcot hervorhob, ursächlich nichts mit dem Tremor und der durch ihn vermehrten Muskelanstrengung zu tun (sie findet sich auch bei nicht zitternden Kranken), sondern ist eine den übrigen zentral bedingten Störungen des autonomen Nervensystems äquivalente Erscheinung.

Ein weiteres derartiges Symptom ist der Speichelfluß, auf dessen Häufigkeit zuerst H. Oppenheim hinwies. Dieser Speichelfluß ist nun nicht etwa eine einfache Folge der Unmöglichkeit, den Speichel zu schlucken, wie sie ja nur in finalen Fällen vorkommt, sondern kann nach Oppenheim als Frühsymptom, sogar als Vorbote des Leidens auftreten, ein Beweis dafür, daß es sich um eine primäre Störung, vielleicht bulbären Ursprungs, handelt. Von C. und O. Vogt wird übrigens auch der Speichelfluß als Symptom der reinen Striatum plus Pallidumerkrankung gedeutet. Die Sialorrhöe kann sich mit anderen Supersekretionserscheinungen verbinden und zur förmlichen supersekretorischen Diathese steigern: es finden sich neben dem Speichelfluß dann auch Tränen- und Nasenfluß, Polyurie, Supersekretion des Magens und Darms (A. Gramegna). Polyurie bezeichnen auch Pfeiffer und Scholz als relativ häufig.

Von trophischen Veränderungen kennen wir solche der Haut. Frenkel beschrieb zuerst eine der Paralysis agitans charakteristische Verdickung der Haut. Dieselbe ist abnorm straff auf dem Unterhautzellgewebe angeheftet, so daß an manchen Stellen das Aufheben einer Falte unmöglich ist. Dabei ist die Haut meist trocken. Die Hautverdickungen sollen sich auf große, oft ziemlich umschriebene Flächen an den Extremitäten verteilen; dabei ist die Dicke der einzelnen Hautpartien an verschiedenen Bezirken der betr. Extremität oft verschieden. Besonders ausgeprägt findet sich die Hautverdickung auch im Gesicht, speziell auf der Stirn und ist hier die Veranlassung der auffallend groben Faltenbildung. Ich habe diese Veränderung vorwiegend bei besonders stumpfen Patienten sine agitatione gesehen. Sie ist übrigens im ganzen selten.

Psychische Störungen typischer Art kommen der reinen Paralysis agitans nicht zu. Demenz, die man nach dem Habitus der Kranken vermuten möchte, ist eigentlich recht selten und nimmt keine höheren Grade an. Die im finalen Stadium auftretenden delirösen und stupurösen Zustände sind keine spezifischen Folgeerscheinungen, sondern Symptome der Kachexie und Inanition (Wollenberg). Komplikationen mit verschiedenartigen Psychosen sind übrigens beobachtet worden.

Von körperlichen Symptomen bedarf der Stoffwechsel, angesichts der anscheinend die Norm gewaltig überschreitenden Muskelarbeit, kurzer Erwähnung. Trotz derselben braucht der Paralysis agitans-Kranke nicht mehr Kalorien zur Erhaltung seines Bestandes, als der normale Gleichalterige. Es ist bei ihm unter gleichen Bedingungen Eiweißansatz zu erzielen, wie beim Normalen. Was den Gaswechsel anbetrifft, so sind Sauerstoffaufnahme und CO_2-Produktion natürlich um so größer, je intensiver der Schütteltremor ist; der Gaswechsel kann absolut bedeutend erhöht sein. Die Phosphatmenge des Harns ist meist etwas erhöht, die Phosphorsäurebilanz wurde — wie bei normalen greisen Versuchspersonen — negativ gefunden; der negative Ausfall hat somit mit dem Leiden an sich nichts zu tun. Die Kreatininausscheidung und die Schwefelsäureausscheidung sind nicht verändert (Pfeiffer und Scholz).

Von seiten der inneren Organe und des Blutes ist nichts Besonderes zu erwähnen; die Veränderungen decken sich mit denen des präsenilen und senilen Alters. Leberfunktionsstörungen, die F. H. Lewy beschrieb, hat mein Mitarbeiter R. Stahl durch verschiedenartige Funktionsprüfungen nicht bestätigen können. Leber- und Milzveränderungen morphologischer Art fehlen gleichfalls. Arteriosklerose besonders bemerkenswerten Grades (speziell des Herzens und der Nieren), erinnere ich mich nicht besonders häufig bei Paralysis agitans gesehen zu haben. Schwerere und frühzeitige Herzinsuffizienz gehört — trotz der beständigen, durch den Tremor geleisten Muskelarbeit — nicht zum Bilde des Leidens. Es deckt sich diese Beobachtung mit den Befunden von Pfeiffer und Scholz, die trotz der dauernden Hypertonie und Hyperkinese keine wesentliche Steigerung des Stoffumsatzes und der Oxydationen, keine Hyperpnoe und keine subjektive Ermüdung konstatierten und hieraus auf eine gewisse „Sparsamkeit" der Hyperkinese schlossen; diese fehlende Rückwirkung auf Stoffwechsel und Organe hat übrigens der Tremor der Parkinsonschen Krankheit mit anderen Formen des Tremors (z. B. den hysterischen) und der Myoklonie gemeinsam.

Das Knochensystem zeigt als einzige konstante Veränderung die passive Kyphose (in sehr seltenen Fällen auch Lordose) der Wirbelsäule.

Komplikationen mit anderen Nervenleiden sind im ganzen, wenn man von zerebralen Hemiplegien absieht, recht selten. Placzek, Seiffer und Bychowski beobachteten die Kombination mit Tabes bzw. tabesähnlichen Symptomen, die zu einer merkwürdigen Vermischung von Hyper- und Hypotonie führen kann. Klieneberger u. a. beschrieben die Überlagerung durch Hysterie, Gowers, Bourilhet u. a. das Syndrom Epilepsie und epileptische Demenz. Myoklonische Symptome sah Kollarits auftreten. Auf Arthritis deformansähnliche Veränderungen bei Paralysis agitans (myogene Kontrakturen?) machte Spiller aufmerksam.

Verlauf und Prognose. Das Leiden ist ausgesprochen chronisch und kann sich — bei guter Pflege — über Jahre, ja selbst Jahrzehnte hinziehen. Im ganzen ist schleichende Progredienz die Regel; rascheres Fortschreiten und Exazerbationen kommen spontan, besonders aber nach Traumen (z. B. Frakturen und ihnen folgendem Krankenlager) vor. Auch Remissionen — vor allem im Beginn des Leidens — wurden beobachtet, die lange Zeit völligen Stillstand vortäuschen. Meist aber werden die Kranken nach Jahren völlig steif und bewegungslos und enden im Marasmus durch dekubitale Sepsis, Pneumonien oder andere interkurrente Leiden.

Diagnose. Die Differentialdiagnose hat in erster Linie — vor allem im Beginn — den senilen Tremor zu berücksichtigen, der bezüglich der Exkursionen und Häufigkeit der Oszillationen denjenigen der Schüttellähmung sehr ähnelt (vgl. auch die Myogramme von Kollarits). Auch die Körperhaltung der Greise kann ähnlich sein. Zu unterscheiden ist der senile Tremor, der vor allem die Hände und den Kopf betrifft, durch das Fehlen der Muskelrigidität, der Sprachstörungen, des Speichelflusses und des ganzen typischen Habitus. Immerhin kenne ich Fälle, in denen die Differentialdiagnose eines inkompletten Parkinson und eines Tremor senilis kaum möglich ist, zumal auch spastisch-paretische Symptome der Extremitäten (auch ohne pyramidale Reflexstörungen und Pseudobulbärparalyse) bei Greisen ja bisweilen vorkommen. Forster hat sie als arteriosklerotische Muskelstarre beschrieben und auf Erweichungsherde in der Brücken-Kleinhirnbahn zurückgeführt, während C. und O. Vogt die enge Verwandtschaft eines solchen Falles mit der Paralysis agitans dadurch bewiesen, daß sie die für jene charakteristischen Veränderungen im Striatum und Pallidum fanden und dazu arteriosklerotische Veränderungen im Großhirn.

Weiter sind die hysterischen Imitationen des Leidens zu berücksichtigen (Gaussel, Müller de la Fuente u. a.), die täuschend den Tremor und die Haltung imitieren, aber der fortschreitenden Starre, des typischen Maskengesichtes, der Hautveränderungen usw. ermangeln und durch Suggestionsbehandlung heilbar sind. Auch gibt es traumatische Hysterien mit langdauerndem Tremor, der unter Umständen mit Spannungen einhergeht, z. B. die pseudospastische Parese mit Tremor, die man während des Krieges in Gestalt der „Zitterer" in ungeahnt großer Menge auftreten sah. Hier fehlt — abgesehen von dem Vorhandensein der Stigmata — aber nie die starke Intentionssteigerung des Tremors. Auch wurden diese Zitterer durch Suggestivmethoden und vor allem durch das Kriegsende meist glatt geheilt.

Andere Formen des Tremors, der Merkurialtremor, der essentielle Tremor, das alkoholische Zittern u. a. werden nie ernstliche differentialdiagnostische Schwierigkeiten machen.

Die multiple Sklerose, die früher viel mit der Paralysis agitans verwechselt wurde, wird heutzutage kaum zu diagnostischen Zweifeln Anlaß geben, seitdem wir ihre Frühformen so genau kennen. Das stets jugendliche Alter, die echten ataktisch-spastischen Symptome mit Babinskiphänomen, die typischen Sehnerven- und Sehstörungen, die Zwangsaffekte, das Fehlen der Bauchdeckenreflexe, die Blasenstörungen u. a. m. werden die etwaige Differentialdiagnose beider Tremorarten meist sofort entscheiden. Allerdings sind sehr seltene Fälle von Kombination beider Krankheiten — auch im jugendlichen Alter — beobachtet worden (Oppenheim u. a.).

Nicht ganz leicht ist — für die erste Untersuchung — bisweilen die Unterscheidung gewisser Formen der Pseudobulbärparalyse mit tetraparetisch-spastischen Symptomen von der Paralysis agitans sine agitatione. Auch hier werden aber die echten spastischen (supranukleär bedingten) Phänomene die Diagnose der ersteren erleichtern. Von derselben Form der Paralysis agitans sind auch manche Fälle von chronischer, multipler ankylosierender Arthritis nicht sofort zu unterscheiden; die Berücksichtigung der Gesichts- und Sprachveränderungen, der wirklichen Muskelstarre sichern aber auch hier die Diagnose der ersteren Affektion. Die Pseudosklerose und die Wilsonsche Krankheit unterscheiden sich durch den sehr groben Wackeltremor, eine viel geringere Muskelstarre, Fehlen der Propulsion, die Hornhaut und Leberveränderungen und auch durch

das jugendlichere Alter des Krankheitsbeginnes von der Schüttellähmung. Ihr
recht ähnliche Zustandsbilder können endlich die Folgen der epidemischen
Enzephalitis mit amyostatischen Symptomen zeigen; so ähnliche, daß man
hier mit Recht von einem postenzephalitischen Parkinsonismus gesprochen hat. Seine Zahl ist in den letzten Jahren unheimlich gewachsen.
Seine körperlichen Symptome können der gewöhnlichen Paralysis agitans cum
et sine agitatione völlig ähneln. Nur sind psychische Veränderungen viel
häufiger beim Parkinsonismus als beim essentiellen Parkinson. Auch tritt der
erstere weit öfter in jugendlichem und mittlerem Alter auf. In der infausten
Prognose gleichen sich beide.

Pathologische Anatomie und Pathogenese. Die anatomischen Befunde sind
recht verschiedenartig und zum Teil sicher ganz unspezifisch.

Es erübrigt sich, auf die große Zahl älterer anatomischer Untersuchungen des Zentralnervensystems ausführlich einzugehen (Dana, Redlich, Gordonier, Schwenn, Philipp
u. v. a.). Was den Befund von Dana anbetrifft: ausgesprochene Veränderungen der
Vorderhornganglienzellen (Atrophie, Pigmentvermehrung und Vakuolisierung), Verlust
der Dentriden, Degeneration der Olivenzellen usw., so muß man Nonne recht geben,
der diese Befunde als rein senile, jedenfalls nicht als spezifische bezeichnet hat. Die Befunde, auf die Gordonier den Hauptwert legt, die perivaskuläre Sklerose im Sinne
Redlichs, also chronisch entzündliche Gliawucherung um die primär erkrankten Gefäße
herum mit sekundärer Störung der Nervenzellen, sind ebenfalls nicht scharf von einfach
senilen Veränderungen zu trennen. Auch die geringfügigen Veränderungen, die Philipp
nach der Nißlschen Methode besonders an den Purkinjeschen Zellen nachwies (Trübung,
Tinktion der farblosen Substanz usw., ähnlich wie bei der akuten Schwellung nach Nißl),
kann man schwerlich als spezifisch für die Parkinsonsche Krankheit ansehen. Auch die
von einigen Autoren beschriebenen neuritischen und atrophischen Veränderungen in den
peripheren Nerven machen nicht den Eindruck primärer Veränderungen. Von Kleist,
Zingerle, Forster u. a. wurden Veränderungen in der Brückenkleinhirnbahn beschrieben
und pathogenetisch gedeutet. Am konstantesten scheint aber die zuerst von C. und O. Vogt
beschriebene schwere Erkrankung des Corpus striatum und die geringere des Pallidum
zu sein, die sich in grober Atrophie der Zellen und Markfasern, kleinere durch Erweichung
und Hämorrhagie entstandenen Lakunen und einer Rarefizierung und perivaskulären
Gewebsresorption äußert; in Fällen cum agitatione überwog die Erkrankung des Striatum,
bei denen sine agitatione die des Pallidum. Die Verf. bezeichnen diese Veränderungen
als Status desintergrationis und unterscheiden dabei einen Status cribratus und prae-
cribatus. F. H. Lewy fand neben Veränderungen in der Rinde von Groß- und Kleinhirn
besonders konstant solche des Pallidums, außerdem regelmäßig eine Erkrankung des
Nucl. periventricul. hypothalami und des dorsalen Vaguskerns. Er spricht die Prozesse
im wesentlichen als Folgen von Gefäßerkrankung und als senil atrophisch an.

Auf der anderen Seite wurden früher primäre Muskelveränderungen von nicht
wenigen Autoren für die Pathogenese ins Feld geführt, unter anderen von Leyden und
Goldscheider, Strümpell, Blocq, Schwenn, Steindl, Schiefferdecker-Schultze,
Idelsohn und Moriyasu. Schwenn fand — bei völlig normalem Nervensystem — starke
Vermehrung der länglichen Bindegewebsfasern in den Interstitien der einzelnen Muskelfasern, Blocq konstatierte Ungleichheit, Hypertrophie und Atrophie der Fasern, Wucherung
und Vermehrung der Sarkolemm- und Bindegewebskerne, auch Redlich fand atrophische
Prozesse der Muskelfasern mit Kernvermehrung des interstitiellen Gewebes; Moriyasu
hatte ähnliche Befunde. Schieferdecker legt — neben den einfachen atrophischen
Prozessen — den Hauptwert auf gewisse Veränderungen der Muskelspindeln. Auf die
funktionellen Störungen der Muskulatur wurde bereits hingewiesen; v. Pelnar nimmt
eine verminderte Erregbarkeit und verlängerte Latenzdauer des Sakoplasmas an, wie ja
auch Frank die Veränderung der Tonusfunktion desselben für das Wesentliche hält.

Gegen die myogene Genese des Syndroms sprechen aber meines Erachtens die reichlichen
trophischen und sekretorischen Veränderungen, die von Frenkel, Oppenheim, Gramegna
Pfeiffer und Scholz beschrieben worden sind. Die Parkinsonsche Krankheit ist auf
Grund dieser Befunde eben keine rein motorische Affektion, das Symptomenbild
also auch nicht durch Veränderungen der Muskulatur allein ursächlich zu erklären.

Auf Grund dieser eben erwähnten Syndrome und gewisser Momente in der Heredität
hat man das Leiden auch den Störungen der inneren Sekretion zuzählen wollen. Möbius
führte es auf einen Funktionsmangel der Schilddrüse, Lundborg auf einen solchen der
Nebenschilddrüsen zurück. v. Pelnar nahm als Ursache der vermuteten Sarkoplasma-
funktionsänderung pluriglanduläre Störungen (Schilddrüse, E.-K., Adrenalsystem und
wahrscheinlich Interrenalsystem) an. Neuerdings hat Alquier in einigen Fällen die Drüsen

der inneren Sekretion histologisch untersucht und in allen Veränderungen sklerotischer, hypoplastischer oder hyperplastischer Art gefunden. In den Epithelkörperchen eines Falles fand er „auffallend viel interstitielle Fettbläschen und nur eine Zellgattung: kleine protoplasmaarme, sehr schwach basophile Zellen mit dunklem dichtem Kern und ohne Eosinhämatin nachweisbare Skeretionsprodukte." Alquier schließt aus diesem Befund und den günstigen Erfolgen, die er mit Parathyreoidinpräparaten bei Morbus-Parkinson erzielt hat, auf eine parathyreogene Entstehung, und zwar einen Hypoparathyreoidismus. Im Gegensatz hierzu fanden Roussy und Clunet, Gjestland u. a. bei Schüttellähmung die Epithelkörperchen hyperplastisch, nehmen eine Hyperfunktion der Drüsen als kausales Moment an und haben von der Epithelkörperchenorgantherapie nur Ungünstiges gesehen. Haberfeld, Erdheim, L. R. Tompson, Blühstein u. a. haben dagegen keinerlei histologische Veränderungen an den Nebenschilddrüsen in ihren Fällen feststellen können.

Es ist also ganz unwahrscheinlich, daß anatomische Veränderungen der Epithelkörperchen von pathogenetischer Bedeutung sind; bezüglich etwaiger primärer funktioneller Veränderungen sei bemerkt, daß eine Hyperfunktion sich zur Zeit dem Nachweise noch ganz entzieht und recht hypothetischer Natur ist, und daß alle klinischen Zeichen der Hypofunktion der Epithelkörperchen bei Paralysis agitans stets fehlen.

Ich möchte die inkonstanten endokrinen Symptome der Paralysis agitans als den motorischen, sekretorischen und trophischen koordiniert betrachten, als den Ausdruck einer „kombinierten Systemerkrankung" des endokrinen und muskulären Apparates (ähnlich wie bei Myasthenie, myotonischer Dystrophie usw.). Beide unterliegen wahrscheinlich dem Einfluß der primär erkrankten Zentren des Linsenkerns bzw. des Striatum und Pallidum, in denen C. und O. Vogt, F. H. Lewy u. a. ja ausgesprochene Veränderungen konstatierten. Strümpell nimmt jetzt an, daß die Paralysis agitans eine Ausdrucksform des amyostatischen Symptomenkomplexes sei, und zwar diejenige des höheren Alters, während das striäre Symptomenbild in der Jugend sich als Wilson-Strümpellsche Pseudosklerose, Torsionsspasmus u. a. m. äußere.

Durch die subkortikalen motorischen Zentren (Corpus striatum) wird nach Strümpell insbesondere die notwendige statische Koordination der antagonistischen Muskeln beherrscht; eine Störung dieser Koordination bewirkt entweder abwechselnde Reizung der Antagonisten, d. i. Zittern oder gesteigerten Tonus derselben, also Starre. In der Tat scheint das Wesen der motorischen Störung der Paralysis agitans durch die Strümpellsche Lehre nahezu geklärt, die Charcotsche Lehre von dem Neurosencharakter des Leidens jedenfalls überwunden.

Die **Therapie** ist in der Mehrzahl der Fälle ohne Nutzen geblieben, in der Minderzahl hat sie symptomatisch günstig gewirkt.

Von allgemein tonisierenden Mitteln ist vor allem die Sorge für einen ruhigen, seelische und körperliche Anstrengungen fernhaltenden Aufenthalt zu nennen; Aufenthalt auf dem Lande oder im Walde wirkt nach Oppenheim günstig ein. Von Badeprozeduren halte ich einfache warme Vollbäder (34—35⁰ C) mit und ohne Zusätze symptomatisch für am wirksamsten gegen die Unruhe und den Tremor. Elektrische Bäder (Voll- und Vierzellenbäder) werden ebenfalls gerühmt. Mechanische Prozeduren verschiedener Art sind viel versucht und auch gerühmt worden. Charcot hat von der — jetzt meist verlassenen — Suspension gute Erfolge gesehen; namentlich die Muskelstarre soll günstig beeinflußt worden sein. Weiter stammt von Charcot die Massage- und Schüttelbehandlung der Kranken; die Vibrationsmassage habe ich von einigen meiner Kranken recht rühmen hören und möchte einen Versuch mit ihr in allen Fällen anraten. Fels hat ebenfalls die Vibration warm empfohlen, daneben auch passive Bewegungen und Gewichtsbelastungen des Rumpfes. R. Friedländer hat eine bestimmte Übungsbehandlung wirksam gesehen.

Von medikamentösen Mitteln sind Arsen, Jod, Tinct. Veratri viridis (3—4 Tropfen mehrmals täglich) und anderes empfohlen worden. Auch Brompräparate werden verwendet, meiner Erfahrung nach fast stets ohne Wirkung. Vor der Anwendung von Salizylaten hat Oppenheim mit Recht gewarnt. Als rein symptomatische Mittel werden das Hyoszin (Erb) und das Duboisin (Mendel) gerühmt. Vom Scopolaminum hydrobromicum und vom Duboisin werden 2—3 dmg mehrmals täglich entweder subkutan oder in Pillenform gegeben. Anfangs wirken diese Mittel auf den Tremor ganz günstig, später machen sich leider oft unangenehme toxische Nebenerscheinungen (Trockenheit des Mundes, Sehstörungen usw.) geltend, die dem Kranken die Mittel verleiden. Manche Kranken vertragen das Hyoszin jedoch lange, selbst jahrelang, wie die Erfahrungen von Higier gezeigt haben. Auf Grund pathogenetischer Theorien hat man auch Organpräparate (Thyreoidin, Parathyreoidinpräparate, Hypophysin u. a.) versucht, angeblich auch mit einigem Erfolg. Ich habe, ebenso wie andere, niemals die geringsten Erfolge von ihnen gesehen. Sogar die Überpflanzung der Epithelkörperchen wurde — angeblich mit Erfolg — ausgeführt (Kühl). Kalziumsalze, die von Emmerich und Loeb empfohlen wurden, haben bei meinen Patienten stets versagt.

In den späteren Stadien der allgemeinen Kontrakturen und völligen Hilflosigkeit ist vor allem für gute Lagerung und Hautpflege zu sorgen, um Dekubitus zu verhüten; für die Ernährung und sonstige Pflege gelten die allgemeinen Regeln.

Zum Schluß wird Morphium in nicht zu kleinen Dosen ein „solamen miseris" sein.

IV. Tremor.

Begriff. Unter Tremor verstehen wir sehr rasche und an Höhe und Richtung annähernd gleichmäßige Bewegungen von größeren oder kleineren, meist peripheren Körperabschnitten; die Frequenz dieser Zitterbewegungen kann zwischen 1 und 16—18 Schwingungen in der Sekunde schwanken.

Physiologischer Tremor. Es ist bekannt und wird durch die Untersuchungen Busquets und Kollarits' bestätigt, daß ein geringes Zittern gewisse Bewegungen auch des völlig normalen Menschen begleitet; dies ist besonders deutlich beim Ausstrecken und Halten der Extremitäten, vor allem der gespreizten Finger. Es tritt ferner auf bei starker, gleichmäßiger Muskelanstrengung von gewisser Dauer, besonders auch im Beginn der Ermüdung (z. B. beim Heben und Halten eines Gewichtes). Erregung und körperliche Indisposition steigern den physiologischen Tremor. Vor allem aber gilt dies von der Kälte, die auch bei Gesunden den stärksten und allgemeinsten Tremor von allen physiologischen Einwirkungen hervorbringt. In der Ruhe ist er bei normalen Menschen meist nicht nachweisbar.

Die Verteilung des Tremors ist derart, daß die distalen, leichteren Körperabschnitte, also z. B. die Finger und Hände häufiger, deutlicher und auch rascher zittern als die proximalen, schwereren: nach Kollarits beträgt die Frequenz der Schwingungen des Zeigefingers durchschnittlich 11,2, der Hand 10,4, des Unterarmes 5,7, des Oberarmes zwischen 1,97—3,8 in der Minute; dabei sind die länger dauernden Schwingungen in der Regel höher. Auch manche Kopfmuskeln neigen bei Intention besonders zum Tremor, vor allem der M. orbicularis oculi, das Platysma und die Zungenmuskulatur.

Das physiologische Zittern ist eine Koordinationsunvollkommenheit, die wahrscheinlich durch das zur Gleichgewichtserhaltung und zur Regulierung der Lage notwendige, wechselnde Spiel der Agonisten und Antagonisten bedingt ist (Kollarits). Da auch in der Ruhe stets eine gewisse Muskelarbeit tätig ist (unwillkürliche Tonuserhaltung, wahrscheinlich unter dem Einfluß des autonomen Nervensystems), so ist zwischen „Ruhezittern" und Bewegungszittern kein prinzipieller Unterschied. Der zentrale Sitz des Zitterns ist einerseits die Hirnrinde, andererseits wird dem Linsenkern des Corpus striatum bzw. den Bahnen, die vom Linsenkern ins Mittelhirn ausstrahlen, eine wichtige

Funktion beim Zustandekommen des Zitterns zugeschrieben (vgl. ihre Beziehungen zum autonomen Nervensystem).

Pathologischer Tremor. Das pathologische Zittern ist eine direkte Steigerung (zum Teil auch eine Umformung) des physiologischen und vollzieht sich nach den oben angeführten Gesetzen. In den allermeisten Fällen ist der Tremor keine Krankheit an sich, sondern nur das Symptom einer solchen; wir können also zwischen essentiellem und symptomatischem Tremor unterscheiden. Der symptomatische Tremor findet sich bei den verschiedensten Nervenleiden, sowohl mit, als ohne Tonuserhöhung der Muskulatur; von ersteren ist zu nennen das Intentionszittern der multiplen Sklerose und der organischen Hirnerkrankungen (progressive Paralyse, Hemiplegien usw.), das Zittern der Schüttellähmung. Tremor ohne Hypertonie oder mit Hypotonie findet sich bei Morbus Basedowii, Hysterie, Neurasthenie, Senium, den mannigfaltigsten Intoxikationen (Alkohol, Blei, Quecksilber, Schwefelkohlenstoff, Adrenalin usw.) und Tabes. Die meisten dieser Tremorformen werden deshalb in den diesen Krankheiten gewidmeten Abschnitten besprochen werden, auf die hiermit verwiesen wird. Nur einige Formen bedürfen hier der Besprechung, vor allem der essentielle Tremor.

Der essentielle Tremor. Das Leiden ist sehr selten und kann sowohl sporadisch, als exquisit hereditär auftreten; da die letztere Form schon von Bing im Rahmen der heredodegenerativen Krankheiten beschrieben wurde, beschränke ich mich auf die erstere.

Das Zittern, das weibliche und männliche Personen in gleicher Zahl betrifft, kann, wie bemerkt, bei Personen auftreten, in deren Aszendenz und Verwandtschaft keine gleichartige und — bisweilen — auch keine andersartige Nervenkrankheit vorkam. Es tritt dann nicht selten in früher Jugend meist allmählich und schleichend zunehmend auf. Der reinste Fall, den ich beobachtete, ein 18jähriges Mädchen, erkrankte mit 9 Jahren ohne jede nachweisbare Ursache an Zittern, erst der rechten, dann der linken Hand, allmählich trat leichter Tremor des Kopfes und schließlich des linken Fußes hinzu. Es bestanden dabei nicht die geringsten hysterischen oder neurasthenischen Symptome. Der Zustand blieb bisher, bis zum 29. Jahre, unverändert.

Das Zittern pflegt in der Ruhe zu fehlen oder minimal zu sein und steigert sich regelmäßig bei Intention und bei Erregung. Es stellt wohl die reinste quantitative Steigerung des oben geschilderten physiologischen Tremors dar.

Der Verlauf ist meist so, daß es nach langjährigem, allmählichem Zunehmen zu einem Stillstand kommt.

Pathogenese und Ätiologie. Ätiologisch ist bezüglich des essentiellen Tremors nichts bekannt; er beruht zweifellos auf einer angeborenen, oft vererbbaren Anlage des neuromuskulären Apparates. Es ist wahrscheinlich, daß Veränderungen der „Tonusfunktion", auch des quergestreiften Muskels, die nach E. Frank nicht von der Vorderhornzelle und den motorischen Nerven, sondern von dem antagonistischen Spiel des autonomen Nervensystems beherrscht wird, hier eine wichtige Rolle spielen. Und zwar kann sowohl durch Förderung und Verstärkung dieses Tonus durch Reizung des Parasympathikus (experimentell durch Physostigmin), als durch Hemmung desselben infolge von Reizung seines Antagonisten des Sympathikus (experimentell durch Adrenalin) Tremor hervorgerufen werden, was ja auch klinisch beim Tremor der Vagotoniker und dem viel konstanteren meist feinschlägigen Tremor der Sympathikotoniker (z. B. bei M. Basedowii) bekannt ist.

Die **Prognose** quoad valetudinem ist im ganzen schlecht. Remissionen kommen wohl vor, endgültige Heilungen scheinen aber auszubleiben.

Die **Therapie** ist meist machtlos; ich habe weder von Massage (Vibration), elektrischen und Badeprozeduren, noch von tonisierenden oder die Wirkung des Parasympathikus dämpfenden Mitteln (selbst Skopolamin und Duboisin) irgendwelchen Dauererfolg gesehen.

Der **Tremor senilis**, den Charcot und seine Schüler Joffroy und Bourgard nicht als eine spezifisch greisenhafte Hyperkinese, sondern als eine essentielle Form des Zitterns — wie die eben beschriebene — auffaßten, wird trotzdem von anderen, maßgebenden Autoren (Oppenheim, Wollenberg u. a.) noch als eine Art für sich geführt. Es ist auch zweifellos, daß eine bestimmte Lokalisation des Tremors, nämlich der des Kopfes, bei Greisen — und nur bei ihnen — recht häufig ist; das „Kopfwackeln" ist nicht umsonst im Volksmund ein typisches Greisensymptom. Andererseits verdienen die Charcotschen Anamnesen selbstverständlich große Beachtung; aus ihnen geht hervor, daß ein großer Teil der Fälle von „Greisenzittern" schon im Mannesalter, manche sogar schon in der Jugend angefangen hatten, zu zittern. Es scheint demnach, daß die Zahl der echten senilen Tremorfälle ziemlich eng begrenzt ist.

Daß — auch ohne diese Einschränkung — der senile Tremor nicht allzu häufig ist, lehrt die Mitteilung Charcots, daß unter 2000 Greisen der Salpetrière nur ca. 30 an Zittern litten.

Der senile Tremor befällt, wie bemerkt, vor allem den Kopf; er ist hier insofern ein Ruhetremor, als er bei ruhiger, gerader Haltung des Kopfes meist schon vorhanden ist (wirkliche Muskelruhe gibt es natürlich bei aufrecht getragenem Kopf nicht); er schwingt entweder vertikal oder — nicht selten — rein horizontal. Weiter ist das Zittern an den Händen und Armen nicht selten; nur in Ausnahmefällen ergreift es die Füße. Das Zittern ist meist ziemlich langsam und dabei grobschlägig. Kollarits fand nur 5—7 Oszillationen in der Minute am Zeigefinger; die Höhe der Schwingungen in seinen Fällen ist auffallend groß und celer. Bei intendierten Bewegungen nimmt der Tremor stets zu bzw. er tritt meist erst bei ihnen auf. Er hindert dadurch das Essen, Schreiben und gewerbsmäßige Handfertigkeiten empfindlich. Im Schlaf erlischt er, wie jeder Tremor. Der Muskeltonus und die Körperhaltung erleiden beim Greisentremor keine typische Veränderung.

Auch der senile Tremor erlebt meist nach längerer Zeit der Progression einen Stillstand; bei diesem Grade des Zitterns bleiben dann die Patienten bis zu ihrem Ende. Während schwerer akuter Krankheiten, besonders kurz vor dem Tode, habe ich das Zittern ganz ähnlich, wie bei der Paralysis agitans, bisweilen verschwinden sehen.

Von typischen **Komplikationen** ist eigentlich nur eine zu nennen, die chronische, deformierende Arthritis. Bei solchen Patienten habe ich bisweilen recht hohe Grade des Zitterns gesehen. Im übrigen kann sich der Tremor natürlich mit allen Greisenkrankheiten verbinden, nicht selten mit der Dementia senilis. Er braucht aber keineswegs mit früher psychischer Seneszenz einherzugehen.

Die **Diagnose** hat vor allem die Schüttellähmung zu berücksichtigen, wobei zu beachten ist, daß es eine senile Muskelstarre striären Ursprungs gibt, die auch symptomatisch nahe Beziehungen zum Morbus Parkinson hat, weiter den Tremor postapoplecticus, von dem es sich durch das Fehlen spastischer und Reflexveränderungen unterscheidet, und schließlich den Tremor hystericus und alcoholicus, sowie das Zittern bei M. Basedow. Man sieht nicht so selten bei Greisen nach übermäßigem Jodgebrauch und dadurch basedowizierter Struma starken Tremor!

Die **Prognose** ist nicht günstig; wirksame Mittel sind ebensowenig bekannt wie beim essentiellen Zittern; sie sind übrigens meist auch nicht so notwendig, da der senile Tremor nur selten Behandlungsobjekt sein wird.

Über eine eigentümliche akute Form des Tremors bei kleinen Kindern wird von pädiatrischer Seite berichtet (Hüssy, Zappert). Es handelt sich um einen akut einsetzenden Tremor ziemlich grobschlägiger Art, der nach einer mehrwöchentlichen Dauer in völlige Heilung überzugehen pflegt. Zappert vermutet einen toxisch-infektiösen zerebralen Ursprung. Mit Tetanie und Spasmophilie hat die Affektion nichts zu tun, da die Übererregbarkeitssymptome fehlen. Anatomische Befunde scheinen zu fehlen.

V. Lokalisierte Krämpfe.

1. Gesichtsmuskelkrämpfe. (Spasmus facialis, Tic impulsiv und Verwandtes.)

Unter allen lokalisierten Muskelkrämpfen sind solche im Bereich des N. facialis wohl die häufigsten, besonders diejenigen, die nur Teilgebiete des Nerven (Augenlid, Gebiet des mittleren Astes, N. frontalis u. a.) betreffen; Krämpfe sämtlicher Fazialismuskeln einer Seite sind etwas seltener.

Der ausgebildete tonisch-klonische Gesichtsmuskelkrampf betrifft Frauen etwas häufiger als Männer und tritt meist im mittleren erwachsenen Alter auf; aber auch im Greisenalter kann er beginnen; mein ältester Fall begann mit 61 Jahren. Der Blepharospasmus soll nach Bernhardt meist bei Kindern und Jugendlichen vorkommen. Meist sind die Befallenen allgemein nervös belastet, auch spezielle Heredität (familiärer Fazialiskrampf) ist beobachtet worden (Bernhardt, Rosenthal).

Es ist nicht die Aufgabe des Neurosenkapitels, diejenigen Formen von Fazialiskrampf, die auf grob organischer Basis beruhen, ausführlich zu behandeln. Es sei nur kurz folgendes erwähnt: Im Gefolge von schweren peripheren Fazialislähmungen (auch in der Rekonvaleszenz derselben) sind verschiedenartige hyperkinetische Symptome nicht selten. Das häufigste ist die hypertonische Kontraktur der Muskeln, besonders des mittleren und unteren Astes, oder auch nur einzelner Partien, vor allem der Nasolabialmuskeln. Daneben kommen — sehr selten — spontane, blitzartige, klonische Zuckungen im Bereich der Parese und Kontraktur vor. Sehr viel häufiger sind die Mitbewegungen auf der paretischen Seite, die (auch pathogenetisch) nicht mit den spontanen klonischen Zuckungen zusammengeworfen werden dürfen, sondern anfangs bewußte, später unwillkürlich werdende Auxiliarbewegungen darstellen; eine typische Mitbewegung dieser Art ist die Innervation der Nasolabialmuskeln, des M. frontalis, der Corrugator supercilii u. a. zum Zweck des paretischen Augenschlusses. Auch auf die andere (gesunde) Gesichtshälfte kann man bisweilen bei besonders gesteigerter, auxiliärer Innervation Mitbewegungen überspringen sehen.

Nicht nur im Spätstadium oder der Rekonvaleszenz, sondern auch in der Entstehungszeit der Fazialisläsionen kommen Hyperkinesen vor. Sowohl durch langsame Kompression des Nerven, z. B. durch intrakranielle Tumoren, als durch Läsionen innerhalb des Felsenbeins (letzteres wurde relativ häufig von Otiatern beobachtet), kann es vor dem Auftreten der Lähmung zu klonischen oder spastischen Krämpfen im Fazialisgebiet kommen. Auch bei Läsionen der zentralen Neurone kann — wenn auch seltener — symptomatischer Spasmus facialis auftreten. Bei Affektionen der Hirnrinde kann das in Form von lokalisierten Jakson-Anfällen vorkommen; ich beobachtete Fälle, in denen linke Gesichts- und Zungenhälfte längere Zeit die einzige Lokalisation des Krampfs waren, der erst später auf die gleichseitigen Extremitäten übergriff. Auch bei andersartiger Lokalisation (zwischen Kortex und Pons sind mannigfache Lokalisationen beschrieben worden) kann es besonders bei plötzlichem Eintritt einer Läsion (Trauma, Blutung, Embolie) zum akuten Krampf des Fazialisgebietes kommen.

Weitere, meist organisch bedingte Formen des Fazialiskrampfes sind solche, die durch schmerzhafte Affektionen im Bereich des Gesichtes, der Nase, der Augen usw. hervorgerufen werden. Der Tic douloureux ist eine Teilerscheinung der Trigeminusneuralgie; die Zuckungen oder der mehr tonische Krampf sind in leichten Fällen vielleicht als einfache mimische Ausdrucksbewegung des Schmerzes aufzufassen; in manchen schweren Fällen von Spasmus facialis, Muskelwogen usw. muß aber doch eine echte Reflexirradiation von den sensiblen Quintuskernen aus angenommen werden (Eulenburg). Auch der Blepharospasmus, wohl die häufigste Form des partiellen Gesichtskrampfs, kann die Folge einer Neuralgie der N. supra- oder intraorbitalis sein, häufiger wird er durch Affektionen des Auges (Hornhautgeschwüre und -verletzungen, Konjunktivitiden, Fremdkörper u. dgl.) ausgelöst und kann dann — als echter Tic impulsiv — nach Heilung dieser Störungen bestehen bleiben. Auch von Affektionen der Nase und des Rachens hat man Lidkrampf auslösen sehen. In einigen seltenen Fällen folgte dem (geheilten) Blepharospasmus bei Kindern Amaurose bzw. Amblyopie, deren Art — zentral-kortikal oder neuritisch — nicht ganz klar ist.

Meige beschreibt einen Blinzeltic, der mit „Mikropsie" kombiniert war, die Meige wohl zu unrecht als Akkommodationstic auffaßt; denn das Blinzeln führt schon normalerweise zu einer gewissen Mikropsie.

Was nun die Fazialiskrämpfe als reine hyperkinetische Neurose anbelangt, so empfiehlt es sich nach Jolly, Brissaud und Meige zu unterscheiden zwischen dem Spasmus facialis einerseits und dem Tic convulsiv bzw. impulsiv, wie letzterer nach Jolly richtiger zu nennen ist, andererseits.

Der Spasmus facialis ist eine echte, meist spontan entstehende, völlig automatisch ablaufende Krampusform, die nicht als Folge einer emotionellen oder reflektorisch ausgelösten, gewohnheitsmäßig gewordenen, mimischen Gesichtsmuskelbewegung aufzufassen ist, sondern als echter Krampf durch irgend eine mehr oder weniger grobe Störung im peripheren Reflexbogen der betreffenden Muskulatur ausgelöst wird. Da er nicht das Produkt einer scheinbar mimischen Bewegung ist, so hat auch sein Beginn charakteristischerweise keinerlei Ähnlichkeit mit einer solchen; er beginnt vielmehr meist an irgend einer ganz umschriebenen Stelle in einem einzelnen Muskel (dessen Innervation allein und an sich mit der mimischen Ausdrucksbewegung nichts zu tun hat) in Gestalt faszikulärer oder tonisch-klonischer Zuckungen; in einem meiner Fälle beschränkte sich der Spasmus monatelang auf den linken Mundwinkel, der dadurch sofort und fast dauernd schief gezogen war; in einem anderen begann er am rechten Augenlid. Mehr oder weniger rasch ergreift der Krampf dann meist die ganze Fazialismuskulatur einer Seite, so daß in schwereren Fällen der Effekt einer elektrischen Reizung des Fazialisstammes erreicht wird. Die Progression erfolgt entweder in einzelnen Schüben (Meige) oder ganz langsam und stetig, wie ich dies öfters beobachtet habe. Oft werden nicht alle Fazialismuskeln gleichmäßig befallen, die Stirnmuskeln sind nicht selten nur wenig beteiligt, der Orbicularis oris, biventer und Stylohyoideus sogar meist verschont (Oppenheim). Fast stets ist der Spasmus einseitig. Er äußert sich meist in einer tonischen Kontraktur, die an Intensität wechselt; häufig treten dazu rasche, klonische Zuckungen. Entsprechend seiner energischen und langdauernden Aktion kommt es auch zu stärkeren Verziehungen als beim Tic, besonders zu einer asymmetrischen Verziehung der Nase, die in einem meiner Fälle fast eine Hemiatrophie vortäuschte. Der Krampf — sowohl der tonische, wie der klonische — erlischt im Schlaf nicht völlig, ebensowenig in der Narkose;

wohl wird er aber dabei vermindert. Er wird gesteigert durch körperliche oder auch (wie ja so viele nicht psychogene Hyperkinesen) durch seelische Einwirkungen, z. B. auch das Gefühl des Beobachtetseins. Diese psychogene Beeinflußbarkeit ist allerdings — dies sei besonders betont — ein Moment, das die Unterscheidung von Spasmus und Tic bisweilen fast unmöglich macht; es mag auch wohl Übergangsformen geben, wie wir noch sehen werden.

Die seltenen Fälle, in denen der einseitige Fazialiskrampf mit gleichzeitigem feinen Muskelwogen ohne gröberen Bewegungseffekt einhergeht (Myokymie), sind stets dem echten Spasmus facialis und nicht dem Tic zuzuzählen (Bernhardt, Frenkel, Newmark). Dasselbe gilt von den Formen, die gewisse Muskeln, die für sich oder auch mit anderen assoziiert nie einer Ausdrucksbewegung dienen, zum Beispiel für die Kombination des Fazialiskrampfes mit rhythmischer Kontraktion des M. stapedius, die zu knackenden oder rauschenden Geräuschen im Ohr führte (Erb, Bernhardt). Die Kombination des Fazialiskrampfes mit Zungen- oder Gaumensegelkrämpfen weist wohl stets auf eine grob organische Genese des Leidens hin (vgl. unten).

Die von Jolly, Brissaud und Meige als Tic herausgehobene Form des Gesichtsmuskelkrampfes zeigt, wie schon bemerkt, eine Reihe von wesentlichen genetischen und symptomatologischen Verschiedenheiten vom Spasmus. Im Gegensatz zum letzteren hat der Tic stets einen exogenen, meist psychogenen Ursprung, er entsteht aus einer scheinbaren oder faktischen Zweckbewegung, die im Fazialisgebiet der affektiven Mimik, der Expektoration, dem Schutz vor Blendung oder Fremdkörpern (im Bereich der Lider) und anderen Zwecken dienen können; demgemäß sind sie im Gegensatz zu dem einseitigen Spasmus meist doppelseitig. Die Tics sind Fortsetzungen und Störungen einer normalen Funktionsbewegung „perturbations functionals" im Sinne von Meige, also Produkte der Herabsetzung einer gewissen Willenshemmung. Das ticartige Blinzeln (der Blepharospasmus) diente ursprünglich dem Schutze des entzündeten Auges, oder, wie sehr interessante Fälle von Stevens zeigen, der Korrigierung einer Myopie; der Schnüffel- oder Schnauftic (den ich z. B. bei

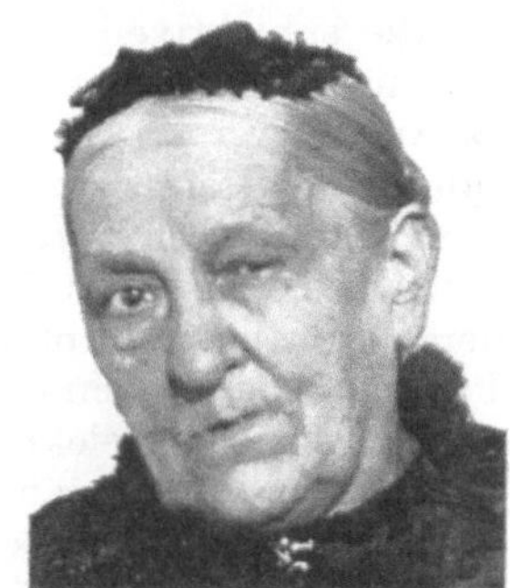

Abb. 4. Chronischer Spasmus facialis sinister bei 70 jähriger Frau. (Eigene Beobachtung.)

Patienten mit adenoiden Vegetationen einige Male beobachtete), dem Öffnen der verstopften Nase; das ticartige Zucken eines Mundwinkels kann als Folge häufiger schmerzlicher oder ängstlicher Verziehung desselben gedeutet werden. Eine eigenartige ticähnliche Innervation der Stirn- und der Ohrmuskeln (der M. retrahentes auriculae) beobachtete ich bei einem Manne, der diese Bewegung anfangs dazu ausführte, um einen lästigen Kopfdruck zu mildern; später wurde die Bewegung zur Gewohnheit und zum Tic.

Die Cheilophagie der Kinder (d. i. die Gewohnheit sich die Lippen abzubeißen) entspringt dem Bestreben, die Lippe von irgend einem Epidermisfetzchen zu säubern und wird erst später zum Tic. Einen ähnlichen Tic, das Abbeißen der Barthaare gibt es auch bei Erwachsenen (Meige).

Entsprechend der Verminderung und Störung von psychischen Hemmungen der Bewegung ist auch das übrige psychische Wesen der Fazialisticleidenden, ganz wie das der übrigen Ticpatienten, entweder speziell oder im allgemeinen gestört. Die spezielle Störung betrifft z. B. die verminderte Hemmung gegenüber dem angeborenen Drang zur Wiederholung von psychomotorischen Äußerungen anderer Art (wie er uns beim psychisch und koordinatorisch noch ungehemmten Kind physiologischerweise entgegentritt), oder — positiv ausgedrückt — die Neigung zur Stereotypie in Gestalt z. B. der Koprolalie oder die zwangsmäßigen Handlungen (wie Fenster- und Türenzählen), oder endlich die Stereotypie in Gestalt der Phobien (der Agoraphobie, Erythrophobie usw.). Auch der übrige psychische Habitus stempelt die Ticeure meist zu Entarteten. Sie sind fast immer „nervös" in irgend einer Weise, oft hypochondrisch-neurasthenisch, etwas seltener hysterisch im engeren klinischen Sinne. Auch Epilepsie, Migräne, M. Basedowii und mannigfache Psychosen sind als Syndrom beobachtet worden. Nicht nur auf dem Boden der degenerativen Anlage, sondern auch demjenigen erworbener Psychasthenie erwächst die Neigung zum Tic; bei zwei schweren Eisenbahntraumatikern sah ich das Auftreten von Fazialistic, der sich in einem Fall mit der Abfindung des Patienten und Wiederherstellung der Arbeitsfähigkeit fast ganz verlor. Während des Krieges hat man viele Kriegsneurotiker mit Fazialistic beobachtet, die zweifellos Hysteriker waren.

Entsprechend seiner mehr psychogenen Entstehung ist der Fazialistic auch psychischen Eindrücken sehr unterworfen, er wächst bei Erregung, bei Schmerzen, vermindert sich in der Ruhe und Isolierung, und verschwindet im Schlaf stets völlig; auch in der Narkose sah ich in einem Fall promptes Aufhören der Ticbewegung.

Die subjektiven Beschwerden beim Fazialiskrampf sind meist sehr gering; in einigen meiner Spasmusfälle fehlte jede Spur von Schmerz oder Parästhesie. Bisweilen werden aber auch neuralgische Schmerzen geklagt. Sensible Störungen in Gestalt von Hypästhesie oder Hyperästhesie sind in reinen Fällen sehr selten, ebenso trophische und vasomotorische Veränderungen. Der Tic douloureux zeigt als Folgeerscheinung einer Quintusneuralgie natürlich auch deren sensible Symptome. Motorische Ausfallserscheinungen in Gestalt von Paresen fehlen in den reinen Fällen (die nicht Folge von Fazialislähmungen sind) ebenfalls, auch die elektrische Erregbarkeit der vom Tic oder Spasmus getroffenen Muskulatur ist unverändert (Erb). Der Fall von J. Hoffmann (neurotonische und myotonische Reaktion bei einem Spasmus facialis) stellt jedenfalls eine seltene Ausnahme dar.

Die **Differentialdiagnose** hat einerseits alle grob organisch bedingten Fälle von Fazialiskrampf, wie sie eingangs geschildert wurden, auszuscheiden, also diejenigen, in denen der Spasmus entweder im Beginn oder auf der Höhe oder auch in der Rekonvaleszenz einer organischen Schädigung des zentralen oder peripheren Neurons des Fazialis (an irgend einer Stelle) auftritt. Speziell gilt dies von kortikal bedingten Fazialiskrämpfen. Auch der Tic douloureux gehört nicht in eine Kategorie mit der rein hyperkinetischen Neurose. Weiter muß der primäre Fazialiskrampf streng von der Tetanie und der Chorea geschieden werden. Bei der ersteren, die ja im Gegensatz zum Spasmus facialis fast stets doppelseitig auftritt, übrigens ziemlich selten das Gesicht befällt und außerdem stets die Übererregbarkeitsphänomene zeigt, wird die Unterscheidung nicht schwer sein. Dasselbe gilt von der Chorea, die nur im Beginn durch Zucken und Grimassieren einen Tic vortäuschen kann, aber bald durch das Fehlen jeder Stereotypie und durch Übergreifen auf andere Muskelgebiete die Diagnose des Tic ausschließen läßt. Auch das choreiforme Grimassieren vieler, besonders neuropathischer Kinder (oft mit Strabismus verbunden) muß vom echten Tic unterschieden werden; es mag allerdings Fälle geben, wo es in den Tic übergeht.

Der Tetanus, speziell der Kopftetanus Roses tritt ebenfalls meist doppelseitig auf, verläuft akut, mit Paralyse der Wundseite und hohem Fieber; Verwechslungen mit ihm werden ausgeschlossen sein. Rein hysterische Kontrakturen im Fazialisgebiet sind sehr selten; sie verlaufen nach Charcot und Oppenheim meist mit Hemispasmus glosso-labialis.

Der **Verlauf** der Fazialiskrämpfe ist meist recht chronisch in Remissionen und Exazerbationen, je nach Jahreszeit (Kälte wirkt auf manche steigernd) und körperlicher und seelischer Disposition. Graviditäten und akute Infektionskrankheiten können zeitweiliges Sistieren bewirken; ich beobachtete dies z. B. im Verlauf eines Erysipels. Sogar völlige Heilung eines mit bellendem Husten einhergehenden Tic durch eine Scharlacherkrankung habe ich gesehen.

Die **Prognose** der organisch bedingten Fälle ist nach dem Grundleiden zu stellen. Der komplette Spasmus facialis gilt im ganzen als prognostisch recht ungünstig; auch von den mir bekannten Fällen wurde keiner trotz zum Teil jahrelang fortgesetzten Kuren aller Art geheilt. Anders die Prognose der leichteren partiellen Crampi und des Tic. Hier gehören Heilungen, die die psychogene und ehemalige organische Ursache derselben berücksichtigen, nicht zu den Seltenheiten.

Die **Therapie** hat vor allem bei den Fällen von Tic die etwa auslösende organische oder auch psychische Ursache zu berücksichtigen. Beim Blepharospasmus muß das Auge behandelt werden; schon die Anästhesierung der Bindehaut (mit Kokain oder Eukain) bewirkt oft Besserung. Auch Suggestivmaßregeln, z. B. Öffnen und Schließen der Augen nach bestimmtem Rhythmus, habe ich einige Male wirksam gesehen. Weiter achte man auf Nasen- und Rachenaffektionen, deren Behandlung öfters der Tic zum Schwinden brachte; dasselbe wurde bisweilen nach gynäkologischer Behandlung beobachtet.

Wo Nervendruckpunkte vorhanden sind und ihre Kompression einen beruhigenden Einfluß auf den Tic ausübt, versuche man die galvanische Behandlung derselben (die übrigens bei dem echten Spasmus facialis selten von Wirkung ist). Am meisten empfiehlt sich die Applikation der mittelgroßen Anode auf den Nervendruckpunkt, Kathode auf den Nacken und Ein- und Ausschleichen des Stroms (bis ca. 4—5 M.-A.); vom faradischen Strom habe ich nichts Gutes, sondern eher Verschlimmerungen gesehen. Über die Nervenpunktmassage von Cornelius besitze ich keine eigenen Erfahrungen, sie verdient wahrscheinlich in den ebengenannten Fällen probiert zu werden.

Gymnastische und Übungsbewegungen, wie sie von Oppenheim, Meige und Feindel auch für den allgemeinen Tic angewendet wurden, habe ich ohne Erfolg beim Fazialiskrampf versucht; Oppenheim rühmt sie dagegen. Die Anwendung „ableitender" Verfahren, also energischer Hautreize in den Nacken (Sinapismen u. dgl.) hat in manchen Fällen günstig gewirkt.

Medikamente sind sowohl zur allgemeinen Tonisierung, wie zur Krampfstillung in größerer Zahl gerühmt — und wieder verworfen worden. Immerhin mag man Eisen, Chinin und besonders Arsen einerseits, Brom, Baldrian und ihre neueren Ersatzmittel andererseits versuchen. Vor Morphium und Hyoszin muß bei der Dauer und dem Überwiegen der indolenten Formen des Leidens gewarnt werden.

Die Psychotherapie wird bei allen der Psychogenie nur irgend verdächtigen Fällen gründlich und sachgemäß angewendet werden müssen, vor allem die Hypnose.

Die chirurgische Therapie hat bei reinem Tic wenig Erfolge erzielt. Bernhardt verwirft auf Grund eigener Erfahrungen die früher gelobten Dehnungen des N. facialis. In Fällen von Tic douloureux wird dagegen die Resektion des betreffenden Trigeminusastes bisweilen unvermeidbar und wirksam sein. Die Injektionstherapie nach Schlösser (Injektion von 70—80 % Alkohol) hat bei Injektion in den Fazialis öfters gute Erfolge, bisweilen aber auch schwere Gesichtslähmungen von langer Dauer erzielt. Ich verweise auf den Fall einer berühmten Opernsängerin, die $^3/_4$ Jahr bis zur Heilung ihrer kompletten Lähmung brauchte und ihren Arzt in schwere Haftpflichtsorgen brachte.

Empfehlenswerter scheinen mir die Injektionen nach Jer. Lange (physiologische Kochsalzlösung mit geringem Eukainzusatz unter hohem Druck eingespritzt) zu sein; in einem Fall von Blepharospasmus erzielte ich durch eine derartige Injektion in den N. supraorbitalis einen Erfolg von längerer Dauer.

2. Krämpfe des Gaumensegels und der Schluckmuskulatur.

Krämpfe des Velum palatinum und der Uvula sind nur selten die Teilerscheinung eines rein funktionellen Tics oder Spasmus, sondern viel häufiger organisch bedingt; es sind meines Wissens nur ganz vereinzelte Fälle bekannt, in denen klonische Krämpfe des Velums resp. der Gaumenheber allenfalls als funktionell bedingt gedeutet werden konnten (C. Williams, Sch'ech und Rosenthal). In diesen Fällen kam es unter glucksendem oder tickendem Geräusch zu sehr häufigen ca. 120 mal in der Minute repetierenden, kurzen, klonischen Krämpfen, die während des Schlafs sistierten. Das tickende Geräusch, das bisweilen auch nur dem Patienten vernehmlich ist, wird als Wirkung des M. tensor veli palat. auf die Tubenöffnung gedeutet. In den meisten anderen Fällen handelte es sich aber um grob organisch bedingte Crampi: im Fall von Oppenheim und Siemerling um die Folgen einer aneurysmatischen Erweiterung einer Arteria vertebralis, in anderen Oppenheimschen Fällen um Kleinhirntumor oder Folgen einer Meningitis. Im Falle Sinnhubers, der mit Zuckungen der Stimmbänder verbunden war, lag eine schwere multiple Sklerose bulbären Charakters vor. Roemhelds Fall, der mit Hypoglossus- und Velumparese einherging, lag eine bulbäre Herderkrankung zugrunde. Ich sah im Anschluß an eine Apoplexie mit Zungen- und Gaumenlähmung und Tortikollis einseitige Zuckungen des Velums und der Uvula.

Krampfzustände im Bereich des Pharynx und Ösophagus sind nicht selten, fallen aber meist nicht in das Gebiet der idiopathischen Muskelkrämpfe. Am bekanntesten ist das wahrscheinlich durch einen Muskelkrampf verusachte Gefühl des Globus hystericus, des „zugeschnürten Halses" und ähnlicher Parästhesien (Pharyngismus). Es findet sich meist bei Hysterischen oder — seltener — bei Neurasthenikern. Krampfhafte Zustände im Pharynx, im Ösophagus und Zwerchfell liegen auch dem Singultus, dem „Schlucksen" zugrunde, der beim raschen Verschlucken von großen Bissen, zu heißen oder zu kalten Speisen bei vielen Individuen, vor allem nervösen, auftritt; mir ist ein sonst nicht nervöser Mann bekannt, der bei Beginn seiner Mahlzeit beim Essen trockener und kalter Speisen regelmäßig vom Ösophagismus befallen wird, der sofort nachläßt, wenn er etwas trinkt oder der Magen einen gewissen Füllungsgrad erreicht. Wie verschieden die mechanische Reizbarkeit der Schlund- und Speiseröhrenmuskulatur ist, kann man ja am besten bei Magensondierungen beobachten: bei manchen Individuen gleitet die Sonde glatt wie in einem schlaffen Sack heraus und herein; bei manchen wird sie fest von der Ösophaguswand umspannt und ist nur unter Überwindung eines Widerstandes zu entfernen. Bei lokalen Erkrankungen der Speiseröhre (Krebs, Ulzera, Narbenstenosen) kommt es ebenfalls nicht selten zum Ösophagismus. Auf die Frage des Kardiospasmus, die direkte Beziehungen zu den obengenannten Übererregbarkeitszuständen hat, und der echten Rumination, ist in einem anderen Abschnitt dieses Handbuchs eingegangen worden.

Heftige Schlingkrämpfe werden außerdem durch zwei schwere bakterielle Infektionen ausgelöst durch den Tetanus und durch die Lyssa (Hydrophobie). Besonders bei der letzteren Erkrankung kommt es bei jedem Versuch zu schlucken, vor allem bei Flüssigkeit, zu enorm heftigen Schluckkrämpfen, die den Schluckakt unmöglich machen. Auch beim Kopftetanus kommen heftige Pharynxkrämpfe vor. Heftiges zwangsmäßiges Luftschlucken zusammen mit Anfällen von Laryngospasmus beobachtete ich nach Grippepharyngitis und Laryngotracheitis und führte sie auf eine aszendierende neuritische Reizung sensibler Fasern des N. laryngeus super. zurück.

Was sonst von tonischen oder klonischen Krämpfen der Schlundmuskulatur in der Literatur bekannt ist, ist meist Folge schwerer organisch-nervöser Störungen. Ich habe z. B. bei einen Tabiker mit heftigen multilokulären Krisen (Magen, Darm, Kehlkopf, Blase) auch schwere rein tonische Pharynxkrisen mit absoluter Schluckunfähigkeit gesehen. Oppenheim hat einen Fall mit klonischen Zuckungen des Pharynx (bis 32 mal in der Minute) beschrieben. In zwei Fällen Kliens, einem kontinuierlichen halbseitigen Krampf der Schluckmuskeln lagen apoplektische Herde in der Medulla oblong. vor. Halbseitige Krampfzustände dieses Muskelgebiets weisen wohl überhaupt stets auf eine organisch-nervöse Störung hin.

3. Krämpfe der Zungenmuskulatur (Glossospasmus) und des Kehlkopfs.

Als Teilerscheinung einer allgemeinen Krampfneurose, z. B. der Hysterie oder auch der Chorea und der Epilepsie sind Hyperkinesen der Zungenmuskulatur nicht allzu selten, bei Chorea sogar recht häufig. Als idiopathisches Leiden ist der Glossospasmus dagegen eine Rarität. Er äußert sich meist in umschriebenen Anfällen von verschiedener Häufigkeit. Klonische Zuckungen, die die Zunge entweder aus dem Munde heraus, oder nach beiden Seiten, oder an den Gaumen schnellen, oder Drehkrämpfe verschiedener Art kommen vor; tonische Krämpfe sollen seltener sein. Bei letzterer Form wird eine eigentümliche Sprachstörung, die Aphthongie beschrieben. Auch die häufigste primäre Sprachstörung, das Stottern, ist zum Teil Folge eines Intentionskrampfs der Zunge, zum anderen Teil — als echte Koordinationsneurose — natürlich durch eine spezifische Hyperkinese sämtlicher Sprachmuskeln (vor allem der nasolabialen) bedingt. Auch als echte Beschäftigungsneurose, z. B. bei Klarinettisten und Blechbläsern hat man Zungenkrampf gesehen. Ein ticähnlicher Zungenkrampf kann durch irritierende Erkrankungen der Nachbarschaft, z. B. durch Zahnkaries, Gingivitis ausgelöst werden; auch Neuralgien sollen bisweilen die Ursache abgeben.

Stets ist, wie schon eingangs bemerkt, die Basis zur Entstehung auch dieser Krampfform die neuropathische Anlage des Betroffenen; so hat man bei verschiedenen Formen des Schwachsinns, bei Hypochondrie und anderen Psychoneurosen Spasmus linguae beobachtet. Psychische Einwirkungen sollen demnach einen besonderen Einfluß auf den idiopathischen Zungenkrampf haben. Über einen hysterischen halbseitigen Spasmus glottidis bei Fazialiskrampf wurde schon berichtet. Auch als Teilerscheinung der Tetanie habe ich halbseitige Zungenkrämpfe beobachtet, ebenso bei Jaksonscher Epilepsie.

Die Prognose wird von Bernhardt, Oppenheim u. a. als relativ günstig bezeichnet; jedenfalls waren Heilerfolge — zum Teil durch Suggestivmaßregeln — in einem Teil der Fälle der Literatur zu verzeichnen.

Über Krämpfe der Stimmbänder, Laryngospasmus und verwandte Zustände, soweit sie nicht Folge der Hysterie oder Epilepsie oder eines organischen Nervenleidens (z. B. Tabes) sind, berichtet das Kapitel über Tetanie und Spasmophilie. Auch bei Tetanus und Tollwut kommen Stimmbandkrämpfe vor. Bisweilen können sie durch organische Ursachen (Kehlkopfpolypen, Laryngitis usw.) ausgelöst werden. Den Laryngospasmus mit Schlingkrämpfen, eine seltene und gutartige Grippefolge, erwähnte ich bereits. Wie die Larynxkrisen ohne Tabes, der „Ictus laryngis" Charcots, eine sehr seltene Erkrankung, entstehen, ist nicht bekannt. Über den phonatorischen Kehlkopfkrampf, eine dem Stottern verwandte Neurose der Phonation, unterrichtet das Kapitel von Gutzmann.

Einer kurzen Erwähnung bedarf hier noch ein ziemlich häufiger Atmungskrampf der Kinder, das sog. „Wegbleiben" beim Schreien und Husten, das Ibrahim als „respiratorische Affektkrämpfe" bezeichnet hat (Zeitschr. f. d. ges. Neurol. u. Psychiatr. Bd. 5, Heft 3, s. dort die übrige Literatur). Erfahrungsgemäß ist der Affekt in der Tat das Primäre und Auslösende. Nach heftigem Schreien, lang ausgenutzten Exspirationen und kurzen Inspirationen kommt es unter tiefer Zyanose zur Apnoe. Ob dieselbe inspiratorischer oder exspiratorischer Natur ist, ist noch strittig. Auf der Höhe der Apnoe kann es zu kurzen Zuckungen, Augenverdrehen und Bewußtseinsverlust kommen. Auf energische äußere Reize hin erfolgt stets Heilung. Mit der spasmophilen Tetanie haben die Krämpfe nichts zu tun. Ibrahim führt sie auf einen pathologisch gesteigerten Bedingungsreflex im Sinne Pawlows zurück. Sie kommen in seltenen Fällen auch bei Erwachsenen vor.

4. Kaumuskelkrampf (Mastikatorischer Gesichtskrampf).

Hyperkinesen im Bereich des motorischen Trigeminusteils sind — wenn man von den schweren Formen der idiopathischen Neurose absieht — eigentlich recht häufig. Das landläufige „Zähneklappern" bei Frost, im Fieber und bei ängstlicher Erregung oder Schreck (letzteres nur bei besonders Disponierten) ist Folge eines klonischen Krampfes der Kaumuskeln; auch tonische Starre derselben mischt sich bei Kälteeinwirkung häufig bei. Weiter ist der Trismus, die Kieferklemme bei Tonsillarabszessen, erschwertem Durchbruch der Weißheitszähne, Rheumatismus der Kiefergelenke und Parotitis bekannt. Auch der Trismus als Teilerscheinung des Tetanus, der Meningitis, der Eklampsie, Urämie und Epilepsie, seltener der Hysterie sind ungemein häufige, zum Teil konstante Phänomene; bei Meningitis, Eklampsia infantum, Enzephalomalazie und Komaformen mannigfachen Ursprungs sind krampfhafte Bewegungen der Seitwärtsschieber des Kiefers (der M. pterygoidei) in Gestalt des Zähneknirschens ein ominöses und häufiges Symptom; es kommt dies übrigens auch bei neuropathischen sonst gesunden Kindern im Schlaf vor. Auch bei Tetanie habe ich einige Male Trismus (einmal halbseitig) gesehen. Endlich sei auch des unwillkürlichen „Zähneaufeinanderbeißens" als Synergie großer Anstrengungen, vor allem der Bauchpresse und der Geburtswehen, gedacht. Wie die übrigen Synergismen des letzteren Aktes, so kann auch dieser in schweren Fällen förmlich den Charakter des Krampfes annehmen.

Auch bei organischen Herderkrankungen des Gehirns kommt Kaumuskelkrampf vor. In einem Fall von apoplektischer Bulbärerkrankung sah ich tonischen Mastikatismus in Gestalt permanenter Kieferklemme ca. zwei Jahre lang bestehen; auch bei Herden in den Zentralganglien (Linsenkern, innere Kapsel), der Brücke und den Hirnschenkeln hat man Trismus sowohl in klonischen als tonischen Anfällen beobachtet.

Wesentlich seltener ist der idiopathische Kaumuskelkrampf. Ich habe erst einen ganz reinen Fall gesehen, einen etwas nervösen Mann, der ohne alle Ursache seit zwei Jahren alle 2—3 Monate an einem 2—4 Tage anhaltenden kompletten Trismus erkrankt, der sich spontan wieder löst; hysterische Anzeichen fehlten, Suggestionsmaßregeln blieben ohne Erfolg. Féré, Janet, Raymond haben ähnliche Fälle von Trismus mental geschildert, teils klonischer, teils tonischer Art. Popow berichtet über einen tonischen Krampf von zweijähriger Dauer. Diese seltenen idiopathischen Fälle sollten meines Erachtens von der Hysterie getrennt werden, wie dies auch Th. Kocher vorgeschlagen hat. Die Prognose des Kaumuskelkrampfes (als Neurose) wird von Bernhardt relativ günstig beurteilt.

5. Krämpfe der Hals- und Nackenmuskulatur (spastischer Tortikollis).

Zu den allerhäufigsten und schwersten Krämpfen gehören diejenigen der Hals-Nackenmuskulatur, die man früher irrtümlich unter dem Begriff der Akzessoriuskrämpfe subsummierte. Sie sind teils dem idiopathischen Spasmus, teils — und wohl wesentlich häufiger — dem Tic im Sinne Brissauds zuzurechnen. Wir werden sehen, daß ein Auseinanderhalten dieser beiden Krampfarten gerade hier bisweilen große Schwierigkeiten macht.

Der spastische Tortikollis befällt ganz vorwiegend das erwachsene Alter; fast alle Fälle von Gowers, Bernhardt und auch die meinigen betrafen Leute jenseits des 30. Jahres; Männer werden wohl etwas häufiger befallen als Frauen.

Bevor wir die Ätiologie behandeln, müssen wir gewisse Formen des Schiefhalses als nicht zu den Neurosen gehörig ausschalten: vor allem das Caput obstipum spasticum, das sich meist aus einer angeborenen einseitigen Verkürzung des Kopfnickers oder der tiefen Halsmuskeln oder einer intrapartualen Schädigung eines M. sternocleidomastoideus entwickelt, die zur Entzündung und narbigen Verkürzung des Muskels und damit zum Schiefhals führt. Auch Verletzungen und Entzündungen im erwachsenen Alter, vor allem Muskelrheumatismus und Myositis (rheumatischer Schiefhals) und teils reflektorische, teils entzündliche tonische Spannungen auf Grund von Karies der Halswirbelsäule, Lymphadenomatose u. dgl. mehr können nicht in einem Kapitel mit der Neurose „Tortikollis" abgehandelt werden.

Ätiologisch haben wir wieder die Disposition zum Muskelkrampf und die Gelegenheitsursache zu unterscheiden. Die Neigung zu tonisch-klonischen Muskelkontraktionen ist eine Teilerscheinung der verschiedenartigsten funktionellen Neurosen; man denke nur an ihren stereotypen Ausdruck, die Steigerung der Sehnenreflexe! Wie bei allen Tic- und Krampusneurosen, so sind auch die Tortikolliskranken meist Neuropathen oder Degenerierte. Oppenheim hat den Stammbaum eines solchen Patienten mitgeteilt, der eine unglaubliche Menge von funktionellen und organischen Heredodegenerationen des Nervensystems, des Stoffwechsels und der Psyche enthüllt. Steyerthal und Solger haben über familiären Tortikollis (Mutter und zwei Söhne) berichtet. Auch unter meinen Fällen waren einige schwer belastete Neuropathen. Psychosen verschiedener Art sind als Syndrome beobachtet worden. An die Stelle der ererbten Disposition kann auch die erworbene treten, z. B. Intoxikationen (Blei, Alkohol), Stoffwechselstörungen (Diabetes), Infektionen (Malaria, Influenza) und vor allem Traumen mit ihren psychogenen Folgen.

Die Gelegenheitsursachen des Tortikollis-Tics sind nicht immer leicht nachweisbar, oft sind die psychogenen Quellen, wie neuere Mitteilungen von J. H. Schultz und E. Speer zeigen, erst durch mühevolle hypnotische oder psychoanalytische Untersuchungen zu ermitteln, zumal wenn sie in „verdrängten" sexualpathologen Schäden wurzeln. Psychogene Ursachen scheinen jedenfalls häufig und auch bei klinisch anscheinend nicht hysterischen Personen vorzukommen. In manchen Fällen spielen Bewegungen oder Haltungen, die der Abwehr einer Unbequemlichkeit (z. B. eines drückenden Kragens) oder eines Schmerzes (z. B. einer Trigeminus- oder Okzipitalneuralgie oder Furunkels im Nacken) die auslösende Rolle. In anderen bildet die korrigierende Schiefhaltung des Kopfes zum Ausgleich von Doppelbildern bei Diplopie (Nieden) oder zur vorwiegenden Benutzung des „besseren" Auges bei schlechtem Licht (Oort, Fr. Mohr) den ersten Anreiz zum Tortikollis. In vier von mir mitgeteilten Fällen war es eine Labyrinthaffektion, die zur Korrektion der Gleichgewichtsstörung die Drehung des Kopfes (und damit der Lage der Bogengänge im Raum) um eine bestimmte Achse veranlaßte und so allmählich zum tonischklonischen Krampf führte. Auch unbequeme habituelle Haltung des Kopfes beim Lesen, Schreiben, Sticken oder anderer feiner Handarbeit (zumal bei schlechter Beleuchtung) haben bei Disponierten zum spastischen Schiefhals geführt. Sehr selten schien früher die Entstehung des Leidens durch ein einmaliges Trauma: Graff beschrieb das Auftreten tonisch-klonischer Krämpfe nach extremer traumatischer Linksdrehung des Kopfes. Die Kriegserfahrungen zeigten, daß auch auf einmalige Traumen Tortikollis häufiger auftritt, als man früher glaubte. In allen solchen Fällen tuen dann die schon zitierten „perturbation functionel" und „infantilisme psychique" (Meige), also die fehlende Hemmung gegenüber der angeborenen Wiederholungssucht der Muskelbewegung, ein übriges, und der Krampfdisponierte wird zum Ticeur. Daß aus der anfangs vielleicht normal raschen und intensiven Bewegung die abnorm rasche und energische, also krampfhafte, spastische wird, erklärt sich eben aus der diesbezüglichen Anlage des Individuums. Daß diese Anlage sich, bevor eine Gelegenheitsursache den Krampf auf die Halsmuskeln lokalisiert, in anders lokalisierten Hyperkinesen äußern kann, zeigen — unsere Ausführungen bestätigend — jene Fälle, in denen vorher choreiforme Bewegungen oder Schreibkrampf bestand, oder endlich die Fälle, in denen der Tortikollis nur eine Teilerscheinung eines generalisierten Tics ist. Wenn man früher den Tortikollis als hysterisches bzw. psychogenes Erzeugnis für selten hielt (Oppenheim, Verf.), so muß heute Kollarits recht gegeben werden, der diese Genese als häufig ansah. Die Zusammenhänge des rein spastischen Tortikollis mit dem des Ticeurs werden wir noch später zu behandeln haben.

Die Bewegungssymptome richten sich nach dem Vorherrschen des oder der hauptsächlich betroffenen Muskeln. Die vom Akzessorius versorgten M. trapezius und sternocleidomastoideus kommen hauptsächlich in Betracht, seltener auch die Skaleni, Splenii oder die tiefen Nackenmuskeln, die M. recti und obliqui capitis. Es muß betont werden, daß in vielen Fällen, in denen entweder durch Nerven- oder durch Muskeldurchschneidung der zuckende Muskel (z. B. der Sternokleidomastoideus) ausgeschaltet wurde, andere (z. B. die Skaleni oder Splenii) sofort an seine Stelle traten und den Krampf gleichsam „übernahmen": Es handelte sich also nicht um einen Krampf eines bestimmten peripheren Nervengebietes, sondern um einen Krampf eines Bewegungskomplexes, einen koordinatorischen Krampf, der jedenfalls die Erregung eines hoch zentralen Zentrums zur Voraussetzung hat.

Meist beobachtet man einseitige Krämpfe; rotatorische sind die häufigsten. Wenn z. B. der linke M. sternocleidomastoideus befallen ist, so wird das Kinn nach der gesunden Seite gedreht und etwas gehoben, das linke Ohr und die linke Kopfseite der Gegend des linken Schlüsselbeins genähert. Die Zuckungen sind stoßweise und zuckend; tonische und klonische Kontraktionen mischen sich ganz gewöhnlich. Bei den (selteneren) Krämpfen des M. trapezius, dessen

oberer Abschnitt meist allein befallen wird, wird das Schulterblatt nach dem
Okziput zu gezogen unter Hebung des inneren Winkels nach oben und innen
oder unter Drehung der Skapula um ihre Achse nach hinten und innen (Eulenburg); dabei wird der Kopf nach hinten und der befallenen Seite geschleudert.
Eine eigentümliche Form, bei der nur der mittlere Teil des Cucullaris mehr
faszikulär befallen war, beschrieb Oppenheim. Sind beide Sternokleido-
mastoidei oder beide Trapezii befallen, so wird der Kopf entweder hin und her,
oder rückwärts und seitlich geschleudert. Isolierte Krämpfe im M. splenius,
die Drehung und Rückwärtsbeugung bewirken, kommen — sehr selten —
vor; ich sah bei einem Mann, dem der N. accessorius sin. durchschnitten war,
dauernden Krampf des Splenius dieser Seite. Auch tonische Krämpfe des
M. rhomboideus und levator scapulae mit entsprechendem Hochstand der
Skapula sind beobachtet worden (Eulenburg); hier ist allerdings sorgfältig
auf die Verwechslung mit der hypoplastischen Verkürzung dieser Muskeln,
die ich ebenfalls als Ursache des Hochstandes beobachtete, zu achten. Krämpfe
in den tiefen hinteren Halsmuskeln sind sehr selten; am bekanntesten sind
diejenigen der M. obliqui infer., die zum Tic rotatoire führen; daß nach operativer Durchschneidung aller größeren Halsmuskeln die Recti und Obliq. infer.
vikariierend den Krampf aufnehmen können, habe ich selbst beobachtet.

Diese Halsmuskelkrämpfe können sich übrigens mit solchen des Fazialis-
gebiets, der Augenmuskeln, sogar der Stimmbänder und des Gaumensegels
kombinieren.

Die Krämpfe treten sowohl paroxysmal als permanent auf. Die
Paroxysmen können minuten- bis tagelang dauern. Fast in allen Fällen kommt
es aber schließlich zur dauernden mehr oder weniger ausgesprochenen Hypertonie
der Muskeln. Im tiefen Schlaf sistieren auch die schwersten Krämpfe meist
ganz, ebenso in tiefster Narkose; in leichterer Narkose — trotz noch völliger
Bewußtlosigkeit — erscheinen sie aber bisweilen schon wieder, wie ich dies
bei Operationen beobachtet habe. Während bei gestütztem Kopf, im Liegen
besonders, der Krampf meist gering zu sein pflegt, steigert das Aufrichten
und das Gehen, überhaupt jede Muskelbewegung den Tic und Spasmus; dasselbe gilt von psychischen Alterationen. Einzelne Patienten haben bestimmte
Handgriffe und Druckpunkte, mittels deren sie selbst den Tic kupieren können
(Brissaud, Kollarits). Leichtere Fälle von permanentem Krampf können
auch mit Tremor verlaufen (van Oort).

Die rein tonische, spastische Form des Tortikollis, ohne den Charakter
des Tics, ist seltener. Sie ist bisweilen Folge eines organischen Hirnleidens;
Cassirer beschrieb Fälle von spastischem Tortikollis, die in Torsionsspasmus
und Amyostasie endeten; bei einem von ihnen fanden sich degenerative Veränderungen im Striatum, weniger in Thalamus und Hirnrinde. (Klin. Wochenschr. 1922. Nr. 2.) Auch ich beobachtete einen Fall von Tortikollis mit striärem
Syndrom nach Enzephalitis. Dauernden spastischen Schiefhals sah ich auch
bei einer Apoplexie der Zentralganglien und mehrfach bei Tabes und bei infantiler Pseudobulbärparalyse; in letzterem Fall war sogar die korrektive
Muskeldurchschneidung nötig geworden. Ob die Zwangshaltung mancher Klein-
hirnerkrankungen in einen Muskelkrampf übergehen kann, ist ungewiß. Sicher
ist dies jedoch von Affektionen der Paukenhöhle und des Labyrinths;
Schwartze sah bei Ätzung eines Granuloms der Paukenhöhle einen
momentanen, sicher rein reflektorischen spastischen Krampf des M. sternocleidomastoideus auftreten; ähnlich sind die Fälle von J. Weinstein
(spastischer Schiefhals nach Nasen-Rachenoperationen mit Beteiligung der
Tuben) zu deuten, ebenso ein (mündlich mitgeteilter) Fall M. Rothmanns
von reflektorischem Krampf des Kopfnickers bei einem Fremdkörper im Gehör-

gang, der nach Extraktion desselben sofort verschwand. Die Tatsache, daß es — ohne die psychogenetischen Momente des Tics — durch Affektionen des mittleren und inneren Ohrs zum rein reflektorischen, spastischen Halsmuskelkrampf kommen kann, tritt in bemerkenswerte Analogie zu dem von mir als Tic aufgefaßten Tortikollis, der als Folge der Korrektivhaltung des Kopfes bei Labyrintherkrankungen eintreten kann. Die Neigung zum einseitigen Krampf der Halsmuskeln wird also augenscheinlich schon primär durch die Labyrintherkrankung vorbereitet. Wir sehen hier interessanterweise die Brücke geschlagen zwischen dem primären Spasmus und dem Tic im Sinne von Brissaud und Meige.

Von sonstigen Symptomen ist nicht viel zu sagen: In reinen Fällen fehlen Lähmungen; nur einmal sah ich Atrophie antagonistischer Muskeln. Sensible Störungen in Gestalt von Hypästhesien fehlen, Schmerzen sind aber besonders bei spastischen Fällen häufig und werden meist in die übermäßig gedehnten Antagonisten lokalisiert. Auch Nervendruckpunkte kommen vor. Die Reflexe sind von normaler Beschaffenheit; über die psychischen Anomalien siehe oben.

Eine von dem spastischen Tortikollis der Erwachsenen streng zu trennende Erkrankung sind die automatischen Nick- oder Schüttelbewegungen des Kopfes im Säuglingsalter, die als **Spasmus nutans** und als **Salaamkrämpfe** bezeichnet werden; nicht ganz mit Recht, denn das spastische, krampfhafte Moment tritt hier oft zurück, die Halsmuskeln können normalen oder sogar recht geringen Tonus haben, ein Umstand, der mit ihrer Deutung als automatische Mitbewegungen (Thomsen) gut übereinstimmt. In manchen Fällen kann allerdings die Intensität der Zuckungen sehr beträchtlich sein. Das Leiden, das zuerst von Barton beschrieben wurde, befällt vor allem Kinder im ersten Lebensjahr, fast nur neuropathische und schwächliche. Es kann, wie ich beobachtete, das erste Glied in der Kette mannigfacher nervöser Störungen, auch der Epilepsie in späterem Alter bilden. Die Zeit der Zahnung, auch Dyspepsien, Nährschäden und Bronchitiden können disponierend wirken. Die Nickbewegungen können streng anfallsweise, aber auch chronisch repetierend auftreten; in manchen Fällen sistieren sie im Schlaf; andere Fälle dagegen charakterisieren sich wieder durch ausschließlich nächtliche Krämpfe (Oppenheim) „Jactatio capitis nocturna". Der Spasmus nutans ist meist mit doppelseitigem, bisweilen einseitigem Nystagmus horizontalis oder verticalis verbunden. Dieser Nystagmus soll genetisch mit der zu großen Dunkelheit der Wohnungen, in denen solche Kinder aufwachsen, zusammenhängen (?); Ausch hat sie mit dem idiopathischen Nystagmus der Bergleute verglichen. Daß die Augenstörungen (auch Blepharospasmus kommt vor) die direkte Ursache der Pagodenbewegungen seien, ist von Miller und Thomsen behauptet worden; letzterer faßt den bei dem Nystagmus auftretenden Wechsel zwischen Konvergenz und Divergenz als den Anreiz zum Vor- und Zurückschleudern des Kopfes, den Spasmus nutans also als Synergismus auf. Auch die Rachitis (die ja enge Beziehungen zu einer anderen Hyperkinesiegruppe, der Spasmophilie und Tetanie hat) wurde als Ursache des Salaamkrampfes beschuldigt (Stamm), um so mehr als auch er durch Phosphorlebertran günstig beeinflußt wird. Daß auch Epilepsie, Meningismus, Hirntumoren u. a. m. die Symptome des Spasmus nutans erzeugen können, sei noch erwähnt.

Die **Diagnose** hat vor allem die anfangs genannten grob lokalen, organischen Formen des Schiefhalses zu berücksichtigen (Caput obstipum congenitum, rheumaticum, spondyliticum usw.). Wichtig ist die Unterscheidung des rheumatischen oder spastischen Tortikollis von der Meningitis. Der ticartige Tortikollis muß bisweilen von der Chorea, selten von Petit mal oder kortikalepileptischen Anfällen differenziert werden; außerordentlich selten ist der paroxymale Schiefhals bei Hemitetanie (Verf.). Wichtig ist ferner, die grob organischen Ursachen eines Tortikollis (Herderkrankungen des Gehirns, Pseudobulbärparalyse, Tabes usw.) zu berücksichtigen.

Verlauf und **Prognose** richten sich nach der Ursache der Erkrankung. In den oben genannten grob organischen Fällen ist sie oft gut, die therapeutische Beeinflussung dankbar. Auch in leichteren Fällen von Tortikollistic tritt bei energischer Behandlung bisweilen rasch Heilung ein. Die Mehrzahl der Fälle aber nahm bisher einen chronischen Verlauf mit Remissionen und Exazerbationen Jahre und Jahrzehnte, häufig das ganze Leben hindurch. Es ist kein Wunder, daß das quälende und entstellende Leiden — ähnlich wie die chronische Chorea — die Kranken nicht so selten zum Suizid treibt. Es ist wahrscheinlich, daß bei ausgedehnterer Anwendung psychotherapeutischer Maßnahmen Verlauf und Prognose günstiger gestaltet werden. Der Spasmus nutans hat eine bessere Prognose; wenn auch nicht wenige Kinder der begleitenden Atrophie oder Rachitis erliegen, so heilt der Krampf häufig mit der Zeit aus, bisweilen allerdings den Grundstein für andersartige Neuropathien legend.

Die **Behandlung** des Tortikollis ist ein schwieriges Kapitel.

Die erste Aufgabe muß stets das Suchen nach einer etwaigen organischen (oder auch äußerlichen) Ursache sein, die auf dem geschilderten psychomotorischen Wege zum Krampf oder Tic führte: Man fahnde z. B. nach einer Refraktionsanomalie oder Augenmuskelparese, die den Anlaß zum habituellen Schiefhalten des Kopfes gab; Dallwig hat in solchen Fällen vom diplopischen Schielen durch Tenotomie den sekundären Tortikollis geheilt. Weiter beseitige man enge Kleidungsstücke, z. B. hohe Kragen, oder man sorge, daß ein chronisches, juckendes Ekzem, das zuerst die Schiefhaltung des Kopfes veranlaßte, geheilt werde. Wenn der Tic auf einem berufsmäßigen Zwang zu einer bestimmten Kopfhaltung während langer Dauer beruhte (also eine Art Beschäftigungsneurose darstellt), so ist das Aufgeben der betreffenden Beschäftigung zu veranlassen. Weiter achte man, ob die Neigung zum Schiefhalten des Kopfes nicht etwa ursprünglich eine Korrektivbewegung zur Vermeidung von Schwindel bei einer Labyrinthaffektion war. In einem schweren Falle von labyrinthären Menière und sekundärem spastischen Tortikollis konnte ich durch fortgesetzte Chininbehandlung eine ca. $1^1/_2$ Jahre während Heilung beider Zustände erzielen, in drei (nur kurz behandelten) analogen Fällen wenigstens deutliche Besserung.

Weiter gilt es, die Krampfdisposition des Individuums herabzusetzen. Wenn sie in der neuropathischen Anlage wurzelt, wird der Versuch wohl vergeblich bleiben, höchstens, daß man durch allgemeine tonisierende Maßnahmen die Resistenz des Patienten kräftigt. Ist diese Disposition durch Intoxikationen, autotoxische Momente oder Infektionen hervorgerufen, so behandle oder beseitige man diese. Das gilt z. B. von der Beseitigung des Alkoholismus, der Blei- oder Hg-Intoxikation, von der Behandlung des Diabetes, der Malaria oder der Syphilis.

Wo weder das auslösende Moment, noch die Disposition die Handhaben zur Therapie bietet, kommt nur der schwierigste Teil der Therapie, die Behandlung der Hyperkinese selbst, in Betracht.

Die medikamentöse Therapie hat meist wenig Erfolge. Brom, Opium, Tct. Gelsemii und das von Erb empfohlene Zinc. valerian. mögen versucht werden, sind aber reine Symptomatika von vorübergehendem Nutzen. Gutes sah ich in einigen Fällen von Skopolaminpillen ($3 \times 0,25$ mg). Der Spasmus nutans ist als häufige Teilerscheinung der Rachitis einer medikamentösen Therapie gut zugänglich: Phosphorlebertran soll hier Vorzügliches leisten. Selbstverständlich wirken tonisierende Mittel, besonders das Arsen, auch Eisen und Chinin im Verein mit Ruhe und klinischer Behandlung günstig auf das Allgemeinbefinden und darum unter Umständen auch auf den Tortikollis des Patienten.

Von warmen Bädern (Seebädern), aber auch von Kaltwasserbehandlung hat Oppenheim günstige Erfolge gesehen. Massage hat in meinen Fällen besonders in der Form der Vibrationsmassage bisweilen günstig gewirkt, aber meist nur vorübergehend; bald ließ die (suggestive?) Wirkung nach. Ganz dasselbe gilt von dem galvanischen Strom, der (als stabile Anodenbehandlung des N. accessorius oder der Druck- und „Kupierungspunkte") von manchen gerühmt wird, und von der faradischen Behandlung, die Charcot, Vigoureux günstige Erfolge gebracht haben soll; ich habe trotz ausdauernder Galvanisierung in einigen Fällen keinen Nutzen davon gesehen — außer einen vorübergehenden Suggestionserfolg. Von größerer Bedeutung sind zweifellos die Methoden der gymnastischen Übungstherapie, die „psychomotorische Erziehung oder Hemmungstherapie", wie sie Oppenheim, Brissaud, Meige und Feindel ausgebildet haben.

Oppenheim läßt unter Aufsicht eine Reihe gymnastischer Übungen ausführen, dann anfangs sehr kurze, später immer längerdauernde Übungen im Ruhighalten des Kopfes und Halses (bei generalisiertem Tic des ganzen Körpers); zugleich übt er die Patienten in der Unterdrückung von Reflex- und Abwehrbewegungen; zum Schluß läßt er aktive Gymnastik (Freiübungen usw.) wiederholen.

Auch Meige und Feindel beginnen mit der Übung im Ruhighalten des Kopfes möglichst in einer Stellung, die bequem ist und den Krampf nicht provoziert; die Zeit des Ruhighaltens wird mit der Uhr oder durch langsames Zählen bestimmt, anfangs muß sie ganz kurz sein, später kann man sie allmählich verlängern. Dann läßt man den Kranken genau nach Kommando oder Zählen langsame, nicht energische Bewegungen des Kopfes nach allen Seiten machen, womöglich unter Aufsicht des Spiegels, damit der Patient seine Fehler sofort bemerkt. Die einzelne Sitzung soll nur 5—8 Minuten dauern; sie ist 2—3 mal am Tag zu wiederholen. Anfänglich sei der Arzt der Leiter der Übungen; später lernen die Kranken unter Kontrolle des Spiegels allein zu üben. Es ist ganz auffallend, wie diese Hemmungstherapie beruhigend und mäßigend auf den Bewegungsdrang der Patienten (selbst in schwersten Fällen) wirkt. Meige und Feindel berichten auch über Dauererfolge, die aber enorme Anforderungen an die Geduld des Patienten und des Arztes stellen.

Pitres hat eine Hemmungstherapie beschrieben, bei der er die Hemmung und Ablenkung durch taktmäßige Atemgymnastik oder taktmäßiges Zählen oder Rezitieren erzielt hat.

In manchen Fällen hat man von Stützkrawatten aus Pappe oder gepolstertem Bügel Besserungen gesehen. Man hüte sich aber vor zu festem Fixieren des Kopfes, das nicht beruhigend, sondern steigernd auf die Neigung zum Krampf wirkt.

Von operativen Maßnahmen macht man natürlich nur im äußersten Notfall oder, wenn irgend eine dringende soziale Indikation besteht, Gebrauch. Man hat entweder den N. accessorius allein oder mit ihm die oberen Zervikalnerven reseziert und hat danach — neben der Lähmung — Heilung eintreten sehen; in vielen Fällen springt aber der Krampf nach Durchschneidung des Nerven auf anders versorgte Muskeln oder gar — wie ich das gesehen habe — auf die andere Seite über. In solchen Fällen hat man Durchschneidungen und Resektionen des M. sternocleidomastoideus, des Trapezius und der Splenii gemacht. Kocher ist soweit gegangen, in mehreren Sitzungen fast alle Hals- und Nackenmuskeln (selbst die tiefen, wie den M. obliquus inf.) zu durchschneiden. In einer Reihe von Fällen erzielte er so Heilung, allerdings nicht in allen; Oppenheim, Sicard und auch ich haben Fälle gesehen, die trotz dieser heroischen Behandlung ungeheilt blieben bzw. rezidivierten. Es ist geradezu unglaublich, mit welch geringen Muskelresten diese rezidivierenden Muskelzuckungen fast so energisch, wie vorher, ausgeführt werden. Das alles lehrt uns, die Erfolge der operativen Behandlung skeptisch zu beurteilen.

Auch Injektionen in den N. accessorius (Atropin, Alkohol) haben manche mit Erfolg ausgeführt (Sicard). Ableitung auf die Haut mit dem Ferrum caudens oder Vesikatoren wurden früher gerühmt, aber wohl nur noch selten gemacht; Dauererfolge wird man dabei wohl vermissen.

Von größter Bedeutung wird voraussichtlich künftig die Psychotherapie sein. Sie hat die genaue Erforschung der psychogenen Ursachen zur Vorbedingung. Wachsuggestion und „Persuasion" nach P. Dubois bleiben nach meiner Erfahrung meist wirkungslos. Dagegen hat die Hypnose (Reuterghem, Trömner, Fr. Mohr, E. Speer u. a.) sehr gute Erfolge erzielt; häufiger bei Psychopathen, als bei reinen Hysterikern (Speer). Auch psychoanalytische

Methoden kommen sicher bisweilen in Frage. Es ist jedenfalls unbedingt zu fordern, daß jeder Fall von funktionellem, psychogenem Tortikollis zuerst eine gründliche, sachgemäße psychische Behandlung durchmacht, bevor man zum Ultimum refugium, der Operation, greift.

6. Krämpfe in der Muskulatur des Rumpfs und der Extremitäten.

Krämpfe im Bereich der Rumpfmuskulatur sind recht selten. Im Bereich des Schultergürtels wurden bereits tonisch-klonische Crampi der Schulterblattmuskeln, der M. rhomboidei und des Levator anguli scapulae erwähnt, die teils als Teilerscheinung des spasmodischen Tortikollis, teils (seltener) isoliert vorkommen; Krampf der ersteren führt zu einer Drehung des Schulterblatts um seine Längsachse, eine Art Flügelstellung, wie bei Serratuslähmung, bei Krämpfen des Levator scapulae erfolgt Hebung des inneren Randes und oberen Winkels der Skapulae; beide Muskeln pflegen gemeinsam und einseitig ergriffen zu werden. Nach Eulenburg soll besonders das kindliche Alter befallen werden, die Ätiologie ist dunkel. Die Tatsache, daß Überanstrengungen den Krampf auslösen sollen, weist darauf hin, daß es sich zum Teil um Beschäftigungskrämpfe handelt. Womöglich noch seltener sind Krämpfe im M. deltoideus, Pectoralis major und Latissimus dorsi; die motorische Wirkung dieser Krämpfe ist klar. Eulenburg beschreibt zwei Fälle von Pektoraliskrampf, in deren einem (bilateraler Krampf) die Ätiologie unklar war; im anderen Fall (klonischer Krampf von Pektoralis und Deltoideus) handelte es sich wohl um Hysterie.

Was sonst an Krampfzuständen der Rumpfmuskeln bekannt ist, ist meist organischen Ursprungs: z. B. die reflektorische Kontraktur der Rückenmuskulatur und der Bauchmuskeln (Kahnbauch) bei Meningitis, einseitige Krämpfe der Interkostalmuskulatur (zusammen mit Schluckmuskelkrampf) bei Herderkrankung der Medull. oblongata (Klein). Schultze beschrieb im Ensemble einer Krampusneurose auch Krämpfe der Recti abdominis. Im Bereich der Geschlechtsorgane sind tonisch-klonische Krämpfe der M. cremaster und der Tunica dortos beschrieben worden.

Einseitige Bauchmuskelkrämpfe sind neuerdings häufig bei epidemischer Enzephalitis beobachtet worden; sie pflegen zu „wandern", insbesondere die Beinmuskeln zu befallen, und sind von Schmerzen und Parästhesien, die die Krämpfe lange überdauern können, begleitet.

Unter den Krämpfen der oberen Extremitäten fallen viele, wahrscheinlich bei weitem die meisten, in das Bereich der Beschäftigungsneurose (vgl. Abschnitt VII S. 1449 u. f.) und betreffen vorwiegend die Muskeln des Unterarms und der Hand. Idiopathische Muskelkrämpfe werden beschrieben im Bereich der N. radialis- und Medianusmuskulatur (Laquer, Becker u. a.), der Beuger (M. biceps, brachialis internus [Edsall]).

Tonische resp. klonische Krämpfe im Trizeps beschrieben Schultze und Erben. Die Handmuskeln sind sehr selten beteiligt. Einmal sah ich bei einer neuropathischen Patientin tonisch-klonische Zuckungen im Adductor policis und Interosseus dorsal. prim., die jeder Behandlung spotteten. Auch Mitschell, Féré u. a. haben tonische Crampi im Bereich der Handmuskulatur beobachtet.

Die unteren Extremitäten sind erfahrungsgemäß viel häufiger der Sitz von Muskelkrämpfen. Am häufigsten ist der rein tonische, sehr schmerzhafte Krampf der M. gastrocnemius und soleus, der allbekannte Wadenkrampf, der auffallenderweise besonders häufig nachts im Bett Liegende befällt und bekanntlich durch energisches Auftreten und Beugen des Fußes zu heben ist. Oft befällt der Wadenkrampf ganz gesunde Menschen; Leute, mit rheumatischer Anlage und Gravide vielleicht häufiger als andere Normale. Oft sind diese Crampi aber auch das Symptom einer Nephritis, des Diabetes, der Gicht, der Nikotinvergiftung, der Bleivergiftung, des Alkoholismus und anderer Intoxikationen.

Auch als Symptome der Neuritis sind Crampi nichts Seltenes. Wenn die Crampi sehr häufig und lange rezidivieren, kann es zu starken Hypertrophien der betroffenen Muskeln kommen, wie das von Fr. Schultze schon an der Bauchmuskulatur, von mir in drei Fällen am M. quadriceps und M. tibialis anticus festgestellt wurde. Auch isolierte Krämpfe der M. peronei kommen vor (Bernhardt). Seltener sind die Krämpfe der Oberschenkelmuskeln. Bernhardt hat tonische Crampi derselben beschrieben, z. B. im M. ileopsoas und den Adduktoren, Tensor fasciae latae u. a. Hier sei auch auf den tonischen Adduktorenkrampf bei Osteomalazie, der vorzugsweise im Gehen und Stehen auftritt, hingewiesen. Raymond und Janet beobachteten mehrfach tonische Krämpfe (z. B. Plantarflexion) des Fußes, die nur beim Gehen eintraten.

Diese Krampfform nähert sich schon der Beschäftigungsneurose, die in Form von tonischen oder klonischen Krämpfen, z. B. bei Tänzerinnen, Maschinennäherinnen, marschierenden Soldaten usw. bisweilen vorkommt.

Sehr selten ist die Generalisierung von Crampis über größere Körperabschnitte, bisweilen über Muskeln aller Körperteile, wie sie Wernicke als allgemeine Krampusneurose beschrieben hat. Diese Krämpfe traten vorzugsweise bei raschen und ungewohnten Bewegungen auf, waren von großer Heftigkeit und machten das Gehen und andere Bewegungen ganz unmöglich. Alkoholismus soll die Ursache sein. H. Steinert hat ähnliche Zustände bei einem Bleikranken gesehen. In einem derartigen Fall, der das Bild einer pseudospastischen Parese ohne Tremor bot, konnte ich eine sicher hysterische Störung feststellen.

Differentialdiagnostisch ist bei den Crampi der oberen und unteren Extremitäten vor allem auf die Tetanie mit ihren bekannten pathognomischen Zeichen zu achten. Auch die Myotonie (die kongenitale und die amyotrophische) kann differentialdiagnostisch vorübergehend in Betracht kommen, endlich auch spinale und zerebrale Affektionen, speziell auch Jaksonsche Epilepsie. Ich sah z. B. tonisch-klonische Krämpfe der Zehen eines Fußes als das erste und lange Zeit einzige Symptom einer Hirnlues. Vor allem ist aber die Hysterie als Erzeugerin von Muskelkrämpfen zu berücksichtigen; tonisch-klonische Krämpfe an den vom Trauma betroffenen Teilen sind keine Seltenheiten. Sie von den sog. idiopathischen Muskelkrämpfen streng zu scheiden, ist übrigens kaum möglich; es gibt da zweifellos fließende Übergänge. Schließlich sei noch des Paramyoklonus und der Myoklonie und der Chorea gedacht; erstere ist ebenfalls durchaus nicht immer von den essentiellen Crampis zu trennen; bei letzterer wird dagegen die Unterscheidung stets leicht sein.

Die **Prognose** richtet sich nach der Art und Ätiologie des Krampfes. Die harmlosen Wadenkrämpfe heilen oft mit und ohne Therapie. Gleiches gilt von den Muskelkrämpfen der Encephalitis epidemica. Die Behandlung von kausalen Schädlichkeiten führt oft zur Heilung des Krampfes, z. B. sah ich nach Entziehung des Alkohols oder Nikotins promptes Verschwinden derselben. In vielen bzw. auch traumatischen Fällen ist dagegen die Prognose quoad sanationem recht zweifelhaft bis schlecht.

Die **Behandlung** richtet sich vor allem auf etwaige grundlegende Infektionskrankheiten, Diathesen und Intoxikationen. Im übrigen versuche man Übungsbehandlung nach Meige und Feindel, Massage, hydrotherapeutische Prozeduren, vor allem feuchtwarme Packungen, Hautreize (Vesikatoren, Senfpflaster, Einreibungen mannigfacher Art). Bei alledem vergesse man natürlich die psychische Therapie nicht; ein Teil der therapeutischen Erfolge sind Suggestionserfolge. Die Fernhaltung von Schädlichkeiten (Kälte, Nässe) und das Vermeiden von Anstrengungen für die betroffenen Muskelgebiete, die oft genug den Krampf auslösen, sei schließlich noch erwähnt.

Der **saltatorische Reflexkrampf** (Bamberger), der früher in seltenen Exemplaren, z. B. eines alten professionellen sächsischen Patienten, der alle Kliniken bereiste, beschrieben worden ist, ist ein rein hysterisches Produkt, das während des Krieges in ungezählten Exemplaren beobachtet und von H. Oppenheim mit dem Namen Myotonoclonia trepidans benannt wurde. Das Krankheitsbild bedarf an dieser Stelle keiner besonderen Besprechung.

7. Krämpfe der Atmungsmuskulatur.

Das Zwerchfell (bisweilen zusammen mit der Schluckmuskulatur) ist der Sitz eines sehr häufigen, klonischen Krampfes, des Singultus (Aufstoßen, Schluckser), der sich in kurzen Kontraktionen des Zwerchfells und brüsken, kurzen Inspirationsstößen unter Erzeugung eines schlucksenden, gurgelnden Geräusches äußert. Der Singultus ist oft eine gänzlich harmlose Eigenschaft sonst gesunder Menschen; er ist schon im Säuglingsalter sehr häufig; bisweilen scheint spezielle hereditäre Anlage vorzuliegen. Sehr oft wird der Singultus durch Kälteeinwirkung ausgelöst; bisweilen auch durch hastiges Schlucken großer trockener Bissen. Bisweilen ist er auch die harmlose Teilerscheinung einer Infektionskrankheit (z. B. Influenza), einer Erkrankung der Geschlechtsorgane, oder endlich ein konstantes ominöses Symptom bei Ileus oder Peritonitis. Nur bei langer Dauer und bei schwachen oder alten Individuen kann der an sich gutartige Singultus zu schweren Störungen (Verhinderung der Nahrungsaufnahme und des Schlafs und Entkräftung) führen, wie ich das bei älteren Leuten mit Singultus von mehrtägiger Dauer öfters beobachtete. Bisweilen sollen auch organische Affektionen des N. phrenicus (bei Erkrankungen des Ösophagus, der Pleura, des Perikards usw.) Singultus hervorrufen. Nicht selten ist der Singultus auch Symptom eines Hirnleidens, einer Apoplexie, eines Tumors u. dgl. In den letzten Jahren während der Grippe- und Enzephalitisepidemien wurden auch „Singultusepidemien" beschrieben, die jedenfalls als Äquivalente einer Enzephalitis aufzufassen waren und meist gutartig verliefen.

Viel seltener sind idiopathische tonische Zwerchfellskrämpfe, die durch Aufhebung der Zwerchfellsbewegung äußerste Erschwerung der Atmung und damit alle objektiven und subjektiven Symptome der Lebensgefahr hervorrufen können; Eulenburg hat einen solchen Fall beschrieben, der mit reichlichem Ruktus und Urina spastica nach dreistündiger Dauer endigte. Diese Fälle können leicht mit Angina pectoris vera oder nervosa verwechselt werden. Es scheint sogar, daß krankhafte Zwerchfellkontraktionen und Atmungsstillstand zu manchen Formen von Herzneurose gehören, z. B. der von M. Herz beschriebenen „Phrenokardie".

Als Symptom anderer Hyperkinesen ist der tonische Zwerchfellkrampf nicht so selten. Neußer und ich sahen ihn als Monosymptom der Tetanie, ich beschrieb ihn als Teilerscheinung der hysterischen Pseudotetanie. Auch bei Tetanus kommt er vor. Bei Epilepsie ist der tonische Zwerchfellkrampf sogar ein relativ häufiges Symptom.

Die Prognose des Singultus richtet sich bei organischen Fällen nach dem Grundleiden. Die Therapie ist — in nervösen Fällen — eine psychische. Die Einwirkung der Ablenkung (Erschrecken, Fixieren eines Messers usw.) ist ja seit alters bekannt. Auch die tonische Zwerchfellkrämpfegestalt der Phrenokardie, die vorzugsweise sexuellen Ursprungs sein soll, sind der Psychotherapie vor allem zugänglich. Bei bedrohlich langdauerndem Singultus empfehle ich neben hydropathischen Prozeduren vor allem Atropin (0,5—1,0 mg) oder auch Papaverin, in schweren Fällen mit Morphium.

Andersartige Respirationskrämpfe, deren Mannigfaltigkeit groß ist, fallen durchweg in das Gebiet der Hysterie, selten der anderen Psychoneurosen; am bekanntesten und häufigsten ist die hysterische Tachypnoe, bei der ich bis 150 Atemzüge in der Minute (also typisches Jagdhundatmen) beobachtete. (Näheres vgl. im Abschnitt der Psychoneurosen).

Gähnkrämpfe kommen sowohl als Symptom einer organischen Erkrankung, wie (seltener) als Ausdruck einer Neurose vor. Ersteres finden wir vor allem bei Gehirnaffektionen (bei Meningitis, Tumoren, Blutungen). Auch als Symptom von organischen und nervösen Magenaffektionen ist der Gähnkrampf bekannt. Bei Neuropathen führt das „Überhungern" besonders gern zu krampfhaftem Gähnen. Das physiologische Gähnen bei Ermüdung, vor allem des Abends, kann sich bei Hysterischen ins Krampfhafte steigern; ich beobachtete eine Hysterische, die um eine bestimmte Abendstunde 30—40mal hintereinander gähnte. Auch das Niesen kann sich bei Neuropathen zum Krampf auswachsen. Ich behandelte zwei nervöse Damen, die regelmäßig um eine bestimmte Tageszeit unzählige Male niesten; zugleich trat profuse Sekretion aus der Nase auf. In einem der Fälle war der Nieskrampf familiär. Vor allem bei starker Besonnung leiden manche Personen an förmlichen Nieskrämpfen. Es mögen hier Beziehungen zum ebenfalls nur bei Neuropathen vorkommenden Heuschnupfen (vgl. dies Kapitel) existieren. Übrigens kommen Nieskrämpfe bisweilen auch bei organischen Nervenleiden vor; ich habe sie z. B. bei beginnender multipler Sklerose beobachtet. Über den Schnüffeltic als Teilerscheinung eines Fazialiskrampfes war schon die Rede. Daß ticartiges Schnüffeln aber auch durch ein organisches Nervenleiden bedingt sein kann, lehrte mich ein Fall von multipler Sklerose, bei dem das Schnüffeln als Teilerscheinung und Äquivalent des Zwangslachens auftrat.

Daß auch das Husten zum Krampf werden kann, lehren die häufigen Fälle von bellendem unaufhörlichem Husten bei Hysterischen. Auch bei der Tickrankheit gibt es solche Fälle von Bellhusten. Auch der Keuchhusten (Pertussis) wird von manchen Autoren zum Teil als nervös bedingt aufgefaßt und durch Suggestivmaßregeln behandelt (Czerny). Bei Tabischen kann als Vorläufer von Larynxkrisen heftiger Hustenreiz auftreten.

Daß schließlich auch das Schnarchen als Krampf auftreten kann, lehrt eine Beobachtung von Oppenheim, bei der es sich wohl um Hysterie handelte.

Die Prognose des krampfhaften Gähnens, Hustens, Niesens, Schnüffelns und Schnarchens ist, soweit es sich um reine Neurosen handelt, meist gut; nur, wenn sie einen echten Tic darstellen, ist sie zweifelhaft.

Die Therapie hat natürlich etwaige Affektionen des Nasenrachenraums festzustellen und evtl. zu behandeln. In rein nervösen Fällen ist Suggestion oder andersartige Psychotherapie meist von bestem Erfolg.

VI. Die Tic-Krankheit (Generalisierter Tic).

Wenn auch in den vorausgegangenen Abschnitten viel von dem Tic die Rede war und gewisse mehr umschriebene, häufiger isoliert vorkommende Formen (Tic im Fazialisgebiet, in der Hals- und Extremitätenmuskulatur) schon behandelt wurden, da sie nicht streng von den reinen Formen des Spasmus und der Crampi zu trennen waren, so bedarf der generalisierte Tic doch einer besonderen Besprechung.

Die Definition des Tics im Sinne von Jolly und Brissaud und seiner Schule haben wir bei Besprechung der Ticformen des Fazialiskrampfs und Tortikollis bereits gegeben: Der Tic ist eine zum Zwang gewordene Zweckbewegung, die den elementaren Charakter der Abwehr-, der Korrektiv- oder der Ausdruckbewegung, also einer psychomotorisch bedingten Reflexbewegung,

trägt. Als charakteristisches Beispiel hatten wir den Blinzeltic angeführt:
Das Blinzeln hatte ursprünglich entweder den Zweck der Abwehr des Lichts
oder der Milderung des Fremdkörpergefühls (z. B. bei Lichtscheu der Konjunk-
tivitis); oder es hatte den Zweck, die vorhandene Myopie zu korrigieren.
In allen Fällen kann — bei vorhandener Disposition des Individuums — die
Zweckbewegung zur krampfhaften Zwangsbewegung werden. Stets pflegt dem
Tic ein quälendes Unlustgefühl vorauszugehen, das förmlich nach Entladung
in Form des Krampfes drängt und — bei äußerlicher Verhinderung oder auch
gewaltsamer spontaner Beherrschung — doppelt stark zu explodieren pflegt.
Dies Gefühl des „Geladenseins" einerseits und das der Befreiung nach Ablauf
der Ticbewegung andererseits sind Momente, die den Tic von dem indolenten
Ablauf des Spasmus unterscheiden.

Die isolierten Tics der Gesichts- und Halsmuskulatur wurden bereits
hinreichend besprochen; es seien nur noch einmal der Schnüffeltic, der Tic
des Zähnefletschens, des Beißens, des Saugens, des Schnalzens und Schmatzens
hervorgehoben. An dem Grimassieren können auch die Augenmuskeln mit
grotesken Blickwendungen teilnehmen. Diese Gesichtstics, ebenso die des
Halses, sind fast stets klonisch entsprechend ihrer Genese.

Sie treten, wie schon bemerkt, sowohl isoliert, als auch im Gesamtbilde
eines allgemeinen Tic-Krampfs auf, eines Tic général (einer ziemlich
seltenen Erkrankung). Dieser generalisierte Tic (Maladie des Tics impulsivs
Marina, Eulenburg, Gilles de la Tourette) beginnt meist schon — aus
kleinen Anfängen heraus — in der Jugend, besonders im Pubertätsalter, oft
aus Ursachen, die wir oben gesehen haben; bisweilen auch, wie die Psycho-
analyseliteratur lehrt, aus „verdrängten" sexuellen Traumen der Kindheit,
die in der Koprolalie solcher Fälle ihren speziellen Ausdruck finden sollen.
Die anfangs wie eine „schlechte Angewohnheit" scheinenden Bewegungen
gewinnen allmählich einen brüskeren, krampfhafteren Charakter; während sie
anfänglich noch durch Zwang oder gute Worte zu unterdrücken waren, werden
sie später unbeherrschbar, völlig zwangsmäßig. Dies soll besonders nach
schädigenden akzidentellen Einwirkungen, nach schwächenden Erkrankungen,
Übermüdung oder auch akuten Anlässen, wie Schreck, Ärger, Kränkung usw.
eintreten (Eulenburg). Auch ohne die Antezedentien in der Jugend kann
man nach Traumen mit heftiger Schreckwirkung allgemeinen Tic eintreten
sehen; einer der schwersten Tics, den ich kenne, entstand bei einem Potator
nach Eisenbahnunfall.

Die Erfahrungen bei Kriegsneurotikern haben uns gelehrt, daß das ganze Symptom-
bild des allgemeinen Tics grob hysterischen und rein psychogenen Charakters sein kann
und es wahrscheinlich auch in den meisten Fällen ist. Für alle Fälle möchte ich das aber
nicht annehmen, insbesondere nicht für die aus der Kindheit stammenden, langsam fortschreitenden; sie haben meines Erachtens mehr Beziehungen zur chronischen Chorea als
zur Hysterie. Es wird in Zukunft notwendig sein, auf diese Beziehung der Tickrankheit
zu den striären Syndromen ebenso zu achten, wie dies bereits beim Tortikollis geschieht.
Ich glaube, daß einige nicht psychogene Fälle dieser Gruppe angehören; anatomische
Bestätigungen fehlen allerdings meines Wissens noch.

Der generalisierte Tic ist sehr vielfältig in seinen Äußerungen, bei dem
einzelnen Individuum aber stets ein stereotyper Ablauf von Bewegungen.
Alle Muskeln des Körpers können sich beteiligen. Bei der Mannigfaltigkeit
der Erscheinungen illustrieren einige Beispiele das Bild am besten.

Ein Patient meiner Beobachtung litt ca. alle 10 Minuten bis halbstündlich an folgenden
Anfällen: Er fuhr in die Höhe, grimassierte mit aufgeblasenen Backen, aufgerissenen Augen
und gerunzelter Stirn, warf den Kopf zurück und nach rechts, torquierte den ganzen Rumpf
nach rechts, scharrte und trampelte mit beiden Beinen und stieß dabei prustende, bellende
Laute aus, bisweilen auch „hoho" oder „rau-wau". Dabei keine Spur von Erregung oder
Bewußtseinsveränderung; Patient wurde auch in der Fortführung einer Unterredung

dienstlicher Art kaum — oder höchstens mechanisch — gehindert; Dauer des Anfalls $^1/_4$—$^1/_2$ Minute. Eulenburg beschreibt einen Fall, der im Gehen plötzlich einige Sprünge machte, in die Hände klatschte, wie ein Hund bellte oder wie ein Hahn krähte; dann mußte er die Worte Pitsche, Patsche, Ritsche, Ratsche usw. ausstoßen, häufig auch das Wort Kacke.

Nicht selten zupfen sich die Patienten am Haar oder Bart, an der Nase oder den Ohren; reibende und bügelnde Bewegungen über den Rumpf, Reißen und Zupfen am Kragen, Schnüffeln, Schnäuzen, krampfhaftes Räuspern, scheinbares Ausspucken, Husten, Schnalzen, Schmatzen, kurz alle möglichen, zum Teil physiologischen Akten dienende Bewegungs- und Lautäußerungen sind häufig. Die Ticbewegungen des Rumpfes und der Extremitäten vervollständigen in mannigfacher stets stereotyper Weise, ebenfalls fast stets eine Ausdruck- oder Zweckbewegung imitierend, das Krankheitsbild.

Daß die Stereotypie sich nicht nur auf elementare Laute oder Tierstimmen, sondern auch auf Worte, seltener sogar kurze Sätze bezieht, sei nochmals hervorgehoben. Es werden sowohl sinn- und zusammenhanglose Silben hervorgestoßen, wie hoho, Ritsche, Ratsche u. dgl. als ganze Worte, meist Kraftausdrücke, Flüche oder obszöne Worte. Einer meiner Patienten mußte beständig „Gotts Donnerwetter, Aas" hervorstoßen; auch Ausrufe wie „Saumensch, Hure, Schweinehund, halt die Schnauze", kurz eine Blütenlese gemeinster Gassenausdrücke charakterisieren die „Koprolalie" des Tic-Kranken, die oft im ausgesprochenen Gegensatz zu der sonstigen seelischen Kultur des Kranken steht und ihn — besonders, wenn es sich um Frauen handelt — aufs empfindlichste quält. Diese krampfhaften Laut- und Wortäußerungen verbinden sich in seltenen Fällen mit dem Zwang einzelne Worte oder Handlungen nachzuahmen (Echolalie und Echopraxie); mit Oppenheim und im Gegensatz zu Eulenburg u. a. möchte ich ausdrücklich die Seltenheit der echten Echopraxien gegenüber der Häufigkeit der Koprolalie und anderer Lautstereotypien betonen. Bisweilen tritt krampfhafte Koprolalie auch als Monosymptom eines Tics auf, z. B. in einem Fall von Arndt (zitiert nach Eulenburg), der unter Gesichterschneiden die Worte „Schweinehund, Hundsfott, Bestie" herausstieß, jedesmal wenn er sich an einer Unterhaltung beteiligen wollte. Erst nach Ausstoßen dieser Worte war der Weg zum normalen Sprechen freigemacht. In solchen Fällen dient der Lauttic also dem Freimachen eines anderen Bewegungsaktes, der Sprache; er stellt also eine Art Auxiliarbewegung dar, wie wir sie bei Stotterern in mannigfachster Form und Ausbreitung in den Gesichts- und Halsmuskeln beobachten. Daß der Tic aus einer solchen Auxiliarbewegung erwachsen kann, ist wieder einmal ein Beweis für den nicht konvulsivischen sondern impulsiven Charakter des Tic. Es sei aber gleichzeitig bemerkt, daß der Tic im ganzen — besonders in späteren Jahren — recht selten den Charakter der Auxiliarbewegung behält.

Erregungen irgendwelcher Art, schon — und ganz besonders — das Gefühl des Beobachtetwerdens vermehrt die Neigung zum Tic, wieder eine Analogie zu anderen Impulsneurosen, vor allem dem Stottern. Manche Kranke bleiben, wenn sie sich allein in völliger Ruhe befinden, ganz vom Tic verschont oder werden nur selten und relativ schwach von ihm heimgesucht. Sowie sie unter die Menschen kommen, besonders in der breiteren Öffentlichkeit, beginnt der Krampf.

Es gibt nun auch Fälle, die bei ihrer Berufstätigkeit mit Aufbietung aller Energie den Tic unterdrücken können, wie dies einige Beispiele von H. Oppenheim, ein Postbeamter und ein Ballettänzer, die vor den Augen des Publikums ihre Tätigkeit verrichten konnten, beweisen. Allerdings pflegt der Tic dann, nachdem dieser gewaltsame Selbstzwang ihn eine Zeitlang unterdrückt hat, mit doppelter Intensität zu explodieren.

Während bei vielen Kranken der Ticzwang erst während einer Bewegung, z. B. beim Gehen, Aufstehen usw. auftritt, in manchen Fällen sogar förmlich eine Koordinationsneurose vortäuschend, bestimmte Handlungen, z. B. das Schreiben begleitet, vermindern in manchen anderen Fällen aktive Bewegungen, besonders langsame, den Tic ganz entschieden. Meige und Feindel haben die ablenkende Wirkung solcher Bewegungen in ihrer Übungstherapie nutzbar gemacht.

Der Zwang zu stereotypen motorischen Impulsen findet sein Analogon auch auf psychischem Gebiet: Nicht wenige Kranke leiden an Zwangsvorstellungen und -handlungen, in denen sich zum Teil ihr „psychischer Infantilismus" (Meige) ausspricht. Aber was dem Kinde sinnloser Sport ist, wird dem Tickranken zum Zwang. Bekannte Beispiele sind der Zwang, Fenster oder Trottoirsteine oder Treppenstufen zu zählen, auch Wagen oder Pferde sind Gegenstand des Zählzwanges. Manche leiden an Zweifelsucht (folie du doute), an Berührungs- oder Beschmutzungsfurcht. Ein Patient Oppenheims zeigte eine sinnlose Sammelsucht für Papier und Lumpen. In einem meiner Fälle bestand der Zwang, die Augenwimpern herauszureißen, ein Zwang, gegenüber dem das junge Mädchen, trotzdem es die Entstellung einsah, machtlos war. Auch das „Gedankenlautwerden", der unwiderstehliche Zwang, etwas, was man denkt, auch auszusprechen, gehört hierher. Kurz, die ganze Fülle der Zwangshandlungen kann sich der Tickrankheit zugesellen.

Dabei steht die psychische Verfassung der Patienten nicht selten im Widerspruch zu ihrem äußeren Eindruck: Ich habe psychisch ruhige, intellektuell durchaus leistungsfähige Tickranke gesehen, die man abgesehen von einer begreiflichen Depression durch ihr Leiden als geistig normal bezeichnen durfte. Häufiger sind allerdings neurasthenische, hypochondrische, hysterische, bisweilen auch direkt infantile Züge. Manche Kranke sind psychisch auffallend unharmonisch und widerspruchsvoll: Ich sah z. B. einen geistig hochstehenden Beamten, der sich sonst vornehm von dem profanum vulgus fernhielt, sich mit ziemlich rüden Patienten der unteren Stände gemein machen und läppische Scherze treiben. Bei Tics, die entschädigungspflichtigen Unfällen ihren Ursprung verdanken, kann natürlich die ganze Fülle der Rentenhysteriesymptome vorhanden sein, gemischt mit der üblichen Dosis bewußter Simulation, wie die seltenen diesbezüglichen Fälle der Friedenspraxis und die zahlreichen Kriegserfahrungen gezeigt haben.

Außerdem sind oder werden Tickranke in selteneren Fällen schwachsinnig. Allerdings scheint mir echter Tic bei angeborenem Schwachsinn sehr selten. Ich glaube, daß hier bisweilen Verwechslungen mit choreiformen oder echt choreatischen Zuständen vorkommen.

Organische Symptome von seiten des Nervensystems fehlen naturgemäß in den reinen Fällen völlig.

Motorische Störungen finden sich nur während des Ticanfalls, sonst fehlen Paresen oder Kontrakturen ganz. Es ist dabei aber zu bemerken, daß es, wie Meige und Feindel und auch ich beobachteten, Fälle von tonischer, länger dauernder Tichaltung vorkommen, besonders beim Tortikollis, die die betroffene Muskulatur zum Teil inaktivieren. Sensible Veränderungen fehlen ebenfalls, wenn man von dem sich bisweilen zum Schmerz steigernden Spannungsgefühl absieht, das die tonische Kontraktur z. B. der Halsmuskeln verursacht. Hysterische Sensibilitätsdefekte werden meist vermißt. Die Sehnenreflexe sind meist mehr oder weniger gesteigert; die sensiblen Reflexe sind normal, entbehren auch der pathologischen Umformung (Babinski, Remak, Oppenheim). Bezüglich der Sphinkteren nahm man früher ebenfalls normales Verhalten an. Oppenheim hat jedoch beobachtet, daß sich Tic mit permanenter

Enuresis nocturna et diurna verbinden kann, besonders bei nächtlichen Hyperkinesen der Kinder, und, daß es weiter Fälle gibt, die im Ticanfall Inkontinenz zeigen. Für die letzteren Fälle nimmt Oppenheim mit Recht eine Verminderung der normalen Hemmung gegenüber dem normalerweise auftretenden vermehrten Harndrang beim Gedanken an diesen Akt an.

Die **Differentialdiagnose** ist in ausgebildeten Fällen von Tic général nicht schwer, wenn man darauf verzichtet, wie früher, „genuine" und hysterische Fälle zu unterscheiden. Der Tic kann ja ebensowohl die hyperkinetische Ausdrucksform einer hysterischen als einer andersartigen degenerativ psychopathischen Störung sein. Das Augenblicksbild des Tics kann weiter dem der chronischen Chorea ganz außerordentlich ähneln. Abgesehen von der häufigen Demenz der letzteren, fehlt dieser auch die strenge Stereotypie der motorischen und psychischen Akte. Dasselbe gilt — bezüglich der Motilität — auch von der Chorea minor, die nur im Beginn mit einem Tic (z. B. des Gesichts) verwechselt werden kann. Es wird übrigens über die Mischung von Chorea chronica und Tic berichtet. Wenn man aber bedenkt, daß manche Fälle von Huntingtonscher Chorea gewisse fast stereotype Lieblingsposen haben, so wird man die Schwierigkeit, derartige „Kombinationen" anzunehmen, nicht unterschätzen dürfen. Auf die Unterscheidung von der choreiformen Unruhe jugendlicher Neuropathen wurde bereits hingewiesen. Mit der Myoklonie, dem Paramyoklonus, der Myokymie wird man den Tic kaum je verwechseln können, da die ersteren Hyperkinesen ohne gröberen Bewegungseffekt der Extremitäten und des Kopfs verlaufen; als Kombination des Fazialiskrampfs wurde Myokymie schon erwähnt. Manchen Psychosen kommen stereotype Bewegungsäußerungen zu, z. B. der Paralyse, besonders der jugendlichen Form, der Katatonie, der Idiotie u. a. m.

Anhangsweise seien hier noch einige im Ausland beobachtete epidemisch auftretende Hyperkinesen erwähnt, die von manchen dem Tic zugezählt werden, z. B. der Jumping der Amerikaner, Latah der Malaien, Myriachit in Sibirien u. a. m. Eulenburg weist mit Recht auf das augenscheinlich Imitatorische dieser Krampfformen hin, die sie den hysterischen Epidemien, z. B. der Tanzwut des Mittelalters, ähnlich machen.

Prognose und Verlauf sind je nach Entstehung und der Therapie verschieden. Es gibt Fälle, in denen auf irgend eine akute Schädlichkeit hin der Tic mit großer Heftigkeit einsetzt, aber nach einigen Wochen oder Monaten mit Hinterlassung relativ unbedeutender Reste verschwindet. Das sind die selteneren Fälle. Häufiger ist bei schweren und mittelschweren Fällen jahrelanges, selbst das ganze Leben währendes Bestehen; in ruhigen Zeiten kann es zu Remissionen kommen, bei angestrengter Arbeit, Erregungen usw. zu Exazerbationen. Es gibt auch schwerste Fälle, die nicht heilen und auch keine vorübergehende Besserungen erleben; namentlich galt das von den Fällen der Vorkriegszeit, die nicht konsequent genug psychotherapeutisch behandelt wurden. Solche Kranke können außerordentlich schwer unter ihrem Tic leiden und völlig erwerbsunfähig werden; selbst Lebensüberdruß und Suizidversuche hat man in solchen Fällen erlebt. In Fällen, in denen die psychischen Symptome von Anfang an überwogen, kann es zu Geistesstörungen verschiedener Art kommen. Bei frühzeitig einsetzendem Tic besteht bisweilen schon vom Anfang an ein gewisser Schwachsinn, der sich mit der Progression des Tics zu steigern pflegt. Allerdings ist der Kindertic in anderen viel häufigeren Fällen wieder eine ziemlich harmlose Anomalie, eine „Unart", die im Laufe der Jahre, z. B. nach der Pubertät völlig verschwinden kann.

Auch in einer großen Zahl der erwachsenen Ticfälle handelt es sich um eine harmlose Störung, mit der der Betroffene sich ohne wesentliche Beeinträchtigung seines psychischen und körperlichen Befindens abfindet; das gilt z. B.

von leichteren Tics des Fazialis- und Halsmuskelgebiets. Es gab einen sehr berühmten Chirurgen, den sein ziemlich heftiger Tic weder beim Operieren noch beim Musizieren hinderte, und ich kenne einen bekannten Wagnerdirigenten, der trotz seines klonischen Tortikollis und Cucullariskrampf außerordentlich frisch und erfolgreich tätig ist. Bei Frauen kann die Periode exazerbierend auf den Tic wirken, während die Menopause — wie bei der Migräne — bisweilen die Hyperkinese zum Verschwinden bringt.

Die **Therapie** ist häufig eine schwere, aber nicht selten bei entsprechender Energie und Konsequenz von Arzt und Patient eine dankbare Aufgabe. Je mehr man die Psychogenie des Leidens erkannt hat, desto mehr muß die reine Psychotherapie in den Vordergrund treten. Wie bei den isolierten Ticformen, so versagen Persuasion und Wachsuggestion häufig. Man greife darum prinzipiell zu energischeren Methoden, vor allem zur Hypnose und (im Falle ihres Versagens) zu verständigen Formen der Psychoanalyse. Bei jugendlichen Individuen, besonders Kindern, tuen allerdings Isolierung und Tonisierung zusammen mit ablenkender Beschäftigung und Suggestivmaßregeln oft schon genügende Dienste. Daneben wird man bei Erwachsenen auf die Besserung des allgemeinen und körperlichen Zustands durch die Eliminierung von Schädlichkeiten (Alkohol, Blei, Nikotin usw.) und medikamentöse, diätetische und physikalisch-therapeutische Einwirkungen hinarbeiten müssen. Also Arsen, Chinin, Eisen, Kolapräparate u. dgl. werden angezeigt sein, ebenso eine milde und geschickte Hydrotherapie. In schwereren Fällen sind oft Sedativa unvermeidlich (Brom, Kodein, Baldrianpräparate, Bromural u. dgl.); bisweilen bei besonders heftigen Exazerbationen ist man auch genötigt, auf Morphium, Skopolamin oder Duboisin (in den üblichen Dosen) zu greifen. Es ist übrigens auffällig und bedauerlich, wie wenig die Sedativa meist auf die Dauer wirksam sind.

Ein wichtiger Faktor der Therapie, der übrigens auch im wesentlichen psychotherapeutisch wirkt, ist die Übungsbehandlung von Oppenheim und Meige und Feindel, bezüglich derer ich auf den Abschnitt „Tortikollis" verweise. Man versuche diese „Erziehung zur Bewegungshemmung" in jedem Fall. Allerdings stellt sie beim generalisierten Tic noch größere Anforderungen an die Geduld der Beteiligten als beim Tortikollis, enttäuscht auch noch öfter, als bei jenem. Man wende sie darum nur als Unterstützung einer rationellen Psychotherapie (s. oben), nicht für sich allein an.

VII. Koordinatorische Neurosen (Beschäftigungsneurosen).

Schreibkrampf und verwandte Zustände.

Begriffsbestimmung. Es handelt sich um Funktionsstörungen verschiedener Art (Krampf, Parese, Neuralgie usw.), die nicht bei beliebiger Gelegenheit beliebige Muskeln oder Muskelgruppen, sondern nur gewisse, zu einer bestimmten Tätigkeit assoziierte Muskelgruppen („Bewegungskomplexe") bei eben dieser Tätigkeit zu befallen pflegen; der Schreibkrampf ist die bekannteste dieser „Koordinationsneurosen" im Sinne Benedikts.

Die Kenntnis des Schreibkrampfes geht auf Ch. Bell zurück und knüpft sich weiter vor allem an die Namen Romberg d. Ä., Benedikt, Duchenne und Seeligmüller.

1. Der Schreibkrampf (Mogigraphie).

Er mag als typische und häufigste Form diese Gruppe von Bewegungsneurosen charakterisieren und einleiten. Die Mogigraphie befällt vor allem berufsmäßig Schreibende, also wesentlich mehr Männer als Frauen, das jugendliche und mittlere erwachsene Alter stellt die meisten Fälle; jedoch sind leichtere

Fälle von Mogigraphie auch bei Schulkindern schon beobachtet worden. Während einige Autoren behaupten, der Schreibkrampf treffe überwiegend die mechanischen und die Abschreiber (Seeligmüller), geben andere im Gegensatz dazu an, daß die geistig Arbeitenden häufiger befallen werden (Kouindjy); ich habe beide Kategorien erkranken sehen, die letzteren — deren Eifer und Ehrgeiz meist größer zu sein pflegt — allerdings häufiger, als die ersteren. Fast alle Patienten sind auch sonst ausgesprochene Neuropathen, Psychastheniker, Hypochonder, Hysterische, Zyklothyme; ohne die Basis der neuropathischen Disposition scheinen Beschäftigungskrämpfe aller Art kaum je vorzukommen. In vielen Fällen sinkt so die Mogigraphie zum nebensächlichen Symptom einer vielgestaltigen Psychoneurose herab. Es ist begreiflich, daß auch familiäre Mogigraphie beobachtet wurde. An die Stelle der ererbten kann auch die erworbene Disposition treten, wenn auch recht selten, z. B. durch Tabak, Blei und Alkoholabszessus oder auch durch sexuelle Exzesse. Auch organische Läsionen (Entzündungen usw.) und Traumen — ausschließlich lokaler, den rechten Arm oder die Hand befallender Art — können zum Schreibkrampf führen; die allgemeinen traumatischen Neurosen bleiben dagegen meist frei von diesem Symptom.]

Es ist üblich, nach dem Vorgang von Duchenne und Benedikt das Leiden in zwei oder drei Untergruppen zu sondern: Die spastische und die paralytische als die häufigsten Sonderformen; als seltenere Formen treten hierzu die neuralgische und die (als Krankheit sui generis am wenigsten gesicherte) tremorartige Form. Übergänge dieser Formen untereinander sind natürlich häufig, fast so häufig, wie das Auftreten einer rein paralytischen oder rein krampfhaften Affektion.

Die Mogigraphie hat in den meisten Fällen einen langsamen, schleichenden Beginn; es sind aber auch Fälle bekannt, in denen sie nach einer einmaligen akuten Überanstrengung beim Schreiben ziemlich akut auftrat. Gewöhnlich geht lange Zeit eine gewisse Hemmung, verminderte Ausdauer und Geschicklichkeit und leichtere Ermüdung beim Schreiben voraus; das unbehagliche Ermüdungsgefühl kann sich zum neuralgischen Schmerz steigern, der den ganzen Arm inkl. Skapularmuskeln befallen kann. Wenn die Reizschwelle überschritten wird, kommt es eines Tages nach längerem Schreiben zum Krampf: Daumen, Zeige- und Mittelfinger geraten in krampfhafte Beugung, oder nur ein Finger, z. B. der Daumen wird spastisch in die Hohlhand flektiert, das Schreiben wird sehr mühsam, die Schriftzüge plötzlich wie unterbrochen (Bernhardt), dick, wie mit Streichhölzern geschrieben. Anfangs beschränkt sich der Krampf auf einzelne Finger- und Unterarmmuskeln, später ergreift er nach und nach sämtliche koordinatorische Muskeln des Schreibaktes, die Pro- und Supinatoren, Bizeps, Trizeps, selbst den Deltoideus und Infraspinatus. Tonische Krämpfe sind übrigens weit häufiger als klonische Zuckungen. In seltenen Fällen kommt es statt des Flexionskrampfes zur Extension, Daumen- und Zeigefinger, manchmal auch das Handgelenk heben sich mit der Feder empor; besonders energisch soll sich der Extensor indicis an diesem Krampf beteiligen.

Je heftiger der Krampf auftritt, desto rascher kommt es zum völligen Aufhören der Schreibfähigkeit. Dauert das Leiden länger an, so tritt der Krampf immer rascher ein; konnte z. B. der Kranke anfangs noch $\frac{1}{4}$—$\frac{1}{2}$ Stunde langsam schreiben, so tritt der Graphospasmus später schon nach Minuten und Sekunden ein und wird schließlich zur totalen (peripherischen) Agraphie. Einer meiner Patienten, der mühelos stundenlang die Schreibmaschine handhabt, ist kaum mehr imstande, seinen Namen zu unterschreiben.

Dabei sind dieselben Muskeln, die für den Schreibakt absolut untauglich geworden sind, für andere Koordinationen, selbst schwierigster und anstrengendster Art völlig tauglich. Es handelt sich eben um eine reine koordinatorische Beschäftigungsneurose (Benedikt), eine dem Stottern ganz analoge, also jedenfalls auf Störungen der zentralen Innervation beruhende Erscheinung, die mit neuritischen oder professionellen Überanstrengungslähmungen der Muskeln (mit Atrophie und elektrischer Veränderung derselben) nichts gemein hat, als die Ätiologie. Nur recht selten kommen scheinbare Übergänge zwischen diesen Beschäftigungskrankheiten vor.

Etwas seltener, wie die spastische, ist die paralytische Form der Schreibstörung. Abgesehen davon, daß die erstere in die letztere übergehen kann, gibt es Fälle, in denen ohne alle Krampfsymptome von Anfang an eine rein schlaffe Schwäche der koordinatorischen Muskeln beim Schreibakt auftritt, die sich allmählich derart steigert, daß die Hand mit der Feder herabfällt und das Schreiben unmöglich wird. Wie beim Krampf, so pflegen auch bei der paralytischen Form nicht alle Muskeln zur gleichen Zeit befallen zu werden, z. B. kann sich die Schwäche auf die Beuger der zweiten Phalangen oder die Dreher des Arms im Schultergelenk (M. intraspinatus) oder andere Muskeln beschränken; schließlich kann es aber auch zur totalen funktionellen Schwäche aller Schreibmuskeln kommen. Die Beschaffenheit und Funktion der Muskeln ist auch hier anderen Leistungen gegenüber normal. Atrophie und fibrilläre Zuckungen fehlen; allerdings pflegt eine gewisse Schlaffheit der Muskeln vorhanden zu sein. Es ist begreiflich, daß die Korrektheit der Schreibleistung durch die paralytische Form lange Zeit weniger gestört wird, als durch die krampfhafte mit ihren groben Verunstaltungen der Schrift. Die paralytische Form pflegt übrigens häufig mit starken, schmerzhaftem Ermüdungsgefühl zu verlaufen, selbst mit intensiven neuralgischen Schmerzen. Übergänge mit der sog. neuralgischen Art der Mogigraphie sind hier wohl besonders häufig.

Als neuralgische Form (Gowers, E. Remak) kann man mit M. Bernhardt bestimmte, durchaus nicht seltene Fälle bezeichnen, in denen das Schreiben nur zu mehr oder weniger heftigen neuralgischen Schmerzen führt, ohne daß es zum Krampf oder zur funktionellen Parese kommt; die Schmerzen können sich derart steigern, daß der Patient das Schreiben unterbrechen muß.

Diese neuralgischen Fälle verlaufen übrigens, ebenso wie die übrigen Unterarten der Mogigraphie, ohne abgrenzbare sensible Störungen, Hypästhesien oder Hyperästhesien; die Parästhesien und Schmerzen sind die einzige typische sensible Störung des Leidens. In Fällen, die sich durch Druckschmerzhaftigkeit der Nervenstämme als nicht rein funktionelle Neurosen manifestieren, kommen naturgemäß auch gröbere Gefühlsstörungen vor.

Am seltensten scheint mir die sog. Tremorform des Leidens: Es sind Fälle beschrieben, in denen statt des Krampfs ein grobschlägiger Tremor der Hand- und Unterarmmuskeln beim Schreiben auftritt, die zum Aufhören zwingen. Ich vermute, daß sich gerade unter diesen Fällen einerseits reine Hysterien, andererseits organische Affektionen (z. B. die multiple Sklerose) verstecken können.

Daß gröbere anatomische Schädigungen des peripheren Neurons und der koordinatorisch geschädigten Muskeln nicht bestehen, erhellt aus dem Umstand, daß die grobe Kraft und die elektrische Reaktion derselben normal sind, daß Atrophie, fibrilläre und faszikuläre Zuckungen fehlen, und, daß die Sehnenreflexe der betreffenden Extremität unverändert bleiben.

Eines wichtigen Umstandes ist noch zu gedenken: Der Steigerung der Mogigraphie, wenn der Patient es besonders eilig hat, erregt ist und vor allem, wenn er sich beim Schreiben beobachtet sieht. Hier setzt infolge schlechter Erfahrungen der Circulus vitiosus der Phobie ein. Es gibt Fälle, bei denen diese psychogene Abhängigkeit der Störung sehr deutlich ist. Sie leiten zu den rein neurasthenischen Störungen des Schreibens über, in denen keine Unterbrechung des Schreibens, wohl aber eine starke Verschlechterung desselben (mit Auslassen von Buchstaben usw.) nur unter dem Einfluß des Beobachtetwerdens auftritt; die Fälle sind gar nicht ganz selten; sie verlaufen, wie bemerkt, ohne alle sonstigen geschilderten Symptome des Schreib-krampfs. Bei einem meiner Patienten, einem Juristen, wurde durch dies Symptom die Befürchtung einer Paralyse erweckt.

Die **Pathogenese** des Leidens kann, wie der ganze Symptomenkomplex der elektiven koordinatorischen Störung eines bestimmten erlernten Bewegungskomplexes zeigt, nicht in einer Störung des peripheren oder zentralen Neurons wurzeln. Es handelt sich vielmehr um eine Störung des transkordikalen Apparates, des betreffenden Assoziationszentrums, das den Schreibakt reguliert. Insofern mag die alte Rombergsche Lehre von einer Reflex-neurose gelten, als die — der Koordinationsregelung dienenden — zentripetalen und zentri-fugalen Erregungen, also gleichsam die Gemeingefühle des Schreibens, die sonst unter der Schwelle des Bewußtseins bleiben, hier abnorm empfunden werden und Bahnen und Zentren in eine gewisse Übererregbarkeit und vermehrte Spannung versetzen; die Steigerung der Störung wird so besonders plausibel. Wieweit man die Koordinationsneurosen mit der Hysterie identifiziert, ist Geschmacksache. Jedenfalls ist hervorzuheben, daß bei ausgesprochener Hysterie die Störung recht selten, bei Neurasthenikern und Psychopathen aller Art weit häufiger ist.

Ätiologisch seien weiter noch alle Umstände genannt, die unbequem und ermüdend wirken: z. B. zu dünne Federhalter, spitze ungewohnte Federn, schlechtes Papier (an dem die Feder „hakt"), eine unbequeme Haltung des Arms beim Schreiben, vor allem das Fehlen eines Stützpunktes für den Unter-arm u. dgl. m.

Die **Komplikationen** des Leidens sind insofern zahlreich, als fast alle Psycho-neurosen, die Epilepsie und manche Psychosen mit Mogigraphie verlaufen können. Von besonderem Interesse ist die Mischung von vasomotorischen Symptomen mit dem Leiden, wie sie der mit Akrozyanose verlaufende Fall von Brissaud zeigt.

Die **Diagnose** der typischen Fälle ist leicht. Trotzdem untersuche man alle des Schreibkrampfs Verdächtigen recht genau. Unter ihnen befinden sich bisweilen echte Neuritiden oder auch zentral bedingte Bewegungsstörungen. Auf die Notwendigkeit, die Beschäftigungsneurose von der professio-nellen Neuritis bzw. Lähmung mit Muskelveränderungen (die sich ja auch auf bestimmte koordinatorisch zusammengehörige Muskeln erstrecken kann), abzugrenzen, sei nochmals ausdrücklich hingewiesen. Auch grob organische Koordinationskrankheiten, die Tabes superior, die multiple Sklerose, die Poly-neuritis usw. können im Beginn der Mogigraphie ähneln. Dasselbe gilt von der Paralysis agitans und der Chorea. Es sei bei dieser Gelegenheit hervorgehoben, daß es nicht angängig ist, wie Zabludowski, die Tabes und zerebrale (apoplek-tische) Motilitätsstörungen als „deszendierende" Form des Schreibkrampfs diesem einzuordnen. Weiter achte man auf die Verwechslung mit Tetanie (besonders chronischen mit fast myotonischer Starre einhergehenden Fällen). Auch eine myotonische Dystrophie sah ich einmal unter dem Bilde einer Koordinationsneurose auftreten. Die Myasthenie wird ebenfalls bisweilen Anlaß zu Verwechslung geben. Wichtiger noch ist die Abgrenzung von der arteriosklerotischen oder angiospastischen Form der Dyspraxia intermittens, die ja auch zur Ermüdungsparese führt und in ihren subjektiven Symptomen dem Schreibkrampf ähneln kann; die objektiven Störungen an den großen und kleinen Gefäßen gestatten aber die Unterscheidung sofort. Schließlich sei auf die (sicher sehr seltene) Möglichkeit rein hysterischer Imitationen des Leidens hingewiesen, eine partielle Abulie, analog der Aphonie oder Abasie.

Von der rein psychogenen neurasthenischen Form der Dysgraphie war bereits die Rede; sie ist in Grenzfällen von der primären Mogigraphie kaum zu unterscheiden.

Die **Prognose** quoad valetudinem ist in den meisten Fällen nicht günstig. Nach Aussetzen oder erheblicher Verminderung der Schreibtätigkeit verschwindet zwar die Störung sofort, bzw. sie kann sich erheblich bessern. Jedoch sind definitive Heilungen, wie von Zabludowsky, Berger, Vaschide u. a. berichtet werden, die Ausnahme. Die Regel ist, daß das Leiden mit Wiederaufnahme der vollen Schreibtätigkeit rezidiviert und oft genug den Kranken, nachdem auch die aushelfende linke Hand ebenfalls vom Schreibkrampf befallen worden ist, zum Berufswechsel oder zur Anwendung der Schreibmaschine veranlaßt.

Die **Behandlung** hat sowohl das Grundleiden, die neuropathische Veranlagung, als die Störung selbst zu berücksichtigen. Die allgemeine Behandlung der Neurasthenie erfolgt nach den bekannten Grundsätzen; gerade beim Schreibkrampf ist die psychische Beeinflussung des Patienten bisweilen von großer Wichtigkeit und Wirkung, besonders in jenen Fällen, in denen „Furcht vor dem Schreiben" vorherrscht. Solche Fälle sind der hypnotischen Therapie am besten zugänglich (Vaschide u. a.). Die psychische Beeinflußbarkeit des Leidens geht auch aus dem Oppenheimschen Fall (vorübergehende Heilung des Krampfes durch die Verlobung) hervor.

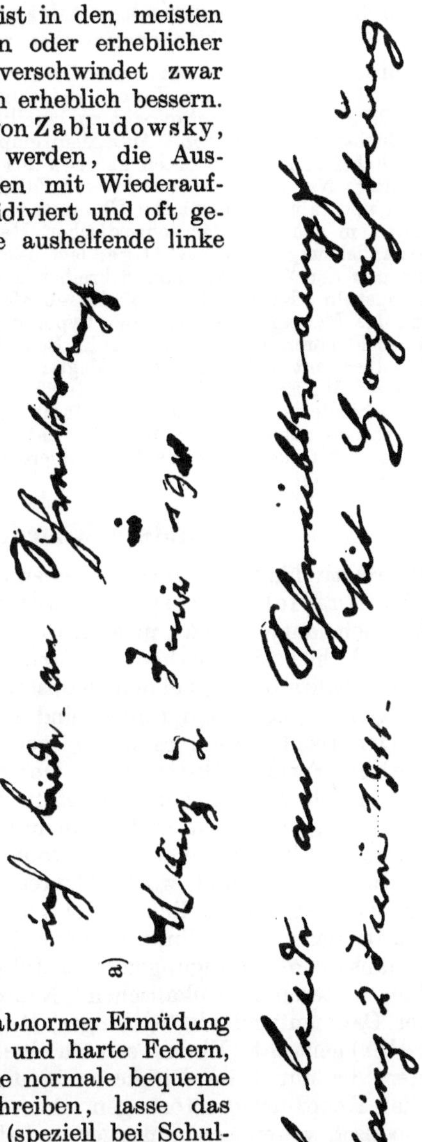

Die Besprechung der lokalen Behandlung hat mit der Prophylaxe zu beginnen. Bei nervösen oder schwächlichen Menschen (also Disponierten) vermeide man alles, was zu abnormer Ermüdung beim Schreiben führt, also zu spitze und harte Federn, zu dünne Federhalter, achte auf eine normale bequeme und leichte Handhaltung beim Schreiben, lasse das Schreiben bei leichter Ermüdbarkeit (speziell bei Schulkindern!) nicht zu lange fortsetzen. Es scheint mir, daß die runde lateinische Schrift und die Bevorzugung der Steilschrift (im Gegensatz zu der die Supinatoren überanstrengenden Schrägschrift) im Interesse der Prophylaxe zu bevorzugen sind.

Bei ausgebrochenem Schreibkrampf sei die erste Verordnung das unbedingte Verbot des berufsmäßigen Schreibens auf Wochen und Monate. Man kann den Patienten empfehlen, inzwischen mit der linken Hand schreiben zu lernen; allerdings erkrankt dann auch die linke leicht an Krampf. Wenn dies

Abb. 5. Schrift eines seit 15 Jahren an Schreibkrampf leidenden Kaufmanns Brazelet. (Eigene Beobachtung.) a) mit gewöhnlichem Federhalter, b) mit dem Nußbaumschen

der Fall ist, bleibt nur die Schreibmaschine übrig, bei deren Benutzung — bisher — eine entsprechende Beschäftigungsneurose nur sehr selten vorzukommen scheint. Von großer Bedeutung ist natürlich die Behandlung gewisser den Krampf fördernden organischen Affektionen, z. B. von Periostitiden, Schleimbeutelentzündungen, Narbenreizungen u. dgl.

Zabludowsky hat einen methodischen Schreibunterricht verbunden mit Massage nach dem Üben für leichtere Formen ausgebildet. Er verfolgt das Prinzip, möglichst viele und große Muskeln am Schreibakt zu beteiligen und läßt deshalb mit dem ganzen Arm große Buchstaben schreiben. Außerdem empfiehlt er das Nußbaumsche Bracelet, das sich auch bei meinen Patienten gut bewährt hat, oder den von ihm selbst angegebenen Federhalter. Nur in besonders schweren Fällen verzichtet Zabludowsky auf die Schreibübungen und läßt gymnastische Übungen in allen Gelenken des Arms ausführen. Auch Oppenheim sah von der schwedischen Heilgymnastik gute Erfolge (Zanderapparate, Widerstandsbewegungen). Böttiger legt besonders Wert auf die Massage und elektrische Behandlung der Muskeln; beim Schreiben achtet er auf die Mitbewegung aller kleiner Fingermuskeln. Kouindjy empfiehlt ebenfalls neben methodischen Übungsbewegungen planmäßige Massage besonders der hypotonischen Extensoren, während man die hypertonischen Flexoren in Ruhe lassen soll. Bezüglich der Schreibbewegungsübungen empfiehlt er, dieselben mit auf den Tisch gelegter Dorsalfläche der Hand vornehmen zu lassen.

Die von W. Erb, M. Meyer, Eulenburg und Berger besonders ausgebildete galvanische Behandlung (quer und längs durch den Kopf, Anode auf Druckpunkte am Arm, evtl. Kathode auch auf die Muskeln) hat zweifellos günstigen Einfluß, zu endgültigen Heilungen führt auch sie sehr selten. Innere Mittel (Brom, Strychnin, Brom-Opium) haben fast stets versagt.

2. Andere Koordinationsneurosen.

Die relativ häufigste Form — neben dem Schreibkrampf — ist der Klavier- und Violinspielerkrampf. Er tritt vor allem bei Anfängern, die oft ganz unglaublich lange „üben" müssen (5—7 Stunden pro Tag außer den Stunden) auf. Auch hier sind asthenische und neuropathisch veranlagte Personen die Opfer der Erkrankung; bei den Pianisten erkranken Frauen häufiger als Männer. Im Gegensatz zur Mogigraphie sind hier eigentliche krampfhafte, spastische Störungen recht selten, es überwiegen bei weitem die sensiblen resp. neuralgischen Formen (Bernardt, Donat): Während des Spielens kommt es abnorm rasch zum Ermüdungsgefühl und -schmerz im Unterarm, der sich rasch in den ganzen Arm und die Schulter ausbreitet und zum Aufhören zwingt. Es kommen übrigens auch echte tonische Krämpfe (Flexion und Extension) vor. Die rechte Hand wird entsprechend ihrer stärkeren Inanspruchnahme stärker befallen als die linke. Bei Violin- und Cellospielern scheint mir — im Gegensatz dazu — die linke Extremität, die wesentlich kompliziertere kleinere und mühsamere Bewegungen auszuführen hat, häufiger befallen zu werden.

Von weiteren „musikalischen" Neurosen sei die der Orgelspieler, Flötisten (linker Daumen und vierter Finger, Remak), der Zitherspieler, der Trommler (Stadler) genannt. Einmal sah ich eine neuralgische Neurose bei einem Kapellmeister, die nur beim Dirigieren in der rechten Schultermuskulatur auftrat.

Die Koordinationsstörungen der Musikinstrumentalisten sind übrigens prognostisch wesentlich günstiger und der Heilung leichter zugänglich, als der Schreibkrampf.

Der Telegraphistenkrampf ist eine nicht leicht zu nehmende Neurose (Onimus, Cronbach, Domanski u. a.). Sie soll häufiger beim Bedienen des Morseapparates, als bei dem von Hugh vorkommen; es wird deshalb von manchen Autoren geradezu empfohlen, bei vorkommenden Berufskrämpfen den letzteren Apparat zu benutzen. Cronbach hat jedoch auch bei diesem Erkrankungen beobachtet. Die Symptome sind — wie beim Schreibkrampf — verschiedenartig, bald herrscht tonische Starre vor, bald heftige neuralgische Schmerzen oder Tremor.

Cronbach beschreibt das Ensemble von vasomotorischen, sekretorischen, sensiblen und motorischen Erscheinungen; er schildert Fälle, in denen zuerst Schmerzen, Gefäßkrämpfe, heftige Schmerzen und Hyper- oder auch Anästhesie (speziell auch Kinanästhesie) auftreten und dann tonische und klonische Krämpfe mit momentanen Paresen oder auch Tremor; die Muskulatur soll meist schlaff, fast atrophisch sein.

Von häufiger vorkommenden Krämpfen sind ferner der Melkerkrampf (schmerzhafte tonische Krämpfe in den Flexoren, bisweilen mit starken vasomotorischen Symptomen), der Krampf der Zigarrenwickler, der Uhrmacher, der Zeitungsfalzer, der Schlosser, Schmiede, Holzsäger, Schneider und Schuster zu nennen; bei letzteren ist natürlich sorgfältig auf die Unterscheidung von der echten Tetanie zu achten, die aber bei Untersuchung auf die Übererregbarkeitsphänomene derselben leicht gelingt; es ist übrigens wahrscheinlich, daß manche Fälle der älteren Literatur echte Tetanien waren. Eine typische Neurose der Handmuskeln habe ich bei Krautschneidern beobachtet. Alle diese Beschäftigungsneurosen der oberen Extremitäten betreffen naturgemäß die jeweils am meisten beruflich angestrengten Muskelgruppen, aber wieder nur bei eben dieser Arbeit; sonst funktionieren dieselben ganz normal.

Auch im Bereich des Kopfes sind — wenn auch viel seltener — Beschäftigungsneurosen beobachtet worden, so z. B. tonisch-paralytische Zustände in den Lippenmuskeln bei Bläsern (Trompete, Piston usw., Oppenheim) oder auch in der Zunge bei Klarinettenbläsern (Strümpell). In das Gebiet der Beschäftigungsneurosen gehören auch die funktionellen Stimmstörungen der Redner und besonders der Sänger, bzw. weit häufiger Sängerinnen, die B. Fränkel als Mogiphonie beschrieben und in drei Formen unterschieden hat: 1. die spastische, 2. die tremorartige Form (Tremolieren) und 3. die schmerzhafte Ermüdung der Stimme. Die letztere ist nach meiner Erfahrung vor allem bei Gesangsschülerinnen (zumal bei Forcierung der höheren Lagen und in gewissen Gesangschulen) die häufigste Form; die leichte Ermüdbarkeit der Anfänger ist ja etwas ganz stereotypes. Methodisches Umschulen der Stimme (ich empfehle hierzu die Heysche Gesangsmethode), Massage und allgemeine Kräftigung sind die Hauptfaktoren der Therapie. Die häufigsten und wichtigsten Koordinationsneurosen der Sprache, das Stottern und Stammeln, werden in dem Abschnitt von Gutzmann abgehandelt.

Auch einige, übrigens sehr seltene, Berufsneurosen der Augenmuskeln wurden beschrieben, so der „Exerzieraugenmuskelkrampf" von Tranjen, der beim „Richtungnehmen" und forcierter Blickrichtung nach rechts auftrat; weiter ein Uhrmacherkrampf im Orbicularis oculi, ein Akkommodationskrampf bei Mikroskopikern u. a. m.; ob der Nystagmus der Bergleute als Beschäftigungsneurose anzusehen ist, ist sehr zweifelhaft.

An den unteren Extremitäten sind Beschäftigungskrämpfe ebenfalls recht selten: Man hat sie besonders in der Wadenmuskulatur bei Tänzern und Tänzerinnen (besonders beim Fußspitzentanz!), bei Soldaten, die langsamen Stechschritt üben, bei Nähmaschinennäherinnen und anderen Handwerkern, die ein Tretrad oder Gebläse mit dem Fuß zu treiben haben, und ähnlichen Berufen beobachtet. Die von Hirt bei Maschinennäherinnen beschriebene, mit Anästhesien, Areflexie und Ataxie einhergehende Erkrankung dürfte wohl echt neuritisch oder auch tabisch bedingt sein. Differentialdiagnostisch sei bei den Neurosen der unteren Extremitäten noch einmal besonders auf spastische Paresen, die beginnende Tabes, die Chorea und besonders die Myotonie und die verschiedenen Formen des intermittierenden Hinkens hingewiesen.

Für die **Therapie** gelten dieselben Regeln, wie bei den Koordinationsneurosen der anderen Muskelgebiete, vor allem das Aussetzen der spezifisch schädlichen Beschäftigung.

Prognostisch sind die Neurosen im Bereich der unteren Extremität günstiger anzusehen, als z. B. der Schreibkrampf.

Literatur.

Chorea minor (infectiosa).

Literatur bis 1899 vollständig bei R. Wollenberg, Chorea. Nothnagels Handb. Bd. 12, Teil 2, Abt. 3 und Lewandowsky, Handb. 1912, Bd. 1; Strümpell, Lehrb. 1922. 22. Aufl. H. Oppenheims Lehrb. 7. Aufl. 1923.

v. Bókay, Dtsch. med. Wochenschr. 1911, Nr. 3. — A. Bostroem: Der amyostatische Symptomenkomplex. Berlin 1922. — Brissand, Chorée variable. Arch. de neurol. Tom. 8, 13 Juillet. — Bregmann, L. E., Neurol. Zentralbl. 1911, Nr. 22. — Brünings Dtsch. Ärztezeit. Nr. 11. — Collins und Abrahamson, Philadelph. med. Journ. Vol. 5. — Cramer und Tübben, Monatsschr. f. Psychiatr. u. Neurol. Bd. 38, Heft 6. — Czerno-Schwarz und Lunz, Jahrb. f. Kinderheilk. N. F., Bd. 60, Heft 5. — Demoor, Chorée mentale. Bull. de la soc. roy. des sciences et de Bruxelles 1901, 2 Juillet. — Donath, Zeitschr. f. d. ges. Neurol. u. Psychiatr. 1910, Heft 1. — Eichhorst, Med. Klinik 1911, Nr. 8. — Ewald und Witte, Berl. klin. Wochenschr. 1908, Nr. 2. — Fiermann, Inaug.-Diss. Jena 1918 (Lues congenita, hier Literatur). — Flatau, Germ., Münch. med. Wochenschr. 1912, Nr. 39 (Chorea luetica). — Förster, O., Volkmanns klin. Vortr. Leipzig 1904. — Frank, W., Chorea gravidarum. Inaug.-Diss. Kiel 1904. — Fröhlich, Th., Norsk Magaz. f. laegevidenskaben 4 R., 15. 9., p. 901. — Grober, J., Dtsch. med. Wochenschr. 1912, Nr. 18. — Heubner, O., Charité-Ann. 1911, Bd. 35. — Hohmuth, Wien. klin. Rundschau 1909, Nr. 32—37. — Hudovernig, Arch. f. Psychiatr. u. Nervenkrankh. 1903, Bd. 37. — Kleist, Psychische Störungen bei Chorea. Allg. Zeitschr. f. Psychiatr. u. psych.-gerichtl. Med. Bd. 64. — Koritkowski (b. Martin), Chorea gravidarum. Inaug.-Diss. Greifswald 1904. — Köster, G., Dtsch. med. Wochenschr. 1909, Nr. 1. — Laache, Fortschr. d. Med. Bd. 19, S. 325. — Macalister, Brit. med. Journ. 28. August 1909. — Marinesco (Traitement), Semaine méd. 1908, No. 47. — Mayr, Serumtherapie. Wien. med. Wochenschr. 1909, Nr. 23. — Meijers, Psychiatr. en neurol. Bladen 4, S. 281. — Oddo, Rev. neurol. Tom. 5. — Derselbe, Rev. méd. de neurol. de Paris 1900, Sekt. — v. Orzechowski, Arb. a. d. neurol. Inst. d. Wiener Univ. Bd. 16, S. 530. — Reichardt, Dtsch. Arch. f. klin. Med. Bd. 72, S. 504 u. f. — Rindfleisch, Chorea mollis. Dtsch. Zeitschr. f. Nervenheilk. Bd. 23, S. 143 u. f. — Schaps, Jahrb. f. Kinderheilk. 1904, Bd. 60, S. 29. — Schulz, Dtsch. Ärztezeit. Nr. 1—2. — Stewart, Edinburgh med. Journ. Vol. 5, Nr. 3. — Gilles de la Tourette, Chorea gravidarum. Semaine méd. 1899, Heft 39. — Derselbe, Rev. neurol. 1900, 8, p. 542. — Viedenz, Arch. f. Psychiatr. u. Nervenkrankh. Bd. 46, Heft 1. — Westphal, A., Wassermann und Malkoff, Berl. klin. Wochenschr. Nr. 29. — Derselbe, Med. Klinik 1912, Nr. 15. — Winter, Essex, Brit. med. Journ. 26. Sept. 1908.

Paramyoclonus multiplex.

Vollständige Literatur bis 1899 bei Wollenberg, Paramyoclonus multiplex. Nothnagels Handb. Bd. 12, 2. Hälfte, S. 175.

Bernard, Nouv. iconogr. de la Salp. p. 316. — Eajazarjantz, Obor. psich. 1901, Nr. 9. — Feindel, Arch. de neurol. Tom. 8. — Friedreich, Virchows Arch. f. pathol. Anat. u. Physiol. Bd. 56, S. 421. — Frohmann, Dtsch. Arch. f. klin. Med. Bd. 86, S. 349. — Gaussel, Nouv. iconogr. de la Salp. Nr. 5, p. 337. — Hänel, Journ. f. Psychol. u. Neurol. 1915, Bd. 21. — Heldenbergh, Semaine méd. 1899, 7 Juin. — Heß, Neurol. Zentralbl. 1908, S. 747. — Huchard et Fiessinger, Rev. de méd. 1905, p. 100. — Hunt, Journ. of nerv. a. ment. dis. Vol. 30, p. 408. — Klien, Monatsschr. f. Psychiatr. u. Neurol. Bd. 45, Heft 1. — Langdorn, Journ. of nerv. a. ment. dis. Sept. 1902. — Lundborg, Die progressive Myoklonieepilepsie. Upsala 1903. — Meinertz, Neurol. Zentralbl. 1904, Nr. 3, S. 101. — Murri, Progr. méd. 1902, Nr. 11—12. — Pfeifer, Monatsschr. f. Psychiatr. u. Neurol. Bd. 45. — Schultze, Fr., Myokymie. Dtsch. Zeitschr. f. Nervenheilk. Bd. 6, S. 65. — Unvericht, Die Myoklonie. Leipzig u. Wien 1891. — Westphal, A., Dtsch. Zeitschr. f. Nervenheilk. 1918, Bd. 58. — Derselbe und Sioli, Arch. f. Psychiatr. u. Nervenkrankh. Bd. 63, Heft 1.

Paralysis agitans.

Literatur bis 1898 bei Wollenberg, Paralysis agitans. Nothnagels Handb. Bd. 12, 2. Hälfte. — Lewandowsky, Handb. d. Neurol. 1912, Bd. 1.

Berkeley, Méd. News. Vol. 87, Nr. 23. — Bostroem (siehe oben), Lewy, F. H., Zeitschr. f. d. ges. Neurol. u. Psychiatrie 1921 u. 1922 und Monographie (Tonus) 1923.

— Bruns, L., Neurol. Zentralbl. Nr. 21, S. 978. — Camp, Journ. of nerv. a. ment. dis. 1914, Vol. 41. — Collins and Muskins, New York med. Journ. 1899, July 8. — Compin, Thèse de Lion Imper. roy. 1902. — Dana, Ch. L., New York. med. Journ. Nov. 1899. — Dyleff, Encéphale 1909, Nr. 7. — Erb, W., Paralysis agitans. Dtsch. Klinik. Wien-Berlin 1901, Bd. 5, Abt. 6. — Frank, D., Monatsschr. f. Psychiatr. u. Neurol. Bd. 8, Heft 3. — Frenkel (Heiden), Dtsch. Zeitschr. f. Nervenheilk. Bd. 14. — Gräffner, Berl. klin. Wochenschr. 1911, Nr. 38. — Gramegna, Riv. di patol. nerv. e ment. 1909, Tom. 14. — Hart, Journ. of nerv. a. ment. dis. Vol. 31, p. 177. — Hansen, H., Inaug.-Diss. Kiel 1903. — Karplus, Jahrb. d. Psychiatr. u. Neurol. Bd. 19, S. 171. — Klieneberger, Monatsschr. f. Psychiatr. u. Neurol. 1908, S. 37. — Köster, Dtsch. med. Wochenschr., Vereinsbeil. S. 160. — Krafft-Ebing, Wien. klin. Wochenschr. 1899, Nr. 2. — Kühl, Münch. med. Wochenschr. 1921. Nr. 68. — Lundborg, Hygiea Bd. 62. — Derselbe, Dtsch. Zeitschr. f. Nervenheilk. Bd. 27, S. 3 u. 4. — Derselbe, Neurol. Zentralbl. 1912, Nr. 4. — Markeloff, Neurol. Zentralbl. Bd. 28, Nr. 22. — Minkowski, Zeitschr. f. klin. Med. (Leyden-Festschr.) 1902. — Moriyasu, Arch. f. Psychiatr. u. Nervenkrankh. 1908, Bd. 44. — Müller de la Fuente, Dtsch. med. Wochenschr. 1909, Nr. 23. — Oppenheim, Journ. f. Psychol. u. Neurol. Bd. 1, S. 134. — Derselbe, Lehrb. 1913, 5. Aufl. — Derselbe, Dtsch. med. Wochenschr. 1905, Nr. 43. — Pfeiffer und Scholz, Dtsch. Arch. f. klin. Med. Bd. 63, Heft 3—4. — Raymond, Nouv. iconogr. de la Salp. Nr. 1, p. 1. — Reichardt, Dtsch. Arch. f. klin. Med. 1902. — Rocholl, Inaug.-Diss. Bonn 1904. — Ruhemann, Berl. klin. Wochenschr. Nr. 13. — Sanna und Salaris, Riv. di pathol. nerv. e ment. Vol. 10, p. 8. — Schwenn, Dtsch. Arch. f. klin. Med. Bd. 70, S. 193. — Seiffer, Neurol. Zentralbl. 1900, 12. Nov. — Sicard, Nouv. iconogr. de la Salp. Nr. 5, p. 377. — Steindl, Friedreichs Bl. f. gerichtl. Med. 1904, Nov.—Dez. — Vogt, C. und O., Sitzungsber. d. Heidelberg. Akad. d. Wiss., math.-naturw. Kl. Jahrg. 1919, 14. Abhandl. — Westphal, A., Med. Klinik 1912, Nr. 15. — Derselbe, Arch. f. Psychiatr. u. Nervenkrankh. 1919, Bd. 60. — Willige, H., Zeitschr. f. d. ges. Neurol. u. Psychiatr. Bd. 4, Heft 4. — Zingerle, Journ. f. Psychol. u. Neurol. 1909, Bd. 14. — Mendel, K., Paralysis agitans. Berlin 1911.

Tremor.

Busquet, Thèse de Paris 1904. — Charcot, Lec. de mardi (Freud) 1887—1888, Tom. 1, p. 444 u. f. — Freusberg, Arch. f. Psychiatr. u. Nervenkrankh. Bd. 6, S. 57. — Hüssy, Monatsschr. f. Kinderheilk., Orig. 1904—1905, Bd. 3. — Knoblauch, Klinik und Atlas. Berlin 1909, S. 372, Springer. — Kollarits, Dtsch. Zeitschr. f. Nervenheilk. 1910, Bd. 38, S. 438 u. f. — Salomonson, Dtsch. Zeitschr. f. Nervenheilk. Bd. 10, S. 243. — Steinhausen, Ref. Neurol. Zentralbl. 1907, S. 927. — Zappert, Monatsschr. f. Kinderheilk., Orig. Bd. 8, S. 143.

Lokalisierte Muskelkrämpfe und Tic-Krankheiten.

Ältere Literatur siehe bei W. Erb (Ziemssens Handb.), Bernhardt (Nothnagels Handb. Bd. 11, Teil 2), Eulenburg (Ebstein-Schwalbes Handb.) und Oppenheims Lehrb. Aufl. 1923.

Ausch, Spasmus nutans. Arch. f. Kinderheilk. Bd. 28, Heft 3—4. — Babinski, Neurol. Zentralbl. 1908, S. 888. — Curschmann, Hans, Tortikollis. Dtsch. Zeitschr. f. Nervenheilk. 1907. — Derselbe, Dtsch. med. Wochenschr. 1921, Nr. 6. — Bechterew, Zentralbl. f. Nervenheilk. 1901, S. 496 (Fazialistic). — Bernhardt, Fazialiskrampf. Neurol. Zentralbl. 1902, Nr. 15. — Becker, Reflexkontraktur des Medikumsgebiets. Dtsch. militärärztl. Zeitschr. 1904, Nr. 11. — Decroly, Epilepsia nutans. Journ. de neurol. 1904, Nr. 20. — Edsall, Tonische Krämpfe der Arme. Americ. Journ. of the med. sciences 1904, Dez. — Feindel et Meige, Arch. gen. de méd. 1901, Tom. 5, p. 60. — Frenkel, Rev. neurol. 1903, Nr. 12. — Graff, Torticoll. traumat. Dtsch. med. Wochenschr. 1900, Nr. 12. — Herz, M., Phrenokardie. Monogr. 1909. — Klien, Krampf der Schlundmuskeln. Dtsch. med. Wochenschr. 1904, Nr. 17. — Köster, Dtsch. Zeitschr. f. Nervenheilk. Bd. 15. — Kollarits, Tortikollis. Dtsch. Zeitschr. f. Nervenheilk. 1906 u. 1908, Heft 1—2. — Kouindjy, Nouv. iconogr. de la Salp. 1905, Nr. 2. — Malm, Allg. med. Zentralzeit. 1899, Nr. 64. — Maréchal, Journ. de neurol. 1899, 20 Mai. — Meige und Feindel, Maladie des tics. Progr. méd. 1901, p. 146. — Dieselben, Les tics et leur traitement. Monogr. Paris 1902 (siehe dort auch die zahlreichen anderen Arbeiten der beiden Autoren). — Meige, Cheilophagie. Journ. de neurol. 1903, Nr. 20. — Derselbe, Arch. de neurol. 1903, Tom. 15, p. 200. — Meyer, Allg. Zeitschr. f. Psychiatr. u. psych.-gerichtl. Med. Bd. 61, S. 212 (Tic impulsiv). — Mohr, Fr., Lewandowskys Handb. d. Nervenkrankh. 1911. — Newmark, Neurol. Zentralbl. 1903, Nr. 10. — Nogués et Sirol, Arch. de méd. 1898, 1 Juni. — Oddo, Marseill. méd. Journ. 1901. — Oort, Psychiatr. en neurol. Bladen 1907, Nr. 3. — Personali, Brit. med. Journ. 1899, 9 Sept. — Peritz, Induzierter

Tic. Neurol. Zentralbl. 1908, S. 45. — Raymond et Janet, Nouv. iconogr. de la Salp. 1899, Nr. 5. — Roemheld, Münch. med. Wochenschr. 1903, Nr. 3. — Scheiber, Wien. klin. Wochenschr. 1900 (Tortikollis). — Schwartze, Handb. d. Ohrenheilk. 1892, S. 458 (s. Tortikollis). — Sicard, Sitzungsber. i. neurol. Zentralbl. 1908 (Kravatte bei Tortikollis). — Speer, Münch. med. Wochenschr. 1921, Nr. 22. — Stamm, Arch. f. Kinderheilk. Bd. 32 (Spasmus nutans). — Steyerthal und Solger, Arch. f. Psychiatr. u. Nervenkrankh. Bd. 38, S. 949 u. f. — Still, Lancet 1905, p. 1754. — Stevens, Americ. Journ. of the med. sciences 1900, p. 119. — Thomsen, Brit. med. Journ. 1901, p. 736. — Vaschide, Gaz. des hôp. civ. et milit. 1907, p. 1179. — Weinstein, J., Med. Klinik 1909, Nr. 19 (Tortikollis). — Wernicke, Krampusneurose. Berl. klin. Wochenschr. 1903, Nr. 43. — Wood, Brocklyn. med. Journ. 1900, Nov.

Schreibkrampf und andere Beschäftigungsneurosen.

Ältere Literatur in den Abhandlungen von Bernhardt (Nothnagels Handb. Bd. 11, Teil 2), Eulenburg (Ebstein u. Schwalbes Handb.) und Oppenheims Lehrb. Aufl. 1923.

Böttiger, Schreibkrampf. Sitzungsber. d. Altonaer Ärztever. 1901. — Brissand, Schreibkrampf. Arch. gen. de méd. 1903, Nr. 37. — Cronbach, Telegraphenkrampf. Arch. f. Psychiatr. u. Nervenkrankh. Bd. 37, S. 243. — Curschmann, Hans, Myotonie und Beschäftigungsneurose. Berl. klin. Wochenschr. 1905, Nr. 37. — Donath, Wien. klin. Wochenschr. 1902, Nr. 8 (Klavierkrampf). — Meyer, Allg. Zeitschr. f. Psychiatr. u. psych.-gerichtl. Med. Bd. 61, S. 212. — Stadler, Münch. med. Wochenschr. 1903. — Tranjen, Berl. klin. Wochenschr. 1892. — Zabludowski, Volkmanns klin. Vorträge. N. F. 290/291.

Vasomotorische und trophische Erkrankungen.

Von

Hans Curschmann-Rostock.

Mit 6 Abbildungen.

I. Vasomotorische Neurosen.

Es ist üblich, wenn auch nicht eigentlich konsequent, in neurologischen Abschnitten die Neurosen des peripheren Kreislaufs scharf von denen des Herzens zu trennen. Die nervösen Störungen der Herztätigkeit (Tachykardie, Arrhythmie, sensible Neurosen usw.) werden im Rahmen der Herzerkrankungen dargestellt, die Gefäßneurosen dagegen im neurologischen Abschnitt als Unterabteilung der Neurosen. Dieser — wohl nicht mehr lange haltbare — Modus sei aus äußeren Gründen auch an dieser Stelle noch beibehalten.

Die gutartigen vasomotorisch-neurotischen Zustände sind ungemein vielgestaltig. Es ist nicht angängig, sie einer Unterform, etwa der Akroparästhesie, einzuordnen oder ihre Vielgestaltigkeit dieser einen Form gegenüber ungenügend zu berücksichtigen. Die Polymorphie dieser Störungen kommt am besten zum Ausdruck in der Aufstellung des vielgestaltigen Bildes der „vasomotorischen Ataxie" (Sohlis-Cohen, H. Herz), der „Koordinationsstörungen des Kreislaufs" (v. d. Velden) und vor allem in der Darstellung der „vasomotorischen Diathese", die H. Oppenheim zusammen mit derjenigen der Angstzustände gegeben hat.

Wenn nun auch zweifellos insbesondere bei dem psychisch feiner gearteten Teil unserer Patienten der Wechsel der vasokonstriktorischen und dilatatorischen Symptome, recht häufig mit sekretorischen Anomalien gemischt, kaum seltener ist, als die einfache, unkomplizierte vasokonstriktorische Akroparästhesie, so mag die letztere aus traditionellen Gründen den ersten Platz behalten.

Die vasokonstriktorische Neurose der Extremitäten (Akroparästhesie Fr. Schultze) ist häufig nur ein Symptom, nicht eine Krankheit für sich. Oft verschwindet sie ganz unter der Symptomenfülle einer Psychoneurose, die sie so häufig begleitet. Nicht selten ist sie aber doch die am meisten geklagte Störung; in solchen Fällen mag man sie als eine Neurose für sich auffassen.

Begriff. Die vasokonstriktorische Akroparästhesie äußert sich in anfallsweise auftretenden Schmerzen und Parästhesien, vor allem der Extremitätenenden (der Hände mehr als der Füße), als deren Ursache — auch wenn dies äußerlich nicht immer deutlich wird — Gefäßkrämpfe dieser Teile aufzufassen sind, die oft zur örtlichen Blutleere, meist mit Zyanose gemischt, führen.

Schultze, v. Frankl-Hochwart und Cassirer haben jene Form, bei der die sensiblen Erscheinungen allein oder überwiegend auftraten, für die häufigere gehalten und von der mit Synkope und Asphyxie verlaufenden Nothnagelschen Form ziemlich streng getrennt. Ich bin mit P. Moebius der Meinung, daß eine derartige Trennung kaum durchführbar ist, daß vielmehr zwischen beiden Formen nur graduelle Unterschiede bestehen.

Symptomatologie. Das Leiden ist, wie bemerkt, sehr häufig; die Frauen und Mädchen überwiegen bei weitem. Cassirer fand unter 90 eigenen Fällen nur 10 Männer, ich unter ca. 50 Fällen nur 7. Das erwachsene Alter, bei der Frau dasjenige zwischen Geschlechtsreife und Klimax, stellt das Hauptkontingent der Fälle. Jedoch bleiben Kindes- und Greisenalter nicht verschont: Mein jüngster Fall betraf ein 10jähriges Mädchen, der älteste eine 73jährige Frau. Stoeltzner beschreibt sogar das Auftreten des Leidens bei einem zweijährigen Kind. Ich glaube, daß das Leiden im ersten Jahrzehnt der Geschlechtsreife relativ am häufigsten ist und zur Zeit der Klimax wieder eine zweite starke Elevation erlebt. Auch Cassirer betont den Zusammenhang des Leidens mit dem weiblichen Sexualleben. Bei Männern überwiegt das jugendlich erwachsene Alter noch stärker; die Fälle jenseits des fünften Jahrzehnts erwecken meist den Verdacht der organisch bedingten, arteriosklerotischen Störung. Die Heredität spielt bisweilen eine disponierende Rolle. Sowohl spezielle „vasokonstriktorische" Familien habe ich gesehen, als allgemein angioneurotisch veranlagte. Diehl hat eine Familie beschrieben, in der Urtikaria, Erythrophobie, Herpes zoster, nervöse Ödeme und Angiospasmen mehrere Generationen befallen hatten. Allgemeine neuropathische Belastung ist bei unseren Patienten natürlich auch häufig. Regionäre Verschiedenheiten bestehen wahrscheinlich. Aus ihnen ist vielleicht zu erklären, weswegen Cassirer in Berlin die rein sensiblen Fälle, ich in Tübingen und Mainz die ausgesprochen vasokonstriktorischen Fälle so stark überwiegen sah. — Gewisse Berufe disponieren zweifellos zum Erwerben der Neurose, vor allem solche, die häufiges Arbeiten im kalten Wasser verlangen, also die Wäscherinnen und Dienstmägde. Weiter spielen, wie bei allen Formen der vasomotorischen Diathese, psychische Traumen und sexuelle Momente eine starke Rolle. Auch körperliche Unfälle können, wenn auch viel seltener, die Ursache des Leidens bilden. Bei den groben, naiven Kriegsneurosen haben vasokonstriktorisch-neurotische Symptome nur eine sehr geringe Rolle gespielt. In der großen Mehrzahl der Fälle bestehen psychisch-nervöse Symptome neben denjenigen einer allgemeinen „vegetativen Neurose".

Das Leiden äußert sich meist in Anfällen, die nachts oder gegen Morgen, bei manchen Personen nach Kältereizen oder (selten) auf psychische Insulte hin, auftreten. Die Patienten empfinden ziehende Schmerzen, kribbelnde, oder prickelnde Empfindungen in den Händen, besonders den Fingern. Bisweilen ziehen die Schmerzen in den Unterarm und können sogar den ganzen Arm beherrschen. Zu gleicher Zeit können ähnliche Empfindungen in den Füßen und Unterschenkeln einsetzen. Dabei besteht das Gefühl von Gedunsenheit und Schwere in den Extremitätenenden, die Beweglichkeit derselben ist mehr oder weniger stark vermindert, vom leichten „Klammwerden" bis zu tetanoider Steifheit, das Gefühl — an den Fingern zum mindesten — stark gestört. In manchen Fällen sind die Anfälle nicht streng symmetrisch, bevorzugen eine Extremität, z. B. eine Hand (man sei aber bei dauernd einseitiger Lokalisation vorsichtig mit der Diagnose der Neurose, oft verbirgt sich eine grob organische Affektion darunter!); nicht selten sind nur einige Finger befallen; in einem meiner Fälle wurden nur die Mittelfinger asphyktisch. Die Daumen bleiben meist verschont. In seltenen Fällen werden auch Nase, Ohrmuschel und Wangen betroffen.

Es gibt Fälle, in denen die Kranken uns nur die obigen Symptome schildern (auf die Anamnese des Patienten sind wir ja in Sprechstundenfällen meist allein angewiesen). Diese Fälle würden dem Schultzeschen Typus entsprechen. Weit häufiger habe ich die Fälle beobachtet, die im Sinne der Nothnagelschen Schilderung eine mehr oder weniger ausgesprochene lokale Synkope im Anfall schilderten: Die Hände und Füße werden eiskalt, gefühllos, weiß, von leichter bläulicher Blässe vor allem der Nägel und Fingerbeere bis zu ausgesprochenen „Leichenfingern". An den unteren Extremitäten nimmt die örtliche Blutleere oft noch größeren Umfang an: „Eiskälte bis zum Knie" verbunden mit völliger Taubheit ist die stereotype Schilderung solcher Kranker. Mit der Synkope sind noch mehr oder weniger heftige Schmerzen verbunden; sehr hohe Grade erreichen sie aber meist nicht. Die Sensibilität ist im Anfall für alle Gefühlsqualitäten (besonders natürlich für Kälte) in den blutleeren Partien und darüber hinaus stark vermindert; die Grenzen der Sensibilitätsdefekte sind unscharf, entsprechen dem Typus der ischämischen Hypästhesie nach Schlesinger. Dejerine und Egger u. a. haben allerdings Fälle beschrieben, in denen die Grenzen der Gefühlstörung rein radikulär erschienen und haben daraus auf eine primäre Irritation der hinteren Wurzeln geschlossen. Jedenfalls sind diese Fälle sehr selten und von diffusen Plexusneuralgien kaum abgrenzbar.

Neben dieser Schultzeschen und Nothnagelschen Form hat O. Rosenbach noch eine Form abgegrenzt, für die primäre Parästhesien mit sekundären vasomotorischen, bisweilen auch trophischen Veränderungen besonders der Finger charakteristisch sein soll. Bei seiner Schilderung fällt die schmerzhafte Beteiligung der Fingergelenke, die bisweilen zur Ankylose führte, auf. Ich glaube, daß diese Form, zumal sie auch meist bei postklimakterischen Frauen auftrat, kaum von einer milden deformierenden Polyarthritis, die ja auch mit vasomotorischen und trophischen Störungen verlaufen kann, abzugrenzen ist.

Die Dauer der typischen Anfälle ist verschieden, in manchen einige Minuten, eine Viertelstunde; in selteneren Fällen dauern sie — wenn unbehandelt — viele Stunden lang; meist wird es sich in solch schweren Fällen allerdings um Übergangsfälle zur milden chronischen Form des Morbus Raynaud handeln.

Die Anfälle repetieren, wie schon bemerkt, gewöhnlich nachts und morgens oder auf bestimmte Gelegenheitsursachen hin (Kälte, Schreck); seltener sind die Fälle, in denen sich die Attacken gleich gehäuften Petit-malanfällen ohne Anlaß und ohne bestimmte Intervalle tagelang häufen; ich habe das am ausgeprägtesten in Fällen von akut auftretender (und endender) vasokonstriktorischer Neurose in der Rekonvaleszenz Infektionskranker gesehen.

Bei dem — spontanen oder artifiziellen — Abklingen des Anfalls kommt es meist zu reaktiver Röte, Schwellung und subjektiver und objektiver Hitze, sowie oft zur Hyperhidrosis der betroffenen Teile; diese Symptome können hohe Grade erreichen und sind stets von allerlei sensiblen Beschwerden begleitet. Nicht ganz selten kommt es schon im Anfall zu einer (antagonistischen) Vasodilatation des Gesichts.

Körperliche oder nervöse Begleiterscheinungen pflegen in den zahlreichen leichteren Fällen zu fehlen, wenn nicht der Anfall Begleiterscheinung einer Phobie, des Schwindel- oder Migräneanfalls, eines hysterischen oder tetanischen Anfalls ist. In unkomplizierten Fällen sind die Beschwerden rein lokal beschränkte. Kardiale Symptome oder eine nennenswerte Beeinflussung des Blutdrucks bleiben aus, ebenso Veränderungen der Se- und Exkretion.

Der vasokonstriktorische Anfall kann nun aber — häufiger, als man früher annahm — weitere Gefäßgebiete, die des Kopfes und der inneren Organe befallen, sich mehr oder weniger generalisieren. Den Typus einer solchen generalisierten vasokonstriktorischen Neurose stellen die Fälle von **Angina pectoris vasomotoria** (Nothnagel) dar, die als relativ häufige und typische Form — ich habe in $3^1/_2$ Jahren 20 Fälle gesehen — eine besondere Besprechung erfordert. Die Kranken — ebenfalls meist Frauen und Mädchen — werden plötzlich, oft nachts und morgens, nach Kälteeinwirkungen, nach psychischen und sexuellen Traumen vom Anfall befallen. Hände und Füße „sterben ab", werden eiskalt und gefühllos; objektive Asphyxie und Synkope ist in solchen Fällen fast stets vorhanden. Zu gleicher Zeit kommt es zu einem schmerzhaften, drückenden oder brennenden, mit Todesangst verbundenen Gefühl in der Herzgegend. Vielfach besteht heftiges Herzklopfen. Der subjektive und objektive Zustand rechtfertigt durchaus den Vergleich mit der Angina pectoris vera. Die Radialis fühlt sich eng an, der Puls etwas gespannter, als normal; die Blutdruckerhöhung im Anfall pflegt allerdings bei Nichtarteriosklerotikern 20—25 mm Hg nicht zu überschreiten. Meist ist der Puls etwas beschleunigt, bisweilen aber auch deutlich verlangsamt; Arrhythmie habe ich nicht beobachtet.

Neben den anginösen Beschwerden habe ich in einem Viertel meiner Fälle typische Hemikranie mit Flimmerskotom, Nausea und Erbrechen gesehen. Weiter können streng halbseitige Amblyopie und halbseitige Ohrgeräusche mit Hörstörung und vestibulärem Schwindel auftreten. In letzteren Fällen habe ich in anfallsfreier Zeit intakte Gehörfunktion, bisweilen auch normale Vestibularisreaktion, bisweilen auch gesteigerten kalorischen Nystagmus gefunden. Es wurde in amblyopischen Fällen von einigen Autoren schon einseitiger Krampf der Arteria retinae ophthalmoskopisch festgestellt.

Auch Symptome allgemeiner Hirnanämie (Schwarzwerden vor den Augen, Ohnmacht) wurden im Anfall beobachtet. Schließlich kommen noch heftige krisenartige Schmerzen im Epigastrium dabei vor. Auch Polyurie und Polakisurie von sehr diluiertem Harn „urina spastica" können dazutreten. — Im Anfall trifft man bisweilen — unter meinen Fällen bisher etwa viermal — ausgesprochene Gefäßerweiterung des Kopfes und Gesichtes, wie man sie bei noch schwereren und ausgedehnteren Gefäßkrämpfen, z. B. denen des Splanchnikusgebietes bei Tabes und Bleikolik wesentlich häufiger findet.

Vasodilatatorische Phänomene (Dermatographie höheren Grades u. dgl.) sind überhaupt bei ausgesprochenen Fällen von vasokonstriktorischer Angina pectoris relativ selten.

Von differentialdiagnostischer Bedeutung ist die von mir beschriebene Angina pectoris vasomotoria bei Koronarsklerose, also echte Angina pectoris, die unter den gleichen Symptomen, wie die funktionelle Neurose verlaufen kann, aber stets bei älteren Leuten mit nachweisbarer Atherosklerose des Herzens und der Gefäße vorkommt. Die Anfälle sind oft von großer Heftigkeit und hinterlassen langdauernde, bisweilen bleibende Akrozyanose und -blässe. Der systolische Blutdruck im Anfall ist in diesen Fällen stets erheblich (auf ca. 180—200 mm) erhöht. In einigen meiner Fälle trat Mors subita ein. — Einseitige Hirn- und Extremitätengefäßkrämpfe bei Aortitis und Aneurysmen der Aorta sind von v. Schrötter, H. Herz, mir u. a. geschildert worden. Auch tabische und arteriosklerotische Bauchkrisen können wegen der heftigen antagonistischen Gefäßerweiterung an nervöse Angina abdominalis erinnern.

Den geschilderten Formen der peripheren oder allgemeinen vasokonstriktorischen Neurose steht nun als scharfer Gegensatz eine Gruppe von Fällen gegenüber, deren periphere Gefäßsymptome sie als **vasodilatorische Neurose** zu bezeichnen berechtigt. Sie ist die typische Kreislaufsneurose der Adoleszenten, der Jünglinge weit mehr als der Mädchen. Subjektiv überwiegen bei ihnen allerdings die Herzsymptome. Denn fast stets findet sich bei ihnen das „Cor juvenum", ein normal großes, aber abnorm anschlagendes Herz mit hebendem Spitzenstoß, mit reinen, stark paukenden Tönen, Neigung zur Tachykardie und nervöser, besonders respiratorischer Arrhythmie. Peripher zeigen solche Patienten sehr ausgebildetes Erregungs- oder Schamerythem der Brust, häufiges Erröten des Gesichts, oft ausgebildete Erythrophobie, starke Dermatographie, Injektion der Konjunktiva, recht häufig auch Urticaria factitia. Kurz, es entsteht das klinische Bild der „Sympathikotonie". Ätiologisch kommen vor allem sexuelle Einflüsse, in erster Linie die Masturbation, bisweilen auch psychische Potenzstörungen in Betracht. Ich kenne Fälle, in denen mit Heilung der Masturbation der ganze Symptomenkomplex sofort beseitigt wurde; an dem Kausalnexus ist demnach nicht zu zweifeln.

Eine ähnliche Fülle vasodilatatorischer Symptome weist neben dem Jünglingsalter nur noch das Klimakterium auf, nur daß hier doch der Wechsel mit angiospastischen Erscheinungen, trophischem Ödem, anginösen Herzbeschwerden u. dgl. größer zu sein pflegt, und das reine Bild der vasodilatatorischen Neurose nicht so aufkommen läßt. Dagegen kann beim Morbus Basedowii die ganze Fülle der eben geschilderten dilatatorischen Symptome auftreten; die Differentialdiagnose des Basedow mit der Herz-Gefäßneurose der Adoleszenten (bisweilen auch der Klimakterischen) ist ja auch bekanntlich besonders bei inkompletten Formen des ersteren Leidens oft ungemein schwierig.

Weit weniger gleichförmig als die eben geschilderten Formen, in denen entweder die angiospastischen oder angioparalytischen Symptome das Bild beherrschten, ist das Symptomenbild der als vasomotorische Ataxie geschilderten Fälle (Sohlis-Cohen, H. Herz). Ich halte sie im Gegensatz zu Herz für seltener, als die ersteren Formen, wenigstens bei dem Material der Kliniken und Spitäler. Die Regellosigkeit im Wechsel von spastischen und paralytischen und sekretorischen Symptomen ist hier die Regel. Einige Fälle der Herzschen und meiner Kasuistik mögen die Polymorphie dieser Affektion kennzeichnen:

H. Herz (Fall 4). Zuerst fieberlose Schüttelfröste, augenscheinlich allgemeiner Angiospasmus der Haut; Heilung durch Brom; später heftige Attacken von vasoparalytischem Kopfschmerz. In einem anderen Fall bestanden Menorrhagien mit Neigung zu Wallungen nach dem Kopf, „Leichenfinger", dabei „Magenkrämpfe", paroxysmal in bestimmten Intervallen auftretende Hautblutungen und ebenfalls paroxysmale profuse Diarrhöen sicher nervöser Natur. Die interessanten Fälle von antagonistischer Vasodilatation bestimmter Gefäßgebiete bei Vasokonstriktion anderer gehören auch hierher; bei Gefäßkrämpfen der Extremitäten und des Bauches ist Vasodilatation des Gesichts, wie schon erwähnt, nicht so selten. Besonders wichtig scheint mir die Beobachtung von H. Herz (Fall 10): Klopfender vasoparalytischer Kopfschmerz, Hyperämie der Papillen und Nasenschleimhaut bei Anämie und Kälte der Gesichtshaut; genau das Umgekehrte, Anämie der Papille, Verengerung der Netzhautarterien, Ohnmachtsgefühl bei enormer Hyperämie des Gesichts habe ich beobachtet; beide Beobachtungen sind klinische Bestätigungen der Experimentalbefunde Otfr. Müllers von dem Anatagonismus der Vasomotoren des Schädelinnern zu denen seiner Bedeckungen.

Bisweilen sollen die hyperämischen Zustände des Gehirns auch mit Meningismus, bisweilen mit Labyrinthsymptomen einhergehen. Sehr bemerkenswert sind auch die paroxysmale Anschwellung der Schilddrüse zusammen mit Tachykardie mit überwiegend vasodilatatorischen, aber auch angiospastischen Phänomen der Haut und allerlei psychischen Symptomen. Ich habe intermittierenden Exophthalmus mit Tremor und Tachykardie zusammen mit Bronchialasthma, einmal mit Ab- und Anschwellen von symmetrischen Lipomen beobachtet. Sehr merkwürdig und zum Teil nicht überzeugend sind die Schilderungen von Herz über die nervösen Plethora abdominalis, die angioparalytischen Leberkrisen und die paroxysmale Dilatation der Aorta, die mit Hämorrhoidalblutungen, Menstruationsanomalien u. a. m. in Verbindung gebracht werden.

In manchen Fällen wechseln schmerzlose tropische mit vasomotorischen Anfällen ab: Bei einer 50jährigen Dame meiner Beobachtung traten menstruelle Migränen, Colica mucosa und Hämorrhoidalblutungen, zyklotyme Depressionen, Angina pectoris et abdominalis vasomotorica (die seit der Klimax die Migräne substituiert) mit „Leichenfingern" auf; nach jedem Anfall Einreißen und Nekrose einiger Fingernägel.

Auch die Vereinigung und Abwechslung von angioneurotischem Ödem mit mannigfachen, sowohl dilatatorischen, wie konstriktorischen Attacken, mit Akrozyanose, periodischen Hautblutungen, permanenter Pigmentation u. a. m. ist beobachtet worden (Sohlis-Cohen).

Solche Kombinationen sind, wie man sieht, äußerst mannigfaltig; die Zahl der Variationen zu erschöpfen verbietet der Raum.

In ätiologischer Beziehung steht bei der vasomotorischen Ataxie die allgemein nervöse und besonders die vasomotorische ererbte Konstitution durchaus im Vordergrund. Fast alle diese Leute sind ausgesprochene Neuropathen; die Juden stellen augenscheinlich ein ganz großes Kontingent. Frauen werden häufiger befallen als Männer, aber nicht in dem Maße, wie bei den einfachen vasokonstriktorischen Neurosen. Die mit vasoparalytischem Kopfschmerz einhergehenden Formen finden sich sogar überwiegend bei Männern. Ätiologisch bedeutsam sind alle Momente, die an sich schon unter physiologischen Bedingungen vasomotorische und sekretorische Vorgänge veranlassen, Abkühlung, Überhitzung, starke Mahlzeiten, die eine Plethora abdominalis herbeiführen, vor allem aber auch Affekte Angst, Scham, Zorn usw. Von besonderer Bedeutung sind die typischen, chronischen Angstzustände, die Phobien in ihrer ganzen Mannigfaltigkeit, deren Objekt ja oft genug Vorgänge vasomotorischer, sekretorischer und exkretorischer Art sind (Erythrophobie, Angst vor dem Schweiß, nervöser Stuhl- und Urinzwang usw. usw.); H. Oppenheim hat eine Übersicht über seine Fälle von Angst mit vasomotorischer Diathese gegeben. Von eminenter Bedeutung sind schließlich geschlechtliche Dinge, sowohl normale Zustände (Pubertät, Klimax), als pathologische Veränderungen (Myome, Menstruationsstörungen), vor allem aber sexuelle Mißbräuche und Minderwertigkeiten (z. B. Onanie, Coitus interruptus, psychische Impotenz, verdrängte Perversionen usw.). Körperliche Traumen können ebenfalls — aber viel seltener — zur vasomotorischen Diathese führen; charakteristischerweise habe ich das nur bei Traumatikern der besseren Stände, speziell nach hochgradigem Schreck (Eisenbahnunfällen z. B.) gesehen. Unter den Kriegsneurotikern zeigten dementsprechend auch die Offiziere neben neurasthenischen Symptomen häufiger diejenigen der vasomotorischen Ataxie, während sie von den groben, bei den Mannschaften viel häufigeren Hysterieformen meist verschont blieben. Auch der „traumatische Neurotiker" der arbeitenden Klasse zeigte ja im Frieden nur selten vasomotorisch-diathetische Symptome. Gewisse Autointoxikationen und Vergiftungen (Gicht, rheumatische Diathese, Nikotin, Alkohol, Blei, Nitrite) können bisweilen zur vasomotorischen Ataxie führen.

Die **Pathogenese** ist im Grunde unklar, d. i. über die Art des Agens, das diese mannigfachen Umwälzungen auf vasomotorischem Gebiet verursacht, wissen wir nichts. Es liegt natürlich nahe, es als Produkt einer Störung der inneren Sekretion aufzufassen, zumal wir wissen, daß die Toxonosen der inneren Sekretion, z. B. die Tetanie, die Basedowsche Krankheit, die Akromegalie u. a. mit (sekundären) Vasokonstriktionen, neurotischem Ödem, vasodilatatorischen Anfällen, Sekretionsstörungen mannigfacher Art usw. verlaufen können, und weiter, daß Evolutions- und Involutionsstadien sowie andere organische und funktionelle Störungen der Geschlechtsorgane geradezu gehäufte und mannigfaltige vasomotorische Störungen im Gefolge haben. — Angriffspunkt dieses noch unbekannten Agens sind das vegetative Nervensystem und die vasomotorischen Bahnen und Zentren überhaupt. Untersuchungen solcher Fälle auf die pharmakologischen und sonstigen körperlichen Zeichen der Vagotonie und Sympathikotonie nach dem Vorgang der Wiener

Eppinger, Heß, Falta u. a. haben meist keine reinen Sympathiko- oder Vagotonien erkennen lassen, sondern gemischte Hypertonien oder auch das Fehlen hypertonischer Reaktionen (Cassirer, Verf.). Auch für die anscheinend deutlich sympathikotonische vasodilatatorische Neurose der Adoleszenten und der Klimakterischen fehlten nach meiner Erfahrung — im Gegensatz zum M. Basedow — die Zeichen der Sympathikotonie, insbesondere der Adrenalinüberempfindlichkeit (Mydriasis, Glykosurie usw.). Diese Untersuchungen haben also weder die vasomotorische Störung dieser Symptomenkomplexe auf eine bestimmte Formel bringen lassen, noch haben sie sichere Hinweise auf die Art etwaiger endokriner Genese erbracht. Cassirer möchte sogar die vielfach beobachteten endokrinen Symptome als den vasomotorischen koordinierte Produkte der „vegetativen Instabilität" auffassen, als deren Ursache er letzten Endes weit verbreitete, ererbte oder erworbene Übererregbarkeit verschiedener Abschnitte des vegetativen Systems ansieht. Die Frage ist bislang noch nicht spruchreif.

Nehmen wir nun an, daß durch die oben erwähnte (hypothetische) Störung der inneren Sekretion oder durch die konstitutionelle autonome Übererregbarkeit die Disposition zur vasomotorischen Neurose, d. i. eine abnorme Reizbarkeit (häufiger nach der Richtung der Vasokonstriktion) des Vasomotorensystems gegeben ist, so wird es verständlich, daß durch gewisse Gelegenheitsursachen, von denen manche geradezu spezifisch vasomotorisch wirken (z. B. Kälte, dysphorische Affekte auf die Vasokonstriktion, Masturbation auf die Vasodilatation usw.) vasomotorische Anfälle mannigfacher Art ausgelöst werden. Die Neigung eines Individuums z. B. zu lokalen Gefäßkrämpfen wird wesentlich plausibler, wenn wir bei plethysmographischer Untersuchung sehen, daß es auch im freien Intervall eine Veränderung seines Gefäßtonus mit starker Verminderung oder Verlust der normalen Gefäßreflexe, also wahrscheinlich eine dauernde Hypertonie (besonders in den schon physiologisch zur Synkope und Zyanose disponierten Extremitätenenden) aufweist (Verf.); auch wenn, wie die Untersuchungen von Simons gezeigt haben, diese Hypertonie und Gefäßareflexie keine absolut dauernde, sondern nur zeitweilige zu sein braucht.

Den Sitz der vasomotorischen Neurose sieht Cassirer bei der Schultzesche Form in den peripheren, sensiblen Haut- und Gefäßnervenendigungen, für die Nothnagelsche Form dazu noch in den gefäßverengernden peripheren Nerven (oder deren Ganglien); bei den generalisierten Formen ist neben einem örtlichen Reizungszustand aber doch eine zentrale Ursprungsstelle sehr in Betracht zu ziehen.

Verlauf und Prognose. Der Verlauf in den meisten Fällen ist ungemein chronisch; manche Patienten werden das Leiden während des ganzen Lebens nicht los. Meist, besonders bei reinen vasokonstriktorischen Neurosen bewegt sich das Leiden in regelmäßigem Crescendo und Decrescendo, im Herbst und Winter exazerbierend, in der wärmeren Jahreszeit abnehmend. Manche Fälle rezidivieren auf körperliche oder psychische Schädlichkeiten hin in unregelmäßigen — oft sehr langen — Intervallen; oft wechselt die Art der vasomotorischen oder sekretorischen Manifestation beliebig. Bisweilen endet die Menopause die vasomotorischen Anfälle oder verändert und mildert sie. Auch Geburten können günstig wirken, ebenso schwere akute Infektionskrankheiten. Es gibt auch ganz akute, nur wenige Anfälle erlebende Fälle; besonders in der Rekonvaleszenz von Infektionskrankheiten habe ich das gesehen. Relativ günstig erscheinen prognostisch (quoad valetudinem) auch die überwiegend psychogen ausgelösten Fälle, z. B. die Angina pectoris vasomotoria. Recht häufig sind sie einer suggestiven Heilung rasch zugänglich.

Wichtig und nicht immer leicht ist die Differentialprognose der echten Angina pectoris vasomotoria arteriosclerotica, des angiosklerotischen Kopfschmerzes und Schwindels usw., die oft tödlich enden. Die einfachen rein funktionellen Formen der vasomotorischen Neurosen geben natürlich quoad vitam stets eine günstige Prognose. Die Frage, ob die vasomotorischen Neurosen mit ihren abnormen und häufigen Kaliberschwankungen, Spasmen usw. zur echten Arteriosklerose disponieren, ist noch nicht sicher zu beantworten, wenn sie auch von manchen Autoren glattweg bejaht wird. Katamnesen an größerem Material fehlen noch. H. Oppenheim hat allerdings einige Fälle mitgeteilt, die die direkte Entstehung der Arteriosklerose aus vasomotorisch-neurotischen Störungen langer Dauer sehr wahrscheinlich machen. Auch ich habe nicht selten frühzeitigen Arteriosklerosen eine lange Periode vasomotorischer Ataxie,

bisweilen mit Neigung zur Hypertonie vorausgehen sehen. Eine Erwerbsbeschränkung kann durch vasomotorische, speziell vasokonstriktorische Anfälle
ganz direkt veranlaßt werden (z. B. bei Künstlern und Feinhandwerkern).
Zur Invalidität wird es wohl nie kommen.

Therapie. Die Prophylaxie der Anfälle hat vor allem gewisse disponierende
oder auslösende Momente zu vermeiden oder zu tilgen, z. B. Kälte und Nässe,
Zugluft, oder auch Überfüllung des Magens und Verstopfung, oder gewisse
Gifte (Nikotin, Alkohol), des weiteren die psychischen Agents provocateurs,
die Anlässe zur Auslösung der begleitenden Phobie, die psychischen Traumen
(Erregungen, Überanstrengungen), vor allem aber die sexuellen Momente. Mit
Aussetzen der Coitus interruptus habe ich nach vieljährigem Üben desselben
sofortige Heilung einer generalisierten konstriktorischen Neurose gesehen; die
Heilung der Masturbation pflegt auf die vasodilatatorische Neurose der Jünglinge ungemein günstig zu wirken. Bei Klimax oder Amenorrhöe verwende
man Ovarialpräparate, bei Verdacht einer latenten Tetanie Kalziumsalze.
In manchen Fällen von vasomotorisch-trophischer Ataxie sah ich von Thyreoidin
Günstiges. Von medikamentösen Mitteln — sedativen und tonisierenden —
sind sonst Arsen, Eisen, Brom und Baldrianderivate der Versuchs wert. Von
Digitalis ist nichts zu erwarten. Besonders muß ich mit H. Herz das Chinin
in Lösung oder Pillen (0,2 dreimal täglich) empfehlen; es wirkt oft vorzüglich.
In allen psychogen ausgelösten Fällen ist die suggestive Behandlung, die Aufklärung und Beruhigung und die Eliminierung gewisser Schädlichkeiten von
der größten Wichtigkeit und oft von momentanem und bleibendem Erfolg.
Bisweilen hat man auch in solchen Fällen gute Erfolge von der Hypnose gesehen.
Hydriatische Prozeduren — heiße Teilbäder bei angiospastischen Zuständen —,
andere Wasseranwendungen zur allgemeinen Tonisierung sind empfehlenswert.
Besonders gut haben sich mir die Zwei- oder Vierzellenbäder bewährt. Auch
Stauung oder Saugung nach Bier ist mit Erfolg angewendet worden.

II. Raynaudsche Krankheit.
(Symmetrische, angiospastische Gangrän.)

So häufig die vasokonstriktorische Akroparästhesie, so relativ selten ist
das Leiden, das man als deren schwerste Steigerung auffassen kann, die sym metrische Gangrän. Sie äußert sich in anfallsweise auftretenden, enorm
schmerzhaften Gefäßkrämpfen der Körperenden (meist der Extremitäten, seltener des Gesichts), die zur lokalen Blutleere, oft zur Asphyxie
und nach kürzerer oder längerer Zeit, nach einem oder vielen Anfällen zur Gangrän an den betroffenen Teilen, und zwar weit häufiger
kleinerer Hautteile, Nägel usw., als ganzer oder partieller Gliedabschnitte führen können.

Fälle von symmetrischer Gangrän waren schon Autoren des 18. Jahrhunderts
bekannt; Raynauds Verdienst ist es jedoch, 1862 durch seine zusammenfassende, sichtende Schilderung die Krankheit für die weitere Ärztewelt „entdeckt" zu haben.

Die Krankheit ist selten; ihr Auftreten zeigt regionäre Verschiedenheiten.
In Tübingen z. B. war sie relativ häufig, in Mainz konnte ich in neun Jahren
nur sechs Fälle beobachten, in Berlin scheint sie nach Berichten aus der Oppenheimschen Poliklinik auffallend häufig zu sein. Das Leiden soll das weibliche
Geschlecht häufiger befallen als das männliche; Cassirer gibt für ersteres
62,9%, für letzteres 37,1% an; bei meinem Material war das nicht der Fall,
zufällig überwogen bei ihm die Männer, die besonders die schweren Fälle stellten.

Jedenfalls tritt die Prädilektion der Frauen nicht so scharf hervor, wie bei der gutartigen vasokonstriktorischen Neurose.

Das mittlere und jugendliche erwachsene Alter stellt das größte Kontingent (vorausgesetzt, daß man das Leiden scharf von der senilen und diabetischen Gangrän abgrenzt). Der eine Gipfel der Morbidität liegt zwischen dem 20. und 50. Jahre, der andere im ersten Quinquennium (Cassirer); man hat symmetrische Gangrän auch schon bei Säuglingen beobachtet (Cassirer, Beck, Rivet); der jüngste Fall war ein Kind von sieben Wochen (Reiß). Über die Morbidität der Greise ist wegen der Verwechslung mit den Prodromen der senilen Gangrän schwer Sicheres anzugeben; die ältesten sicheren Fälle waren 77 Jahre alt.

Ätiologie. Von ätiologischen Momenten sind mannigfache Schädlichkeiten beschrieben worden. Es ist sicher, daß Arbeiten in Nässe und Kälte zur Krankheit disponiert; auch das Erwerben von Frostbeulen (Perniones) soll die Raynaudsche Krankheit vorbereiten helfen. Dabei ist aber zu berücksichtigen, daß auch Perniones nur eine bestimmte Auswahl konstitutionell Disponierter (Anämische, Vasomotoriker usw.) treffen. Die Konstitution spielt denn auch bei der Erwerbung der symmetrischen Gangrän die Hauptrolle; sie kann entweder eine speziell vasomotorische oder allgemein neuropathische sein. Beide Formen der Disposition können auch familiär und hereditär auftreten; auch ich habe zwei Mitglieder einer „Raynaudfamilie" beobachtet. Nékam beschrieb eine Familie, in der die Raynaudsche Krankheit von beiden Eltern auf sechs Kinder zugleich mit Hyperkeratose vererbt wurde. Morbus Basedow scheint relativ häufig in der Familie von Raynaudkranken vorzukommen (Cassirer). — Weiter sollen gewisse Gifte ätiologisch in Betracht kommen, vor allem Blei, Quecksilber und Ergotin. Auch körperliche Traumen werden beschuldigt, sowohl grobe, einmalige Verletzungen (Schäffler, Heß u. a.), als häufig repetierende gewerbliche Insulte; ich sah z. B. das Leiden bei einem Feinmechaniker, der sich häufig kleine Abschürfungen und Verbrennungen an den Fingern zugezogen hatte. Auch nach akuten Infektionskrankheiten, die, wie wir sahen, bei manchen die Neigung zu Gefäßkrämpfen hinterlassen, kann Morbus Raynaud auftreten, z. B. nach Typhus, Fleckfieber, Erysipel, Malaria, Influenza u. a. m. Auch die — ebenfalls vasomotorisch so bedeutsamen — psychischen Insulte (Schreck, Angst, Kummer), weiter vorzeitige Cessatio mensium, Nephritis und hereditäre Lues sollen in manchen Fällen in Betracht kommen. Auch Tuberkulose (besonders der Knochen und Blase) wird sicher zu Unrecht beschuldigt (Guillain und Phaon). Oft genug fehlt aber neben der konstitutionellen Bereitschaft jedes ursächliche Moment.

Symptomatologie. Symptomatologisch kennzeichnen die Anfälle den echten Morbus Raynaud. Trotzdem die Schilderung Raynauds heute etwas schematisch erscheint, gibt es doch Fälle, die die folgenden Phasen des vasomotorisch-trophischen Insults gut erkennen lassen: I. das Stadium der reinen arteriellen Vasokonstriktion, die örtliche Synkope, II. das Stadium der örtlichen Asphyxie oder Zyanose, häufig zusammen mit regionärer, fleckförmiger Hyperämie und III. das Stadium der Gangrän.

Die lokale Synkope setzt oft ganz akut, bisweilen auch nach allerlei sensiblen Prodromen ein. Die Finger, meist nicht alle, sondern nur ein oder zwei, und an ihnen besonders die Nagelphalangen (in seltenen Fällen auch die Nase, das Kinn, eine Zungenhälfte (v. Hoeßlin), die Ohrläppchen usw.), werden leichenblaß, eiskalt und völlig gefühllos für alle Empfindungsreize, seltener sind sie partiell hyperästhetisch. Zugleich mit der spastischen Blutleere treten heftige Schmerzen in den befallenen Gliedabschnitten auf und strahlen oft in die betreffende Extremität hinauf. Meist verläuft der Anfall ohne Störung des

Allgemeinbefindens und ohne Fieber. Bisweilen sind aber Angina pectoris-ähnliche Beklemmungen, hemikranischer Kopfschmerz, vorübergehende halbseitige Amaurose (durch Spasmus der Art. retinae) und psychische Störungen verschiedener Art, endlich auch leichte Temperatursteigerungen beobachtet worden (H. Herz, Cassirer, Verf. u. a.). Diese weitere Ausbreitung der Vasokonstriktion mag an der von Hnatek beobachteten Blutdrucksteigerung auf 180 mm Hg im Anfall schuld sein; die Verengerung der Strombahn der Fingerarterien genügt dazu natürlich nicht. Die Dauer der lokalen Synkope ist verschieden, meist recht kurz, nur minutenlang, seltener eine bis mehrere Stunden während. In leichten, chronisch beginnenden und verlaufenden Fällen kann nun auf die Synkope unter Verschwinden der Schmerzen und dem Gefühl der Erleichterung eine reaktive Hyperämie und Wärme in den betroffenen Teilen eintreten und damit der Anfall beendet sein; man kann in solchen Fällen von abortiven Anfällen reden; sie sind übrigens gar nicht so selten.

In den typischen schweren Fällen folgt der Synkope sofort die lokale Asphyxie: Unter Zunahme des Schmerzes, der sich zu rasenden Paroxysmen steigern kann, werden die noch eben leichenblassen Teile zyanotisch vom leichten Blaurot bis zum dunklen Schiefergrau; dabei sind die betreffenden Akra gedunsen glänzend, fühlen sich prall an. Neben der dunklen Verfärbung finden sich meist auf dem Handrücken fleckweise hyperämische, heiße Stellen. Bisweilen findet sich — besonders in leichten, chronischen Fällen — ein buntes Durcheinander verschiedener asphyktisch-zyanotischer, blasser und hyperämischer Stellen; dabei sind Nagelbett und Fingerbeere nicht selten am blassesten. Die Asphyxie kann kürzer oder bisweilen sehr lange, bis viele Tage lang anhalten. Bisweilen tritt sie auch ohne vorausgehende Synkope ein.

Mit diesem Stadium der mehr oder weniger reinen Asphyxie endet der Raynaudsche Anfall nun ebenfalls in nicht wenigen chronischen, leichteren Fällen; er kann auch in die Cassirersche Form, die Akrocyanosis chronica übergehen, wie ich das in einigen Fällen gesehen habe. In den schweren Fällen schließt sich aber direkt die Gangrän an. Die Gangrän betrifft nun — das sei ausdrücklich gegenüber den aus den Lehrbuchabbildungen geschöpften Anschauungen bemerkt — in den weitaus selteneren Fällen die ganzen von der Synkope betroffenen Extremitätenabschnitte, also z. B. ein oder mehrere Fingerglieder oder deren Spitzen, sondern meist nur relativ kleine Flecken, am häufigsten der Fingerbeere. Es entwickelt sich entweder eine trockene Schrumpfung und totale Schwarzfärbung (Mumifizierung) kleiner Hautpartien, die dann demarkiert und abgestoßen werden, oder es entsteht eine mit hämorrhagischer Flüssigkeit gefüllte Blase, die aufplatzt und ein nekrotisches Geschwür hinterläßt. Bisweilen — besonders in den häufigen leichten chronischen Fällen — entwickeln sich nur kleine und kleinste Gangränfleckchen, die mit Hinterlassung einer kleinen, eingezogenen, punktförmigen Narbe enden; jeder dieser punktförmigen Narben an der Fingerbeere des Kranken bedeutet dann einen Anfall. In einigen Fällen ist jeder Anfall von einer partiellen Nagelnekrose begleitet. In den wesentlich selteneren Fällen — den ersten Fällen Raynauds z. B. — werden aber auch größere Partien auf einmal gangränös, z. B. ganze und im Laufe der Zeit alle Finger, die Ohrläppchen, die Zehen, die Brustwarzen, die Nase, die Penisspitze, die Zungenspitze, Lippen, Kinn usw. In sehr seltenen Fällen hat man auch Gangrän des ganzen Fußes, des Unterschenkels oder großer Hautpartien des Rumpfes gesehen. In letzteren Fällen besteht Verwandtschaft mit dem multiplen neurotischen Hautgangrän. Nicht stets tritt die Gangrän symmetrisch und gleichzeitig auf, nicht selten liegen zwischen dem Absterben der symmetrischen Teile Wochen und Monate; in einem etwas atypischen Fall sah ich Mutilation des linken Ohrläppchens und Helix $1-1\frac{1}{2}$ Jahr nach Gangrän des rechten. Allerdings komplettiert sich in fast allen typischen Fällen die trophische Störung mit der Zeit zum symmetrischen Absterben.

Diese Form des Leidens bietet nun in ihren leichteren, chronisch beginnenden Fällen fließende Übergänge zu der erwähnten Cassirerschen Form, der Akrocyanosis chronica anaesthetica (Nothnagel, Souza und Leitz). Das Leiden ist in Südwestdeutschland zweifellos häufiger als die mit grober Gangrän verlaufenden Fälle; die Mehrzahl meiner Fälle näherten sich der Cassirerschen Form, nur daß der sich entwickelnden stationär bleibenden Zyanose doch anfangs Anfälle von Synkope, allerdings meist ohne besondere Schmerzen vorausgegangen waren. In manchen dieser Fälle war die Akrozyanose nur im Winter meist sehr permanent vorhanden, während sie im Sommer nachließ, ähnlich, wie in einem Falle von Naunyn. Die typischen Cassirerschen Fälle entbehren, wie bemerkt, sowohl der schmerzhaften Anfälle, als der nachfolgenden Gangrän; man könnte deshalb versucht sein, sie nicht der echten Raynaudschen Krankheit zuzuzählen, wenn nicht die oben charakteristischen häufigen Übergangsfälle dafür sprächen.

Als eine besondere Gruppe hat Cassirer die Akroasphyxia hypertrophica herausgehoben, Fälle, in denen neben der dauernden schmerzlosen, mit Kälte einhergehenden Zyanose der Akra, starke dauernde Schwellung der Weichteile derselben vorhanden ist; diese Schwellung bleibt jahrelang bestehen und hinterläßt im Gegensatz zum Ödem keine Dellen bei Fingerdruck. Leute, die sowohl mit Kälte, als mit Alkohol viel zu tun haben, scheinen zu dieser seltenen Krankheit, die von früheren Untersuchern bisweilen fälschlich als Akromegalie angesprochen wurde, besonders disponiert (Kollarits, Sternberg u. a.). Übrigens hat das Leiden auch nichts mit Syringomyelie oder Neuritis zu tun, wenn auch bei beiden ähnliche Veränderungen zusammen mit „Glanzfingern" und anderen trophischen Hautstörungen häufig vorkommen. Akroasphyxie bei älteren Kindern (verbunden mit allgemeiner Nervosität und elektrischer Übererregbarkeit der motorischen Nerven) beschrieb Kartje.

Die weitere Symptomatologie der typischen Fälle des Morbus Raynaud zeigt — außerhalb der Anfallszeit — eine Reihe trophischer Veränderungen. Es kann zu chronischer Glätte, Härte, glänzender Beschaffenheit der Haut, z. B. der Finger kommen, weiter zur allmählichen Verjüngung der Endphalangen mit und ohne Veränderung des Nagels; auch die Gelenke können betroffen werden, es entwickeln sich Ankylosen, Kontrakturen, kurz es kann das Bild der Sklerodaktylie in optima forma entstehen, dem dann erst später die Gangrän folgt (Weber). Es ist dies eine Form des Morbus Raynaud, die fast unmerklich in die lokalisierte Form der Sklerodermie übergeht. Die Knochen, besonders der Fingerenden leiden schon frühzeitig; das Röntgenbild zeigt Usurierung, Rarifizierung der Spongiosa, Defekt der Nagelphalanx u. a. m. (P. Krause, Arning, Blezinger u. a.). Diese Knochenveränderungen beschränken sich nicht auf die distalen Teile, sondern sind bisweilen in größerer Ausdehnung nachweisbar; sie sollen sich auch zurückbilden können (Phleps).

Sensible Störungen dauernder Art sind, abgesehen von den gangräneszierten Partien, im freien Intervall nicht konstant vorhanden; sowohl Hypästhesien, als Hyperästhesien kommen vor; sie betreffen fast stets nur die vasomotorisch-trophisch geschädigten Partien und nicht bestimmte Nerven- oder Segmentgebiete; dissoziierte Empfindungsstörungen kommen nur äußerst selten vor; hier liegt aber die Möglichkeit der Verwechslung mit Syringomyelie vor.

Die Motilität der vom Anfall betroffenen Extremitätenteile leidet natürlich beträchtlich; im Intervall zeigen nur die mit dauernden trophischen Veränderungen einhergehenden Fälle Bewegungsstörungen.

In einigen wenigen Fällen wurden Muskelatrophien (z. B. der kleinen Handmuskeln) verschiedenen Grades mit qualitativer oder auch nur quantitativer Veränderung der elektrischen Reaktion beobachtet. Erklentz z. B. beschrieb Amyotrophie des rechten Beines bei Morbus Raynaud.

Sphinkteren, Sehnen-, Periost- und Hautreflexe pflegen nicht zu leiden.

Die mechanische und elektrische Erregbarkeit der motorischen Nerven fand ich stets normal; bisweilen wurde idiomuskuläre Übererregbarkeit konstatiert.

In seltenen Fällen fand man organische Herzleiden und Arteriosklerose, sowie luetische Herzgefäßerkrankungen bei Morbus Raynaud; in letzterem Falle soll antiluetische Behandlung günstig gewirkt haben. Typische Blutveränderungen scheinen dem Leiden nicht zuzukommen.

Die Genitalfunktion (Potenz, Menstruation) wird meist nicht beeinträchtigt.

Von sekretorischen Symptomen sei die ziemlich häufige Hyperhidrosis genannt, weiter die seltenen Fälle von Hämoglobinämie und Hämoglobinurie (Cassirer, Rietschel u. a.), von intermittierenden Blutungen aus Nase, Blase und Genitalien (v. Criegern), von intermittierender Albuminurie (Barri), Glykosurie, intermittierender Achylia gastrica (Friedemann). Bisweilen wurden „Urina spastica" im Anfall oder auch dauernder Diabetes insipidus beobachtet.

Von Komplikationen der symmetrischen Gangrän oder — richtiger — von Krankheiten, die mit mehr oder weniger ausgesprochener symmetrischer Gangrän verlaufen, sind eine ganze Reihe zu nennen. Die meisten seien als Folgen einer groben Gefäßstörung, eines spinalen oder zerebralen Leidens bei der Differentialdiagnose aufgeführt. Nur die Sklerodermie bedarf einer besonderen Besprechung: Wie schon bei der Sklerodaktylie bemerkt, so kann auch die allgemeine oder die symmetrische Sklerodermie mit allen Zeichen der Raynaudschen Gangrän verlaufen. Mutilationen ganzer Endphalangen habe ich bei vorgeschrittener, mit starker allgemeiner Hautveränderung und Kachexie einhergehender Sklerodermie gesehen. Noch häufiger sind die schon beschriebenen kleineren Gangränflecken und -punkte auch bei der Sklerodermie. In solchen Fällen figuriert die — meist nicht symmetrische — Gangrän nur als Symptom der Sklerodermie. Auch die Komplikation des dieser Krankheit so nahe stehenden Gesichtsschwundes mit symmetrischer Gangrän habe ich gesehen.

Wie die Sklerodermie, kann übrigens auch die Raynaudsche Krankheit mit Morbus Basedowii oder Hypothyreoidismus verlaufen (Tompson, Bret und Chalier). Auch Übergänge in die Erythromelalgie sind besonders bei den chronischen, hypertrophischen Formen der Asphyxsie und Gangrän beobachtet worden. Addisonsche Krankheit als Komplikation wurde ganz vereinzelt beobachtet (Petges und Bonin). Cassirer beschrieb einmal intermittierende Parotis- und Tränendrüsenschwellung im Anfall. Derselbe Autor sah einige Male die Kombination von Raynaud und Erbscher Muskeldystrophie.

Weiter sei bemerkt, daß es ebenfalls fließende Übergänge zwischen der Nothnagelschen Form der vasokonstriktorischen Akroparästhesie und den leichteren chronischen Fällen des Morbus Raynaud gibt; in solchen Fällen kann es jahrelang unklar bleiben, welcher von beiden Angioneurosen der Fall zuzurechnen ist. Auch unter dem Bilde der polymorphen vasomotorischen Ataxie (H. Herz) sind solche Übergangsformen beschrieben, die nach jahrelangen rein angioneurotischen Anfällen trophische Veränderungen vom Typus des leichten Morbus Raynaud erleben; ich erinnere an den Fall meiner Beobachtung, der jahrzehntelang mannigfache vasomotorische Zustände, Migräne, Angina pectoris vasomotoria usw. durchgemacht hatte und seit der Menopause nach jedem vasokonstriktorischen Anfall Nagelnekrosen erleidet.

Psychische Störungen bei Morbus Raynaud-Kranken sind relativ häufig, Monro schätzt sie auf $4^{1}/_{2}\,^0/_0$ der Fälle. Es werden Chorea, Epilepsie, Neurasthenie und Hysterie (letztere recht häufig) als Syndrome beschrieben. Auch Psychosen verschiedener Art können das Leiden begleiten. Ich sah eine Patientin, die in jedem zyklothymen Anfall einen Raynaudanfall erlitt. Peri odische Verstimmung vor dem Anfall soll nach Cassirer nicht ganz selten sein.

Über den Zusammenhang des Morbus Raynaud mit der arteriosklerotischen und namentlich angiospastischen Dysbasie sei später die Rede, ebenso über die senile und diabetische Gangrän.

Differentialdiagnose. Die Differentialdiagnose des Morbus Raynaud gegenüber der Sklerodermie, der vasokonstriktorischen Neurose und der vasomotorischen Ataxie zu besprechen, erübrigt sich nach dem oben Gesagten. Bezüglich der Sklerodermie sei nur bemerkt, daß in den meisten Fällen Mutilationen erst auftreten, wenn der sklerosierende Hautprozeß schon allgemein und an Teilen, die der Synkope nicht ausgesetzt waren (Gesicht, Brust, Oberarme) ausgebreitet ist; die Gangrän kann also in solchen Fällen nur als Symptom der Sklerodermie aufgefaßt werden. Bei der Sklerodaktylie weist der weitere Verlauf, die fast nie ausbleibende spätere Beteiligung des Gesichts an dem Sklerom, auf die richtige Diagnose hin. Schwierig ist bisweilen die Differentialdiagnose bei der senilen und diabetischen Gangrän: Die letzteren treten im Gegensatz zum Morbus Raynaud fast nur an den unteren Extremitäten, aber selten symmetrisch, bisweilen ohne wesentlichen Schmerz, aus kleinen Anfängen langsam sich vergrößernd auf (also genau umgekehrt, wie beim Morbus Raynaud, wo nach Anämisierung größerer Bezirke meist nur kleine Gangränstellen resultieren). Außerdem sind die zuführenden größeren Arterien (z. B. die Art. dorsal. pedis, poplitea usw.) bei der senilen Gangrän fast niemals verschont, sondern zeigen dauernd entweder Fehlen des Pulses oder hochgradige Verminderung bei sklerotischem Rohr. Das Verschwinden der größeren Arterien kommt aber bei Morbus Raynaud kaum je, und dann nur im synkopischen Anfall vor (H. Herz).

Daß die senile Gangrän bzw. ihre asphyktische Vorstufe bei Sklerose und Verlust der Pulse der Arteria dorsalis pedis auch streng symmetrisch auftreten kann — eine Erschwerung der Differentialdiagnose —, zeigte mir der Fall eines 75jährigen Mannes mit Asphyxie beider Nagelglieder der großen Zehen; es erfolgte einstweilen Heilung.

Die Differentialdiagnose gegenüber der embolisch bedingten Gangrän, z. B. bei ulzeröser Endokarditis, die bisweilen auch streng symmetrisch auftreten kann, ist angesichts der bestehenden fieberhaften Infektion, des Herzbefundes und des Fehlens prämonitorischer Gefäßkrämpfe nicht schwierig; nur das Momentbild, wie ich es z. B. in einem Fall sah: Gangrän der Nasenspitze, Gangränflecken beider Wangen und beider Ohrläppchen, ähnelt dem Morbus Raynaud. Auch die anderen Formen der embolischen Gangrän sind in ihrem schweren einmaligen Insult mit Gangrän größerer Extremitätenabschnitte leicht von der symmetrischen Gangrän abzugrenzen.

Die arteriosklerotische Dysbasia intermittens führt zwar auch zu heftigen, krampfartigen Schmerzen; dieselben treten aber meist nach motorischen Leistungen auf, sind nie von totaler Synkope oder Asphyxie begleitet und zeigen dauernden Verlust der zuführenden Fußpulse — alles das im Gegensatz zum Morbus Raynaud. Die rein angiospastische Form der Dysbasie (Oppenheim) führt zwar zur Vasokonstriktion, aber meines Wissens nicht zur vollständigen Asphyxie und nie zur Gangrän.

Die Mutilationen von Fingergliedern (seltener Zehen) bei Syringomyelie der Morvanschen Form und Hämatomyelie können zwar auch symmetrisch auftreten, entbehren aber meist der vorausgehenden angiospastischen Anfälle und verlaufen fast immer schmerzlos. Daß von manchen Autoren Kombinationen von Syringomyelie und Raynaud angenommen wurden, sei hier erwähnt. Ganz vereinzelt wurde auch bei Tabes, Tumoren des Rückenmarks, Meningomyelitis luetica und Neuritis raynaud-ähnliche Gangrän beschrieben. Die leprösen Mutilationen machen ebenfalls als Teilerscheinungen eines schon fortgeschrittenen Aussatzes keine diagnostischen Schwierigkeiten. Bisweilen können auch gewisse chronische Gelenkerkrankungen, vor allem die beginnende Polyarthritis chronica deformans (Heinr. Curschmann), mit trophischen Störungen, z. B. der Nägel beginnen. Der spätere Verlauf der Gelenkerkrankung schließt dann aber bald eine symmetrische Gangrän aus.

Als Kuriosum sei endlich die angeblich hysterische Imitation einer paroxysmalen Akrozyanose erwähnt (Sonques); der Fall wurde durch eine drastische Suggestion geheilt.

Pathologische Anatomie. In reinen Fällen sind Gehirn und Rückenmark normal oder annähernd normal gefunden worden. Die Veränderungen an den peripheren Nerven, echte Neuritis, Perineuritis, bloße Degeneration u. a. sind wohl kaum pathogenetisch bedeutsam, sondern eher als sekundäre oder koordinierte Symptome der lokalen Ernährungsstörung und sekundärer Infektion aufzufassen. Arterien und Venen werden oft intakt gefunden; es wurden aber auch allerlei Veränderungen, Endarteriitis und Endophlebitis der periphersten Gefäße (Dehio), auffällige Wucherung der Intima, Thrombosen, Dilatation der Venen und — relativ selten in reinen Fällen — echte Arteriosklerose gefunden. Auch diese Erscheinungen können ebensowohl koordinierte Teilerscheinungen der allgemeinen Gewebsveränderung, als kausale Prozesse bedeuten. Die Veränderungen der Haut entsprechen denen der chronischen Asphyxie und Gangrän. Veränderungen von seiten des Herzens und der Aorta sind bei jugendlichen Personen sehr selten gefunden worden, bei älteren Individuen sind atheromatöse und degenerative Veränderungen nicht eindeutig. Die Knochen der befallenen Teile (vor allem Hände) erwiesen sich, wie schon oben ausgeführt wurde, im Röntgenbild als meist verändert.

Grobe Veränderungen an den sympathischen Halsganglien (zur Nekrose führende Degeneration von Ganglienzellen und entzündliche Reaktion des ektodermalen und mesenchymalen Zwischengewebes) hat neuerdings Staemmler beschrieben.

Pathogenese. Die eigentliche Ursache der Krankheit bzw. ihrer vasomotorischen und trophischen Störungen ist noch unklar. Wie bei der gutartigen vasokonstriktorischen Neurose (und schließlich jeder Form der vasomotorischen Ataxie) muß man auf ein unbekanntes Agens rekurrieren, das — ähnlich wie das grobtoxische Ergotin — eine dauernde, aber je nach äußeren und endogenen Einflüssen wechselnde Reizbarkeit der vasomotorischen und trophischen Zentren und Bahnen — wahrscheinlich recht ubiquitär — hervorruft, die sich bei Erreichung einer gewissen Reizschwelle in Gefäßkrampf und sekundärer Gangrän entlädt. Die Art dieses Agens ist völlig unbekannt. Die zahlreichen äußeren und inneren Gelegenheitsursachen (z. B. Traumen, Frost, Infektionen) können höchstens auslösend wirken; wenn sie die ganze Kausalität ausmachten, müßte doch die Raynaudsche Krankheit enorm viel häufiger sein, als sie in Wirklichkeit ist. In Analogie zu den vasomotorischen Störungen bei gewissen Störungen der inneren Sekretion bei Hyper- und Hypothyreoidismus, bei Hypophysiserkrankungen, bei paratyrheogenen Erkrankungen (Tetanie) ist man natürlich versucht, irgend eine Störung der inneren Sekretion und ihre Wirkung auf Sympathikus und Parasympathikus zu vermuten. Auf Grund klinischer und anatomischer Erfahrungen hat man aber bisher noch kein Recht, mono- oder pluriglandulären Störungen irgend eine kausale Bedeutung beizumessen. — Andersartige Einwirkungen toxischer, bakterieller oder endogener Art als einheitliche Ätiologie der symmetrischen Gangrän anzunehmen, ist wenig plausibel. Die Mutterkorntheorie ist jedenfalls unbewiesen und unwahrscheinlich; es gehört immer wieder die vasomotorische Disposition dazu. Staemmler nimmt an, daß die von ihm gefundenen Veränderungen in den sympathischen Ganglien einen Reizzustand in diesen und eine Übererregbarkeit der Peripherie und damit die vasomotorischen Reizerscheinungen des M. Raynaud hervorrufen.

Die Frage, warum es bei M. Raynaud auf einen einfachen, oft nicht langdauernden und nicht kompletten Gefäßverschluß durch Krampf zur Gangrän kommt, möchte ich nicht nur aus der „dyskrasischen" Konstitution des Individuums, sondern auch aus den peripheren vasomotorischen Störungen selbst erklären. Wir müssen, da unter normalen Umständen ziemlich langdauerndes Abbinden der Hauptgefäße nicht mit der Reaktion der

Gangrän beantwortet wird, bei unseren Kranken eine gewisse „Opportunität zur Nekrose" (im Sinne Virchows) und zwar lokaler Art zur Hilfe nehmen. Diese ist nun dadurch gegeben, daß schon vor den eigentlichen Anfällen, bzw. in den Intervallen, die arterielle Ernährung der Akra eine ungenügende ist. Dies läßt sich dadurch zeigen, daß die plethysmographischen Reaktionen der Arterien an den erkrankten Gliedern mancher Kranker, oft auch im Intervall, fehlen (Verf.). Da dies auch bei Kindern und Jugendlichen der Fall ist, bei denen nicht die Gefäßreflexe tilgende Arteriosklerose schuld sein kann, so müssen wir eine dauernde Tonusveränderung der Arterien, wahrscheinlich spastischer Art, annehmen. Daß diese in Gemeinschaft mit der Asphyxie vorbereitend Ernährungsstörungen der Akra, also eine „Opportunität zur Nekrose" schaffen kann, ist sehr wahrscheinlich. Wenn nun derartig zur Nekrose vorbereitete Teile durch kompletten krampfhaften Arterienverschluß, wenn auch nur kurzer Dauer, der Ernährung ganz beraubt werden, ist wohl einzusehen, daß sie nun der Gangrän anheimfallen. An dieser Auffassung kann auch der Umstand nichts Prinzipielles ändern, daß A. Simons durch sehr häufige Pletysmographie der betreffenden Patienten feststellte, daß die Gefäßreflexe nicht dauernd, sondern immer nur zeitweise fehlen. Auch wenn eine permanente Vasokonstriktion und Reaktionslosigkeit also nicht bestehen, so scheinen doch längerdauernde Zustände dieser Art ungemein häufig und zur Erklärung der „Opportunität zur Nekrose" wohl auch schon hinreichend. — Die intensive Wirkung der Asphyxie als trophische Schädigung hat übrigens Noeßke dadurch bewiesen, daß er durch Inzision und Entleerung des gestauten, asphyktischen Blutes und nachfolgende Saugung die Krankheit heilte, die Gangrän vermied. Die Saugung allein, dies sei ausdrücklich bemerkt, genügte nicht dazu.

Prognose und Verlauf. Die Prognose quoad vitam ist in den unkomplizierten Fällen (ohne Sklerodermie) wohl stets gut, quoad valetudinem aber immer mit Vorsicht zu stellen. Es gibt ja Fälle — nach meiner Erfahrung die selteneren —, die nach einem oder wenigen Anfällen mit mehr oder weniger Gangrän rezidivfrei ausheilen. Häufiger sind die chronischen Fälle, die sich über Monate, Jahre und selbst Jahrzehnte erstrecken. Meist sind es — wie schon bemerkt — die leichteren Erkrankungen, die lange Zeit nur vasomotorische und keine trophische Veränderungen erzeugen, die später kleine und kleinste Gangränstellen erleben; es sind dies Fälle, die fließende Übergänge zu der stets chronischen Akrocyanosis anaesthetica und Akroasphyxie, mit Schwellung zeigen. Diese chronischen Fälle pflegen in Exazerbationen im Winter und Remissionen in der warmen Jahreszeit zu verlaufen. Die Erwerbsfähigkeit für feinere Handwerkstätigkeit, Schreibarbeit u. dgl. kann hochgradig gestört werden; einen Ziseleur sah ich invalid werden. In leichten Fällen ist der Einfluß auf die Arbeitsfähigkeit aber sehr gering.

Therapie. Die Therapie hat einerseits die Prophylaxe, andererseits das örtliche Leiden zu berücksichtigen.

Die Prophylaxe hat in dem Vermeiden der Erkältung, Durchnässung, lokaler Traumen, auch der Überanstrengung der Hände und Füße zu bestehen, und für möglichst gleichmäßige Erwärmung derselben zu sorgen.

Der allgemeinen Kräftigung gelten weiter tonisierende Maßnahmen und Medikamente, Arsen, Eisen, Aufenthalt im Süden, Ableitung auf den Darm durch Karlsbader, Kissinger oder Marienbader Wasser. Gegen die Vasokonstriktion wurde Chinin vor allem empfohlen (H. Herz) (Chinin. muriat. 2,0 : 180 dreimal 1 Eßl., noch besser in Pillen). Die Nitrite (Amylnitrit, Natr. nitrosum, Nitroglyzerin) sind viel verwendet und empfohlen worden, entbehren aber oft des Erfolges. Sohlis-Cohen rühmte Nebennierenpräparate, andere Thyreoidin, von dem ich keine Erfolge sah. Das von H. Herz empfohlene Kokain möchte ich wegen nicht seltener Idiosynkrasie widerraten. Erwähnt sei auch der Alkohol, mit dem ein Patient Cassirers seine Anfälle kupierte. — Von lokalen Prozeduren seien einfache heiße Bäder, solche mit Senf, Salz u. a. Zusätzen genannt; gut haben sich mir elektrische (galvanische) Bäder (zwei oder vier Zellenbäder) bewährt. Auch vorsichtige Massage ist in leichteren chronischen Fällen indiziert.

Die Biersche Stauung mittels Binden hat Cassirer befriedigende, mir negative Erfolge ergeben. Dagegen scheint die von H. Noeßke angegebene Therapie sehr der Nachahmung wert: Noeßke entleert durch feine Inzisionen, z. B. der Fingerbeere das zyanotische dunkle Blut aus dem asphyktischen Glied und saugt dann mittels Saugglocke unter Anwendung eines Wasserstrahlgebläses von 10—15 cm Hg. Unter dieser mehrere Tage fortgesetzten Therapie sah er Asphyxie und Synkope rasch schwinden und erzielte Heilung. Neuerdings hat man in einigen Fällen mit periarterieller Sympathektomie Erfolg erzielt, in anderen aber auch Mißerfolge.

III. Sklerodermie (Scleroderma adultorum).

Die Sklerodermie, zuerst von Thirial 1845 beschrieben, ein nicht gerade seltenes und regionär augenscheinlich sehr verschieden verteiltes Leiden, betrifft, wie die primäre vasomotorische Neurose und die chronische Arthritis deformans, vor allem das weibliche Geschlecht; Kaposis Fälle betrafen zu $^3/_4$ Frauen, unter meinen Fällen der generalisierten Form überwogen gleichfalls die weiblichen. Alle Altersstufen werden befallen. Wenn auch das mittlere Alter, 3.—5. Jahrzehnt, die meisten Fälle stellt, so ist das Leiden auch im Greisenalter und noch mehr bei Kindern nicht allzu selten; mein ältester Fall war 73 Jahre alt, der jüngste 7 Jahre (im Beginn des Leidens 5 Jahre). Auch bei Säuglingen und Neugeborenen soll Sklerodermie beobachtet worden sein (Skl. congenita). Cassirer nimmt an, daß alle Kreise und Berufe gleichmäßig befallen werden.

. **Begriff.** Auf der Höhe der Krankheit findet sich eine mehr oder weniger symmetrische Verhärtung und Verdünnung der fest auf ihrer Unterlage fixierten Haut; neben der Haut atrophieren (und indurieren zum Teil) Unterhautzellgewebe, Muskeln, Fett, Gelenkapparat und Knochen. Man unterscheidet zwischen symmetrischer und allgemeiner und fleckförmiger Sklerodermie. Im Verlauf aller Formen entwickelt sich auffallend häufig eine allgemeine, nicht selten bis zur Kachexie fortschreitende Ernährungsstörung, das Endergebnis geht also weit über eine trophische Neurose der Haut und des Bewegungsapparates heraus und kennzeichnet sich als allgemeine ,,sklerodermische Dystrophie'' (Hans Curschmann).

Ätiologie. In der Ätiologie spielt die spezielle Heredität eine gewisse, aber nur kleine Rolle; allgemeine neuropathische vasomotorische und rheumatische Heredität ist entschieden häufiger. Als ursächliche Momente hat man allerlei Infektionen, Typhus, Influenza, Erysipel, auch Tuberkulose und Lues u. a. m. beschuldigt. Erkältungen, Durchnässungen, vor allem das Wohnen in kühlen, feuchten Räumen, weiter rheumatische Erkrankungen wurden als Ursachen angesehen; bei letzteren liegt wohl eher eine Verwechslung mit den ersten Symptomen des Leidens vor. Man hat das Leiden auch in Gravidität und Wochenbett einsetzen sehen; ich sah es einige Male mit Beginn der Klimax anfangen. Auch Traumen wurden in einigen Fällen als Ursache der allgemeinen Sklerodermie aufgefaßt; so sehr sie für die lokale Sklerodermie in Frage kommen mögen, so wenig scheinen sie mir ätiologisch für die erstere Form bedeutsam. Die Entstehung durch heftige psychische Traumen (Erregungen, Kummer) scheint dagegen durch eine Reihe drastischer Fälle beglaubigt (Lewin, Heller u. a.). Über die Entstehung sekundärer Sklerodermie oder sklerodermieähnlicher Hautatrophien bei andersartigen Nervenleiden, Gelenkaffektionen usw. wird später die Rede sein.

Symptomatologie. Man hat drei Stadien der Sklerodermie trennen wollen:
I. das harte Ödem, II. das Stadium indurativum, III. das Stadium
der eigentlichen Atrophie. Noch mehr, als bei dem Morbus Raynaud,
kann man aber sagen, daß der Verlauf der Krankheit dies Schema selten einhält. Vor allem gilt das von dem Stadium des harten Ödems, das sicher ganz
inkonstant auftritt, jedenfalls ziemlich selten dem Arzt zu Gesicht kommt. Ich
habe es nur vereinzelt gesehen; in der Vorgeschichte meiner Fälle war es selten
zu eruieren. Auch das indurative und atrophische Stadium gehen ganz eng
ineinander über und nebeneinander her, so daß ihre Trennung meist Schwierigkeiten macht. Dem I. Stadium geht in manchen Fällen ein Prodromalstadium
mit allgemein nervösen und rheumatischen Beschwerden voraus. Außerdem
beschrieben Ehrmann, Rusch u. a. universelle oder umschriebene Erytheme
als Prodrom der Sklerodermie.

Die häufigste Form, die progressive, annähernd symmetrische Sklerodermie hat nun meist folgenden Verlauf: Meist langsam und schleichend, seltener
akut entwickeln sich — bisweilen nach Vorausgang einer der oben genannten
ätiologischen Faktoren — fleckweise am Gesicht, auf der Brust, an den Extremitäten, an den Händen, speziell den Fingern oft diffus Verhärtungen und Farbe-
veränderungen der Haut. Wo das Ödem auftritt, erscheint es oft ganz akut:
Gesicht, Hals, die obere Rumpfpartie, Arme und Beine schwellen an und werden
hart, so daß nur anfangs der Fingerdruck noch eine leichte Delle erzeugen kann.
Dabei schwellen die Augen nicht zu (wie bei dem gewöhnlichen Ödem). Die
Faltbarkeit der Haut wird bald ganz aufgehoben, die normalen Furchen und
Faltenbildung verschwindet. Der Ausdruck wird durch das Verschwinden der
Mimik starr. Die Farbe der Haut braucht noch keine besondere Veränderung
nach der Richtung der Pigmentierung zu erleiden; Wechsel zwischen Röte und
marmorner Blässe ist die Regel. Auf diese Weise kann — da keine unförmige,
sondern eine mehr konzentrische Schwellung stattfindet — bei jugendlichen
weiblichen Personen Kopf, Hals und Arme das Aussehen wie bei einer dicken
Puppe erhalten. Dies ödematöse Stadium kann rasch zurückgehen, es ist aber
auch jahrelanges Persistieren desselben beobachtet worden.

Der ganze Typus des Patienten verändert sich nun erheblich, wenn das
Stadium indurativum et atrophicum — in dem wir die Kranken gewöhnlich
sehen — beginnt. Nun treten zugleich mit zunehmender Härte der Haut Veränderungen der Farbe, Pigmentverlust und -anhäufung hervor; die Induration
kann fleckförmig, sogar ziemlich scharf wallartig begrenzt oder auch diffus
sich ausbreiten; die Hände und die Akra des Gesichts zeigen meist das letztere
Verhalten. „Die Haut springt mäßig vor oder ist häufiger flach oder etwas
eingesunken, an der Oberfläche meist glatt oder seltener mit gerunzelter, dünn-
schuppiger Epidermis bekleidet, speckartig glänzend, oder (seltener) fahlweiß,
wachsartig oder wie Alabaster oder rosa bis braunrot, manchmal mit Sommer-
sprossen ähnlich, von weißen pigmentlosen Punkten und Flecken und gelben
bis dunkelbraunen Pigmentflecken (bis zum Bronzeton) besetzt" (Kaposi).
Die harte Haut haftet fest auf der Unterlage, ist nicht in Falten abhebbar.
Sie ist verkürzt, zu eng geworden: Sie fixiert die Gesichtsmuskeln, hemmt die
Mimik, das Öffnen des Mundes, das Spiel der Nasenflügel, weniger das Schließen
und Öffnen der Augen. Auch die Bewegungen der Extremitäten speziell der
Hände und Finger leiden. Schließlich geraten sie durch den Zug der schrumpfen-
den Haut in Beugekontrakturen. Auch am Hals und Brust habe ich das in
einem Falle gesehen, in dem das Kinn auf die Brust fixiert und eine Kyphose
der Wirbelsäule erzeugt wurde. Bisweilen ziehen sich auch, „wie von einem
subkutanen, strammen Bande angezogen" (Kaposi), tiefe, harte Furchen
durch die Haut (Abb. 1).

Die Blutversorgung leidet sowohl permanent — durch Erkrankung, aber auch durch Kompression der Gefäße —, als durch die in diesem Stadium häufigen Gefäßkrämpfe, besonders der Finger. Synkope und Asphyxie sowohl im Beginn, als auch auf der Höhe der Krankheit sind häufig. Aber auch erythromelalgische Zustände hat man bei Sklerodermie beobachtet (Bruns). Besonders oft findet man im Gebiet der sklerodermischen Veränderung kleinere Teleangiektasien, vor allem im Gesicht. Die Temperatur ist meist kühl; es besteht auch subjektives Kältegefühl der erkrankten Teile. Die Sensibilität ist nur unwesentlich oder gar nicht geschädigt. Die Schweiß- und Talgsekretion ist nur wenig vermindert; ich habe sogar Hyperhidrosis der Finger gesehen; nicht selten kommt es aber auch zur Anhidrosis, während die Funktion der Talgdrüsen nur in wenigen Fällen aufgehoben war. Auch trophische Störungen der Haut, besonders Panaritien und Paronychien, Geschwüre an der Ohrmuschel, kommen relativ oft vor. Bisweilen kommt es zu raynaud-ähnlicher Gangrän und Mutilation von Endgliedern. Selten sind starke Desquamation und Blutungen in der Haut. Oft kommt es zum Haarausfall, seltener zum Verlust der Zähne. Nagelveränderungen sind ungemein häufig, besonders bei Sklerodaktylie.

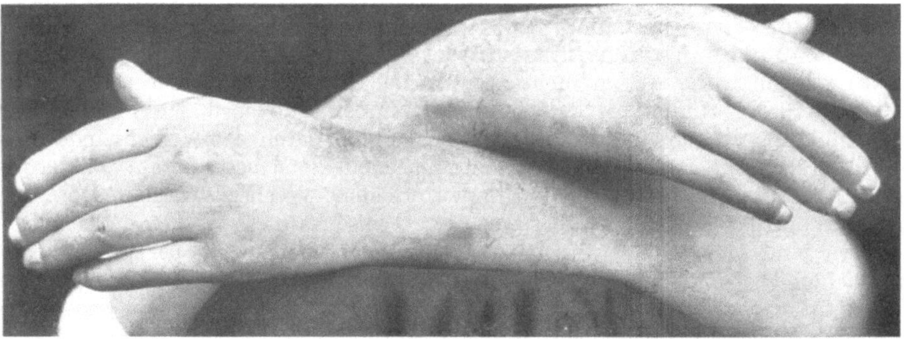

Abb. 1. Sklerodermie mit Sklerodaktylie der rechten Hand. (Leipziger Med. Klinik.)

Oft tritt nun schon während der Entwicklung der Induration gleichzeitig Atrophie einzelner Partien auf. Bisweilen erfolgt auch noch in diesem Stadium — relativ häufig bei Kindern (Tomasczewski) — Heilung. Meist aber folgt langsam und stetig die Atrophie.

Diesem Stadium gehören die meisten klinisch bekannter werdenden Fälle an. Das Bild solcher Kranken ist nun höchst charakteristisch: Das Gesicht ist in toto verkleinert, besonders die Akra sind geschrumpft; die Nase ist im Knorpelteil verjüngt und verkürzt, so daß die Nasenlöcher sichtbar werden; die Lippen sind gleichfalls durch Atrophie verkürzt, sie bedecken die Zahnreihe nicht mehr völlig. Dabei ist die Beweglichkeit der Kiefer — durch Summation von Hautfixation und Muskelatrophie — vermindert; die Lider sind verkürzt, abnorm gespannt, die Augenspalte verkleinert; Lidschluß ist aber meist möglich. Das Kinn tritt durch Schrumpfung zurück; wird bisweilen durch Kontraktur auf die Brust gezogen. Überall liegt die seidenpapierdünne, furchenlose, glatte, oft glänzende Haut fest dem unterliegenden Gewebe auf; zugleich mit der Atrophie der Haut und Weichteile nimmt oft die Pigmentierung zu. Kurz es kann sich ein förmlicher Mumienkopf entwickeln. In ähnlicher, wenn auch meist geringerer Weise atrophiert die Haut des Halses, der Brust, des Rückens und der Extremitäten; an den letzteren pflegt die indurative Atrophie sogar am stärksten ausgebildet zu sein, am Bauch und Gesäß am relativ seltensten und geringsten. Nicht ganz selten äußert sich die symmetrische Sklerodermie auch abortiv insofern, als einzelne symmetrische Gliedabschnitte dauernd besonders stark befallen werden, während Gesicht und Stamm kaum merklich beteiligt sind. Relativ häufig scheinen allein die Unterschenkel in der unteren Hälfte, mit oder öfter ohne Erkrankung der Füße, genau im Bereich der Prädelektionsstellen der Ulzera und des Ekzema varicosum cruris zu erkranken, bisweilen mit starker Beteiligung der Gelenke. Die Erkrankung der letzteren kann an den Händen ganz besonders hervortreten und zu schweren Ankylosen und Kontrakturen, zugleich mit Veränderungen der Nägel führen, auch wenn am übrigen Körper der Prozeß noch wenig fortgeschritten ist. Solche Fälle können auch mit Raynaudsymptomen und Mutilationen verlaufen. Man hat sie als Sklerodaktylie gesondert (Abb. 1), eine ebenso wie die Sklerodermie

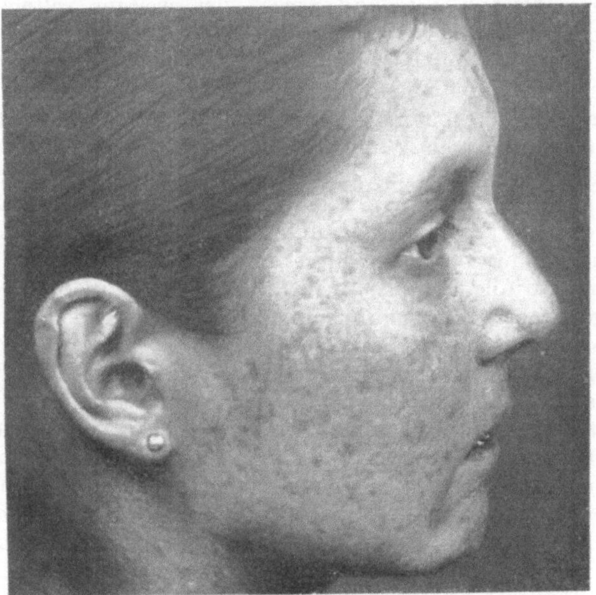

Abb. 2.   Sklerodermie mit Schrumpfung der Nase, der Lippen und des Kinns, Pigmentationen und Vitiligo.   (Leipziger Med. Klinik.)

der Unterschenkel relativ häufige Form, sicher häufiger als die ausgebreitete symmetrische oder gar die diffuse Form des Leidens.

Daß die Sklerodaktylie fließende Übergänge zur symmetrischen Gangrän zeitigt, wurde schon bemerkt. Auch an der Wirbelsäule können Knochenschwund und schwere Gelenkveränderungen auftreten, die zum Bilde der Wirbelsteifigkeit führen (Verf.). Die Atrophie der Muskeln — so verdünnt dieselben auch erscheinen — geht doch meist mit leidlich erhaltener grober Kraft einher (soweit nicht die Beweglichkeit durch Kontraktur gehemmt ist). Selbst an dem „Mumienmenschen" Grassets habe ich mich von einer überraschenden Kraft des Bizeps z. B. überzeugen können. Es gibt allerdings Fälle, in denen die Myosklerose sehr hervortritt und sogar an Intensität und Ausbreitung die Hautveränderungen übertreffen kann (Cassirer, Rosenfeld u. a.). In solchen Fällen finden sich auch quantitative und qualitative Veränderungen der elektrischen Erregbarkeit. Nach Cassirer sind Muskelveränderungen bei Sklerodaktylie besonders häufig. Atrophische Prozesse an den Knochen, besonders zunehmende Verjüngung und Verkürzung der Endphalangen bis zur allmählichen völligen Resorption hat man oft bei dieser Form gesehen und zu Unrecht als selbständige Krankheit „Akromikrie" (Stembo) beschrieben. Auch disseminierte Atrophie und Osteosklerose wurde beobachtet (Cassirer). Hypertrophische Prozesse, besonders des Periosts, sind selten. Die sehr häufige Mitbeteiligung der Gelenke (am häufigsten der Finger) wurde bereits erwähnt.

Auch die Schleimhäute, besonders des Mundes (Zunge, Zahnfleisch, Gaumensegel) werden nach Kren ziemlich häufig von Atrophie und Induration befallen, seltener die des Larynx, der Konjunktiven, des Ösophagus und der Vagina.

Während nun die meisten Fälle eine symmetrische Prädilektion der Erkrankung (Kopf—Brust—Extremitäten) zeigen, ist der bereits erwähnte „homme momie" Grassets, ein dünner, brauner, vertrockneter Zwerg, das Prototyp der diffusen Sklerodermie, der weitaus seltensten Form des Leidens. Die geschilderten Veränderungen der Haut, des Unterhautzellgewebes, der Muskeln, Knochen und Gelenke haben hier alle oder fast alle Körperteile ergriffen; besonders die Pigmentierung ist stark entwickelt. Dabei kann man in Anbetracht der Intaktheit der vegetativen Funktionen, der relativen Leistungsfähigkeit und des relativen Wohlbefindens dieser lebenden Mumien von einer malignen Kachexie, wie sie bei dem äußerlich ähnlich pigmentierten Morbus Addison nie ausbleibt, nicht reden. Natürlich werden solche Geschöpfe schon wegen ihrer durch Fixation der Atmungsmuskeln und Gelenke verminderten respiratorischen Funktion leicht interkurrenten Erkrankungen der Atmungswege erliegen. Auf alle Fälle ist die Krankheitsdauer dieser und auch der mit geringer ausgebreiteter Sklerodermie einhergehenden Kachexien eine viel längere als die des Morbus Addison der typischen Form.

Im Gegensatz zu dieser Form ist die fleckförmige Sklerodermie (Sklerodermie en bandes, Morphea) eine harmlose Abart des Leidens. Sie tritt oft vereinzelt in länglichen Streifen, runden Flecken verschiedener Form und Größe auf. Anfangs sind diese indurierten Partien leicht erhaben, später sinken sie — atrophierend — unter das Niveau der Körperhaut. Die Flecken selbst sind entweder entfärbt, blaß (besonders im Zentrum) oder haben — häufiger — einen gelblichen bis bräunlichen Ton, besonders nach der Peripherie zu; sie sollen öfters von einem rötlichen oder violetten Streifen umgeben sein („lilac Ring"). Die Härte der Haut nimmt nach dem Zentrum hin zu, hier ist sie auch der Unterlage fest adhärent, nicht abhebbar. Oft hat sie einen eigentümlich transparenten, an Speckschwarte erinnernden Glanz. Die verschiedenen Phasen der Entwicklung sollen auch der fleckförmigen Sklerodermie zukommen; es ist aber zu bemerken, daß das ödematöse Stadium bei ihr noch inkonstanter ist, als bei der symmetrischen Sklerodermie und daß der Übergang des indurativen Stadiums in das atrophische sich häufig enorm rasch vollzieht. In zwei von mir beobachteten Fällen entwickelte sich die Affektion bis zur ausgesprochenen Atrophie in wenigen Wochen. Die übrigen Symptome der diffusen Sklerodermie, die Kälte, Trockenheit, das Versiegen der Talg- und Schweißsekretion, das Ausfallen der Haare, bisweilen auch der Nägel, befallen auch die fleckförmige Form. Bezüglich der Form und Lokalisierung ist von großer Wichtigkeit, daß in relativ zahlreichen Fällen — Lewin-Heller stellen 21 Fälle zusammen — das Skleroderm genau die Grenzen eines peripheren Nerven oder eines Wurzelgebietes einhält. Ich beobachtete dies im Bereich des rechten N. cutaneus lateralis femoris. Auch streng segmentäre Form eines sklerodermischen Streifens wurde beobachtet (Bruns u. a.). Diese Form hat nahe Beziehungen und Übergänge zu der sekundären, sklerodermähnlichen Haut atrophie, wie sie bei einigen organischen Spinalerkrankungen gefunden wurde; Krieger und ich beobachteten z. B. bei einem Myelitiker einen breiten sklerodermischen Streifen an der oberen Grenze der Segmentschädigung. Brissand glaubte, daß sich in manchen Fällen die sklerodermischen Bezirke mit den Ausbreitungsbezirken der spinalen medullären Metameren decken, eine Ansicht, die von Cassirer und Blaschko nicht geteilt wurde. Auch nach der Verbreitung von Blutgefäßgebieten soll sich bisweilen die fleckförmige Sklerodermie richten. Einmal sah man eine fleckförmige Sklerodermie in eine streng halbseitige der rechten Körperhälfte übergehen (Bonn).

Die inneren und nervösen Veränderungen sind im übrigen in unkomplizierten Fällen nicht besonders zahlreich. Sensible Störungen, d. i. Hypästhesien aller Qualitäten, sind nach der Erfahrung aller Autoren selten. In den Fällen, die mit angiospastischen Anfällen der Akra verlaufen, sind an diesen natürlich die bekannten Gefühlsstörungen vorhanden. Sonst fehlen sie selbst in schwersten Fällen, z. B. in dem erwähnten Grassetschen Fall. Schmerzen sind dagegen — selbst wenn man von den schmerzhaften Gefäßkrämpfen absieht — nicht selten, sowohl im Prodromal- und Primärstadium, als auf der Höhe der Krankheit, besonders bei Sklerodaktylie mit starker Gelenkbeteiligung. In vielen Fällen besteht aber nur das lästige Gefühl der Spannung und des Zerrens von seiten der Kontrakturen. Krisenartige sympathikogene Zustände an den Extremitäten schilderten Königstein und Heß. Störungen der Hirnnervenfunktion sind selten. Die Reflexe bleiben erhalten, soweit sie nicht durch Immobilisierung der Gelenke unauslösbar werden, oft sind sie sogar gesteigert. Die Sphinkteren funktionieren normal; dagegen können Menstruation und (seltener) Potenz abnehmen und schwinden. Typische erythrozytäre Blutveränderungen kommen der Sklerodermie nicht zu; nur Eosinophilie ist auch nach meiner Erfahrung sehr häufig und erreicht Grade bis 18%. Der Kreislauf zeigt, abgesehen von den schon erwähnten vasokonstriktorischen Anfällen, nur vereinzelt Störungen. Arteriosklerose gehört nicht zum Bilde des Leidens, Veränderungen des Herzens wurden mehrfach beschrieben. Ich beobachtete bei einem 50jährigen Patienten mit Skleroderma diffusum eine anhaltende ventrikuläre Bigeminie. Spezifische „sklerotische“ Veränderungen des Herzmuskels sind übrigens sehr fraglich, funktionelle Störungen der Herztätigkeit dagegen häufig. Der Stoffwechsel soll auffallend wenig gestört sein: Der Eiweißstoffwechsel wurde normal gefunden, sogar Eiweißansatz wurde konstatiert; die N.-Bilanz war nicht negativ, der Purinstoffwechsel war unverändert (Bloch und Reitmann). Glykosurie, besonders alimentäre Zuckerausscheidung, scheint nicht selten zu sein (Ehrmann). Die auffallende Abmagerung und Kachexie der Patienten ist aus ihren Stoffwechselstörungen kaum zu erklären. Auf die Veränderungen endokriner Organe, vor allem der Schilddrüse, werde ich bei der Pathogenese noch eingehen.

Komplikationen des Leidens sind — ganz abgesehen von den schon erwähnten übrigen vasomotorisch-trophischen Neurosen — ziemlich zahlreich. Von mehr als kasuistischem Interesse ist die Kombination mit Morbus Basedowii; unter meinen Fällen litt einer an typischem Basedow (Fall Kriegers), einige andere an Tetanie. Auch mit Addisonscher Krankheit zusammen hat man Sklerodermie beobachtet. v. Noorden hat bei jungen Mädchen als Teilerscheinung oder auch Äquivalent einer Chlorose besonders nach Infektionskrankheiten Verschwinden der Menses, Atrophierung der Genitalien, Kachexie, bisweilen hypophysäre Symptome und Sklerodermie (besonders der Finger) als Degeneratio-genitosclerodermatica geschildert. Auch ich habe bei Sklerodermien nicht selten pluriglanduläre Insuffizienzerscheinungen gesehen, z. B. die Kombination Hypoplasie der Schilddrüse,

Addisonpigmentierung mit Hypotension des Blutdrucks, Impotenz, Epilepsie und Marasmus; oder: Kachexie, Bradykardie und Hypotension, Nachlassen der Schweiße, Ödem, Sklerodermie; oder: allgemeine Abmagerung, Tetanie und Bronchotetanie, Katarakt, partielle Sklerodermie; oder endlich: Parotishypertrophie, Schilddrüsenatrophie, Hodenaplasie und Verminderung der sexuellen Sekundärmerkmale mit obligater Fettsucht und Sklerodermie der Unterschenkel. In allen diesen pluriglandulären Fällen handelte es sich um symmetrische, nie um fleckförmige Sklerodermien. Die pluriglandulären Symptome sind meines Erachtens weit mehr als Komplikationen des Leidens, sondern pathogenetisch wichtige Merkmale. Auch mit Hemiatrophia facialis, einer der Sklerodermie nahestehenden Affektion kombiniert sich das Leiden bisweilen. Zahlreiche Fälle leiden gleichzeitig an Hysterie, Neurasthenie, Migräne oder Epilepsie. Die Fälle, in denen sich Sklerodermie zu Tabes, Myelitis, Syringomyelie und Neuritis verschiedener Form gesellte, sind wohl zum Teil nur als sklerodermähnliche Hautatrophien, nicht als echte Sklerodermie anzusprechen. Auf die nicht so seltene Komplikation mit Tuberkulose machen Reines und Decloux aufmerksam und ziehen aus ihr sogar ätiologische Schlüsse. Einmal sah ich Sklerodermie mit perniziöser Anämie einhergehen.

Einer wichtigen Komplikation, der mit chronischer ankylosierender und deformierender Arthritis, insbesondere auch der Wirbelsäule, wäre noch zu gedenken: Es gibt Fälle von Sklerodermie, in denen die Gelenkveränderungen (vor allem, aber nicht allein der Hände) der Sklerodermie der Haut vorauszueilen scheinen; weiter habe ich Fälle von echter Arthritis deformans gesehen, in denen die Hautatrophien so stark ausgebildet waren, daß man an Sklerodermie denken konnte. Es scheint mir Übergangsformen zwischen Arthritis deformans und Sklerodermie zu geben.

Differentialdiagnose. Die Differentialdiagnose hat vor allem die verschiedenen Arten der primären Hautatrophie (Akrodermatitis atrophicans Herxheimer, Erythema paralyticum Neumann usw.), die sekundären Hautatrophien bei Gelenkerkrankungen und die senile Atrophie zu berücksichtigen. In allen diesen Fällen entscheidet das Fehlen der Induration bei den genannten Krankheitsprozessen. Von der fleckförmigen Sklerodermie ist bisweilen die auch mit Härte und Ödem einhergehende narbige und nichtnarbige Atrophie in der Umgebung der Thrombophlebitis und Ulcera cruris auf dieser Grundlage und die Hautatrophie über der traumatischen Knochenatrophie (Sudeck) abzugrenzen; besonders die erstere kann einer echten Sklerodermie derartig ähneln, daß man von einer „symptomatischen Sklerodermie" sprechen darf. Bei den Hautatrophien auf dem Boden der Medianusaffektionen, der Syringomyelie, der spinalen Amyotrophie, der Tabes usw. ist der sekundäre Charakter der Hautveränderung leicht festzustellen. Auch von der Atrophie nach entzündlichen und ödematösen Prozessen (chronischem Erysipel, chronischem Ödem usw.) gilt dies. Die Addisonsche Krankheit, an die die Sklerodermie durch ihre Pigmentation erinnert, wird durch das Fehlen der Hautatrophie, durch echte Kachexie, Blutdrucksenkung usw. meist erkannt werden können. Weiter ist die fleckförmige Sklerodermie bisweilen Atrophien nach Narbenbildung (Lupus, Verbrennungen, selbst Variola) äußerlich ähnlich; in Lepragegenden ist die Morphea atrophica leprosa zu berücksichtigen. Allen diesen fehlt aber ebenfalls die Induration der Haut. Dasselbe gilt von anderen seltenen Hautatrophien, z. B. dem ebenfalls mit Pigmentation einhergehenden Xeroderma pigmentosum, das aber durch seine außerdem auftretende Teleangiektasien, Hautsarkome u. a. erkannt werden dürfte.

Pathologische Anatomie. In den meisten Fällen wurden Gehirn, Rückenmark und periphere Nerven intakt gefunden. Die vereinzelt gebliebenen Befunde, z. B. sklerotische

Herde im Gehirn (Westphal, von diesem als koordinierte Lokalisation des Skleroderms aufgefaßt), kleine Höhlen in der grauen Achse des Rückenmarkes u. a. m. sind eben wegen ihrer Inkonstanz ätiologisch ohne Bedeutung. Die Veränderungen an den peripheren Nerven der erkrankten Teile (Neuritis, Perineuritis, einfache Degeneration) sind wohl als sekundäre oder auch als koordinierte Erscheinungen aufzufassen. Das sympathische Nervensystem wurde von einigen Autoren intakt gefunden, Staemmler fand jedoch Veränderungen in den sympathischen Halsganglien. Auch die Arterien waren oft ohne Veränderungen, speziell frei von Atherom; bisweilen fand man aber in späteren Stadien größere Veränderungen der Adventitia, kernreiches Bindegewebe, dahin die Media dringt und die Muskularis zum Schwund bringt. Auch Wucherungserscheinungen der Intima, die zur Obliteration führen können, wurden beobachtet; jedoch wurden auch sklerotische Hautveränderungen ohne regionäre Gefäßerkrankung beschrieben; beide entbehren jedenfalls des Parallelismus (Cassirer). Die Veränderungen der Haut wurden verschieden gedeutet und geschildert. Meist fand sich eine Verdichtung und Verdickung des Bindegewebsfilzes der Haut, „so daß das homogen beschaffene, derbfaserige und engmaschige Kutisgewebe bis dicht an Faszie und Periost reicht und ohne lockere Zwischenschicht diesen anhängt" (Kaposi). Bezüglich der elastischen Elemente sind die Befunde verschieden: manche fanden sie stark vermehrt, andere vermindert oder normal; die verschiedenen Stadien des Prozesses erklären wohl diese Differenz. Die Lymphbahnen und Schweißdrüsen, die in den ersten Stadien noch normal sind, werden später komprimiert und veröden. Fast regelmäßig fand sich Schwund des Fettgewebes und Hypertrophie der glatten Muskulatur der Haut. Im Korium finden sich in den Retezellen in den Kern gelagerte Pigmentkörnchen; dieselben finden sich zum Teil in Schollenform auch in der Kutis in der Nähe der Gefäße. Die Veränderungen der Muskeln sind die der interstitiellen Myositis; an den Knochen finden sich entzündliche Prozesse, denen atrophische folgen, sowie Degeneration des Marks, das durch Bindegewebe und Zellinfiltration ersetzt wird (Wolters).

Von den inneren Organen scheint ebenfalls keines von (inkonstanten) Veränderungen verschont zu bleiben, vor allem Lunge, Leber, Nieren, Herz, Milz und die endokrinen Drüsen. Im chronischen Stadium kommt es überall zuerst zur ödematösen Durchtränkung und Proliferation des Bindegewebes mit entsprechenden Schädigungen des Parenchyms. Überall sind besonders die Gefäße, vor allem die terminalen, an dem Prozeß beteiligt (Cassirer).

Die **Pathogenese** ist unklar. Die Erkrankung der Haut und der an- und zwischenliegenden Gewebe als entzündliche aufzufassen (Wolters), scheint mir nicht plausibel. Andere Dermatologen, vor allem Kaposi, wollen von der Entzündungshypothese nichts wissen. Eine primäre Erkrankung der peripheren Nerven oder der Gefäße und Kapillaren anzunehmen, ist im allgemeinen auch nicht angängig, ebensowenig wie die chronische Lymphstauung, die übrigens auch nicht in allen Fällen besteht.

Auch gröbere Erkrankungen des zentralen Nervensystems, z. B. des Rückenmarks und der Wurzeln hat man für die Pathogenese der Sklerose herangezogen, von den Beobachtungen ausgehend, daß z. B. Rückenmarks- oder Wurzelerkrankungen zu sklerodermischen Veränderungen geführt haben. Dabei ist aber zu betonen, daß diese Veränderungen nur sklerodermähnlich und mit der allgemeinen symmetrischen Form des Leidens nichts zu tun haben.

Man wird auch fernerhin mit Lewin-Heller, Cassirer u. a. daran festhalten müssen, daß die Sklerodermie eine vielleicht organische, vielleicht auch nur funktionelle Störung der vasomotorischen und trophischen Bahnen und Zentren ist, also eine Angio-trophoneurose. Ob man eine Erkrankung speziell des Sympathikus, wie Brissand annahm, annehmen soll, gewinnt angesichts der Beziehungen desselben zu den endokrinen Drüsen an Wahrscheinlichkeit.

Das Substrat, das die Störung der vasomotorisch-trophischen Nervenorgane veranlaßt, wurde in den Funktionsanomalien der inneren Sekretion gesucht. Vor allem hat man an die Schilddrüse gedacht, da ja einzelne Fälle mit Morbus Basedow verliefen. Auch an Minderfunktion der Schilddrüse ist angesichts der günstigen Wirkungen des Thyreoidins zu denken. Aber nicht nur die Schilddrüse, sondern auch die Nebenschilddrüsen (Tetanie!), die Nebennieren (Pigmentvermehrung und -verschiebung, Blutdrucksenkung), die Keimdrüsen (Hypogenitalismus) und die Hypophyse (Strümpell, v. Noorden) hat man beteiligt gefunden. Auch die Kachexie wurde — wohl mit Recht — als endokrin bedingt angesprochen. Kurz, nicht monoglanduläre (der Schilddrüse oder der Hypophyse), sondern pluriglanduläre Störungen scheinen eine wichtige pathogenetische Rolle zu spielen. Ob sie nun das Primäre sind oder die Erkrankung ihres „nutritiven Zentrums", des Sympathikus oder dessen Zentren (im Zwischenhirn etwa), ist noch nicht zu entscheiden. Das letztere ist aber wahrscheinlich. In diesem Zusammenhang ist die Kombination von endokrinen Störungen und Hautveränderungen darum bedeutsam, weil man neuerdings auch die Haut zu den inkretorischen Organen rechnen will. Endokrine und Hautveränderungen würden also hier vielleicht koordinierte Produkte derselben Krankheitsnoxe darstellen.

Die Art dieser Noxe aber ist durchaus unklar, wahrscheinlich nicht einheitlicher Natur. Die Vermutung **Ehrmanns**, daß eine Autointoxikation infolge von Obstipation und gesteigerter Darmfäulnis vorliege, entbehrt der Beweiskraft, besonders da nach meinen Erfahrungen Obstipation und Darmstörungen bei Sklerodermie durchaus nicht häufig sind. Endlich ist die von einigen Autoren befürwortete tuberkulöse Ätiologie als mangelhaft fundiert abzulehnen. Zuzugeben ist nur, daß ein gewisser Prozentsatz der Fälle später an Lungenphthise stirbt.

Verlauf und Prognose. Der Verlauf ist meist chronisch, bisweilen allerdings durch Stillstände, sehr selten durch Remissionen unterbrochen. Akute und in Heilung übergehende Fälle (**Heynacher**) gehören zu den Seltenheiten. Die akute Form scheint besonders bei Kindern und Jugendlichen vorzukommen. Da das Leiden das Leben nicht zu gefährden pflegt, kann es selbst 20—30 Jahre lang dauern. Einer gewissen Kachexie fallen die chronischen, atrophischen Fälle stets anheim, wahrscheinlich infolge der pluriglandulären Störungen, bisweilen auch durch die Verschlechterung des Kauaktes und durch Insuffizienz der Brustatmung. Solche Fälle werden oft das Opfer interkurrenter Erkrankungen. Im ödematösen und indurativen Stadium ist Heilung möglich, aber im ganzen — wenigstens bei Erwachsenen — selten. Bei Kindern dagegen soll in diesen Stadien völlige Wiederherstellung relativ häufig sein (**Tomaczewski**). Fälle des atrophischen Stadiums geben natürlich quoad sanationem stets eine ungünstige Prognose.

Therapie. Die Therapie leistet etwas mehr als diejenige der **Raynaud**schen Krankheit. Die Tonika und Roborantia, die therapeutischen „Mädchen für alles" (also Chinin, Arsen, Eisen, dazu Ruhe, Regelung der Diät), mögen versucht werden, lassen aber meist im Stich. Schilddrüsentabletten (in vorsichtiger Dosierung, nicht über $3 \times 0,1$) haben nach dem Urteil vieler oft vorzüglich gewirkt; ich sah stets nur vorübergehende, symptomatische Erfolge. Besser wirkt vielleicht eine Kombination von Organpräparaten (Schilddrüse plus Keimdrüsensubstanz, Hypophysin, Adrenalin usw.). Rationell dargereichte und vorsichtig dosierte Organpräparate scheinen mir die aussichtsreichste Therapie zu sein. Von Salizylpräparaten habe ich günstige Wirkungen gesehen, ebenso vom Thiosinamin oder Fibrolysin, das regelmäßig und längere Zeit subkutan angewandt, auffallende Besserungen, sogar völlige Beseitigung der dermatogenen Kontrakturen erzielen kann. Daneben ist vorsichtige Massage und Gymnastik am Platze; auch lokale Wärmeapplikation (Fango, Thermophore, Tallermann), Moor-, Schwefel- und Solbäder sollen oft gut wirken. Vom konstanten Strom habe ich nichts Gutes gesehen. Die **Bier**sche Hyperämiebehandlung, über die einiges Günstige berichtet wird, verdient jedenfalls versucht zu werden. Dasselbe gilt von der Radiumemanationsbehandlung (v. **Benczur**). **Büeler** hat neuerdings über Heilung der Sklerodermie (bei 46jährigem Mann) durch Terpentininjektionen (alle 1—2 Monate wiederholt) berichtet. Auch andere Mittel zur „Protoplasmaaktivierung" (Milch, Kaseosan usw.) wurden mit mehr oder (meist) minder Glück versucht. Bei mehr partieller Sklerodermie hat sich die periarterielle Sympathektomie anscheinend bisweilen bewährt.

IV. Hemiatrophia facialis progressiva.
(Neurotische Gesichtsatrophie, Rombergsche Krankheit.)

Die erste klassische Schilderung des halbseitigen Gesichtsschwundes verdanken wir **Romberg** d. Ä. (1846); schon vor ihm hatten **Bergson**, **Stilling** und **Parry** über derartige Fälle berichtet, ohne aber viel Beachtung zu finden.

Begriff. Das Leiden äußert sich in einer fortschreitenden Atrophie, zuerst der Haut, dann der übrigen Weichteile, des Fettes, der Muskulatur und der Knochen meist nur einer Gesichtshälfte.

Die Krankheit beginnt meist schon vor dem 10. Lebensjahre, im zweiten Jahrzehnt erkranken auch noch viele der Fälle, im dritten nimmt die Zahl schon beträchtlich ab und jenseits des 30. Jahres ist der Beginn des Leidens so selten, daß Möbius derartige Spätformen, wenn auch mit Unrecht, in ihrer Spezifität überhaupt anzweifelte. Auch die kongenitale, im extrauterinen Leben nicht mehr fortschreitende Form, die von Oppenheim, Wechselmann und neuerdings von Boenheim beschrieben wurde, wird diagnostisch bezweifelt. Oppenheim nahm für seinen Fall, einem Zwilling, Druck vom anderen Zwilling in utero an. Ich glaube, daß es sich meist um angeborene Hypoplasien handelt, die mit der echten Rombergschen Krankheit nicht identisch ist. In seltenen Fällen wurde familiäres und hereditäres Auftreten der echten Hemiatrophie beobachtet (Seligmüller, Klingmann u. a.). Das weibliche Geschlecht wird häufiger befallen als das männliche. Rasse, Stand und Beschäftigung haben anscheinend keinen Einfluß auf die Morbidität. Auffallend ist die Prädisposition der linken Gesichtshälfte. Das früher als Rarität angesehene Leiden ist nicht allzu selten; Coenenberg stellte bis 1912 250 Fälle (darunter auch die symptomatischen) zusammen.

Ätiologie. Unter den Ursachen sind mit gebührender Reserve zuerst Infektionskrankheiten zu nennen (nach Beer in über 44 % der Fälle), z. B. Anginen, Diphtherie, Masern, Typhus, Scharlach, Pneumonie, Otitis media, Erysipel, neuerdings relativ oft Lungentuberkulose, selten Syphilis. In zweiter Linie kommen Traumen des Gesichts (vor allem des Auges) in Betracht. Die Zahnextraktionen, an die man das Leiden sich öfters anschließen sah, sind wahrscheinlich meist wegen trigeminusneuralgischer „Zahnschmerzen" ausgeführt worden, fallen also zeitlich meist schon in das Prodromalstadium des Leidens. Auch „Erkältungen" wurden bisweilen beschuldigt. Neuropathische Heredität soll in ca. 27 % der Fälle vorliegen (Beer); ihre Rolle ist also gering. Kongenitales Auftreten (zum Teil als Ausdruck intrapartualer zentraler oder peripherer Läsionen) wurde in 6,4 % der Fälle beobachtet (Beer); diese Fälle unterscheiden sich meines Erachtens übrigens so sehr von den typischen, daß sie kaum in unser Krankheitsbild gerechnet werden dürfen. In nicht wenigen Fällen fehlt jedes ursächliche Moment.

Symptomatologie. Das Leiden beginnt meist sehr schleichend und langsam. Häufig gehen ihm lange Zeit — in einem Falle Aug. Hoffmanns 17 Jahre lang — neuralgische Schmerzen der betreffenden Gesichtshälfte voraus. Fast stets setzt die Veränderung an einem bestimmten Fleck ein, am Augenlid, am Kinn, am Jochbogen, bisweilen auch am Ohr; dieser Fleck wird meist als infiltriert, knotenförmig geschildert; er kann bräunlich oder gelblich, selten rot gefärbt sein. Von diesem Fleck aus breitet sich bisweilen, „wie ein Ölfleck im Papier" (Möbius) der atrophische Prozeß allmählich diffus aus; oft dehnt sich der Prozeß auch streifen- oder fleckförmig aus, so daß zwischen gesunden Partien atrophische Inseln entstehen; die „coups de sabre" französischer Autoren kommen so zustande. Allmählich wird die befallene Hand nun immer atrophischer, glänzend, faltenlos, papierdünn, oft pigmentarm, nicht selten aber auch diffus, oder fleckförmig, stärker bräunlich oder violett pigmentiert als die normale Haut.

Jedenfalls werden Härte und starke Adhärenz auf der Unterlage nicht häufig gefunden, im Gegensatz zur echten Sklerodermie, von der ich, entgegen Hutchinson und Cassirer das Leiden trennen möchte. Gegen die normalen Hautpartien der gesunden Gesichtshälfte, besonders deutlich und konstant in der Mittelgegend, grenzt sich die Hautatrophie wallartig, also durch eine infiltrierte Hautpartie ab (vgl. Abb. 4). Nicht immer befällt die Hautatrophie die ganze Gesichtshälfte; es gibt Fälle, in denen sie dauernd auf einzelne Partien beschränkt bleibt.

Zugleich mit dem Hautschwund — bisweilen auch später, nach der Auffassung von Bilot und Laudé aber auch vorher — erkranken die der Haut unterliegenden Gewebe, das Bindegewebe, das Fett, die Muskulatur und das Knochengerüst. Besonders charakteristisch wird das Bild, wenn das Fettpolster der Wangen und Schläfen schwindet. Nun sinken die Wangen und Schläfen tief ein, das Auge tritt zurück, das Kinn schrumpft halbseitig, ebenso die Nase, besonders in ihrem knorpeligen Teil; die Stirn plattet sich ab. Dabei pflegt sich der zwar verkleinerte, aber durch Weichteilatrophie doch prominierende Jochbogen besonders zu markieren. Die Kontur der unteren Gesichtshälfte wird durch Atrophie des Unterkiefers oft hochgradig unsymmetrisch. Es ist zu betonen, daß weniger die mimische Muskulatur, als die vom Nervus trigeminus versorgten Kaumuskeln (Masseter, Buccinator, Temporalis) von der Atrophie befallen werden, oft sogar besonders früh und hochgradig (Hoefl-

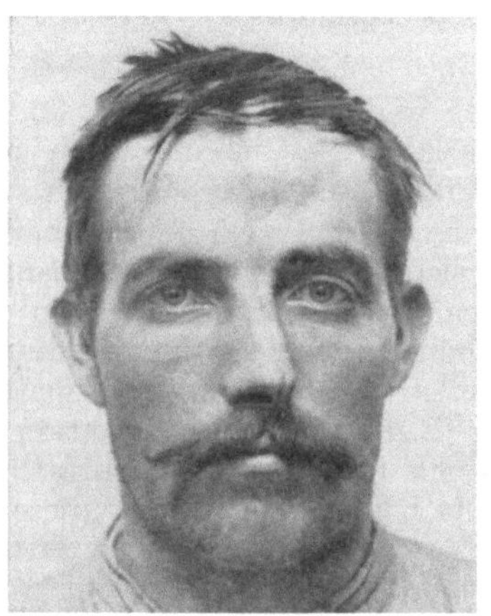

Abb. 3. Hemiatrophia facialis sinistra.
Besondere Beteiligung der Stirn.
(Nach Schönborn-Krieger.)

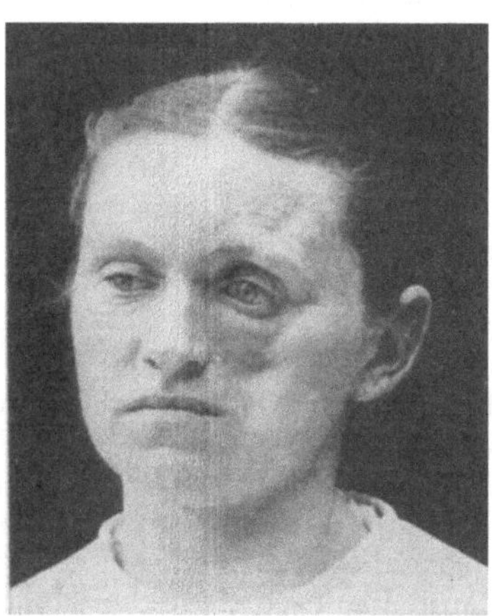

Abb. 4. Hemiatrophia facialis sinistra.
Vorgeschrittener Fall.
(Nach Schönborn-Krieger.)

mayer). Es ist bemerkenswert, daß eigentliche Lähmungen nur der letzteren Muskulatur bisweilen zukommen, daß die Fazialismuskeln dagegen meist, trotz vermindertem Volums, ganz gut zu funktionieren pflegen (Möbius). Dieselben zeigen elektrisch auch stets nur quantitative Veränderungen, keine EA.

Zu dem Gesichtsschwund tritt meist halbseitige Atrophie der Zunge, weniger der Schleimhaut als der Muskulatur, und bisweilen auch des Gaumensegels. Auch Kehlkopf und Stimmbänder wurden in einigen Fällen halbseitig betroffen, ebenso die Ohrmuschel (Körner); der Augapfel scheint verschont zu bleiben. Die Haare der betroffenen Seite, d. i. Bart, Wimpern und Augenbrauen, fallen aus oder werden mißfarbig oder weiß. Die Schweiß- und Talgdrüsen zeigen Sistieren oder Verminderung ihrer Funktion, in einigen Fällen aber auch Supersekretion.

Vasomotorische Symptome sind keineswegs häufig; sie können in halbseitiger, entweder beständiger oder paroxysmaler Blässe mit Zyanose und Kälte, selten in Röte und Hitze und Veränderungen der Schweißsekretion bestehen. Typische Störungen des Halssympathikus, z. B. der Hornersche okulo-pupilläre Komplex, wurden ziemlich selten konstatiert; F. Lange fand derartige Störungen unter 163 Fällen nur 18mal vermerkt. F. Weinberg und F. Hirsch haben neuerdings in 4 Fällen leichte okulo-pupilläre Symptome beobachtet.

Von subjektiven Beschwerden sind die neuralgischen Schmerzen in erster Linie zu nennen: Trigeminusneuralgien, meist intermittierender Art — oft fälschlich als Zahnschmerz gedeutet — leiten das Leiden ein und begleiten es sehr häufig; bisweilen finden sich auch Parästhesien mannigfacher Art; auch halbseitiger Kopfschmerz — in einigen Fällen als typische Migräne geschildert — kombiniert sich mit dem Gesichtsschwund. In den nicht seltenen Fällen, in denen Schmerzen fehlen, besteht nur ein gewisses Spannungsgefühl der erkrankten Seite. Ausgesprochene Hypästhesien im Bereiche des Quintusgebietes oder wenigstens des Gesichts sind selten, kommen aber vor (Oppenheim, Donath u. a.); bisweilen wird die verdünnte Haut aber auch als hyperästhetisch geschildert.

In einer Reihe von Fällen wurden klonische Muskelzuckungen, meist der Kaumuskulatur, bisweilen auch des Fazialisgebietes, des Halses und Nackens beobachtet.

Außer diesen typischen Fällen gibt es solche, in denen der Gesichtsschwund sich mit anderen trophischen und nervösen Störungen kombiniert oder auch andersartig auftritt. In einigen Fällen beobachtete man Übergreifen des atrophischen Prozesses auf die ganze gleiche Körperhälfte, oder auch nur Arm und Brust (auch Mamma) und den Schultergürtel (Raymond und Sicard); auch Atrophia cruciata, d. i. Atrophie der kontralateralen Seite wurde beobachtet (Volhard, Lunz). Hierbei ist aber zu bemerken, daß es nicht angängig ist, kongenitale Hemihypoplasien (an denen sich auch der Kopf beteiligt) oder halbseitige Muskelatrophien (z. B. Debrays Fall) dem Gesichtsschwund zuzurechnen. Möbius hat gerade in solchen Fällen recht, wenn er sich über die Kritiklosigkeit in der Diagnostik unseres Krankheitsbildes beklagt. Auch E. Meyer hat mit Recht seinen Fall von spastischer totaler Hemiatrophie und den von Orbison als grob organisch zerebral bedingt aufgefaßt und nicht als Trophoneurose. In einigen Fällen (Möbius, Rutten, Stegmann u. a.) sah man Übergreifen des Gesichtsschwundes auf die andere Seite, so daß ein komplettes Mumiengesicht entstand; ich beobachtete eine solche doppelseitige Gesichtsatrophie kombiniert mit symmetrischer Gangrän der Ohrmuscheln. Nach Marburg sind bisher 23 Fälle von doppelseitigem Gesichtsschwund beschrieben. Dazu kommt noch der Fall von F. Boenheim, ein Mann mit Riesenwuchs ohne akromegale Symptome. Doppelseitig pflegen auch jene Fälle aufzutreten, in denen es nur zum kompletten isolierten Fettschwund (ohne Haut-Muskel-Knochenatrophie) kommt. A. Simons hat 1911 Fettatrophie des Gesichts und Oberkörpers mit Fetthypertrophie des Gesäßes als Lipodystrophia progressiva beschrieben (Zeitschr. f. d. ges. Neurol. u. Psychiatr. Bd. 5, Heft 1); ich habe zwei ganz analoge Fälle vor einigen Jahren gesehen. Das Leiden wird im Kapitel der innersekretorischen Erkrankungen abgehandelt. Weiter hat man die Kombination mit Sklerodermie meist fleckförmiger Verteilung (Jadassohn u. a.) beschrieben; das Syndrom, kavernöses Angiom des gleichseitigen Beins mit Gesichtsschwund, schilderte Wechselmann.

Die Kombination mit Lähmungen anderer Hirnnerven, Fazialis, Akustikus, Rekurrens als Folge der Kompression der Nerven in den sich atrophisch verengernden Kanälen des Schädels (Gowers) ist wohl ein Unikum; ebenso Gesichtsschwund mit Hemiatrophia linguae, Stimmbandlähmung und zerebellarer Ataxie als Folge eines basalen Prozesses (H. Schlesinger). Komplikationen der Hemiatrophie mit anderen auf dem Boden der degenerativen Anlage entstehenden Nervenkrankheiten mit Chorea chronica, Tabes, multipler Sklerose, Epilepsie, Hysterie, Psychosen, z. B. Paralysis progressiva, Gehirnsklerose u. a. m. finden sich in seltenen Fällen der Literatur.

Verlauf und Prognose. Der Verlauf ist meist sehr langsam, chronisch. Schon zwischen Prodromalsymptomen und Auftreten der Atrophie können viele Jahre liegen. In manchen Fällen kommt das Leiden zum Stillstand, ehe die Atrophie komplett ist, in den meisten aber erst nach hochgradigem Schwund und entsprechender Entstellung. Eine sichere Heilung ist nie erzielt worden, Besserungen sind vielleicht manchmal möglich (Penzoldt). Die neuralgischen und klonischen Symptome sind einer symptomatischen Behandlung wohl zugänglich.

Das Leben wird durch das — unkomplizierte — Leiden nie gefährdet.

Pathologische Anatomie und Pathogenese. Von Sektionsbefunden einwandfreier Fälle seien die von E. Mendel und neuerdings Loebl und Wiesel erwähnt. Mendel fand die Epidermis der atrophischen Haut verdünnt, aber relativ wenig verändert: Die Papillen waren geschwunden, die Blutgefäße rarifiziert, die Bindegewebsfasern verliefen weniger willig, als auf der gesunden Seite. Die Gesichtsmuskeln (Fazialisgebiet) waren einfach verdünnt (9—21 μ auf der erkrankten Seite, 12—30 μ auf der gesunden); Kernvermehrung u. dgl. fehlte. Während die Untersuchung des N. facialis normalen Befund ergab, war der Trigeminus deutlich verändert; „das Perineurium war verdickt, die Zahl der Nervenfasern an manchen Stellen deutlich vermindert". Die auffallendsten Veränderungen zeigte der zweite Ast. Die Atrophie griff auch auf die intrazerebralen Wurzeln, speziell auf die absteigende Wurzel des Nerven über. Mendel nahm eine infektiöse Neuritis an. Loebl und Wiesel fanden in ihrem Fall eine schwere Degeneration des Trigeminus vom Ganglion Gasseri an bis in die Hautverzweigungen. Die vom N. V. versorgten Muskeln (Masseter, Buccinator) usw. waren sehr stark atrophisch. Bezüglich der Sympathikustheorie ist die Beobachtung Jaquets von Interesse, der eine Verwachsung des Ganglion cervicale inferius mit der schwielig verdickten Pleura fand. Staemmler fand auch bei Hemiatrophie Veränderungen in den sympathischen Halsganglien.

Die **Pathogenese** ist ein von jeher strittiges Kapitel. Bergson, Romberg und mit ihm S. Samuel plaidierten für eine Angio-Trophoneurose; Samuel sah durch die Hemiatrophie geradezu den Nachweis von der Realität spezifisch trophischer Nerven — über die schon damals scharf diskutiert wurde — erbracht. Virchow und E. Mendel vertraten auf Grund klinischer und vor allem anatomischer Befunde (s. oben) den Standpunkt, daß Affektionen des N. trigeminus, entweder des Stammes oder zentralwärts gelegener Teile, die Ursache der trophischen Störungen seien. Auch Jadassohn, der die Hemiatrophie für eine primäre Hauterkrankung erklärt, nimmt die Möglichkeit einer von der Haut aus aszendierenden Neuritis (ähnlich wie bei Lepra) an; dieselbe kann sich nur auf den N. V. beziehen. Möbius bekämpfte die Trigeminustheorie und nahm an, daß die Hemiatrophie eine örtliche Erkrankung, verursacht durch örtliche Noxe sei. Er meinte, „daß durch die Haut oder Schleimhaut (von einer Tonsillitis, Caries dentis, Erysipel o. dgl.) ein Gift dringe, das vielleicht an Bakterien gebunden sei, vielleicht auch nicht, und daß dieses langsam vordringend die Haut zum Schwinden bringe". Die Möbiussche Hypothese erklärt aber weder die Einseitigkeit der Affektion — Tonsillitis und Erysipel sind allermeist doppelseitig! — noch die oft jahrelang vorausgehenden Trigeminusneuralgien.

H. Oppenheim, Seligmüller, Cassirer u. a. beschuldigten Störungen des Halssympathikus unter Hinweis auf Fälle, in denen der Halssympathikus durch Verwachsungen oder operative Verletzungen geschädigt war. Eine Verallgemeinerung dieser Annahme erscheint aber nicht angängig. Denn einerseits sind typische Halssympathikusstörungen bei der Hemiatrophie selten (F. Lange fand sie unter 163 Fällen der Literatur nur 18 mal vermerkt), andererseits sind halbseitige Sympathikusaffektionen (Hornerscher Komplex usw.) doch sehr häufig, ohne daß irgendwelche trophische Veränderungen dazu treten. Jendraßik verbindet Trigeminus- und Sympathikuspathogenese und sucht den Ort der Läsion an einer Stelle, wo Sympathikus- und Quintusteile dicht zusammenliegen, nämlich an der Schädelbasis; hier sind Karotisplexus und Ganglion Gasseri eng benachbart. Eine Affektion dieser sympathischen Kopfganglien oder der mit demselben verbundenen Remakschen Fasern soll nach Jendraßik das Substrat des Gesichtsschwundes sein. Brissand hat — von den überaus seltenen Fällen von Hemiatrophia cruciata ausgehend — den Sitz in der subependymären grauen Substanz der Pons und Medulla oblongata gesucht und von einer Syringomyelie cerebrale gesprochen. Seine Theorie ist aber weder durch anatomische Befunde bei Hemiatrophie, noch durch die klinischen und anatomischen Tatsachen bei Syringomyelie gestützt.

Trotz der Bedenken von Oppenheim, Möbius, Jendraßik u. a. scheint mir die Mendelsche Trigeminustheorie sowohl durch klinische und anatomische Tatsachen (Quintusneuralgie, Hypästhesien, Kaumuskelkrämpfe und -schwund, anatomische Befunde Mendels und Loebls und Wiesels), als durch folgende theoretische Erwägung recht wahrscheinlich: Man bedenke, daß es gewisse Nerven gibt (vor allem N. medianus!), die Alterationen bisweilen ganz vorwiegend mit trophischen (zugleich auch vasomotorischen) Störungen beantworten, denen gegenüber die motorischen und sensiblen Ausfalls- und Reizerscheinungen recht zurücktreten können. Aus Analogie mit dem Verhalten des N. medianus erscheint es mir durchaus plausibel, daß es gewisse (wohl nie grobe, oft chronische) Einwirkungen geben mag, die regelmäßig nur die trophischen Funktionen des N. trigeminus schädigen, ohne konstant zu gröberen sensiblen und motorischen Störungen desselben zu führen. Allerdings ist es wahrscheinlich, daß auch Störungen im Sympathikus den Prozeß verursachen können; auch einen zentralen (zerebralen) Typus hat man aufstellen wollen (?). Kongenitale Anomalien treten uns in den Fällen von angeborener

Hemiatrophie und ˉ in dem interessanten Fall O. Fischers (Lokalisation der umschrieben atrophischen Flecke ausschließlich auf die embryonalen Verschlußstellen des Halses und Gesichts) entgegen. Stier spricht ebenfalls von einer Heredodegeneration, „dem Manifestwerden einer ab ovo vorhandenen Minderwertigkeit der betreffenden Organe". F. Boenheim sieht diese Minderwertigkeit auch in den innersekretorischen Störungen seiner Fälle (Riesenwuchs, Eunuchoidismus, Akromegalie) gekennzeichnet, weist auf die (seltene) endokrine Mitbeteiligung (Hypophyse, Schilddrüse, Genitalorgan) in anderen Fällen hin und glaubt, daß bei vorhandener Anlage der trophische oder dystrophische hormonale Reiz die Hemiatrophie zur Auslösung bringen könne. Ich möchte demgegenüber in den — seltenen — endokrinen Symptomen des Leidens nur koordinierte Teilerscheinungen einer degenerativen Anlage sehen.

Diagnose. Die Diagnose des ausgebildeten Leidens ist natürlich stets einfach und nicht zu verfehlen. Es können höchstens halbseitig lokalisierte Narbenflächen nach Verbrennungen, Lupus oder an deren geschwürigen Affektionen und halbseitige Hypoplasien kongenitaler Art oberflächlich und für den ersten Anblick an den halbseitigen Gesichtschwund erinnern.

Neuerdings haben übrigens Bittorf und Dirska über echte erworbene Hemihypoplasia faciei berichtet, einen Fall eines 22jährigen Mädchens, bei dem in der Kindheit das Wachstum der einen Gesichtshälfte völlig zurückblieb, ohne daß irgendwelche degenerative Hauterscheinungen auftraten. Die Ursache und Topik der Affektion sind unbekannt.

Die halbseitig beginnende Sklerodermie — etwas extrem Seltenes (Rosenthal, Nixon u. a.) — ist nur durch die sklerotische festhaftende Beschaffenheit der Haut von dem Gesichtsschwund zu trennen; hierbei sei nochmals bemerkt, daß einige Autoren, z. B. Cassirer, überhaupt keinen prinzipiellen Unterschied zwischen beiden Affektionen anerkennen wollen.

Diagnostische Schwierigkeiten kann endlich die Sudecksche Knochenatrophie nach Trauma machen; sie kann einer fleckweise beginnenden Hemiatrophie sehr ähneln, da auch Verdünnung und Pigmentierung der Haut über dem atrophierenden Knochen vorkommen; es ist wahrscheinlich, daß es Übergänge zwischen dem Sudeckschen Leiden in die Hemiatrophie gibt, und daß diese beiden recht verwandte Krankheitsprozesse sind.

Eine Anzahl anderer Affektionen, der kongenitale Tortikollis, die zerebrale Kinderlähmung (Porenzephalie), weiter sehr chronische Fälle von Fazialis- und Trigeminuslähmung, schließlich frühzeitiger halbseitiger Zahnverlust mit Kieferatrophie (wie ich das bei Syringomyelie gesehen habe), können durch Asymmetrie und Verkleinerung der einen Gesichtshälfte oberflächlich an Hemiatrophie erinnern, ohne natürlich diagnostische Schwierigkeiten zu machen.

Die **Therapie** ist, wie schon bemerkt, bezüglich der Heilung der Atrophie stets erfolglos. Es erübrigt sich deshalb, die große Zahl der empfohlenen internen Mittel aufzuzählen. A. Hoffmann hat Besserung durch Galvanisation, Oppenheim durch Resektion des Halssympathikus gesehen. Bei ausgesprochenen endokrinen Störungen könnte man Organpräparate versuchen. Von gutem kosmetischem Resultat waren in manchen Fällen Paraffininjektionen unter die Haut (H. Schlesinger u. a.) oder die Injektion von Öl-Vaselin nach Gersung (Stegmann).

Die Neuralgien werden in der üblichen Weise bekämpft.

Die **Hemihypertrophia faciei** ist wesentlich seltener als die Atrophie. Sie ist meist angeboren, viel seltener erworben; letzteres soll nach Traumen, örtlichen Abszessen oder Entzündungen vorkommen (J. Hoffmann). Die Hypertrophie betrifft Haut, Unterhaut, Haare, Fett, bisweilen auch das Knochengerüst (Mackay). Motilität, Sensibilität, vasomotorische und sekretorische Funktionen bleiben meist intakt. Bisweilen erstreckt sich die Hypertrophie auf die betreffende ganze Körperhälfte, besonders die Extremitäten.

Auch dies Leiden ist sicher trophoneurotischer Natur und wurzelt in irgendwelchen Veränderungen des trophischen Systems (Cassirer). Bisweilen war
auch hier — angesichts der Begrenzung der Hypertrophie durch das Inner-
vationsgebiet des Trigeminus — eine Läsion dieses Nerven anzunehmen; Ziehen
nahm in seinem Fall eine in utero erfolgte Verletzung der großen Quintusäste
am Gangl. Gasseri mit Schädigung wesentlich nur der zutretenden vasomotorischen Fasern an. In anderen Fällen war eine derartig örtlich begrenzte
zentrale Störung nicht zu vermuten. Beziehungen zur Hypophyse (und Akromegalie) sind nicht nachweisbar.

V. Erythromelalgie.

Das Leiden ist — wenigstens in seinen reinen Formen — das seltenste unter
den vasomotorischen Neurosen und überhaupt sehr selten; auf 25 000 Fälle
der H. Oppenheimschen Poliklinik kamen nur 2 Fälle von Erythromelalgie
(Cassirer). Symptomatische Erythromelalgie und Übergangsformen derselben
mit anderen angiotrophischen und nervösen Leiden kommen aber nicht so ganz
selten vor.

Die Erythromelalgie wurde zuerst von Weir-Mitchell (1872) und später
vor allem von Lannois beschrieben. Sie befällt fast nur Erwachsene, meist
des mittleren und jugendlichen Alters, verschont aber auch Greise und Kinder,
sogar Säuglinge, nicht. Männer und Frauen erkranken gleich häufig. Regionäre
Verschiedenheiten scheinen insofern zu bestehen, als nord- und mitteleuropäische
Länder eine größere Morbidität haben, als der Süden. Jedoch ist sie auch in
den Tropen, z. B. ziemlich oft bei malayischen Arbeitern gefunden worden
(Gerrard).

Begriff. Das Leiden äußert sich in akuten heftigen Schmerzanfällen in den distalen Extremitätenabschnitten (besonders den
Füßen) mit meist rasch folgender umschriebener Rötung, Hitze und
Schwellung derselben; das Leiden verläuft entweder paroxysmal, oder
— häufiger — chronisch remittierend und exazerbierend.

Ätiologie. Als Ursachen hat man verschiedene Schädlichkeiten beschuldigt,
am häufigsten solche thermischer Natur, sowohl Erfrierungen, Abkühlung,
Durchnässung, als Überhitzung (z. B. im Backraum; R. G. Haun). Auch
lokale Traumen, rheumatische Infektionen u. a. m. wurden beobachtet. Daß
die vasomotorische und allgemein neuropathische Belastung von entschiedener
Bedeutung ist, ist anzunehmen. Ich beobachtete z. B. Erythromelalgie rezi-
divierend bei einer zyklischen Depression und bei schwerer Hysterie; bei letzterer,
sowie bei verschiedenen Formen von funktionellen Psychosen ist das Leiden
auch sonst öfters beobachtet worden. Auch exogene Schäden, Infektionskrankheiten, Entbehrungen u. dgl. sollen prädisponierend wirken können,
während Intoxikationen und Lues keine Rolle zu spielen scheinen. Endokrine
Einflüsse, insbesondere der Keimdrüsen, scheinen gering zu sein. Nur einmal
beobachtete ich die Koinzidenz von Erythromelalgie und Hypothyreoidismus.
Dagegen sind örtliche Traumen bisweilen von Wichtigkeit (Cassirer).

Symptomatologie. Meist ganz akut empfindet der Patient einen heftigen,
sich rasch bis zur Unerträglichkeit steigernden Schmerz, entweder in beiden
Füßen oder Teilen derselben (Hacken, Ballen, Zehen), seltener der Unterschenkel, bisweilen werden, wie in einem meiner Fälle, auch die Unterschenkel
oberhalb der Knöchel allein betroffen. Die oberen Extremitäten, Hände und
Finger werden seltener befallen. Nicht immer tritt das Leiden symmetrisch
auf; bisweilen wird auch nur ein Fuß oder eine Hand betroffen.

Unter meinen Fällen befinden sich zwei einseitig befallene. Bisweilen soll die Affektion sich auf ein bestimmtes Nervengebiet beschränken. Über ein ungewöhnlich multilokuläres Auftreten (Füße, Hände, Gesicht, Zunge) hat Parkus Weber berichtet.

Ziemlich rasch, in seltenen Fällen aber auch erst Wochen und sogar Monate lang hinterher, folgt dem Schmerz die Rötung, anfangs ein hellroter, später dunkler werdender Farbton, der schließlich ins Livide übergehen kann. Mit der Rötung, die sich scharf gegen die normale Haut abhebt, tritt Schwellung meist mäßigen Grades und lokale Hitze auf; nach Cassirer beträgt die Temperatur des erkrankten Teiles bis 5^0 mehr als die des normalen. Mit dem Nachlassen der Röte nimmt auch die lokale Hyperthermie allmählich ab. Auf der Höhe des Anfalls klopfen die Arterien der befallenen Teile fühlbar, die Venen treten stark gefüllt hervor. Die Schmerzen nehmen in charakteristischer Weise durch Wärme und Herabhängenlassen des Gliedes und vor allem durch Bewegung zu. Meist besteht auch Hyperästhesie für Berührung und Druck, selten Hypästhesie, die auch auf bestimmte Nervengebiete beschränkt sein kann. Bei Lokalisation in einem oder beiden Beinen sind die Patienten, wie ein Dienstmädchen meiner Beobachtung, unfähig zu gehen und zu stehen. Diese Patientin blieb, da das Leiden bei körperlicher Arbeit stets rezidivierte, zwei Jahre lang arbeitsunfähig. Echte Paresen und Muskelatrophien sind übrigens sehr selten; wo sie vorkommen, liegt es stets näher, an eine symptomatische Erythromelalgie zu denken. Die Rötung und Schwellung ist nicht immer flächenhaft; es soll auch Knötchenbildung im Bereich der erythromelalgischen Rötung vorkommen. Von sekretorischen Symptomen ist eine fast konstante Hyperhidrosis zu erwähnen.

Trophische Symptome sind durchaus inkonstant — wenn man von der häufigen leichten, sekundären Glanzhaut absieht —; immerhin kommen nach Cassirer echte trophische Störungen in Gestalt von Bindegewebsverdickungen, Nagelveränderungen, Knochenverdickungen u. dgl. vor. Die mit Gangrän verlaufenden Fälle (Elsner u. a.) möchte ich mit Cassirer von der echten Erythromelalgie abtrennen. Es ist zweifellos, daß einerseits Übergangsformen zwischen Raynaudscher Gangrän (Lannois und Porot), besonders der chronischen Akrozyanose und Erythromelalgie bestehen, und daß andererseits sowohl der gewöhnlichen vasokonstriktorischen Neurose, als dem Morbus Raynaud derartige Symptome beigemengt sein können. Auch im Beginn der symmetrischen Sklerodermie der Unterschenkel habe ich ein „erythromelalgiformes" Vorstadium gesehen.

Daß es auch Fälle gibt, in denen die Erythromelalgie sich mit dem Bilde des intermittierenden Hinkens verknüpft, sei hier erwähnt. Unlängst sah ich einen solchen Fall bei einem 28jährigen Mann, der akut, nach Durchnässung und Frieren, halbseitiges Verschwinden eines Fußpulses mit Parästhesien bei sonst typischer Erythromelalgie aufwies.

Zu den lokalen Symptomen treten auch hier, wie bei anderen vasomotorischen Neurosen, andersartig lokalisierte Kreislaufsymptome, z. B. anginöse Beklemmung, Hemikranie, Herzklopfen, Tachykardie, Ohnmacht, auch typisches Asthma bronchiale. Besonders H. Herz hat solche Kombinationen bei der vasomotorischen Ataxie geschildert. Auch örtliche und allgemeine Arteriosklerose (mit Verlust regionärer Pulse) wurde mehrfach beschrieben. Das Syndrom Polyzytämie hat Parkus Weber beobachtet, Gerrard sah zweimal Glykosurie als Kombination; Lombroso beschrieb erythromelalgische Anfälle mit „Hysteroepilepsie" oder auch Migräne und Hämoglobinurie im Anfall. Auch Neigung zu Blutungen sowohl allgemein, als auch besonders aus der betroffenen Hautpartie wurde beschrieben. Auch psychische Symptome als transkortikale Folgen vasomotorischer Vorgänge können sich, wie bemerkt, den Anfällen beimengen.

Nicht ganz selten wurde ferner Erythromelalgie als das Symptom einer andersartigen organischen Nervenerkrankung gefunden. Die Fälle, in denen sich die Affektion auf das Gebiet eines bestimmten Nerven lokalisiert, lassen die Deutung einer peripheren Nervenerkrankung zu; auch bei bestehender Neuritis verschiedenen Sitzes und verschiedener Ursache hat man erythromelalgische Symptome hinzutreten sehen (Auerbach).

Auch bei zerebrospinalen Erkrankungen, vor allem bei Sklerosis multiplex (Collier), bei Hirnapoplexie an den gelähmten Gliedern, bei Myelitis, extramedullärem Tumor, bei Tabes, Paralyse, einer eigentümlichen Form der kombinierten Systemerkrankung (Lannois und Porot), bei spinaler progressiver Muskelatrophie, bei Beri-Berineuritis und -myelitis und schließlich bei Syringomyelie hat man Symptome gefunden, die von den betreffenden Autoren als Erythromelalgie angesprochen wurden. Es ist aber zu bezweifeln, ob sie alle diesen Namen verdienen. Initiale Schmerzen, Rötung und Ödem an der später befallenen Extremität sind ja bei spinalen Erkrankungen keine Seltenheit; ob man sie so leichthin mit der Neurose Erythromelalgie identifizieren soll, erscheint mir zweifelhaft. Jedenfalls tut man gut, mit Cassirer einen scharfen Unterschied zwischen der symptomatischen und der als selbständiges Leiden auftretenden Erythromelalgie zu machen — schon aus prognostischen Gründen; bei der ersteren wird es sich häufig genug nur um erythromelalgieähnliche Symptome handeln, die in Symptomen und Verlauf mit der selbständigen Neurose nur recht äußerliche Ähnlichkeit haben.

Verlauf und Prognose. Der Verlauf ist meist chronisch bzw. chronisch exazerbierend, viel seltener akut, paroxysmal. In den meisten Fällen kommt es nach schleichendem oder auch akutem Beginn zur langsamen Progression, dann zur vorübergehenden Besserung oder auch zum Stillstand unter Chronischwerden eines etwas gemilderten Symptomenkomplexes, der dann je nach Schädlichkeiten oder auch spontan rezidiviert. Zwei meiner Fälle boten diesen Typus der Remissionen und chronischen Exazerbationen. Auch völliger Stillstand ohne wesentliche Paroxysmen wird erwähnt. In einer ganzen Reihe von Fällen wurde selbst im chronischen Stadium nach ein- bis mehrjährigem Verlauf erheblicher Rückgang oder sogar völlige Heilung gesehen. — Wesentlich seltener scheinen die rein anfallsweise auftretenden Fälle zu sein, die in Tagen oder Wochen restlos abklingen, bisweilen auch nach einem Anfall nicht rezidivieren; sie sollen meist bei Hysterischen vorkommen. Ich habe diese Form einmal bei jugendlicher Dysbasia intermittens gesehen. In den Fällen von symptomatischer Erythromelalgie entspricht der Verlauf natürlich dem des Grundleidens, also der spinalen, neuritischen oder zerebralen Erkrankung und der Arteriosklerose.

Die **Prognose** ist nach alledem stets mit Vorsicht zu stellen. Meist bleibt die Heilung aus, Besserungen sind aber — wie bemerkt — selbst nach jahrelangem Verlauf noch möglich. Das Leben wird natürlich durch das Leiden selbst nie gefährdet. Vollkommene Heilungen, besonders bei akuten Fällen, kommen vor. Die symptomatische Erythromelalgie ist prognostisch natürlich nach dem Grundleiden zu beurteilen.

Pathologische Anatomie und Pathogenese. Die pathologisch-anatomischen Befunde sind inkonstant und untereinander nicht übereinstimmend. Die Veränderungen, die Weir-Mitchell, Dehio, Auerbach u. a. an den peripheren Nerven, den Arterien, den Hintersträngen des Rückenmarks usw. konstatierten, können die Affektion nicht erklären, zumal die wenigen Sektionsfälle als symptomatische Erythromelalgie bei Tabes oder Encephalomyelitis (Auerbach, Lannois und Porot) aufgefaßt werden müssen. Mit Cassirer müssen wir jedenfalls das Leiden als das Produkt eines Reizzustandes vasomotorischer (speziell dilatatorischer) sensibler und sekretorischer Zentren und Bahnen auffassen. Es ist wohl möglich, daß eine derartige Reizung durch organische Läsionen des peripheren

Nerven, der hinteren Wurzeln und der Hinterstränge verursacht werden kann. Für die Fälle, in denen die lokalen Symptome den Bezirk bestimmter Nerven einhalten, sind neuritische Reizzustände mit besonderer Bevorzugung vasodilatatorischer und sekretorischer Fasern anzunehmen. In den meisten idiopathischen Fällen handelt es sich aber um einen funktionellen Reizzustand ohne organischen Befund. Wo der typische Sitz dieser Irritation ist, läßt sich nur vermuten; ein spinaler oder bulbärer Sitz ist ja wahrscheinlich, auch Benoist spricht sich neuerdings für eine Störung der spinalen vasomotorischen Zentren aus. Die Lokalisation in das hintere Grau zu verlegen (Eulenburg u. a.), erscheint mir etwas gewagt; auch die Befunde von Lannois und Porot stützen diese Auffassung meines Erachtens nicht. Cassirer sieht den Sitz der Störung im sympathischen System, läßt aber die Frage, ob die Ganglien oder die zentralen Ursprungsgebiete in Frage kommen, mit Recht unentschieden. Schließlich sei noch erwähnt, daß in manchen — wohl meist mit Raynaudsymptomen verlaufenden — Fällen schwere, primäre Gefäßerkrankungen die Ursache waren (Endarteriitis obliterans und Phlebosklerose, Sachs und Wiener, Hamilton u. a.). Manche Autoren, z. B. Benoist, stellen die Gefäßveränderungen und deren Häufigkeit sehr in den Vordergrund. Die eigentliche Ursache des Leidens ist unklar. Es wurzelt sicher in der Konstitution. Grobe endokrine Störungen, an die man auch hier gedacht hat, sind meist nicht nachweisbar. Nur in einem Fall von Hornowski und Rudzki (mitgeteilt von Cassirer) wurden neben Veränderungen der elastischen Fasern der Gefäßwand große und schwere Nebennieren mit sehr breiter Marksubstanz und sehr viel chromaffinen Zellen in derselben, wie auch in den sympathischen Ganglien, nachgewiesen.

Differentialdiagnose. Die Differentialdiagnose ist bisweilen nicht leicht. Im Beginn ist vor allem die Unterscheidung von einem Erysipel, Arthritis urica, beginnender Phlegmone, entzündlichem Ödem, Pes planus inflammatus, manchen Fällen von Perniones u. a. m. nicht selten schwierig. Der typische „Frost" z. B. der Füße hat sogar manche Züge mit der Erythromelalgie völlig gemein, z. B. die Exazerbation bei Erwärmung und besonders beim Hängenlassen der Glieder. Schwierig mag die Differentialdiagnose auch in manchen Fällen von chronisch rezidivierendem Erythema exsudativum multiforme sein, zumal auch die Erythromelalgie mit knötchenförmigem Erythem verlaufen kann. Die Erythrodermie Picks soll sich durch Verschiedenheit der Lokalisation und Fehlen des Schmerzes des Klopfens und Pulsierens und der Hyperthermie von ihr unterscheiden. Die Differentialdiagnose gegenüber dem Morbus Raynaud, dem intermittierenden Hinken, der Akroparästhesie, dem neurotischen, z. B. Quinckeschen Ödem u. a. wird — falls es sich nicht um ausgesprochene Kombinationen der Erythromelalgie mit diesen Leiden handelt (z. B. bei Becker) — selten Schwierigkeiten machen. Solche Kombinations- und Übergangsformen mit den anderen vasomotorisch-trophischen Neurosen machen allerdings bisweilen die Differentialdiagnose illusorisch.

Neuerdings habe ich bei chlorotischen, pastösen, frostdisponierten Mädchen ziemlich häufig flächenhafte, oft intensive Rötung an den Unterschenkeln, den Armen, seltener den Brüsten beobachtet und als Erythrocyanosis symmetrica bezeichnet. Die harmlose Störung, die mit mäßigem Brennen und Schmerz verläuft, hat sicher mit der echten Erythromelalgie nichts zu tun, sondern ist eine gutartige vasoneurotische Teilerscheinung des Chlorosesyndroms.

Therapie. Die Therapie ist, wie aus obigem ersichtlich, ein undankbares Kapitel. Von Wichtigkeit ist vor allem die Ruhigstellung und Hochlagerung der erkrankten Extremität, kühle Umschläge, Eisblase, kühle Duschen u. dgl. Daß manche Kranke heiße Prozeduren besser vertragen, wird von Crocker berichtet. Von der Galvanisation und Faradisation (auch in Form des elektrischen Teilbades) habe ich, wie Cassirer, keinen besonderen Nutzen gesehen. Von innerlichen Mitteln hat man sowohl Roborantia (Arsen, Eisen, Chinin), als Vasomotorenmittel (Koffein, Nitroglyzerin), als Analgetika (sogar Morphium) und Antirheumatika empfohlen. Die Zahl der empfohlenen Mittel steht aber auch hier im umgekehrten Verhältnis zu ihrer Wirkung. In hysterischen Fällen

wird natürlich eine beliebige Suggestivtherapie Nutzen bringen können. Auch
zu chirurgischen Eingriffen, z. B. Nervenresektionen, hat man gegriffen, mit
teils gutem, teils ausbleibendem Erfolg. In einigen Fällen war sogar Amputation
der betroffenen Extremität wegen der enormen Schmerzen nötig. Die symptomatische Erythromelalgie verlangt die — oft leider auch fruchtlose — Therapie
des Grundleidens. Von Organpräparaten hat man bisher selten Erfolge gesehen.
— In meinem mit Myxödemzeichen einhergehenden Fall hat aber Thyreoidin
recht gut gewirkt.

VI. Neurotische Ödeme.
(Oedema circumscriptum acutum Quinckes und andere Formen.)

Unter den Begriff des neurotischen Ödems lassen sich diejenigen akuten
oder (wesentlich selteneren) chronischen Formen des Ödems zusammenfassen,
für die 1. eine zentralorganische oder lokale Ursache nicht vorliegt (Herz- und
Nierenleiden, Hypothyreoidismus, Anämien aller Art, Kachexien als Folge
von Tuberkulose, Karzinom usw. und endlich grobe Nährschäden, „Hunger-
ödem“ der Erwachsenen und Kleinkinder einerseits; Gefäßverschluß [Venen,
Lymphgefäße], entzündliche Schwellung, vor allem Gelenkleiden andererseits);
bei denen 2. organische Erkrankungen des Nervensystems (zerebrale, spinale
und peripher neuritische Schädigungen, vor allem Amyotrophia spinalis,
Syringomyelie, Tabes, Neuritis, Folgen von Nervenverletzungen) auszuschließen
sind; und die endlich 3. durch launenhaftes rasches Auftreten und Verschwinden
oder durch ein zyklisches Auftreten (z. B. menstruelle Intervalle) und die
Kombination mit anderen nervösen, psychoneurotischen, vor allem vasomotorisch-neurotischen Erscheinungen, den Eindruck des funktionell Nervösen
im weitesten Sinne erwecken.

Die nervösen Ödemformen sind recht vielfältig; oft genug sind sie nicht
Hauptkrankheit, sondern nur Symptome, z. B. einer allgemeinen vasomotorischen Diathese. Es ist nicht angängig, sie in eine Form — und nicht einmal
die häufigste — „einzuschachteln“. Wie mannigfaltig sich das Ödem in das
Bild der vasomotorischen Ataxie einfügen kann, wurde schon erwähnt: Es
kann den abklingenden angiospastischen Anfall an den Extremitätenenden
begleiten, es kann abwechselnd mit vasokonstriktorischen Anfällen auftreten;
ich beobachtete z. B. einen Mann, bei dem zuerst einfache vasokonstriktorische
Akroparästhesie und Jahrzehnte später schwere, mit Hemikranie verlaufende
Angina pectoris vasomotoria auftraten, in der Mitte lag eine Periode, in der er
von häufigen Ödemen (bisweilen mit juckender Dermatitis) an Haut und
Schleimhäuten befallen wurde. Der Fall lief schließlich in echtes Myxödem aus.
Auch die bei der vasodilatatorischen Neurose der Adoleszenten so häufige
Urticaria spontanea et factitia gehört in das Kapitel der nervösen Ödeme.

Nicht seltener als das Oedema circumscriptum acutum Quinckes ist das
**flüchtige Ödem, das bei Chlorosen, Dysmenorrhoischen und besonders bei Klimak-
terischen vorkommt.** Es ist fast nie ein Leiden für sich, sondern wohl stets
die Teilerscheinung einer mehr oder weniger ausgesprochenen dysgenitalen
Neurose und ordnet sich den ungemein häufigen vasomotorischen (überwiegend
dilatatorischen) Symptomen derselben ein. Es muß aber für sich besprochen
werden, weil es oft genug als eine für die Kranken höchst alarmierende Erscheinung in erster Linie geklagt wird. Es gilt dann in solchen Fällen für den
Arzt, das Gespenst „der Wassersucht“, von dem sich die Kranken bedroht
glauben, zu verscheuchen.

Das klimakterische Ödem, das häufigste unter ihnen, äußert sich in längerdauernden, jedenfalls nicht deutlich anfallsweise auftretenden, relativ gering

fügigen, meist nicht scharf umschriebenen, sondern unmerklich in die normale Haut übergehenden Schwellungen. Die Farbe dieser Ödeme ist meist blaß, sehr viel seltener verlaufen sie mit Hitze und Röte. Die Konsistenz ist in ausgesprochenen Fällen prall; Fingerdruck hinterläßt geringe Dellen. Die Prädilektionsstelle des klimakterischen Ödems sind die Hände und besonders die vordere Hälfte des Unterarms; dieselben werden fast stets symmetrisch befallen; seltener schwellen Unterschenkel und Füße oder das Gesicht. Die Schwellungen rezidivieren meist zu bestimmten Tageszeiten, vor allem in den Morgenstunden (vor Verlassen des Betts) und kehren bei vielen Patienten wochen- und monatelang täglich wieder. Schmerzen verursachen sie weder spontan, noch auf Druck, höchstens das Gefühl der Gedunsenheit und Spannung. Es gibt jedoch seltene Fälle, in denen das Ödem beim Abklingen oder im Anschluß an schmerzhafte angiospastische Akroparästhesien auftritt. Im ganzen ähnelt diese Form einer milden, inkompletten Form des Myxödems, mit dem es zwar genetische Beziehungen hat, aber nicht identifiziert werden darf.

Trophische Störungen der Haut oder der Nägel sind dabei sehr selten, ebenso wie auch dauernde vasomotorische Störungen (Akrozyanose, Blässe usw) nicht zum Bilde dieser Ödemform gehören   Daneben besteht gewöhnlich der übliche nervöse Symptomenkomplex der Klimax, Blutandrang („Wallungen") nach dem Kopf, allgemeine Hitzeempfindung und Wärmeintoleranz, Emotionserytheme, Urticaria factitia, kardiale Symptome, wie Herzklopfen, Pseudoangina pectoris, Schwindel und Beeinträchtigung des psychischen Gleichgewichts.

Die geschilderte Form des Ödems kommt zwar bei weitem am häufigsten in der Menopause vor, bei der es eins der konstantesten vasomotorischen Symptome ist, findet sich aber bisweilen auch bei Mädchen und Frauen jeden Alters während der Menstruation, besonders bei Anämischen und Patienten mit nervösen Symptomen von seiten des Kreislaufs. Auch zur Zeit der Pubertät wird es bisweilen beobachtet. Bei Männern ist diese Form sehr selten.

Das von Quincke 1882 zuerst beschriebene **Oedema circumscriptum cutis** ist mit der eben beschriebenen Form zweifellos nahe verwandt, aber bezüglich der Symptome und auch der Auswahl der Betroffenen nicht ganz identisch.

Ganz plötzlich, oft ohne jede Veranlassung, häufig nachts oder morgens entsteht an einer beliebigen Stelle der Haut sehr rasch, oft innerhalb weniger Minuten eine ödematöse Anschwellung. Die Schwellung ist ziemlich derb, meist leicht gerötet, wenigstens an der Peripherie, während das Zentrum blasser auszusehen pflegt, oft aber auch normalfarben oder blaß; an bestimmten Stellen des Gesichts (Augenlider, Lippen) und an den Genitalien hat es das rosa-durchscheinende Aussehen aller Ödeme dieser Gegenden. Die Schwellungen sind stets ziemlich scharf umschrieben, sich in Farbe und Konsistenz deutlich gegen die normale Haut absetzend und treten, wie bemerkt, fast niemals symmetrisch auf, beides im Gegensatz zu der erst beschriebenen Form. Besonders häufig wird das Gesicht und hier die Augenlider befallen, etwas seltener die Extremitäten und die Genitalien, am seltensten der Rumpf. Die distalen Abschnitte, also die Hände und Füße, sind nicht bevorzugt. Die Größe der ödematösen Partien ist sehr schwankend, sie können die Größe eines Pfennigs, eines Talers, nicht selten aber auch eines Handtellers, bisweilen sogar den Umfang eines ganzen Extremitätenabschnittes besitzen (Abb. 5 und 6).

Ich selbst habe zweimal an Quinckeschem Ödem gelitten. Das erstemal (mit 15 Jahren) stellte sich nach vorausgegangenem Kopfweh ein Ödem des rechten Augenlids ein, das zweitemal (mit 35 Jahren) betraf das Ödem die ganze Unterlippe inkl. Schleimhaut derselben. Beide Male war das Ödem nicht schmerzhaft, sondern erregte nur ein lästiges

Spannungsgefühl; beide Male war es in der Nacht aufgetreten und wurde beim Erwachen bemerkt. Es klang ohne besondere Maßregeln spontan in 5—7 Stunden wieder ab. Sonstige Urtikariaquaddeln, an denen ich früher bisweilen litt, traten weder während, noch direkt nach dem Anfall auf. Eine Hautveränderung (Sugillation, Abschälung) hinterließ die Schwellung nicht.

Oft hat das Quinckesche Ödem die Neigung zum Rezidiv; nach Abklingen des ersten Anfalles schießt an einer anderen Körperstelle eine neue Eruption auf, der dann weitere folgen. Ich sah Fälle von regelmäßigem Rezidivieren 2—3 mal in der Woche, alle 4 Wochen (bei Frauen menstruell wiederkehrend!), alle Vierteljahr usw. Ebenso häufig bleibt es aber bei einem Anfall im Verlauf vieler Jahre, wie bei mir. Die Dauer des einzelnen Anfalles schwankt zwischen wenigen Stunden und einigen Tagen; es gibt aber auch Übergänge zum chronischen Trophödem. Beeinträchtigung des Allgemeinbefindens fehlt meist, ebenso Fieber, wenigstens bei Erwachsenen; bei Kindern ist Temperatursteigerung im Anfall nicht selten. Doch kann in selteneren Fällen die Lokalisation in Mund, Zunge, Rachen, Nase oder gar in Kehlkopf und Luftröhre

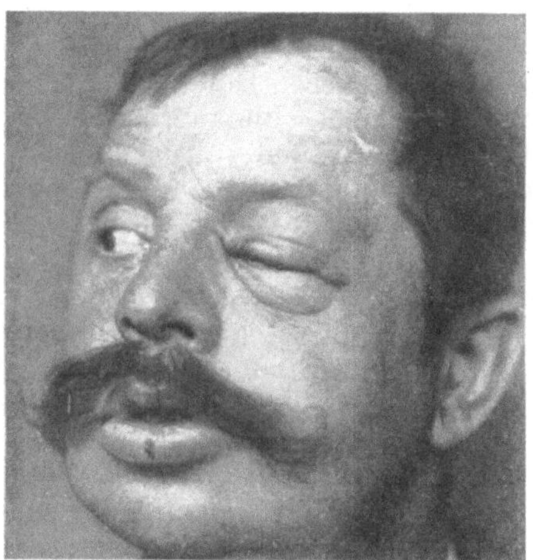

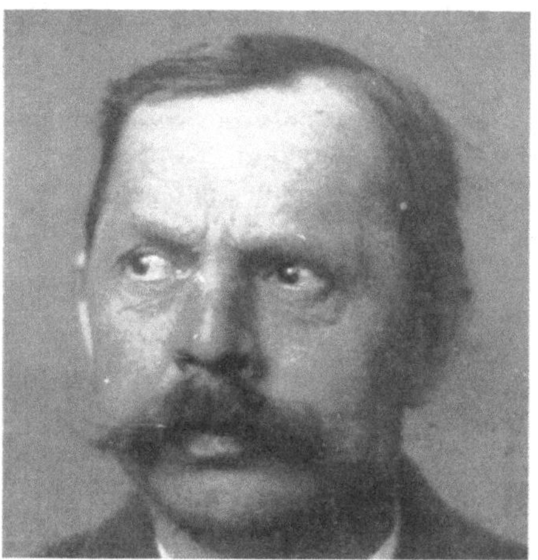

Abb. 5. Oedema cutis circumscriptum.	Abb. 6. Dieselbe Person wie Abb. 5
(Nach Moritz.)	in anfallsfreier Zeit. (Nach Moritz.)

heftige Beschwerden und Suffurkation erzeugen, die sogar in einigen Fällen den Luftröhrenschnitt nötig machten und auch schon den Erstickungstod herbeigeführt haben (Sträußler). In einigen Fällen verlief das Ödem mit gleichzeitiger profuser Sekretion von Schleimhautsekreten, Speichel, Nasensekret, Magensaft, wässerigem Erbrechen und wässerigen Diarrhöen; auch Lungenödem wurde vereinzelt beobachtet (Rooney u. a.); auch große Mengen diluierten Urins wurden bisweilen im Anfall ausgeschieden. Eine meiner Patientinnen, eine Braut, litt wochenlang jeden Nachmittag um dieselbe Stunde an Schwellung des Gesichts und massenhafter flüssiger Sekretion aus der Nase. Von selteneren Lokalisationen seien ferner noch genannt das Ödem der Papilla optica, das des retrobulbären Zellgewebes und des Mediastinums, die Schwellungen der Parotis und der Mamma (Quincke). In manchen Fällen von Meningitis serosa sind Quincke, Ullmann u. a. geneigt, dieselbe als Äquivalent eines Oedema cutis aufzufassen. Ich beobachtete einen Patienten, bei dem siebenmal innerhalb eines Jahres Meningitis serosa gemeinsam mit Nasen-, Konjunktival- und Urethralblutungen auftrat, bis der Exitus im Meningismus eintrat. Daß auch sonst das Quinckesche Ödem mit Haut- und Schleimhautblutungen, Hämaturie, Hämoglobinurie u. dgl. verlaufen kann, sei noch erwähnt. Auch nichtexsudative Symptome habe ich die Anfälle begleiten sehen: z. B. Heißhunger und Verstopfung, Magendruck ohne Erbrechen, Trockenheit im Munde mit heftigem Durst. Bisweilen sind die Anfälle regelmäßig mit psychischen Symptomen (Erregung, Depression u. a.) verbunden. Auch tetanische und epileptiforme Symptome sind während der Anfälle beobachtet worden.

Weiter hat man auch manche Fälle von Migräne und von Menièreschem Schwindel als Äquivalente der Quinckeschen Krankheit auffassen wollen; dies mit um so mehr Recht, als echte Migräneanfälle während des Ödemrezidivs nicht ganz selten sind. Auch bei der Epilepsie und Eklampsie denkt Quincke an dem Ödem analoge Vorgänge.

Das Leiden befällt vor allem das erwachsene Alter und bevorzugt — auffallenderweise — die Männer. Ich habe die chronisch rezidivierende Form jedoch auch mehrfach bei Kindern gesehen. In einigen Fällen wurde eine spezifische erbliche und familiäre Belastung konstatiert, entweder mit Ödem selbst (sogar der gleichen stereotypen Lokalisation, wie ich beobachtete) oder äquivalenten exsudativen Neurosen, wie Asthma, Heuschnupfen und Dermatosen; in vielen anderen nur allgemeine nervöse Disposition oder auch Gicht und Diabetes. Eine interessante Familie beschreibt z. B. Hertoghe: Die Patientin litt an Trophödem, ihr Kind an Kanities und Pigmentierungen, eine Schwester ebenfalls an Trophödem, eine andere an ausgebildetem Myxödem.

Ätiologie. Das konstitutionelle, oft auch familiäre Moment spielt eine große Rolle. Konstitutionen mit exsudativer Diathese und Sympathikushypotonie (Bolten) werden besonders oft befallen. Aber auch exogene Faktoren wirken — in vielen Fällen anscheinend allein — mit. Rheumatische und andere Infektionen (auch Purpura rh.), Darmstörungen, Traumen organischer oder psychischer Natur werden beschuldigt; oft fehlt jedes ursächliche Moment. Einmal sah ich es bei akuter Bleivergiftung im Kolikanfall auftreten. Daß die Prädilektionsursache der dem Quinckeschen Ödem so sehr nahe stehenden, chronisch rezidivierenden Urtikaria, die Idiosynkrasie gegen gewisse Nahrungsmittel (Krebse, Erdbeeren) beim umschriebenen Ödem keine häufige ätiologische Rolle spielt, möchte ich mit Cassirer u. a. hervorheben. Trotzdem halte ich es für sehr wahrscheinlich, daß der Affektion ein anaphylaktischer Vorgang zugrunde liegt, wenn auch der anaphylaxieerzeugende Stoff für die meisten Fälle bisher unbekannt blieb. In nahen Beziehungen zu den anaphylaktischen Vorgängen stehen endokrine Störungen, von denen die des Ovars und der Schilddrüse bereits genannt wurden; vielleicht spielen die Thymus und die Nebenschilddrüsen auch eine Rolle. Der endokrine Faktor ist, wie andere konstitutionelle oder konditionelle, als die Basis für die Neigung zur Anaphylaxie aufzufassen. In manchen — aber nicht ganz reinen — Fällen wurden die Anfälle regelmäßig durch Kälte hervorgerufen.

Die nahen Beziehungen des Leidens zur chronisch rezidivierenden Urtikaria lassen es verstehen, daß es fließende Übergänge zwischen beiden geben kann, und daß sich beide Affektionen bei denselben Individuen finden.

Ich litt, nachdem ich den ersten Ödemanfall erlebt hatte, längere Zeit an Urtikariaquaddeln, besonders auf kleine mechanische Insulte hin. Einer meiner Patienten, ein 36 jähriger, nicht nervöser Mann, litt anfangs an typischer, rezidivierender, stark juckender Urtikaria verschiedener Größe; die Quaddeln vergrößerten sich immer mehr, befielen das halbe Gesicht, den ganzen Vorderarm, sie waren kaum mehr gerötet und juckten nicht mehr, kurz sie boten das typische Quinckesche Krankheitsbild.

Daß es neben den beiden eben behandelten Fällen des Ödems auch Fälle gibt, in denen das nervöse Ödem nur eine mehr untergeordnete Teilerscheinung einer vasomotorischen Ataxie verschiedenster Art ist, wurde schon erwähnt; dasselbe gilt auch von den profusen Sekretionszuständen des Magens, Darms, der Nase usw. und hämorrhagischen Erscheinungen. Auch auf Übergänge zu den eigentlichen hämorrhagischen Diathesen, zum Erythema exsudativum multiforme, nodosum u. a. m. und endlich zur Erythromelalgie sei kurz hingewiesen.

Das Symptomenbild des **intermittierenden Hydrops der Gelenke** (Moore, Schlesinger) bedarf aus differentialdiagnostischen Gründen besonderer Beachtung. Ob die Scheidung in eine symptomatische und idiopathische Form berechtigt ist, ist etwas zweifelhaft. Nur die letztere Form scheint mir mit Sicherheit dem neurotischen Ödem zuzurechnen zu sein. Das Leiden bevorzugt ebenfalls das jugendliche Alter und befällt beide Geschlechter gleichmäßig; nervöse und „vasomotorische" Individuen werden am meisten betroffen. Meist kommt es plötzlich und ohne sichtlichen Anlaß zu einer starken (intra- und extraartikulären) Gelenkschwellung in einem Gelenk, seltener in mehreren zugleich. Besonders häufig wird das Kniegelenk und das Handgelenk befallen. Die Haut über dem Gelenk ist meist ein wenig gerötet, oft auch etwas teigig geschwollen; seltener ist die Schwellung blaß. Schmerzen verursacht der Gelenkhydrops für gewöhnlich nicht, nur Spannungsgefühl; daß aber das Leiden bei Hysterischen zur Quelle heftiger psychogener Gelenkschmerzen wurde, ist beobachtet worden. Fieber besteht nur bei Kindern bisweilen im Anfall. In vielen Fällen rezidiviert der Gelenkhydrops in ganz regelmäßigen Zwischenräumen, in einem Fall Reisingers jeden 13. Tag, in einem Fall meiner Kenntnis während jeder Menstruation, in einem Fall von Kamp sogar anfangs alle neun, später alle vier Tage. Auch der Gelenkhydrops kann, wenn auch selten, mit den schon öfter erwähnten paroxysmalen Sekretionsstörungen verschiedenster Art einhergehen.

Die **Differentialdiagnose** muß bei dieser Abart des Trophödems besonders genau gestellt werden. Man achte auf Verwechslungen mit chronisch rezidivierender echter Polyarthritis, besonders der progressiven, deformierenden Art, die ebenfalls zyklisch (z. B. während der Menses) rezidivieren kann. Auch andere organische, zum Rezidiv besonders nach Anstrengung neigende Gelenksstörungen, z. B. der traumatische Kniegelenkserguß („Kniewasser"), das besonders bei Reitern so häufig ist, weiter langsam sich entwickelnde, womöglich schmerzlose Arthropathien bei Rückenmarksleiden (Syringomyelie, Tabes) verdienen besondere Beachtung.

In eine Gruppe mit dem Gelenkhydrops gehört das **intermittierende Ödem der Sehnenscheiden** (H. Schlesinger), das ähnlich wie das erstere verläuft. Auch die Muskeln können dabei befallen werden und recht schmerzhaft sein (Cassirer). Auch rheumatische Muskelschwielen (Froriep) wurden in diesem Sinne gedeutet.

Eine sehr seltene Lokalisation des Trophödems stellt die schon von Quincke, später von M. Herz beschriebene **Pseudoperiostitis**, die akut auftritt, rasch verschwindet und zu Rezidiven neigt. Sie befällt platte und Röhrenknochen und wurde relativ oft am Sternum beobachtet.

Über die Stellung des sog. hysterischen Ödems (vgl. Näheres in dem Abschnitt Hysterie) möchte ich mich zurückhaltend äußern. Vieles, was als Oedème bleu oder blanc (Charcot, Sydenham) beschrieben wurde, gehört wohl weniger in das Kapitel der reinen Psychogenie, als in das eben behandelte des primären Trophödems; nicht ganz wenige Fälle sind auch auf plumpe Artefakte, z. B. Strangulation zurückzuführen; ich habe das in zwei Fällen beobachtet. Es scheint aber auch rein hysterische Fälle zu geben, in denen das Ödem der Suggestion zugänglich ist; es pflegt dann auch total analgetisch zu sein.

Die **chronische Form des neurotischen Ödems** ist — wenn man nur die reinen Fälle berücksichtigt — ein seltenes Leiden. Es kann als hereditäre Form auftreten (Meige), meist ist das aber nicht der Fall. Bisweilen ist der

Beginn ganz akut, bisweilen entwickelt sich das dauernde Ödem aus verschiedenen Rezidiven eines akuten heraus. Oft ist keine auslösende Ursache zu ermitteln; in einigen Fällen wurden Traumen als Ursache angegeben. Auch hier kann die (spontane oder operative) Menopause auslösend wirken (Bauer und Desbouis, Ramadier Marchand). In einem meiner Fälle einer Wäscherin war augenscheinlich häufige Kälteeinwirkung schuld an dem Leiden.

Die Extremitäten, ganz besonders die Unterschenkel und Unterarme, sind vom chronischen Ödem bevorzugt. In meinem eben zitierten Fall waren beide Unterarme gleichmäßig befallen, in Fällen von Parhon u. a. ein oder beide Beine. Chronisches neurotisches Ödem des Kopfes oder Rumpfes ist außerordentlich selten; in manchen der mitgeteilten Fälle handelt es sich sicher um andersartige Dermatosen, chronisches Erysipel u. dgl. Die Dauer des Leidens ist unbeschränkt; es kann das ganze Leben persistieren. In meinem Fall bestand es mit leichten Besserungen und Verschlechterungen schon vier Jahre, in den Fällen von Parhon sechs und neun Jahre.

Die Differentialdiagnose dieser Form ist besonders ernst zu nehmen. Es kommen, zumal an den unteren Extremitäten, vor allem Thrombosen und Thrombophlebitis chronica in Betracht; von den eingangs erwähnten kardialen oder nephritischen Ödemen sehe ich hier ab. Weiter ist an chronische Hautaffektionen (Erysipel, Ekzeme, Leucaemia cutis, vor allem im Gesicht!) zu denken. An den Extremitäten sei auch der Ödeme in manchen Fällen von Luxation oder Fraktur gedacht, weiter an Lymphstauung nach krankhafter oder artifizieller Inaktivierung der Lymphdrüsen und -bahnen, und schließlich an die verschiedenen Formen der Elephantiasis. Bei Lokalisation im Gesicht ist die Differentialdiagnose vor allem gegenüber dem Myxödem zu berücksichtigen. Nach Beobachtungen Eppingers ist es aber möglich, manche solche Fälle als Hypothyreosen zu deuten.

Bezüglich der **Pathogenese** des neurotischen Ödems ist zu bemerken, daß eine einfache Veränderung in der Weite der Abflußblutbahn, etwa ein Venenkrampf, den man früher als das Primäre annahm, zur Erklärung nicht ausreicht. Man braucht dazu die Annahme einer vermehrten Sekretion, vor allem erfordert das die Tatsache der gleichzeitigen und koordinierten Sekretion der verschiedenartigsten Schleimhautdrüsen. Da wir nun durch Heidenhains Versuche wissen, daß gewisse Stoffe — auch solche, die Urtikaria erzeugen, wie z. B. Krebsfleisch — vermehrte Lymphsekretion hervorrufen, so ist die Sekretionsvermehrung für das der chronischen Urtikaria so nahestehende neurotische Ödem plausibel. Weiter muß aber eine intermittierende abnorme Durchlässigkeit der Gefäße für das Transsudat angenommen werden, also analoge, hier wohl rein funktionelle Veränderungen in der Dichte des Gefäßendothels, wie sie als länger dauernden Zustand sowohl renale Einflüsse (bei toxischer oder infektiöser Nephrose), als auch extrarenale erzeugen, z. B. Störungen der Schilddrüse (Hypothyreoidismus) (Eppinger). Es ist möglich, daß die Wirkung der Klimax auf die Ödemerzeugung die indirekte Folge eines Hypothyreoidismus ist, da wir wissen, daß Verminderung der Ovarfunktion gleichzeitig hemmend auf die Schilddrüse wirken kann. Neben der verminderten Dichte des Gefäßendothels muß man aber auch an die Möglichkeit denken, daß der betreffende Gewebsteil selbst durch toxische Einflüsse veranlaßt wird, mehr Flüssigkeit aus den Kapillaren auszusaugen (Quincke). Analoge Vorgänge wird man auch beim nervösen Ödem annehmen müssen. Es haben deshalb mit Morichau-Beauchant in der Chlorretention — analog dem nephritischen Ödem — auch die Ursache mancher Trophödeme (besonders gichtischer Grundlage) angenommen. Es wird dadurch wahrscheinlich, daß das Trophödem eine durch irgendwelche, meist endogene toxische Stoffe hervorgerufene Neurose ist. Die akuten paroxysmalen Fälle lassen, wenn auch das jeweilige sensibilisierende Agens oft nicht festgestellt werden kann, ungezwungen die Deutung eines anaphylaktischen Symptoms (analog der Urtikaria, dem Asthma und der Rhinitis) zu. Bei lokalisierten Formen des neurotischen Ödems kommen aber auch organische Veränderungen im sympathischen Ganglion, wie sie Staemmler nachwies, pathogenetisch in Betracht.

Therapie. Man wird diätetische Maßregeln, z. B. eine fleischarme, vegetarische Diät mit Verminderung der NaCl-Zufuhr empfehlen, wenn gichtige Anlage besteht, oder den Stuhlgang bei vorhandener Obstipation regeln; auf die Vermeidung „reizender" Stoffe, besonders der genannten Urtikaria erregenden Dinge (Erdbeeren, Krebse u. dgl.) ist zu achten. Man versuche in jedem Falle vor allem den speziellen anaphylaktischen Stoff (Eiweißkörper der Nahrung usw.) zu eruieren, genau, wie man es beim Bronchialasthma getan hat (evtl. durch Hautimpfungen). Von Medikamenten werden die Tonika Arsen (neuerdings von Albracht mit bestem Erfolg verwandt), Eisen, Chinin u. a. empfohlen; Moritz lobte Baryum chlorat. 2 × 0,05. Auch die „inneren Desinfizientien" Salol, Menthol, Xerophorm u. dgl. mögen versucht werden. Vor allem aber versuche man stets Kalziumsalze (Glykalz, Kalzan u. dgl.), da wir durch zahlreiche Untersuchungen (H. H. Meyer, Chiari und Januschke) wissen, daß sie das Gefäßendothel abdichten und dadurch antianaphylaktisch wirken (Wright). Ich habe sehr gute Erfolge mit Kalzium erzielt. Bei vorhandener Supersekretion der Schleimhäute und inneren Organe kann Atropin, auch Adrenalin indiziert sein. Daß neben den Wasserprozeduren Galvanisation und Massage empfohlen worden sind, sei der Vollständigkeit halber erwähnt. Beim Verdacht endokriner Störungen seien diese therapeutisch berücksichtigt, z. B. durch Verordnung von Ovariumpräparaten bei Klimakterischen oder Amenorrhoischen, vor allem aber durch (vorsichtige) Versuche mit Thyreoidin in jedem hartnäckigeren Fall. Bürgi empfahl Pituglandolinjektionen.

Die **Prognose** ist mit Vorsicht zu stellen. Lebensgefährlich sind zwar nur die Fälle von akutem Glottis- oder Hirnödem; die Heilungstendenz vieler paroxysmaler und der meisten chronischen Fälle ist im ganzen gering.

VII. Intermittierendes Hinken.
(Dysbasia et Dyspraxia arteriosclerotica et angiospastica.)

Die Symptomengruppe, deren häufigste Form, die Claudicatio intermittens, zuerst und am weitesten bekannt geworden ist, gehört streng genommen nicht zu den Gefäßneurosen; trotzdem mag sie aus praktischen Gründen hier angereiht werden.

Das Leiden wurde zuerst 1850 von Charcot geschildert, nachdem es in der Veterinärmedizin als Boiterie intermittente des chevaux (Boullay) schon länger bekannt war. Aber erst Erb hat durch seine treffliche Schilderung 1898 dem Leiden allgemeines Interesse zugewandt.

Das intermittierende Hinken — dieser nun schon längst eingebürgerte Name ist der „Gangstockung" Muskats entschieden vorzuziehen — galt früher als selten, da es von den Praktikern sehr häufig nicht diagnostiziert wurde. Es ist, wie die Erfahrungen von Erb, Schlesinger, Goldflam und auch die meinigen zeigen, keineswegs selten und befällt das männliche Geschlecht weitaus häufiger, als das weibliche. Regionär ist die Morbidität insofern verschieden, als besonders Russen und unter ihnen die Juden relativ am häufigsten erkranken sollen; es hat dies seinen Grund einerseits in der neuropathischen speziell vasomotorischen Disposition, andererseits in dem häufigen Nikotinabusus dieser Rassen. Aber auch in Deutschland, Frankreich, England usw. scheint die Affektion nicht selten. Wenn auch die besser situierten Klassen eine relativ höhere Erkrankungszahl aufzuweisen scheinen (Erb), so habe ich das Leiden doch auch bei Proletariern recht häufig gesehen. Über das Erkrankungsalter lauten die Angaben verschieden. Erb nimmt an, daß die Mehrzahl in dem Prädilektionsalter der Arteriosklerose, also dem sechsten Jahrzehnt erkrankt. Auch H. Schlesingers und meine Erfahrungen sprechen hierfür; von Schlesingers 100 Fällen waren 71% älter als 50 Jahre. Allerdings haben russische Autoren einen wesentlich jüngeren Durchschnitt beobachtet: Higiers Kranke

standen zur Hälfte unter 40 und Idelsohn berechnet als Durchschnittsalter
44 Jahre, also ein vor der gewöhnlichen Arteriosklerose liegendes Alter. Auch
Bing schließt sich der Lehre von der Arteriosklerosis praecox als Ursache des
intermittierenden Hinkens an.

Unter den Ursachen figurieren nach Erb in allererster Linie der übermäßige Nikotingenuß: starkes, z. T. exzessiv starkes Rauchen fand Erb in
58% seiner Fälle (Schlesinger sogar in über 60%), darunter Leute, die
15—20 Havannazigarren oder 60 und mehr Zigaretten pro Tag rauchten. Demgegenüber tritt die Syphilis entschieden sehr zurück, ebenso der Diabetes —
beide von Charcot seinerzeit in erster Linie beschuldigt. Auch der Alkohol
spielt in der Vorgeschichte keine wesentlichere Rolle, als bei der relativ frühzeitigen Arteriosklerose überhaupt. Die allgemeine nervöse Veranlagung, auf die
einige Autoren rekurrieren, ist meines Erachtens ohne besondere Bedeutung;
die vorwiegend vasomotorische Übererregbarkeit, als konstitutioneller, frühzeitige Sklerose begünstigender Faktor dagegen recht wichtig. Sehr häufig
und mit Recht werden Kälteeinwirkungen, Arbeiten im Wasser oder Schnee,
Winterreisen, Skitouren u. dgl. von den Patienten beschuldigt; unter meinen
Spitalpatienten überwog die Kälteätiologie (als Teilursache natürlich) die
übrigen ursächlichen Momente ganz augenscheinlich. In manchen Fällen fehlt
jedes ätiologische Moment.

Die **Symptomatologie** der gewöhnlichen Fälle, des intermittierenden Hinkens
der Beine, ist folgende: Bei einem Menschen, der an sich völlig normale Motilität
der Beine besitzt, entwickeln sich entweder allmählich unter mannigfaltigen
Parästhesien und leichten Schmerzen oder auch ziemlich rasch folgende Gehstörung: Er geht ohne alle Beschwerden einige Minuten, eine viertel, höchstens
eine halbe Stunde, dann stellen sich allerlei sensible, vasomotorische und
motorische Symptome ein, Parästhesien, Kriebeln, Schmerzen in den Sohlen
oder Zehen, ein pressendes, krampfhaftes Gefühl in den Waden oder über dem
Fußrücken, Kälte und Gefühllosigkeit des Fußes; diese Symptome steigern
sich meist rasch zum intensiven Schmerz, der zuerst ein Humpeln, dann völliges
Stillstehen oder Niedersetzen erfordert. Wenn der Kranke nun einige Minuten
geruht hat, verschwinden Schmerzen und Parästhesien und er kann ganz normal
weiter gehen; bald aber — gewöhnlich noch rascher als das erstemal — wiederholt sich das Spiel und zwingt zur Unterbrechung des Gehens.

Diese Störung kann anfangs einseitig sein; später pflegt sie meist doppelseitig zu werden (Erb). Von objektiven Symptomen im Anfall treten die
vasomotorischen besonders hervor: Blässe, leichte Zyanose, Kälte, Gedunsenheit, viel seltener Röte und Wärme (die sich bis zur förmlichen Erythromelalgie
steigern kann). Blässe und starke hyperämische Röte können auch direkt
aufeinander folgen (L. Fischer). Es ist aber zu betonen, daß hochgradige
Störungen, wie beim Morbus Raynaud, also totale Synkope oder Asphyxie,
bei dieser Form des intermittierenden Hinkens sehr selten vorkommen. In
der anfallsfreien Zeit können außer einer gewöhnlichen Kälte der Füße, besonders der Zehen, alle vasomotorischen Veränderungen fehlen.

Das wichtigste objektive Symptom, das auch im Intervall nie vermißt
wird, ist das Fehlen (oder die Verminderung) einzelner oder aller Fußpulse (also der Arteria dorsalis pedis und Arteria tibialis postic.). In schweren
Fällen können sämtliche vier Fußpulse fehlen; für gewöhnlich fehlen zwei
oder drei; die Arteria dorsalis pedis scheint mir relativ häufiger befallen zu
werden, als die tibialis post. An Stelle des Pulses fühlt man meist einen dünnen
pulslosen Strang. Im Röntgenbild kann man dann die sklerotische Arterie
leicht nachweisen. Bisweilen sind auch höher gelegene Arterien, die Arteria
poplitea oder gar die femoralis mit ergriffen und pulsieren schwächer oder gar

nicht; es ist das nach Erb jedoch eine ziemliche Seltenheit; leichtere Aomalien
des Femoralpulses fand Schlesinger in 29% seiner Fälle. Das wäre der
typische, ausgebildete Symptomenkomplex.

Es gibt nun auch atypische Fälle, z. B. inkomplette Formen, in denen es dauernd nicht
zum Stillstehen und Ausruhen, sondern nur zu allerlei sensiblen Störungen beim Gehen
kommt. Sehr bemerkenswert sind die seltenen Fälle, die das umgekehrte Bild der
gewöhnlichen Form zeigen, d. i. Schmerzen und vasomotorische Symptome in der Ruhe
und Verschwinden von Schmerz und Gehstörung in den ersten Minuten des Gehens (Verf.).
Auch hochsitzende Beschwerden im Kreuz und in der Hüfte werden von Erb als Symptome
einer femoralen Sklerose gedeutet und als intermittierendes Hinken aufgefaßt.

Eine seltene Form bei einigen jugendlichen Männern hat Erb geschildert: Unter
akuten, an Embolie erinnernden Schmerzsymptomen trat unter Verlust der Fußpulse
die intermittierende Dysbasie ein. Erb faßt die Affektion als akute Arteriitis rheumatischen bzw. infektiösen Ursprungs auf, Lues lag nicht vor. Ich habe diese Affektion
nach Kälteschädigungen beobachtet und günstig verlaufen sehen. Erb und Higier sahen
in ihren Fällen nach akutem Beginn chronischen, nicht günstigen Verlauf.

Viel seltener als die unteren Extremitäten werden die Arme und Teile des
Kopfes befallen (Nothnagel, Erb, Oppenheim, Determann u. v. a.).
Meist handelt es sich um Individuen, die schon an intermittierendem Hinken
der Beine leiden. Die Symptome der Bewegungsstörung sind an den Armen
analoge, wie an den Beinen: Parästhesien, Schmerzen und Erlahmen. Auch
das Fehlen des Radial- und Brachialpulses wurde konstatiert. Determann
beobachtete neben der Dyskinesie des Armes ein intermittierendes Erlahmen
der Zunge; ich sah ein ganz analoges Verhalten bei Patienten mit Aneurysma
der Aorta, das überhaupt bei der Dyskinesie der oberen Körperhälfte die
ätiologische Hauptrolle spielt.

Symptomatologisch sind ferner von Interesse das Phänomen von Goldflam und Oehler: Hebt man das Bein eines an intermittierendem Hinken
Leidenden hoch, so tritt rasch ein auffallendes Erblassen des Fußes und auch
des Unterschenkels auf, viel stärker als bei Normalen. Nach dem Senken des
Beines kommt es zur konsekutiven Hyperämie. Das Phänomen ist wahrscheinlich auf eine gesteigerte vasokonstriktorische Erregbarkeit der kleinen Arterien
und Kapillaren zu beziehen. Es wird aber unterstützt durch die an sich ungenügende Blutversorgung der Extremität.

Weiter schildert Goldflam noch eine als Apokamnose bezeichnete Über-
ermüdbarkeit der Muskulatur analog derjenigen bei Myasthenie; dieses Symptom
ist übrigens bekannt und diagnostisch nicht von größerer Bedeutung als die
Anamnese der Patienten an sich.

Sonstige Symptome der Arteriosklerose, des Herzens, des Gehirns und der
Nieren (arteriosklerotische Schrumpfniere) sind häufig; vor allem Koronar-
sklerose und Angina pectoris sind bei einem nicht kleinen Prozentsatz der
Patienten zu finden und bilden nicht selten die Todesursache.

Organische Veränderungen des Nervensystems (der Motilität, Reflexe usw.)
gehören nicht zum reinen Bild des Leidens. Kombinationen, vor allem mit
Neuritiden, sind jedoch nicht selten; ich habe an dem befallenen Bein Neuritis
ischiadica und einige Male eine Meralgia paraesthetica beobachtet; auch Erb,
Idelsohn u. a. haben über dies Syndrom berichtet. Es handelt sich jedenfalls
nur um ein aus derselben Ursache (Tabak, Lues, Kälte usw.) entstehendes,
dem intermittierenden Hinken koordiniertes Syndrom. Auch bei infektiöser
Polyneuritis, besonders bei Typhus und Paratyphus, habe ich gleichzeitig mit
dem Eintritt der Lähmungen und Reflexstörungen der Beine Verschwinden
der Fußpulse gesehen; in einigen Fällen blieben sie monate- und jahrelang
fort (Endarteriitis?), in anderen verschwanden sie nur während der kurzen
Dauer der akuten Polyneuritis (Angiospasmus?). Ob die Nerven- oder Gefäßstörung das Primäre ist, ist nicht klar; das erstere scheint mir sicher auszu-

schließen. Auch hier dürfte es sich um ein koordiniertes Erkranken handeln. Auch Rheumatismus und Plattfuß an dem von intermittierendem Hinken befallenen Bein wurde bisweilen beobachtet (Idelsohn).

Man hat auch versucht, den Begriff des intermittierenden Hinkens auf die Gefäßmuskulatur des Darmes (Ortner) und das Herz (Charcot) auszudehnen. Das intermittierende Hinken des Darmes ist sicher ungemein selten; vieles, was anfangs so aufgefaßt wurde, entpuppte sich später als ein ganz anderes Leiden. Dagegen ist es wohl angebracht, manche durchaus nicht seltene Formen von Angina pectoris koronarsklerotischer Genese, die stets beim Gehen nach einer gewissen Zeit sich einstellen, als intermittierendes Hinken des Herzens (im weitesten Sinne) zu bezeichnen.

Das ungemein vielgestaltige System Grassets, der unter den Begriff des intermittierenden Hinkens so ziemlich alle periodischen sensiblen, sensorischen und motorischen Störungen einschachtelt, muß dagegen als gekünstelt abgelehnt werden.

Die angiospastische Form des intermittierenden Hinkens, zuerst von Oppenheim beschrieben, ist nicht so selten, als Bing u. a. glauben. Oppenheim hat angenommen, daß — neben der vasokonstriktorischen Anlage — angeborene Enge des Arteriensystems diese Form des Leidens begünstigt. Ich möchte zwei Formen dieser Störung unterscheiden:

I. Intermittierendes Hinken mit allen subjektiven Symptomen, auch mit Fehlen einiger Fußpulse bei jugendlichen Personen, bei denen Arteriosklerose und Arteriitis sicher auszuschließen waren. Ich habe hier, da die plethysmographischen Gefäßreaktionen fehlten, genau wie auch beim Morbus Raynaud, die Möglichkeit eines dauernden Krampfzustandes der Arterien angenommen.

II. Neuropathische Patienten jeder Altersstufe, besonders Frauen, die auch spontan an Gefäßkrämpfen der Hände (insbesondere der Finger) und Füße litten und bei denen dieser vasokonstriktorische Anfall durch die Bewegung ausgelöst wurde und nun zur intermittierenden Dyskinesie führte. Einmal habe ich dies auch — doppelseitig — an den Armen beobachtet. Ob in allen diesen Fällen auch die zuleitende große Arterie der Konstriktion anheimfällt, ist unsicher und unwahrscheinlich. In einigen Fällen (A. Westphal, H. Herz) ist aber ein intermittierendes Verschwinden des Fuß- und Radialpulses mit Sicherheit konstatiert und damit die angiospastische Form des Leidens endgültig bewiesen worden. Bisweilen — und wahrscheinlich gar nicht so selten — kombinieren sich angiospastische und arteriosklerotische Dyspraxie, wie ich das in einem Fall (echtes sklerotisches intermittierendes Hinken eines Beines, angiospastische Dyspraxie der Arme) gezeigt habe. Manchmal ist es auch unmöglich, die Differentialdiagnose, ob arteriosklerotisch oder angiospastisch, zu stellen. Eine sehr merkwürdige Ursache bzw. Begleiterscheinung der angiospastischen Dyspraxie habe ich beobachtet: die Osteomalazie.

Eine augenscheinlich sehr seltene Form des intermittierenden Hinkens hat Dejerine geschildert: Die Claudication intermittente de la moëlle épinière, ein „Rückenmarkshinken". Personen mittleren Alters mit anscheinend normaler Motilität und normalen Reflexen erlahmen nach kurzem Gehen, um nach einer Pause wieder weiter gehen zu können. Mit Fortschreiten des Leidens wird die Zeit bis zum Erlahmen immer kürzer. Vasomotorische Symptome fehlen intervallär und während der Dysbasie, die Arterienpulse sind stets völlig normal, dagegen treten während des Erlahmens an den unteren Extremitäten Reflexsteigerung, Fußklonus und bisweilen Babinski auf. Es ist auffallend, daß von sehr erfahrenen deutschen Autoren, wie Erb, Oppenheim, Schlesinger u. a. diese Form nie beobachtet zu sein scheint; auch ich habe trotz eifrigen Suchens an einem ziemlich großen Material nie derartige Fälle gesehen. Der Verlauf dieser Fälle ist meist derart, daß unbehandelte in spastische Paraplegie übergehen. Dejerine nimmt im ersten Stadium eine durch Arteriitis bedingte Ischämie des Dorsal- und Lumbalmarks an, im zweiten Stadium Strangdegenerationen. Lues soll ätiologisch von prominierender Bedeutung sein. Es handelt sich also vielleicht bei der ganzen Affektion um ein Vorstadium der syphilitischen spastischen Spinalparalyse Erbs. Von diesem Rückenmarkshinken ist übrigens die von

H. Oppenheim, O. Förster u. a. beschriebene arteriosklerotische bzw. senile Neuritis besonders des Plexus lumbosacralis, die auch mit normalen Fußpulsen verläuft, aber ausgesprochen radikuläre und Schmerzsymptome zeigt, abzugrenzen.

Pathologische Anatomie. Wenn wir, der Darstellung Bings folgend, die Sektionsfälle und ihre speziellen Resultate überblicken, so fällt die relative Gleichförmigkeit der Befunde auf: Wie schon die Palpation in vivo stets erweist, sind die befallenen Arterien makroskopisch auffallend dünn (im Gegensatz zur „Gänsegurgelarterie" der Greisensklerose); ihr Lumen ist verengt, ihre Wand verdickt; die Gefäße sind rigide und zeigen Wucherungen der Gefäßscheide. Mikroskopisch traten die Veränderungen der Intima am meisten hervor: Eine Wucherung, „die zum kleineren Teil durch proliferiertes Endothel, hauptsächlich aber durch neugebildetes kernreiches Bindegewebe gebildet wird"; zur Thrombosierung des Gefäßes kam es fast nie. Die Elastika zeigt gewöhnlich Veränderungen (verschiedener Art) auf. Die Muskularis zeigt bisweilen eine reine Hypertrophie; bisweilen fand man sie auch unverändert, bisweilen atrophisch. Die Adventitia soll meist durch Infiltrate verdickt sein. Es entsteht so das Bild der „produktiven oder obliterierenden Endarteriitis". Mit Erb und Bing muß man demnach annehmen, daß eine eigenartige, fast spezifische Arterienerkrankung zur Dysbasie führt und nicht die landläufige „Verkalkung"; dieselbe jedoch aus dem Rahmen der Arteriosklerose im weiten Sinne zu streichen, liegt keine Veranlassung vor, wenn man auch die Sonderstellung dieser Form der Endarteriitis innerhalb der Anatomie des arteriosklerotischen Krankheitsbildes hervorheben muß.

Übrigens hat man bei Operationsversuchen solcher Fälle eine angeborene Enge des arteriellen Systems gefunden (K. Mendel, Oppenheim, Schmieden). In Übereinstimmung hiermit betont v. Frankl-Hochwart, daß solche Kranke bisweilen auch andersartige Entwicklungsanomalien zeigen. Ein konstitutioneller Faktor ist also auch in der Pathogenese des intermittierenden Hinkens zu beachten.

Pathogenese. Während Charcot und nach ihm viele andere (auch Päßler-Öhler) annahmen, daß die Dauerstenose des erkrankten Gefäßes und die durch sie veranlaßte mangelhafte Blutversorgung gegenüber der Mehranforderungen an Blut stellenden Bewegung des Muskels (der in der Ruhe noch gerade hinreichend versorgt sei), also eine relative Ischämie des bewegten Muskels, die Ursache des Schmerzes und der Motilitätsstörung des intermittierenden Hinkens sei, begnügte sich Erb mit dieser Erklärung nicht, sondern postulierte dazu einen Krampf des erkrankten Gefäßes. Er wies als erster mit Recht darauf hin, daß die gewöhnliche, dilatatorische Reaktion des Gefäßes bei Muskelarbeit erloschen sei (meine Plethysmogramme haben die Reaktionsherabsetzung der Arterien bei Dysbasie bestätigt), daß im Gegenteil diese Gefäße den Reiz der Bewegung paradoxerweise mit einer Vasokonstriktion beantworteten. Die letztere führt dann zum Schmerz und zur Gangstockung. Wenn nun auch die stenotische relative Ischämie pathogenetisch nicht vernachlässigt werden darf, so sprechen für die Krampfkomponente Erbs eine Reihe neuerer gewichtiger Tatsachen: z. B. das Goldflamsche Symptom (s. oben), das nur als vasokonstriktorische Reizerscheinung zu erklären ist; weiter die Beobachtung Schlesingers, daß an einem zerebral gelähmten Bein, also bei Vasokonstriktorenlähmung, der vorher verschwundene Puls eines Dysbasikers wieder erscheint, und endlich meine Beobachtung von gleichzeitigen, reichlichen angiospastischen Erscheinungen an anderen Körperteilen (Hände, Kopf) bei intermittierendem Hinken der Beine. Die Schlesingersche Beobachtung spricht auch für meine früher geäußerte Annahme einer gewissen dauernden Hypertonie der Arterie. Schließlich ist auch die Oppenheimsche angiospastische Form ein Hinweis auf die Möglichkeit einer vasokonstriktorischen Komponente des intermittierenden Hinkens, besonders seit der Westphalschen Beobachtung vom intermittierenden spastischen Verschluß einer Fußarterie, also eines größeren Gefäßes. Ob auch Venenerkrankungen echtes intermittierendes Hinken veranlassen können (Greig), ist mir fraglich. Dagegen kann sich echte Phlebosklerose der Beine mit ebenso echter arteriosklerotischer Dysbasie vereinigen (Hans Curschmann und R. Stahl).

Die **Differentialdiagnose** erfordert vor allem die Unterscheidung von Plattfuß, von gichtischen und rheumatischen Gelenkaffektionen, von Muskelrheumatismus, Periostitiden und Spontanfrakturen der Metatarsi (militärische „Fußgeschwulst"), der Tarsalgie und von neuritischen (Ischias!) und spinalen Affektionen (wobei aber zu betonen ist, daß auch Kombinationen dieser Leiden mit intermittierendem Hinken vorkommen). Abgesehen von der charakteristischen Anamnese des intermittierenden Hinkens ist das Fehlen der Fußpulse, deren Vernachlässigung Erb mit Recht als die Quelle der beständigen Fehldiagnosen des Leidens bezeichnet, ein Kriterium, das allen jenen Erkrankungen fehlt und die Diagnose entscheidet. Dasselbe gilt von der praktisch seltenen Differentialdiagnose Myasthenie-Dysbasie, der neurasthenischen und hysterischen Dysbasie, z. B. der Akinesia algera. Die Differentialdiagnose der angiospastischen Form hat vor allem die Raynaudsche Krankheit und die einfache vasokonstriktorische Neurose der Extremitäten zu berücksichtigen; dabei ist zu bemerken, daß die letztere nach meinen Erfahrungen in eine angiospastische Dysbasie übergehen kann. Die medulläre Form des Leidens (Dejerine) muß vor allem von der multiplen Sklerose abgegrenzt werden; von der luetischen spastischen Spinalparalyse ist sie nicht zu trennen, da sie wahrscheinlich das Vorstadium derselben ist.

Die **Prognose** ist bei der sklerotischen Form stets zweifelhaft, oft schlecht. Weitgehende Besserungen und Vermeidung der Spontangangrän sind aber nach Erb bei geeigneter Therapie sehr häufig. Die sekundäre Gangrän als Folge des intermittierenden Hinkens ist sogar sehr selten. Diese Besserungen können zum Wiederkehren der Fußpulse und erheblicher Besserung der Gehfähigkeit führen; einer meiner Patienten, der anfangs nur 10 Minuten gehen konnte, marschiert jetzt zwei Stunden ohne Schwierigkeit. In vielen Fällen bleibt allerdings eine merkliche lokale und motorische Besserung aus. Die Prognose quoad vitam wird natürlich durch die anderen Lokalisationen der Arteriosklerose (Koronarsklerose) häufig sehr verschlechtert; an Angina pectoris gehen relativ viele der Kranken zugrunde. Die Prognose der angiospastischen Form quoad vitam ist günstig, quoad valetudinem aber zweifelhaft; die Prognose der medullären Form wurde schon geschildert.

Die **Therapie** hat einerseits das Grundleiden, andererseits die lokale Affektion zu berücksichtigen. Das erstere geschieht vor allem durch das Verbot des Rauchens, durch Behandlung der kausalen Syphilis, des Diabetes, der Gicht oder der Bleiintoxikation. Der örtlichen (und auch der allgemeinen) Arteriosklerose gilt eine energische Jodtherapie der üblichen Form und Dosierung; Erb empfiehlt auch die äußerliche Applikation der Jothionsalbe. Von den gefäßerweiternden Mitteln wurden die Nitrite (besonders Natrium nitrosum und Nitroglyzerin) oft verwendet. Neuerdings rühmt H. Schlesinger Natr. nitrosum (0,2 : 10,0, täglich $^1/_2$—1 Spritze, 20 bis 30 Injektionen nacheinander als besonders wirksam. Empfehlenswert ist auch das Diuretin (2—3 × 1,0). Von dem Vasotonin (Fr. Müller) habe ich, ebenso wie andere, keinen Erfolg gesehen. Von den Salizylderivaten empfiehlt Erb am meisten das Aspirin in kleinen Dosen (3 × 0,5), von denen er „wunderbare Wirkungen" sah. Außerdem sind Herztonika (Digitalis, Strophanthus) oft von günstigem Erfolg; auch die Roborantien (Arsen, Nukleogen usw.) werden empfohlen. Von lokalen Anwendungen sind warme (nicht heiße) Bäder, auch die indifferenten Thermen (Wildbad, Gastein, Ragaz) von guter Wirkung. Am besten wirken galvanische Fußbäder (nach Erb Doppelfußbäder von 27—29° R mit je einer Elektrode, stabile Durchleitung des Stromes 12 bis 20 Mil.-Amp. in wechselnder Richtung, je 3—6 Minuten lang, täglich oder seltener). Auch Hochfrequenz- und sinusoidale Wechselstrombäder werden empfohlen; neuerdings ließ ich mit gutem Erfolg auch Diathermie anwenden. Selbstverständlich ist für Warmhaltung der Füße und im Anfang der Behandlung für Ruhe (womöglich Bettruhe) und horizontale Lagerung der Beine zu sorgen. — In diätetischer Beziehung gelten dieselben Regeln, wie bei der Arteriosklerose, eine fleisch-, gewürz- und auch salzarme Kost, Vermeidung von Alkoholizis, starkem Kaffee u. dgl. ist zu empfehlen. Einen Hauptfaktor bilden schließlich die Vermeidung von Durchnässungen, Erkältung (auch törichten Kuren à la Kneipp) und das Aufgeben schwerer körperlicher Arbeit. Demgemäß empfiehlt es sich, wie ich dies seit langem tue, Dysbasische zu invalidisieren. Die chirurgische Behandlung hat neuerdings auch hier eingegriffen; hier ist zuerst die Wietingsche Operation (Verbindung der Arteria femoralis mit der Vene) zu nennen, deren Wert für unsere Zwecke aber problematisch zu sein scheint. Wesentlich bessere, zum Teil vorzügliche Erfolge hat die Sympathektomie (Leriche, Brüning) erzielt. Ob sie Dauerheilung erreicht, muß allerdings abgewartet werden.

Literatur.

Vasomotorische Neurosen.

Literatur bis 1901 siehe bei Frankl-Hochwart (Nothnagels Handb. Bd. 11, Teil 2, S. 442 u. f.) und bei Cassirer, Monographie. 2. Aufl. Berlin 1912, S. Karger.
Savill, Lancet 1901, Vol. 1, p. 1513. — Diehl, Monatsschr. f. Psychiatr. u. Neurol. Bd. 10, Heft 6. — Herz, H., Monographie. Berlin-Wien 1902. — Collins, Med. Rec. 1902, 31 Mai. — Pick, A., Rev. neurol. 1903, Nr. 1. — Déjerine et Egger, Rev. neurol. 1904, Nr. 2. — Stoeltzner, Charité-Ann. 1904, Tom. 28. — Kriege, Arch. f. Psychiatr. u. Nervenkrankh. Bd. 22. — Oppenheim, H., Dtsch. Zeitschr. f. Nervenheilk. 1911. — Pick, A., Berl. klin. Wochenschr. 1906, Nr. 23. — Lesem, Med. Rec. Vol. 70, p. 337. — Curschmann, Hans, Münch. med. Wochenschr. 1907, Nr. 51. — Derselbe, Dtsch. Zeitschr. f. Nervenheilk. 1909, Bd. 38. — Kornrumpf, W., Inaug.-Diss. Göttingen 1909. — Aschner, Zeitschr. f. klin. Med. Bd. 70, Heft 5 u. 6. — S. Solis-Cohen, New York med. Journ. 1910, Februar-März. — Cassirer, Verhandl. d. Ges. dtsch. Nervenärzte. 1912, S. 103. — Derselbe in Lewandowsky: Handb. d. Neurol. Bd. 5, 1914, S. 179 ff.

Die Raynaudsche Krankheit.

Naunyn, Dtsch. med. Wochenschr., Vereinsber. 1901, Nr. 14, S. 115. — Weber, Parc., Brit. Journ. of dermatol. 1901, Nr. 2, p. 41. — Schäffler, Ärztl. Sachverst.-Zeit. 1902, Nr. 2. — Heß, Dtsch. med. Wochenschr., Vereinsber. 1902, S. 51. — Follet, Gaz. hebdom. de méd. 1902, Nr. 61, p. 710. — de Keyser, Journ. de méd. de Bruxelles 1902, 13 Nov. — Sonques, Gaz. des hôp. civ. et milit. 1902, Tom. 643. — Tompson, Med. Rec. p. 62 a. 575. — Erklentz, Dtsch. med. Wochenschr. 1903, S. 253. — Barré, Thèse de Paris 1903, Nr. 332. — Nékam, Arb. a. d. dermatol. Inst. Orvosi hetilap 1903, Nr. 29. — Strauß, H., Arch. f. Psychiatr. u. Neurol. Bd. 39, S. 109. — Diehl, Zentralbl. f. Nervenheilk. 1904, Febr. — Naunyn, Dtsch. med. Wochenschr., Vereinsbeil. 1904, S. 608. — v. Criegern, Dtsch. med. Wochenschr. 1904, Nr. 29—30. — Hnátek, Wien. klin. Rundschau 1906, Nr. 43. — Guillain et Phaon, Presse méd. 1906, Nr. 48. — Noeßke, H., Münch. med. Wochenschr. 1909, Nr. 47. — Blezinger, O., Inaug.-Diss. Tübingen 1907. — Krause, P., Fortschr. a. d. Geb. d. Röntgenstr. Bd. 10, Heft 4. — Arning, Ibidem Bd. 11, Heft 3. — Derselbe, Arch. f. Dermatol. u. Syphilis, Orig. Bd. 84. — Neubert, Inaug.-Diss. Kiel 1905. — Kollarits, J., Dtsch. Arch. f. klin. Med. Bd. 86, S. 504. — Chace, A., The Post Graduale 1907, Tom. 22. — Kartje, E., Arch. f. Kinderheilk. Bd. 53, Heft 4—6. — v. Hoeßlin, Münch. med. Wochenschr. 1910, Nr. 29. — Friedmann, G. A., Americ. Journ. of the med. sciences 1910, Nr. 355. — Simons, A., Virchows Arch. f. pathol. Anat, u. Physiol. Suppl. 1910. S. 429 u. f. — Staemmler, Dtsch. med. Wochenschr. 1924. Nr. 15. — Stursberg, H., Sitzungsber. d. Niederrh. Ges. f. Nat. u. Heilk. 1910. 21. Febr.

Sklerodermie.

Naunyn, Dtsch. med. Wochenschr. 1901. — Fürstner, Neurol. Zentralbl., Sitz.-Ber. 1902, S. 629. — Rosenfeld, Neurol. Zentralbl., Sitzungsber. 1902, S. 976. — Spiegler, Wien. klin. Wochenschr., Sitzungsber. S. 901. — Roux, Rev. neurol. 1902, Nr. 15, p. 721. — Heynacher, Dtsch. med. Wochenschr. 1903, Nr. 15. — Ehrmann, Wien. med. Wochenschr. 1903, Nr. 23. — Krieger, Hans, Münch. med. Wochenschr. 1903. — Ebstein, Dtsch. med. Wochenschr. 1903, Nr. 1—2. — Raymond et Alquier, Gaz. des hôp. civ. et milit., Sitzungsber. 1904, p. 617. — Kalb, O., Inaug.-Diss. Erlangen. — Lücke, Dtsch. Zeitschr. f. Chirurg. Bd. 13, S. 198. — Rusch, Dermatol. Zeitschr. 1906, Bd. 13, Nr. 11. — Bloch und Reitmann, Wien. klin. Wochenschr. 1906, Nr. 21, S. 630 u. f. — Rom, Medycyna (poln.) 1907. — Reines, Wien. klin. Wochenschr. 1909, Nr. 32. — v. Benczur, Dtsch. med. Wochenschr. 1911, Nr. 22. — v. Noorden, Med. Klinik 1910, Nr. 1. — Büeler, Münch. med. Wochenschr. 1921, Nr. 26, S. 828. — Jaksch, A., Inaug.-Diss. Rostock 1920. — Curschmann, Hans, Med. Klinik 1921, Nr. 41.

Hemiatrophia facialis progressiva.

Fast vollständige Literaturangaben bis 1898 außer in der Möbiusschen Monographie (Nothnagels Handb. Bd. 11, Teil 2, S. 2), in den Dissertationen von Fromhold-Treu (Dorpat 1893) und M. Beer (Königsberg 1898). Außerdem: Marburg, Die Hemiatrophia facial. progr. Wien und Leipzig 1912, und Coenenberg, Diss. Bonn 1912 (in letzterer Zusammenstellung von 250 Fällen).

Hoeflmayer, Münch. med. Wochenschr. 1898, Nr. 13. — Elder, Lancet 1898, Vol. 22, p. 31. — Jendraßik, Dtsch. Arch. f. klin. Med. Bd. 59, S. 222 u. f. — Bruns, Neurol. Zentralbl. 1897, S. 511. — Schlesinger, H., Wien. klin. Wochenschr. 1897. — Derselbe, Ibidem 1902, S. 1234. — Hoffmann, Aug., Neurol. Zentralbl. 1900, S. 999. — Jadassohn, Korrespbl. Schweiz. Ärzte 1901. — Körner, Zeitschr. f. Ohrenheilk. u. f. Krankh. d. Luftwege Bd. 41. — Donath, Wien. klin. Wochenschr. 1897, Nr. 18. — Lange, Fritz, Inaug.-Diss. Breslau 1903. — Detray, Journ. de neurol. 1903. — Fischer, O., Monatsschr. f. Psychiatr. u. Neurol. Bd. 14, S. 366. — Loebl und Wiesel, Dtsch. Zeitschr. f. Nervenheilk. Bd. 27, S. 355. — Raymond et Sicard, Rev. neurol. 1902, p. 593. — Stegmann, Wien. klin. Wochenschr. 1904, Nr. 35. — Schlesinger, A., Arch. f. Kinderheilk. Bd. 42, S. 374. — Wechselmann, Arch. f. Dermatol. u. Syphilis, Orig. Bd. 77, S. 399. — Klingmann, Journ. of anat. assoc. 1908, Nr. 23. — Williamsohn, Lancet 1908, Nr. 4422. — Mayer, E., Neurol. Zentralbl. 1910, Nr. 9. — Stier, Dtsch. Zeitschr. f. Nervenheilk. Bd. 44. — Oppenheim, H., Neurol. Zentralbl. 1918, S. 513. — Boenheim, Dtsch. Zeitschr. f. Nervenheilk. Bd. 65, S. 219 u. f. — Weinberg, F. und Hirsch, H., Ibidem Bd. 66. — Siebert, Dtsch. Zeitschr. f. Nervenheilk. 1917, Bd. 56. — Dirska, Hemihypoplasie. Dtsch. Zeitschr. f. Nervenheilk. Bd. 80. 1924.

Die Erythromelalgie.

Ebner, Med. News Vol. 1, p. 405. — Sachs und Wiener, Wien. med. Bl. 1901, Nr. 37. — Lannois de Porot, Rev. de méd. 1903. — Shaw, Brit. med. Journ. 1903, Vol. 1, p. 662. — Gerard, Dublin Journ. of med. science 1904, Sept. — Weber, Parkes, Brit. med. Journ. Vol. 1, p. 1017. — Derselbe, Brit. Journ. of dermatol. Vol. 16, p. 72. — Hamilton, Journ. of nerv. a. ment. dis. Vol. 31, Nr. 4. — Reginald, S. Haun, Lancet 1907, 26 Okt. — Engelen, Dtsch. med. Wochenschr. 1907, Nr. 40. — Becker, Neurol. Zentralbl. 1907, S. 443. — Benoist, Thèse de Paris 1911.

Neurotische Ödeme.

Meige, Nouv. Icon. de la Salp. 1901, Nr. 6, p. 465. — Hertoghe, A., Ibidem 1901, Nr. 12. — Herz, H., Monographie. Berlin-Wien 1902. — Rooney, Albany med. Ann. 1902, p. 13. — Patry, Rev. méd. de la Suisse romande 1903, Mai, p. 326. — Sträußler, Prager med. Wochenschr. 1903, Nr. 46. — Morris, Americ. Journ. of the med. sciences 1904, Nov. — Parhon et Cazacon, Nouv. Icon. de la Salp. 1907, Nr. 6. — Parkon und Florian, Ibidem Nr. 2, p. 159. — Kamp, Dtsch. med. Wochenschr. 1907, Nr. 12. — Morichau-Beauchant, Ann. de dermatol. et de syphiligr. 1907, Nr. 1, p. 22. — Solis-Cohen, New York med. Journ. 1910, Februar-März. — Bauer et Desbouis, Nouv, Icon. de la Salp. 1910, Nr. 4. — Ramadier et Marchand, Nouv. Icon. de la Salp. 1909. Nr. 3. — Weihe, Diss. Rostock 1920. — Albracht, Dtsch. Zeitschr. f. Nervenheilk. Bd. 47 u. 48. — Quincke, Med. Klinik 1919, Nr. 23, 24, 25.

Intermittierendes Hinken (Dysbasia et Dyspraxia arteriosclerotica et angiospastica).

Die vollständige Literatur bis 1906 findet sich bei R. Bing, Beiheft z. Med. Klinik 1907, Heft 5 (dabei auch die vier Arbeiten von Charcot und sechs Arbeiten von W. Erb, u. a. dessen Hauptarbeit Dtsch. Zeitschr. f. Nervenheilk. 1898, Bd. 13, S. 1).

Westphal, A., Berl. klin. Wochenschr. 1907, Nr. 49. — Grube, Münch. med. Wochenschr. 1908, Nr. 15. — Idelsohn, Dtsch. Zeitschr. f. Nervenheilk. 1907, Bd. 32. — Oehler, Dtsch. Arch. f. klin. Med. Bd. 92, S. 154. — Higier, Neurol. Zentralbl. 1909, S. 393. — Curschmann, Hans, Münch. med. Wochenschr. 1907, Nr. 51. — Derselbe, Ibidem 1910, Nr. 31. — Erb, W., Münch. med. Wochenschr. 1910, Nr. 21 u. 22. — Derselbe, Ibidem 1910, Nr. 47. — Kornrumpf, W., Inaug.-Diss. Göttingen 1908. — Tobias, Med. Klinik 1910, Nr. 27. — Goldflam, Neurol. Zentralbl. 1910, Nr. 1. — Schlesinger, Dtsch. Zeitschr. f. Nervenheilk. Bd. 41, S. 231 u. f. nebst Diskussion. — Muskat, H., Verhandl. d. dtsch. Kongr. f. inn. Med. 1910, S. 431 mit Diskussion. — Fischer, L., Münch. med. Wochenschr. 1910, Nr. 39. — Greig, D. M., Practitioner 1909, Vol. 83, Nr. 5. — Bretschneider, Berl. klin. Wochenschr. 1911, Nr. 19. — Foerster, O., Verhandl. d. Ges. dtsch. Nervenärzte 1912, S. 134 u. f. — Curschmann, Hans, Zentralbl. f. inn. Med. 1918. Nr. 19. — Schlesinger, H., Med. Klinik 1921, Nr. 50. — Stahl, R. und Zeh, Phlebosklerose. Virchows Arch. f. pathol. Anat. u. Physiol. 1922.

Die funktionellen Störungen der Stimme und Sprache.

Von

H. Gutzmann † - Berlin.

Bearbeitet von

Max Nadoleczny- München [1]).

Einleitung. Unter funktionellen Störungen verstehen wir im allgemeinen solche, die seelischen Beeinflussungen besonders zugänglich sind und für welche sich eine anatomische Grundlage nicht auffinden läßt, wenigstens nicht mit den zur Zeit zur Verfügung stehenden Mitteln. Daraus muß nun nicht folgen, daß es etwa keine anatomische Grundlage für diese Störungen gäbe. Im Gegenteil deutet vieles darauf hin, daß auch dafür körperliche Substrate vorhanden sind. Mancherlei körperliche Veränderungen sind freilich auch hierfür beschrieben worden, jedoch sind dieselben nicht so zwingender ätiologischer Art, daß man sie als die Ursache oder die Grundlage der betreffenden Störungen ansehen könnte. So findet sich bei den funktionellen Stimmstörungen eine Anzahl von Veränderungen in den Stimmorganen selbst, die nach allen Beobachtungen nicht die Ursache, sondern vielmehr die Folge der eigentlichen Störung darstellen. Im Ansatzrohr des Stotterers finden sich z. B. adenoide Vegationen, die unter Umständen — wenn sie nämlich Störungen der Nasenatmung und des Gehörs machen — eine Verstärkung des Übels und eine Hemmung bei der Beseitigung desselben bilden, aber niemals als Ursache des Stotterns anzusehen sind. Die weitaus meisten der hier zu behandelnden Störungen sind jedoch zentralen Ursprungs, entweder in dem Sinne, daß sie eine Reiz- oder Ausfallserscheinung im Gebiete der Sprachregionen darstellen (Stottern, hysterische Aphonie und Aphasie, Mutismus) oder insofern sie vielleicht eine Geburtsschädigung, eine ungenügende Entwicklung der Sprachzentra (?) oder seelischer Antriebe zum Sprechen zur Voraussetzung haben (Entwicklungshemmungen der Stimme und Sprache).

Allgemeine Ätiologie. Damit kommen wir zu der Frage der Ätiologie dieser Störungen, die wir in zwei große Gruppen einteilen können:

1. Entwicklungshemmungen und
2. Sprachstörungen auf allgemein-neuropathischer Grundlage.

Die Entwicklungshemmungen sind im Kindesalter sehr häufig zu beobachten. Sie zeigen sich darin, daß die Kinder über die normalen Grenzen hinaus stumm bleiben (Hörstummheit) oder lange Zeit hindurch nicht richtig aussprechen oder nicht richtig Sätze bilden können (Stammeln, Agrammatismus) oder es handelt

---

[1]) Gutzmanns Darstellung ist im großen und ganzen unverändert geblieben.

sich endlich um krampfartige neurotische Erscheinungen, die sich beim Sprechen
zeigen (Stottern); auch bildet sich durch irgendwelche äußere Zufälligkeiten
leicht die Neigung zu einer besonders fehlerhaften Gewohnheit in der Sprache
aus („Amelie"-Ziehen). So werden fehlerhafte Lautbildungen eingesetzt, die
Zunge wird zwischen die Zähne gelegt bei der Aussprache des S, oder das S
wird nach der Seite gezischt, oder es werden auch bestimmte typische Ver-
tauschungen beibehalten, z. B. für L das N gesprochen u. a. m. Was diesen Entwicklungshemmungen eigentlich zugrunde liegt, ist nicht immer mit Bestimmtheit zu sagen, sie gehen oft mit allgemeiner Bewegungsungeschicklichkeit einher.
Die Grenze, bei der die normalen Kinder gewöhnlich Sprechlaute bereits produzieren und auch schon in kleinen Sätzen zu sprechen pflegen, ist das Ende
des zweiten Lebensjahres. Finden wir also über diese Grenze hinaus erhebliche
Sprachfehler bestehen, so handelt es sich um Hemmungen. Die Ätiologie
dieser Entwicklungshemmungen festzustellen, ist oft recht schwer. Es können
äußere Umstände sein, die das Kind in der Sprachentwicklung hemmen (Isolierung); gewisse Erscheinungen des kindlichen Seelenlebens (mangelnde Sprech-
lust, Sprechunlust) haben einen bedeutenden Einfluß auf die Sprachentwicklung,
ferner wohl auch eine gewisse motorische Rückständigkeit (Heller). Auch ist es
oft nicht ganz leicht, die Hörstummheit, d. h. Stummheit, ohne daß das
Gehör beeinträchtigt ist, von der Taubstummheit, d. h. Stummheit infolge
von früh erworbener oder angeborener Taubheit, sicher zu unterscheiden. Auf
einzelnes werden wir weiter unten noch eingehen.

Die meisten bleibenden funktionellen Störungen haben eine
neuropathische Grundlage. Das zeigt sich nicht nur in der Anamnese,
z. B. der Stotterer, sondern auch in dem allgemeinen Verhalten der Patienten
und in den allgemeinen und speziellen körperlichen Befunden. So finden wir
gerade bei den stotternden Kindern sehr häufig sogenannte Degenerations-
zeichen (Hemihypoplasie des Gesichts, Mißbildungen der Ohren, des Schädels
u. a. m.). Forscht man in der Familiengeschichte genau nach, so findet man
auch sehr häufig, daß bereits in der Familie das Stottern vorhanden war,
und manchmal sogar in typischer Weise mit Überspringen einer Generation
vererbt wird (Näheres s. u.). Außerdem aber äußert sich auch in dem allgemeinen
Verhalten der Patienten die neuropathische Konstitution oft auf den ersten
Blick. Das hat dahin geführt, daß man das Stottern weniger als eine genuine
Störung auffaßt, sondern es mehr zu den symptomatischen Sprachstörungen
stellt (Ziehen): Stottern wäre also gleichsam ein Symptom der allgemeinen
neuropathischen Konstitution. Dieses Symptom beherrscht aber so außerordentlich das Allgemeinbild eines so gestörten Menschen, es steht so im Vordergrunde des Interesses, es ist auch einer speziellen Behandlung in den weitaus
meisten Fällen relativ so leicht zugänglich, daß wir den Begriff der symptomatischen Sprachstörung auf das Stottern meist nicht anzuwenden pflegen. Wir
müssen uns aber stets bewußt bleiben, daß ihm tatsächlich diese neuropathische
Grundlage charakteristisch ist, und daß wir auch heute noch auf dem Stand-
punkte stehen, daß es sich beim Stottern um eine meist angeborene
Neurose der sprachlichen Koordination handle, die im Anschluß an
Kußmaul entsprechend den Anschauungen seiner Zeit als reizbare
Schwäche der sprachlichen Koordinationsapparate bezeichnet werden kann.

Ebenso treten funktionelle Stimmstörungen, besonders die des Berufs, fast
niemals ohne nachweisbare neuropathische Belastung auf, und andere funktionelle Störungen, wie die Phonasthenie, zeigen dies ganz evident.

Allgemeine Untersuchung und Diagnostik. Es sei hier nur auf einige Punkte
besonders hingewiesen, so zunächst auf die Untersuchung stummer

Kinder. Dabei handelt es sich um die Differentialdiagnose gegenüber der Taubstummheit, aber auch gegenüber der durch angeborenen Intelligenzdefekt verursachten Stummheit. Hier wird es sich zunächst darum handeln, die Mutter nach bestimmten Erscheinungen in der Entwicklung des Kindes zu befragen, so nach der Entwicklung der Sprache, wie die Schreiperiode verlief, ob bei der Lallperiode des Kindes das Lallen ebenso war, wie man es sonst bei Kindern findet. Das läßt sich besonders dann von der Mutter gut beantworten, wenn sie bereits ältere Kinder, die normal sprechen, gehabt hat. Ferner: ob das Kind überhaupt zum Nachahmen der sprachlichen Umgebung sich anschickte oder ob es diese Nachahmung verweigerte. Das Lallen ist auch bei intelligenten taubstummen Kindern beobachtet worden, obgleich es dabei ziemlich gering ist; ebenso findet man es bei imbezillen Kindern; bei Idioten dagegen schon viel seltener, gewöhnlich wird hier nur unartikuliertes Schreien während der Lallzeit beobachtet. Zur Nachahmung kommt es bei allen diesen Kindern meist überhaupt nicht. Bei hörstummen Kindern dagegen zeigen sich zu Beginn nicht selten Versuche der Nachahmung, die aber bald aufgegeben werden. Die Frage nach Spuren spontaner Äußerungen ist ebenfalls sehr wichtig; ob das Kind beim Anblick von gewünschten oder von ihm sehr begehrenswerten Dingen Äußerungen wie: Ah!, oh! macht, ob es „Papa" und „Mama" sprechen kann — dies findet man allerdings auch manchmal bei Taubstummen —, dann aber, wie der Tonfall bei dem lallenden Plaudern des Spielens ist. Sonst normale hörstumme Kinder sprechen bisweilen so wie spielende Kinder überhaupt, indem sie vor sich hinplaudern. Das sind hier zwar nur sinnlose Silben, aber sie ahmen doch den Akzent der Sprache der Umgebung deutlich nach. Die Beobachtung beim Spiele des Kindes ist also sehr wichtig. Endlich wird man auch nach Beweisen für das Verständnis der Gebärdensprache fragen, z. B. ob das Kind kleine Aufträge, ohne daß hinweisende Gebärden gemacht werden, auszuführen imstande ist, oder ob es nur der Gebärde Folge leistet.

Bei denjenigen Kindern, die zu Anfang sich normal entwickelt haben, die also bereits zu einigen spontanen Äußerungen der Sprache gekommen sind, dann aber zu sprechen aufgehört haben, forsche man nach überstandenen Krankheiten (Typhus, schwerer Grippe, auch Keuchhusten wegen etwaiger Ertaubung), nach Würmern (Mutitas verminosa), nach kongenitaler Lues und besonders nach psychischen Einflüssen. Hemmende Affekte sind sehr häufig die Ursache von Verstummen nach anfänglich guter Entwicklung.

Die Untersuchung des Kindes selbst wird sich zunächst wie überall auf die körperliche Untersuchung zu erstrecken haben, auf die Feststellung von Lähmungen, Paresen, von zurückgebliebener Entwicklung einer Körperseite, Stigmaten der Idiotie oder Imbezillität u. a. m. Es sei hier darauf hingewiesen, daß es leichte zerebrale Kinderlähmungen gibt (infantile Pseudobulbärparalyse), die kaum einen Ausfall der Tätigkeit der Extremitäten hervorrufen, und sich nur in einer gewissen Schwäche einer oder seltener beider Seiten äußern, die erst bei sorgsamer Untersuchung zutage tritt. Ebenso finden wir bei sprachgehemmten Kindern nicht selten angeborenen Hydrozephalus.

Bei kleinen Kindern von drei und vier Jahren ist es fast unmöglich, eine exakte Hörprüfung zu machen. Die Reaktion auf akustische Reize ist äußerst trügerisch. Sie tritt oft ein, wo in Wirklichkeit nur das Vibrationsgefühl in Tätigkeit gesetzt wurde, z. B. Reaktion auf Klopfen oder Stampfen, und sie tritt manchmal nicht ein, trotzdem Gehör vorhanden ist, weil das Kind sich in die Betrachtung irgend eines Gegenstandes so vertieft hat, daß seine Aufmerksamkeit für den Hörreiz nicht genügend vorhanden war.

Eine wichtige Probe besteht in der Feststellung, ob das Kind sich auf Klopfen umdreht, während es auf akustische Reize nicht reagiert. In dem Falle ist es wahrscheinlich taubstumm.

Ich benutze zur Hörprüfung auch Überraschungsreaktionen. Ich nenne diese solche, bei denen das Kind auf einen plötzlich und unerwartet entstehenden Hörreiz eine Veränderung seines Gesichtsausdrucks vornimmt. Dazu kann man sehr gut ein Harmonium benutzen, dessen heruntergedrückte Tasten nur dann einen Ton geben, wenn Luft in den Blasebalg kommt. Das Kind versucht zunächst ähnlich wie beim Klavier Töne durch Herunterdrücken der Tasten zu produzieren, und wenn man plötzlich den Ton durch Anblasen erzeugt, verändert das Kind seine Haltung, sein Gesichtsausdruck wird freundlich oder erstaunt. Man darf freilich auch dabei nicht übersehen, daß in demselben Moment eine ziemlich starke Vibration durch die angeblasene Zungenpfeife hervorgerufen wird, von der man sich selbst am Harmonium sehr leicht überzeugen kann. Es ist deshalb gut, wenn das Kind nicht selbst die Tasten herunterdrückt in dem Augenblick, wo sie zu tönen anfangen, sondern wenn das der untersuchende Arzt tut. Auch eine schlagende Taschenuhr oder eine Spieldose kann man zu derartigen Überraschungsreaktionen benutzen. Ich gebrauche ferner dazu eine elektrisch betriebene Stimmgabel, deren Ton ich durch einen Schlauch zu einem Hörtrichter leite. Ich lasse das Kind an dem Trichter horchen, indem ich den Schlauch zuhalte. Beim plötzlichen Öffnen des Schlauches tritt die Überraschungsreaktion ein, wenn Gehör vorhanden ist. Das ist selbst bei idiotischen Kindern der Fall. Von allen diesen kurz angedeuteten Versuchen beweist eine einzige positive Reaktion das Gehör des Kindes. — Die sonst üblichen Überraschungsreaktionen mit dem Tamtam und Knarren, die alle übergroßen Lärm und auch Luftbewegung machen, sind wenig beweisend. Georg Wehle hat zur Hörprüfung schwachsinniger Kinder eine Reihe von geräuscherzeugenden Spielzeugen angegeben, mittels deren man durch Wiedererkennen des Spielzeugs aus seinem Geräusch, nachdem man es hinter dem Rücken des Kindes in verschiedenen Abständen hat ertönen lassen, die Hörschärfe feststellen kann.

Sehr wichtig ist auch die Beobachtung der Gebärdensprache des Kindes. Eine ausgebildete, nicht bloß hinweisende, sondern auch beschreibende Gebärde finden wir bei intelligenten stummen Kindern, sowohl bei taubstummen wie bei hörstummen. Ja, es gibt hörstumme Kinder, die, wenn sie eine Vorstellung oder einen Wunsch auszudrücken haben und mit den Händen die beschreibende Gebärde nicht fertig bekommen, zum Zeichenstift greifen und den Gegenstand in kurzen charakteristischen Strichen skizzieren. Das Zeichnen ist in der Tat eine graphische Gebärde. Ist die Gebärdensprache sehr ausgebildet, so kann es sich wohl um ein taubstummes Kind handeln, es kann aber auch ebensogut Hörstummheit in Betracht kommen. Wenn nur hinweisende Gebärde vorhanden ist, wenn also das Kind seine Wünsche nur dadurch ausdrückt, daß es auf den Gegenstand hinweist, es aber nicht imstande ist, beispielsweise durch Bewegungen oder Gesten die Form und den Gebrauch eines Gegenstandes anzudeuten, den es haben möchte, dann handelt es sich meistens um geistig zurückgebliebene Kinder. Die verschiedengradige Ausbildung der Gebärdensprache läßt sich also auch zu einer Beurteilung der Intelligenz der stummen Kinder benutzen.

Das Prüfen im Nachsprechen vorgemachter Laute wird im Alter von 3—4 Jahren bei normalen Kindern meist ohne besonderen Erfolg geschehen; denn solche Kinder mögen in diesem Alter nicht recht nachsprechen, sie sind wenig zugänglich. Sie gehen eher noch aufs Nachsprechen ein, wenn ihnen die Mutter vorspricht, während der beobachtende Arzt sich scheinbar nicht um sie kümmert

und sich unterdessen mit etwas anderem beschäftigt. Infolgedessen kann man
aus dem Fehlen der Nachahmung bei dieser Untersuchung nicht viel schließen.
Wenn aber die Kinder einen vorgesprochenen Laut, einen Vokal z. B. oder eine
sinnlose Silbe, wie ma, pa, ka, ta nachahmen, so muß man unterscheiden, ob
sie dies tun nur auf Hören (man würde dann das vorsprechende Gesicht mit
Papier verdecken müssen) oder auf Hören und Sehen oder nur auf Sehen.
Ahmen die Kinder auch die Laute nach, wenn sie nur den sprechenden Mund
sehen, wenn also der vorsprechende Arzt nur die Bewegungen macht, ohne die
Stimme anzuschlagen, so kann man mit ziemlicher Sicherheit annehmen, daß
sie taubstumm sind, ebenso wie man mit Sicherheit auf Hören schließen kann,
wenn das Nachahmen nur auf dem Gehörswege vor sich geht. Daß das Kind
zur Auffassung des Gesprochenen das Auge lebhaft verwendet, kann keinem
Zweifel unterliegen. Spricht das Kind Vorgesprochenes nach, so wird man es
auf sein Sprachverständnis prüfen, indem man nach Gegenständen fragt:
wo ist der Tisch? wo ist der Stuhl? wo ist dein Fuß? deine Hand? dein Schuh?
oder indem man ein Bilderbuch dem Kinde vorlegt und dort nach den einzelnen
Gegenständen fragt. Gar nicht selten wird es vorkommen, daß das Kind,
besonders bei solchen Gegenständen, die sein größtes Interesse wachrufen,
z. B. beim Pferd, Ball, plötzlich auch eine spontane Äußerung von sich gibt,
während es sonst ganz stumm bleibt. Man sieht in solchen Fällen, wie der
freudige Affekt auch bei den stummen Kindern die Sprache löst.

Eine wichtige Untersuchung ist die Prüfung auf sensorische Aphasie.
Kinder mit sensorischer Aphasie, die bis zu der Attacke, welche sie stumm
machte, gehört und gesprochen haben, zeigen sehr oft, daß sie auch jetzt hören.
Sie drehen sich auf Rufe um, sie reagieren auf das leiseste Geräusch, auf den
leisesten Klang, auch verstehen sie, wenn man ihnen beschreibende Gebärden
macht, daß sie ein Buch, einen Stuhl, ein Glas bringen sollen. Dagegen stehen
sie ganz ratlos da, wenn man ihnen die Aufforderung nur durch die Sprache
erteilt. Gewöhnlich verknüpft sich die sensorische Aphasie bei Kindern auch
mit völliger Stummheit. Offenbar ist das Fehlen sprachlichen Reizes der Umgebung hier der Grund, weswegen das Kind keine Lust zur sprachlichen Äußerung zeigt.

Sehr wohl zu unterscheiden von diesen Fällen der sensorischen Aphasie,
die recht selten sind, ist die häufigere sogenannte „psychische Taubheit"
bei idiotischen und imbezillen Kindern. Spuren von sensorischer
Aphasie, teilweise Worttaubheit, kommen bei Epileptikern noch längere Zeit
nach Anfällen (auch beim petit mal) vor und führen zu Verwechslung mit
Schwerhörigkeit (Nadoleczny).

Die allgemeine Untersuchung bei den übrigen funktionellen Störungen der
Sprache, so beim Stammeln, dem Agrammatismus, dem Stottern unterliegt
keinerlei Schwierigkeiten. Sie unterscheidet sich in nichts von der sonst gebräuchlichen Untersuchungsmethodik.

Untersuchung der einzelnen Fehler. Die Feststellung der einzelnen Fehler
deckt sich mit den später zu beschreibenden Symptomen derselben. Jedoch
möchte ich darauf hinweisen, daß wir eine Reihe von Untersuchungs-
mitteln besonders bei der spezialistischen Behandlung der in Rede stehenden
Störungen haben, deren Besprechung hier zu weit führen würde, die aber doch
wegen ihrer Wichtigkeit und Bedeutung kurz erwähnt werden müssen: das
ist die Anwendung der experimentellen Phonetik auf die Untersuchung der Stimm- und Sprachstörungen. Es zeigte sich z. B., daß
durch diese Untersuchungen festgestellt wurde, daß eine scheinbar immer
nur periodisch auftretende Störung, wie das Stottern, auch in den sogenannten
anfallsfreien Zeiten deutliche Abweichungen von der normalen Sprechtätigkeit

aufweist. Der Stotterer stößt zwar dann nicht an, aber er atmet und artikuliert durchaus nicht wie ein normal sprechender Mensch. „Stottern" ist demnach, wie aus diesem Resultat erhellt, mit „Anstoßen" nicht identisch. Die verschiedenen Verfahren der phonetischen Untersuchung der Tonhöhe, Lautdauer und Lautstärke sind namentlich von Isserlin und von Scripture zur Analyse der dysarthrischen Sprachstörungen bei Nervenkrankheiten und der Sprachveränderungen bei Geisteskrankheiten mit Erfolg verwendet worden.

Diese Untersuchungen werden nach der graphischen Methodik ausgeführt. Es wird demnach die Atmung in ihrem Verlauf oder die Stimmvibration u. a. aufgeschrieben und aus dem Kurvenverlauf eine Beurteilung der Störung entnommen. Ebenso wichtig ist eine derartige Untersuchung bei allen funktionellen Stimmstörungen der Redner und der Sänger. Sie deckt hier Tatsachen auf, die mittels der gewöhnlichen Inspektion, Auskultation und Palpation zu beobachten unmöglich ist, und gibt nicht nur Hinweise auf die Ätiologie, sondern praktisch noch viel wichtigere für die Therapie. Jedoch kann, wie gesagt, wegen des Raummangels auf die Einzelheiten dieser speziellen Untersuchungsmethodik hier nicht eingegangen werden.

Allgemeine Therapie. Da es sich um eine funktionelle Störung oder um einen vollständigen Funktionsausfall handelt, so kann die allgemeine Therapie zunächst wohl nur darin bestehen, daß wir die normalen Bewegungen einüben. Man wird also die Atmung so einüben, wie sie für das Sprechen nötig ist: kurze geräuschlose Einatmung durch den offenen Mund, darauf möglichst langsame gleichmäßige Ausatmung. Man wird die Stimme so einüben, daß sie ihre Funktion beim Sprechen erfüllt. Bei den Funktionsstörungen der Stimme, die wir im einzelnen noch zu besprechen haben, bei der spastischen Aphonie, beim Stottern, überall wird es sich darum handeln, die Stimme in ihrer richtigen Funktion zu entwickeln; die grundlegende Übung dafür besteht darin, daß wir die komplizierte Koordination der Stimme in die einzelnen Komponenten zerteilen.

Wenn wir geräuschlos tief zum Sprechen einatmen, so zeigt sich die Stimmritze in Form eines Fünfseits, weil die Musculi postici die Aryknorpel nach außen drehen. Wenn wir nach der tiefen Einatmung zu der Ausatmung übergehen und langsam ausatmen, so bilden die Stimmlippen ein längliches Dreieck. Hierbei halten sich die einzelnen Muskeln so ziemlich das Gleichgewicht. Es zeigt sich nur eine etwas stärkere Innervation des Musculus internus. Gehen wir vom Hauchen zum Flüstern über, so tritt dazu die Wirkung des Musculus crico-arytaenoideus lateralis, und gehen wir endlich vom Flüstern zur Stimme über, so muß zu dieser Muskelwirkung noch die Wirkung des Musculus transversus hinzutreten, der die Aryknorpel aneinanderrückt. Wenn wir demnach eine Übung machen lassen, bei der nach tiefer Einatmung in einer einzigen Exspiration vom Hauchen zum Flüstern und vom Flüstern zur Stimme übergegangen wird, so haben wir nacheinander die einzelnen Komponenten der Stimmkoordination in Bewegung gesetzt. Hierbei zeigt sich nur selten eine funktionelle Störung. Selbst schwierige Fälle von Aphonia spastica kommen sehr bald dahin, die Stimme ohne spastische Hemmungserscheinungen in dieser Übung anzuwenden. Auch bei den Störungen der Mutation (s. u.), bei dem Stottern, bei der Aphonia paralytica der Hysterischen und vielen anderen Störungen der Stimme bleibt diese Übung die Grundlage. Sie wird in sämtlichen Vokalstellungen gemacht, und hat man sie in dieser Weise geübt — und zwar bei der Sprechstimme in der richtigen, tiefen Sprechstimmlage —, so legt man mehrere der Muskeltätigkeiten zusammen, geht z. B. vom Hauchen direkt in die Stimme über.

Auch die Artikulationen werden der Reihe nach richtig eingeübt. Das ist nicht nur beim Stammeln, der fehlerhaften Aussprache der einzelnen Laute, notwendig, sondern auch mitunter beim Stottern, wenn die Laute spastisch gemacht werden. Die Einübung erfolgt sehr häufig mit Benutzung des Spiegels. Überhaupt dient als Übungsprinzip die Benutzung derjenigen Sinneskontrollen, die bei der Sprache möglich sind. Das ist neben dem Ohr das Auge (der Spiegel) und das Getast, die Kontrolle der Vibrationen an der Nase, am Munde, der Stellung der Zunge u. a. m.

Endlich werden auch die normalen Akzente der Sprache, der musikalische, der dynamische und der zeitliche eingeübt werden müssen, die mehrfach sehr große Verzerrungen erleiden, beispielsweise beim Stottern und Poltern.

Es stellt sich bei dieser Therapie heraus, daß die Abänderung der falschen Gewohnheiten immer viel schwieriger ist als die Einübung von etwas Neuem, was überhaupt noch nicht vorhanden war. Beispielsweise ist es viel leichter, einem stummen Kinde ein normales S beizubringen, als das normale S bei einem Kinde zu entwickeln, das bis dahin ein falsches gesprochen hatte. Sehr häufig muß die Übungstherapie es als Hauptaufgabe betrachten, die fehlerhaften Gewohnheiten zu unterdrücken, Mitbewegungen z. B. zu beseitigen oder falsche Zungenlagen, die gewohnheitsmäßig auftreten, zu korrigieren.

Endlich hat die allgemeine Therapie auch die Aufgabe, die neuropathischen Störungen der Patienten zu behandeln. Es wird notwendig sein, die allgemeine Lebensweise, besonders bei den schwereren nervösen Sprachstörungen, dem Stottern der Erwachsenen, vollkommen zu ändern, stotternde Kinder z. B. aus der Familie, deren Verhalten nur allzuoft das Übel verschlimmert (mitunter sogar zum Ausbruch gebracht hat), weil sie es als schlechte Gewohnheit, als sträfliche Nachlässigkeit ansah statt als Krankheit, zu entfernen und in ein anderes Milieu zu bringen, die Diät umzuändern; allgemeine Gymnastik, Bäder, Klimatotherapie, kurz, das gesamte Rüstzeug der modernen Medizin kommt auch hier neben der eigentlichen fachärztlichen Behandlung als Hilfsmittel in Betracht. Auch würde man bei erwachsenen Stotterern, die sehr starke psychische Nebenerscheinungen der Unruhe, der leichten Erregbarkeit u. a. m. haben, vor der Anwendung von Sedativen nicht zurückzuschrecken brauchen.

Störungen der Stimme.

1. Entwicklungsstörungen der Stimme.

a) Heiserkeit der Kinder. Die Heiserkeit hat nicht immer als Ursache eine Erkältung, einen Katarrh des Kehlkopfes, sondern sie kommt auch als rein funktionelle Störung im Kindesalter nicht selten vor, besonders dann, wenn Kinder sich überschrien haben, also übermäßig stark und lange geschrien haben, oder wenn fehlerhafte Gewöhnungen zur Reizung und schließlich zur Hemmung des Stimmwerkzeuges geführt haben, auch als eine Art habitueller Lähmung meist eine Hypokinese des Internus nach Ablauf einer Laryngitis. Zu den fehlerhaften Gewöhnungen gehört beispielsweise das Üben der inspiratorischen Stimme, das bei Kindern in der Lallperiode nicht selten beobachtet wird. Ich selbst habe es bei ein- und zweijährigen Kindern angetroffen und, wo ich konnte, stets dadurch für Abhilfe gesorgt, daß das Kind, sowie es zum inspiratorischen Üben der Stimme sich anschickte, in den (spontanen) Stimmübungen unterbrochen werden mußte. Auch der Säugling fühlt sehr bald bei dieser jedesmal mit seiner inspiratorischen Stimme einsetzenden Korrektur Unlust und unterläßt die fehlerhafte Übung. Daß ein längeres inspiratorisches Sprechen zu schweren Störungen führen kann, zeigt sich, wenn die Kinder es in der Schule von irgend einer Anregung her als Spielerei einüben. So habe ich in einigen Fällen beobachtet, daß, nachdem die Kinder ungefähr 3 Wochen lang im Spielen mit ihren Kameraden die inspiratorische Sprache benutzt hatten, sich eine Laryngitis nodosa entwickelte, die nur durch mühevolle Behandlung, durch langes Stillschweigen und nachher sorgsames Einüben der richtigen Stimmbewegungen wieder beseitigt werden konnte. Die Therapie ist hier durch die Ätiologie der Stimmstörung selbst gegeben. Die sonstigen Fälle von Heiserkeit der Kinder lassen sich in den meisten Fällen auf ein Versagen oder eine angeborene Schwäche der Stimmuskulatur zurückführen, sind also nicht mehr funktioneller Art. Nicht selten kommt es vor, daß diese Heiserkeit bei der Mutation in eine normale Stimme übergeht.

b) **Die Mutationsstörungen.** Ich unterscheide folgende Störungen:

α) **Die verlängerte Mutation.** Während sich die bekannten Erscheinungen des Stimmwechsels in wenigen Monaten abspielen, bleibt hier die Stimme jahrelang von den Erscheinungen befallen.

β) **Der andauernde Gebrauch der Fistelstimme, die persistierende Fistelstimme.**

γ) **Die perverse Mutation,** das Eintreten einer tiefen Baßstimme beim Mädchen, ähnlich wie das Festhalten der Fistelstimme beim Knaben.

δ) **Larvierte Mutationsstörungen.**

Was die zuerst genannte Erscheinung betrifft, so wird sie gewöhnlich nicht zur Behandlung kommen, da man den verlängerten Ablauf der Mutation zwar unangenehm empfindet, aber als etwas Physiologisches nicht weiter beachtet. Erst wenn Jahre darüber vergehen und ein fortwährendes Hin- und Herschwanken der Stimme aus der Brustlage in die Fistellage eintritt, pflegt der Arzt zu Rate gezogen zu werden.

Die **Behandlung** ist für alle Mutationsstörungen die gleiche: man geht von der Regulierung der Atmung aus (kurze Einatmung, möglichst langsame Ausatmung) und fügt dann die oben beschriebenen grundlegenden Stimmübungen dazu, wobei man dafür sorgt, daß beim Übergang vom Flüstern zur tiefen, vollen Bruststimme der möglichst tiefste Ton produziert wird. Befördern kann man diesen tiefen Ton dadurch, daß man einen Druck auf den Kehlkopf ausübt, und zwar entweder von vorn nach hinten oder nach hinten oben oder nach hinten unten. Man muß in jedem einzelnen Falle ausprobieren, welcher Druck am besten der Produktion der tiefen Stimme förderlich ist (Kayser, M. Bresgen, H. Gutzmann). Hat man die tiefe Stimme, die im Anfang sich etwas heiser und etwas rauh anhört, erreicht, so übt man sie in verschiedenen Vokalstellungen, dann in tönenden Konsonanten und läßt daran gleich das Lesen anschließen, das in einem recht tiefen Tone silbenweise monoton, d. h. mit Aufhebung sämtlicher Akzente und mit gleichmäßiger Betonung der Vokale zu geschehen hat. Sodann übt man die Stimme innerhalb der Sprachsext ein, also beim Manne zwischen A und e, bei der Frau zwischen a und e^1 mindestens. Eine gewisse Ausbildung der Singstimme, also mindestens des Übergangs von Brust- zu Mittelstimme bei den Tönen e f der männlichen bzw. e′ f′ der weiblichen Stimmen, ist stets zweckmäßig. Wichtig ist, daß man am Schluß in freier Rede und Unterhaltung üben läßt. Gewöhnlich ist man in spätestens 4 Wochen mit der Therapie so weit, daß die Mutationsstörung dann ihr Ende erreicht hat. Nur bei jahrelangem Bestehen der Stimmstörung braucht man längere Zeit. Was hier für die verlängerte Mutation angegeben wird, dient in gleicher Weise als Therapie bei den übrigen Mutationsstörungen.

Die **persistierende Fistelstimme** zeichnet sich, wie ihr Name schon sagt, dadurch aus, daß Knaben und Männer in der hohen Lage der Fistelstimme sprechen. Die Ursache ist klar. Der Musculus internus wird nicht angespannt, es kommt nicht zur Bildung der normalen Bruststimme, und die nötige Spannung der Stimmlippen wird fast ausschließlich hervorgerufen durch den Musculus cricothyreoideus. So bleiben die Stimmlippen in höchster Längsspannung, und es entsteht die Fistelstimme. Bei dem stürmischen Wachstum, das der Kehlkopf in der Mutationsperiode durchmacht (die Stimmbänder wachsen um ein Drittel ihrer Länge), können diese Störungen nicht wundernehmen. Die Innenmuskeln des Kehlkopfes kommen gleichsam im Wachstum nicht mit und werden funktionell durch den Cricothyreoideus ersetzt. Die Störung kann überaus lange bestehen bleiben. Ich habe Männer von 35 Jahren kennen gelernt, welche mit dieser lächerlichen Stimme behaftet waren und unter ihr zum Teil sehr schwer litten. Ist doch schon die Bezeichnung „Eunuchenstimme" dafür kennzeichnend, welche Ideenassoziationen sich damit beim Manne und auch bei der Frau verbinden.

Eine seltene Störung ist das Umschlagen der weiblichen Stimme während der Mutationsperiode in das Baßregister. Sie kommt auch dadurch zustande, daß die Muskeln während dieser Wachstumsperiode ihren Dienst versagen. Wenn der Musculus internus nicht angespannt wird und die Stimmlippen schlaff bleiben, so kann durch stärkeres Anblasen bei dem weiblichen Kehlkopf eine sehr tiefe Stimme erzielt werden, entsprechend der geringen Spannung. So kommt eine Art Strohbaß zustande, der sich durch sehr starken Luftverbrauch auszeichnet, da sich die Stimmlippen dabei natürlich nicht berühren, und aus diesem Strohbaß heraus entwickelt sich eine auffallend tiefe Sprechstimme. Prüft man den Stimmumfang eines derartigen Mädchens, so findet man einen auffallend großen Umfang. Ich habe ihn in einem von Scheier beobachteten Falle auf vier Oktaven festgestellt. Gerade dieser erstaunliche Umfang beweist, daß die Störung mit der Mutation zusammenhängt. Bei der Therapie bedarf es nur einer Festlegung der Sprechstimme. Gewöhnlich handelt es sich um Mädchen, die später eine gute und vollklingende Altstimme bekommen. Man muß dann in dieser Sprechlage (ungefähr a—c′) die genannten Sprechstimm-, Lese- und Redeübungen machen. Mehrere derartige Fälle, die ich beobachtet habe, so auch ein Fall, bei dem die tiefe Baßstimme fortwährend mit der normalen Frauenstimme wechselte, ähnlich wie bei dem Stimmbruch der Knaben, sind im Laufe der Zeit in die normale Sprechweise übergegangen. Es kann aber vorkommen, daß die tiefe Stimme auch gewohnheitsmäßig bleibt, ebenso wie die persistierende Fistelstimme auch bei erwachsenen Männern gefunden wird.

Als larvierte Formen von Mutationsstörungen hat Zumsteeg jene Phonasthenien bezeichnet, deren Ursprung auf die Zeit des Stimmwechsels zurückgeht. Es handelt sich um leicht heisere, wenig tragfähige schwache, oft zu hoch liegende Sprechstimmen bei beiden Geschlechtern, die durch zu starke und falsche gesangliche Betätigung während der Pubertät entstanden sind, z. B. auch bei Mädchen, die im Schul- und Kirchengesang in geringer Zahl als zweite Stimme gegen eine Übermacht von ersten Stimmen kaum aufkommen konnten. Laryngoskopisch findet man in solchen Fällen nicht selten Internusparesen.

Bezüglich der **Ätiologie** wie der **Prophylaxe** dieser Störungen muß darauf aufmerksam gemacht werden, daß sehr häufig die Schule daran schuld ist, wenn sich die Störungen entwickeln. Knaben werden zu lange im Gesangsunterricht gehalten, ebenso die Mädchen. Es sollten beide Geschlechter während der Zeit, wo sich die Stimme des Kindes in die des Erwachsenen verwandelt, vom Gesang völlig dispensiert werden. Der Gesanglehrer kann diese Zeit sehr leicht feststellen, wenn er von Zeit zu Zeit Stimmumfangsprüfungen vornimmt.

Zeigt sich der Stimmumfang der Kinder in den betreffenden Jahren auf über zwei Oktaven und noch mehr angewachsen, so kann man dies bereits als ein sicheres Zeichen des Beginns der Mutation erkennen. Statt dessen werden solche Stimmen unvernünftigerweise im Chorgesang oft so lange ausgenützt, bis sie endgültig verdorben sind. Laryngoskopisch zeigen sich zahlreiche Veränderungen: Rötung, Schwellungen, die teils dauernd während der ganzen Mutationszeit bleiben, teils von Zeit zu Zeit verschwinden, um dann wieder aufzutauchen, Ausbuchtungen der Stimmbänder, entsprechend einer Schwäche des Internus, ebenso Komplikationen des Versagens des Internus zusammen mit dem Transversus, was, wenn einzig und allein der Lateralis wirkt, die Stimmritze in zwei Öffnungen zerteilt und verschiedenes andere. Ganz besonders häufig findet man jedoch nur, daß die Aryknorpel nicht schließen, so daß ein längliches Dreieck an dem hinteren Ende der Stimmlippen vorhanden ist: Mutationsdreieck. Deswegen finden wir in dieser Zeit sehr viele heisere Stimmen.

2. Berufsstörungen der Stimme.

Die Berufsstörungen der Stimme werden am besten nach der Art und Weise eingeteilt, wie die Stimmanwendung vom Beruf gefordert wird. So unterscheiden wir drei Gruppen von Störungen: die Störungen der Sprechstimme, die der Kommandostimme und die der Singstimme. Sie werden gewöhnlich als funktionelle Stimmschwäche, Phonasthenie bezeichnet. Den Begriff hat Flatau durch das Fehlen ursächlicher mechanischer Schädigungen, Imhofer durch das Mißverhältnis zwischen Willensimpuls und phonetischem Effekt, H. Stern durch den Mangel an „Korrespondenz" zwischen objektiven und subjektiven Symptomen infolge übermäßiger Anstrengung zu umgrenzen versucht. Mit der stillschweigenden Voraussetzung, daß örtliche wesentliche Veränderungen fehlen, bezeichnet Nadoleczny die Phonasthenie als eine „Störung, deren Wesen darin besteht, daß die Lautgebung beim berufsmäßigen Sprechen und Singen nicht mit einem gewohnheitsgemäßen und daher unbemerkten Aufwand an Kraft, nicht mit gewohnter Klangreinheit und nicht in gewohnter Dauer hervorgebracht werden kann". Von der echten Phonasthenie trennt H. Stern die Pseudophonasthenie beim Beginn des Gesangs- und Sprechstudiums oder infolge vorübergehender Körperveränderungen, z. B. Gravidität oder anderer Leiden (reflektorisch) oder Schmerzen (analog der Pseudoparalysis).

a) Störungen der Sprechstimme (Rheseasthenie). Die gewöhnliche Unterhaltungssprechstimme finden wir sehr selten gestört, es sei denn, daß viel vorgelesen wird, dagegen die Berufsstimme bei Lehrern, Predigern, Rednern und Dozenten recht häufig. Der Umstand, daß diese Patienten in der Unterhaltung die Störung ihrer Stimme nur selten zeigen, beweist, daß die Stimmanwendung beim Beruf offenbar eine andere sein muß als beim gewöhnlichen Gespräch. Der Prediger spricht außerhalb des Berufs ganz anders als beim Predigen, der Lehrer ganz anders als beim Lehren, der Schauspieler bei der Unterhaltung des täglichen Lebens oft anders als auf der Bühne. Es kommt allerdings auch vor, daß Stimmstörungen, die in den genannten Berufen erworben sind, besonders dann, wenn sie höhere Grade erreichen, auch in die gewöhnliche Umgangssprache übergehen. Die Störungen selbst können in folgende vier Gruppen von Erscheinungen gebracht werden, wobei aber zu beachten ist, daß bei einzelnen Individuen zwei oder drei dieser Erscheinungen zu gleicher Zeit vorkommen können: 1. Starke Ermüdung, gewöhnlich verknüpft mit Reizerscheinungen, Ermüdungskatarrh (siehe unten),

Fremdkörpergefühle, Druck in der Halsgegend, Husten- bzw. Räusperreiz, schnelles Versagen der Stimme bis zu völliger Stimmlosigkeit; 2. Zittern der Stimme, ebenfalls mit starker Ermüdung, eine Erscheinung, die bereits B. Fränkel als Mogiphonie beschrieben hat; 3. Vox interrupta, die Patienten sprechen statt: zwei zwa-ei, statt bunt: bu-unt, unterbrechen also den Vokal mitten in der Silbe, und zwar einmal oder mehrfach; im letzteren Falle hört sich das Sprechen wie ein Meckern an; 4. Aphonia spastica; bei jedem Sprechversuch kommt ein derartig starker Stimmverschluß zustande, daß überhaupt kein Ton, sondern höchstens ein Stöhnen hörbar wird.

Die Übergänge zwischen den einzelnen Störungen sind durchaus flüssig. Sehr häufig werden die Fälle von Vox interrupta den Erscheinungsformen der Aphonia spastica zugezählt; so von Felix Semon.

b) Störungen der Kommandostimme (Kleseasthenie). Auch hier zeigen sich verschiedene Kategorien: 1. Starke Ermüdung mit Reizerscheinungen. Die Reizerscheinungen steigern sich gerade hier zu so starken Schmerzen, daß die Patienten vor dem Kommandieren eine wahre Angst bekommen. Auch tritt oft vollkommener Stimmausfall, Aphonie, ein und zwar besonders in den Tonlagen, die zum Kommandieren gebraucht werden, d. h. eine Oktave oberhalb der gewöhnlichen Sprechstimme. Wir finden indessen bisweilen bei diesen Patienten die Unterhaltungssprache ganz ungestört, nur zeigt sich häufig eine höhere Lage der Sprechstimme als dem Tonumfange des Patienten entspricht. Die Therapie muß diesen Punkt besonders berücksichtigen, indem sie auch die Sprechstimme tiefer zu legen sucht; 2. Herabsetzung der Intensität in der Lage des Kommandierens. Die Stimme wird leise, trägt nicht weit, klingt gepreßt und heiser und ist infolgedessen zum Kommandieren völlig ungeeignet; endlich 3. die komplette Aphonie, auch in der betreffenden Lage.

c) Die Störungen der Singstimme (Dysodie). Es wird hier genügen, sie kurz aufzuzählen: 1. Ermüdung durch Reiz; die Töne klingen überhaucht („wilde Luft" der Sänger) weil die Stimmritze nicht gleichmäßig verengt wird. Der Ausdruck, die Stimmlippen „schließen" nicht, ist falsch. Häufig besteht dabei ein „Ermüdungskatarrh", d. h. eine stetige geringe Schleimabsonderung im Kehlkopf infolge von Überanstrengung mit und ohne Randrötung der Stimmlippen. Von Zeit zu Zeit legt sich ein Tröpfchen Schleim in die Stimmritze und stört die Phonation. Das immer von neuem einsetzende Wegräuspern erzeugt neuen Schleim und nicht selten eine Rötung zwischen den Aryknorpeln. 2. Störungen der Intonation. Hier werden die Töne nicht getroffen oder nicht in der gleichen Höhe gehalten, welche intendiert wurde. Die Stimme distoniert (nach oben) oder detoniert (nach unten) namentlich bei Schwelltönen. Die ersten Störungen zeigen sich gewöhnlich in der mittleren Tonlage, beim Tenor z. B. beim c′ oder d′, bei Frauenstimmen in der höheren Mittellage etwa ab a¹, ferner ganz besonders am Übergang zur Kopfstimme (also zwischen d¹ und f¹ bzw. d² und f²) bei beiden Geschlechtern; erst später verbreiten sie sich über den ganzen Tonumfang. Auch der umgekehrte Verlauf kommt allerdings vor. Die ersten Erscheinungen sind ausschließlich beim Pianissimosingen nachweisbar, während in mittlerer Stimmstärke die Störung noch verdeckt werden kann, worauf bei der Untersuchung besonders zu achten ist. 3. Das Tremolieren, ein fortwährendes Schwanken in der Kontinuität, der Höhe (?) oder auch Stärke des gewollten Tones, ist ein Fehler der Gesangstechnik, oder auch eine Erscheinung der Ermüdung oder des Reizes. Es kommt vorübergehend auch während der stimmlichen Ausbildung vor, namentlich bei hohen Tönen, die noch nicht richtig sitzen. Man beobachtet beim Tremolieren stets auf- und abhüpfende Bewegungen des ganzen Kehlkopfs, des Zungengrundes und oft des Gaumensegels. Auch die Atemmuskulatur macht diese Tremolobewegungen bisweilen mit. Demnach kann man verschiedene Arten von Tremolieren unterscheiden. In ausgeprägten Fällen tritt es innerhalb des ganzen Tonumfangs auf. Bei allen diesen Störungen setze ich natürlich voraus, daß lokale Hemmnisse nicht die Ursache sind, denn dann handelt es sich eben um organische Stimmstörungen; 4. Störungen in der Stimmstärke. Während diese sich bei der Störung der Kommandostimme in einer Abnahme der Intensität äußert, pflegt bei der Gesangsstimme das Gegenteil, wenigstens im anfänglichen Stadium, sich geltend zu machen. Der Patient ist dann nicht mehr imstande, gewisse Töne, besonders in höheren Lagen, piano anzugeben oder zu halten. Zum piano-Anschlagen höherer Töne gehört eine besonders starke Anspannung der Stimmlippenmuskulatur, während die Stärke des Anblasens entsprechend nachlassen muß. Beim forte-Anschlagen der Töne muß das Anblasen verstärkt werden, während die Spannung nachläßt. Daher kommt es, daß es Sänger genug gibt, die im Beginn dieser Störung die höheren Lagen noch ausgezeichnet forte angeben, wobei die Gesamtleistung offenbar nur auf der Anblasestärke beruht; wenn sie aber versuchen, die gleichen Töne piano zu machen, so schwankt der Ton, oder es kommt überhaupt kein Ton zum Vorschein. Diese Patienten sind nicht imstande, einen Schwellton in jenen Tonhöhen zu machen, ohne daß er abbricht. 5. Störungen der Dauer. Diese zeigen sich darin, daß die Töne nicht lange gehalten werden können. Die Stimme beginnt zwar in der richtigen Weise, hört aber bald auf und zwar durch Abbrechen, oder sie wird mehrfach unterbrochen und setzt immer wieder von neuem ein. Dabei wird auch die Tonhöhe selten rein gehalten; endlich 6. Störungen des Klanges. Diese führe ich hier nur kurz an: Die schlimmste Klangveränderung ist der Preßton, bei dem die gesamte Aktion der Stimmbildung so stark in den Kehlkopf verlegt wird, daß der Sänger beim Singen mit Gewalt die Töne herauszuquetschen sucht; dann der Gaumenton, bei dem sich der Zungenrücken dem Gaumen zu sehr nähert; der Kehlton, die kloßige Stimme, die Knödelstimme, bei der die Zungenbasis sich der hinteren Rachenwand zu sehr nähert und den austretenden tönenden Luftstrom hemmt. Ferner der hohle Ton, der hölzerne Klang der Stimme, der hauchige Klang u. a. m. Sokolowsky hat diese Stimmfehler klanganalytisch untersucht.

Bei allen Formen von Stimmstörungen empfiehlt es sich, die Gutzmannsche Druckprobe zu versuchen. Man läßt einen bestimmten Ton der mittleren Sprechtonlage längere Zeit aushalten, während man einen leichten Druck auf den Schildknorpel ausübt. Läßt man mit dem Druck plötzlich nach, so schlägt die Stimme um etwa $1/2$—1 Ton in die Höhe, um rasch wieder in die ursprüngliche Tonlage zurückzufinden. Bei kranken Stimmen pflegt die Abweichung größer zu sein (etwa bis zu einer Terz) und der ursprüngliche Ton wird erst langsam, mitunter sogar überhaupt nicht wieder gefunden. Je schwerer die Störung, desto stärker ist im allgemeinen die Abweichung und desto weniger leicht gelangt der Sänger zum Ausgangston zurück.

Was die Ätiologie aller dieser Stimmstörungen betrifft, so sehe ich, wie gesagt, von den wirklichen organischen Störungen hier ab. Jedoch sind allgemein schwächende Einflüsse, akut entzündliche Erkrankungen, seelische Einwirkungen teils als Grundlage, teils als auslösende Ursache in Betracht zu ziehen, so z. B. u. a. Ernährungsstörungen, Menses, seelische Depressionen. Jedenfalls spielt auch die neuropathische Veranlagung eine große Rolle bei der Phonasthenie. Eine Zwischenstellung zwischen örtlicher organischer Erkrankung und allgemeiner Disposition nehmen die Störungen (Parästhesien, Kongestivzustände und Hypersekretion) am Stimmorgan bei chronischen, insbesondere spastischen Obstipationen ein (Nadoleczny). H. Stern glaubt auch angeborenen Konstitutionsanomalien am Stimmorgan, auf die Gutzmann schon hingewiesen hat (Asymmetrien, Schiefstand, gering entwickelter Aditus ad laryngem, kleiner Ventriculus Morgagni, unvollkommene Beweglichkeit des Kehldeckels, kleiner Kehlraum), eine prädisponierende Bedeutung zuschreiben zu dürfen. Das „somatische Fatum des Stimmorgans" käme demnach sehr in Betracht. Die rein funktionellen Stimmstörungen basieren stets auf einer durch fehlerhafte Funktion erfolgten Überanstrengung resp. Übermüdung. Diese kommt zustande beim Üben, Singen, Sprechen, Reden, Deklamieren, während man einen Katarrh hat oder wenn man unwohl ist, bei Erregungen, ferner dadurch, daß die Stimmanwendung bei zu hoher Stimmlage gemacht wird (besonders bei den leider immer häufiger werdenden törichten Versuchen, aus einem Bariton einen Tenor, aus einem Mezzosopran einen Sopran zu machen) oder zu laut gemacht wird, oder durch eine übertrieben lange Stimmanwendung während des Übens, was häufig gegen den Willen der Gesanglehrer außerhalb der Singstunden geschieht, oder das Sprechen und Singen in schlechter Luft, bei falscher Atmung, falschem hartem Einsatz, in gezwungener Stellung. Wir finden auch starke Mitbewegungen bei den funktionellen Stimmstörungen, und es ist manchmal erstaunlich, welche Verzerrungen des Gesichts oder des Körpers vorgenommen werden, um die Stimme noch „richtig herauszubringen".

Bei normaler Stimmanwendung tritt mitunter eine Rötung, manchmal sogar eine sehr heftige Rötung der Stimmlippen ein, die aber sehr bald wieder aufhört. Es bedeutet demnach nichts Pathologisches, wenn ein Sänger nach Produktion einer Arie gerötete Stimmlippen zeigt. Diese normale Erscheinung und normale Ermüdung ist nicht schädlich, wirkt im Gegenteil kräftigend auf das Organ ein. Auch einzelne erweiterte Venen auf den Stimmlippen von Berufssängern sind nichts Krankhaftes. Ganz anders ist es aber, wenn die Rötung und Schwellung erst nach längerer Zeit verschwindet und mit abnormen Sensationen, wie Druck, Schmerz, Reiz verbunden ist. Bei starker Anspannung kann es sogar zur Blutung kommen, und zwar nicht nur auf der Oberfläche der Lippen, sondern bis in die Substanz der Stimmuskeln hinein. (Näheres bei Nadoleczny.) Wird nun in dem Zustande der Ermüdung weiter geübt und gesprochen, so sucht der Patient — als solchen muß man ihn bereits bezeichnen — die in den veränderten Verhältnissen gegebenen Schwierigkeiten durch noch größere Anstrengungen zu überwinden, also mit größerem Energieaufwand einen früheren Effekt zu erreichen. Dadurch erfolgt natürlich wieder eine Ermüdung, und zwar in größerem Maßstabe als vorher. Sehr häufig führt die Anstrengung auch bald dazu, daß bei der Stimmbildung der harte Stimmeinsatz gemacht wird, der dabei sonst verpönt ist, oder daß der an sich harte Stimmeinsatz überhart gemacht wird, ferner dazu, daß auf den Kehlkopf gepreßt wird und daß starke Mitbewegungen entstehen. Oft kann die Preßstimme so stark werden, daß sich nicht nur die Stimmlippen, sondern auch die Taschenlippen einander nähern und eine Art unwillkürlicher Bauchrednerstimme entsteht; auch Diplophonie findet man hierbei. So wird es erklärlich, daß außer den vorübergehenden Veränderungen am Stimmorgan auch dauernde sich finden, die einzig und allein auf fehlerhafte Funktion der Stimme zurückzuführen sind.

Die Phonasthenie namentlich der berufsmäßigen Sänger und Redner (Lehrer) führt die Kranken in beträchtliche seelische Depressionen hinein, handelt es sich doch meistens dabei um die Existenz und das Fortkommen. Schlimme Erfahrungen mit örtlichen Behandlungen oder neuen Singmethoden und erfolglose Bade- und Inhalationskuren haben sie mißtrauisch gemacht. Die Sorge nagt an ihrem Gemüt und läßt allmählich eine Erwartungsneurose (Kraepelin) anwachsen, die aus den zahlreichen Mißerfolgen gut erklärbar ist. Der Gesangsschüler wandert von einem Meister zum andern, der Sänger wechselt die Ärzte, der Lehrer behandelt sich selbst mit allerlei Kuren dank seiner Neigung zur Kurpfuscherei. Angst vor „Kehlkopfschwindsucht" und „Krebs" sind nicht selten bei diesen bedauernswerten Phonasthenikern.

Therapie. Bei den funktionellen Störungen ist die erste Bedingung zu einer Therapie Geduld, Schonung und Ruhe, die solange eine Aussetzung der fehlerhaften Stimmanwendung erfordert, bis die lokalen Erscheinungen, die die Folge derselben waren, völlig oder nahezu verschwunden sind. Mit Schweigen allein aber geht es nicht. Streng zu verbieten ist das Räuspern! Danach wird man versuchen, durch methodische Übungen die Atmung zu regulieren, dann bei dem Übergange vom Hauchen zum Flüstern und zur Stimme in mäßigem Piano diejenigen Töne hervorzulocken, die noch am besten gemacht werden können. Bei der Gesangsstimme sind das die Töne an der Untergrenze des Tonumfanges, ebenso bei der Sprechstimme und der Kommandostimme. Die Töne der Mittellage fehlen bei den Gesangs-Stimmstörungen oft. Sodann wird man allmählich höher heraufgehen und von der Grenze der normalen Töne aus das Tongebiet zu erweitern sich bestreben. Die grundlegenden Stimmübungen finden auch hier statt. Sie werden mit sämtlichen Vokalen durchgemacht. Erst dann erfolgt die systematische Einübung des leisen Stimmeinsatzes. Kann der Patient den leisen Stimmeinsatz machen, so geht man zu der Übung der tönenden Dauerlaute über, man übt also die genannten Töne langanhaltend auf M, N, W (sogenannte „Brummmethode" nach Spieß). Würde man mit dieser „Brummmethode" beginnen, so würde man nicht sicher sein, ob nicht der harte Stimmeinsatz dabei gemacht würde, mit welchem das Brummen zwecklos und schädlich ist. Imhofer hat das Vorgehen in seiner Monographie übersichtlich dargestellt, ebenso wie die übrigen, auch die seltener üblichen, hier nicht erwähnten Verfahren.

Außer dieser funktionellen Therapie haben wir aber auch eine instrumentelle, die zum Teil außerordentlich wirksam ist und die dadurch charakterisiert ist, daß sie stets mit der funktionellen sich verbindet; denn während der Anwendung des Instrumentes muß ein bestimmter Ton von dem Patienten hervorgebracht werden. Stummes Elektrisieren nützt nichts! Als solche Instrumente dienen: 1. der Vibrator. Man benutzt am besten einen elektrischen Anschlußapparat. Die Vibration wird so gehandhabt, daß die Zahl der Stöße mit der Zahl der Schwingungen des geübten Tones im Verhältnis $\dfrac{n}{x \cdot n}$ steht, wobei x eine beliebige Zahl ist. 2. Ebenso übt man die Stimme mit gleichzeitiger Anwendung des faradischen Stromes oder noch besser des pulsierenden Gleichstroms (Leduc), der in mäßiger Stärke von beiden Seiten her durch den Kehlkopf geleitet wird. Praktisch sind hierfür die Doppelelektroden, welche von Flatau und von Katzenstein angegeben sind. 3. Auch kann man die Vibration mit der Faradisation verbinden. Es ist auffallend, wie häufig man beobachten kann, daß eine gestörte Gesangsstimme unmittelbar unter der Anwendung des Vibrators oder des elektrischen Stromes normal klingt. Diese Ausgleichserscheinungen sind demnach auch für die Prognose von Wichtigkeit. Wo sie leicht eintreten, kann man auch hoffen, daß sehr bald eine Wiederherstellung der normalen Funktion stattfinden wird.

4. Ein mehr psychisch wirkendes Verfahren hat Maljutin angegeben: Ich benutze eine elektrisch betriebene Stimmgabel, deren Vibrationen auf

den Kehlkopf des Patienten durch eine Kapsel mit Luftübertragung geleitet werden. Intendiert der Patient den bestimmten Ton und weicht er von der Tonhöhe der Stimmgabel ab, so wird er durch die dann entstehenden Vibrationsschwebungen immer wieder in die normale Lage zurückgeleitet. Er muß dann entweder mehr anspannen oder mit der Spannung nachlassen, so daß sein Ton mit dem Stimmgabelton übereinstimmt. Offenbar ist es das Vibrationsgefühl, das hier die Kontrolle der Stimme ausübt, und der ganze Vorgang ist mehr in der Stärkung des Willenseinflusses auf die Stimme als etwa, wie bei der Anwendung der Vibration, in den erzwungenen Stimmlippenschwingungen zu suchen. Besonders im Beginn der Stimmstörung ist diese Korrektur durch elektrisch betriebene Stimmgabeln oft überraschend leicht durchzuführen. Näheres siehe bei Gutzmann über die Behandlung von Stimmstörungen mit harmonischer Vibration (Arch. f. Laryngol. u. Rhinol. Bd. 31).

Die Allgemeinbehandlung ist nicht weniger wichtig als die Übungstherapie. Man berücksichtige also Darmerkrankungen, Anämien, Erkrankungen der weiblichen Genitalien usw., vergesse aber nicht, daß man mit allzustrengen Vorschriften und besonders Verboten die Kranken noch ängstlicher machen kann als sie schon sind. Die seelische Beeinflussung derselben ist Sache der Erfahrung. Man muß sie aufrichten, und das geht Hand in Hand mit der Übungsbehandlung. Man soll ihnen abgewöhnen, sich darum zu kümmern, ob ihre Stimmlippen „schließen" oder ob sie weiß sind. Dagegen wird man sie über die Ursache ihres Leidens arfklären. Je genauer man sie untersucht, desto eher erwirbt man ihr Vertrauen, desto leichter kann man sie beruhigen. Einige Anästhesineinblasungen in den Nasenrachenraum und etwa auch in den Kehlkopf helfen zunächst über unangenehme Empfindungsstörungen namentlich der Gewohnheitsräusperer hinweg und erleichtern einem im Anfang die funktionelle Behandlung.

Hinsichtlich der örtlichen Behandlung ist äußerste Vorsicht am Platz. Die Nasen der Phonastheniker sind nicht der Ort, um sich rhinochirurgisch auszutoben, und ihre Mandeln sind kein geeignetes Objekt für Ausschälübungen. Auch Jod-, Höllenstein-, Protargol- und Turiopinlösungen tun ihnen nicht gut, und selbst Menthol wird nicht immer vertragen. Reizmildernde Mittel sind eher geeignet. Spieß hat 1906 auf die Bedeutung der Anästhetika (Anästhesir, Orthoform), bei der Behandlung akut entzündlicher Erkrankungen der oberen Luftwege hingewiesen. Seine Behandlungsart scheint mir bei den Reizzuständen der Phonastheniker, bei der geringen Hypersekretion, dem sogenannten Ermüdungskatarrh, am Platz, jedoch wäre vom Kokain abzuraten. Gegen Schmerzen kommt noch trockene Wärme in Betracht.

Neben physiologischem Verständnis gehören zur Behandlung der Phonasthenie phonetische und musikalische Kenntnisse, also auch einiges musikalisches Gehör und recht viel Geduld.

Auf die Prophylaxe der Phonasthenie in der Schule und im Berufsleben hat Gutzmann jun. nachdrücklich aufmerksam gemacht (Zeitschr. f. Hals-, Nasen- u. Ohrenheilk. Bd. 12. 1925).

3. Die hysterischen Stimmstörungen.

Diese seien der Vollständigkeit halber hier kurz erwähnt. Die Erfahrungen des Weltkrieges haben unsere Kenntnisse auf diesem Gebiet erweitert und vertieft, weshalb der Abschnitt völlig neubearbeitet werden mußte. Gutzmann hat sich mit Recht gegen allgemeine Bezeichnungen wie funktionelle, psychische, psychogene Stimmstörungen gewandt und ist für ätiologische Bezeichnungen wie thymogen, ideagen, hysterisch, habituell eingetreten.

Von den habituellen Störungen war oben schon die Rede. Es fragt sich, ob man die beiden ersten Formen, die durch Schreck bzw. Vorstellungs- oder Willensstörungen entstanden sind, unter die hysterischen Formen rechnen darf oder nicht. Wenn wir die hysterischen Krankheitserscheinungen, die hysterische Reaktion (Gaupp), als „krankhaft verzerrte Überbleibsel von gemütlichen Entladungsformen" (Kraepelin) ansehen, so können wir Kraepelins Annahme beitreten, „daß sie untei besonderen Bedingungen auch einmal beim Gesunden, weiterhin aber bei sehr verschiedenen Krankheitszuständen zur Beobachtung kommen können". Das Versagen der Selbstbeherrschung führt zur „Flucht in die Krankheit". Er erklärt so in sehr verständlicher Weise die „Entwicklungshysterie" der Unreifen, die „Entartungshysterie", die der Persönlichkeit „dauernd ihren Stempel aufdrückt", die „Alkoholhysterie" vorwiegend des männlichen Geschlechts, bei welcher die Alkoholwirkung die Vorbedingungen schafft, schließlich die „traumatische" und die „Hafthysterie". Betrachten wir in diesem Zusammenhang die Stimmstörungen, so ergibt sich, daß zu den ersten Gruppen vorzugsweise ideagene Formen, zur traumatischen aber die thymogenen gehören. Vielfach ist man abgeneigt, alle thymogenen Störungen zur Hysterie zu rechnen. Besonders schwierig ist in manchen solchen Fällen auch die Abgrenzung gegenüber der Simulation. Muck, der diesen Darlegungen nicht ganz gerecht geworden ist, hebt hervor, daß von den motorischen Störungen die erblichen und angeborenen koordinierten Bewegungen aus der fötalen Periode nicht befallen werden, wohl aber die später unter dem Einfluß des „Verstandes und Willens erworbenen, erlernten komplizierten Bewegungen" (Ontogenie-Hysterie), woraus man aber weiter den Schluß ziehen darf, daß eben dem Willen eine ganz wesentliche Bedeutung für diese Funktionsstörungen zukommt, was wiederum mit Kraepelins Ansicht übereinstimmt.

An Fällen der täglichen Erfahrung, aus der Literatur und der Geschichte versuchte Nadoleczny zu zeigen, daß Stimmlosigkeit von Psychopathen jahrelang vorgetäuscht werden kann, daß ein schroffer Eingriff ins seelische Leben — thymogen — jahrelang dauernde, durch Befürchtungen festgelegte Stimmlosigkeit hervorruft, die durch einen plötzlichen Schreck heilt, ferner, daß veranlagte Menschen ideagen stimmlos werden, wenn sie irgend etwas tun müssen, was sie nicht mögen, oder daß sie unter dem Einfluß eines gefürchteten Vorgesetzten (thymogen oder ideagen) ihre Stimme verlieren, daß dies auch durch Nachahmung, also seelische Ansteckung geschehen kann und schließlich durch ideagene Verankerung einer sonst vorübergehenden Stimmlosigkeit (z. B. bei Katarrh) möglich ist. Diese Stimmstörungen kamen im Frieden wie im Krieg als Flucht in die Krankheit vor, nur waren sie im Krieg durchschnittlich schwerer, also hartnäckiger.

Was zunächst den Kehlkopfbefund bei der Spiegeluntersuchung betrifft, so scheint es richtiger, nur von Zustandsbildern beim Versuch der Stimmgebung zu sprechen, nicht von Lähmungen, da die Stimmlippen ja nicht in allen ihren Funktionen gelähmt sind. Auch Gutzmann bevorzugt gegenüber der Bezeichnung „hysterische Stimmbandlähmung" die prägnante „Stimmlähmung". Im allgemeinen pflegt man die Aphonia paralytica, bei der die Kranken flüsternd oder hauchend mit mehr oder minder offener Stimmritze sprechen, von der Aphonia spastica zu unterscheiden, bei der die Taschenlippen zusammengepreßt werden. Innerhalb der beiden Hauptgruppen wechseln die Bilder beim Kehlkopfspiegeln zwischen weitester Abduktion der Stimmlippen, Sanduhrform der Stimmritze und fast völliger Adduktion bei der ersten und allen denkbaren Preßstellungen bei der zweiten Gruppe und zwar nicht nur individuell, sondern auch während des Verlaufs bei ein und demselben Kranken.

Während des Verlaufs kommen aber auch Übergänge zwischen paretischer und spastischer Aphonie sowie Wechsel zwischen beiden Arten vor. Die Taschenlippenphonation ist häufig übrigens durchaus nicht ausgesprochen spastisch. Eine Einteilung der Aphonien nach dem Spiegelbefund erscheint also nicht sehr zweckmäßig. Die „konsekutive Laryngitis der Taschenbandsprecher" kann einen Kehlkopfkatarrh vortäuschen. Je nach dem Verhalten der Stimmlippen kann die Stimme ganz fehlen und durch einen Hauch oder ein Flüster- oder Preßgeräusch ersetzt sein, oder aber zeitweise schwach anklingen (Vox interrupta), und zwar bisweilen sehr hoch oder ganz tief, immer aber nur kurz. Es gibt (namentlich unter den jugendlichen Entwicklungshysterien) Fälle, in denen gesungen, aber nicht gesprochen werden kann. Andere Funktionen des Sprechapparates können auch gestört sein bis zur vollkommenen Stummheit, es kommt z. B. auch undeutliche verwaschene Artikulation vor, sogar das Pfeifen kann ausfallen, der Husten ist auch bisweilen aber durchaus nicht immer tonlos. Der Rachenreflex fehlt, wie es scheint, häufiger bei der Entartungshysterie als bei den traumatischen Aphonikern.

Psychologische Untersuchungen an Kriegsaphonikern haben gelehrt, daß die geistige Arbeitsleistung (beim Addieren) vielfach nicht der Norm entsprach und oftmals in Kurven verlief, wie sie von Isserlin bei Rentenneurotikern gefunden wurden (Nadoleczny). Zahlreiche neurotische Zeichen konnte ich bei den gleichen Kranken feststellen, wie z. B. gesteigerte Reflexe, mechanische Übererregbarkeit der Muskulatur, Lidflattern, Dermographismus, Zittern der Zunge und der ausgespreizten Finger u. a. mehr.

Nach Beseitigung der Aphonie bleiben bisweilen noch phonasthenische Erscheinungen: Stimmumfangseinschränkungen, falsche hohe Sprechstimmlage, rasch eintretende Stimmermüdung, pathologischer Ausfall der Gutzmannschen Druckprobe zurück, die indes bald verschwinden. Je gründlicher man bei der Behandlung zu Werke geht, desto geringer und seltener werden solche Reststörungen.

Die ideale Behandlung ist die Einübung der richtigen stimmlichen und sprachlichen Koordination, ein Verfahren, das Gutzmann mit allem Nachdruck als das einzig richtige vertreten hat. Man geht also so vor, wie es oben schon beschrieben wurde, und kann dabei auch die Hilfsmittel isochrone Vibration und Vibrationsmassage sowie Faradisation verwenden. Gutzmann empfahl auch die Autolaryngoskopie, Ulrich Sprechübungen während gleichzeitiger Applikation zweier Baranyscher Lärmapparate in beide Ohren, die eine Kontrolle der Stimmstärke durchs Gehör verhinderten.

Vielfach aber haben diese Mittel bei Kriegsaphonien versagt oder sie erforderten zu langen Lazarettaufenthalt mit den Gefahren der sogenannten Lazarettzüchtung. Man ging daher zu schrofferen Methoden über, mittels deren, meist in Verbindung mit Stimmübungen, die normale Funktion in einer Sitzung erzwungen wurde und zwar nach Goldstein, Amersbach u. a. Scheinoperationen in Narkose oder die grobe Sondierung des Kehlkopfs bzw. deren Weiterbildung, das Kugelverfahren von Muck, der durch Einführen einer Metallkugel in die Stimmritze einen leichten Erstickungsanfall und auf diesem Wege die Stimmgebung erzielte. Man verwendete dann starke schmerzhafte faradische Ströme am Arm (nicht am Kehlkopf), nachdem man infolge der Anwendung sinusoidaler Wechselströme ein paar Todesfälle erlebt hatte. Namentlich Kaufmann empfahl das Verfahren gegen alle möglichen Neurosen und verlangte unter strenger Innehaltung der militärischen Formen die unbeirrbare Erzwingung der Heilung in einer Sitzung. Tatsächlich hatte man damit große Erfolge und zwar bei allen Formen der Aphonie. Gutzmann hat diese Erfolge doch zu sehr unterschätzt, weil er die Verfahren ablehnte. Rückfälle kamen auch bei der Übungsbehandlung vor und zwar dann, wenn die seelische Ursache der Aphonie nicht beseitigt wurde, denn die Kranken mußte man eben aus dem Heeresdienst entlassen. Auch diese schroffen Verfahren hatten aber zur Voraussetzung eine **suggestive Vorbereitung** des Kranken (Bettruhe, Isolierung, Alkohol-Nikotinabstinenz, Erzählungen und Vorführung Geheilter). Wenn aber die suggestive Vorbereitung richtig durchgeführt war, so gelang die Heilung auch mit **milderen Mitteln**, z. B. **subkutanen Kochsalzinjektionen** oder **Hypnose**. Der Erfolg der Behandlung ist eben sehr abhängig von der **Persönlichkeit**, von deren Glauben an das eigene Verfahren und vom Nimbus, der sie umgibt. Daher hatte z. B. **Muck** mit seinem Kugelverfahren, das er später auch bei funktioneller Stimmschwäche empfohlen hat, so gut wie immer vollen Erfolg, während anderen Versager nicht erspart blieben. Auch die Übungsbehandlung ist eine erzieherische, suggestive und sie hat um so schönere und raschere Erfolge, je bedeutender die Auswirkung der Persönlichkeit des behandelnden Arztes ist. Sie bleibt jedenfalls zunächst das Verfahren der Wahl. Über Klinik und Therapie der Stimmkrankheiten hat H. **Stern** 1924 ein Referat veröffentlicht, das einen Teil der Literatur berücksichtigt.

Funktionelle Störungen der Sprache.

Wir besprechen hier diejenigen Störungen, die besonders unter den Kindern eine außerordentlich weite Verbreitung haben und die für den inneren Mediziner von besonderem Interesse sein müssen, das **Stammeln** und das **Stottern**. Unter den Schulkindern stottern wenigstens 1 % und das Stammeln kann man mindestens mit der gleichen Zahl annehmen, so daß wir nicht zu hoch greifen, wenn wir unter den Schulkindern in Deutschland 200 000 Sprachgestörte annehmen. Wie häufig die funktionellen Sprachstörungen unter den übrigen sind, geht u. a. auch aus dem Besuch des Universitäts-Ambulatoriums für Stimm- und Sprachstörungen in Berlin hervor. An dem 1910 veröffentlichten Jahresbericht sind von 692 Patienten nicht weniger als 298 Stotterer und 153 Stammler, wozu noch 163 Kinder kommen, welche mehr oder weniger in ihrer Sprachentwicklung zurückgeblieben waren. Während das Stammeln im großen und ganzen auf einer Hemmung der sprachlichen Entwicklung oder auf fehlerhaften Gewohnheiten beruht, wie dies oben bereits auseinandergesetzt wurde, läßt sich das Stottern in seiner Entstehung nicht immer auf die Sprachentwicklung zurückführen. In den meisten Fällen allerdings, besonders dann, wenn es sich um jugendliche Stotterer handelte, bei denen die zuführenden Eltern eine exaktere Anamnese geben konnten, gelang es uns, in der Sprachentwicklung selbst die Ursache des Stotterns aufzufinden. Es entsteht danach in derjenigen Zeit, wo das Kind zwar schon eine Menge von dem Gesprochenen versteht und sein Sprachverständnis eine außerordentlich starke Ausbildung erfahren hat, während die Artikulationsgeschicklichkeit mit dem Sprechtrieb nicht gleichen Schritt hält. So kommt es, daß das Kind oft Gedanken ausdrücken will, ohne daß ihm die passenden Worte gleich zur Verfügung stehen, oder ohne daß seine Artikulationswerkzeuge die auftauchenden Wortklänge in Bewegung umsetzen können. Es besteht also tatsächlich ein Mißverhältnis zwischen Gedanke und Wort. Dies zwingt das Kind zum öfteren Wiederholen, zum Nachsinnen beim Beginn des Sprechens, was besonders häufig bei dem kleinen Wörtchen „ich" im Deutschen beobachtet wird, und führt schließlich ein Drücken auf das beginnende Wort herbei, das sich, wenigstens im Deutschen, gewöhnlich bei denjenigen Worten bemerkbar macht, die mit einem offenen Vokal anfangen. Das Pressen auf den Vokalanfang wird allmählich so stark, daß das Kind überhaupt kein Wort hervorbringen kann, das mit einem offenen

Vokal beginnt (Gutzmann 1912). Da das geschilderte Mißverhältnis naturgemäß bei allen Kindern vorhanden ist, so kann es auch kein weiteres Befremden erregen, wenn auch bei sprachlich normal sich entwickelnden Kindern eine Art von Stocken und Stottern im 3. oder 4. Lebensjahre eintritt. In der Tat haben die Beobachter der kindlichen Sprachentwicklung, Preyer u. a., darauf hingewiesen, daß es ein „physiologisches Stottern" in dieser Zeit gibt. Ich selbst kann diese Beobachtung nur bestätigen. Jedoch wäre es richtiger, diese der Sprachentwicklung zugehörige Iteration nicht als Stottern zu bezeichnen. Der Unterschied zwischen diesem sogenannten physiologischen Stottern und dem daraus sich in manchen Fällen entwickelnden echten pathologischen besteht eben darin, daß im letzteren Falle die Kinder eine neuropathische Veranlagung zeigen (schon in der Familie vorhandenes Stottern; dazu kommt noch Nachahmung; ferner kann der Boden durch vorhergegangene Infektionskrankheiten usw. vorbereitet sein) und auf diese Weise durch Autoimitation oder unter dem Einfluß gemütlicher Hemmungen, falscher Pädagogik zu stottern anfangen. Auch in diesem Stadium ist es noch Zeit, durch besondere Erziehung dem Stottern Einhalt zu tun, indem man das Kind nicht sprechen läßt, es vom Sprechversuch ablenkt, wenn es mit Stottern beginnt, indem man ihm einhilft und indem man versucht, das Mißverhältnis auszugleichen. Das kann in einfacher Weise so geschehen, daß man dem Kinde möglichst viel vorspricht, in kleinen einfachen Sätzen ihm kleine Geschichten erzählt, ihm am Bilderbuch Bilder erklärt und die vorgesprochenen Sätze von dem Kinde, so gut es eben gehen will, ruhig nachsprechen läßt. Benutzt man dabei eine recht leise und tiefe Sprechweise, so habe ich noch niemals gesehen, daß in diesem Stadium des Stotterns das Kind das Vorgesprochene nicht hätte nachsagen können.

Offenbar sind es zwei Übungen, die auf diese Weise von dem Kinde ausgeführt werden, das Kind lernt die für Gedanken, Vorstellungen, Bilder und Gegenstände nötigen Worte durch das Vorsprechen besser finden. Sie tauchen bei ihm schneller auf, stehen ihm schneller zur Verfügung; und zweitens, das Kind übt seine Artikulationsgeschicklichkeit. Es ist mir mehrfach gelungen, selbst bei solchen Kindern, die eine schwere Belastung dadurch aufwiesen, daß schon in der Familie mehrere Stotterer vorhanden waren, das beginnende Stottern vollkommen zu unterdrücken.

Ein sehr grober Fehler wird sehr oft von den Angehörigen gemacht. Er besteht darin, daß das Kind gezwungen wird, den Satz, den es eben stotternd gesprochen hat, noch einmal zu wiederholen. Dadurch macht man das Kind auf seinen Fehler in übertriebener Weise aufmerksam, und oft genug wird auch die Wiederholung stotternd gemacht. Fröschels sieht das Bewußtwerden der Störung geradezu als ausschlaggebend für die Entstehung des Stotterns an.

Die **Differentialdiagnose** zwischen Stammeln und Stottern bedarf keiner größeren Auseinandersetzung. Unter „Stammeln" begreifen wir alle Fehler der Aussprache. Demnach ist Näseln, Lispeln, falsches Aussprechen des K, G, L Stammeln. Unter „Stottern" dagegen verstehen wir eine spastische Hemmung der Sprache, die sich teils in Wiederholungen von Anfangssilben oder -Lauten, teils in krampfhaftem Festsitzen in bestimmten Artikulationsstellungen, teils in fehlerhafter krampfhafter Atmung u. a. m. äußert. Es ist demnach das Stammeln als Fehler der Aussprache mit dem Stottern als Fehler des Redeflusses durchaus nicht zu verwechseln.

Beim Stottern kommt gewöhnlich noch eine psychische Nebenerscheinung hinzu, die darin besteht, daß allmählich bei dem Patienten die Vorstellung der eigenen Inferiorität und der Sprechunfähigkeit Depressionserscheinungen erzeugt: Angst vor dem Sprechen, ja geradezu eine Lalophobie. Dasselbe kann aber auch beim Stammeln eintreten. Daß es hier seltener eintritt, liegt in erster Linie daran, daß das Stammeln niemals den Redefluß unterbricht, das Verständnis des Gesprochenen nicht stört und auch im Affekt niemals eine wirkliche Sprachhemmung macht.

Über den **anatomischen Sitz** beider Übel lassen sich nur Vermutungen anstellen. An peripheren Störungen finden wir des öfteren eine fehlerhafte Gaumenbildung, adenoide Vegetationen, Anomalien in der Stellung der Zähne, — von allgemein-konstitutionellen Störungen Skrofulose, Rachitis, ab und zu auch hereditäre Syphilis, ohne daß man bei allen diesen Befunden einen direkten Zusammenhang mit der Sprachstörung nachweisen könnte. Daß Stottern ein zentrales Übel ist, kann keinem Zweifel unterliegen; ebenso wenig ist das beim gewöhnlichen Stammeln der Fall. Denn auch die fehlerhafte Gewohnheit hängt in erster Linie nicht von irgendwelchen Mängeln in der Muskulatur ab, sondern von der Geschicklichkeit, mit der die Muskulatur zu Bewegungen benutzt wird, d. h. direkt von den Ganglienzellen. Suchen wir durch die Übungstherapie beider Übel Herr zu werden, so üben wir, wie wohl nicht näher auseinandergesetzt zu werden braucht, nicht die Muskeln, nicht die Stellungen der Organe, sondern wir üben — mechanistisch gesprochen — die Ganglienzellen, von denen aus die Muskulatur zu den bestimmten Stellungen in Bewegung gesetzt wird.

1. Stottern.

Die neurotische **Ätiologie** des Stotterns ist bereits erwähnt. Es gibt nun mannigfache prädisponierende und okkasionelle Ursachen: Temperament, Erblichkeit, geistige Anlagen gehören zu den ersteren, die Schule, akute Krankheiten, Eintritt der Pubertät, psychischer und physischer Schock zu den letzteren. Das männliche Geschlecht überwiegt bei weitem; unter den Kindern sind $^2/_3$ Knaben und $^1/_3$ Mädchen, bei den Erwachsenen ist das Verhältnis wie 1:10. Auch die geographische Lage, das Klima oder die Sprache und die Kultur eines Landes scheinen Einfluß auf die Entwicklung dieser Neurose zu haben. Die sorgsamen Statistiken, die wir von der Militäraushebung in Frankreich und in Rußland besitzen, sowie Beobachtungen, die wir in Deutschland gemacht haben, scheinen zu beweisen, daß in Frankreich das Stottern häufiger ist als in Deutschland, und hier häufiger als in Rußland.

Die soeben erwähnte **Pathogenese** des Stotterns aus der Sprachentwicklung wird von Fröschels für die sogenannten Entwicklungsstotterer als hinreichend zur Erklärung angesehen, die ätiologische Hypothese Kußmauls als überflüssig. Fröschels nimmt für solche Fälle drei Stufen an: jene des wiederholenden Sprechens von Lauten und Worten; jene, in der die Sprechbewegungen übertrieben erscheinen, und jene, in der sogenannte tonische Krämpfe und Mitbewegungen das Bild beherrschen. Eine Stufe soll aus der anderen hervorgehen. Das mag für einen Teil der Fälle zutreffen, doch gibt es auch nicht wenige Kinder, die von vornherein tonisch, haftenbleibend, stottern. Gutzmanns klinische Einteilung in zerstreute, beim Arzt und in der Schule besser sprechende, in spastische, bei denen die Willensintention den Spasmus verstärkt, und in seelisch bedrückte Stotterer deutet ebenfalls verschiedene Entwicklungsgrade hin. Nur behauptet Gutzmann nicht deren notwendige Aufeinanderfolge im Sinne von Ursache und Wirkung. Zweifellos kann sich das Stottern bei älteren Kindern und Erwachsenen zu einer Erwartungsneurose im Sinne von Kraepelin ausbilden. Das Wesen des Stotterns ist also in einer gestörten Koordination der zum Sprechen nötigen Muskulatur zu sehen, die von Zentralvorgängen abhängig ist. Daß wir eine Lokalisation nicht anatomisch nachweisen können, charakterisiert die Störung u. a. als gewöhnlich funktionelle. Inwieweit man derartige Störungen überhaupt von hypothetischen anatomischen Veränderungen ableiten will, das ist mehr eine erkenntnistheoretische Frage.

Das scheint auch Fröschels nicht so wichtig wie die Behauptung, jede einzelne Teilerscheinung des Stotterns (von Nasenflügel- und einigen Irradiationsbewegungen abgesehen) habe eine gedanklich-affektive Grundlage, man dürfe sie nicht unwillkürlich, nicht Stotterkrampf nennen, weil Krämpfe nach Strümpell nur unwillkürliche Bewegungen seien. Doch spricht Strümpell (Bd. 2, S. 375. 1919) von koordinierten Krämpfen als „motorischen Reizerscheinungen, bei denen komplizierte Bewegungen in krampfartiger Form auftreten“. Selbst wenn wir mit Fröschels den willkürlichen Ursprung der Stotterbewegungen annehmen, so können wir im Sinne des zweiten Teiles der Oppenheimschen Krampfdefinition („durch physiologische Reize angeregte Muskelkontraktionen von abnormer Stärke“) von Stotterkrämpfen reden oder von einer spasmodischen Laloneurose (Kußmaul) oder einer spastischen Koordinationsneurose (Gutzmann). Diese beschreibende Bezeichnung enthält keine „Krampftheorie“ und es wäre endlich an der Zeit, daß das alberne Geschreibsel über die angebliche Kußmaul-Gutzmannsche Krampftheorie aufhörte. Ob man für die Bereitschaft zu Koordinationskrämpfen (Strümpell) anatomische Grundlagen in der Hirnrinde, mikrobiologische oder rein seelische, annimmt, ist einerlei. Natürlich ist jede psychologische Erklärung der Neurose statthaft. Da es eine Neurose ohne seelische Reaktion von seiten des Kranken wohl nicht gibt, ist jene auch nötig (für das Verständnis und die Behandlung). Wieweit die jeweiligen psychologischen Erklärungen aber richtig sind, ob sie den Kern der Neurose treffen (z. B. die psycho-analytischen und individualpsychologischen Erklärungsschemata) ist eine andere Frage. Hoepfner hat das Stottern auf Grund von verstiegenen psychologischen Deduktionen als „assoziative Aphasie“ bezeichnet, ohne tatsächlich Neues vorzubringen. Seine Hypothesen haben durch Kleist (Zentralbl. f. Neurol. u. Psychiatr. Bd. 39, S. 446) eine ziemlich schroffe Ablehnung erfahren, der wir uns anschließen müssen. Ebensogut könnte man den Schreibkrampf, der dem Stottern doch aufs Haar ähnelt, eine assoziative Agraphie nennen.

Die **Symptomatologie** des Stotterns läßt sich kurz dahin präzisieren, daß es in spastischen Störungen des gesamten Sprechapparates sich äußert, also Spasmus der Atmung, der Stimme, der Artikulation zeigt, und zwar im Sinne der Oppenheimschen Definition. Dazu kommen Mitbewegungen im Gesicht, an den Gliedern, Embolophrasien und psychische Nebenerscheinungen, wie Angst, Sorge vor dem Sprechen, leichte Affektlabilität. Auch der Charakter des Stotterers pflegt gewöhnlich deutlich von der Norm abzuweichen. Zum Teil ist dies vielleicht eine Folgeerscheinung des Übels, das den Patienten mehr oder weniger extrasozial stellt, hauptsächlich liegt es aber auch in denselben Ursachen begründet, die zum Stottern aus der Anlage des Patienten heraus führen.

Die **Therapie** kann wohl nur darin bestehen, daß die fehlerhafte Koordination durch die neueingeübte normale Koordination ersetzt wird. Würde tatsächlich der Stotterer nur dann sein Übel zeigen, wenn er anstößt, nur dann stottern, wenn er mit Fremden spricht, und außerhalb dieser Zeit eine ganz normale Sprache aufzuweisen haben, dann wäre eine Übungstherapie nicht nur zwecklos, sondern auch geradezu schädlich. Die genannten Voraussetzungen treffen aber nur selten zu. Wie wir oben bereits hervorgehoben, zeigt sich auch außerhalb des eigentlichen Anstoßens in der scheinbar anfallsweisen Zeit ein deutliches Abweichen von der normalen Koordination. Wird das Abweichen stärker, so treten natürlich noch stärkere Hemmungen auf, wird es geringer, so werden die Hemmungen so gering, daß die Sprache einen fließenden Eindruck macht. Ja, es gibt Stotterer, die durch Willensenergie imstande sind, die Hemmungen so weit zurückzudrängen, daß ihre Sprache eigentlich immer fließend erscheint (Formes frustes von Biaggi). Und doch leiden diese Patienten unter dem spannenden Gefühl der fehlerhaften Koordination genau so wie die wirklichen Stotterer, welche oft anstoßen. Die Therapie soll die fehlerhafte Koordination durch eine normale ersetzen. Wir üben nach den vorher auseinandergesetzten Prinzipien normale Atmung, die normale

Stimmgebung und die normale Artikulation ein. Auf Einzelheiten kann hier nicht eingegangen werden. Ich verweise auf das Übungsbuch von Albert Gutzmann.

Wenn man diese Übungstherapie zu mechanisch auffaßt, so kann es leicht geschehen, daß sie in übertriebener Weise in Anwendung gebracht wird, so daß die so entstehende neue sprachliche Koordination stark von der normalen Sprechweise abweicht. Ein derartiges Vorgehen ist natürlich unter allen Umständen zu vermeiden. Man muß stetig sich darüber klar werden, wie weit eine Abweichung von der Norm eventuell gestattet ist, und darauf aufpassen, daß diese Abweichung nach Möglichkeit bald wieder ausgeglichen wird. Gewisse Abweichungen sind notwendig. So z. B. nützt es sehr vielen Stotterern bereits, wenn man sie auffordert, tief und leise zu sprechen. Man würde dahin streben, in einem solchen Falle die Stimme tiefer und leiser zu machen als bei der gewöhnlichen Sprechweise, also eine Art Überkorrektur vornehmen. In anderen Fällen zeigt man den Stotterern, die schlecht atmen oder die z. B. jeden Sprechsatz mit einer tiefen Ausatmung beginnen und dann den letzten Rest der noch vorhandenen Luft zum Sprechen benutzen, wie sie zu atmen haben. Da kann es leicht geschehen, daß zuviel Luft genommen wird, und daß der gesamte Sprechvorgang umgekehrt mit zu ausgeprägter Inspirationsstellung einhergeht. Das führt nicht selten zu so starken Übertreibungen, daß gerade hierin wieder der Reiz zu einem Anstoß zu sehen ist, und daß man die so entstandene Störung nur dadurch beseitigen kann, daß man die Aufmerksamkeit des Patienten von dem Atmungsvorgange ganz ablenkt, Atmungsübungen also ganz unterläßt. Das Anstoßen beim offenen Vokal geschieht meistens so, daß die Stimme sehr stark gedrückt wird und daß an Stelle des leichten coup de glotte, den wir in der deutschen Sprache anwenden, ein sehr starker Stimmknall gemacht wird. Man übe den richtigen Stimmeinsatz dadurch ein, daß man den leisen Stimmeinsatz bevorzugt, den man zunächst nur mit gedehntem Vokal machen kann. Würde man dieses übertreiben, so würde die Sprechweise naturgemäß eine verwischte, verwaschene, in die Länge gezerrte werden, eine Karrikatur der wirklichen Sprache. Auch das muß vermieden werden, da eine derartige Sprechweise im Leben nicht anzuwenden ist. Der Stotterer neigt dazu, auf die Konsonanten besonders stark zu drücken und sie in ihrer Wertigkeit gegenüber den Vokalen besonders hervorzuheben. Die Therapie würde dahin streben, das umgekehrte Verhältnis herbeizuführen, die Vokale herauszuheben, und die Konsonanten zurücktreten zu lassen. Es wäre aber falsch, die Konsonanten so weit zu verwischen, daß man kaum noch ihr charakteristisches Geräusch aufzufassen vermag, wie dies an einigen Stellen aus Prinzip geschieht. Eine solche verzerrte, verwaschene Sprechweise ist für das Leben unbrauchbar, und der Stotterer hört auf, sie zu gebrauchen, sobald er merkt, daß er damit überall Aufsehen erregt.

Der Stotterer neigt dazu, die Akzente zu verzerren, d. h. er legt alle Kraft auf die Stelle, an der er gerade festsitzt, und wenn er dann den Anstoß überwunden hat, so sucht er häufig mit großer Geschwindigkeit die verloren gegangene Zeit einzuholen. So kommt es zu einer Verzerrung nicht nur des musikalischen, sondern auch des dynamischen und zeitlichen Akzents der Sprache. Die Überkorrektur der Therapie besteht darin, daß wir ihn gar keine Akzente mehr machen lassen. Wir lassen ihn monoton, monodynam und monotemporal sprechen, d. h. er muß sich gewöhnen, gleichmäßig Silbe für Silbe auszusprechen. Diese monotone Sprechweise kann naturgemäß auch nicht dauernd beibehalten werden. Gewöhnlich bedarf es gar keiner besonderen Anweisung, um die Akzente wieder einzuführen. Schon nach kurzer Übungszeit führt der Stotterer sie ganz von selbst ein und spricht sehr bald nach seiner

Meinung zwar immer noch monoton, für den objektiven Zuhörer aber mit deutlichem dynamischem, musikalischem und zeitlichem Akzent. Daß er dann noch langsam spricht, ist für ihn nur von Vorteil. Dieses langsamere Sprechen wird er auch im Leben mit Vorteil beibehalten können, ohne Anstoß damit zu erregen.

Man wird bei der Therapie gewisse Übertreibungen nicht vermeiden können. Man wird aber immer dahin streben müssen, eine derartige Überkorrektur bald wieder abzulegen, und den Stotterer jedenfalls niemals eher entlassen dürfen, als bis er in normaler Weise seine Sprache anzuwenden imstande ist. Dazu ist es öfters notwendig, die erwachsenen Stotterer in Anstalten aufzunehmen, die speziell für diese Zwecke eingerichtet sind. Die Anstaltsbehandlung ist mitunter die einzige, die eine einigermaßen sichere Aussicht auf Erfolg hat. Auch in bezug auf die Allgemeinbehandlung ist die Anstaltserziehung öfters notwendig.

Während der Schulzeit läßt sich das Stottern auch durch systematische Übungskurse beseitigen. Die Lehrer und Ärzte, die bei derartigen Kursen tätig sind, arbeiten hier Hand in Hand, und es gelingt in der Tat, zahlreichen Kindern, die während der Schulzeit stotterten, die normale Sprache wiederzugeben. Wieviel dies für den Kampf ums Dasein, für das Ergreifen eines Berufes bedeutet, das geht aus den Beobachtungen hervor, die in dem schon erwähnten Universitätsambulatorium gemacht worden sind. Nicht nur solche Stände, welche die Sprache besonders nötig haben, wie Kassenbeamte, Kaufleute, Postbeamte usw. suchen Hilfe für ihr Übel, sondern auch gewöhnliche Arbeiter, weil sie in der Tat unter ihrem Übel gegenüber den normal sprechenden Konkurrenten zurückstehen. Es ist mehrfach vorgekommen, daß z. B. ein junger Handlungsgehilfe entlassen wurde nur wegen Stotterns. Selbst Laufburschen und Hausknechte werden ungern genommen, wenn sie stottern. Hierin zeigt sich gerade die schwerere psychische Beeinflussung, die diesem Übel eigen ist gegenüber dem Stammeln. Daß der Laufbursche nicht fließend sagen kann, was ihm aufgetragen wurde, ist der Hauptfehler; wenn er ein wenig lispelt, fehlerhaft ausspricht, so leidet der Fluß der Sprache darunter nicht.

Der Erfolg der Therapie ist, wenn man dieselbe nur lange genug durchführt, ein sehr guter. Gewiß kommen Rückfälle recht oft vor. Die Erklärung ist sehr einfach. Die fehlerhafte Koordination wird von Zeit zu Zeit immer wieder gelegentlich emportauchen, wenn man die neue Koordination nicht gründlich genug eingeübt hat. Bei erwachsenen Stotterern ist es gut, wenn man die Patienten darauf aufmerksam macht, daß sie auf dieses Wiederauftauchen der fehlerhaften Koordination vorbereitet sein müssen. Je weniger sie sich aus einem gelegentlichen Wiederauftreten des Übels machen, desto sicherer ist man, daß der Rückfall vermieden wird. In der geschilderten Übungstherapie liegt ein wichtiges psychisches Moment. **Psychische** Therapie und **Psychoanalyse** sind auch bei der Behandlung des Stotterns angewendet worden. Die **Hypnose** hat sich bei Kindern nicht als erfolgreich erwiesen, bei Erwachsenen nützt sie neben der Übungsbehandlung, bei thymogenen Kriegsstotterern hatte sie dauernde Erfolge (Seyfferth). Die **Psychoanalyse** hat sich auch nicht bewährt.

Die Übungsbehandlung selbst ist auch Psychotherapie im besten Sinne. Sie überzeugt den Kranken davon, daß er richtig sprechen kann, sie lenkt seine Aufmerksamkeit, mit der er fast zwangsweise fehlerhafte Koordinationen begleitete oder sogar schon im voraus erwartete, von solchen ab auf richtige Koordinationen. Sie muß eben auch psychische Erziehung zum richtigen Sprechen sein. Neben der Übungsbehandlung läuft also eine entsprechende Beeinflussung des seelischen Verhaltens des Kranken einher, daher ist auch die Persönlichkeit des Arztes und dessen Einfühlungsvermögen äußerst wichtig.

Die Methode allein tut es nicht! Daß namentlich in der Anstaltsbehandlung eine allgemeine psychische Beeinflussung der Patienten vorgenommen werden muß, ist selbstverständlich. Man wird sich dabei wesentlich an die von Dubois gegebenen Anweisungen halten.

2. Stammeln.

a) Allgemeines Stammeln. Wenn das Stammeln verursacht ist dadurch, daß die Gaumensegeltätigkeit in irgend einer Weise alteriert ist, so erleidet der gesamte Ausdruck der Sprache eine absonderliche Färbung. Ebenso zeigt sich die gesamte Sprache gestört, wenn sehr viele Konsonanten fehlen, resp. durch falsche Ersetzungen das Verständnis des Gesprochenen erschweren. Das geht bei stammelnden Kindern so weit, daß sie unter Umständen mit einem einzigen Konsonanten sprechen, z. B. mit dem T (Hottentottismus) und alle übrigen Konsonanten fortlassen oder nur Vokale gebrauchen (Vokalsprache), was namentlich bei Schwachsinnigen vorkommt (v. Hovorka).

Den zuerst genannten Fehler, der sich besonders in dem Klange der Vokale, allerdings daneben auch in fehlerhafter Aussprache der Konsonanten bemerkbar macht, nennen wir die Rhinolalie. Wir unterscheiden vorwiegend zwei Formen derselben, eine, bei welcher der Weg zum Nasenrachenraum bei allen Lauten offen bleibt, das Gaumensegel sich also überhaupt nicht oder ungenügend hebt, so daß außer den Nasallauten M, N, Ng alle übrigen Laute falsch gesprochen werden, einen näselnden Charakter bekommen: Rhinolalia aperta, und eine zweite Form, bei der das Gaumensegel kontrahiert bleibt, so daß auch die Nasallaute M, N, Ng, bei denen das Gaumensegel herabhängen muß, da der tönende Luftstrom durch die Nase geleitet wird, in dieser Stellung gemacht werden müssen; sie bekommen dadurch einen verstopften Charakter, und dieser überträgt sich auch auf den gesamten Klang der Sprache: Rhinolalia clausa.

Während die Rhinolalia aperta als funktionelle Störung ziemlich häufig vorkommt (als organische Störung ist sie bei Gaumensegellähmungen, bei angeborenen Gaumenspalten, bei erworbenen Defekten des Gaumens durch Syphilis bekannt), ist die Rhinolalia clausa als funktionelle Störung seltener. Gewöhnlich ist ihre Entstehung so zu erklären, daß zuerst ein organisches Hemmnis vorhanden war, eine übermäßig große Rachenmandel, welche den Luftstrom verhinderte, in die Nase zu gehen und auf diese Weise das abwechselnde Spiel des Gaumensegels, das beim Sprechen so wichtig ist, überflüssig machte. Läßt das Kind bei diesem Stand der Dinge das Gaumensegel konstant kontrahiert, so wird nach der Operation der adenoiden Vegetationen die Sprache nach wie vor verstopft-nasal klingen, weil die Kinder das abwechselnde Spiel des Gaumensegels nicht gelernt haben. In gleicher Weise kann auch bei sehr starken adenoiden Vegetationen das Gaumensegel aus Gewohnheit konstant herabhängend bleiben. Solange die adenoiden Vegetationen vorhanden sind, spricht das Kind dann in der Rhinolalia clausa aus organischer Ursache. Operiert man die adenoiden Vegetationen, so tritt sofort mit der Herausnahme derselben eine sehr starke Rhinolalia aperta auf. Verkennung dieser Sachlage hat bereits dazu geführt, daß der operierende Arzt wegen der Verschlechterung der Sprache regreßpflichtig gemacht wurde. Man sieht aus diesen Darlegungen, daß die Entstehung der Rhinolalia aperta und Rhinolalia clausa functionalis mit organischen Verhältnissen zum Teil eng verknüpft ist.

Im allgemeinen wird sich die Rhinolalia aperta auf alle Sprachlaute beziehen; es kommt aber auch vor, daß sie partiell auftritt und nur bei Sprachlauten in die Erscheinung tritt, die einen besonders starken Gaumensegelabschluß zu ihrer Bildung erfordern, bei den S-Lauten. Wir haben es dann zu tun mit dem Sigmatismus nasalis, worüber H. Stern eine Monographie geschrieben hat.

Die Entscheidung darüber, ob es sich um die Rhinolalia clausa functionalis oder die Rhinolalia aperta functionalis handelt, läßt sich durch ein einfaches Experiment sehr leicht treffen: man lasse den Patienten a-i sprechen und halte ihm bei der zweiten Wiederholung dieser Vokalfolge die Nase zu. Verändert sich der Klang der Sprache bei der zugehaltenen Nase in ein stärkeres Näseln, besonders beim I, so handelt es sich sicher um Rhinolalia aperta; bei der Rhinolalia clausa bleibt der Klang mit offener und zugehaltener Nase durchaus unverändert.

Schwieriger ist die Entscheidung, wenn neben einer Insuffizienz des weichen Gaumens noch nasale Verengerungen bestehen, wodurch eine Rhinolalia mixta zustande kommt. Da diese durch nasale Operationen in die viel häßlichere Rhinolalia aperta übergeführt werden kann, so ist hier große Vorsicht am Platz.

Die **Therapie** der funktionellen Rhinolalia besteht bei der verstopften Form darin, daß man die Nasallaute M, N und Ng langtönend üben läßt, womöglich mit starkem Hauchen durch die Nase, also hm und hn, hma und hna, und auch den Gegensatz zwischen den Nasallauten und den an derselben Stelle gebildeten Verschlußlauten durch Übungen, wie hmpa, hnta den Patienten zum Bewußtsein bringt. Auch ist es gut, wenn man den Finger an die Nasenwurzel legen läßt, um die dort entstehenden Vibrationen zu kontrollieren. Man kann gewöhnlich in ganz kurzer Zeit schon zu Leseübungen übergehen, bei denen man die Nasallaute stark hervorheben läßt, muß aber schließlich wie bei allen Stammelfehlern Übungen in freier Rede machen lassen.

Die Rhinolalia aperta functionalis wird so behandelt, daß man durch abwechselndes Zuhalten und Offenlassen der Nase dem Patienten den Klangunterschied der Laute zum Bewußtsein bringt. Man läßt also üben: apá, apó, apú, apaú usw., und zwar einmal mit zugehaltener Nase und dann mit offener Nase. Sehr bald wird man bemerken, daß der zu Anfang vorhandene starke Klangunterschied, der gerade diese Form des Näselns bei zugehaltener Nase charakterisiert, kleiner wird und schließlich ganz verschwindet.

Es gibt auch schwerere Fälle, bei denen dieses einfache Verfahren, das nur auf akustischer Kontrolle basiert, nicht genügt. Hier ist es notwendig, durch passive Gymnastik dem Gaumensegel die nicht vorhandene richtige Funktion beizubringen. Ich benutze dazu einen kleinen Handobturator, der im wesentlichen aus einem kräftigen elastischen Draht besteht, an dessen einem Ende eine kleine Pelotte befestigt ist. Der Draht wird an der einen Hälfte der Wölbung des Gaumensegels entsprechend gebogen, an der anderen zu einem Handgriff geführt. Man legt ihn an die Raphe des Gaumens an und hebt bei den oralen Lauten das Gaumensegel in die Höhe. So lernt der Patient zunächst passiv die Bewegungen des Gaumensegels an der richtigen Stelle machen. Übt man nun abwechselnd mit diesem Instrument und ohne dasselbe, so bekommt er durch die Getast- und Gehörskontrolle die richtige Sprachlautbildung. Der Handobturator ist auch als (positive) Elektrode verwendbar, wenn das Ende des Drahtes an der Pelottenoberfläche bloßliegt und der zuleitende Teil desselben isoliert wird.

b) Das Stammeln bei einzelnen Lauten. Auch hier müssen wir zwei Formen von Stammeln im allgemeinen unterscheiden: zunächst die Form, bei der der betreffende Laut durch einen anderen ersetzt wird (Paralalie), eine Erscheinung, die vorwiegend im kindlichen Alter angetroffen wird. Das Kind ersetzt das K, was es noch nicht sprechen kann, durch das T. Es spricht also anstatt komm und Gott: „tomm" und „Dott" (Paragammazismus). Es benutzt in diesem Falle einen klangähnlichen Laut, eine tonlose resp. tönende Explosion. Das Kind spricht ferner an Stelle von Affe „Appe"; weil das F ihm zu schwierig ist, nimmt es den einfacheren Verschlußlaut. Es benutzt hier nicht einen klangähnlichen Laut, sondern einen Laut, der nahezu an derselben Stelle und mit demselben Organ gebildet wird, wie der fehlende Laut (homorgane und homotopische Laute). Alle diese Paralalien des kindlichen Alters verschwinden in der Schule, besonders durch Einfluß der Leseübungen, meistens ganz von selbst, so daß eine besondere Behandlung derselben nicht notwendig ist. Nur einige pflegen auch bei Erwachsenen sich ab und zu vorzufinden, so der Paralambdazismus, die Ersetzung des L durch das N. Dieser Fehler ist leicht zu beseitigen, wenn man die zur L-Bildung notwendige seitliche Öffnung passiv durch eine über die Zunge gelegte Sonde herbeiführt, während die Nase geschlossen bleibt. Einige Wochen der Übung genügen, um den fehlenden Laut einzuüben. Auch der Paragammazismus, das Einsetzen von T und D für K und G, findet sich ab und zu auch bei Erwachsenen. Er wird wie bei den Kindern dadurch beseitigt, daß man die Zungenspitze mit dem Finger daran verhindert, sich dem Gaumen zu nähern. Es tritt dann ganz von selbst an Stelle des T und D das K und G ein.

Die zweite Form, die fehlerhafte Aussprache gewollter Laute bezeichnet man im allgemeinen als Dyslalie und den Fehler selbst durch die substantivierte griechische Buchstabenbezeichnung, also eine fehlerhafte Aussprache des S mit Sigmatismus, Lispeln, eine fehlerhafte Aussprache des D mit Deltazismus, des G mit Gammazismus, des L mit Lambdazismus, des R mit Rhotazismus usw. Von allen diesen Störungen sind die verbreitetsten und wichtigsten die Sigmatismen, deren einzelne Typen hier kurz hervorgehoben sein mögen.

1. Sigmatismus interdentalis. Die Zunge wird dabei zwischen die Zähne gesteckt, und der Luftstrom kommt in breitem Strahl zwischen oberer Zahnreihe und Zungenspitze hervor. Es gibt auch Fälle, bei denen die Zunge hinter den Zähnen bleibt, wo aber die scharfe Konzentrierung des Luftstromes auf die Mitte der unteren Zahnreihe, die für das normale S notwendig ist, fehlt: Sigmatismus addentalis. Die Beseitigung des Übels ist leicht: die Zunge muß die Lage hinter der unteren Zahnreihe einnehmen, die Zahnreihen werden geschlossen mit den Schärfen der Zähne aufeinandergesetzt und die Mittellinie der Zunge durch eine geeignet gebogene Sonde ein wenig eingedrückt. Auf diese Weise wird der Luftstrom scharf auf die Mitte der unteren Zahnreihe konzentriert. Man übt dann die Verbindung dieses so entstandenen richtigen S mit verschiedenen Vokalen und Konsonanten ein und geht dann zu Worten und Leseübungen über.

2. Sigmatismus lateralis. Die Zunge liegt hierbei in der Lage des L. Sie stößt mit der Spitze an der oberen Zahnreihe an, und der Luftstrom wird rechts oder links oder auch auf beiden Seiten aus dem Munde abgelenkt (Sigmatismus lateralis dexter, sinister, bilateralis). Die Therapie besteht hierbei darin, daß man zunächst die Zunge in die Lage des gewöhnlichen Lispelns bringt und den Patienten lehrt, den Luftstrom über die Mitte der Zunge herauszublasen, statt ihn, wie er bis jetzt gewöhnt war, seitwärts abzulenken. Es gelingt sehr bald, ihm ein interdental gelispeltes S beizubringen. Sodann verfährt man genau so wie bei dem erstbeschriebenen Sigmatismus interdentalis.

3. Sigmatismus nasalis. Die Zunge liegt hierbei in der Lage des N (in einigen seltenen Fällen auch in der Lage des ng) dem Gaumen resp. dem Alveolarfortsatz fest an, und der Luftstrom geht mit einem scharfen Schnarchgeräusch zwischen Gaumensegel und Rachenwand zur Nase hindurch. Es würde nahe liegen, bei der Therapie dieser Störung einfach die Nase zu

schließen. Tut man das, so entsteht an Stelle des scharfen S ein T (resp. K), an Stelle des weichen S ein D (resp. G), man kommt also nicht zur richtigen Aussprache des S. Dagegen bringt man dieses fast unmittelbar hervor, wenn man den Patienten lehrt, die Zähne aufeinanderzusetzen, und ihm befiehlt, den Luftstrom über die Mitte der unteren Zahnreihe herauszublasen, und etwa auf einen hohlen Schlüssel zu pfeifen, wobei man ihm zur Vorsicht auch noch die Nase zuhalten kann. Hat er einmal ein paar Mal das Zischgeräusch gehört, so wird er sich dessen bewußt, daß dies der ihm fehlende und durch das Zischgeräusch ersetzte Laut ist. Die Einübung erfolgt dann wie gewöhnlich.

Literatur.

Coën: Pathologie und Therapie der Sprachanomalien. Wien u. Leipzig 1886. — Dubois: Die Psychoneurosen und ihre psychische Behandlung. Bern 1905. — Fröschels: Lehrbuch der Sprachheilkunde. Leipzig u. Wien 1925. — Gutzmann: Albert: Übungsbuch. 15. Aufl. Neubearbeitet von H. Gutzmann jun. und Nadoleczny. Berlin 1926. — Gutzmann, Hermann: Sprachheilkunde. 3. umgearb. Aufl. Berlin 1923. — Derselbe: Die dysarthrischen Sprachstörungen (Erg. zu Nothnagels Handbuch). Wien-Leipzig 1911. — Derselbe: Stimmbildung und Stimmpflege. 3. verm. Aufl. Wiesbaden 1920. — Derselbe: Die habituellen Stimmbandlähmungen. Berl. klin. Wochenschr. 1912. Nr. 47. — Derselbe: Stimm- und Sprachstörungen bei Kriegsverletzten. Handb. d. ärztl. Erfahrungen im Weltkriege 1914/1918. Leipzig 1921. S. 304. — v. Hovorka, O.: Die Sprache und ihre Störungen bei schwachsinnigen Kindern. Wien. med. Wochenschr. 1918. Nr. 41. — Imhofer: Die Ermüdung der Stimme. Würzburg 1913. — Kraepelin: Über Hysterie. Zeitschr. f. d. ges. Neurol. u. Psychiatrie. Bd. 18, S. 261. 1913. — Kußmaul: Die Störungen der Sprache. Leipzig 1877. 4. Aufl. mit Kommentar und Ergänzungen von H. Gutzmann. Leipzig 1910. — Liebmann, A.: Vorlesungen über Sprachstörungen. Berlin 1898ff. — Muck: Beobachtungen und praktische Erfahrungen auf dem Gebiete der Kriegsneurosen der Stimme, der Sprache und des Gehörs. Wiesbaden 1918. — Nadoleczny Max: Die Sprach- und Stimmstörungen im Kindesalter. Leipzig 1923. — Derselbe: Über funktionelle Stimmstörungen im Heeresdienst. Arch. f. Laryngol. u. Rhinol. Bd. 31. 1917 (Literatur). — Derselbe: Die Untersuchung und Behandlung von Stimmstörungen der Redner und Sänger. Klin. Wochenschr. 1922. Nr. 22. — Derselbe: Stimmlippenblutungen, Überanstrengung beim Singen und falsche Atemführung. Beitr. z. Anat., Physiol., Pathol. u. Therapie d. Ohres, d. Nase u. d. Halses. Bd. 8. H. 5/6. 1916 (Literatur). — Sokolowsky: Versuch einer Analyse fehlerhaft gebildeter Gesangstöne. Arch. f. experim. Phonetik. Bd. 1, H. 4. 1914. — Stern, Hugo: Der Sigmatismus nasalis. Arch. f. Laryngol. u. Rhinol. Bd. 34. — Derselbe: Über den gegenwärtigen Stand der Phonastheniefrage. Monatsschr. f. Ohrenheilk. u. Laryngo-Rhinol. Bd. 55. 1921 (Literatur). — Derselbe: Klinik und Therapie der Krankheiten der Stimme. Monatsschr. f. Ohrenheilk. u. Laryngo-Rhinol. Bd. 58. Heft 9. 1924. — Wehle, Georg: Gehörprüfung bei schulisch unentwickelten Kindern. Zeitschr. f. d. Behandl. Schwachsinniger. Bd. 33, S. 204. Oktober 1913. — Ziehen: Funktionelle Sprachstörungen. Handb. d. prakt. Medizin von Ebstein-Schwalbe. 2. Aufl. Bd. 3. 1905.

Toxische Erkrankungen des Nervensystems.

Von

Ernst Meyer - Königsberg i. Pr.

Unter den Ursachen der Erkrankungen des Nervensystems nehmen die Gifte eine gewisse Sonderstellung dadurch ein, daß sie in ihrer Mehrzahl in akuter Weise zu keinen stärkeren, speziell keinen länger dauernden nervösen oder psychischen Störungen Anlaß geben, dagegen bei lange anhaltender Einwirkung das Nervensystem oft in der schwersten, geradezu vernichtenden Weise schädigen.

Von den Giften, die in Frage kommen, gehören ein Teil den sonst besonders als Genußmittel geltenden Stoffen an, viele finden vorwiegend medikamentösen Gebrauch und entstammen vor allem der Gruppe der Schlaf- und Beruhigungsmittel, andere wieder entfalten zumeist in gewerblichen Betrieben ihre Schädigung.

Schließlich gesellen sich zu diesen Vergiftungen noch Ergotismus und Pellagra, die zwar mit mehr weniger Bestimmtheit auf die Wirkung von Organismen bezogen werden müssen, aber in ihrem Bilde den Intoxikationen sich mehr als den Infektionen annähern.

An allererster Stelle steht die Vergiftung durch Alkohol.

Alkohol.

Akute Alkoholvergiftung.

Sehen wir ab von den Zuständen von tiefer Bewußtlosigkeit mit schweren Allgemeinerscheinungen, so bleibt die große Masse der Rauschzustände, der durch einmaligen übermäßigen Alkoholgenuß bedingten kurzdauernden Geistesstörungen. Die körperlichen Erscheinungen: Das Lallen, Taumeln, die Rötung des Gesichts usw., die dem Laien Kennzeichen des Rausches sind, haben tatsächlich nur sekundäre Bedeutung, sie können fehlen, ausschlaggebend sind die psychischen Abweichungen. Durch Kraepelins und seiner Schüler experimentelle Untersuchungen ist, entsprechend dem Eindruck der täglichen Erfahrung, festgestellt, daß schon verhältnismäßig geringe Alkoholmengen (ca. 40 g) eine Störung der gesamten geistigen Leistungsfähigkeit, vor allem eine Erschwerung der Auffassung, der Einprägung und Verarbeitung äußerer Eindrücke und andererseits eine Erleichterung der motorischen Reaktionen, eine motorische Erregung bedingen.

Zu ähnlichen Resultaten kommen von N. Ach inspirierte Untersuchungen Hildebrands, die insofern eine Besonderheit bringen, als danach „die Willenskraft an sich durch die akute Alkoholvergiftung nicht beeinflußt wird, sofern es sich um intermittierende Willensleistungen handelt", um die Fähigkeit „mit dem Willen einzugreifen", doch erscheint auch dann die Schädigung kontinuierlicher Willenshandlungen wahrscheinlich.

Die eben genannten psychischen Charakteristika des Rausches, besonders die erleichterte Umsetzung der Willensantriebe in die Tat, sind es, die so außerordentlich leicht zu Konflikten mit dem Strafgesetz führen. Es zeigt das zur Genüge, wie gefährlich auch das gelegentliche übermäßige Trinken werden kann, indem es oft mit einem Schlage die stetige Fortentwicklung, ja die Existenz bis dahin einwandfreier Menschen vernichtet.

Ganz besonders verhängnisvoll wirkt der einmalige, übermäßige Alkoholgenuß bei Individuen mit einem invaliden Nervensystem, so bei Neuro- und Psychopathen, bei Epileptikern, Imbezillen, Traumatikern, in der Rekonvaleszenz nach schweren Krankheiten u. dgl. m. Schon geringe Mengen Alkohol, die sich dem Gesunden kaum bemerkbar machen, können da zu schweren psychischen Abweichungen, speziell atypischen oder pathologischen oder komplizierten Rauschzuständen führen. Es handelt sich dabei bald nur um abnorme Erregbarkeit, bald um ausgesprochene geistige Störung: ängstliche, halluzinatorische Erregung, bald um ruhig verlaufende Dämmerzustände, die an Epilepsie erinnern.

Auch können bei larvierter Epilepsie epileptische Anfälle ausgelöst werden.

Gerade beim pathologischen Rausch werden, was besonders beachtenswert ist, die körperlichen Erscheinungen des Rausches, Lallen, Taumeln usw. zumesit vermißt.

Sehr oft gewinnt er forensische Bedeutung.

Nervöse Störungen im engeren Sinne, etwa spinaler oder peripherer Natur, setzt die akute Alkoholvergiftung im wesentlichen Umfange jedenfalls nicht, nur das Verhalten der Pupillen bietet Besonderheiten, die für die Diagnose der atypischen Rauschzustände sehr wertvoll sein können.

Zuerst hat Gudden bei derartigen Störungen das Vorkommen von träger resp. aufgehobener Lichtreaktion beobachtet, dann konnten Cramer und seine Schüler feststellen, daß nach einmaliger Darreichung geringer Alkoholmengen die Lichtreaktion bei Personen mit invalidem Gehirn, wie wir sie oben aufgeführt haben, herabgesetzt erscheint. Weiter ist Nystagmus im Rausch beobachtet und es sei noch erwähnt, daß auch Fehlen der Kniephänomene und Hypotonie der Muskulatur beim pathologischen Rausche gefunden sind.

Die **Therapie** kann hier naturgemäß nur eine vorbeugende sein. Es ist eine wichtige ärztliche Aufgabe, alle nervösen, psychisch labilen Individuen vor dem Genuß von Alkohol überhaupt aufs dringendste zu warnen und insbesondere bei der Erziehung von Kindern aus belasteten Familien oder solchen, die schon mit Erscheinungen nervöser oder psychischer Alteration behaftet sind, in diesem Sinne zu wirken.

Chronische Alkoholvergiftung.

Der Alkoholgenuß ist seit Jahrtausenden bis zur Jetztzeit ein außerordentlich verbreiteter gewesen. Der Grund dafür liegt in der eigenartigen Beeinflussung der Psyche, dem Hervorrufen freudiger, sorgloser Stimmung, in der Kummer und Sorgen schwinden und neue Kräfte zu erstehen scheinen. Dieses Hinwegtäuschen über die Mühen und Kümmernisse des Alltages, das in den oben angeführten psychischen Erscheinungen wurzelt, ist es ganz besonders, das den Antrieb zum dauernden übermäßigen Alkoholgenuß gibt.

Die schweren Schädigungen des letzteren sind schon ebenso lange bekannt, wie alkoholische Getränke als Genußmittel gepriesen werden, und haben sich um so mehr geltend gemacht, je mehr Destillation und damit der Branntwein gegenüber den ungegorenen und schwach gegorenen Getränken Eingang gefunden haben.

Zerstörung des Familienlebens, Verarmung, Zunahme von Prostitution, von Verbrechen und Vergehen, Steigerung der Sterblichkeit, Entartung der Nachkommenschaft sind die jedem Laien bekannten Erscheinungen, die den Vernichtungszug des übermäßigen Alkoholgenusses im Leben des einzelnen wie der Gesamtheit kennzeichnen. In den Monographien von Helenius, Hoppe u. a. finden sich hierfür zahllose Belege von erdrückender Beweiskraft zusammengestellt. Da der Hauptgrund für den übermäßigen dauernden Alkoholgenuß in dem besonderen Einfluß des Alkohols auf die Psyche liegt, so spielt derselbe eine ganz außerordentlich große Rolle bei der Entstehung geistiger Störungen. — Wir sehen in den Ländern mit enormem Alkoholkonsum, wie Deutschland, Frankreich, England 15, 20 und mehr Prozent der Geisteskrankheiten in ursächlicher Beziehung zum Alkoholmißbrauch chronischer Art stehen.

So konnte ich in der ersten Ausgabe dieses Handbuches im Jahre 1912 schreiben. Im Kriege setzte bald, besonders von 1915 an, eine sehr starke Abnahme der Alkoholkranken ein, so daß nach einer größeren Zusammenstellung von Peretti unter den Aufnahmen der deutschen Anstalten im Jahre 1918 nur 2,5% der Männer statt 13,4% im Jahre 1913 ihnen zugehörten. — Die Zahl der alkoholkranken Frauen hatte stets geringe Bedeutung. — Der Grund hierfür lag einmal darin, daß die männliche Bevölkerung zum größten Teil zum Heeresdienst eingezogen war, vor allem aber in der Beschränkung der Gelegenheit durch Alkoholverbot u. dgl., sowie durch das geringe Vorhandensein alkoholischer Getränke und vorzüglich in der außerordentlichen Verteuerung der letzteren, ein Moment, das schon in Friedenszeiten eine unverkennbare Rolle spielte. Seit Ende 1918 hat aber der Alkoholmißbrauch in Form von Brennspiritus, schlechten Schnäpsen, Likören, Wein und Champagner in immer steigendem Maße wieder zugenommen, so daß über kurz oder lang mangels durchgreifender Prohibitivmaßregeln, wie sie schon in anderen Ländern getroffen sind, wir die gleichen, oben geschilderten Zustände wie vor dem Kriege, wenn nicht noch schlimmere, wieder haben werden. Die Hoffnung, die in den amtlichen „Medizinalstatistischen Nachrichten" (1920) ausgesprochen wird, „daß in Zukunft durch Gewöhnung die jetzige Zwangsenthaltsamkeit in breiten Volksschichten in mehr oder weniger starkem Maße zu einer freiwilligen sich gestaltet", kann leider nicht als begründet angesehen werden.

Am gefährlichsten scheinen von den alkoholischen Getränken der Schnaps, besonders schlechter Schnaps (viel Amylalkohol!) zu sein, aber auch chronischer Bier- und Weinmißbrauch sind für das Nervensystem keineswegs harmlos. Von französischen Autoren wird besonders auf die Schädlichkeit von Absinth und Wermut wegen der Beimischung von Essenzen hingewiesen. Seit einer Reihe von Jahren ist auch Methylalkohol besonders wegen seiner deletären Wirkung auf den Optikus sehr gefürchtet, der als Ersatz für andere Alkoholarten gerade in der letzten Zeit viel verwandt wird. Nach Rostedt handelt es sich dabei um rohen Holzspiritus, welcher Fuselöle usw. enthält, während reiner Methylalkohol nur $1/_3$ bis $1/_4$ so giftig wie Äthylalkohol sei[1]).

Die Alkoholeinwirkung ist individuell sehr verschieden. Die Anschauungen darüber, ob für die Entwicklung der Trunksucht das Milieu oder die angeborene bzw. erworbene Veranlagung von größerer Bedeutung ist, gehen noch weit

---

[1]) Rostedt: Über Sehstörungen bei Holzspritvergiftungen. Rf. Zentralbl. f. Neur. u. Psych. Bd. 63. H. 3/4.

auseinander. Während manche Autoren, besonders vor dem Kriege, nur letztere
gelten ließen — „um Trinker zu werden, muß man vor allem als solcher geboren
sein" (Rybakow) — betonen andere, gerade unter Bezugnahme auf die Kriegserfahrungen, die entscheidende Rolle der exogenen Ursachen (Beispiel, Gelegenheit usw.), bei aller Anerkennung der Disposition, die auch eine latente Form
annehmen könne. Nach Dresels Forschungen herrscht bei Trinkern vor dem
21. Lebensjahr das endogene Moment durchaus vor, während später auch das
exogene sich mehr geltend mache, das an sich eine auslösende Bedeutung habe.

Einen Trinker werden wir im medizinischen Sinne den nennen, bei welchem
körperliche und geistige Schäden festzustellen sind, die erfahrungsgemäß durch
übermäßigen Alkoholgenuß entstehen — der Nachweis, daß jemand in erheblichen Quantitäten alkoholische Getränke zu sich nimmt, genügt an und für
sich zur Annahme der Trunksucht nicht —, oder wie es Kraepelin auf Grund
seiner experimentellen Feststellung ausgedrückt hat, denjenigen, bei welchem
eine Dauerwirkung des Alkohols nachweisbar ist, bei dem also die Nachwirkung
einer Alkoholgabe noch nicht vorüber ist, wenn die neue einsetzt.

Die Grundlage und die wichtigste Form der alkoholischen Psychosen bildet
der chronische Alkoholismus selbst.

Wenn man den Lebensgang von chronischen Alkoholisten verfolgt, so hört
man, daß sie schon seit Jahren regelmäßig Schnaps trinken, wobei bald die Art
des Berufes, bald Verführung durch Kameraden als Grund angegeben wird,
daß aber mit der Zeit der Schnapskonsum und vor allem seine unangenehmen
Wirkungen zugenommen haben. Die Leidenschaft für den Schnaps füllt immer
mehr ihr Dasein aus, sie verlieren die Stetigkeit zur Arbeit, werden nachlässig,
können sich in ihrem gelernten Beruf nicht halten, werden Gelegenheitsarbeiter
und sinken immer mehr herab. Sie werden gleichzeitig sehr reizbar, neigen
zu Wutanfällen, beschimpfen, bedrohen und mißhandeln grundlos Frau und
Kinder, die sich nicht selten vor ihren Brutalitäten flüchten müssen. Dabei
suchen sie nie die Schuld in sich, sondern stellen sich als Biedermann hin, den
Frau und Kinder ärgern, reizen und so zum Trunke treiben. Sie lügen und
betrügen, werden gemein in ihren Ausdrücken, neigen zu Obszönitäten und
sexuellen Ausschreitungen aller Art, zur Eifersucht usw. Ernüchtert, kommen
sie mit den besten Vorsätzen und Versprechungen, zu deren Ausführungen es
ihnen aber an Kraft gebricht. Bei der ersten besten Gelegenheit werfen sie
sich dem Rausche, in dem sie alles vergessen, in dem sie sich so groß und
leistungsfähig vorkommen, wieder in die Arme.

Greifen wir die Hauptzüge aus dieser Skizze heraus, so sind das ethische
Abstumpfung und Depravation, krankhafte Reizbarkeit mit weiner-
lichem und rührseligem Wesen (emotionelle Schwäche) und eine gewisse Abnahme von Urteil und Gedächtnis.

Mannigfache körperliche Störungen, vor allem auch nervöser Art, kenn-
zeichnen den chronischen Alkoholismus: gastrisch-enteritische Beschwerden,
Klagen über Kopfweh, Schwindel, Reißen im Körper, Parästhesien in den
Beinen, Wadenkrämpfe, Zittern, Rötung der Haut und Schleimhäute usw.

Diese psychischen und körperlichen Erscheinungen bieten die chronischen
Alkoholisten aber nur dar, wenn wir in der Lage sind, sie im Leben genauer
zu beobachten. Wenn die Kranken in stationäre Behandlung kommen, klingen
zumeist die körperlichen Erscheinungen schnell ab, und in wenigen Tagen
oft sehen wir ganz harmlose, im Rahmen der Klinik oder Anstalt fleißige
Menschen vor uns. Ein Teil von ihnen — die am meisten besserungsfähigen —
zeigen Einsicht für die Trunksucht, während andere sich als unschuldig Ver-
dächtigte stets hinstellen. Bei dem Durchschnitt der Fälle sind gröbere intellektuelle Defekte nicht nachweisbar, und die anderen Erscheinungen, die

Reizbarkeit, die ethische Depravation usw., pflegen nur im freien Leben deutlich zu sein. Das alles zeigt uns, daß wir zur Diagnose: chronischer Alkoholismus vor allem der Anamnese nicht entraten können; selbst bei Menschen, die den übermäßigen Alkoholgenuß zugeben, gibt erst sie oft die richtige Beleuchtung.

Unter den akuten Alkoholpsychosen steht an erster Stelle das Delirium tremens, das freilich in den Nachkriegsjahren bisher an Häufigkeit gegen früher sehr zurücktritt. Unruhige Träume, etwas ängstliches Gefühl gegen Abend, sowie allgemeines Unbehagen, auch einzelne Visionen gehen dem eigentlichen Delirium einige Tage voraus. Das Delirium selbst ist charakterisiert durch die Vereinigung und Eigenart der körperlichen und psychischen Erscheinungen. Der Kranke ist im Gesicht gerötet, auch die Schleimhäute, speziell die Konjunktiven sind injiziert, er schwitzt stark und zittert, besonders bei Bewegungen. Der Gang ist unsicher, taumelnd, zittrig. Die Sprache ist zittrig, nicht selten so verwaschen und undeutlich, daß man an Paralyse denken könnte, die Mundmuskulatur zittert.

Was die Psyche angeht, so antwortet der Kranke hastig und äußerlich prompt, er faßt aber ungenau und oft schwer auf. Zur Person ist er in der Regel richtig, in Ort und Zeit meist falsch orientiert. Überläßt man ihn sich selbst, so tritt nun das eigentliche deliriöse Moment hervor. Er zieht Fäden, sammelt von der Erde etwas auf, ohne daß wir etwas sehen, schüttet es in die andere Hand, hält es krampfhaft fest, sucht und zupft an den Kleidern, im Bett usw. Er spricht vor sich hin, ruft, antwortet auf vermeintliche Anrede, kramt umher. Er glaubt, wie wir feststellen können, bei irgend einer, besonders seiner gewohnten Tätigkeit zu sein (Beschäftigungsdelirium), er sieht in der Ecke oder sonst an nicht ganz heller Stelle Hunde, einen, mehrere Menschen, Pferde, Flaschen, Gläser usw., teils spontan, teils durch Suggestion verschiedener Art. Seine illusionäre, halluzinatorische Ansprechbarkeit ist eine sehr große.

Nicht selten berichtet er uns auch von phantastischen, schrecklichen Vorkommnissen. Seine Stimmung ist eine überwiegend ängstliche.

So kennzeichnen Unruhe, Desorientierung in Ort und Zeit, Erschwerung der Auffassung und Merkfähigkeit und sehr sinnfällige Halluzinationen und Illusionen, vor allem auf visionärem und haptischem Gebiete, das psychische Bild des Delirium tremens.

Wichtig sind noch von körperlichen Störungen eine sehr häufige akute Herzdilatation mit Beschleunigung und Irregularität des Pulses, Auftreten von Eiweiß im Urin, Fieber. Die Pupillen reagieren im Beginne oder kurz vor demselben oft sehr träge oder gar nicht, sind gleichzeitig sehr weit.

Die Dauer des Delirium tremens beträgt 3—5 Tage, selten mehr (protrahierte Delirien). Der Ausgang ist in der Regel tiefer Schlaf.

Als auslösende Momente für das Delirium tremens sind besonders akute Infektionskrankheiten, so Pneumonie und Influenza, Magendarmstörungen zu nennen, in einem kleinen Teil der Fälle Traumen.

Die plötzliche Alkoholentziehung führt in der Regel nicht zum Delirium tremens, nur in wenigen Fällen, bei körperlich sehr hinfälligen Individuen kommt es zu sog. Abstinenzdelirien.

Die eigentliche Ursache, warum bei einem Teil der Alkoholisten Delirien auftreten, bei anderen nicht, ist noch unklar. Es scheint sich um eine besondere, auf dem Boden der chronischen Alkoholvergiftung entstehende Stoffwechselstörung (Autointoxikation) zu handeln.

Die an sich durchaus günstige Prognose wird getrübt durch die Herzaffektion, durch häufige Pneumonien und Verletzungen. Nur ein sehr kleiner

Prozentsatz geht in eine chronische Psychose (Korsakowschen Symptomenkomplex) über.

Therapie. Besondere Aufmerksamkeit erfordern Herz und Lungen. Man gibt zweckmäßig von Anfang an Digitalis oder andere Herzpräparate zur Unterstützung, auch schwarzen Kaffee, evtl. Alkohol, am einfachsten als 96% Alkohol in Selterswasser, am besten 15—30 g, 2—3 mal täglich nach Bedarf. Doch kann man in der Regel ohne Alkohol auskommen, was aus erziehlichen Gründen dringend geboten ist.

Von Schlaf- resp. Beruhigungsmitteln sind besonders Paraldehyd 4—5,0 g, Veronal 1,0 [1]), Medinal 1,0 zu empfehlen, vor allem bei stärkerer Unruhe, evtl. mehrmals am Tage, von Chloral und stärkeren Narkotizis ist abzuraten. Sehr gut sind oft prolongierte warme Bäder, Packungen haben Bedenken. Vor Isolierung ist dringend zu warnen, ebenso vor irgendwelchen Zwangsmitteln, sorgfältige Überwachung und Aufsicht ist wegen der Herzstörungen und evtl. epileptischer Anfälle besonders notwendig [2]).

In der Praxis wird die andere Form der akuten Alkoholpsychosen, die **akute Alkoholparanoia** oder **akute Halluzinose der Trinker** wohl vielfach als Delirium tremens aufgefaßt. Die Unterscheidung liegt darin, daß körperliche Erscheinungen, wie wir sie beim Delirium tremens sehen, meist fehlen, daß die Kranken äußerlich geordnet und im wesentlichen orientiert sind, und daß von den Sinnestäuschungen außerordentlich lebhafte Gehörstäuschungen in Form kurzer Rufe und Unterhaltungen das Bild beherrschen, während die auf anderen Sinnesgebieten zurücktreten; auch daß es zu einer Art Wahnbildung kommt. Die Abgrenzung ist deshalb von Wert, weil die akute Alkoholparanoia in der Regel Wochen, selbst Monate dauert, wobei die Kranken in einen eigentümlich stupurösen Zustand geraten können, und weil die Tendenz, in eine chronische Psychose auszugehen, weit größer ist.

Unter den **chronischen Alkoholpsychosen** steht dem einfachen Alkoholismus chronicus am nächsten der **Eifersuchtswahn der Trinker.**

Zu den beinahe ständigen psychischen Erscheinungen des chronischen Alkoholismus gehören Eifersuchtsideen, offenbar wegen der besonderen Einwirkung des Alkohols auf die sexuelle Phase.

Beherrschen die Eifersuchtsideen das Bild ganz und verknüpfen sie sich, zäh festgehalten, zu einem Wahne, so pflegen wir von Eifersuchtswahn zu sprechen. Gerade die Eifersuchtsideen des Trinkers zeigen den pathologischen Charakter in der absoluten Nichtigkeit der Verdachtsmomente, der Neigung zur Verallgemeinerung und der abnormen affektiven Reaktion, die sich in Bedrohungen und Gewalttaten oft plötzlich entlädt.

In enger Beziehung zum Delirium tremens steht der **Korsakowsche Symptomenkomplex.**

Aus schweren protrahierten Formen des Delirium tremens heraus entwickelt sich unter Zurücktreten des deliriösen Momentes, der Unruhe und der Sinnestäuschungen ein Krankheitsbild, charakterisiert durch Unorientiertheit in Ort und Zeit, Störung des Gedächtnisses für die jüngste Vergangenheit (Merkfähigkeit) und Neigung zu Konfabulationen. Die **Prognose** ist wenig günstig, ein gewisser Defekt, speziell der Merkfähigkeit restiert meist.

Vielfach finden wir bei dem **Korsakow**schen Symptomenkomplex neuritische Erscheinungen, die früher als die Ursache der psychischen angesprochen,

---

[1]) Speziell wird geraten, sofort 1 g Veronal, evtl. nach 3 Stunden und später noch einmal je 0,5 g bis zu 3 g zu geben. Der Verlauf soll dann milder sein.

[2]) Von den abortiven und den sog. schweren Delirien, wie von den anderen Besonderheiten sehe ich hier ebenso wie von der Differentialdiagnose und der pathologischen Anatomie des Delirium tremens ab.

tatsächlich nur der Ausfluß derselben Schädigung sind, wie das auch von der nicht selten dabei ebenfalls beobachteten Polioencephalitis haemorrhagica superior (Wernicke) gilt.

Hervorgehoben sei hier, daß der Korsakowsche Symptomenkomplex nichts spezifisch Alkoholisches ist, nur wegen der Häufigkeit der Ätiologie besonders häufig ein alkoholischer ist. Er ist der regelmäßigste psychotische Folgezustand bei äußeren Schädigungen, bei Commotio cerebri, Strangulation, Hirntumor, Infektionen und Intoxikationen. Nach jahrelangem Bestehen von schwerstem Alkoholismus, oft auch als Endzustand des Korsakowschen Symptomenkomplexes finden wir die sog. Alkoholparalyse, wegen der Vereinigung psychischer Störung mit Lähmungssymptomen der progressiven Paralyse ähnlich. Die Demenz hat dabei viel Ähnlichkeit mit der paralytischen, zeigt aber Besserung bei längerer Anstaltsbehandlung, kein unaufhaltsames Fortschreiten. Das gleiche gilt für die nervösen Symptome: neuritische Erscheinungen, Fehlen oder Abschwächung der Kniephänomene, Störungen der Pupillenreaktion, der Sprache und Schrift, an Paralyse erinnernd. Bei der Differentialdiagnose ist die Anamnese von großer Bedeutung und besonders wichtig die Untersuchung des Liquor cerebrospinalis sowie des Blutes. Das Fehlen pathologischen Eiweißgehaltes und besonders von Lymphozytose sprechen gegen progressive Paralyse, ebenso negativer Wassermann.

Was überhaupt die Pupillen bei dem chronischen Alkoholismus angeht, so ist Trägheit der Pupillen auf Licht wie Konvergenz häufig, zuweilen bis zur Starre; Lichtstarre aber allein ist jedenfalls sehr selten und zumeist durch gleichzeitige luetische Erkrankungen zu erklären.

Chronische Alkoholpsychosen paranoischer Art

gehen, wie erwähnt, zuweilen aus der akuten Alkoholparanoia hervor, andere kommen in schleichender Weise zur Entwicklung, Kräpelin beschreibt einen halluzinatorischen Schwachsinn der Trinker. Die Diskussion, wie weit es sich hier um eigentliche alkoholische Psychosen handelt, ist noch nicht geschlossen, für den vorliegenden Zweck genügt es festzustellen, daß von manchen Seiten — zum mindesten bei einem Teil der Fälle — der übermäßige Alkoholmißbrauch nur als Ausfluß einer anderen Psychose aufgefaßt wird, ja es wird eine derartige Meinung sogar für die übrigen psychotischen Erscheinungen des Alkoholismus vertreten.

Von Alkoholepilepsie kann man sprechen, wenn, wie es häufig ist, epileptische Anfälle bei schweren Trinkern, ganz besonders vor und während des Deliriums tremens auftreten, sie schwinden unter Entziehung und Anstaltsbehandlung. Sehr häufig wird auch eine epileptische Anlage durch den Trunk ausgelöst. Ob allein durch den Alkoholmißbrauch eine Epilepsie stationärer Art entstehen kann, ist strittig. Bratz unterscheidet eine Alkoholepilepsie, bei der nach Entziehung die Anfälle bald schwinden, und eine habituelle Epilepsie der Trinker, bei der die Anfälle trotz Abstinenz wieder auftreten.

Wir dürfen schließlich nicht vergessen, daß bei sehr vielen Leuten, die anscheinend nicht unmäßig, aber regelmäßig trinken — $\frac{1}{2}$ Flasche Wein täglich, mehrere Glas Bier usw. — sich der Neurasthenie ähnliche Beschwerden entwickeln, deren Ätiologie oft lange verborgen bleibt, bis uns die sorgfältige Anamnese, Untersuchung oder der Erfolg der Entziehung aufklären.

Mehrfach erwähnt ist von uns schon die Neuritis alcoholica resp. Polyneuritis auf alkoholischer Grundlage. Sie wird, da sie in der Hauptsache wesensgleich mit der Polyneuritis anderer Ätiologie ist, an anderer Stelle eingehend besprochen. Hier nur wenige Bemerkungen:

Bei multipler Neuritis ist immer an Alkoholismus zu denken. Angedeutet ist sie bei einem erheblichen Teil chronischer Alkoholisten. Die schwereren Formen sind nicht so häufig, gehen oft mit psychischen Erscheinungen, speziell des Korsakow einher. In erster Linie ergriffen sind die Beine, speziell das Peroneusgebiet, ferner der Optikus, aber auch der Akustikus, weiter die Arme. Der Phrenikus und Vagus usw. sind nicht selten beteiligt.

Besondere Schwierigkeiten hat zuweilen die Abgrenzung gegen Tabes, vor allem in solchen Fällen, wo nur Fehlen der Kniephänomene ohne neuritische Symptome sonst sich findet. Das sehr schnelle Fortschreiten der Paresen, Druckempfindlichkeit der Nerven und Muskeln, geringe Beeinträchtigung der Pupillen, Fehlen von Blasen- und Mastdarmstörungen, sowie von segmentären Sensibilitätsstörungen, negativer Blut- und Liquorbefund, evtl. der Korsakowsche Symptomenkomplex sprechen im allgemeinen für Neuritis alcoholica.

Erwähnt sei, daß Lähmung einzelner Nerven, speziell des Radialis, durch Alkoholismus begünstigt wird.

Die Polioencephalitis haemorrhagica superior (Wernicke) tritt, zumeist bei Alkoholisten, ganz akut unter deliriöser Benommenheit auf und ist durch schwere, oft totale Augenmuskellähmung, Erscheinungen zerebellarer Ataxie und andere Herderscheinungen ausgezeichnet. Sie gehört eng zu dem Korsakowschen Symptomenkomplex. Ihr Auftreten ist prognostisch sehr ernst. Differentialdiagnostisch kommt die Encephalitis lethargica in Frage.

Die Methylalkoholvergiftung führt in akuter Weise zu Optikusatrophie, Krämpfen, Magendarmstörungen und anderen schweren Vergiftungserscheinungen. Wiederholte Lumbalpunktion ist dabei angeraten worden (vgl. oben).

Therapie des chronischen Alkoholismus. Dies unendliche Gebiet kann ich nur kurz skizzieren. Der Arzt muß erstens beitragen zur Vorbeugung des Trinkens: Durch seine Tätigkeit in Haus und Schule und bei Kassen kann er das Verständnis für gesundheitsgemäße Lebensweise und Fernhaltung des Alkohols wecken; er sollte weit mehr, als dies vielfach geschieht, an allen Maßnahmen, die die Gelegenheit und den Zwang zum Trinken verringern, mitwirken. Besonders große Aufgaben fallen dem Arzt bei der Behandlung und Heilung der Trinker zu: Die Schaffung und Leitung von Alkoholpolikliniken und Wohlfahrtsstellen, die evtl. Versorgung der Trinker in Abstinenzvereinen und Trinkerheilstätten, die Betätigung bei der staatlichen Einrichtung solcher und bei der gesetzlichen Bekämpfung der Trunksucht, das sind Ziele, denen jeder Arzt nach seinen Kräften nachstreben sollte.

Die Behandlung des Alkoholismus muß auf absoluter Abstinenz beruhen, das ist der Hauptsatz, der immer wieder gepredigt werden muß. Die Hypnose scheint unter besonderen Verhältnissen, wie in Rußland, Wert zu haben, kann aber wohl nur ein Unterstützungsmittel sein [1]), innere Mittel sind im allgemeinen zwecklos; wo gemütliche Verstimmungen den Anstoß zum Trinken geben, wird eine Bromkur empfohlen.

Äther.

Die akute und chronische Vergiftung mit Äther durch Einatmen, häufiger durch Trinken in Form von Hoffmannstropfen, oft auch mit Alkohol gemischt, ist gegenüber der Alkoholvergiftung sehr selten. Man kennt Äthertrinken besonders in Nordirland, eine Zeitlang war es in den Kreisen Memel und Heydekrug in Ostpreußen sehr verbreitet, doch wurde es später im wesentlichen unterdrückt. Auch dient es zuweilen zur Umgehung der Temperenz, so bei Frauen. Die Wirkung ist ähnlich, aber stärker und unangenehmer als die des Alkohols.

---

[1]) Einzelheiten siehe in der Literatur.

Chloroform.

Das andere Inhalationsanästhetikum, das Chloroform, wird ebenfalls vereinzelt von Ärzten, Apothekern und Drogisten gewohnheitsgemäß eingeatmet. Auch hier sind die toxischen Wirkungen ähnlich wie bei dem Alkohol; die schnelle Entziehung soll ängstliche halluzinatorische Erregungszustände hervorrufen.

Paraldehyd.

In den verhältnismäßig seltenen Fällen des chronischen Paraldehydmißbrauchs sind psychotische Erscheinungen, ähnliche den Alkoholdelirien, beobachtet. Es wird auch von traumartigen Bewußtseinstörungen mit Sinnestäuschungen berichtet, ebenso von dem Auftreten epileptiformer Anfälle. Nach Entziehung wurden schwere transitorische Bewußtseinsänderungen gesehen, die als Abstinenzpsychosen gedeutet sind, jedoch ist dabei zu beachten, daß hier wie bei anderen chronischen Vergiftungen (Morphinismus!) zum mindesten ein guter Teil solcher Störungen auf die psychopathische Grundlage zu beziehen ist.

Veronal.

Das Veronal und verwandte Mittel führen bei langem Gebrauch selbst mäßiger Gaben in der Regel zu Schlafsucht, Taumeln, schleppender, lallender Sprache, Zittern, träger Lichtreaktion und Hippus der Pupillen usw., auch Delirien sind beobachtet. Die Krankheitsbilder können an Paralyse erinnern.

Akute Veronalvergiftungen durch 3, 4 ja 10 g führen zu verschiedenen Graden der Benommenheit, auch mit krampfartigen Erscheinungen, nach der unbeholfener ataktischer Gang, verlangsamte Sprache, auch Sehstörungen für mehrere Tage zurückbleiben können.

Hier sei erwähnt, daß Nirvanol, selten Luminal, bei therapeutischer Anwendung schon in kleinen Dosen zu Erythemen bzw. Exanthemen führen können, nicht selten mit Fieber, evtl. Albuminurie und Benommenheit.

Auch bei Adalin sind Exantheme beobachtet.

Chloralhydrat.

Der chronische Mißbrauch von Chloralhydrat in Dosen von 15, 20, ja 30 g täglich war früher nicht selten, kommt auch jetzt noch vor. Neben einer chronischen Degeneration, die der progressiven Paralyse ähneln soll, sind vor allem „Chloraldelirien" beschrieben, die wieder an das Delirium tremens erinnern.

Brom.

Der Bromismus in schwerer Form ist selten, jedenfalls sehr selten gegenüber der enormen Ausdehnung der therapeutischen Anwendung des Broms. Sein Eintreten hängt von der individuellen Veranlagung sehr ab. Stumpfes, träges, energieloses Wesen, das bis zu einer Art Schlafsucht geht, Nachlassen der Intelligenz, schlechter Schlaf sind die psychotischen Erscheinungen, dazu kommen Benommenheit, Lallen, Taumeln; auch sehr lebhafte Halluzinationen sind beschrieben. Vielfach wurden Schreib- und Sprachstörungen, die zum Teil an Paralyse erinnern, beobachtet. Herabsetzung, spez. Fehlen des Rachenreflexes tritt bei Brom sehr früh ein, eher erweckt Fehlen der Konjunktivalreflexe Verdacht auf Bromismus, auch zunehmende Trägheit der Pupillenreaktion auf Licht soll in dieser Richtung von Bedeutung sein.

Therapie. Da die Bromintoxikationen jedenfalls zum Teil auf übermäßiger Chlorverarmung beruhen, so wendet man Kochsalzlösung in Dosen bis 20 g einige Tage an, oder 3 mal täglich 1 Teelöffel Kochsalz in Milch, um den Chlormangel zu beseitigen und das Brom aus dem Körper besser zu entfernen. Macht die Einführung per os Schwierigkeiten, so sind Infusionen oder Klysmata mit physiologischer Kochsalzlösung empfehlenswert. Gegen die Akne werden neuerdings neben Arsenik Umschläge mit 10%iger Kochsalzlösung angeraten, die auch als Mundwasser den Foetor ex ore bei längerer Brommedikation verringert.

In interessanter Weise hat Schabelitz experimentell, zu eventuellen therapeutischen Zwecken bei Depressionszuständen, durch längere Bromdarreichung bei chlorarmer Ernährung Euphorie (eine Art submanischen Zustandes) hervorgerufen. Es traten auch akustische und optische Halluzinationen, ferner eine Sprachstörung dabei auf. Mit Aussetzen des Broms und unter Kochsalzzufuhr trat die depressive Verstimmung wieder hervor. Ob die therapeutische Verwendung des Broms in dieser Weise unbedenklich und wirklich erfolgreich ist, ist freilich zweifelhaft.

Jodoform.

Vor allem aus der ersten Zeit der Anwendung sind kürzer- und längerdauernde psychotische Erscheinungen meist bei langem Gebrauch desselben beschrieben. Ihre psychiatrische Ausdeutung ist vielfach schwierig, unter anderem ist versucht, eine Form akuter Verwirrtheit und eine komatösmeningitische Form abzugrenzen.

Kannabismus (Haschisch).

Kannabismus ist der chronische Mißbrauch des indischen Hanfes, Cannabis indica (Haschisch), besonders in Ägypten und Indien seit langer Zeit als Genußmittel verbreitet, da er in größeren Gaben eine unendliche Euphorie, ein sorgenloses Entrücktsein über Ort und Zeit hervorruft. Bei chronischem Mißbrauch kommt es regelmäßig zu einer psychischen Degeneration; das intellektuelle und vor allem das ethische Gebiet leiden ganz ähnlich wie beim chronischen Alkoholismus. Auch kommt es zu kürzerdauernden akuten Störungen auf dem Boden des chronischen Kannabismus. Wir hören von einem Haschischdelirium, von Eifersuchtswahn beim Kannabismus usw. Der übermäßige Genuß indischen Hanfs scheint in Indien und Kairo in der Ätiologie der Geistesstörungen dieselbe Rolle wie bei uns der chronische Alkoholismus zu spielen. So wird aus den Irrenanstalten Bengalens und ebenso Kairos berichtet, daß 25—30% der Aufnahmen im Kannabismus wurzelten, doch sind diese Angaben naturgemäß mit Vorsicht zu bewerten. Hierher gehört das Rauchen von Kif, einem Gemisch von Hanfblüten und Tabak, wodurch ein rauschartiges Glücksgefühl hervorgerufen wird.

Atropin und verwandte Vergiftungen.

Bei der Atropinvergiftung, wie sie zuweilen, meist in der augenärztlichen Tätigkeit, vorkommt, sind neben den Pupillenstörungen und Erscheinungen allgemeinen Unbehagens Delirien mit sehr lebhaften Sinnestäuschungen beobachtet, denen noch längere nervöse Schwächezustände folgen können.

In den letzten Jahren sind wiederholt bei Vergiftungen mit Atropa Belladonnae und Datura Stramonii Erregungszustände beschrieben mit gleichzeitiger Erweiterung und Starre der Pupillen, die wohl den Delirien bei Atropinvergiftungen entsprechen, bei denen ein konvulsives, komatöses und maniakalisches Stadium unterschieden wird, die aber vor allem als „rauschähnlich" geschildert werden.

Um kurzdauernde rauschartige Zustände mit gleichzeitiger sexueller Erregung hervorzurufen, dient, wie hier bemerkt sei, in Littauen und Lettland die Wurzel von Scopolia carniolica, die Skopolamin, auch Atropin enthält. Bei stärkeren Gaben kommt es zu längerdauernden zerebralen Störungen (Fühner).

Skopolamin (Hyoszin) wird in den letzten Jahren in Tropfenform und besonders als Injektion öfter neben Morphium und anderen Opiumderivaten mißbräuchlich genommen und trägt zum allgemeinen Verfall bei. Meist handelte es sich um besonders schwere Psychopathen dabei.

Nikotin.

Die Vergiftung mit Nikotin durch Rauchen, Schnupfen und Kauen, auch gewerblicher Art, wird in den letzten Jahren in ihrem Einfluß auf das Nervensystem höher bewertet als früher; besondere Beachtung erfordert sie wegen der außerordentlichen Zunahme des Rauchens in und nach dem Kriege. Mehr Bedeutung als den bekannten Erscheinungen der akuten Nikotinvergiftung kommt der chronischen Nikotinvergiftung — dem Nikotinismus — zu, bei der auch der dauernde Aufenthalt in rauchgefüllten Räumen eine Rolle spielen kann.

Nach dem Referat von Frankl-Hochwart können wir bis zu einem gewissen Grade Zerebralsymptome (psychisch-nervöse) von peripheren und spinalen unterscheiden, wobei vorauszuschicken ist, daß die Individuen sehr verschieden auf Nikotin reagieren.

Unter ersteren finden sich von allgemeinem Charakter Kopfschmerz, Migräne, Schwindel, Zittern und Störungen des Schlafes, ferner mehr weniger deutliche psychische Erscheinungen, so besonders Stimmungsanomalien, Angst und Unruhe, ferner Abschwächung des Gedächtnisses, Trübung des Bewußtseins mit Neigung zu eigentlichen Psychosen. Jedoch ist die Abhängigkeit letzterer von einer Nikotinvergiftung bisher selten einwandfrei erwiesen. Manche Beobachtungen sprechen auch für den Zusammenhang von Nikotinismus und Epilepsie. Weiter kommen Herdsymptome vor, vor allem aphasische Komplexe. Verhältnismäßig häufig sind Optikuserkrankungen, seltener solche des Vestibularis, oft in Form des Menièreschen Symptomenkomplexes. Wir gedenken noch der neuralgischen (Ischias!) und der häufigen diffusen Schmerzen ziehender Art, bald hier, bald dort, sowie der Fälle von multipler Neuritis.

Ganz besondere Bedeutung hat das Tabakrauchen in der Ätiologie des sog. intermittierenden Hinkens (Erb u. a.) und verwandter intermittierender Erscheinungen gewonnen, offenbar durch die auch experimentell deutlich nachweisbare Einwirkung des Nikotins auf das Gefäßsystem. In leichter Form scheint die Störung als eine Art vasomotorische Neurose (Oppenheim) aufzutreten. Zu erwähnen sind noch nervöse Herzstörungen und Anomalien der Genitalfunktionen als Nikotinfolgen. Gerade bei letzteren wie auch bei dem intermittierenden Hinken und zum Teil den anderen nervösen Störungen des Nikotinismus ist darauf hingewiesen, daß eine besondere neuropathische (speziell kardiovaskuläre) Anlage die Grundlage vielfach bildet.

Was die Pupillen angeht, so sind mehrfach enge beschrieben bei erhaltener, aber auch bei beeinträchtigter Lichtreaktion.

Opium.

Der chronische Mißbrauch des Opiums als Genußmittel ist seit Jahrhunderten in Asien, besonders in China, Indien und Persien sehr verbreitet, wo es vornehmlich geraucht oder gekaut wird. Doch hat sich diese Leidenschaft in dem letzten Jahrzehnt auch in Nordamerika stark eingebürgert und in Europa verbreitet. Vielfach wird das Opium hier in Tropfenform genommen.

Morphium.

Bei der Mehrzahl der Menschen ruft eine einmalige Morphiumeinspritzung ein Gefühl höchsten Wohlbehagens hervor; alle Sinne scheinen geschärft, alles Unangenehme, Sorgen und Ärger, weichen. Schmerzen schwinden, Ruhe und Schlaf stellen sich ein. Diese unübertreffliche Wirkung des Morphiums hat naturgemäß sehr bald zu dauernder und mißbräuchlicher Verwendung desselben den Anstoß gegeben. Schon bald wird Morphium dem Kranken unentbehrlich, der so zum Morphinisten wird [1]).

Die Erfahrung zeigt, daß die überwiegende Mehrzahl der Morphinisten von Haus aus oder auch erworben ein invalides und labiles Nervensystem haben, sehr vielfach Psychopathen sind, besonders bietet depressive Gemütslage den Boden für Morphinismus. So erscheinen die sog. Ursachen des Morphinismus häufig mehr als auslösende Momente.

Seinen Ausgang nimmt der Morphiumgebrauch zumeist von ärztlichen Verordnungen, sei es daß Neuralgien, Schmerzen nach Verwundungen und Operationen, Rheumatismus, tabische Schmerzen, Gallenstein- und Nierensteinkoliken usw. den Anlaß geben oder, was sehr häufig, nervöse Zustände neurasthenisch-hypochondrischer Art, vor allem auch Schlaflosigkeit auf nervöser Basis dazu führen. Zuweilen spielen auch Neugier und Nachahmung bei der Entstehung des Morphinismus eine Rolle, so daß z. B. die Ehegatten und Verwandten mit der Leidenschaft gleichsam infiziert werden.

Die regelmäßige weitere Entwicklung ist die, daß der Kranke sich, einerlei ob das ursprüngliche Leiden fortbesteht oder nicht, vom Morphium nicht mehr trennen kann und dem Arzt, um das zu erreichen, allerlei Beschwerden vorspiegelt. So wird das Morphium zum Genußmittel. Verbleibt die Spritze in der Hand des Arztes, so ist noch ein Einhalten möglich, ist sie aber erst, mit oder ohne Zustimmung des Arztes, in die Hand des Kranken übergegangen, so ist kein Halten mehr. Der Arzt wird dann in der Regel nicht mehr gefragt, im Gegenteil vermieden. Das Morphium ist dem Kranken zum Lebensbedürfnis geworden, das zu beschaffen ihm jedes Mittel recht ist; Fälschung von Rezepten und andere Betrügereien sind fast regelmäßige Folgen.

Infolge der Angewöhnung können weiterhin nur wenige Kranke bei derselben Tagesdosis bestehen, müssen vielmehr zu immer größeren Gaben greifen, um die gewünschte Wirkung zu erzielen, die aber mit der Zeit auch immer kürzer und unzureichender wird. So kommen die Kranken nicht selten zum Verbrauch von 1,0, ja 3,0 und 5,0 g täglich.

Hervorzuheben ist, daß der Morphiummißbrauch im Kriege, wie ohne weiteres verständlich ist, sehr zugenommen hat und durch die Zeitverhältnisse auch jetzt sehr verbreitet ist.

Die Erscheinungen des Morphinismus sind allgemeine Nervosität mit Nachlassen geistiger Spannkraft und der Energie, während die intellektuellen Kräfte an sich nicht so erheblich leiden. Nur durch die Einspritzung gewinnen die Kranken — freilich für immer kürzere Zeit — ihre alte Frische und Leistungsfähigkeit wieder. Immer mehr macht sich der ahnungslosen Umgebung ein

---

[1]) Von den akuten Morphiumvergiftungen glaube ich hier absehen zu können.

unausgesetztes Schwanken bemerkbar zwischen den Zeiten, wo sie unter Morphiumeinfluß gehobener, zuversichtlicher Stimmung und leistungsfähig sind, und solchen, wo sie mißmutig, reizbar, gedrückt, schläfrig erscheinen. Ihr ganzes Wesen erhält dadurch etwas Launenhaftes, Sprunghaftes. Auch in Gesichtsfarbe und Haltung fällt dieser Wechsel auf.

Der Grundzug der psychischen Störungen ist schwerste ethische Degeneration.

Die Morphinisten werden unzuverlässig, zu Lügen und Verdrehungen geneigt, gleichgültig gegen Familie und Freunde, nur noch auf sich und die Befriedigung ihrer Leidenschaft bedacht. Mit der Zeit werden sie auch immer indolenter und energieloser.

Zu dieser morphinistischen psychischen Degeneration gesellen sich körperlicher Verfall (Morphiumkachexie), neuritische und neuralgische Erscheinungen, allgemeine nervöse Störungen, Verstimmung, Unruhe. Die Pupillen zeigen meist Miosis und wenig ausgiebige Reaktion.

Der experimentelle Nachweis von unter anderem starker Beeinträchtigung der Willensleistung durch Morphium paßt gut zu der klinischen Erfahrung.

Diagnose. Zumeist kommen die Morphinisten von selbst resp. von ihren Anverwandten gedrängt; sonst kann die Diagnose schwierig sein. Der Wechsel im Verhalten der Kranken, ihre Wesensänderung, ihre körperliche Hinfälligkeit, die Miosis, Einstichstellen, Abszesse oder Narben von solchen, evtl. der Nachweis von Morphium im Urin können uns den Weg ebnen.

Die Therapie besteht in der Entziehung des Morphiums, deren Schwierigkeit bedingt ist durch die Willensschwäche und den ethischen Defekt der Kranken. Sie muß daher in einer geschlossenen Anstalt bzw. Abteilung, unter sorgfältigster ärztlicher Aufsicht stattfinden, um jede heimliche Morphiumzufuhr, die so gut wie alle Morphinisten anstreben, zu hindern. Ersatzmittel sind nutzlos, führen nur, wie z. B. Kokain, Heroin, Isopral, Hyoszin, Enkodal zu doppelten Leidenschaften. Die Entziehung kann die sog. schnelle sein — in einigen Tagen — oder eine plötzliche. Ersterer wird öfter noch der Vorzug gegeben aus Furcht vor den sog. Abstinenzerscheinungen, die als Magen-, Darm- und Herzstörungen, Schmerzen, Zittern, Unruhe, Schlaflosigkeit, Angst, Erregung, Sinnestäuschungen mit der Gefahr des Kollapses beschrieben werden. Jedoch sind sie, jedenfalls in beunruhigendem Grade, sicher sehr selten, wohl nicht zum geringen Teil psychogener Art und nicht Folgen der Abstinenz, so daß die plötzliche Entziehung durchweg gewählt werden soll, um so mehr da doch, mag man die Entziehung hinziehen, solange man will, die des letzten noch so kleinen Restes Morphiums am unangenehmsten empfunden wird. In den ersten Tagen sind zur Bekämpfung der nicht seltenen gewissen Unruhe mit Parästhesien, Schweißausbruch, Gähnen, schlechtem Schlaf, der oft besonders hartnäckig ist, hydrotherapeutische Maßnahmen (warme oder laue Bäder, Packungen usw.) von großem Nutzen, eigentliche Narkotika oder Hypnotika sind ganz zu vermeiden. Ist das Herz schon affiziert (Pulsverlangsamung ist die Regel nach Morphiumentziehung!), so müssen Herzmittel bei der Entziehung gegeben werden, doch ist es ratsam, solche in jedem Falle vorbeugend zu geben.

Die sofortige Entziehung hat übrigens auch den großen Vorteil, daß alle die vielen Präparate, die immer wieder als die einzig wahren Mittel zur Durchführung der Entziehung angepriesen werden, so z. B. das Eumekon, sich dadurch von selbst erübrigen.

So schnell die Entziehung meist zu erreichen ist, so lange Zeit braucht man, um vor allem die Willensschwäche der Kranken zu beseitigen, sie für das Leben wieder resistent zu machen, um so mehr da es sich ja in der Regel um

Psychopathen handelt, deren nervöse Beschwerden ohne Anwendung von Beruhigungs- und Schlafmitteln es zu mildern und zu beseitigen gilt.

Dazu bedarf es mehrerer Monate und noch weit längerer ärztlicher Aufsicht und Kontrolle, da selbst bei sorgfältig durchgeführten Kuren die Zahl der wirklich dauernd geheilten Fälle eine sehr kleine (1—2 %) nur ist. Alkohol und Rauchen sind streng zu verbieten, da es dadurch leichter zu Rückfällen kommt und Morphinisten sowieso häufig gleichzeitig Trinker und starke Raucher sind.

Die Hauptsache der Behandlung ist daher die Vorbeugung: Gewissenhafteste Sparsamkeit bei der Verabreichung des Morphiums und Nichtausderhandlassen der Spritze.

Von den aus Opium hergestellten Präparaten, die eine ähnliche therapeutische Wirkung wie das Morphium haben, so dem Hollopon, Laudanon, Laudopan, Narkophin und Pantopon, führt nach meinen Erfahrungen verhältnismäßig häufig das Pantopon, das 0,5 Morphin enthält, zum chronischen Mißbrauch, wenn auch wegen der geringen Wirkung weit seltener als das Morphium [1]). Die Erscheinungen entsprechen denen des Morphinismus, die Entziehung kann ohne wesentliche Störung sofort erfolgen.

Kokainismus usw.

Die akute Kokainvergiftung ruft einen rauschartigen Zustand maniakalischer Erregung hervor; die experimentellen Ergebnisse entsprechen dem.

Das gewohnheitsmäßige Kauen der Blätter von Erythroxylon coca, aus denen das Alkaloid Kokain gewonnen wird, wie es in Südamerika bei den Eingeborenen sich findet, führt zu dem Kokainismus gleichen Störungen.

Bei uns kommt es zum chronischen Mißbrauch des Kokains nach Verwendung desselben als lokales Anästhetikum oder — weit häufiger — bei Morphinisten, die auf eigene Hand Kokain zum Ersatz des Morphiums versuchen, in Lösung, auch als Injektion, Schnupfpulver oder als Pinselung. In letzter Zeit hat der selbständige Kokainmißbrauch und zwar vor allem in Form des Schnupfens erschreckend zugenommen, in Deutschland in einigen Großstädten, weiter in Frankreich und den Vereinigten Staaten.

Der Kokainismus führt zu hochgradiger Willensschwäche und schwerer sittlicher Verkommenheit und ist besonders durch weitschweifiges, zerfahrenes Wesen und Unruhe gekennzeichnet. Auch bei ihm tritt Kachexie ein. Häufig kommt es zu ausgesprochen psychischen Störungen, die als Delirien verlaufen, wobei besonders haptische Halluzinationen auffallen (Tiere, Kugeln, Pulver unter der Haut usw.), oder es entwickelt sich eine Art systematisierter Wahnbildung in ähnlicher Weise wie bei der akuten Alkoholparanoia. Wie bei den Trinkern bildet sich auch bei den Kokainisten nicht selten Eifersuchtswahn heraus. Neuerdings will man drei Stadien psychischer Störung beim Kokainismus unterscheiden: Das euphorische, das Rauschstadium und das depressive.

Die Diagnose beruht meist auf den Angaben der Kranken selbst oder ihrer Angehörigen. Bei Morphinismus ist immer auch an Kokainismus zu denken. Sonst sind der psychische und körperliche Verfall, die Zerfahrenheit und Unruhe des Wesens, die Eigenart der Halluzinationen von Bedeutung. Bei subkutanem Gebrauch sind die braun verfärbten Injektionsstellen zu beachten.

Die Behandlung entspricht der des Morphinismus und besteht in der plötzlichen Entziehung des Kokains, die keine Schwierigkeiten macht. Sinnes-

---

[1]) Gegenüber 48 Fällen von Morphinismus standen 1921 in meiner Klinik 4 von Pantoponismus; eine prozentuelle Zunahme entsprechend der des Morphinismus fand sich nicht.

täuschungen und Erregung treten dann zurück, die Wahnideen resp. der Eifersuchtswahn sind oft hartnäckig.

Dauerheilungen vom Kokainismus sind sehr selten wegen der schweren psychischen Degeneration und der Kombination mit Morphinismus.

Es ist schließlich zu bemerken, daß es kaum eines der gebräuchlichen Beruhigungs-, Schlaf- oder schmerzstillenden Mittel gibt, das nicht, zufällig oder absichtlich einmal im Übermaß genommen, oder in dauernder Angewöhnung, auch als Genußmittel, zu Störungen des Nervensystems führt. Bei wohl jedem dieser Mittel, so unschädlich es auch erscheinen mag und angepriesen wird, kann es zum chronischen Mißbrauch, stets wohl auf dem Boden psychopathischer Konstitution kommen, so, um nur einige anzuführen, beim Adalin, Bromural, Kodeonal, Eukodal, Sulfonal, Trional, Trivalin usf., zum Teil in enormen Umfang und oft unter Kombination mehrerer von ihnen.

Vergiftungen, die vorzugsweise bei gewerblicher Verarbeitung und Gewinnung der betreffenden Stoffe zustande kommen.

Blei. Die chronische Bleivergiftung (Saturnismus), die wichtigste der gewerblichen Vergiftung, befällt die Arbeiter in Blei- und Zinkhütten, Bleifarbenfabriken, Akkumulatorenwerken, Schriftsetzer[1]), Maler, Lackierer usw., zuweilen sind auch bleihaltiges Wasser oder andere Getränke und Speisen, sowie im Körper lagernde Bleigeschosse Träger der Vergiftung. Bleikoliken und Arthralgien (nervös bedingt!), Nephritis, Bleisaum, sind frühe Zeichen der Vergiftung. Im Blute finden sich besonders basophile gekörnte Erythrozyten, die als Frühsymptom wichtig sein können.

Die zerebralen Störungen fassen wir gewohnheitsgemäß als Encephalopathia saturnina zusammen, doch sprechen wir wohl zweckmäßiger dabei von allgemeinen Hirn- und Herdsymptomen. Auf dem Boden eines chronischen Zustandes von „reizbarer Schwäche" kann es zu akuten psychischen Störungen deliranter Art, auch in Form epileptiformer Erregung kommen. Die Verwandtschaft dieser akuten Psychosen mit den alkoholischen und besonders epileptischen ist auffallend, wie denn überhaupt epileptische Züge und häufige epileptiforme Anfälle bemerkenswert sind. Wir finden weiter allgemein neurasthenische Beschwerden (Bleineurasthenie) sowie Neuralgien verschiedener Art.

Manche Krankheitsbilder sind klinisch schwer von der Paralyse zu trennen und endlich sind auch spinale Störungen beschrieben, die an spastische Spinalparalyse erinnern. Die Arteriosklerose und Apoplexien sind häufige Folgeerscheinungen des Saturnismus (Metasaturnismus). Von Herdsymptomen sind vor allem Augensymptome von seiten des Optikus wie der Augenmuskelnnerven zu erwähnen. Die Arthritis saturnina soll zu Verwechslung mit Ischias, auch Tabes nicht selten Anlaß geben.

Die Bleilähmung, auf einer Neuritis beruhend und degenerativen Charakters, befällt das Gebiet des Radialis, und zwar vorzugsweise die Extensoren der Hand und Finger („Streckerschwäche"), während der Trizeps und die Supinatoren in der Regel intakt sind. Selten sind Medianus und Ulnaris beteiligt, an den Beinen am ersten das Peroneusgebiet. Die Sensibilität ist frei.

Die Behandlung ist eine symptomatische, Jodpräparate werden empfohlen, ferner die Lumbalpunktion bei der Enzephalopathie; vorbeugende gewerbehygienische Maßnahmen und evtl. Berufswechsel kommen hier wie bei den anderen gewerblichen Vergiftungen in Betracht.

---

[1]) Die Gewerbeerkrankung der Schriftsetzer wird von manchen Autoren zum großen Teil als Folge der Antimonvergiftung aufgefaßt.

Arsenik. Chronische Arsenikvergiftungen kommen vor bei den Arbeitern in Arsenikhütten u. dgl. m., bei therapeutischer und kosmetischer Arsenverwendung, durch arsenhaltige Tapeten und Wandanstrich. Neben gewissen psychischen Erscheinungen, Apathie, Reizbarkeit, Gedächtnisstörung u. a., kennen wir die sog. Arseniklähmung, die auch durch akute Vergiftung entsteht. An Händen und Füßen, seltener an anderen Stellen finden sich Parästhesien und Schmerzen, objektive Sensibilitätsstörungen und atrophische Lähmung. Dieser Komplex motorisch-sensibler Symptome kann mit Fehlen der Kniephänomene und Ataxie der Tabes so sehr ähneln, daß man von Tabes arsenicalis spricht.

Die therapeutischen Versuche der letzten Jahre haben gezeigt, daß von Arsenpräparaten besonders Atoxyl und Arsazetin den Optikus, zuweilen aber auch das übrige Nervensystem schädigen.

Quecksilber. Berg- und Hüttenarbeiter, Spiegelbeleger, Vergolder, Hutmacher usw. sind der chronischen Quecksilbervergiftung ausgesetzt. Therapeutische Hg-Verwendung wird nur ganz ausnahmsweise zu ihr den Anlaß geben. Von Nervenstörungen sind Neuritiden beschrieben (man denke aber an syphilitische Neuritiden!), der sog. Erethismus mercurialis: Reizbarkeit, ängstliche Unruhe und verlegenes Wesen mit allgemein nervösen Beschwerden und ein besonders starkes, eigenartiges Zittern.

Schwefelkohlenstoffvergiftungen chronischer Art sind bei Arbeitern in Gummifabriken beobachtet. Die nervösen Erscheinungen können in neurasthenischer Form auftreten, es sind auch schwerere Psychosen mit ihr in Zusammenhang gebracht, am einwandfreiesten sind wohl die Neuritiden bei CS_2-Vergiftung. Folge akuter Vergiftung ist der sog. Schwefelkohlenstoffrausch ähnlich dem Alkoholrausch.

Bei chronischer **Manganvergiftung** bei der Braunsteingewinnung treten Bilder auf, die an den lentikulären Symptomenkomplex erinnern, aber auch an multiple Sklerose gemahnen.

Hier sei noch der **Kohlenoxydgasvergiftung** gedacht, wie sie durch Gasvergiftung, bei Bergwerksunglücken usw. zur Entwicklung kommt. Man sieht dabei zerebrale Erweichungen, besonders im Linsenkern, ferner Krankheitsbilder, die der multiplen Sklerose bzw. dem lentikulären Symptomenkomplex ähneln. Die psychischen Störungen können intervallär oder direkt nach der Vergiftung auftreten, zeigen nicht selten die Züge des Korsakowschen Symptomenkomplexes — mit und ohne Neuritis, die aber auch ohne Psychose sich findet —, weisen oft aphasische und verwandte Symptome auf, die überhaupt bei den toxisch bedingten psychischen Symptomenkomplexen nicht selten zu sein scheinen. Auch sind Krankheitsbilder von neurasthenischem Gepräge häufig beobachtet, insbesondere hat man nach Leuchtgasvergiftung solche „nervöse Formen" gesehen. Ähnliches ist bei Azetylengasvergiftung beschrieben.

Von **anderen gewerblichen Vergiftungen,** die mit nervösen und psychischen Störungen einhergehen, sind in letzter Zeit unter anderen solche mit Benzin, Dinitrobenzol, Nitriten, ferner mit Trichloräthylen und Tetrachloräthan — dabei Neuralgien und Neuritiden, speziell V-Störungen! — mitgeteilt. Zu gedenken ist auch der Kampfgasvergiftungen.

Ergotismus.

Der **Ergotismus**, dessen Gesamtbild hier in Kürze wiedergegeben werden soll, ist die Summe der durch Secale cornutum, das Dauermyzel eines Pilzes, Claviceps purpurea, bedingten Störungen.

Dieser Pilz befällt Getreide und Gräser, am häufigsten Roggen; auf dem Fruchtknoten kommt dann das Secale cornutum zur Entwicklung.

Verhältnismäßig selten sieht man Vergiftungen durch medizinale Anwendung des Sekale, häufiger schon dadurch, daß es als Abortivum genommen wird, öfters in großen Dosen monatelang. Am häufigsten sind die ökonomischen, nicht selten Massenvergiftungen durch mutterkornhaltige Speisen oder Brot. Über das wirksame Prinzip des Mutterkorns herrscht noch keine Einigkeit, besonders eingehend hat sich Kobert damit beschäftigt (vgl. Koberts Lehrbuch der Intoxikationen, 2. Aufl., S. 598). Hervorzuheben ist, daß das Mutterkorn rasch an Giftigkeit verliert.

Die Vergiftung mit Sekale führt vorzüglich zu zwei Symptomenkomplexen, dem Ergotismus gangraenosus und dem Ergotismus convulsivus, die verhältnismäßig selten nebeneinander auftreten.

Was die akuten Vergiftungserscheinungen angeht, so treten bei ihnen neben allgemeintoxischen Symptomen besonders gastrointestinale in den Vordergrund: Brennen im Leib, Kolikanfälle u. dgl. m., denen später die Bilder des chronischen Ergotismus folgen können.

Auch bei diesem sehen wir zuerst, einerlei, welche Form sich herausbildet, oft gastrointestinale Erscheinungen mit allgemeinem körperlichen Verfall, nervösen Symptomen (Kopfweh, Schwindel, Angst) und vor allem Kriebeln in der Haut der Finger und Zehen, aber auch der ganzen Glieder, im Gesicht und an den Schleimhäuten, das direkt schmerzhaft sein kann und oft mit Hyperästhesie und Anästhesie einhergeht (Kriebelkrankheit).

Diese Störungen sind übrigens auch bei der akuten Vergiftung vorhanden. Kommt es nun zur gangränösen Form des Ergotismus, so beobachten wir das Auftreten einer starken Rötung meist der peripheren Teile, Finger resp. Hände, Zehen oder Füße, mit starkem Schmerz, weiterhin in schweren Fällen Blasenbildung mit anschließender Gangrän, trockener, aber auch feuchter Art. Es kommt zur Abstoßung von Fingern und Zehen, ja der Unterarme und Unterschenkel. Der Tod kann durch septische und pyämische Prozesse in solchen Fällen erfolgen, aber auch durch allgemeinen Marasmus.

Dem Ergotismus convulsivus gehen ähnliche Symptome wie dem gangränösen voran. Seine Erscheinungen sind zuerst krampfartige in einzelnen Muskelgruppen, im Gesicht und in den Gliedern, die tonischen Charakter annehmen, an den verschiedensten Stellen gleichzeitig, mit daraus resultierenden eigenartigen Kontrakturstellungen und Verkrümmungen der Glieder. Die Krämpfe sind sehr schmerzhaft, häufig schließen sich Lähmungen der betreffenden Gliedmaßen an sie an [1]. Auch ausgesprochene epileptische Anfälle sind häufig. Daneben finden sich eine große Reihe anderer, spinaler und zerebraler Symptome, von denen erstere sich zu einem tabesähnlichen, aber nicht eigentlich progredienten Bilde, der sog. Ergotintabes, zusammenschließen können: Abschwächung, ja Fehlen der Kniephänomene, Ataxie, subjektive und objektive Sensibilitätsstörungen gehören hierher. Die Lichtreaktion der Pupillen kann ebenfalls gestört sein [2].

Die zerebralen Symptome kommen — abgesehen von den Krampfzuständen — in psychischen Störungen zur Geltung. In schweren Fällen ist eine allgemeine Abnahme der Geisteskräfte unverkennbar, deliriöse Erregungszustände treten auf. Starkes Krankheitsgefühl ist die Regel.

Was den Verlauf anbelangt, so kann im Laufe von Wochen und Monaten vollständige Wiederherstellung eintreten, doch sind nervöse Symptome, tabes-

---

[1] Als eine mitigierte Form des Ergotismus wird von Fuchs die Tetanie in epidemischer Form angesprochen, es sei dabei Sekale in großen Mengen im Stuhl nachweisbar.

[2] Das anatomische Bild ist der Tabes ähnlich.

ähnliche Erscheinungen und epileptische, ferner psychischer Defekt verschiedenen Grades häufige Residuen von in der Regel nicht progredientem Charakter.

Erwähnt sei noch das Auftreten einer Linsentrübung (Mutterkornstar) beim Ergotismus.

Zur Zeit kommt Ergotismus am häufigsten noch in Rußland und in Spanien zur Beobachtung, früher sind auch bei uns, in Ostpreußen und zuletzt noch in Hessen Epidemien von Ergotismus beobachtet und besonders von Leyden, Tuczek und seinen Schülern studiert. Die Behandlung ist eine symptomatische (vgl. Erben, Vergiftungen in Dittrichs Handb. d. ärztl. Sachverständigentätigkeit. Bd. 2, S. 1106). Von größter Bedeutung ist die sorgfältige Vorbeugung durch geeignete landwirtschaftliche Maßnahmen.

Pellagra oder Maidismus.

Pellagra oder **Maidismus** ist eine Erkrankung mit ebenfalls besonders starken nervösen Erscheinungen, die in Gegenden mit überwiegender Maisernährung, so in Oberitalien (100 000 Pellagröse dort), Rumänien, Bosnien, Dalmatien, Siebenbürgen, Ägypten usw., neuerdings in Teilen der Vereinigten Staaten auftritt.

Die nähere Ursache kennt man noch nicht. Die einen sehen sie in dem Genuß von verdorbenem Mais infolge bakterieller Einwirkung, so von Aspergillus- oder Penizilliumarten, die anderen in einer Noxe, die bei vorwiegender Maisernährung sich unter Sonnenlicht entwickelt, oder allein in der übermäßigen Maisernährung unter gleichzeitiger Einwirkung anderer Schädigungen. Man spricht dabei auch von einer Avitaminose, einer Störung des Kohlehydratstoffwechsels. Neuestens nehmen amerikanische Forscher eine Infektionskrankheit ohne Mitwirkung des Mais an, andere (Babes) wieder beharren bei der Annahme von Toxinen, durch Aspergillus fumigatus in verdorbenem Mais hervorgerufen.

Nach allgemein nervösen Symptomen und Zeichen von Hinfälligkeit beobachtet man zuerst im Frühjahr Erytheme, meist symmetrisch angeordnet. Die Haut rötet sich vorwiegend an der Sonne ausgesetzten Stellen, wird rissig, schuppt zuweilen. Nach einiger Zeit tritt die Rötung zurück, es bleiben graubräunliche Stellen, oft mit scharfen Abgrenzungen, in Form eines Handschuhes oder Halsbandes. Jedes Frühjahr sehen wir wieder diese Erytheme mit gewisser Steigerung sich einstellen. An sie schließt sich früher oder später ein 2. Stadium an, das der gastrointestinalen Störungen. Dieselben bestehen in schweren Katarrhen des gesamten Traktus und gehen mit starker Prostration einher. Das 3. Stadium endlich ist charakterisiert durch eine große Zahl nervöser Symptome. Neben vielen allgemein nervösen Erscheinungen, auch Zittern und Parästhesien, sehen wir neuritische, spinale und zerebrale. Wir begegnen wieder Krämpfen klonisch-tonischer Art, ähnlich wie bei dem Ergotismus; weiter bald mehr Symptomen und Symptomenkomplexen, die an Tabes erinnern, oder häufiger solchen, die an eine kombinierte Systemerkrankung gemahnen. Demgemäß sind auch die anatomischen Befunde verschieden.

Bemerkenswert sind eine Art Jaksonscher Anfälle (Pellagraanfälle). Eigentlich epileptische Anfälle sind auch bei der Pellagra nicht selten.

Auch vasomotorisch-trophische Erscheinungen sind beobachtet.

Die psychotischen Erscheinungen bedürfen noch der Klärung, es scheint, als ob Pellagra eine große Rolle in der Ätiologie der Psychosen spielt, so in Oberitalien, Ägypten usw.

Außer einer Art „pellagrösen" Neurasthenie sind Depressionszustände mit Sinnestäuschungen und Wahnvorstellungen und heftigen Erregungen, Stuporzustände beschrieben mit deutlichem Krankheitsgefühl und -einsicht. Im

Laufe der Zeit stellt sich in den schweren Fällen Abnahme der Geisteskräfte ein, so daß die Ähnlichkeit mit der Paralyse oft augenfällig ist.

Italienische Autoren wollen übrigens als Pellagrapsychosen nur solche vom Typus der Amentia anerkennen.

An den Augen sind auch mannigfache Störungen beobachtet.

Wie schon angedeutet, vollzieht sich der Verlauf in Schüben, unter regelmäßiger Steigerung im Frühjahr.

Neuerdings hat man auch eine akute, schnell letal verlaufende Form unter dem Bilde des Typhus beschrieben, ohne wesentlich nervöse Symptome.

Bei Genuß von Maisschnaps ist bei Alkoholisten ein „pellagröser Symptomenkomplex" aufgefallen, man spricht auch von „Pellagroid", und es sind Psychosen von Pellagratypus beschrieben, die insbesondere auf Unterernährung bezogen sind.

Bei rechtzeitigem Eingreifen ist eine Wiederherstellung möglich.

Die Therapie muß in sofortiger Änderung der Kost und des Klimas und roborierenden Maßnahmen bestehen. Atoxyl, dem Babes gute Erfolge nachrühmt, hat sich anderen Autoren nicht bewährt.

Die Prophylaxe erfordert allgemein staatliche Verordnungen über den Maisbau und die Verwendung und Vorbereitung des Mais als Nahrungsmittel.

Ein Überblick über die toxischen Erkrankungen des Nervensystems macht es wahrscheinlich, daß es sich zumeist nicht um direkte, sondern um indirekte Einwirkung der Gifte dabei handelt, indem der Stoffwechsel durch dieselben gestört und eine Autointoxikation hervorgerufen wird. Die durch letztere entwickelten neuen giftigen Produkte („Zwischenglieder") [1] bedingen die Erkrankung des Nervensystems. Dafür spricht neben experimentellen Erfahrungen, daß die nervösen und psychischen Störungen bei den verschiedenen Vergiftungen in ihren regelmäßig beobachteten Formen eine auffallende Gleichförmigkeit, nichts Spezifisches erkennen lassen. In demselben Sinne ist wohl zu deuten, daß nach experimentellen Untersuchungen [2] nicht die Summation von Giftmengen, sondern von Effekten die Vergiftungserscheinungen hervorruft.

Literatur.

Allgemeines.

Bumke, Die Pupillenstörungen bei Geistes- und Nervenkrankheiten. 2. Aufl. — Derselbe, Die exogenen Vergiftungen des Nervensystems. Handb. d. Neurol. von Lewandowsky. — Curschmann, K., Lehrb. d. Nervenkrankh. 1909. — Dittrich, Handb. d. ärztl. Sachverständ.-Tätigkeit. — v. Jaksch, Vergiftungen. Nothnagels spez. Pathol. u. Therap. — Kobert, Lehrb. d. Intoxikation. — Kraepelin, Psychiatrie. — Lehrbücher der Psychiatrie von Binswanger-Siemerling, Bleuler, Bumke, Reichardt, Ziehen usw. — Lewin, Die Nebenwirkungen der Arzneimittel. — Derselbe, Die Gifte der Weltgeschichte. Springer. — Meyer, E., Ursachen der Geisteskrankheiten. 1907. — Oppenheim, Lehrb. d. Nervenkrankh. — Schröder, Intoxikationspsychosen. Handb. d. Psychiatr. von Aschaffenburg. — Vergiftungen in Bd. VI dieses Handbuches (Cloetta, Faust, Hübener, Zangger).

Alkohol.

Bauer, Alkoholfragen. 1916. — Bilström, Hygiea 1915. — Bonhoeffer, Die akuten Geistesstörungen der Gewohnheitstrinker. 1901. — Derselbe, Die alkoholischen Geistesstörungen. Dtsch. Klinik 1905. — Derselbe, Über die Abnahme des

---

[1] Schröder, Intoxikationspsychosen. Zeitschr. f. Psychol. u. Physiol. d. Sinnesorg., Abt. I u. II. 1906.

[2] Straub, Experimentelle chronische Bleivergiftung. Ref. Zeitschr. f. d. ges. Neurol. u. Psychiatr. 1911, S. 663; vgl. auch Dtsch. med. Wochenschr. 1911, S. 32.

Alkoholismus während des Krieges. Monatsschr. f. Psychiatr. u. Neurol. Bd. 41. — Medizinalstatist. Nachr. 1920, Heft 1. — Cramer, Über die forensische Bedeutung des normalen und pathologischen Rausches. Monatsschr. f. Psychiatr. u. Neurol. 1903. — Döllken, Die körperlichen Erscheinungen des Delirium tremens. 1901. — Fürst, Über die Abnahme des Alkoholismus usw. Arch. f. Psychiatr. u. Nervenkrankh. Bd. 60. — Ganser, Zur Behandlung des Delirium tremens. Münch. med. Wochenschr. 1907, S. 3. — Gudden, Über die Pupillenreaktion bei Rauschzuständen usw. Neurol. Zentralbl. 1900. — Graeter, Dementia praecox mit Alc. chron. Leipzig 1909. — Haupt, Alkoholfrage. 1923. — Heilbronner, Die pathologischen Rauschzustände. Münch. med. Wochenschr. 1901. — Helenius, Die Alkoholfrage. 1903. — Herschmann, Die Alkoholfrage im Deutschen u. österr. Strafgesetzentwurf. Jahrb. d. Psychiatrie u. Neurol. 1922. — Hildebrandt, Über die Beeinflussung der Willenskraft durch den Alkohol. Inaug.-Diss. Königsberg 1910. — Hoppe, Die Tatsachen über den Alkohol. — Insabato, L'alcoolismo cronico. Soc. ed. libr. 1922. — Lambert, Med. Rec. 1915. — Margulies, Pupillenanomalien bei Alkoholisten. Arch. f. Psychiatr. u. Nervenkrankh. Bd. 47. — Meyer, E., Über akute und chronische Alkoholpsychosen usw. Arch. f. Psychiatr. u. Nervenkrankh. Bd. 38. — Derselbe, Beitr. z. Kenntnis des Eifersuchtswahns usw. Arch. f. Psychiatr. u. Nervenkrankh. Bd. 46. — Derselbe, Die Zunahme von Trunksucht und Trunkenheit. Deutsche med. Wochenschr. 1923. — Minor, Zahlen und Beobachtungen aus dem Gebiete des Alkoholismus. Zeitschr. f. d. ges. Neurol. u. Psychiatr. 1911, Bd. 4, Heft 4. — Moeli, Zeitschr. f. Psychiatr. Bd. 58. — v. d. Porten, Therap. d. Gegenw. 1910. — Preisig und Amadian, Schweiz. Arch. f. Neurol. u. Psychiatr. 1918, Bd. 3. — Raecke, Zur Abgrenzung der chronischen Alkoholparanoia. Arch. f. Psychiatr. u. Nervenkrankh. Bd. 39. — Rybakow, Monatsschr. f. Psychiatr. u. Neurol. 1906. — Schröder, Über chronische Alkoholpsychosen. Altsche Samml. 1905. — Sichel, Der Alkohol als Ursache der Belastung. Neurol. Zentralbl. 1910. — Stein, Zeitschr. f. d. ges. Neurol. u. Psychiatr. 1918. — Stöcker, Klin. Beitr. zur Frage der Alkoholpsychosen. 1910. — Wagner, v. Jauregg und Peretti, Die Abnahme des Alkoholismus in ihrer Wirkung auf die Geisteskrankheiten. Ref. Allg. Zeitschr. f. Psychiatr. u. psych.-gerichtl. Med. 1920. — Wassermeyer, Delirium tremens. Arch. f. Psychiatr. u. Nervenkrankh. Bd. 44. — Die Wirkung der Alkoholknappheit während des Weltkrieges. Deutsche Forschanstalt f. Psych. Springer.

Äther.

Amaldi, Eterismo e criminalità. Arch. di antropol. crim. psichiatr. e med. leg. 1921. — Cohn, Vierteljahrsschr. f. gerichtl. Med. u. öff. Sanitätsw. 1898. — Sommer, Neurol. Zentralbl. 1899.

Paraldehyd.

Kehrer, Über Abstinenzpsychosen bei chronischen Vergiftungen (Saturnismus, Paraldehydismus). Zeitschr. f. d. ges. Neurol. u. Psychiatr. 1910, Bd. 3. — Nothaß, Paraldehydpsychosen. Allg. Zeitschr. f. Psychiatr. u. psych.-gerichtl. Med. Bd. 76.

Veronal.

Fleischer, Dtsch. med. Wochenschr. 1920. — Gautier, Rev. méd. de la Suisse rom. 1918. — Herschmann, Arch. f. Psychiatrie u. Nervenkrankh. Bd. 70. 1924. — Jacob, Über Nirvanolverg. Dtsch. med. Wochenschr. 1919. — Loeb, Über Adalinexantheme. Arch. f. Derm. u. Syph. Bd. 131. — Oppenheim, Zur Kenntnis der Veronalverg. usw. Dtsch. Zeitschr. f. Nervenheilk. 1918. — Römer, Dtsch. med. Wochenschr. 1919. — Steinitz, Therap. d. Gegenw. 1909.

Chloralhydrat.

de Clérambault, Ann. méd.-psychol. 1909/1910.

Brom.

Ammann, Zeitschr. f. d. ges. Neurol. u. Psychiatr. Bd. 34. — Ellinger und Kotake, Arch. f. exp. Pathol. u. Pharmakol. Bd. 65. — Gralka, Kl. Wochenschr. 1924, 3. — Laudenheimer, Neurol. Zentralbl. 1910, S. 461. — Schabelitz, Zeitschr. f. d. ges. Neurol. u. Psychiatr. 1916. — Stern, Zeitschr. f. d. ges. Neurol. u. Psychiatr. 1919. — Ulrich, Neurol. Zentralbl. 1910, S. 74. — v. Wyß und Ulrich, Arch. f. Psychiatr. u. Nervenheilk. Bd. 46.

Jodoform.

Ewald, Monatsschr. f. Psychiatr. u. Neurol. 1920.

Cannabis indica.

Lipa-Bey, Ärztl. Rundschau 1909. — Livet, Les fumeurs de Kif. L'encéphale 1921. — Marie, Nouv. Icon. de la Salpetr. 1907. — Meilhon, Ann. méd.-psychol. 1896. — Warnock, Journ. of ment. science 1903.

Atropin usw.

v. Breitenberg, Wien. klin. Wochenschr. 1916. — Fühner, Schrift. d. physikal.-ökonom. Ges. zu Königsberg 1919. — Harenswaag, Zwei Fälle von Verg. durch Samen von Datura Stramonii. Ref. Zentralbl. f. d. ges. Neurol. u. Psychiatr. April 1921, S. 81. — Heinrichsen, Stechapfelvergiftung. Münch. med. Wochenschr. Jg. 68. — Lange, Wirkung von Giften. Allg. Zeitschr. f. Psychiatr. u. psych.-gerichtl. Med. Bd. 76, S. 820.

Nikotin.

Abbe, Med. Rec. 1917. — Bresler, Der Tabak in gewerbehygienischer Beziehung. Halle a. S. 1914, Marhold. — v. Frankl-Hochwart und Fröhlich, Referat. 5. Jahresversamml. d. Ges. Dtsch. Nervenärzte (1911). Dtsch. Zeitschr. f. Nervenheilk. 1912. — Derselbe, Dtsch. Zeitschr. f. Nervenheilk. Bd. 47 u. 48. — Heubner, Berl. klin. Wochenschr. 1920. — Külbs, Zeitschr. f. Klin. Med. 1923. — Lipa-Bey, Ärztl. Rundschau 1908. — Lewin, Internat. klin. Rundschau 1892. — Näcke, Wien. klin. Rundschau 1909. — Neiding, Zeitschr. f. Nervenheilk. 1924. — Pel, Berl. klin. Wochenschr. 1911. — Schürer v. Waldhenn, Dtsch. Militärarzt 1917. — Siebelt, Med. Klinik 1917. — Wahl, Zeitschr. f. d. ges. exp. Med. Bd. 10, Heft 5 u. 6. — Weidanz, Vierteljahrsschr. f. gerichtl. Med. u. öff. Sanitätsw. Bd. 33.

Morphium.

Bonhoeffer, Therapie des Morphinismus. Berl. klin. Wochenschr. 1920, S. 47. — Dominguez, Opiumsucht. Semana méd. 1921. Jg. 28. — Mc Iver und Price, Journ. of the Americ. med. assoc. 1916. — Kahn, Münch. med. Wochenschr. 1920. — Lange, l. c. — Meyer, E., Über Pantoponismus usw. Berl. klin. Wochenschr. 1919, S. 35. — Derselbe, Über Morphinismus usw. Med. Klin. 1924. — Derselbe, Bemerkungen zur Behandlung d. Morphin. Münch. med. Wochenschr. 1925. — Monographien von Deutsch, Erlenmeyer, Jastrowitz, Levinstein, Rodet, Schröder, Berl. klin. Wochenschr. 1911. — Stanley, Journ. of the Americ. Inst. of crime 1915. — Stark, Neurol. Zentralbl. 1919, S. 729. — Straus, Monatsschr. f. Psychiatr. u. Neurol. 1920, Bd. 47. — Weber, L. W., Dtsch. med. Wochenschr. 1910, S. 43. — Wuth, Über Morphinismus. Münch. med. Wochenschr. 1923 u. 24.

Kokain usw.

Boce, Brit. med. Journ. 1914. — Coronedi, Giom. di Clin. med. 1921. — Crothers, Philadelphia med. Journ. 1898. — Dagotti, Policlinico. 1921. — Erlenmeyer, Dtsch. med. Wochenschr. 1886. — Glaserfeld, Dtsch. med. Wochenschr. 1920. — Mc Guire und Lichtenstein, The Drug, Habit. Med. Rec. 1917. — Joel und Fränkel, Der Kokainismus. Springer 1924. Literatur. — Obersteiner, Wien. klin. Wochenschr. 1888. — Sabatuces, Policlinico 1922.

Alexander, Über Eukodalismus. Münch. med. Wochenschr. 1920. — Bry, Ak. Psychose nach langjährigem Schlafmittelmißbrauch. Zeitschr. f. d. ges. Neurol. u. Psychiatr. 1920. — Freusdorff, Über Eukodalismus. Münch. med. Wochenschr. 1924. — König, Über Eukodalismus. Berl. klin. Wochenschr. 1919. — Müller, F. H., Trivalinismus. Dtsch. med. Wochenschr. 1918. — v. Noorden, Über einen Fall von chronischer Trionalverg. Therap. Monatsschr. 1916. — Reichmann, Über Trivalinismus. Dtsch. med. Wochenschr. 1921.

Blei.

Eichhorst, Med. Klinik 1917. — Kehrer, l. c. — Kutschera, Berl. klin. Wochenschr. 1916. — Lewin, Zeitschr. f. ärztl. Fortbild. 1917. — Nägeli, Korrespbl. f. Schweiz. Ärzte 1914. — Neißer, Münch. med. Wochenschr. 1917. — Niemann, Arch. f. Hyg. Bd. 69. — Oppenheim, l. c. — Probst, Monatsschr. f. Psychiatr. u. Neurol. Bd. 9. — Quensel, Arch. f. Psychiatr. u. Nervenkrankh. Bd. 35. — Robinson, Journ. of the Americ. med. assoc. 1917. — Schiff, Wien. klin. Wochenschr. 1919. — Schrumpf und Zabel, Arch. f. exp. Pathol. u. Pharmakol. 1910, Bd. 63 (Antimonvergiftung!). — Schwarz, Med. Klinik 1917. — Sons, Med. Klinik 1914. — Sternberg, Wien. med. Wochenschr. 1924. — Teleky, Veröff. aus dem Gebiete d. Medizinalverw. Bd. 13. H. 9. — Tlusty, Rev. v. neuropsychop. 1914.

Arsenik.

Lennmalin, Hygiea 1914. — Oppenheim, l. c. — Petrén, Act. med. scandin. 1923. Bd. 28.

Quecksilber.

Lewin, l. c. — Lereboullet et Lajane, Progr. méd. 1919, S. 51. — Teleky, Wien. klin. Wochenschr. 1920.

Schwefelkohlenstoff.

Hübner, Neurol. Zentralbl. 1919, S. 24. — Köster, Neurol. Zentralbl. 1898. — Laudenheimer, Die Schwefelkohlenstoffvergiftung der Gummiarbeiter. 1899. — Quensel, Monatsschr. f. Psychiatr. u. Neurol. Bd. 16. — Slavik und Haskovec, Rev. v. neuropsychop. 1914.

Mangan.

Charles, Journ. of Neurol. u. Psychol. 1922. — Embden, Neurol. Zentralbl. 1904. — v. Jaksch, Über chron. Mangantoxikose. Ref. Zentralbl. f. Neurol. u. Psych. XXXVII. S. 291. — Seelert, Monatsschr. f. Psychiatr. u. Neurol. 1914.

Kohlenoxyd.

Giese, Zur Kenntnis der psych. Störung nach Kohlenoxydvergiftung. Allg. Zeitschr. f. Psychiatr. u. psych.-gerichtl. Med. 1911/1912. — Goldmann, Würzburg. Abh. a. d. Gesamtgeb. d. prakt. Med. Bd. 20. — Hübner, Münch. med. Wochenschr. 1917. — Leppmann, Ärztl. Sachverst.-Zeit. 1917. — Sibelius, Monatsschr. f. Psychiatr. u. Neurol. 1906, Bd. 13. — Stierlin, Über psycho-neuropathische Folgezustände bei den Überlebenden von Courrières. Inaug.-Diss. Zürich 1909. — Westphal, A., Arch. f. Psychiatr. u. Nervenkrankh. Bd. 47.

Dorner, Ak. Benzinvergiftung usw. Dtsch. Zeitschr. f. Nervenheilk. 1915. — Hübner, Über Dinitrobenzolvergiftungen. Dtsch. med. Wochenschr. 1919, S. 4 u. 6. — Über Kampfgasvergiftungen. Zeitschr. f. d. ges. exper. Med. 1921. — Pleßner, Die Erkrankung des Trigeminus durch Trichloräthylenvergiftung. Monatsschr. f. Psychiat. u. Neurol. 1916. — Schultze, E., Enzephalomyelomalazie als Unfallfolge nach gewerblicher Vergiftung (Tetrachloräthylen). Berl. klin. Wochenschr. 1920. — Wohlwill, Über Gehirnveränderungen bei Leuchtgasvergiftung. Ärztl. Ver. Hamburg. 5. IV. 21. — Zadek, Massenvergiftungen durch Einatmen salpetrigsaurer Dämpfe. Berl. klin. Wochenschr. 1917.

Ergotismus.

Fuchs, Ergotismus und Tetanie. Wien. klin. Wochenschr. 1915. — Derselbe und Wasicky, Wien. klin. Wochenschr. 1915. — Tuczek, Arch. f. Psychiatr. u. Nervenkrankh. Bd. 13 u. 18 und Dtsch. med. Wochenschr. 1884. — Schlesinger, Sekalevergiftung und Tetanie. Wien. klin. Wochenschr. 1918. — Siehe ferner Literatur bei Dittrich, Kobert usw. (bzw. unter Allgemeines).

Pellagra.

Babes, Méd. mod. 1900. — Babes, V. A. und Aurel A., Travaux sur la pellagre etc. Ann. de l'inst. de path. et de bactériol. de Bucarest. Bd. 8. 1923. — Bonhoeffer, Unterernährungspsychosen von Pellagratypus. Dtsch. med. Wochenschr. 1923. — Derselbe, Berl. klin. Wochenschr. 1907, S. 44. — Jadassohn, Über den pellagrösen Symptomenkomplex usw. Korrespbl. f. Schweiz. Ärzte 1916. — Itoh, Iapan. journ. of derm. a. urol. 1924. Bd. 24. — Kleininger, Zeitschr. f. d. ges. Neurol. u. Psychiatr. 1913. — Lombroso, Die Lehre von der Pellagra. Berlin 1898. — Mac Neal, Pellagra. Amer. journ. of the med. sc. 1921. — Martens, Arch. f. Schiffs- u. Tropenhyg. 1914. — Mayer, F., Vierteljahrsschr. f. gerichtl. Med. u. öff. Sanitätsw. 1899. — Marie, Nouv. Icon. de la Salpetr. 1907. — Raubitschek, Wien. klin. Wochenschr. 1910. — Derselbe, Pathologie, Entstehungsweise und Ursachen der Pellagra. Ergebn. d. allg. Pathol. u. pathol. Anat. 1916. — Shaw, Med. Rec. 1915. — Siler, Garrison und Mac Neal, Journ. of the Americ. med. assoc. 1914. — Tuczek, Klinische und anatomische Studien über die Pellagra. 1893. — Warnock, Journ. of ment. science 1902. — Wood, Alienist and Neurol. 1910. — Zkako, Ord. Hetilap 1909.

Namenverzeichnis.

(S. 1—1074: Erster Teil. S. 1075—1554: Zweiter Teil.)

Die in *Schrägschrift* gedruckten Zahlen verweisen auf die Literaturverzeichnisse oder Quellenangaben im Text.

Sachverzeichnis.

(Erster Teil: S. 1—1074. Zweiter Teil: S. 1075—1554.)